John P. Patten

Neurologische Differentialdiagnose

Übersetzt von F. Trautmann

Mit 181 Abbildungen

Springer-Verlag
Berlin Heidelberg New York 1982

Dr. JOHN P. PATTEN
Pelham
Mead Road
Hindhead GU26 6SG, Surrey/Great Britain

Übersetzer:
Prof. Dr. FRIEDRICH TRAUTMANN
Sembritzkistraße 31 a, D-1000 Berlin 41

Titel der englischen Originalausgabe:
John Patten, Neurological Differential Diagnosis
© John Patten 1977
1st Edition

ISBN 0-287-66988-2 Harold Starke Ltd., United Kingdom
ISBN 0-387-90264-3 Springer-Verlag New York Inc.
ISBN 3-540-90264-3 Springer-Verlag Berlin Heidelberg

ISBN 3-540-10364-3 Springer-Verlag Berlin Heidelberg New York
ISBN 0-387-10364-3 Springer-Verlag New York Heidelberg Berlin

CIP-Kurztitelaufnahme der Deutschen Bibliothek

Patten, John:
Neurologische Differentialdiagnose / John P.
Patten. Übers. von F. Trautmann. – Berlin ;
Heidelberg ; New York : Springer, 1982. –

Engl. Ausg. u.d.T.: Patten, John: Neurological
differential diagnosis
ISBN 3-540-10364-3 (Berlin, Heidelberg, New York)
ISBN 0-387-10364-3 (New York, Heidelberg, Berlin)

Satz, Druck- und Bindearbeiten: Konrad Triltsch, Graphischer Betrieb, 8700 Würzburg
2123/3130/543210

Vorwort zur englischen Ausgabe

Den meisten Ärzten ist nicht wohl zumute, wenn sie mit einem neurologischen Problempatienten konfrontiert werden. Kandidaten für medizinische Prüfungen fürchten sich davor, daß ihnen als Examensfall ein neurologischer „Lang-Fall" zugeteilt werden könnte.

Wir müssen uns wirklich ernstlich fragen, wie die neurologische Ausbildung am besten geschieht. Zur Zeit kommt es an einigen medizinischen Ausbildungsstätten noch vor, daß der Student die gesamten klinischen Kurse durchläuft, ohne je einer neurologischen Arbeitseinheit zugeteilt zu werden. Der immer schärfere Wettbewerb um Ausbildungszeiten hat zu der Situation geführt, daß in den meisten Medizinschulen der USA und in mindestens einer neuen Medizinschule Großbritanniens eine vierzehntägige klinische Tätigkeit auf einer neurologischen Fachabteilung als ausreichend angesehen wird. Wer das Glück hat, nach dem Examen an einem Fortbildungskurs teilnehmen zu können, merkt bald, daß man mit neurologischen Problemen erst fertig wird, wenn man eine mindestens dreimonatige intensive praktische Ausbildung erfahren hat. Leider findet in neurologischen Lehrbüchern die so wichtige praktische Seite des Stoffes nur selten genügend Beachtung. Es gibt viele kurze, auf Erklärungen verzichtende Kompendien, die schwer zu lesen und schwer verdaulich sind. Das andere Extrem sind neurologische Bücher, die infolge übermäßiger Berücksichtigung seltener Krankheiten unausgewogen sind und zudem alle von der Annahme auszugehen scheinen, daß die Patienten sich mit der Erklärung vorstellen, sie hätten einen Entmarkungsprozeß, eine hereditär-familiäre, eine neoplastische usw. Störung. Derartige Bücher sind nur für diejenigen nützlich, die bereits gute Kenntnisse neurologischer Krankheiten besitzen.

Patienten kommen zu uns mit *Symptomen,* die zunächst sorgfältig erfragt und ausgewertet werden müssen, bevor eine körperliche Untersuchung durchgeführt wird, und diese wiederum sollte sich streng nach den diagnostischen Maßnahmen richten, die dem Untersucher durch die Anamnese nahegelegt werden.

Das Verständnis neurologischer Symptome und Zeichen erfordert eine gute Kenntnis der Anatomie des Nervensystems, seiner Blutversorgung sowie der das Nervensystem umgebenden und stützenden Gewebe; leider bringen aber fast alle neurologischen Lehrbücher zu wenig einschlägige instruktive Diagramme. Hier liegt, wie sie selbst zugeben, eine Schwierigkeit für die Studenten vor; was sie von der Neuroanatomie im Gedächtnis behalten haben, ist oft unzureichend und den klinischen Situationen auch nicht angepaßt.

Im vorliegenden Buch wird versucht, den komplexen und fesselnden Stoff in persönlicher Weise anzugehen, und die Darstellung spiegelt die Art, in der sich der Autor mit diesen Schwierigkeiten auseinandergesetzt hat. Der Stoff wird auf zweierlei Weise behandelt:

1. Eine symptomverbundene, regionale, anatomische Grund-Darstellung wird für diejenigen Areale gegeben, in denen lokale anatomische Gegebenheiten bestimmend für die Symptome und Zeichen sind; gerade das, was mancher vielleicht als „Kleindruck-Anatomie" ansehen würde, soll dem Leser anschaulich verständlich gemacht werden.

2. Ausgiebig sollen die sich aus der Vorgeschichte ergebenden Schlüssel zur Diagnose bei denjenigen Krankheitszuständen besprochen werden, die fast ausschließlich auf-

grund von Symptomen diagnostiziert werden, wie etwa Kopfschmerzen, Gesichtsschmerzen und Bewußtseinsverlust. Durchweg ist versucht worden, die Anschauungsregel zu wahren und zu vermitteln: „Häufige Dinge sind häufig". Es ist eine Art, die Dinge zu sehen, von der sich schon herumgesprochen hat, daß in ihr das Geheimnis für das Bestehen von Examina liegt. Diese Betrachtungsweise bildet auch die Grundlage guter klinischer Praxis. Seltene Störungen werden kurz besprochen. Es ist wichtig, daß der Anfänger sich darüber klar wird, daß die Diagnose einer seltenen Krankheit nur dann gestellt werden darf, wenn sich die Störung *nicht* in eines der gewöhnlichen Bilder einpassen läßt. Es sollte daher das erste Ziel sein, die Erkennung der häufigen Krankheiten gut zu beherrschen, nicht aber, sich lange Listen seltener Krankheiten einzuprägen.

Der Autor hat den Text reich illustriert und hat dabei, unter Wahrung der anatomischen Genauigkeit, in seinen Zeichnungen, wo immer es ihm notwendig erschien, eine gewisse künstlerische Freizügigkeit in der Darstellung wichtiger Punkte walten lassen. Die Diagramme sind aus einem Blickwinkel heraus gezeichnet, der den Leser instandsetzt, das betreffende Areal *in situ* in den Patienten „hineinzusehen". Es ist nicht schwierig, ein Diagramm anzufertigen, das so weit von den tatsächlichen anatomischen Verhältnissen abweicht, daß es unverständlich ist. Der Autor hofft, mit diesen Schwierigkeiten fertig geworden zu sein. Neurologische Fachausdrücke werden definiert und neurologischer „Jargon" wird erklärt; der Anfänger sollte jedoch, bis er wirkliche Sicherheit erlangt hat, sich an tatsachenbezogene Ausdrücke halten.

Als Beispiel unkorrekter Anwendung des Jargons soll der folgende Auszug aus einem Arztbericht dienen. Der beschriebene Patient hatte, genau gesagt, eine Abduzensparese und eine leichte Hemiparese infolge von Hirnmetastasen.

> „Er hat den spastisch-dystonen Gang des multiplen Sklerotikers. Ferner hat er eine Paraplegie des III. Hirnnervs mit Augenbewegungen nach links und mit einem Nystagmus. Er hat Rigidität mit Zahnradphänomen an den oberen Extremitäten, und die Patellarsehnenreflexe sind nicht auslösbar. Seine Sprache ist etwas verwaschen, und er hat das Maskengesicht des multiplen Sklerotikers ... Ich glaube nicht ..., daß weitere Untersuchungen nötig sind, denn alle klinischen Zeichen sind nur zu eindeutig!"

Literaturangaben werden nicht gemacht; dieses Buch wendet sich an den Neuling, der ein „Gefühl" für den Stoff bekommen möchte; zur Erreichung dieses Ziels sind nach Ansicht des Autors Literaturhinweise nicht nötig. Das soll nicht besagen, daß der Autor Anspruch auf Originalität für die Informationen erhebt, die er zur Verfügung stellt. Das in diesem Text enthaltene Wissen ist ein Destillat des Wissens vieler Lehrer, ja von Generationen von Lehrern, die ihre eigenen Beobachtungen weitergegeben haben. Das Persönliche an dem Buch ist der Versuch, diese Informationen zu organisieren, und zwar rund um die Anatomie des Nervensystems, und der Versuch, dieses Wissen mit neuer Kraft zu erfüllen, auch in der Weise, daß der Anfänger weniger Scheu vor diesem Wissensstoff hat. Ganz besonderen Dank schulde ich meinem ersten Lehrer, Dr. SWITHIN MEADOWS, der mich für das Fach begeisterte und mich dazu inspirierte, ihm in seiner Meisterschaft als klinischer Neurologe nachzueifern.

Des weiteren gebührt mein Dank vielen Studenten der Westminster Medical School, des University College Hospital und des medizinischen Fachbereichs der Universität von Texas, ferner Kollegen am National Hospital for Nervous Diseases, deren Fragen, Anregungen und Enthusiasmus mich ursprünglich dazu ermutigt haben, diesen Versuch einem breiten Publikum vorzulegen.

Dr. JOHN R. CALVERLEY, M. D., Associate Professor für Neurologie im medizinischen Fachbereich der Universität von Texas in Galveston, hat mich in der ersten Phase dieses Planes sehr ermutigt und mir erlaubt, an mehreren Generationen postgraduierter Studenten in seiner Abteilung mein Lehrverfahren in der vorliegenden Form zu erproben. Ich möchte ihm und seinen Kollegen dafür danken, daß sie meinen Aufenthalt in seiner Abteilung so instruktiv und erfreulich gestaltet haben. D. M. J. HARRISON las das ursprüngliche Manuskript und gab mir zahlreiche nützliche Anregungen, die im Text verwertet wurden. Ich bin sehr dankbar für seine Hilfe und die von ihm empfangene Ermutigung.

Und schließlich danke ich meiner Frau und Familie für ihr stetes Verständnis in den Jahren der Arbeit an diesem Text sowie Miss GILLIAN TAYLOR für das Übertragen des oft unleserlichen Manuskriptes in Schreibmaschinenschrift.

Guildford JOHN PATTEN

Inhaltsverzeichnis

Kapitel 1

Erhebung der Anamnese und körperliche Untersuchung

Traditionsgemäß handelt das erste Kapitel eines jeden Lehrbuches der Krankheiten des Zentralnervensystems (ZNS) von der Anamnese. Diese Notwendigkeit scheint unausweichlich. Doch hat in der Neurologie die Anamnese, da sie Hinweise sowohl auf den Sitz wie auch auf die Natur der Krankheit zu geben vermag, immer noch eine so entscheidende Bedeutung, daß es unmöglich ist, das Thema in einem einzigen Kapitel ausreichend abzuhandeln. Die Besonderheiten der klinischen Vorgeschichte, die jeweils Bezüge zu einzelnen Körperregionen haben, werden einen wesentlichen Abschnitt eines jeden der folgenden Kapitel bilden. Hier sollen nur einige allgemeine Feststellungen Platz finden.

Das Geheimnis einer guten Anamneseerhebung besteht darin, daß man gut zuhören kann. In wie großer Zeitnot der Arzt auch immer sein mag, so muß er sich doch unbedingt so verhalten, daß der Patient das Gefühl hat, des Doktors ganze Zeit und Aufmerksamkeit während des Interviews gehöre ihm. Auch muß der Arzt sich stets dessen bewußt sein, daß die meisten Patienten große Furcht haben, wenn auch ihr Verhalten alle Grade von stummer, zitternder Ängstlichkeit bis zum wortreichen Erzähltyp *des* Patienten zeigen kann, der darauf besteht, daß er nur deshalb zum Arzt gekommen sei, weil seine Frau sich unnötige Sorgen um ihn mache. Die meiste Fürsorge und Aufmerksamkeit benötigt der Patient, der sich selbst in den Hintergrund stellt und sich entschuldigt, daß er einem die Zeit nehme; mit auffallender Regelmäßigkeit sind dies die Patienten, die eine ernste Krankheit haben. Es kommt sehr darauf an, dem Patienten Ruhe einzuflößen. Dem Uneingeweihten mag es als überflüssige Zeitverschwendung erscheinen, daß einige Minuten der Besprechung zunächst belanglosen Themen, etwa dem Wetter, gewidmet werden; aber die Entspannung, die erreicht wird, und der Einblick, den man dabei in die Stimmung des Kranken, seine Einstellung zu seiner Krankheit und seine intellektuellen Fähigkeiten gewinnt, übertrifft oft den, den man durch mehrere Minuten formaler Testungen oder durch mehr direkte Befragungen erhalten kann.

Sobald ein Patient frei spricht, sollte man sich seinen Symptomen zuwenden. Ein Überweisungsbrief kann für die Befragung von Nutzen sein, indessen ist es immer wichtig, den Patienten noch einmal seine *gesamte* Vorgeschichte erzählen zu lassen. Wenn das nicht geschieht, können sich leicht halbverdaute Äußerungen anderer Ärzte, Angehöriger oder Arbeitskollegen in den Bericht einmischen, als seien es Fakten statt Vermutungen. Von sehr großer Bedeutung ist eine Überprüfung der Vorgeschichte durch Anhörung von Angehörigen oder Freunden des Patienten. Bei Krankheiten, die des Patienten Bewußtseinslage oder Intellekt affizieren, können die Angaben des Patienten konfus sein, oder es läßt sich manchmal überhaupt nichts ohne die Hilfe Dritter erfahren. Bei manchen Zuständen unterschätzen die Patienten häufig die Dauer und Schwere ihrer Behinderung, und es ist möglich, daß sich aus Anfragen bei Angehörigen eine vollkommen andere Vorgeschichte ergibt. Im allgemeinen ist es am besten, diese ergänzenden Interviews in einem anderen Raum durchzuführen, etwa während der Patient sich entkleidet, besonders im Falle epileptischer Anfälle bei Kindern, denn die Eltern möchten oft nicht in Gegenwart des Kindes Einzelheiten über den Ablauf der Anfälle mitteilen. Überhaupt können auf keinen Fall Eigenarten und Besonderheiten des Verhaltens eines Patienten, ganz gleich welchen Alters er ist, ohne weiteres in seiner Gegenwart mit Verwandten, Arbeitskollegen und anderen, mit ihm oft in Kontakt stehenden Personen, in seiner Gegenwart besprochen werden.

Wesentlich ist in jedem Fall eine akkurate Ermittlung des gesamten Krankheitsverlaufs. Die Unterschiede zwischen einer über Nacht eingetretenen Armschwäche, einer, die sich im Laufe einer Woche, und einer, die sich in mehreren Monaten ausbildet, sind diagnostisch von so großer Bedeutung, daß unbestimmte Angaben, wie etwa „allmählich", nicht ungeprüft akzeptiert werden sollten. Ein Angestellter, der eines Sonntags früh mit einer Lähmung des N. radialis erwachte, wurde behutsam gefragt, ob er getrunken habe. Sehr zögernd, ängstlich und erschrocken gab er zu, daß er sich in der vorangehenden Nacht, zum ersten Mal in seinem Leben, betrunken habe. So ließ sich mit einer einzigen Frage die Diagnose „Schlaganfall", die von anderer Seite gestellt worden war, ausschließen, und dem Patienten konnte zu seiner Erleichterung sowohl die Ätiologie wie auch die sehr gute Prognose einer „Samstagnacht-Radialis-Lähmung" erklärt werden.

Nicht selten verheimlichen Patienten bizarre Vorkommnisse in der Vorgeschichte aus Furcht, den Doktor zu schockieren oder in seinen Augen als unmoralischer Mensch dazustehen bzw. moralische Urteile von ihm entgegennehmen zu müssen. Aus solchen Gründen wird z. B. das erste Auftreten der Symptomatik bei sexueller Betätigung oder bei Alkoholabusus nicht angegeben. Familienangehörige einer älteren Patientin mit periodisch auftretenden Verwirrtheitszuständen und Amnesie, die anderwärts bereits ausführlich untersucht worden war, wurden über die Trinkgewohnheiten der Kranken befragt. Nach anfänglicher empörter Ablehnung wurde nach einer Familienberatung schließlich zugegeben, daß sich im Garderobenschrank der Patientin erhebliche Mengen von Sherryflaschen gefunden hatten. Bei solchen Erkundungen ist großer Takt vonnöten, und doch muß man, wenn man unnötige Untersuchungen und unrichtige Diagnose vermeiden will, solchen anamnestischen Punkten auf den Grund gehen.

Bei vielen neurologischen Krankheitsfällen stellt sich heraus, daß der Patient durch sein Leiden dauernd behindert bleiben wird. Dem Arzt fällt dann die wichtige Aufgabe zu, dem Kranken dabei zu helfen, daß er das ihm Zugestoßene annimmt und lernt, damit fertig zu werden. Wenn sich schon beim ersten Zusammentreffen mit dem Patienten eine vertrauensvolle Beziehung eingestellt hat, so verhilft das dazu, daß dem Arzt für die Zukunft eine stützende Rolle erhalten bleibt.

Liest man in einer Krankengeschichte den Vermerk „hoffnungsloser Geschichtenerzähler!", so ist das auch als eine Anmerkung über den Arzt aufzufassen, der die Anamnese erhoben hat! Es ist die Aufgabe des Arztes, das anamnestische Gespräch auf den Patienten zuzuschneiden. Die Fertigkeit, das zu leisten, kann nur erworben werden; lehren kann man sie nicht. Sich-Zurücksetzen und Zuhören fällt vielen nicht leicht. Den richtigen Weg zur guten Anamnese eröffnet schließlich aber nur die Einsicht, daß man das Tempo eines anamnestischen Gesprächs nicht forcieren kann, ohne vieles, was von Wert ist, zu verlieren.

Der weitschweifige Anamnestiker und der Patient, der hartnäckig fortfährt, überflüssige Einzelheiten vorzubringen, sind ein großes Übel. Jeder Versuch, die Linie der Befragung zu ändern, setzt eine neue Folge von unwesentlichen Äußerungen in Gang. Man bleibt am besten ruhig sitzen und hört zu und wartet auf das Auftauchen verwertbarer Angaben. Das sind dann oft gerade diejenigen Punkte, die der Patient für am wenigsten wichtig hält! Wenn man bedenkt, wie unendlich vielfältig Symptome sein könnten, erscheint es einem erstaunlich, daß Patienten so oft ihre Empfindungen und Symptome mit fast identischen Worten beschreiben. Die Diagnose einiger klassischer Syndrome hängt ab von typischen Symptombeschreibungen. Ich nenne als Beispiele die Schmerzen bei Tic douloureux, die als Stiche mit einer „rotglühenden Nadel" beschrieben werden, das „Déjà-vu"-Gefühl, das oft bei psychomotorischen Anfällen vorkommt, und die „eiskalten Bandagen" um die Taille und um die Beine, die Patienten mit Rückenmarkläsionen beschreiben. Manche dieser Gefühle sind so bizarr, daß der Patient sich scheut, sie zu beschreiben, aus Furcht man könne ihn für einen Phantasten halten. In der Neurologie gilt als nützlich die Regel: Je absonderlicher und ungewöhnlicher ein Symptom ist, desto wahrscheinlicher ist, daß es organisch bedingt ist. Anzunehmen, ein Symptom, das der Untersucher nicht kennt, müsse funktionell sein oder imaginär, ist überheblich und kann leicht zu Fehldiagnosen führen. Es ist gefährlich, seine Kenntnisse zu überschätzen.

Diese Hinweise werden vielleicht diejenigen nicht ansprechen, die der Meinung sind, ein Arzt dürfe keine passive Rolle übernehmen, und die sich als zu beschäftigt und wichtig ansehen, als daß sie sich durch unklare Patienten in ihrem Tempo drosseln lassen dürften. Solche Leute wären aber schlecht beraten, wenn sie die Laufbahn eines Neurologen einschlügen.

Die gewöhnliche Abfolge einer ärztlichen Durchuntersuchung ist die, daß die Anamnese überleitet zur körperlichen Untersuchung. Erst in diesem Stadium kommt der volle Wert der Anamnese, der Vorgeschichte, zur Geltung. Wenn bei jedem Patienten eine *volle* neurologische Durchuntersuchung vorgenommen würde, könnte das bis zu einer Stunde dauern und sich als extrem langweilig erweisen. Die Anamnese dient dazu, diejenigen Teile der Untersuchung zu indizieren, die mit besonderer Sorgfalt, technischer Feinheit und Raffinesse durchgeführt werden sollten. Wenige würden genau dieselben körperlichen Untersuchungen bei einem Patienten mit Kopfschmerzen durchführen wie etwa bei einem Patienten mit Beinschmerzen, doch die Fähigkeit, die Untersuchung auf die vorliegende individuelle

Situation zuzuschneiden, beruht ganz und gar auf der Vorgeschichte des Falles. Wenn durch die anamnestisch gewonnenen Informationen keine einigermaßen verläßliche Diagnose der Lokalisation und der wahrscheinlichen Art des Krankheitsherdes gewonnen werden konnte, so ist es höchst unwahrscheinlich, daß die Diagnose dann plötzlich bei der körperlichen Untersuchung zutage tritt.

Hat man auf der Basis der Vorgeschichte eine vorläufige Diagnose gestellt, so sollte man die nun folgende körperliche Untersuchung in derselben entspannten Art vornehmen. Ein warmer Raum mit – soweit möglich – privatem Charakter ist für eine neurologische Untersuchung wesentlich.

Für den Arzt ist der Anblick eines Reflexhammers und einer Stimmgabel etwas Alltägliches, er darf aber nicht vergessen, daß der Patient vielleicht diese Werkzeuge nie gesehen hat. Immer sollte der Arzt *vor* jedem Untersuchungsvorgang erklären, was er an dem Patienten vornehmen wird. Leuchtet er plötzlich in die Augen des Patienten hinein oder sticht er ihn ohne Vorwarnung mit einer Nadel, so fördert das nicht das Vertrauen oder die Kooperationswilligkeit. Auch vor einer Prüfung der Fußsohlenreflexe sollte der Arzt den Patienten darüber informieren, daß diese Untersuchung unangenehm sein könnte. Die Patienten lassen sich viel Unangenehmes gefallen, wenn sie darum gebeten werden, nehmen aber unangekündigte aggressive Maßnahmen nicht freundlich hin! Auslösung der Radiusperiost- und Achillessehnenreflexe tut dem Patienten weh, und doch sieht man, wie Ärzte mehrfach auf die Sehne klopfen und sich darüber wundern, daß der Patient die Muskeln nicht entspannt. Liest man in den Befundberichten: „Patient entspannt nicht“ oder „Fußsohlenreflexauslösung nicht möglich“, so kann man diese Bemerkungen eher auf schlechte Untersuchungstechnik zurückführen als darauf, daß der Patient nicht kooperieren wollte.

In den folgenden Kapiteln werden die korrekten Methoden der Durchführung der einzelnen Schritte des neurologischen Untersuchungsganges beschrieben, und zwar jeweils im Rahmen der Besprechung von Krankheiten, die abnorme Befunde bei der Untersuchung erkennen lassen.

Der Autor vertritt die Auffassung, daß der Mechanismus und die korrekte Art der Auslösung physischer Zeichen in Beziehung gesehen werden muß zu der jeweiligen Situation, in der es auf korrekte Technik ankommt. Ein Beispiel: Bei einem Patienten mit Rückenschmerzen kommt es nicht darauf an, daß der Kornealreflex in korrekter Weise ausgelöst wird, aber bei einem Patienten, der Gesichtsmuskelschwäche, Gesichtsschmerz oder einen Schwindelanfall hat, muß dieses Zeichen verstanden und in richtiger Weise ausgelöst werden, weil das Fehlen eines Kornealreflexes das einzige objektive Zeichen eines Kleinhirnbrückenwinkeltumors sein kann.

Herausgestellt wird in diesem Buch immer wieder die Wichtigkeit der Erkennung diagnostischer Merkmale in der Anamnese und der Zuschnitt der klinischen Untersuchung auf Bestätigung oder Verwerfung der vorläufigen Diagnose und zwar *am Krankenbett*. Das Endziel ist, zur richtigen Diagnose mit der geringsten Zahl von Untersuchungsmaßnahmen bei geringstem Risiko für den Patienten zu gelangen; das muß in jedem Fall die alles beherrschende Überlegung sein.

Kapitel 2

Die Pupillen und ihre Reaktionen

Bei der Länge der für die Größe und Reaktion der Pupillen zuständigen Nervenbahnen ist es nicht verwunderlich, daß zu abnormen Pupillenveränderungen führende Läsionen an vielen Stellen lokalisiert sein können. Bei zu oberflächlicher Untersuchung der Pupillen können einem wichtige diagnostische Informationen entgehen, andererseits kann es vorkommen, daß eine physiologische Größenverschiedenheit der Pupillen fälschlich als etwas Krankhaftes angesehen wird, woraufhin dann vielleicht unnötige weitere Untersuchungen angestellt werden. Bei bewußtlosen Patienten sind Größe und Reaktionen der Pupillen von überragender Bedeutung sowohl für die Diagnose wie für die einzelnen weiteren Schritte der Versorgung der Patienten.

Grundlegende Untersuchungstechnik

1. Größe, Form und Symmetrie der Pupillen sollten bei mäßig starker Beleuchtung geprüft und notiert werden.

2. Die direkte und indirekte Reaktion der Pupillen auf Einfall hellen Lichtes soll geprüft werden. Eine unzureichende Lichtquelle ist die häufigste Ursache für das Fehlen des Lichtreflexes. Direkte Lichtreaktion nennt man die Zusammenziehung der Pupillen bei direktem Lichteinfall. Die indirekte oder konsensuelle Reaktion auf Licht ist die gleichzeitig stattfindende Konstriktion der gegenseitigen Pupille.

3. Als Drittes wird die Akkommodationsreaktion geprüft. Diese besteht in automatischer Pupillenkonstriktion beim Versuch des Patienten, gleichzeitig mit beiden Augen einwärts zu blicken. Fehlt diese Reaktion, so liegt das meist daran, daß der Patient die Konvergenz der Augen nicht zustande bringt. Am einfachsten läßt sie sich dadurch erzielen, daß der Patient versucht, seine Nasenspitze anzusehen; oder der Untersucher führt seinen Finger von unten herauf in der Nasenlinie des Patienten vor dessen Augen und fordert den Patienten auf, diesen Finger anzusehen. Bei den meisten Menschen gelingt die Konvergenz nämlich leichter beim Abwärtsblick. Die Beobachtung des Reflexes wird erleichtert, wenn der Untersucher die Augenlider des Patienten nach oben zieht, so daß er die Pupillen besser übersehen kann.

Allgemeine Hinweise und Erklärungen

1. Man muß sicher sein, daß dem Patienten nicht irgendwelche Tropfen in die Augen geträufelt worden sind. Weil diese simple Regel oft nicht beachtet wird, sind schon viele Patienten wegen ungleicher Größe der Pupillen unnötigen Untersuchungen unterzogen worden, da sich dann erst später eine pharmakologisch bedingte Anisokorie herausstellte.

2. Bei ungleicher Größe der Pupillen ist es wichtig zu entscheiden, *welche* Pupille die abnorme ist. Ein häufiger Irrtum ist der, daß nach den Ursachen einer einseitig größeren Pupille gesucht wird, obwohl der Patient eine Pupillenverkleinerung auf der anderen Seite aufgrund eines Horner-Syndroms hat.

3. Sind die Pupillen nicht seitengleich, so können zwei zusätzliche Befunde zur Feststellung der Ursache verhelfen. Findet sich eine Lidptosis auf der Seite der kleinen Pupille, so hat der Patient auf dieser Seite ein Horner-Syndrom. Liegt auf der Seite der größeren Pupille eine Ptosis vor, so hat der Patient eine partielle Schädigung des dritten Hirnnervs. Die Reflexe auf Licht und Akkommodation sind beim Horner-Syndrom normal, bei partieller Läsion des N. III jedoch beeinträchtigt. Ist beiderseits keine Ptosis vorhanden bei beiderseits normaler Licht- und Konvergenzreaktion der Pupillen, so besteht bei dem Patienten eine „physiologische Anisokorie" (d. h. die Pupillen sind bei ihm wahrscheinlich immer ungleich groß). Bei vielen normalen Personen besteht eine leichte Ungleichheit der Pupillengröße.

4. Bei Patienten ohne Ptosis, die erweiterte, weder auf Licht noch auf Konvergenz reagierende Pupillen haben, sollte stets an die Möglichkeit gedacht werden, daß sich der Patient vorsätzlich Atropinlösung in die Augen geträufelt hat. Vor dieser Situation hat der Autor zweimal gestanden; beide Patienten waren Krankenschwestern.

5. In der Kindheit sind die Pupillen gewöhnlich klein, in der Adoleszenz werden sie größer, und „normal" groß sind sie im Erwachsenenalter. Im höheren Alter werden sie dann wieder kleiner, und die Lichtreaktion ist dementsprechend oft schwer erkennbar. Wegen dieser normalen Pupillengrößenveränderung im Alter, die man „senile Miosis" nennt (Miosis = Pupillenverkleinerung; Mydriasis = Pupillenerweiterung), wird bei vielen älteren Patienten fälschlicherweise angenommen, daß Argyll-Robertson-Pupillen bei ihnen vorlägen.

6. Bei vielen Patienten zeigen die Pupillen einen phasischen Wechsel von Konstriktion und Dilatation bei konstanter Lichtintensität. Dieses „Hippus" genannte Phänomen hat keine pathologische Signifikanz.

Pupillengröße und Pupillenreaktionen

Die Pupillengröße wird durch einen Ring von konstriktorischen Fasern kontrolliert, die vom parasympathischen Nervensystem aus innerviert werden, und von einem Ring von radial angeordneten dilatorischen Fasern, die vom sympathischen Nervensystem kontrolliert werden.

Die Ruhegröße wird durch die Lichtmenge, die auf jedes Auge fällt, bestimmt und hängt von der Intaktheit der parasympathischen Nerven ab. Erhöhte Sympathikusaktivität äußert sich in leichter Dilatation der Pupillen, wie sie z. B. bei Angstzuständen vorkommt. Gewöhnlich wird der Visus durch Größenveränderungen der Pupillen nicht affiziert, so daß die Mehrzahl der Pupillenanomalien asymptomatisch ist.

Parasympathische Bahnen (Abb. 2.1.)

Die auf die Retina einfallende Lichtaktivität wird durch den Nervus opticus zum Chiasma opticum geleitet. Dort erfolgt eine Aufspaltung der Impulse, die nun in beiden optischen Trakten den *beiden* lateralen Corpora geniculata zugeleitet werden. Etwa 10% der die Corpora geniculata erreichenden Fasern dienen der Lichtreaktion; sie werden im periaquäduktalen Grau den beiden Edinger-Westphal-Kernen zugeleitet, woraus sich die Tatsache erklärt, daß in *eines* der beiden Augen einfallendes Licht unvermeidlich *beide* Kerne erregt, was Konstriktion beider Pupillen zur Folge hat. Das ist die anatomische Grundlage der konsensuellen Lichtreaktion der Pupillen.

Die Edinger-Westphal-Kerne werden auch durch Aktivität in der benachbarten Kernmasse des N. III stimuliert, der die Musculi recti mediales innerviert. Daher werden, wenn beide medialen Rektusmuskeln bei einem Konvergenzversuch der Augen aktiv werden, auch die Edinger-Westphal-Kerne aktiviert, was zu Pupillenverengerung führt. Man erachtet dies als die Grundlage der Akkommodationsreaktion der Pupillen.

Die parasympathischen Fasern werden im N. III zur Augenhöhle geleitet und haben dort eine oberflächliche und dorsale Lage, woraus sich die unterschiedlichen Pupillenabnormitäten erklären, die bei Lähmungen des N. III vorkommen (Abb. 2.1 A.). Nähere Besprechung folgt, besonders in Kap. 5.

Das letzte Relais der Bahn liegt im Ganglion ciliare im posterioren Teil der Augenhöhle. Das Ganglion ist der Ursprungsort von 8–10 kurzen Ziliarnerven, die sich in 16–20 Zweige aufteilen, welche das Auge umziehen, um den Musculus sphincter pupillae zu erreichen.

Klinische Läsionen, die die parasympathische Pupilleninnervation affizieren

1. Lichtreflex und Größe der ruhenden Pupille hängen von der Lichtwahrnehmungsfähigkeit mindestens eines Auges ab. Ein blindes Auge kann *nicht* auf Licht reagieren, doch ist die Größe seiner Pupille im Ruhezustand dieselbe wie die des intakten Auges. Sind beide Augen blind, so sind die Pupillen weit und lichtstarr, *wenn* die Ursache für die Blindheit vor dem lateralen Corpora geniculata lokalisiert ist. Beruht die doppelseitige Blindheit aber auf Zerstörung der Okzipitalrinde, so sind die Reflexbahnen intakt. Daher ist es in solchen Fällen möglich, daß ein doppelseitig Blinder einen Lichtreflex der Pupille aufweist. Darüber hinaus kann der Lichtreflex in Fällen erhalten sein, bei denen ein Auge zwar für praktische Zwecke blind, jedoch noch zu geringen Lichtwahrnehmungen fähig ist.

Minimale Läsionen in der Retina, dem Sehnerven, dem Chiasma opticum und dem Tractus opticus, besonders die Optikus-Schädigungen bei multipler Sklerose, verursachen die als „Läsion der afferenten Bahn" bekannte Störung, die zu einer abnormen Pupillenreaktion führt; es handelt sich um die „Marcus-Gunn-Pupille". Bei Lichteinfall in das normale Auge geschieht nichts Abnormes an der Pupille. Wird das affizierte Auge mit hellem Licht stimuliert, so zeigt sich das Marcus-Gunn-Phänomen: Die Lichtreaktion der Pupille ist verlangsamt, unvoll-

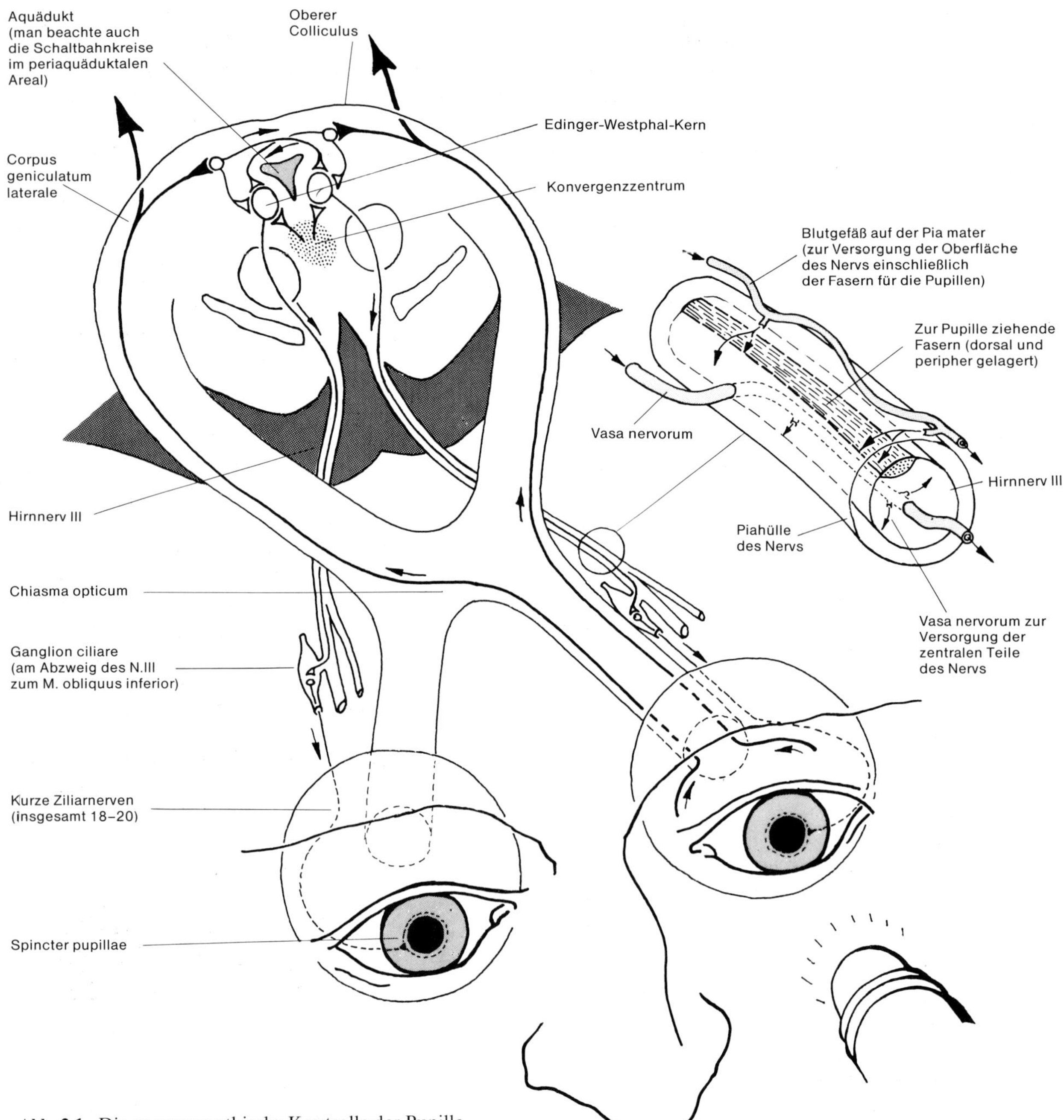

Abb. 2.1. Die parasympathische Kontrolle der Pupille

ständig und so kurz, daß die Pupille sich sofort wieder erweitern kann (sog. Pupillen-Flucht-Phänomen). Man erkennt diese Reaktion am besten, wenn man den Lichteinfall in raschem Wechsel von einem zum anderen Auge bringt. Dabei läßt man das Licht an jedem einzelnen Auge nur etwa 1 s einwirken, bei Zwischenpausen von 2–3 s. Es wird vermutet, daß diese Art der Reaktion darauf beruht, daß auf der affizierten Seite die Zahl der den Lichtreflex fördernden Fasern geringer ist als auf der normalen Seite.

2. Eine einseitige Läsion des Tractus opticus führt infolge der konsensuellen Lichtreaktion nicht zu einer Veränderung der Ruhegröße der Pupille. Bei dieser Situation läßt sich ein besserer Lichtreflex hervorrufen, wenn das Licht auf die intakte Hälfte

der Netzhaut gebracht wird (s. Kap. 3, Abschnitt über die Einzelheiten der Gesichtsfelddefekte). Man nennt das die Wernicke-Pupillenreaktion. Infolge der Streuung des einfallenden Lichtes im Auge ist es sehr schwierig, diese Reaktion auszulösen.

3. Komprimierende oder infiltrative Läsionen am Tectum des Mittelhirns (Gegend der oberen Vierhügel) ziehen gewisse sich kreuzende Lichtreflexbahnen im periaquäduktalen Gebiet in Mitleidenschaft. Folgen sind: Dilatation und Lichtstarre der Pupillen, Blicklähmung nach oben (Parinaud-Phänomen) (s. Kap. 7).

4. Die Argyll-Robertson-Pupille wird herkömmlicherweise auf eine Schädigung im periaquäduktalen Gebiet zurückgeführt. Die typische AR-Pupille ist klein, entrundet und lichtstarr, reagiert aber auf Konvergenz. Dieses letztere Merkmal legt die Vermutung nahe, daß Schädigungen von Lichtleitungsbahnen, die zu den Edinger-Westphal-Kernen führen, beteiligt sind. Durch solche Läsionen würden sich aber die Kleinheit und die Irregularität der Form der Pupille nicht erklären lassen. Man muß auch bedenken, daß Konvergenz bzw. Akkommodation ein viel stärkerer Stimulus zur Pupillenverengung ist als der Lichtreiz; und so ist es möglich, daß die anscheinende Dissoziation der Pupillenreaktionen lediglich Ausdruck einer sehr starken Herabsetzung der Reaktionsfähigkeit der Pupillen ist. Es wurde auch vermutet, daß lokale Irisläsionen eine kausale Rolle bei der AR-Pupille spielen könnten. (Die AR-Pupille ist ein klassisches Zeichen einer meningovaskulären Syphilis). Andere Ursachen sind: Pinealome, Diabetes und Hirnstammenzephalitiden. Diese Voraussetzungen führen im allgemeinen zu einer fixierten Pupillen*dilatation*; eine *kleine* entrundete Pupille beruht gewöhnlich auf Neurosyphilis. Die Argyll-Robertson-Pupille kann durch Atropin nicht erweitert werden (Abb. 2.2.). Andere Ursachen enger, offenbar lichtstarrer Pupillen sind: senile Miosis und Zustand nach Einträufelung von Pilocarpin zur Glaukombehandlung.

5. Die heute seltene epidemische Encephalitis lethargica, die in den 20er Jahren stark verbreitet war, hatte viele Fälle von Parkinsonismus zur Folge. Die Pupillen dieser Patienten reagierten oft nicht auf Konvergenz, wohl aber auf Licht. Dieses „umgekehrte" Argyll-Robertson-Phänomen ist heutzutage eine Seltenheit geworden.

6. Läsionen des III. Hirnnervs können, müssen aber nicht, die Fasern für die Pupillen in Mitleidenschaft ziehen. Das ist von großem differentialdiagnostischem Wert und wird im einzelnen in Kap. 5 besprochen werden. Hier möge der Hinweis genügen, daß bei Infarzierung im Nervenstamm die oberflächlich liegenden Pupillenfasern von der Schädigung ausgespart sein können. Man merke sich als Faustregel: Bei Mitbeteiligung der Pupillen liegt die Ursache auf chirurgischem Gebiet (z. B. Kompressionsschädigung); ist die Pupille aber intakt geblieben, liegt die Ursache auf internistischem Gebiet (Diabetes, meningovaskuläre Syphilis oder Arteriosklerose). Die bei dem Patienten zu ergreifenden Maßnahmen bzw. weiteren Untersuchungen bei einer Läsion des N. III sind abhängig vom Pupillenbefund bzw. von der Pupillenfunktion.

7. Degeneration der Nervenzellen im Ganglion ciliare verursacht die Adie-Pupille oder „tonische" Pupille. Diese ätiologisch nicht geklärte Störung ist oft verbunden mit Fehlen der Kniesehnenreflexe und Verminderung der Schweißsekretion. Die Adie-Pupille ist weit und rund. Ihre Lichtreaktion kann sehr langsam sein, jedoch ist die Konvergenzreaktion prompt und deutlich. Diese Dissoziation deutet wohl auf einen stärkeren konstriktiven Effekt der Akkommodation hin. Beide Reaktionen sind minimal. Es wird vermutet, daß sie auf langsamer Hemmung sympathischer Aktivität beruhen, *nicht* auf Auswirkungen irgendwelcher residualer parasympathischer Aktivität. Die Adie-Pupille ist meist nur einseitig und findet sich häufiger bei Frauen. Oft wird sie unnötigerweise mit Argyll-Robertson-Pupillen verwechselt, die klein, entrundet und meist doppelseitig sind. Kongenitale Syphilis kann lichtstarre, weite Pupillen verursachen und zwar bilateral. Ge-

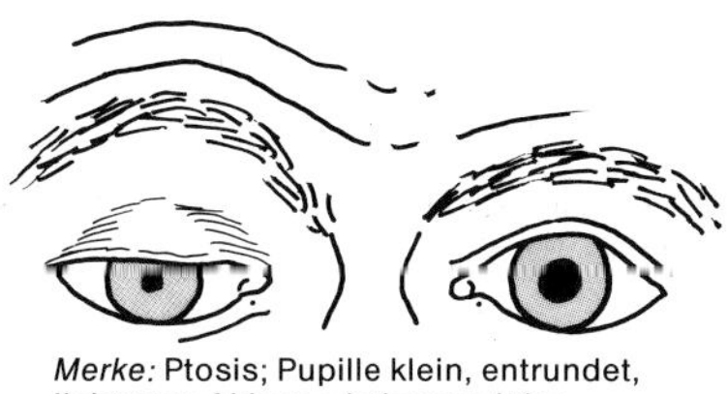

Merke: Ptosis; Pupille klein, entrundet, lichtstarr; Akkomodationsreaktion erhalten

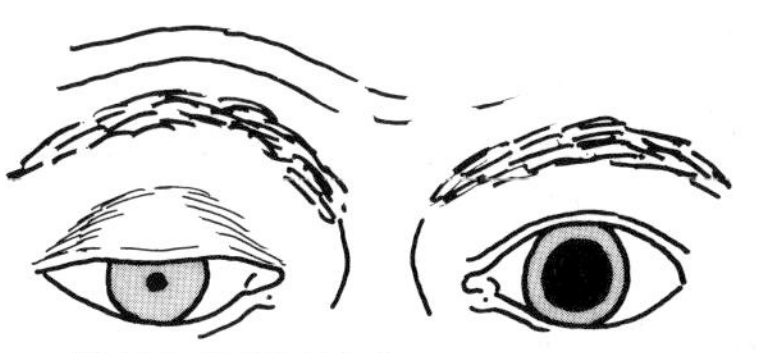

1% Atropin in beide Augen:
Kein Effekt an der Argyll-Robertson-Pupille — Starke Dilatation der normalen Pupille
(die linke Pupille ist lediglich aus illustrationsdidaktischem Grunde als normal dargestellt. Argyll-Robertson-Pupillen sind gewöhnlich bilateral, können aber verschieden groß sein)

Abb. 2.2. Pharmakologie abnormer Pupillen. Argyll-Robertson-Pupille

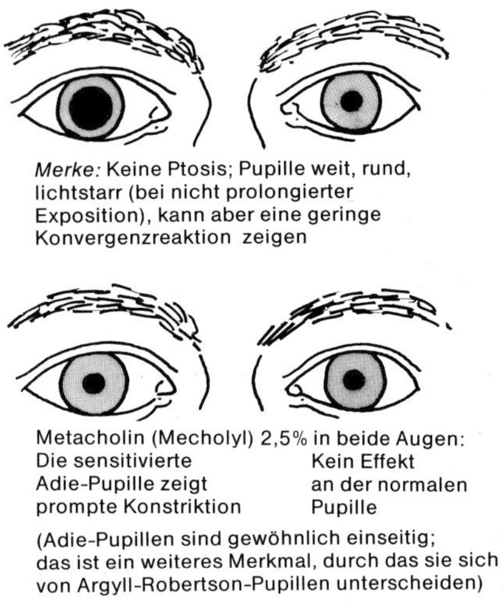

Abb. 2.3. Pharmakologie abnormer Pupillen. Adie-Pupille

wöhnlich weisen solche Patienten auch noch andere Zeichen kongenitaler Syphilis auf.

Die Diagnose läßt sich am besten bestätigen durch die Reaktion der Pupillen auf Einträufelung 2,5%iger Metacholinlösung in den Bindehautsack. Auf das normale Auge wirkt Metacholin nicht, da es zu schnell durch Acetylcholinesterase hydrolysiert wird, an der denervierten Pupille tritt jedoch ein pupillenkonstriktorischer Effekt infolge einer Post-Denervations-Hypersensitivität ein, die auf Enzymverlust beruht. Kürzlich wurde gezeigt, daß 80% der Diabetiker in dieser Weise auf Metacholin reagieren und daß bei 8% der Normalpersonen ebenfalls eine reaktive Pupillenkonstriktion zustande kommt; infolgedessen kann der Test nicht als spezifisch für die Adie-Pupille angesehen werden (Abb. 2.3.).

8. Ein stumpfes Trauma der Iris kann die feinen, kurzen Ziliarnervenfilamente in der Sklera zerreißen und so eine Dilatation und Entrundung der Pupille mit Beeinträchtigung der Lichtreaktionen verursachen. Hier führt also die Traumavorgeschichte zur Diagnose. Der Zustand wird posttraumatische Iridoplegie (Irislähmung) genannt.

9. Eine seltene Ursache der Pupillendilatation ist die Schädigung der Ziliarnerven durch Diphtherie. Diese tritt gewöhnlich in der zweiten oder dritten Krankheitswoche auf, oft kombiniert mit Gaumensegellähmung. Im allgemeinen kommt es wieder zur Normalisierung der Verhältnisse.

Sympathische Nervenbahn

Der Verlauf des Halssympathikus ist in Abb. 2.4. dargestellt. Obwohl die sympathische Leitungsbahn offenbar im Hypothalamus beginnt, ist ein erheblicher Grad ipsilateraler kortikaler Kontrolle festzustellen (s. Kap. 10). Eine Läsion an irgendeiner Stelle der rechtsseitigen Bahn affiziert die rechte Pupille. Drei Neuronen sind vorhanden. Das erste Neuron erstreckt sich vom Hypothalamus bis zum lateralen Grau des thorakalen Rückenmarks, das zweite zieht vom Rückenmark zum Ganglion cervicale superius, und das dritte verläuft vom oberen Zervikalganglion zur Pupille und zu den Blutgefäßen des Auges.

Das dritte Neuron tritt in die Schädelhöhle auf der Oberfläche der Arteria carotis ein und erreicht das Auge und Augenlid wie folgt:

1. Fasern, die der Okulomotorius mit sich führt, innervieren den M. levator palpebrae superioris.
2. Fasern im N. nasociliaris durchziehen das Ganglion ciliare ohne Synapse und versorgen die Blutgefäße des Auges.
3. Andere Fasern, die aus dem Nervus nasociliaris abzweigen, umziehen als Nervi ciliares longi das Auge und innervieren die Pupille.

Anomalien der Sympathikusbahn

Bei Schädigung der sympathischen Bahn entsteht, wo auch immer die Läsion lokalisiert sein mag, ein physisches Zeichen: das Horner-Syndrom. In manchen Fällen wird die Lokalisation der Läsion durch gleichzeitig mit dem Horner-Syndrom feststellbare andere physische Zeichen ermöglicht.

Manchmal ist das Horner-Syndrom so schwach ausgeprägt, daß es nur von einem besonders hartnäckig und scharfäugig untersuchenden Beobachter erkannt wird.

Merkmale des Syndroms:

1. Die affizierte Pupille ist infolge reduzierter pupillo-dilatorischer Aktivität etwas kleiner als die kontralaterale Pupille. Diese Asymmetrie ist bei hellem Licht minimal, bei Dunkelheit sehr deutlich. Auf Licht und Konvergenz reagiert die Pupille *normal*, jedoch mit etwas reduzierter Reichweite des Bewegungsausschlags.
2. Es liegt eine mehr oder weniger ausgeprägte Ptosis des Augenlides vor. Bei schweren Fällen kann das Lid bis zum Rande der Pupille herabhängen, bei anderen Patienten ist die Ptose gerade noch erkennbar. Das Ausmaß der Ptose kann sich im Laufe des Tages von Zeit zu Zeit ändern.
3. Die Konjunktiva kann leicht blutunterlaufen sein (Schwund der vasokonstriktorischen Aktivität).
4. Die Schweißsekretion an der Stirn kann beeinträchtigt sein, abhängig vom Sitz der Läsion (s. S. 10).

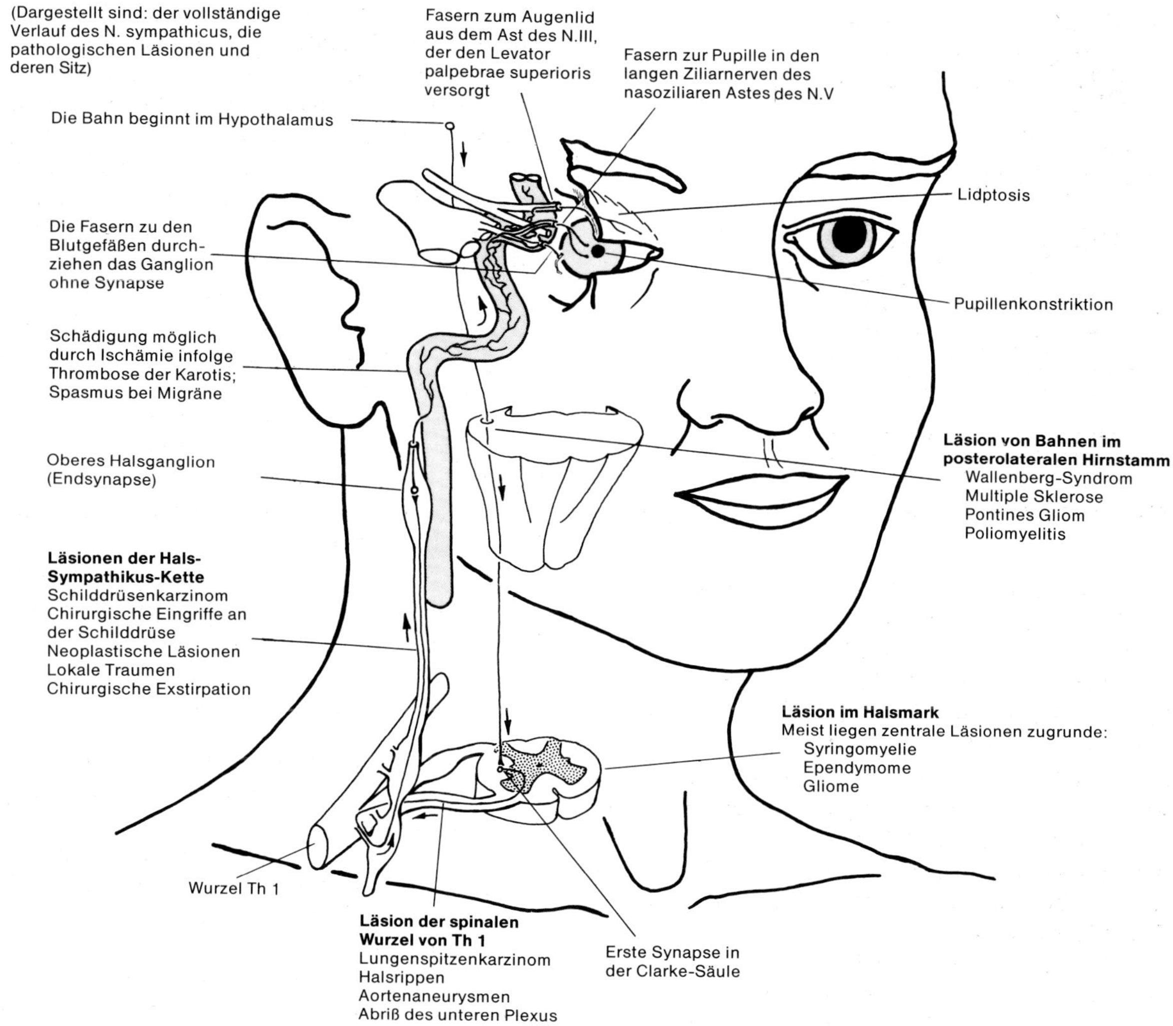

Abb. 2.4. Horner-Syndrom. Dargestellt sind der vollständige Verlauf des N. sympathicus und die pathologischen Läsionen und deren Sitz

5. Bei kongenitalem Horner-Syndrom fehlt an der Iris des affizierten Auges die Pigmentation; die Iris hat eine grau-bläuliche Farbe behalten.

6. Enophthalmus (eingesunkenes Auge) gehört zum Horner-Syndrom, ist aber nicht immer leicht zu entdecken.

Ursachen des Horner-Syndroms

1. Hemisphärenläsionen. Hemisphärektomie oder massive Infarzierung einer Hemisphäre kann ein Horner-Syndrom auf derselben Seite verursachen.

2. Hirnstammläsionen. Die Sympathikusbahnen im Hirnstamm liegen in ihrem gesamten Verlauf in der Nachbarschaft des Tractus spinothalamicus. Daher ist ein Horner-Syndrom, das durch eine Hirnläsion verursacht ist, oft verbunden mit Aufhebung der Schmerz- und Temperaturempfindung auf der kontralateralen Körperseite. In dieser Höhe lokalisierte Gefäßschäden, multiple Sklerose, Gliome im Brükkenbereich und Hirnstammenzephalitis können sämtlich ein Horner-Syndrom verursachen (s. Kap. 11).

3. Halsmarkläsionen. Infolge der zentralen Lage seiner Bahn in den Seitensträngen in Höhe von Th 1 wird der N. sympathicus bei zentralen Markläsionen dort oft in Mitleidenschaft gezogen. Syringomyelie, Markgliome oder Ependymome verursachen im allgemeinen Schwund des Schmerzgefühls in den Armen, Verschwinden der Armreflexe und oft ein *bilaterales* Horner-Syndrom. Es kann sehr schwierig sein, dies zu entdecken, da nur die Ptosis auf den Zustand aufmerksam macht, – die Pupillen sind klein, aber seitengleich und reagieren auf Licht und Konvergenz! (s. Kap. 15).

4. Th-1-Wurzel-Läsionen. Die Th-1-Wurzel wird selten durch einfache Bandscheibenläsionen oder durch degenerative Bandscheibenprozesse geschädigt. Sie liegt der apikalen Pleura an, und dort kann sie durch primäre oder metastatische maligne Neoplasmen geschädigt werden. Das klassische Pancoast-Syndrom, meist durch Lungenspitzenkarzinom verursacht, besteht aus Schmerzen in der Axilla, Schwund der kleinen Handmuskeln und Horner-Syndrom sämtlich auf der Seite des Malignoms. Andere Ursachen sind: Halsrippen (meist bei jungen Frauen) und Abriß des unteren Brachialplexus (Klumpke-Lähmung) (s. Kap. 18).

5. Die Sympathikuskette. An allen Stellen seines Halsverlaufs kann der Sympathikus geschädigt werden durch neoplastische Infiltration, bei chirurgischen Eingriffen am Larynx oder an der Schilddrüse oder wenn er bei einer chirurgischen Exstirpation aus verschiedenen Indikationen selbst betroffen wird. Maligne Prozesse im Bereich des Foramen jugulare an der Schädelbasis führen zur Entstehung verschiedener Kombinationen von Horner-Syndrom und Läsionen der Hirnnerven IX, X, XI und XII (s. Kap. 6).

6. Verschiedenes. Kongenitales Horner-Syndrom kommt nicht selten vor und wurde bereits früher erwähnt. Auch bei Migräneanfällen kann ein Horner-Syndrom auftreten. Läsionen im Sinus cavernosus oder der Orbita schädigen gewöhnlich Sympathikus und Parasympathikus mit dem Ergebnis einer mittelgradigen Pupillenerweiterung und Lichtstarre der Pupille in Kombination mit anderen Lähmungen anderer äußerer Augennerven (s. Kap. 5).

Andere diagnostische Fingerzeige bei Horner-Syndrom

Die körperlichen Begleitzeichen oder die Vorgeschichte lassen meistens kaum Zweifel hinsichtlich des Sitzes und der Ursache eines Horner-Syndroms bestehen. Doch seien noch einige zusätzliche Fingerzeige gegeben.

Zentrale Läsionen beeinträchtigen die Schweißabsonderung am gesamten Kopf, Hals, Arm und oberen Rumpf der gleichen Seite, Läsionen am unteren Hals nur die des gesamten Gesichts. Bei oberhalb des Ganglion cervicale superius lokalisierten Läsionen kann es vorkommen, daß die Schweißsekretion überhaupt nicht affiziert wird, da der Hauptausfluß zu den Blutgefäßen des Gesichts und den Schweißdrüsen unterhalb dieses Ganglions liegt.

Das Vorhandensein dreier Neuronen in der Leitungsbahn ermöglicht drei brauchbare pharmakologische Tests, die auf dem Phänomen der Denervations-Hypersensitivität beruhen.

Eine Läsion im Ganglion cervicale superius oder unterhalb desselben verursacht Schwund der Amino-Oxidase. Das führt zu einer Sensitivierung der Pupille gegenüber Adrenalin 1 : 1000, einer Adrenalindosis, die an der normalen Pupille keinerlei Effekt hervorruft. Umgekehrt hängt die Wirkung von Kokain auf die Pupille von dessen blockierendem Effekt auf Amino-Oxidase ab, was zur Folge hat, daß Kokain keine Wirkung auf eine distal denervierte Pupille hat. Mit Kokain läßt sich die Pupille nur dann zur Dilatation bringen, wenn die Läsion unterhalb des Ganglion cervicale superius liegt und sich an den Nervenendstellen Amino-Oxidase befindet, die durch das Kokain blockiert werden kann.

Diese Tests können von Nutzen sein, wenn andere lokalisatorisch verwertbare neurologische Zeichen fehlen, weil sie approximative Hinweise auf den Sitz der Läsion geben. Eine Zusammenstellung der einzelnen Reaktionen zeigt Abb. 2.5.

Pupillenanomalien bei bewußtlosen Patienten

Angaben über Kopfverletzungen und den bewußtlosen Patienten werden in Kap. 23 abgehandelt.

1. Normal reagierende seitengleiche Pupillen. Bei einem bewußtlosen Patienten sind normales Aussehen und Verhalten der Pupillen beruhigende Zeichen dafür, daß kein sofortiges chirurgisches Eingreifen notwendig ist.

Ist nichts über ein vorangegangenes Trauma bekannt, sollte zunächst nach möglichen metabolischen Ursachen des Komas gesucht werden. 70% der bewußtlosen Patienten haben *keine* intrakranielle Katastrophe durchgemacht, sondern es kann bei ihnen vorliegen: ein diabetisches, ein hypoglykämisches Koma oder ein andersartiges metabolisches

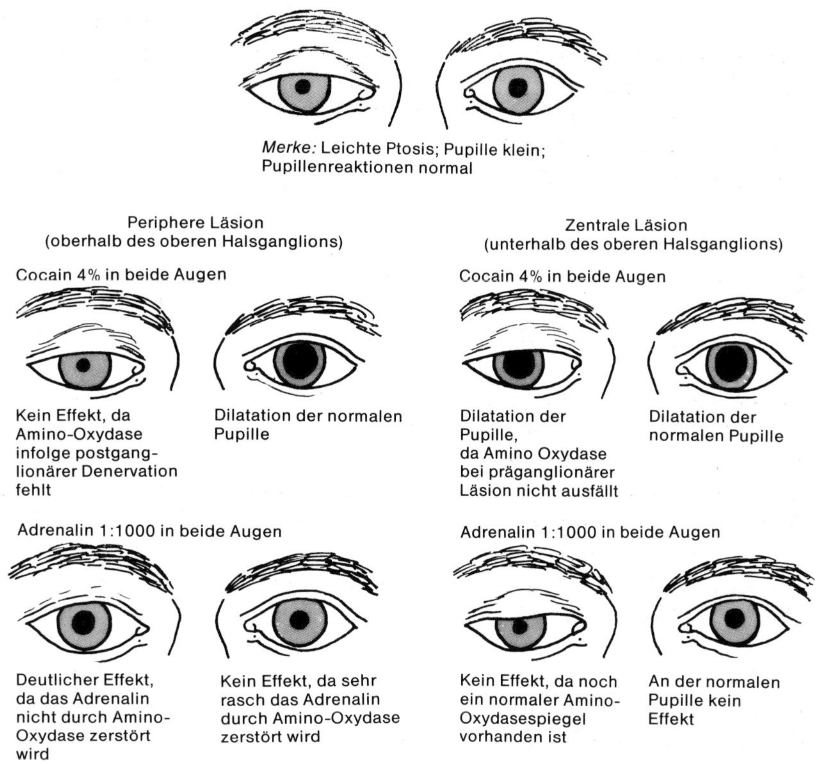

Abb. 2.5. Horner-Syndrom

Koma oder der Folgezustand einer Arzneimittelüberdosierung. Normale Pupillenreaktionen sind ein wichtiger Hinweis auf diese Möglichkeiten. Nur Glutethimid ~~(Dolantin)~~ und Amphetamin (Pervitin) – dilatierte Pupillen – oder Opiate – verengte Pupillen – verursachen irreführende Pupillenveränderungen.

2. Pupillengröße nicht seitengleich. Das ist das einzige sehr wichtige physische Zeichen am bewußtlosen Patienten. Bis zum Beweis des Gegenteils weist eine erweiterte Pupille darauf hin, daß ein herniierter Temporallappen den N. oculomotorius dieser Seite übermäßig zerrt und daß chirurgische Maßnahmen indiziert sind. Schwierig kann die Beurteilung der Situation dadurch werden, daß das Auge bei dem Unfall direkt geschädigt wurde, oder daß jemand mydriatisch wirkende Tropfen in das Auge geträufelt hat in der zwecklosen Absicht, nach einem Papillenödem zu suchen (zwecklos deswegen, weil Patienten mit schweren akuten Kopfverletzungen lange vor Sichtbarwerden eines Papillenödems sterben).

Tabelle 2.1. Abnorme Pupillenbefunde

Reaktion auf Licht	Kleine Pupillen	Große Pupillen
Keine Reaktion	AR-Pupillen Pontine Hämorrhagie Opiate	Adie-Pupille Posttraumatische Iridoplegie Mydriatische Tropfen Glutethimidüberdosis Zerebraler Tod Atropinvergiftung Überdosis von Amphetamin (Pervitin)
Reaktion	Hohes Alter Horner-Syndrom	Kindheit Angstzustand Physiologische Anisokorie

3. Bilaterale Pupillendilatation. Das Endstadium progredienter tentorialer Schlitzeinklemmung wird durch zunehmende Erweiterung der vorher affizierten Pupille angekündigt. Dies ist auch eines der Zeichen für irreversiblen Hirnschaden bei Herzstillstand. Die Wiederherstellungschancen eines in diesem Stadium befindlichen Patienten sind sehr gering. Glutethimid, Atropin (Pilze) und Amphetaminvergiftung sind die einzigen metabolischen Ursachen bilateraler Pupillendilatation.

4. Hochgradige Miosis beiderseits („Stecknadelpupillen"). Damit liegt das Hauptkennzeichen für die Diagnose einer anderen letalen neurologischen Situation vor: massive intrapontine Hämorrhagie. Es finden sich dabei gewöhnlich Stecknadelpupillen, tiefes Koma und eine spastische Tetraparese mit sehr lebhaften Reflexen. Bei Opiateinwirkungen kommen ebenfalls diese sehr engen Pupillen vor, jedoch verbunden mit Reflexabschwächung. Bei bewußtlosen Patienten höheren Alters sollte daran gedacht werden, daß möglicherweise Pilocarpintropfen auf die Augen geträufelt worden sind – wegen eines Glaukoms. Gerade beim Gedanken an die hoffnungslose Prognose einer Blutung in die Brücke wird einem diese Möglichkeit wohl einfallen. In einem solchen Falle muß versucht werden, andere Ursachen für das Koma so rasch wie möglich auszuschließen.

Pupillenuntersuchungen sollten stets unter Beachtung der speziellen Probleme des vorliegenden Krankheitsfalles und des Kranken durchgeführt werden. Geht man so vor, so ist einmal das Risiko, geringfügige Abnormitäten zu übersehen, geringer und zum anderen wird die Gefahr unnötiger Untersuchungen von physiologischen Veränderungen stark reduziert.

Kapitel 3

Die Gesichtsfelder

Die Sehbahnen erstrecken sich von der Retina bis zum Okzipitalpol des Großhirns. Sie verlaufen teils extrazerebral, teils in der Substanz der Hemisphären.

Aufgrund der komplexen, aber konstanten Kreuzungen und Rotationen von in den Sehbahnen verlaufenden Nervenfasern lassen sich aus Gesichtsfelddefekten sehr genaue lokalisatorische Informationen gewinnen.

Im allgemeinen bemerken Patienten plötzlich eine Sehverschlechterung und geben uns eine genaue Beschreibung des Defektes. Langsam einsetzende Gesichtsfeldausfälle können sich aber von den Patienten unbemerkt entwickeln. Bei allen Kranken mit neurologischen Leiden sollte eine routinemäßige Untersuchung des Visus (der Sehschärfe), des Augenhintergrundes und der Gesichtsfelder vorgenommen werden. Unklug ist es anzunehmen, daß ein Patient, der keine Sehstörungen hat, normale Gesichtsfelder habe. Auf der anderen Seite bedürfen Patienten mit schwerer Beeinträchtigung des Sehens einer besonders sorgfältigen Gesichtsfeldprüfung, so schwierig deren Durchführung auch sein mag.

Oft werden bei einer neurologischen Untersuchung krankhafte Zeichen leichter entdeckt, wenn der Untersucher eine gewisse Vorstellung von dem hat, was er eventuell finden könnte oder von dem, was er ausschließen müßte. Die Technik der Konfrontationsmethode der Gesichtsfeldprüfung und ihre Anwendung am Krankenbett wird nun im einzelnen in ihren Beziehungen zu den verschiedenen klinischen Situationen, bei denen man Gesichtsfeldausfällen begegnen kann, beschrieben werden.

Die Konfrontationsuntersuchung der Gesichtsfelder

Oft werden die Ergebnisse der Konfrontationstestung der Gesichtsfelder im klinischen Untersuchungsprotokoll etwas geringschätzig etwa mit der Angabe beschrieben: „Gesichtsfelder bei grober Prüfung normal", so als sei der Test nur ein armseliger Ersatz für die genauere Gesichtsfeldprüfung. In den Händen des versierten Untersuchers kann die Konfrontationstestung aber an Genauigkeit der Schirm- und Perimetertestung gleichkommen, ja in manchen Situationen ist sie die einzige Weise, auf die das Gesichtsfeld geprüft werden kann.

Solche Situationen liegen z. B. bei Patienten mit schweren geistigen Störungen oder so schwerer körperlicher Hinfälligkeit vor, daß der Kranke gar nicht imstande ist, vor dem Apparat zu sitzen, oder bei dichten zentralen Gesichtsfelddefekten, bei denen es dem Kranken nicht möglich ist, den Blick auf ein Zielobjekt zu fixieren und die dazu nötige Stillhaltung des Auges einzuhalten.

Bei Patienten mit sehr stark reduzierter Sehkraft können qualitative Testungen der Gesichtsfelder nur durch Handbewegungen und Fingerzählungsversuche bei Anwendung der Konfrontationsmethoden erreicht werden.

Die Technik (Abb. 3.1.)

Zur genauen Feldtestung sollten rote und weiße Hutnadeln mit Kopfgrößen von 2–5 mm im Durchmesser benutzt werden. Die Routineuntersuchung wird gewöhnlich mit einem weißen Nadelkopf von 5 mm Dicke durchgeführt. Die kleinen Nadeln eignen sich zur Aufdeckung kleiner Skotome (kleine Gesichtsfelddefekte im Zentrum der Gesichtsfelder). Die roten Nadelköpfe sind besonders gut brauchbar zur Gesichtsfeldtestung in Fällen von Verdacht auf Kompressionsläsionen des Sehnervs, des Chiasma opticum oder des Tractus opticus. Bei solchen Fällen bewährt sich auch die Prüfung der Fähigkeit des Patienten, Finger zu zählen (die Zählfinger sind dann auf einer Gesichtsfeldkarte zu kennzeichnen) und Handbewegungen wahrzunehmen (Handbewegungen ebenfalls auf der Karte markieren).

1. Der Untersucher sitzt dem Patienten gegenüber, im Idealfall auf einem Stuhl; wenn die Umstände das nicht erlauben, kann er sich auch vor dem Patienten über das Bett hinüberlehnen. Jedes Auge wird einzeln für sich getestet, und wenn der Untersucher routinemäßig das andere Auge

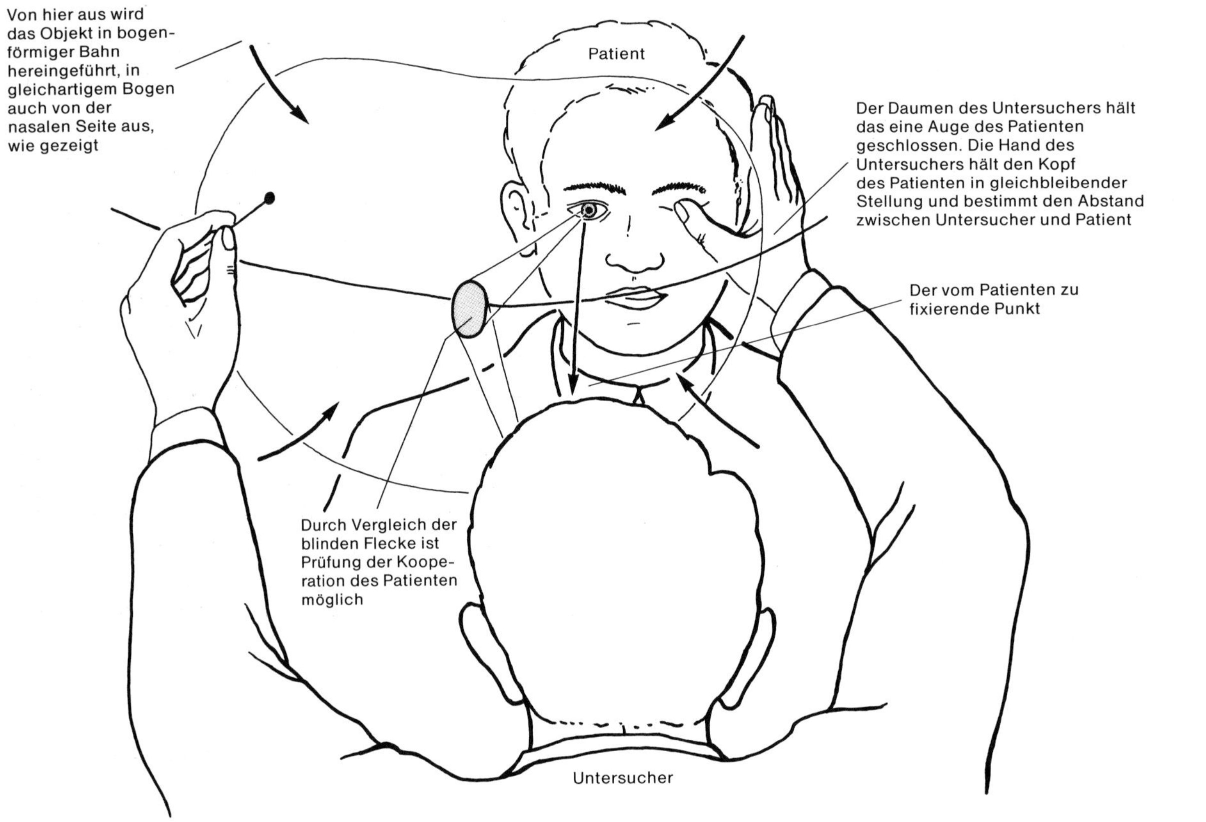

Abb. 3.1. Konfrontationsmethode der Gesichtsfeldprüfung

des Patienten mit seiner Hand auf Armeslänge zuhält, so ist damit ein gleichbleibender Abstand zwischen Arzt und Patient gesichert. In dieser Entfernung kann man sich leicht eine Vorstellung von Umfang und Form des normalen Gesichtsfeldes verschaffen, und bald wird man die Fertigkeit erwerben, beginnende periphere Gesichtsfelddefekte frühzeitig zu entdecken.

2. Der Patient wird dazu angehalten, während der Untersuchung stets gerade in das Auge des Untersuchers zu blicken (in das rechte bei Untersuchung des linken Auges des Patienten und vice versa). Hierdurch wird gewährleistet, daß der Patient das Auge während des Tests ruhig hält. Kann der Patient das Auge des Untersuchers nicht sehen, so bittet man ihn, in die Richtung des Gesichts des Untersuchers zu blicken, während die Peripherie des Gesichtsfeldes geprüft wird. Der Untersucher kann in dieser Position gut bemerken, ob der Patient sein Auge bewegen muß, um das Testobjekt zu finden.

3. Die Testnadel, gewöhnlich die mit dem weißen 5-mm-Kopf wird in einer Serie von Bögen in eine Entfernung von etwa 45 cm vor das Auge des Patienten gebracht. Würde man nicht in einem Bogen von hinten herankommen, so würde sich, wenn das Testobjekt groß genug wäre, das Temporalgesichtsfeld des Patienten bis in die Unendlichkeit erstrecken. Die Nadel muß von dorsal her „um die Ecke herum" an das Gesichtsfeld des Patienten herangeführt werden und zwar von 4 Richtungen aus: Nord-Ost, Süd-Ost, Süd-West und Nord-West. Das führt dann bestimmt dazu, jeglichen Gesichtsfelddefekt am oberen oder unteren, temporalen oder nasalen Gesichtsfeld aufzufinden.

4. Die genaue Kontrolle, die der Untersucher über den ganzen Vorgang hat, macht rasche Wiederholungen der Testung möglich, und dabei können auch „Pseudo"-Gesichtsfelddefekte durch buschige Augenbrauen oder eine große Nase schnell erkannt werden. Ziemlich oft werden durch solche Gegebenheiten verursachte Gesichtsfeldausfälle unbeabsichtigt an einem Standard-Perimeter mit aufgezeichnet. Dieses Problem kann durch einfaches Herauswenden des Kopfes aus der Linie des störenden Organs oder Organteils gelöst werden.

5. Ist irgendein Defekt schwer als ein organisch bedingter Ausfall zu interpretieren, so sollte als Prüfung der Zuverlässigkeit des Patienten nach seinem blinden Fleck gesucht und dieser mit dem blinden Fleck des Untersuchers selbst verglichen werden.

Die Ergebnisse sollten so aufgezeichnet werden, wie sie von dem Patienten gesehen werden, d. h. umgekehrt als es der Untersucher während des Konfrontationstests sieht. Des weiteren sollten zur Vermeidung von Konfusionen die rechten und linken Felder klar bezeichnet werden und eine Zustandserklärung über die Art des Defektes hinzugefügt wer-

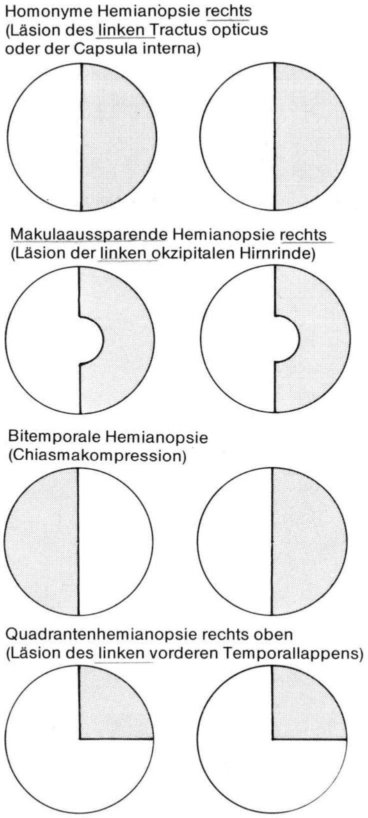

Abb. 3.2. Gesichtsfelddefekte – Nomenklatur

den; z. B. rechtsseitige homonyme Hemianopsie oder bitemporale Hemianopsie des oberen Quadranten etc. Die verschiedenen Termini sind in Abb. 3.2. angegeben.

Anwendung der Konfrontationsprüfungen in verschiedenen klinischen Situationen

1. Der Patient hat ein „Loch“ in seinem Gesichtsfeld entdeckt

Oft werden kleine Skotome zufällig bemerkt, wenn der Patient eine Notiz liest oder auf die Uhrzeit sieht. (Unter einem Skotom versteht man einen mehr oder weniger kleinen umschriebenen Defekt im Gesichtsfeld.) Der Beginn scheint stets abrupt zu sein, da der Patient ihn praktisch immer plötzlich *bemerkt*, außer wenn ein Embolus, der in die Zentralarterie der Retina geraten ist, peripherwärts weiterwandert. Abruptes Erblinden, gefolgt von einer Verringerung des Defizits, kann von einem intelligenten Patienten gewöhnlich auf der Basis eines „Von-Minute-zu-Minute-Geschehens“ beschrieben werden, so daß kein Zweifel über die Akuität des Beginns und die Natur des Vorgangs auftreten.

Mit diesem Symptom konfrontiert, erlaubt man dem Patienten am besten, den Defekt selbst durch Hin-und-Her-Bewegen der weißen Nadel in seinem eigenen Gesichtsfeld aufzufinden. Ist die Stelle gefunden, können Umfang und Form des Defektes bestimmt werden, indem man die Nadel in den blinden Bereich hinein und aus ihm heraus bewegt. Besondere Aufmerksamkeit ist auf drei Fragen zu richten: 1. kreuzt der Defekt den Horizontalmeridian? (– Retinale Läsionen, die auf Gefäßverschlüssen beruhen, tun das nicht;) 2. erstreckt sich der Defekt auf den blinden Fleck? (– Defekte, die auf B_{12}-Mangel, Toxinschädigung oder Glaukom beruhen, tun das gewöhnlich;) 3. kreuzt der Defekt den vertikalen Meridian? (– Organische Gesichtsfelddefekte, die auf Nervenbahnschädigungen beruhen, sind vertikal meist scharf begrenzt.)

2. Der Patient mit „verschwommenem Sehen“ auf einem Auge

Der Untersucher sollte den Patienten auffordern, in die allgemeine Richtung seines Auges zu blicken, wenn die Sehschärfe des Patienten zu schwach zum Erkennen des Auges ist. Dann sollte er versuchen, Form und Umfang des Skotoms mit Auswärtsbewegungen der weißköpfigen 5 mm großen Nadel festzustellen. Wird die Nadel überhaupt nicht gesehen, versuche man mit in Ruhestellung vorgehaltenen zwei oder drei Fingern weiterzutesten. Kommt man auch damit nicht zum Ziel, so sollte man eine Hand vom Rand her heranbewegen. Kann der Untersucher feststellen, daß ein Randbezirk intakter peripherer Sehfähigkeit vorhanden ist, so dürftig er auch sei, so hat der Patient ein zentrales Skotom, das für gewöhnlich auf eine retrobulbäre Neuritis oder auf eine Kompressionsschädigung des N. opticus hindeutet (s. weiter unten). Ist erst einmal ein zentrales Skotom eines Auges entdeckt, so ist es wesentlich, das Gesichtsfeld des gesunden Auges zu testen, wobei man auf einen Gesichtsfeldausfall im oberen Temporalfeld achten muß. Liegt ein solcher Defekt vor, so ist die Wahrscheinlichkeit groß, daß der N. opticus komprimiert ist (s. Abb. 3.11. zur Erklärung). H. M. Traquaire hat für diesen Befund die Bezeichnung „junction scotoma“ (Junction-Skotom) vorgeschlagen.

3. Der Patient mit plötzlicher Sehverschlechterung auf beiden Augen

Akute bilaterale Entzündung des N. opticus kommt vor (retrobulbäre Neuritis), ist aber ungewöhnlich. Es gibt zwei wichtige Ausschlußdiagnosen: schweres bilaterales Papillenödem aus verschiedenen möglichen Ursachen oder die Phase rascher Progressivität einer Sehschwäche bei Kompression des Chiasma nervi optici.

Papillenödem allein beeinträchtigt den zentralen Visus nicht, doch kommt es zu rasch fortschreitender Sehschwäche, wenn eine Hämorrhagie oder ein Exsudat im Makulabereich der Retina eintritt. Diese Möglichkeit kann durch den Augenhintergrundspiegelungsbefund ausgeschlossen werden. Wenn eine plötzliche Verschlechterung im Verlauf einer Sehschärfenverminderung auftritt, so wird sich bei der Ophthalmoskopie oft das Vorhandensein einer Optikusatrophie herausstellen. Sollte das der Fall sein, so ist – so schwach auch immer die Sehfähigkeit sei – eine Testung der Gesichtsfelder unerläßlich. Eine Chiasmakompression kann als retrobulbäre Neuritis oder Tabak-(Nikotin-)Amblyopie fehldiagnostiziert werden, wenn eine Gesichtsfeldprüfung unterblieben ist. Oft entwickeln sich bei Patienten mit Chiasmakompression schwere, aber unerkannte bitemporale Gesichtsfelddefekte, und solche Patienten holen sich oft erst dann ärztlichen Rat, wenn der zentrale Visus akut geschädigt ist. Nach Aufdeckung eines bitemporalen Gesichtsfelddefektes sind weitere Untersuchungen zum Ausschluß eines das Chiasma opticum komprimierenden Prozesses dringend erforderlich.

Fallbericht

Eine 36 Jahre alte Patientin war wegen Infertilität untersucht worden und wurde dann, nach Behandlung mit Clomiphen, schwanger. Während der Gravidität kam es zu einer Toxämie mit Blutdruckwerten bis zu 200/120. In der 34. Schwangerschaftswoche entwickelte sich rapide fortschreitende Sehschwäche, die anfänglich auf die Hypertension bezogen wurde. Bei neurologischer Untersuchung ergab sich Blässe beider Optikuspapillen, jedoch kein Verdacht auf Papillenödem oder auf Hämorrhagie im Makulabereich. Obgleich die Sehschwäche geringer als 6/60 war, konnte mittels Prüfung durch Handbewegung und Fingerzählen geklärt werden, daß sie eine ausgeprägte bitemporale Hemianopsie aufgrund einer Chiasmakompression hatte. Nach alsbald vorgenommener Kaiserschnittentbindung wurde am folgenden Tage die Chiasmagegend exploriert. Es fanden sich Überreste eines Hypophysentumors, untermischt mit Blutgerinnseln. Nach dem Eingriff normalisierte sich der Visus, und das früh geborene Kind entwickelte sich normal. Eine Verzögerung der Aufklärung der klinischen Situation hätte eine permanente Blindheit zur Folge haben können.

Testung auf bitemporalen Gesichtsfelddefekt entspricht dem Standardroutineverfahren, ausgenommen daß die Benutzung der roten Nadel besonders hilfreich ist. Der typische, aus einer Schädigung des Chiasmas entstehende Defekt ist eine bitemporale Hemianopsie. In den frühen Stadien kann sich der Defekt nur auf Rot beschränken. So kommt es etwa vor, daß der Patient die rote Nadel in dem affizierten Halbfeld als grau beschreibt, sie dann aber, nach der Hinüberbewegung in das intakte nasale Halbfeld als rot sieht. Viele normale Menschen sehen das Rot der Nadel als etwas stumpf und matt im Temporalfeld und sehen es deutlich frischer, heller im Nasalfeld. Das ist aber eine physiologische Variation ohne Bedeutung. Später, im Laufe der Erkrankung, verstärkt sich die Ausprägung des Defektes bis zu einem völligen Fehlen der Erkennung einer weißen Nadel im Temporalfeld, und schließlich werden bei voll ausgebildetem Defekt Finger- und selbst Handbewegungen nicht mehr wahrgenommen.

Selbst in diesem Spätstadium können, wenn das Chiasma von unten (durch einen Hypophysenprozeß) komprimiert ist, bei komplettem Ausfall des oberen temporalen Gesichtsfeldes manche Handbewegungen im unteren Halbfeld noch bis zu einem gewissen Grade wahrgenommen werden – oder vice versa im Falle einer Kompression des Chiasma von oben und hinten (durch ein Kraniopharyngeom). Zur Erklärung s. Abb. 3.6. und 3.13.

4. Der Patient, der über „Schwierigkeiten beim Lesen" klagt, oder darüber, daß er „auf einer Seite in Dinge hineinrennt"

Ziemlich oft suchen Patienten das Krankenhaus auf, denen Sehstörungen aufgefallen sind, die aber nicht bemerkt haben, daß sie einen ausgeprägten homonymen Gesichtsfelddefekt haben. Einige behaupten steif und fest, auf einem Auge blind zu sein, denn „sie könnten ja nach dieser Seite nichts sehen". Wirkliche Blindheit eines Auges beeinträchtigt die Entfernungserkennung, doch liefert das nicht erblindete andere Auge einem so geschädigten Patienten ein volles Gesichtsfeld nach beiden Seiten. Die Patienten, bei denen der Gesichtsfelddefekt die Mittellinie überschreitet, klagen besonders darüber, daß sie nicht lesen können. Liegt ein linksseitiger Felddefekt vor, so können sie den Anfang der nächsten Zeile nicht finden, liegt der Defekt auf der rechten

Seite, so können sie beim Lesen das nächste Wort auf der Zeile nicht erkennen, was das Lesen praktisch unmöglich macht.

Wenn ein Patient den Gesichtsfelddefekt *bemerkt*, dann ist es im allgemeinen ein sog. makulaspaltender Defekt, d. h. er durchschneidet das zentrale Gesichtsfeld. Bei einem Patienten, der den Defekt nicht bemerkt und einfach nur in „Dinge hineinrennt", kann es sich entweder um eine makulaaussparende Hemianopsie oder eine Aufmerksamkeitshemianopsie handeln. Eine Aufmerksamkeitshemianopsie ist kein absoluter Gesichtsfeldausfall, sondern die Unfähigkeit des Patienten, in einer Hälfte des Gesichtsfeldes etwas zu sehen, wenn seine Aufmerksamkeit durch ein Objekt in der anderen Gesichtsfeldhälfte abgelenkt ist (s. unten).

Eine Prüfung auf homonyme Hemianopsie sollte folgende drei Untersuchungen umfassen:

1. Prüfung auf Aufmerksamkeitsgesichtsfelddefekt: Der Untersucher sitzt vor dem Patienten, der beide Augen geöffnet hält. Der Untersucher hält jede seiner Hände etwa 30 cm seitlich und etwa 40 cm vor jedes Auge des Patienten. Der Patient wird aufgefordert, jeweils die Hand zu zeigen, an der er Fingerbewegungen sieht. Zuerst sollte der Untersucher nur an einer Hand die Finger bewegen. Wenn der Patient das stets auf einer Seite nicht wahrnimmt, so kann eine volle Hemianopsie vorliegen. *Aber:* kann er die Fingerbewegungen an einer Hand sehen, wenn nur an dieser Hand Finger bewegt werden, kann sie aber *nicht* sehen, wenn an beiden Händen gleichzeitig die Finger bewegt werden, dann hat er eine „Aufmerksamkeitshemianopsie". Die anatomische Grundlage für diesen Befund zeigt Abb. 3.3.

2. Darauf wird die formale Testung des gesamten Gesichtsfeldes an beiden Augen nach der Standard konfrontationstechnik durchgeführt, um festzustellen, ob der Patient auf der einen oder anderen Seite Gesichtsfeldausfälle hat.

3. Schließlich müssen die Felder daraufhin untersucht werden, ob der Gesichtsfeldausfall ein „makulaspaltender" oder „makulaaussparender" ist. Das ist von besonderer diagnostischer und prognostischer Wichtigkeit. Grundsätzlich durchsucht man das Gesichtsfeld nach einem kleinen, 5° großen Kreisausschnitt, der einen in ihm liegenden Rest von normalem Sehen im Zentrum des hemianopischen Feldes umgrenzt. Zunächst bewegt man die Nadel ober- und unterhalb des Sehzentrums über die Mittellinie, um diese zu lokalisieren, sodann wird die Nadel über den zentralen Meridian geführt. Wird die Nadel nun von dem Patienten in derselben Linie gesehen wie an den beiden ersten Punkten, so spaltet der Defekt die Makula; sieht der Patient die Nadel aber schon 4–5 cm seitlich der Mittellinie, dann handelt es sich um einen makulaaussparenden Gesichtsfeldausfall (Abb. 3.4.). Über die Bedeutung dieser Unterscheidung wird später (S. 28) berichtet.

Durch die einfache Konfrontationstestung wird der Gesichtsfeldausfall in seinen Grundzügen ermittelt. Sollten irgendwelche Zweifel hinsichtlich des zentralen Feldes zurückbleiben, so sind weitere Gesichtsfeldbestimmungen am Tangentialschirm oder dem Bogen- oder Kugelperimeter erforderlich.

Visuelle Evokationspotentiale (VEP)

In den letzten Jahren wurde in der Erforschung und Untersuchung der Sehbahnen ein wesentlicher Fortschritt durch die Ermittlung der VEP erreicht. Das Auge wird von einem Leuchtschirm mit Schach-

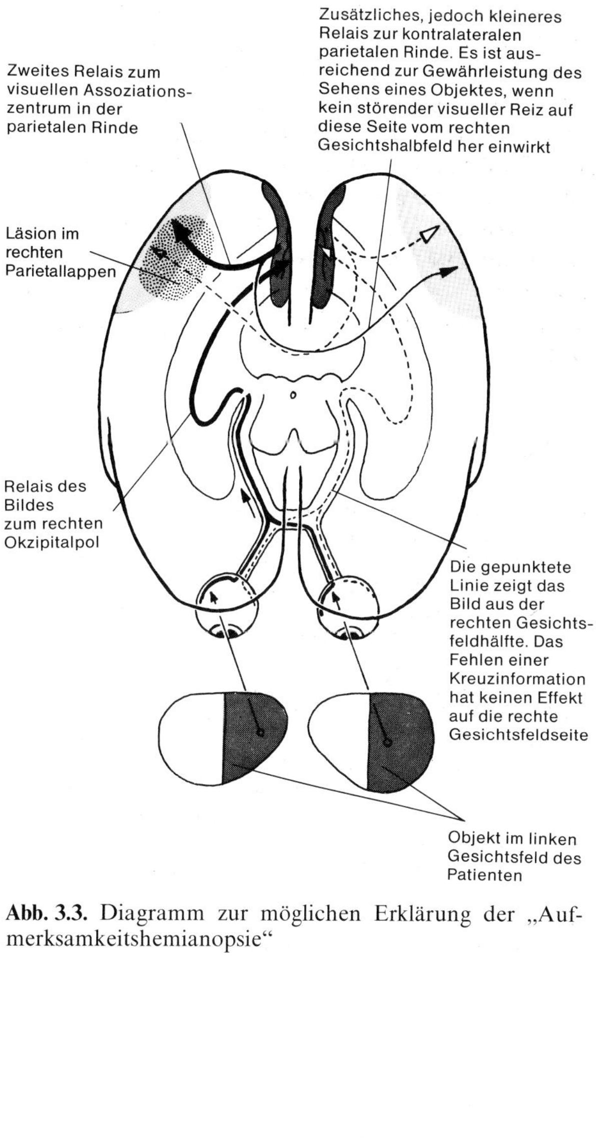

Abb. 3.3. Diagramm zur möglichen Erklärung der „Aufmerksamkeitshemianopsie"

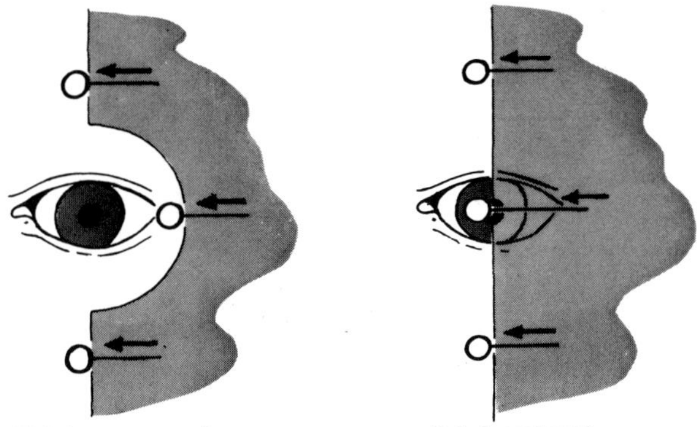

Abb. 3.4. Diagramm: Erkennung der Makulaaussparung bei der Untersuchung des Gesichtsfeldes unter Anwendung der Konfrontationsmethode

brettmuster ausgehendem Flickerlicht ausgesetzt, während gleichzeitig über okzipitale Oberflächenelektroden die Aktivität im kortikalen Sehfeld registriert wird. Der Apparat ist standardisiert, und Unterschiede in der Latenz, der Größe und Form der Potentiale, die bei der Ableitung gewonnen werden, liefern Hinweise auf eine Läsion des einen oder anderen N. opticus. So ist dies auch ein nützlicher Test bei Verdacht auf hysterische Blindheit. Blickt ein Patient in die Richtung des Schirmes, so kann eine Reaktion aufgedeckt werden, die anzeigt, daß die Sehbahnen intakt sind.

Die Anatomie der Sehbahnen

Um Gesichtsfelddefekte zu verstehen, muß man die anscheinend verzwickte Anatomie der Bahnen verstehen. Doch der Verlauf dieser Bahnen stellt sich als recht sinnvoll heraus, wenn man ihn versteht, und es ist dann auch leicht, sich die Einzelheiten zu merken.

1. Die Makula der Netzhaut (die wichtigste Retinalzellgruppe, verantwortlich für das zentrale Sehen) liegt seitlich vom Discus nervi optici (sie ist *nicht* der Anfang des Nervs selbst, wie oft mißverständlich angenommen wird). Die Fasern müssen sich *en masse* seitlich lagern, um in die geeignete Position im N. opticus zu gelangen. Dadurch kommt es zu einer Massierung der Makulafasern in der temporalen Hälfte des Discus nervi optici (Abb. 3.5.).

2. Die Makulafasern vervollständigen ihre Verlagerung in das Zentrum des N. opticus an der Stelle seiner Verbindung mit dem Chiasma. Der Nerv wird nun in der Mitte faktisch gespalten; die lateralen Fa-

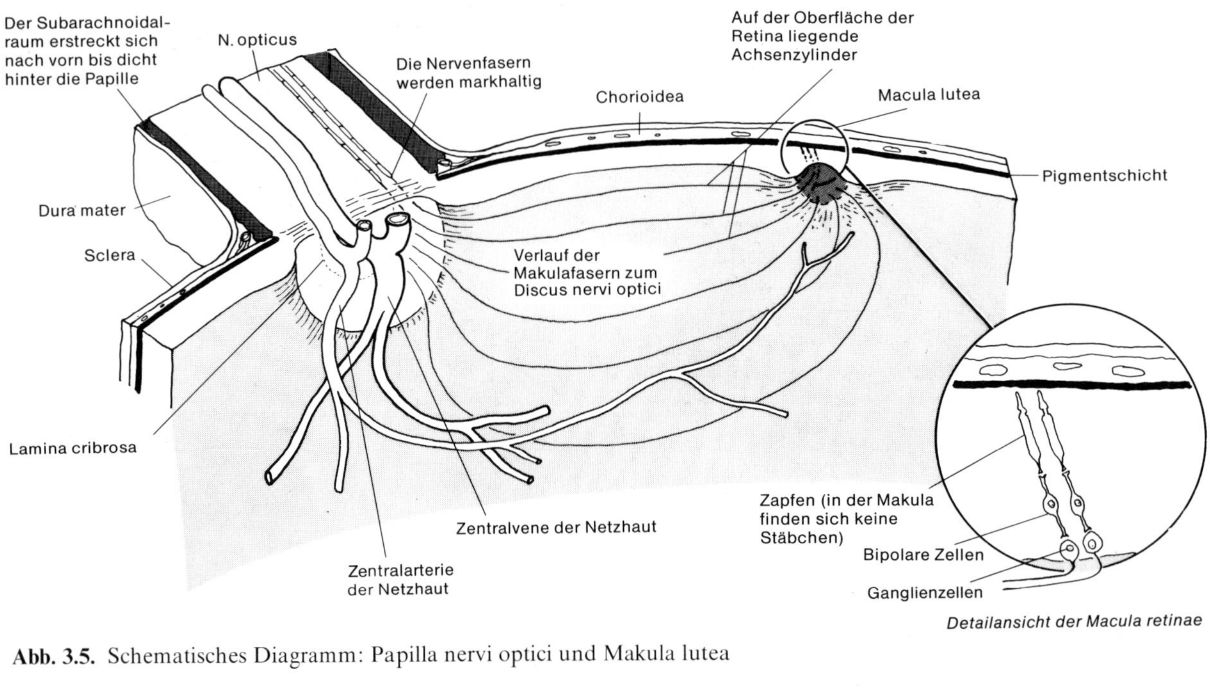

Abb. 3.5. Schematisches Diagramm: Papilla nervi optici und Makula lutea

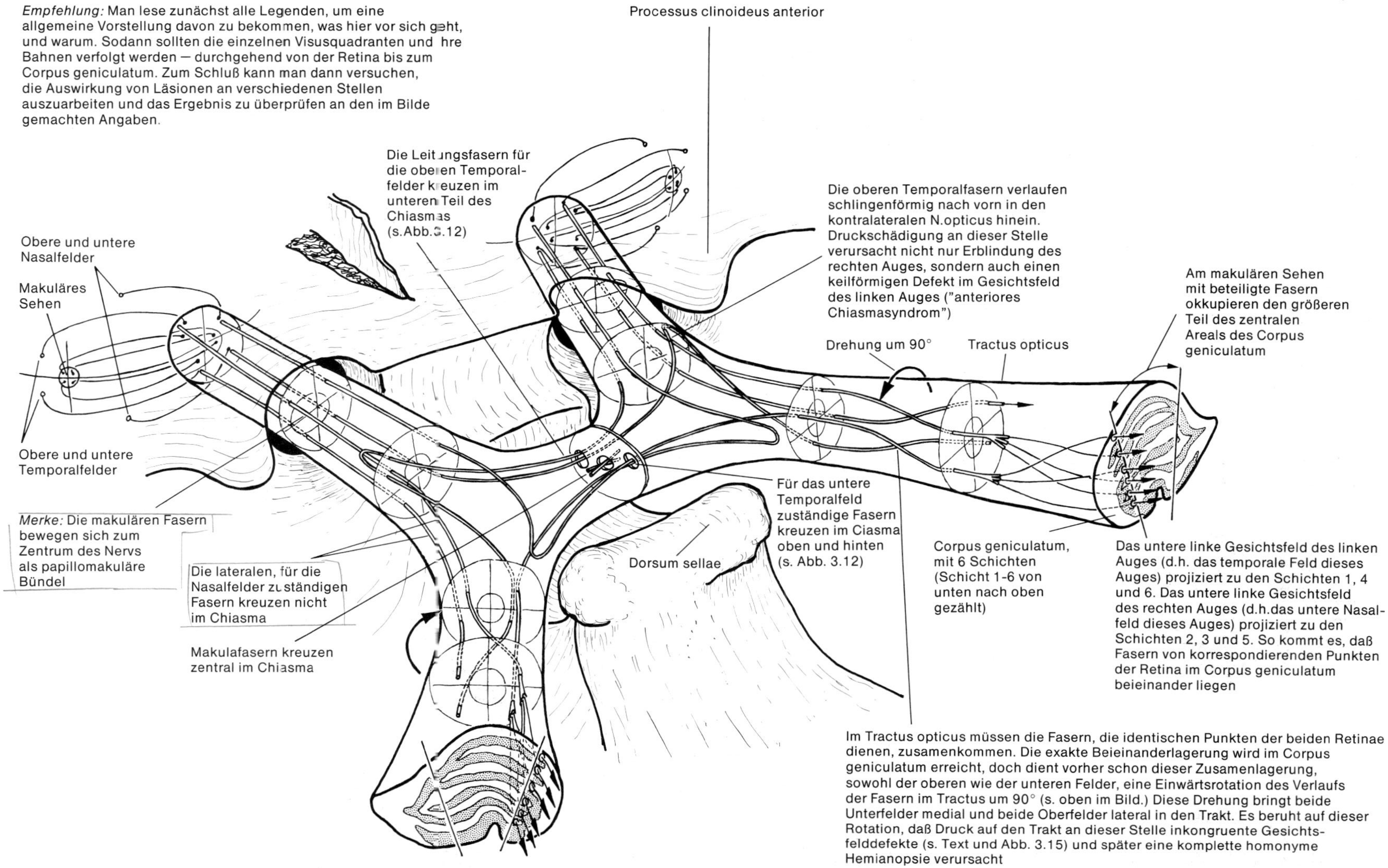

Abb. 3.6. Funktionelle Anatomie der Nervi optici, des Chiasmas und der zu den Corpora geniculata ziehenden Tractus

2. Läsionen des optischen Pedunculus

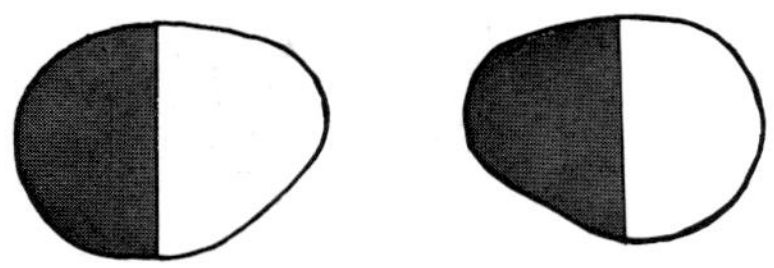

Die Fasern ziehen vom lateralen Corpus geniculatum aus hinter und unter dem Linsenkern und der Capsula interna entlang. Dieses Areal wird versorgt durch die Rami thalamo-geniculati der Arteria cerebri posterior, und das Corpus geniculatum durch die Arteria chorioidalis. Okklusionen dieser Gefäße führen zu einer totalen homonymen Hemianopsie (die damit verbundenen Befunde werden in einem späteren Kapitel über die „Schlaganfälle" besprochen)

1. Läsion der temporalen Strahlung

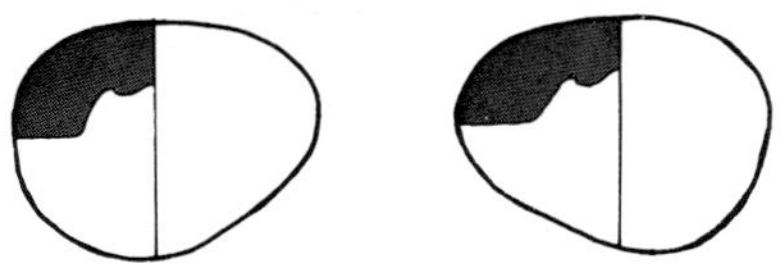

Man beachte, daß die für die oberen Temporalfelder zuständigen Fasern als sog. Meyer-Schlinge eine Schwingung in den Temporallappen ausführen. Läsionen an dieser Stelle, gewöhnlich Tumoren, verursachen im klassischen Falle eine obere kongruente homonyme Quadrantenhemianopsie

3. Parietale Strahlungsläsion
(in reiner Form sehr selten)

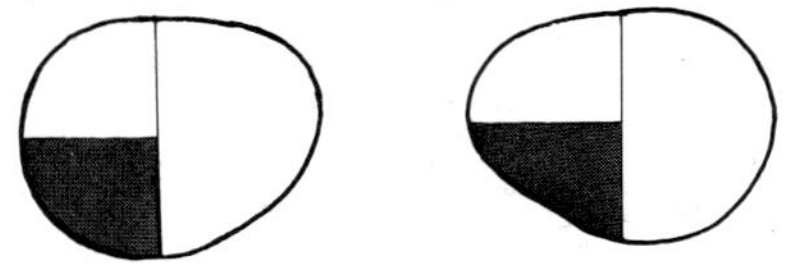

affiziert alle Fasern (Makula und Peripherie); verursacht eine inferiore homonyme Quadrantenhemianopsie

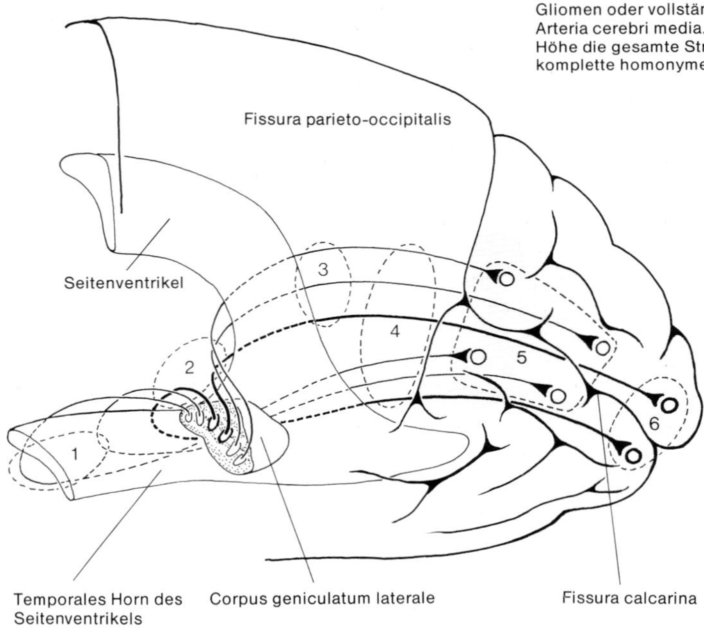

4. Läsion der Hauptstrahlung

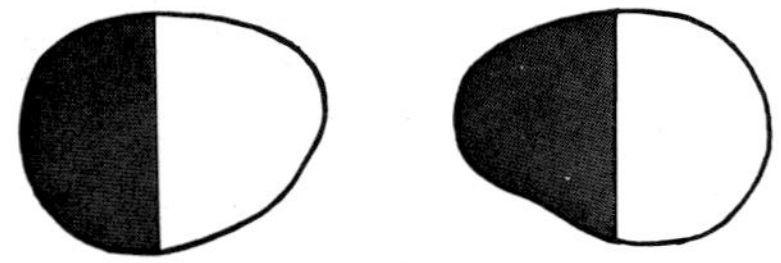

Kommt vor bei ausgedehnten temporalen Gliomen oder vollständigen Okklusionen der Arteria cerebri media. Diese versorgt in dieser Höhe die gesamte Strahlung. Folge der Läsion: komplette homonyme Hemianopsie

5. Läsion der anterioren Sehrinde
(Eine der am häufigsten vorkommenden Schädigungen)

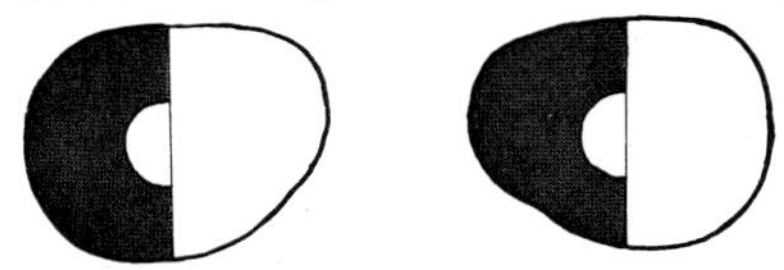

Das dargestellte Areal wird versorgt von der Arteria cerebri posterior. Das Ende (Zeichnung Ziffer 6) wird, wie man annimmt, durch einen Ast der Arteria cerebri media versorgt. Dieser klassische Gesichtsfeldausfall – eine makulaaussparende homonyme Hemianopsie – ist typisch für einen Verschluß der Arteria cerebri posterior

6. Kortikale Makulaläsion

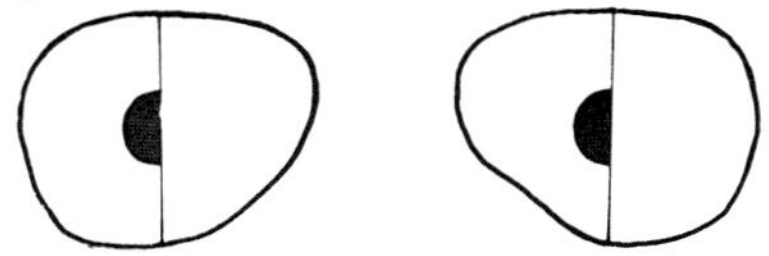

Schädigung der Spitze des okzipitalen Pols (direktes Trauma, Kopfverletzung, Schußwunde) verursacht homonyme makuläre Defekte. Diese Ausfälle können unvollständig sein, sind aber stets genau kongruent

Abb. 3.7. Die Sehstrahlungen und Gesichtsfelddefekte

° s. Toschenatlas III § 324–328

sern gehen direkt in den Tractus opticus der gleichen Seite zurück, die medialen Fasern kreuzen zur anderen Seite hinüber, und zwar an wichtigen Stellen, die weiter unten im Text ausführlich besprochen werden sollen. Das Chiasma opticum hat den Effekt, die Informationen aus den für den Blick nach rechts zuständigen Hälften der beiden Retinae mit denen aus den Hälften, die nach links blicken, in demselben optischen Trakt zusammenzubringen (Abb. 3.6.).

3. Ausschließlich von der linken oder der rechten Seite kommende Informationen werden bei ihrer Ankunft im Tractus opticus zunächst in die inneren und äußeren Hälften des Traktes geleitet. In der Folge muß die Information, die jeweils von dem gleichen Punkt jeder der beiden Retinae kommt, in die unmittelbar aneinanderliegenden Teile der Sehrinde geleitet werden. Dieser Leitungsprozeß beginnt mit der Rotation der Fasern im optischen Trakt um 90°. Diese Drehung bringt die Fasern aus den oberen und unteren Retinafeldern in den medialen und lateralen Trakthälften jeweils zusammen. Im posterioren Trakt fächern sich die Fasern dann in Richtung auf die sechs Schichten des Corpus geniculatum laterale auf (s. Abb. 3.6.), wobei sie sich mit den korrespondierenden Fasern der Retinae fingerartig verflechten und nebeneinander lagern.

Die Makulafasern nehmen ein großes, zentrales, keilförmiges Stück des Kniehöckers ein, in dem die unteren Gesichtsfelder medial, die oberen lateral repräsentiert sind.

4. Hierauf nehmen die Fasern ihren Weg in die Hemisphären als zwei divergierende Fächer, die sich später wieder vereinigen, um nun die Okzipitalrinde zu erreichen wie in Abb. 3.7. gezeigt wird. Es ist fast unmöglich, diesen Verlauf diagrammatisch darzustellen; die Fasern schwingen in ihrem Verlauf zur okzipitalen Rinde tief in die Hemisphärensubstanz hinein und lagern sich in diesem Verlauf nicht gleich direkt unter die Oberfläche der medialen Rinde; daher beschädigt eine Läsion im Areal 5 in Abb. 3.7. die Fasern, die zum Makulaareal streben, *nicht*, da sie an dieser Stelle tief in der Hirnsubstanz liegen.

5. Das kalkarine okzipitale Rindenareal ist ganz durch den Sulcus calcarinus gelagert. Die für die peripheren Gesichtsfelder zuständigen Zellen liegen im vorderen Abschnitt, die für das makuläre Sehen zuständigen Zellen sind am äußersten Ende konzentriert: hierbei sind die oberen Gesichtsfelder in der unteren und die unteren Felder in der oberen Rindenhälfte dieses Bereiches repräsentiert.

Sehdefekte aufgrund von Läsionen verschiedener Lokalisation

1. Netzhautläsionen

Die Netzhaut besteht aus den retinalen Nervenzellen, die am Hintergrund der Augen auf der Chorioidea liegen. Die aus diesen Zellen stammenden Nervenfasern treten zunächst in gerader Richtung aus, um dann, in scharfem Winkel umbiegend, auf der Oberfläche der Netzhaut zum Discus nervi optici hinzulaufen. Sie nehmen diesen Verlauf in geordneter Weise, wie in Abb. 3.5. dargestellt. Der empfindlichste Teil der Retina ist die sehr dichte Anhäufung von Zellen, die Makula. Die aus diesem Bereich kommenden Fasern formieren sich zum papillomakulären Bündel bei ihrem Eintritt in den N. opticus. Diese Nervenzellbestandteile sind sehr empfindlich gegenüber einer Anzahl von Toxinen, und wenn sie beschädigt werden, kommt es zu einem zäkozentralen Skotom (s. Abb. 3.8.). Das am häufigsten in Betracht kommende Gift ist der Tabak. Des weiteren sind als Ursachen zäkozentraler Skotome zu nennen: Alkohol, einige Pharmaka und Vitamin-B1- sowie Vitamin-B12-Mangel. Zahlreiche neurologische Störungen sind mit einer Retinitis pigmentosa verbunden (s. Kap. 4). Im allgemeinen ist deren Beginn von Zelldegeneration in der Netzhautperipherie gekennzeichnet, wobei oft ein Ring peripherer Sehkraft im Gesichtsfeld erhalten bleibt. Eine Chorioretinitis, die auf einzelnen begrenzten Ent-

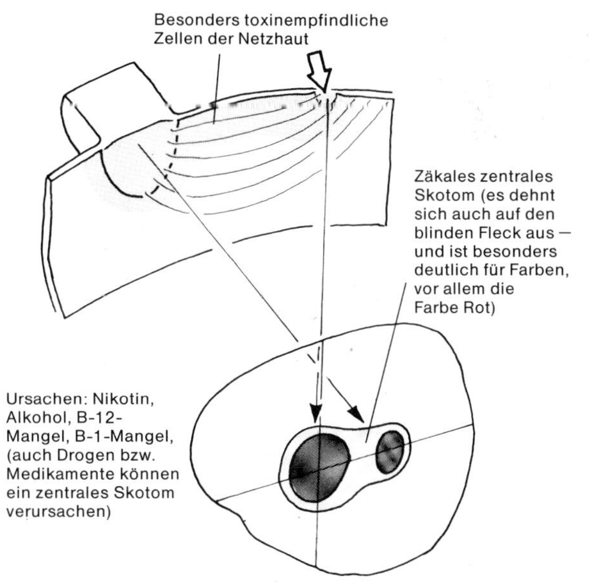

Abb. 3.8. Toxische Amblyopie

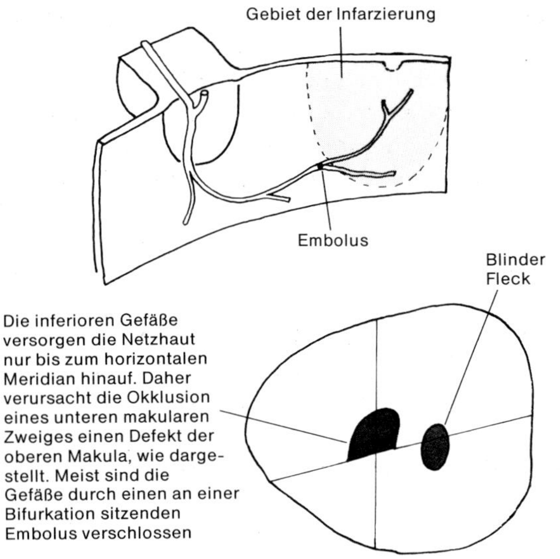

Abb. 3.9. Okklusion eines Astes der Retinalarterie

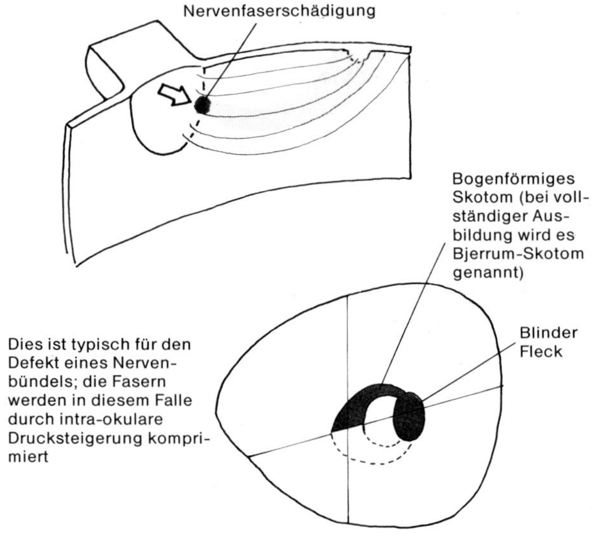

Abb. 3.10. Glaukom

zündungsflecken in der Retina beruht, führt zu Skotomen, die der Form und Größe des Schädigungsbezirkes entsprechen. Eine besonders schwere Form ist die juxtapapilläre Chorioretinitis, bei der sich die Schädigung unmittelbar an der Grenze zum Discus nervi optici abspielt und dort einfließende Nervenfibrillen lädiert, woraus sich ein schwerer Gesichtsfelddefekt in Form eines für Nervenbündelschaden typischen bogenförmigen Skotoms entwickelt.

Die Blutversorgung der Retina wird von der zentralen Netzhautarterie gewährleistet. Diese teilt sich in obere und untere Äste, die die oberhalb und unterhalb der horizontalen Mittellinie des Auges liegende Netzhaut mit Blut versorgen. Okklusionen eines Arterienastes, meist durch einen Embolus, verursachen einen Gesichtsfelddefekt, der dem jeweiligen Versorgungsareal entspricht, aber nur bis zum horizontalen Median reicht (Abb. 3.9.).

2. Läsionen am Discus nervi optici

Entwicklungsdefekte des Diskus (Kolobome) und hyaline, sich im Laufe des Lebens entwickelnde Drusen können zentrale Skotome und, wenn Nervenfaserbündel geschädigt sind, bogenförmige Skotome verursachen. Das Glaukom schädigt Retinalnervenfasern am Papillenrandgebiet, wobei es bogenförmige Skotome verursacht, die vom blinden Fleck ausgehend sich initial oft nach oben erstrecken (Seidel-Skotom). Im weiteren Verlauf breitet sich dieser Defekt in die unterhalb des blinden Flecks gelegene Gegend bis zum kompletten Ausfall aus (Bjerrum-Skotom; Abb. 3.10.).

Ein Papillenödem (Schwellung der Papilla nervi optici) kann auf verschiedene Weise zu Gesichtsfelddefekten führen:

a) durch Vergrößerung des blinden Flecks infolge von Ödem im Bereich retinaler Zellen, die unmittelbar von der Papillenschwellung betroffen sind;

b) infolge von Blutung oder Exsudat im Makulaareal, was zu plötzlich auftretendem Sehverlust führen kann;

c) ein chronisches Papillenödem kann eine progressive Gliosis (Narbenbildung) im Bereich des Discus nervi optici zur Folge haben. Progressive Sehstörungen können auch auftreten bei Läsion von Fasern, die die geschwollenen Papillenränder kreuzen. Oft macht sich das zunächst als Einschränkung des peripheren Gesichtsfeldes bei der Untersuchung bemerkbar;

d) durch Erweiterung des 3. Ventrikels mit dadurch bedingter Auswärtsbiegung des Chiasmas kann eine binasale Hemianopsie (s. weiter unten) auftreten;

e) bei einseitiger zerebraler Hemisphärenhernie kann die Arteria cerebri posterior über den Tentorialrand gestreckt werden – mit der Folge einer die Makula aussparenden Hemianopsie. Dieses Zeichen kann zu lokalisatorischen Fehlschlüssen führen (s. Kap. 23).

3. Läsionen des Nervus opticus

a) Die akute retrobulbäre Neuritis. Hierbei handelt es sich um eine Reaktion des N. opticus auf verschiedene toxische und stoffwechselbedingte schädigende Einwirkungen. Ein Anfall retrobulbärer Neuritis muß *nicht* gleichbedeutend mit einer Attacke bzw. einer Exazerbation von multipler Sklerose sein. Die Zahl der Patienten, bei denen sich im Anschluß an retrobulbäre Neuritis andere Manifestationen von multipler Sklerose einstellen, ist mit 15–50% anzusetzen. Bei jüngeren Frauen ist in einzelnen Fällen die kontrazeptive Pille mit als Ursache von retrobulbärer Neuritis angesehen worden.

Symptomatisch klagt der Patient über Einschränkungen seines zentralen Sehens, die von ihm etwa als Sehen eines „flaumigen Balles", einer „Rauchwolke", eines „beschlagenen Fensters" beschrieben werden oder als das Gefühl, als sähe er durch eine „Mattscheibe", durch „mattes Glas". Oft hat der Patient auch das Gefühl, als könne er wieder normal sehen, wenn er um dieses Störfeld „herumsehen" könnte. Die Sehschärfenherabsetzung beläuft sich gewöhnlich bis auf 6/60 oder 6/36 (20/200 in den USA). Es kann ein gewisses Druckgefühl im Auge bestehen, besonders durch Bewegungen provoziert, doch ist dies selten erheblich störend. Bei der Mehrzahl der Patienten tritt in 10 bis 14 Tagen eine Besserung ein, besonders in den Fällen, bei denen die Störung auf multipler Sklerose beruht. Bei toxischer Schädigung kann eine Besserung ausbleiben.

Der Gesichtsfelddefekt ist ein zentrales Skotom, besonders ausgeprägt im Rotbereich, aber gewöhnlich sind bei voller Wiederherstellung des Gesichtsfeldes alle Farben beteiligt.

Im akuten Stadium erscheint die Papille normal, es sei denn, die Entzündung spielt sich direkt unterhalb des Papillenkopfes ab, so daß es zu einer „Papillitis" mit Papillenschwellung kommt. Diese Papillitis unterscheidet sich vom bloßen Papillenödem durch die Schwere der Sehschwäche. Bei Papillenödem bleibt der Visus normal, wenn nicht besondere Komplikationen hinzutreten (s. S. 34).

b) Kompression des Nervus opticus (Abb. 3.11.). Das papillomakuläre Bündel, die Leitungsbahn für das zentrale Sehen, ist derjenige Teil des N. opticus, der gegenüber Kompression von außen am empfindlichsten ist. Kompressive Optikusläsionen haben daher die Tendenz, ein zentrales Skotom zu verursachen und nicht einen von der Peripherie her sich ausbreitenden Gesichtsfelddefekt, der aus lediglich anatomischen Gründen erwartet werden könnte.

Der zentrale Defekt kann sich so langsam entwikkeln, daß der Patient diesen Visusschwund erst durch einen Zufall bemerkt, etwa wenn Sand oder

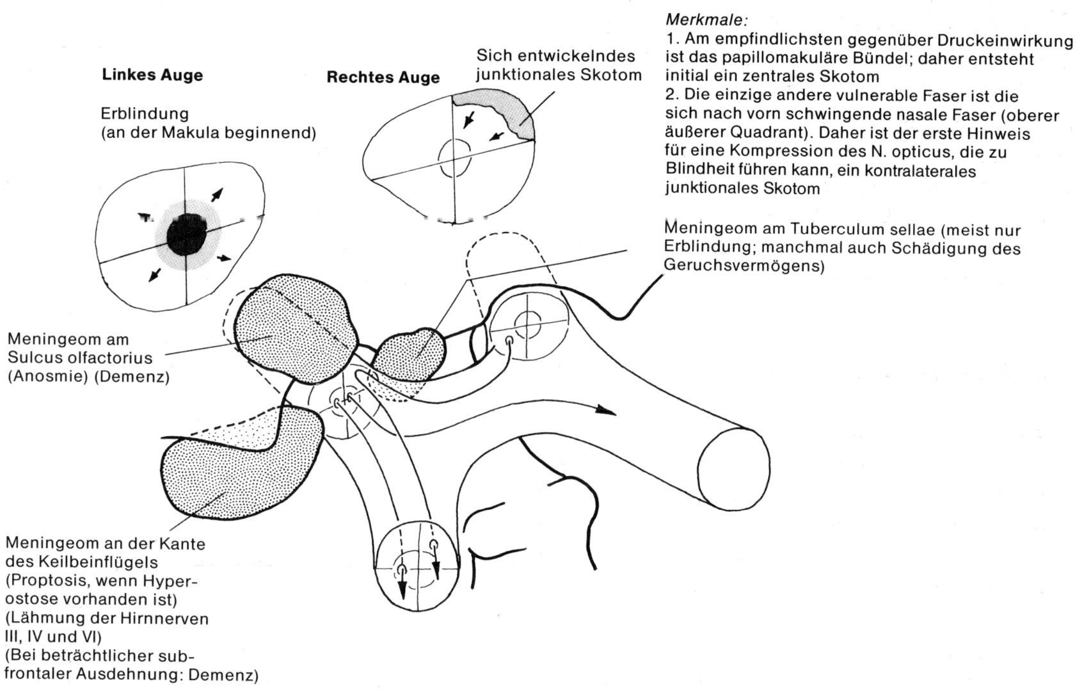

Abb. 3.11. Intrakranielle Kompression des Nervus opticus

Seife in das gesunde Auge gerät. Zum Unterschied von der retrobulbären Neuritis findet sich in solchen Fällen ophthalmoskopisch öfter eine deutlich erkennbare Optikusatrophie schon dann, wenn der Gesichtsfeldausfall zuerst entdeckt wird, während bei akuter retrobulbärer Neuritis das Bild einer Optikusatrophie gewöhnlich erst nach einigen Wochen in Erscheinung tritt.

Fallbericht

Ein 28 Jahre alter italienischer Koch in London fuhr auf einem von einem Freund geliehenen Motorroller in den Urlaub nach Italien.

Er benutzte keine Schutzbrille bei der Fahrt. Etwas Staub geriet in sein linkes Auge. Als er die Hand über das Auge hielt, entdeckte er, daß er nicht mehr sehen konnte. So hatte er ganz zufällig bemerkt, daß sein rechtes Auge erblindet war. Es stellte sich heraus, daß eine Optikuskompression durch ein Meningeom vorlag.

Jedes zufällig entdeckte zentrale Skotom oder jede sich nicht bessernde „akute retrobulbäre Neuritis" sollte bis zum Beweis einer anderen Ursache als eine durch Kompression des Chiasmas bedingte Schädigung angesehen werden.

Ein wichtiger Teil der Erstuntersuchung und der weiteren Kontrollen ist die Suche nach einem frühen peripheren Gesichtsfelddefekt am lateralen oberen Quadraten des gegenseitigen Auges; dieser beruht auf einer Schädigung kreuzender Fasern, die in einer Schlinge in den N. opticus hineinlaufen. Der Befund ist unter der Bezeichnung anteriores Chiasmasyndrom bekannt (s. Abb. 3.11.).

In allen Fällen sollten der Geruchssinn, die Funktion der Hirnnerven III, IV, V und VI und der Kornealreflex sorgfältig geprüft werden.

c) Das Gliom des Nervus opticus. Maligne Gliome des N. opticus, des Chiasmas oder des Tractus opticus kommen bei Kindern vor oder bei Patienten mit Neurofibromatose. Sitzt das Gliom im Sehnerv, so ist der entstehende Gesichtsfeldausfall gewöhnlich ein „Loch" im Sichtbereich – wie der Patient es ausdrückt –; dieses Loch kann an jeder Stelle des Gesichtsfeldes auftreten. Wenn dem Patienten dieses Loch erstmals auffällt, ist gewöhnlich eine Optikusatrophie bereits deutlich ausgeprägt, auch kann dann auf Röntgenaufnahmen eine Vergrößerung des Foramen opticum ein- oder doppelseitig nachweisbar sein. Gliome des Chiasma opticum oder des Tractus opticus führen zu den für an diesen Stellen lokalisierte Läsionen typischen Gesichtsfeldausfällen.

d) Metastasen. Der N. opticus kann bei lokalen oder entfernt liegenden malignen Neoplasmen sekundär mitbetroffen sein. Zu den Ausgangsprozessen gehören auch maligne Lymphome.

4. Chiasmaläsionen

S 19 ↑

Die Anatomie des Chiasmas ist bereits in Abb. 3.6. dargestellt. Vom praktischen Aspekt aus sind vier anatomische Besonderheiten wichtig.

a) Das Chiasma opticum liegt nicht, wie fälschlich oft angenommen wird, auf dem Tuberculum sellae, sondern über und hinter der Hypophyse und dem Dorsum sellae (s. Abb. 3.12.). Es gibt anatomische Variationen seiner Lage, die auch Ursache von Variationen der Gesichtsfelddefekte sein können. Die hier angegebene Lage ist die, die am häufigsten vorkommt.

b) Das zentrale papillomakuläre Bündel ist innerhalb des Chiasmas weniger anfällig gegenüber Einwirkungen durch Druck, und visuelle Defekte breiten sich gewöhnlich von der Peripherie her aus, um erst später, im weiteren Verlauf der Krankheit, auch das makuläre Sehen mit zu ergreifen.

c) Die unteren Nasalfasern (obere Temporalfelder) kreuzen unten und vorn im Chiasma und werden geschädigt durch Läsionen mit Ausgangspunkt in der Sella.

d) Die oberen Nasalfasern (untere Temporalfelder) kreuzen oben und hinten im Chiasma und werden betroffen bei Prozessen, die von oben und hinten schädigend auf das Chiasma eindringen, insbesondere durch Kraniopharyngeome.

a) Anteriore Chiasmaläsionen (Abb. 3.12.). Die Übergangsstelle Nervus opticus – Chiasma kann von jeder Richtung her geschädigt werden. Meningeome entstehen gewöhnlich an der in dieser Gegend fest adhärenten Dura mater und führen zu fortschreitenden Sehstörungen an einem Auge mit Verlust des Geruchssinns und/oder Schädigung der Hirnnerven III, IV, V und VI. Der Gesichtsfeldausfall schließt einen peripheren Defekt am gegenseitigen Auge ein (anteriores Chiasmasyndrom).

b) Chiasmaläsionen. Der Grunddefekt ist eine bitemporale Hemianopsie; der Patient sieht gleichsam wie mit „Scheuklappen". Dieser Ausfall kann sich sehr schleichend entwickeln mit später dann abrupt auftretender Sehschwäche als dem im Vordergrund stehenden Symptom. Bei beiden Geschlechtern geht gewöhnlich endokrine Dysfunktion den visuellen

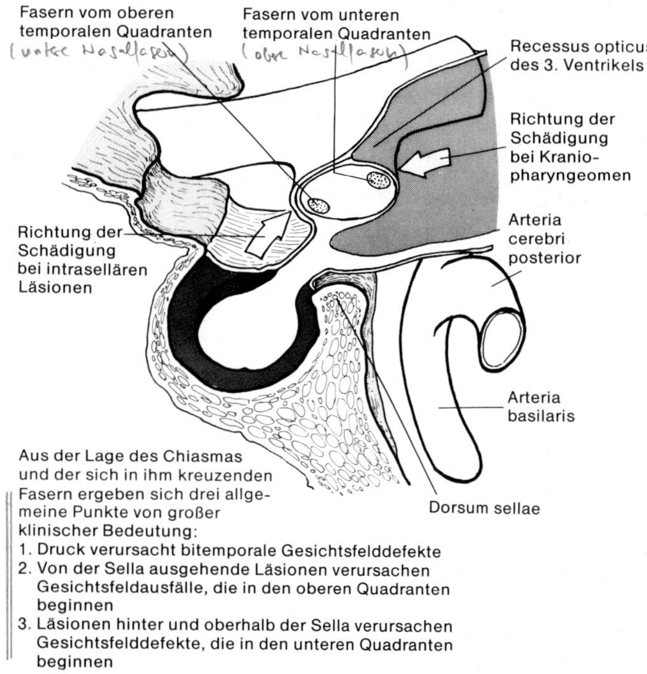

Abb. 3.12. Beziehungen des Chiasma opticum zum 3. Ventrikel und der Hypophysis cerebri

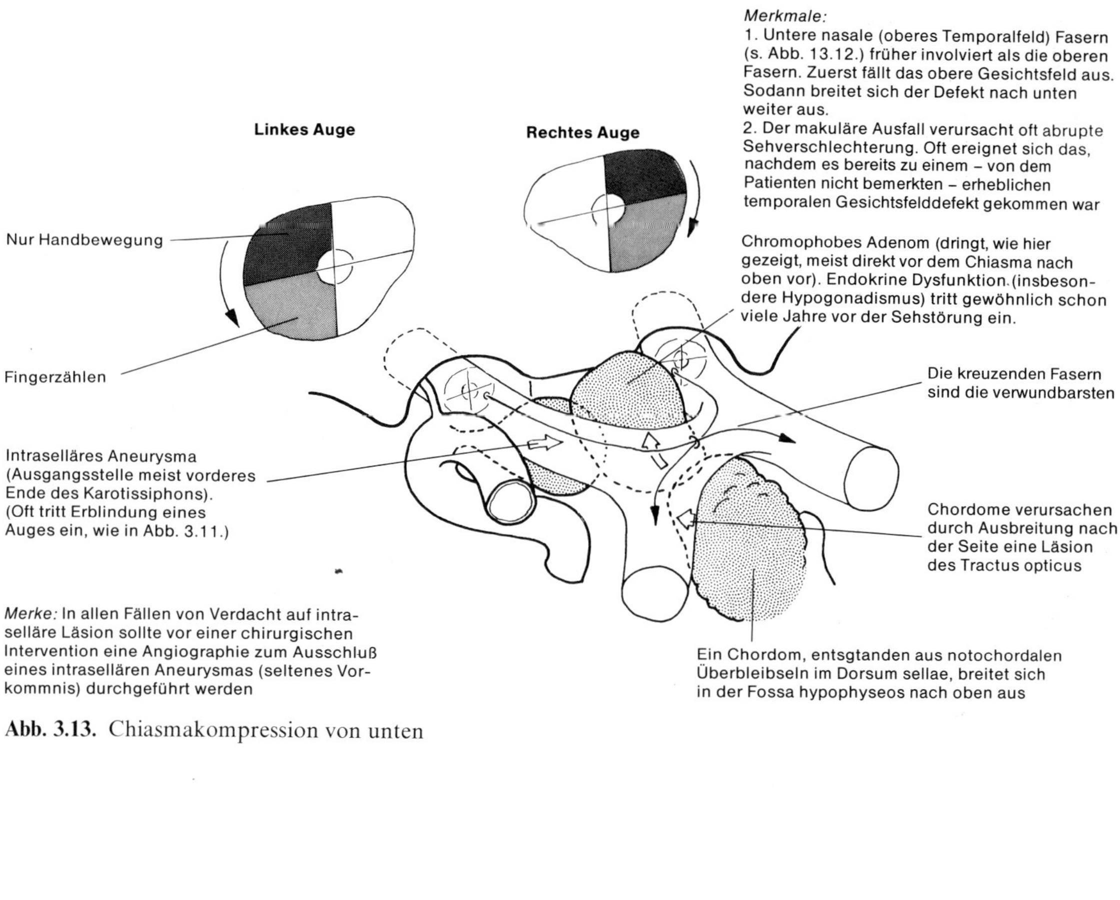

Abb. 3.13. Chiasmakompression von unten

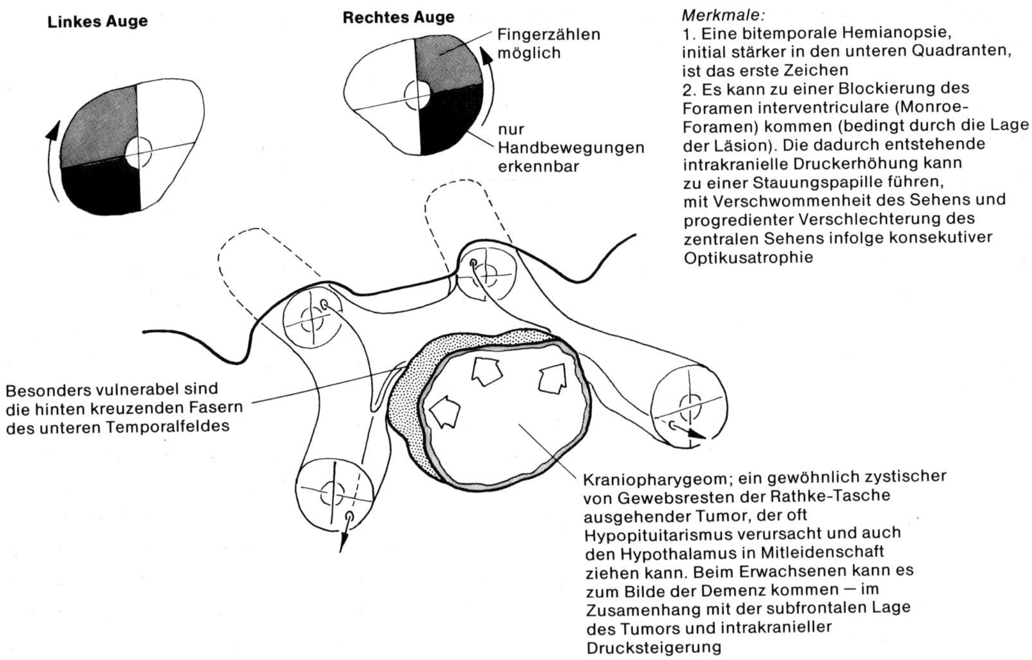

Abb. 3.14. Chiasmakompression von oben

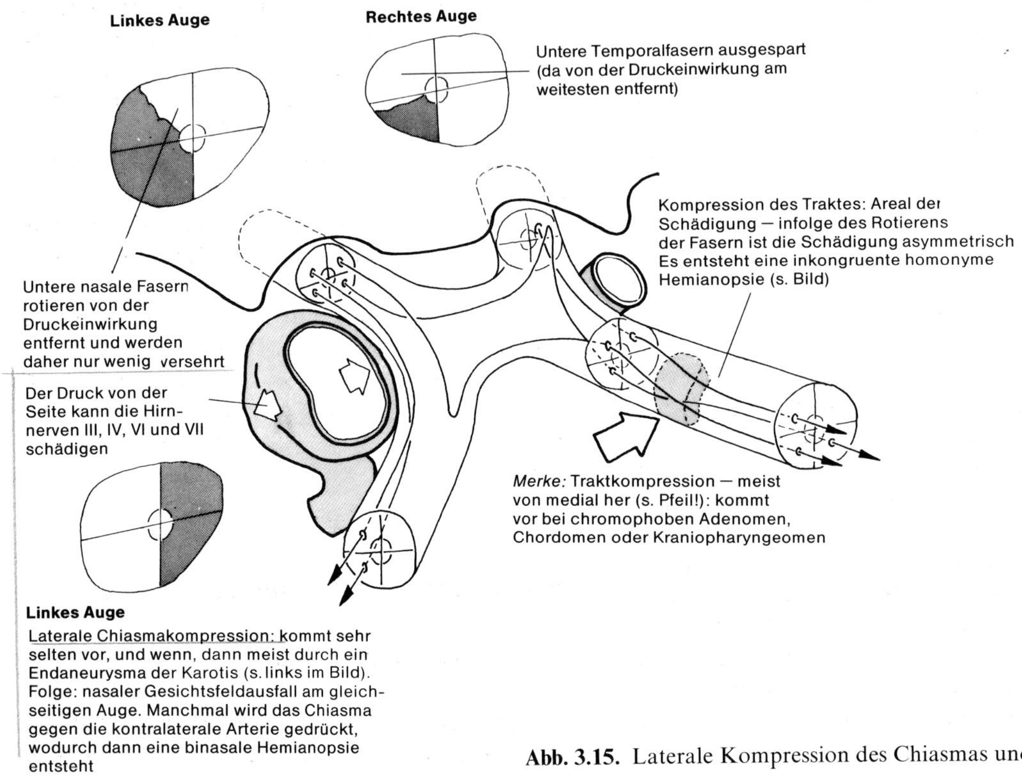

Abb. 3.15. Laterale Kompression des Chiasmas und des Tractus opticus

Symptomen um viele Jahre voraus. Im Vordergrund steht beim Mann Impotenz, bei der Frau eine sekundäre Amenorrhö.

Außer chromophoben Adenomen (funktionslose Hypophysengeschwülste) können andersartige raumverdrängende Prozesse identische Syndrome auslösen: eosinophile Adenome (mit Wachstumshormoninkretion, Folge: Akromegalie), Aneurysmen der Karotis im Siphonbereich und Chordome, die aus Überbleibseln der Chorda dorsalis am Dorsum sellae hervorwachsen. Stets ist es ratsam, genügend Röntgenbilder, sowie angiographische und enzephalographische Aufnahmen zu erstellen, bevor man sich zur chirurgischen Exploration, zum Ausschluß solcher andersartigen Läsionen entschließt. Bei all diesen Prozessen kommt es zu einer bitemporalen Hemianopsie, die sich vom *oberen* zum unteren Feld ausbreitet (Abb. 3.13.).

Kraniopharyngeome, die von oben und hinten auf das Chiasma drücken, verursachen eine bitemporale Hemianopsie, die sich von den *unteren* in die oberen Felder ausbreitet (s. Abb. 3.14.), und außerdem die drei folgenden Syndrome:

a) In der Kindheit kann der Tumor zu hypophysärem Zwergwuchs führen.

b) Beim Erwachsenen kommt es zu progressivem Schwund der Sehfähigkeit mit verschiedenen Zeichen hypophysärer Dysfunktion.

c) Im Alter kann ein Kraniopharyngeom den 3. Ventrikel blockieren, wodurch es zu Hydrozephalus kommt und sich Demenz und fortschreitender Schwund der Sehfähigkeit nach Ausbildung eines Papillenödems entwickeln.

c) Laterale Chiasmakompression (Abb. 3.15.). Kompression des Chiasmas von der Seite ist verhältnismäßig selten. Häufigste Ursache ist die Dilatation einer arteriosklerotischen Arteria carotis im intrakavernösen Abschnitt. Dieser Zustand kommt häufiger bei Frauen vor. Der Defekt ist meist einseitig, kann aber auch beidseitig sein, wenn das Chiasma gegen die kontralaterale A. carotis herübergedrückt wird. Bei raschem Ablauf der Vorgänge ist der Sehverlust gewöhnlich mit vermehrter Blutfüllung des Auges und Lähmungen extraokulärer Nerven verbunden (s. Kap. 5). Ein anderer möglicher Mechanismus ist eine Dilatation des dritten Ventrikels in Verbindung mit einer chronischen Stenose des Aquädukts oder Blockade des 4. Ventrikelausflusses. Das Chiasma wird durch den sich erweiternden 3. Ventrikel nach lateralwärts gespreizt und durch den Gegendruck, den die Karotiden mit ihren Pulsationen von lateral her ausüben, geschädigt.

5. Läsionen des Tractus nervi optici (Abb. 3.15.)

Läsionen des optischen Trakts verursachen inkongruente homonyme Hemianopsien. Inkongruente Gesichtsfeldausfälle sind solche, bei denen die Gestalt des Defektes in den zwei Feldhälften verschieden ist (s. Abb. 3.2.). Inkongruenz kann zwar im allgemeinen mittels der Konfrontationstestung nachgewiesen werden, geringere Grade sind aber doch am besten mittels der formalen Schirmtestung zu erfassen. Es ist sehr wichtig, Inkongruenz zu erkennen, da eine deutliche Inkongruenz fast ausnahmslos auf einer Läsion des Tractus opticus beruht. Hypophysentumoren, Kraniopharyngeome, Chordome und Meningeome können alle zu einer Schädigung des Tractus opticus führen. Oft ist dann auch der Pedunculus cerebri auf derselben Seite geschädigt, und es lassen sich dann geringe Pyramidenzeichen an der kontralateralen Extremität nachweisen. Auch bei multipler Sklerose kann der Tractus opticus geschädigt werden, allerdings ist dieses Vorkommnis recht selten.

Alle Läsionen der prägenikulären Sehbahn verursachen unterschiedlich stark ausgeprägte Defekte der Gesichtsfelder, vom einfachen, nur mit der roten Prüfnadel nachweisbaren Defekt bis zum schweren, auch mit der weißen Nadel erkennbaren Ausfall bis zur schwersten Gesichtsfeldschädigung, bei der nicht einmal mehr Handbewegungen wahrgenommen werden. Zur Erfassung der Frühausfälle gehören erhebliche Vorkenntnisse und ein gewisser Grad von technischer Fertigkeit in der Untersuchung, doch lohnt sich eine gute Befunderhebung hier sehr, da die Frühdiagnose in diesen Situationen wirklich außerordentlich wertvoll ist.

Ganz anders liegen die Dinge, wenn wir Läsionen vor uns haben, die die postgenikulären Sehbahnen betreffen. Mit Ausnahme der Aufmerksamkeitshemianopsie handelt es sich hier durchweg um absolute Defekte, und man findet keine wechselnd verschiedenen Grade der Visuseinschränkung. Daher ist eine Nadel mit weißem 5-mm-Kopf alles, was man braucht, um diesen Gesichtsfeldausfall nachzuweisen.

Läsionen der Sehstrahlungen

1. Optische Pedunculusläsionen

Weil die Fasern, die aus dem Corpus geniculatum laterale austreten, über das Trigonum der Seitenven-

Siehe Kahle II / S 242 A, C

trikel ziehen, in einer Position unterhalb der Region der Capsula intera (s. auch Kap. 9), sind Gesichtsfeldausfälle *nicht* ein Merkmal eines einfachen kapsulären zerebrovaskulären Insultes (CVI). Diese Region der Sehstrahlung wird am häufigsten bei Verschluß einer der Arteriae thalamo-geniculatae, die aus der Arteria cerebri posterior entspringen, geschädigt. Hier kommt ein klinisches Bild zustande, das eine homonyme Hemianopsie mit halbseitigem Gefühlsverlust (durch Läsion des posterioren Thalamusbereiches) und einen sehr geringen motorischen Defekt einschließt, der gewöhnlich wieder zurückgeht (wahrscheinlich beruht dieser Ausfall der Motorik auf Ödem der benachbart liegenden motorischen Bahnen in der inneren Kapsel (s. Kap. 9).

2. Temporallappenläsionen

Von den oberen Temporalfeldern her kommende, Sehinformationen leitende Fasern, ziehen in einem Bogen vorwärts und nach unten zur sog. Meyer-Schlinge. Im vorderen Teil dieser Schlinge fächern sich die Fasern z. T. auseinander, so daß inkongruente Sehfelddefekte entstehen können – meist aber nur in minimalem Ausmaß –, und wenn die Fasern die Schlinge ausgeführt haben und nun weiter nach rückwärts verlaufen, sind kongruente Defekte die Regel. (Ein kongruenter Defekt ist einer, der selbst bei bizarrer Form auf beiden Augen der gleiche ist.) Bei Patienten mit Verdacht auf Schläfenlappenläsion ist es indiziert, eine sorgfältige Prüfung und Auswertung der oberen Teile des Gesichtsfeldes durchzuführen.

3. Scheitellappenläsionen

Der Teil der Sehstrahlung, der im vorderen Teil des Scheitellappens liegt, leitet Informationen aus den unteren Gesichtsfeldabschnitten. Es kommt daher bei Läsionen im vorderen parietalen Teil der Strahlung zu einer unteren Quadrantenhemianopsie. Das ist ein höchst seltener Gesichtsfelddefekt, der dem Autor nur bei einer einzigen Gelegenheit begegnet ist, nämlich bei einem 8jährigen Jungen, der einen Hirnabszeß hatte. Mit diesen Fasern vereinigen sich rasch wieder Fasern von den oberen Feldern, die aus dem Temporallappen in einem Bogen nach oben heraustreten, und es ist daher typischer, daß bei Scheitellappenläsionen *alle* Fasern mitergriffen werden, deren Schädigung dann eine komplette Hemianopsie verursacht. Nur die Aufmerksamkeitshemianopsien nehmen eine Ausnahmestellung ein; sie entstehen aufgrund von peripher gelegenen Scheitellappenläsionen. Sie sind bereits ausführlich in diesem Kapitel erörtert worden.

4. Läsionen des vorderen kortikalen Sehareals

Die peripheren Gesichtsfeldabschnitte sind im allervordersten Teil der kalkarinen Hirnrinde repräsentiert. Die Blutversorgung dieses Areals stammt aus der Arteria cerebri posterior. Ein Verschluß dieses Gefäßes verursacht einen Infarkt dieses Rindengebietes mit dem Ergebnis einer makulaaussparenden Hemianopsie. Die andere, seltene Ursache dieses speziellen Gesichtsfelddefektes ist ein Meningeom des Tentorium cerebelli, das einen Druck auf dieses Hirnrindenareal ausübt. Ziemlich häufig kommt es zu vaskulären Verschlüssen in dieser Gegend bei Migräne, und im allgemeinen erfordert eine makulaaussparende Hemianopsie keine extensiven weiteren Untersuchungen. Bilaterale Infarzierung dieses Gebietes führt zu Tunnelsehen mit einem kleinen erhaltenen Ring von 2–5° intaktem Visus. Das behindert die Patienten sehr, da sie Objekte nur in der direkten Blickrichtung sehen, dabei aber keine in den peripheren Gesichtsfeldern erfassen können, obgleich die Sehschärfe ganz normal ist. Eine derartige Störung kann auch als Folge einer zerebralen Luft- oder Fettembolie auftreten. Nicht organisch bedingtes Tunnelsehen kommt gelegentlich bei Hysterie vor, was weiter unten besprochen werden soll.

5. Läsionen des für die Makula zuständigen Rindenareals

Wenn die Spitze eines Polus occipitalis geschädigt wird, kommt es zu einer kongruenten, homonymen und äußerst kleinen Hemianopsie. Man nimmt an, daß der Polus occipitalis eine unabhängige Blutversorgung aus der Arteria cerebri media hat und daß das die Ursache dafür ist, daß bei Verschlüssen der hinteren Großhirnarterie Makulaaussparung vorkommt, wie in Abschn. 4 erörtert. Aus demselben Grunde können gelegentlich kleine, die Makularegion betreffende Gesichtsfelddefekte durch Ausfall dieser separaten Blutgefäßversorgung auftreten.

Nicht-organische Gesichtsfelddefekte

Die bei Simulation oder Hysterie am häufigsten auftretenden Gesichtsfeldstörungen sind Tunnelsehen oder eine allgemeine Einengung des Gesichtsfeldes.

Die Größe dieser Einschränkung kann variieren, so daß sich bei der Untersuchung spiralige Gesichtsfelder ergeben. Diese sind typisch für Hysterie. Man kann diese Art des Gesichtsfeldausfalls am besten herausfinden, wenn man verschiedene Testobjekte benutzt, die in verschiedenen Entfernungen vor das Auge gebracht werden. Bei organischen Ausfällen vergrößert sich der Umfang des intakten Feldes mit zunehmender Entfernung, bei nicht organischem Defekt bleibt dessen Größe konstant und könnte als „tubuläres Sehen" bezeichnet werden (s. Abb. 3.16.).

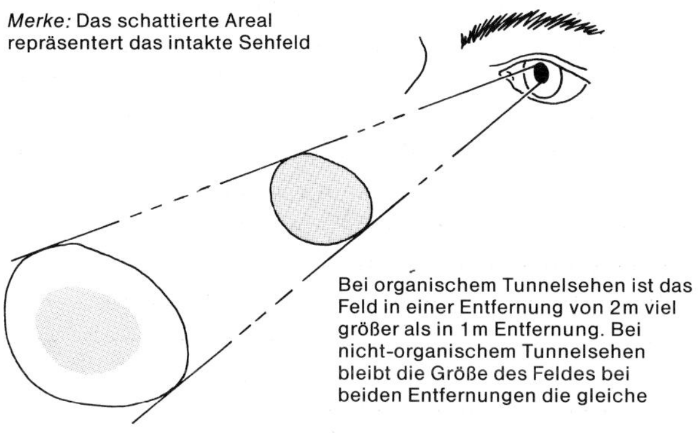

Abb. 3.16. Diagramm zur Illustration nicht-organischen Tunnelsehens

Optische Halluzinationen

Schädigung der Sehbahnen kann visuelle Reizphänomene hervorrufen, die der Patient als Licht- und Farbblitze empfindet. Kompliziertere Bilder sind meist eine Folge abnormer Aktivität in den visuellen Assoziationsarealen, insbesondere in den Schläfenlappen.

Schädigung der Netzhaut ist vielleicht die häufigste Halluzinationsursache; es sei nur an die Erfahrung des „Sternesehens" erinnert, die viele Menschen nach einem Schlag auf das Auge gemacht haben. Schädigung oder Ischämie der Retina verursacht auf ein Auge beschränkte Halluzinationen, die als ungeformte Blitze oder Lichttupfen wie Sterne auf dunklem Hintergrund erscheinen. Dieses Phänomen ist oft die letzte Phase eines synkopalen Anfalls vor dem Beginn der Bewußtlosigkeit und hat zu der Bezeichnung „Blackout" Anlaß gegeben. Ähnliche Sehstörungen an einem Auge kommen auch bei Beginn einer Migräne vor. Retinaödem bei zentraler seröser Retinitis verursacht Metamorphopsie (Sehen undulierender Formen) und Veränderung der Farbenperzeption, doch sind das eigentlich mehr visuelle Aberrationen als Halluzinationen. Auch Gelbsucht und Digitalisüberdosierung können die Farbwahrnehmung so ändern, daß alles gelb erscheint. Läsionen des N. opticus und des Tractus opticus sowie des Chiasmas führen *nicht* zu optischen Halluzinationen. Zwar ist über komplexe optische Halluzinationen bei Patienten mit Chiasmaläsionen durch Tumoren berichtet worden, jedoch beruhten die Halluzinationen in diesen Fällen wahrscheinlich auf durch die Tumoren gleichzeitig verursachten Schäden des Hypothalamus oder der medialen Schläfenlappen.

Visuelle Halluzinationen bei Ischämie des Polus occipitalis oder bei in dieser Gegend entstehenden Anfällen bestehen aus formlosen Klecksen von Farben, die meist dem rot-orange-farbenen Teil des Spektrums angehören. Zweifellos ist die häufigste Ursache Ischämie des Polus occipitalis bei oder vor einem Migräneanfall. Es ist durchaus möglich, daß ein Patient wiederholt derartige Anfälle von Halluzinationen hat, ohne Kopfschmerzen zu bekommen. Solche Patienten sollte man sorgfältig im Auge behalten. Die Halluzination kann hemianopisch oder doppelseitig sein aus zickzackförmig oder zirkulär verlaufenden Linien auf dunklem Grund bestehen; sie kann auch einem Schloß- oder Burgplan ähneln, weshalb man diese Halluzinationen im Englischen auch als „fortification spectra" („Festungsbilder") bezeichnet hat. Oft werden dabei auch rote oder orangefarbene Kleckse beschrieben, deren Größe sich ändern kann und die manchmal gleichsam zu explodieren scheinen. Eine andere Variante ist, daß der Patient ein Gefühl hat, als ob er auf dem halben Gesichtsfeld Regen an einer Fensterscheibe herabrinnen sieht. Solche Halluzinationen können sich über Stunden hinziehen.

In der Vorstellung geformte Bilder, unbewegliche Bilder, wie bei der Darstellung von lebenden Bildern oder Mikropsie oder Makropsie, – Störungen, bei denen die Umgebung sehr klein oder sehr groß erscheint –, sind bezeichnend für epileptische, vom Schläfenlappen ausgehende Phänomene; sie kommen auch bei spastisch-vaskulär bedingten Migräneanfällen vor, bei denen Ischämie im medialen Bereich des Schläfenlappens vorhanden ist.

Man hat vermutet, daß die Idee zu „Alice im Wunderland" aufgrund einer Makropsie bei einem Migräneanfall, den Lewis Carroll durchmachte, entstand. Eine Patientin, die der Autor kürzlich sah, bekam einen Anfall dieser Art, als sie an einer Straßenkreuzung ankam. Die Entfernung bis zur gegenüberliegenden Seite der Kreuzung erschien ihr riesig groß, so daß sie vor Schreck bewegungsunfähig im

Wagen saß, bis die Halluzination verschwand. Die Halluzinationsart der feststehenden „lebenden Bilder“ ist unter der Bezeichnung „déjà vu“ bekannt. Diese Zustände bzw. Bildeindrücke sind extrem kurz und bestehen aus einem Gefühl der Vertrautheit mit der Szene, die dann plötzlich wie „eingefroren“ erscheint. Typische Attacken dieser Art dauern nur den Bruchteil einer Sekunde und kommen gelegentlich bei normalen Menschen vor. Bei manchen Patienten mit Schläfenlappenepilepsie können solche Bildszenen viele Male an einem Tage erscheinen und erreichen zuweilen ihren Höhepunkt in einem Krampfanfall. Kompliziertere und persistierende visuelle Halluzinationen können als Teil eines Schläfenlappenanfalls auftreten, häufiger jedoch ereignen sie sich bei toxisch bedingten Verwirrtheitszuständen oder bei Schizophrenie.

Ein Merkmal der visuellen Halluzinosen ist, daß kein Gesichtsfelddefekt bei ihnen feststellbar ist, selbst während des Anfalls. Wenn die Halluzinationen allerdings bei Beginn eines ischämischen Schadens einsetzten, kann nach Abklingen des Prozesses möglicherweise ein Gesichtsfelddefekt entdeckt werden.

Kapitel 4

Untersuchung des Augenhintergrunds

Eine vollständige Besprechung abnormer Fundusbilder würde den Rahmen dieses Textes überschreiten. Es ist jedoch wesentlich, daß der Student bei möglichst vielen Patienten den Augenhintergrund untersucht, um eine ausreichende Vorstellung von normalen Erscheinungsbildern zu gewinnen, und daß er jede sich bietende Gelegenheit zur Untersuchung abnormer Fundusbilder ausnutzt. Die Fertigkeit im Augenspiegeln erwirbt man nur durch eigene Erfahrung. Daß Fundusbilder von Studenten oft nicht klar erkannt werden, liegt häufig an unzureichender Technik. Im folgenden sollen daher einige technische Hinweise gegeben werden. Anschließend werden einige Augenhintergrundsbefunde beschrieben, denen man bei Patienten mit neurologischen Krankheiten begegnen kann.

Hinweise zur Augenhintergrundsuntersuchung

1. Im Idealfall sollte die Fundusuntersuchung in einem dunklen Raum stattfinden; es kann aber bei absoluter Dunkelheit schwierig sein, die Augen des Patienten zu finden! Eine Erweiterung der Pupillen als Routinemaßnahme ist nicht notwendig. Sie kann bei der folgenden Diagnosestellung manchmal Verwirrung verursachen, außerdem stellt sie bei älteren Menschen ein Risiko dar, weil sie einen Glaukomanfall auslösen kann.

2. Man fordere den Patienten auf, einen in Augenhöhe in gerader Richtung vor ihm liegenden *entfernten* Gegenstand zu fixieren. Das soll sowohl zur Ruhestellung der Augen wie zur Weitstellung der Pupillen verhelfen. Der Patient muß ferner gebeten werden, auch dann weiter diesen Punkt zu fixieren, wenn der Kopf des Untersuchers die Sicht versperrt, was ja unvermeidlicherweise geschieht.

Die meisten Schwierigkeiten entstehen daraus, daß der Patient versucht, mit dem Kopf dem Licht des Augenspiegels zu folgen.

3. Im Idealfall sollte die Blicklinie des Untersuchers die Sehnervenpapille sogleich in das Gesichtsfeld bringen. Der Untersucher sollte durch das Loch im Ophthalmoskop sehen, sich dann aus einer Entfernung von ca. 30 cm dem Patienten nähern und dabei ständig die rosa leuchtende Papille im Blick behalten. Er sollte den Lichtstrahl derart dirigieren, daß er, hinter dem Kopf des Patienten auftauchend, in Augenhöhe in die *Mittellinie* gebracht wird. Bei diesem Vorgehen sollte er unmittelbar die blasse Scheibe der Sehnervenpapille in den Blick bekommen, *wenn* der Patient ständig weiter geradeaus blickt und dabei das Auge still hält.

4. Falls zunächst nur Blutgefäße in den Blick kommen, sollten sie nach hinten hin verfolgt werden (d. h. in Richtung auf den Abzweigungswinkel eventuell im Blickfeld sichtbarer Gefäßäste); auf diese Weise wird man die Papille schließlich in den Blick bekommen (Abb. 4.1.).

Als allgemeiner Hinweis zur Untersuchung sei für diejenigen, die bereits eine gewisse Untersuchungsfertigkeit erlangt haben, gesagt, daß, wenn die Papille sich sehr schwer auffinden läßt, der Patient ein Papillenödem haben kann (die rosafarbene Papille verschwindet dann in der Retina, und die Gefäße enden plötzlich in dem Ödem anstatt in der Mitte der Papille). Wenn die Papille dagegen plötzlich leuchtend wie ein neuer Tennisball ins Blickfeld kommt, dann liegt wahrscheinlich eine primäre Optikusatrophie vor; die Papillenblässe hebt sich in diesem Fall

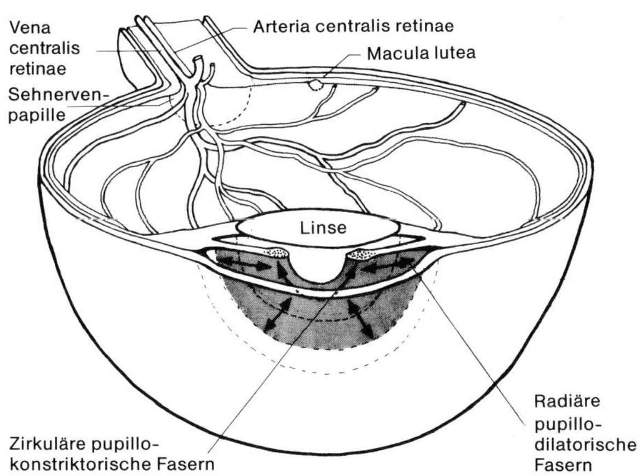

Abb. 4.1. Horizontalschnitt durch das Auge zum Einblick in die topographischen Beziehungen zwischen Pupille, Makula, Sehnervenpapille und den Muskelfasern der Pupille

gegenüber der normalen Farbe der Retina besonders scharf ab. Diese einfachen Regeln können aufgeregten Prüflingen bei medizinischen Examina von Nutzen sein.

Häufige Fundusabnormitäten

1. Papillenödem

Viele Ärzte glauben, daß im Rahmen einer neurologischen Untersuchung eine Ophthalmoskopie lediglich zum Ausschluß eines Papillenödems unternommen würde. Andere glauben, daß das Fehlen eines Papillenödems absolut ausschließt, daß eine intrakranielle Drucksteigerung besteht. Beide Ansichten sind unzutreffend.

Ein Papillenödem, das aufgrund intrakranieller Drucksteigerung entsteht, braucht zur Entwicklung mehrere Wochen, und ein Patient mit rasch ansteigendem intrakraniellen Druck kann sterben, lange bevor irgendeine Schwellung der Papille sichtbar ist. In jeder klinischen Situation, bei der die Vorgeschichte auf intrakranielle Drucksteigerung hindeutet, bedeutet ein normales Aussehen der Papille *nicht*, daß eine Lumbalpunktion ungefährlich sei (s. auch Kap. 25). Bei der langsamen Entwicklung der Papillenveränderungen stellt sich der Ablauf der Befunde, die eine inzipiente Papillenschwellung anzeigen können, folgendermaßen dar (s. Abb. 4.2.):

1. Geringe Zunahme des Venenkalibers und der Venenschlängelung. Ist diese Veränderung ohne sonstige abnorme Befunde stark ausgeprägt, so sollte eine Eiweißkrankheit, wie z. B. die Makroglobulinämie, ausgeschlossen werden.

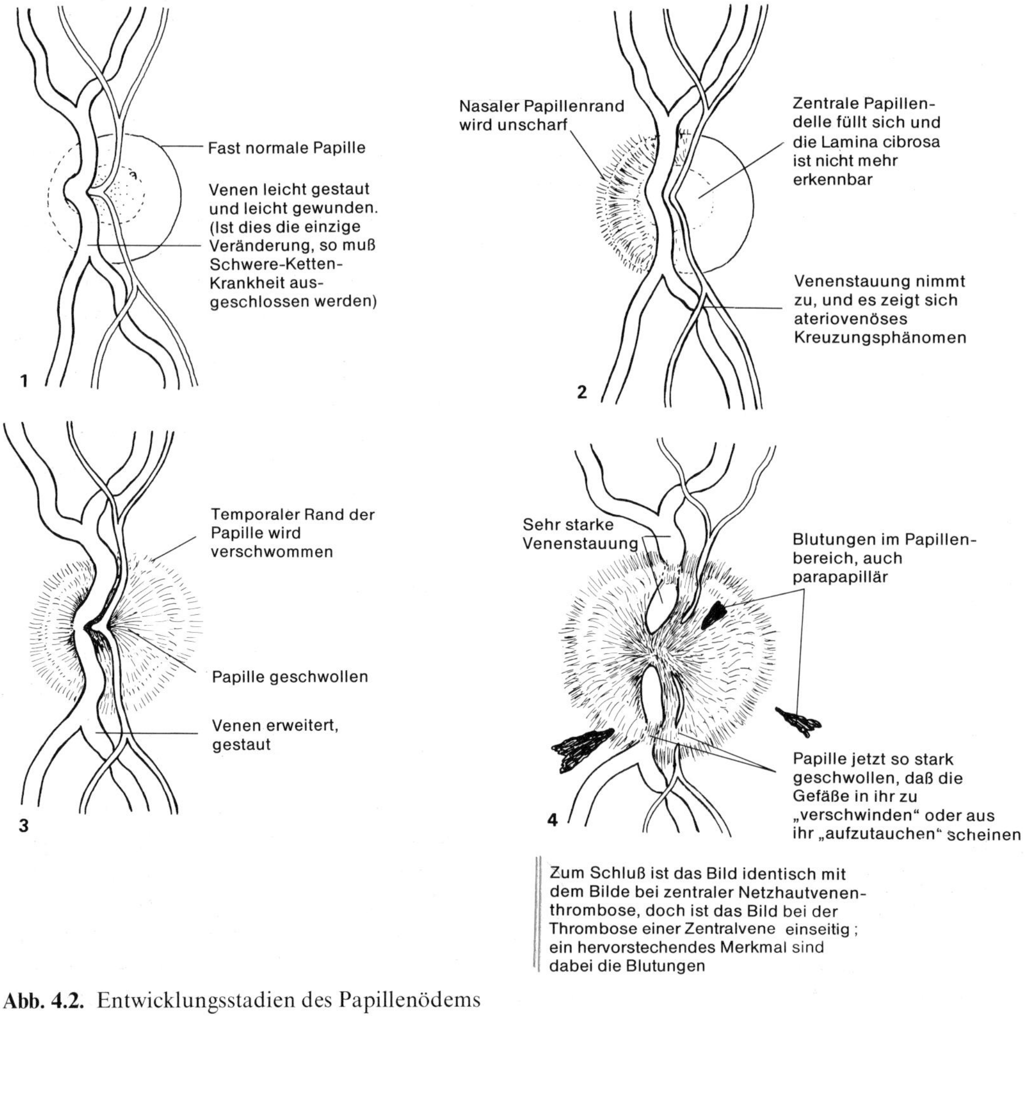

Abb. 4.2. Entwicklungsstadien des Papillenödems

2. Das Zentrum der Papille (die Excavatio centralis) ist, verglichen mit den umgebenden Teilen der Papille, gewöhnlich etwas blasser, und man sieht normalerweise die Gefäße in die Exkavation hineintauchen. Im Frühstadium eines Papillenödems verfärbt sich dieses Areal etwas rosa und hebt sich weniger deutlich von der Umgebung ab. Die Gefäße scheinen nun plötzlich an der Papillenoberfläche zu verschwinden.

3. Die Papillenränder werden unscharf. Wer viele normale Papillen untersucht hat, weiß, daß der nasale Papillenrand *immer* etwas unschärfer als der temporale ist und daß diese leichte Unschärfe und manchmal sogar eine leichte Anhebung bei den Patienten etwas ausgeprägter ist, bei denen die Eintrittsstelle der Gefäße näher am Nasalrand der Papille liegt als gewöhnlich. Bei echtem Papillenödem erkennt man die Schwellung nichtsdestoweniger zuerst am nasalen Papillenrand. Eines der häufigsten „falsch positiven" Zeichen in der Neurologie ist: fragliche Verschwommenheit der nasalen Papillengrenze.

4. Schließlich erscheint die gesamte Papille flüssigkeitsdurchtränkt und leicht erhöht. Die Ränder können verschwinden; die Schwellung verbirgt schließlich vollständig den Ursprung der Gefäße, – sie scheinen wie aus einem weichen Brei aufzutauchen. Streifige perivenöse Hämorrhagien kommen vor, aber Exsudate sind bei einem auf intrakranieller Drucksteigerung beruhenden Papillenödem ungewöhnlich.

Zustände, die ein Papillenödem vortäuschen können

Eine ausnahmsweise besonders tiefe physiologische Exkavation der Papille oder markhaltige Nervenfasern sind Erscheinungen, die ein Papillenödem vortäuschen können. Diese Vorkommnisse sind in Abb. 4.3. und Abb. 4.4. dargestellt.

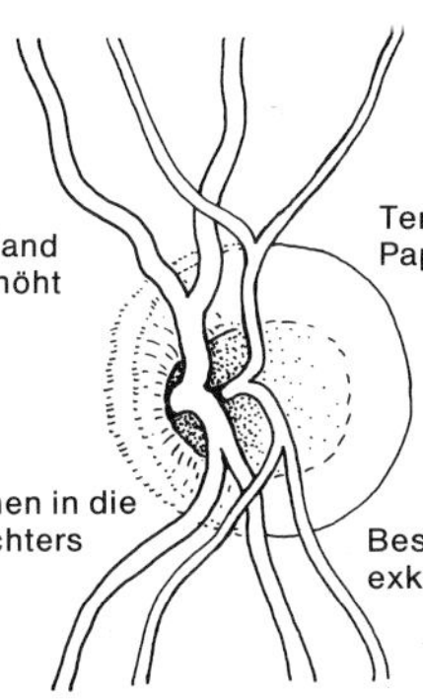

Abb. 4.3. Besonders ausgeprägte Exkavation der Opticuspapille, welche ein Papillenödem vortäuschen kann

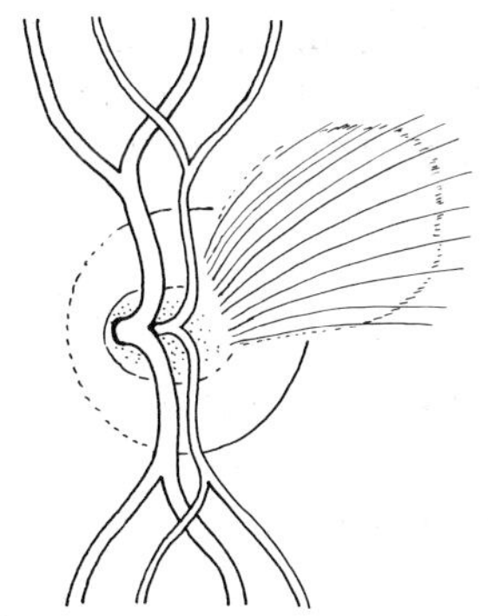

Abb. 4.4. Markhaltige Nervenfasern

Papillenödem wird oft vermutet, aber selten bestätigt sich diese Vermutung. Die Eindrücke von den Frühzeichen sind sehr subjektiv, aber nachdem vor einiger Zeit die Fluoreszenzangiographie der Netzhaut eingeführt worden ist, läßt sich die Frage, ob ein Papillenödem vorliegt oder nicht, in vielen Fällen klären. Nochmals sei betont, daß aus dem Fehlen von Papillenödem keinesfalls der sichere Schluß gezogen werden darf, daß keine intrakranielle Drucksteigerung vorliegt.

Ursachen eines Papillenödems

Zwar gehört eine volle Diskussion der Ursachen des Papillenödems nicht zu der Besprechung von Augenhintergrundserscheinungen, doch soll in Tabelle 4.1. eine Liste der häufigsten Ursachen gegeben werden.

Es sollte beachtet werden, daß die Ursachen nicht ausschließlich neurologischer Art sind. Intrakranielle Druckerhöhung aufgrund irgendeiner raumverdrängenden Hirnläsion ist die Hauptursache, doch sollte auch immer an Zustände gedacht werden, die die Liquorzirkulation beeinflussen, z. B. Aquäduktstenose und kongenitale Anomalien in der hinteren

Schädelgrube. Es gibt eine Anzahl anderer Ursachen, bei denen vielfach der Mechanismus, der zum Papillenödem führt, unbekannt ist. Bei manchen Fällen von Liquoreiweißerhöhung oder veränderten Blutverhältnissen wird die Reabsorption des Liquors durch die arachnoiden Granulationen blockiert. In manchen Fällen ist eine diffuse Hirnschwellung die Ursache und in wieder anderen Beeinträchtigung der venösen Drainage des Gehirns oder der Retina selbst. Daher sind auch die gewöhnlichen Ursachen der Zentralnetzhautvenenthrombose in der Tabelle mit aufgeführt.

Tabelle 4.1. Ursachen von Papillenödemen

1. Intrakranielle Drucksteigerung aufgrund raumverdrängender Prozesse
2. Intrakranielle Drucksteigerung durch zirkulatorischen Block
   - Aquäduktstenose
   - intraventrikuläre Tumoren
   - Blockierung des Ausflusses aus dem 4. Ventrikel
3. Hirnödem
   - nach Kopfverletzung
   - nach zerebraler Anoxie
   - benigne intrakranielle Hypertension
   - Bleivergiftung
   - Steroidentzug
   - Vitamin-A-Intoxikation
4. Erhöhung des Liquoreiweißgehaltes oder veränderte Blutverhältnisse
   - bei Subarachnoidalblutung
   - bei Meningitis
   - Guillain-Barré-Syndrom
   - hypertrophische Polyneuritis
   - Rückenmarktumoren
5. Maligne Phase einer Hypertonie
6. Stoffwechselstörungen
   - Hyperkapnie
   - Hyperkaliämie, besonders im Kindesalter
   - maligner thyreotoxischer Exophthalmus
7. Zirkulationsstörungen einschließlich Zentralnetzhautvenenthrombose
   - Thrombose eines Lateralsinus
   - Jugularvenenthrombose
   - Polycythaemia rubra vera
   - multiples Myelom
   - Diabetes mellitus
   - Hyperlipidämie
   - Arteriosklerose der Netzhautgefäße
   - Vasculitis, einschließlich Arteriitis temporalis
8. Sekundäre Optikusatrophie

2. Sekundäre Optikusatrophie

Überlebt ein Patient die Ursache des Papillenödems, können anschließend an den Rückgang desselben, der sich über 6–10 Wochen hinziehen kann, weitere Veränderungen am Sehnervenkopf erscheinen. Es kommt gelegentlich vor, daß ein Allgemeinarzt neurologischen Rat einholt, wenn nach einigen Tagen wirksamer antihypertensiver Therapie das Papillenödem des Patienten noch nicht verschwunden ist; die Besorgnis ist aber ganz unnötig, denn es können mindestens 6 Wochen vergehen, ehe eine signifikante Rückbildung eintritt.

Selbst bei noch deutlich vorhandener Schwellung der Papille kann bereits eine grauweiße Farbe des Sehnervenkopfes sichtbar werden, auch klagt der Patient eventuell über Abnahme der Sehschärfe. Beim Verschwinden der Schwellung wird der Sehnervenkopf schließlich flach aussehen und grauweiß gefärbt sein; seine Grenzen können sehr unscharf sein. Die Vernarbungsvorgänge am Nervenkopf können zu weiterer ernster Verschlechterung des Visus führen, lange nachdem die intrakranielle Druckerhöhung abgeklungen ist. Daher ist die schnellstmögliche Entlastung von diesem Hochdruck geboten. Doch trotz geeigneter Therapie kann dem Patienten keine zuverlässig günstige Prognose hinsichtlich seiner Sehkraft gestellt werden, wenn sich bei ihm bereits bei der Erstuntersuchung Zeichen einer Optikusatrophie oder Visusverschlechterung hatten feststellen lassen. Dieser Restzustand nach einem Papillenödem wird als konsekutive oder sekundäre Optikusatrophie bezeichnet.

3. Primäre Optikusatrophie

Als Folge jeder toxischen Schädigung, Okklusion der Netzhautzentralarterie, kompressiver, infiltrativer oder entmarkender, den N. opticus affizierender Prozesse, kann es bei dem Patienten zu einer primären Optikusatrophie kommen. Der Nervenkopf wird sehr blaß, die Lamina cribrosa sehr deutlich erkennbar. Auch hier sind die Feststellungen bzw. Eindrücke sehr subjektiv; zweifelhafte Befunde werden oft unter der Bezeichnung „leichte Abblassung der Papille" registriert.

Bei vielen Patienten hat man dieses höchst subjektive Zeichen der „leichten Papillenabblassung" schon dazu benutzt, die fälschlich gestellte Verdachtsdiagnose einer multiplen Sklerose zu erhärten – ein irriger Schluß.

Die Farbe der normalen Papille hat eine beträchtliche Variationsbreite. Die temporale Seite der Papille ist relativ gering durchblutet und sieht im

o Metamorphopsie : Sehen undulierte Formen

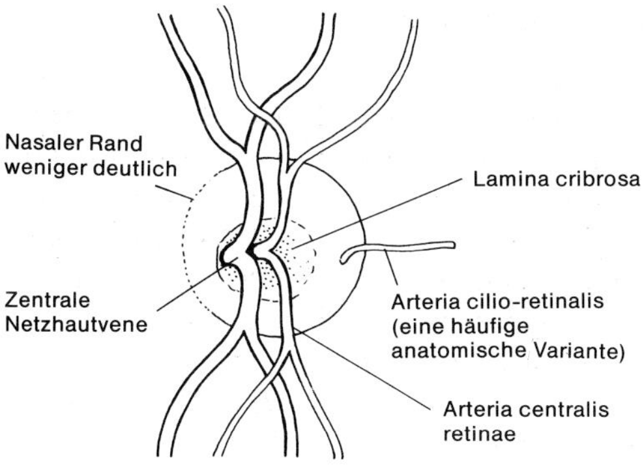

Abb. 4.5. Normale Sehnervenpapille

Vergleich zur nasalen Papillenhälfte immer blaß aus. Die Lamina cribrosa ist oft deutlich erkennbar und bildet ein sehr blasses zentrales Areal der Papille. Die Blässe einer normalen Papille kann durch einen Pigmentrand akzentuiert sein, den man oft an der temporalen Grenze der Papille sieht. Er kommt aufgrund einer entwicklungsgeschichtlich begründeten leichten Retraktion der Retina zustande, durch die eine Pigmentlage bloßgelegt wird (Abb. 4.5. und 4.6.).

Die Sehschärfe und das Gesichtsfeld für Rot sind oft normal, und nicht nur dieser Befund allein widerlegt den Gedanken an eine primäre Optikusatrophie. Diese Diagnose bleibt überhaupt sehr subjektiv, obgleich die neueren Fortschritte der Untersuchungsmethodik – Verwendung visuell evozierter Potentiale (VEP) – zusätzliche Hilfen zur Erfassung von Optikusschädigungen zur Verfügung stellen.

4. Verschiedenes

1. Patienten mit abnehmender Sehschärfe können eine Makuladegeneration haben, daher sollte die Makula genau inspiziert werden. Man findet sie in einer Entfernung von zwei Papillendurchmessern

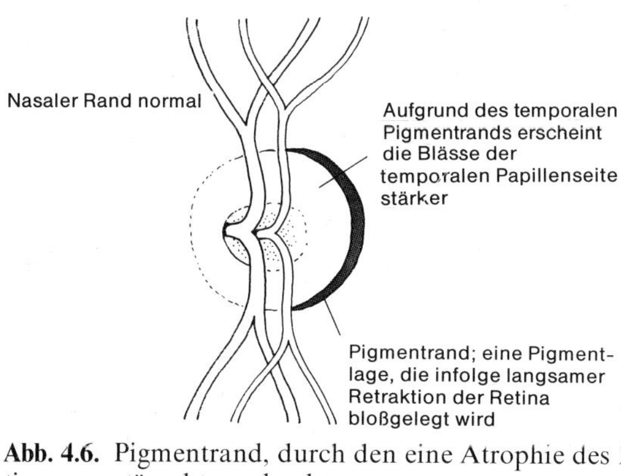

Abb. 4.6. Pigmentrand, durch den eine Atrophie des N. opticus vorgetäuscht werden kann

seitlich vom Temporalrand der Papille. Meist ist zur Inspektion der Makula eine Pupillenerweiterung notwendig. Die normale Makula ist ein kleiner gelber Fleck auf einem etwas dunkleren Areal der Netzhaut. Zur einwandfreien Beurteilung dieser Gegend ist Rat und Hilfe von einem Facharzt für Augenheilkunde notwendig.

2. Patienten mit transitorischen ischämischen Attacken können am Augenfundus das Bild einer Embolisation von Gefäßen aufweisen. Man sieht kleine stark refraktile Cholesterolteilchen, die die Arteriolen blockieren, meist an Bifurkationsstellen. Distal von der Blockadestelle erscheinen die Gefäße blaß und leer.

3. Patienten mit Nachtblindheit, Kinder mit Epilepsie und Patienten mit mehreren erblichen neurologischen Störungen können Retinitis pigmentosa haben. Initial zeigen sich spinnenartige Pigmentnetze im Bereich der Netzhautperipherie. In Verbindung damit kann sich eine primäre Optikusatrophie ausbilden, die im Gefolge einer Zerstörung retinaler Zellen in den pigmentierten Arealen auftritt. In den späteren Stadien der Optikusatrophie kommt es zu einer Einengung der Gesichtsfelder von der Peripherie her. Ein weiterer, diagnostisch wichtiger Befund ist die deutliche Verengung der Arteriolen.

4. Rapider Schwund des zentralen Visus, oft verbunden mit eigenartigen optischen Eindrücken des Patienten – Sehen eines roten oder orangefarbenen Balles vor dem Auge mit persistierenden Nachbildern, Metamorphopsie oder Mikropsie – sind besondere Merkmale einer als zentrale seröse Retinopathie bekannten Erkrankung. Es findet sich dabei ein deutliches Ödem mit Verwölbungen der Retina, wodurch Verzerrungen der Gesichtsbilder erzeugt werden. Die hauptsächlich bei jüngeren Männern vorkommende Krankheit spricht auf Steroidbehandlung an. Kurze Attacken von Metamorphopsie° ereignen sich gewöhnlich bei Temporallappenschädigungen.

Die Ophthalmoskopie erfordert einen gewissen Grad von Geschicklichkeit. Ist man erst einmal mit der Technik vertraut, so ist es immer noch nötig, sich eine ausreichende Vertrautheit mit den normalen Fundusbildern zu verschaffen, um auch geringere, aber möglicherweise signifikante Befunde entdecken zu können. Vielfach ist die Interpretation der Befunde in hohem Maße subjektiv; man sollte sich nicht zu sehr auf fragliche pathologische Besonderheiten verlassen, bevor nicht eine Bestätigung der Befunde durch Fluoresziangiographie oder durch die Ergebnisse der Untersuchung auf visuelle Evokationspotentiale (VEP) vorliegt.

Kapitel 5

Der dritte, vierte und sechste Hirnnerv

Diese drei Hirnnerven kontrollieren das obere Augenlid, die Augenbewegungen und die Pupillen. Da sie lange intrakranielle Verlaufsstrecken haben, sind sie an den verschiedensten Stellen Schädigungen durch eine Vielzahl von Krankheitsprozessen ausgesetzt. Sorgfältige Vorgeschichtserhebungen und klinische Untersuchungen erbringen meist alle für eine exakte Diagnose notwendigen Informationen, ein allgemeines Problem ist dabei indessen die Schwierigkeit, sich die Aktionen der verschiedenen äußeren Augenmuskeln und ihre Nervenversorgung zu vergegenwärtigen; das folgende Kapitel soll eine ausführliche Übersicht über die einschlägigen Gegebenheiten vermitteln.

Die äußeren Augenmuskeln

Namen, Lage und Aktionen dieser Muskeln sind in Abb. 5.1.–5.4. beschrieben.

Die Hauptmerkpunkte sind die folgenden:

1. Der M. rectus medialis des einen und der M. rectus lateralis des anderen Auges wirken zusammen bei der Seitenbewegung der Augen. Der zentrale Synchronisationsmechanismus dieser Aktionen wird ausführlich in Kap. 7 erörtert.

2. Die für die vertikalen Augenbewegungen zuständigen Rektusmuskeln agieren besonders effektiv bei Abduktionsstellung des Auges (d. h. wenn das Auge nach außen gerichtet ist), da bei dieser Augenstellung die Zuglinie dieser Muskeln längs der vertikalen Achse des Auges verläuft.

3. In gleicher Weise kommt die Aktion der Musculi obliqui dann am stärksten zur Geltung, wenn das Auge adduziert ist (d. h. nach innen, zur Nase hin gerichtet ist), da ihre Zuglinie dann in der Linie der vertikalen Augenachse liegt.

Das sind die einzig wichtigen Punkte, an die man sich erinnern muß, wenn man Augenbewegungen vom neurologischen Standpunkt aus zu beurteilen hat. Alle Muskeln haben sekundäre Aktionen, und einige bewirken Drehungen. Diese anderen Bewegungen werden in anatomischen Lehrbüchern so sehr in den Vordergrund gerückt, daß es wahrscheinlich daran liegt, daß so wenige die einfachen Tatsachen verstehen oder behalten können, die zu einer adäquaten neurologischen Untersuchung auf diesem Gebiet gebraucht werden!

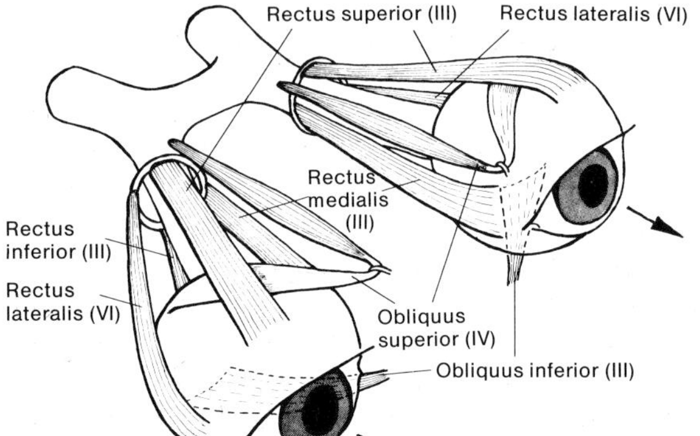

Abb. 5.1. Die Aktionen der äußeren Augenmuskeln

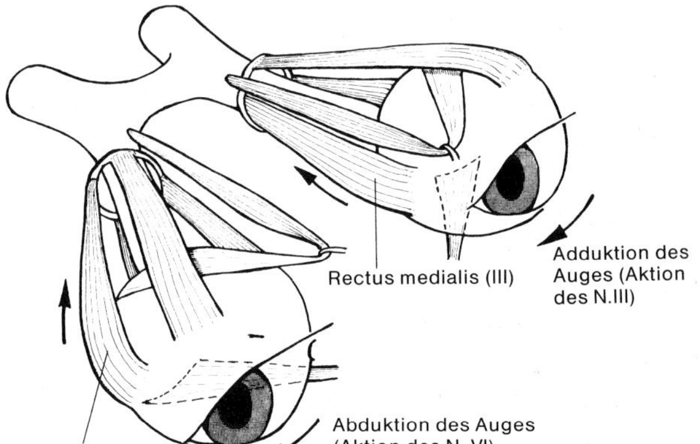

Abb. 5.2. Die Aktionen der Musculi mediales und laterales (Blick nach rechts)

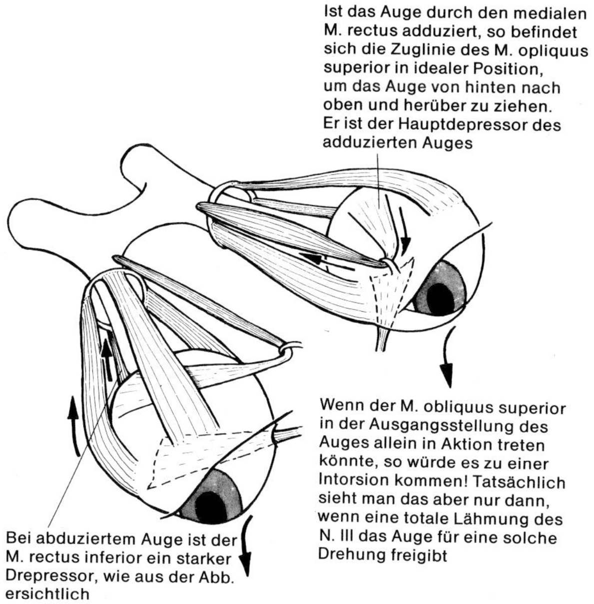

Abb. 5.3.

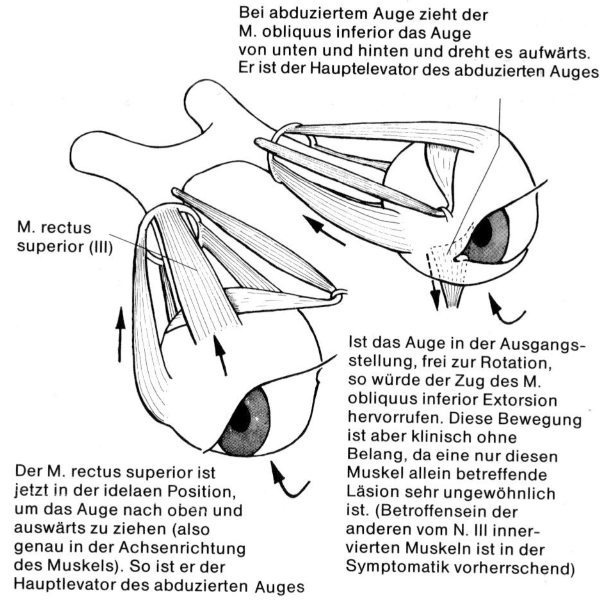

Abb. 5.4.

Diplopie

Das einzige Symptom, das eine Schädigung irgend eines der drei Nerven anzeigt, ist eine Diplopie. Das bedeutet aber nicht, daß Diplopie *immer* auf einer Nervenläsion beruht. Am Schluß dieses Kapitels wird man eine Besprechung auch anderer Ursachen einer Diplopie finden.

Erläuterungen zur Diplopie

Normalerweise ist die Augenstellung so, daß das Bild auf beiden Retinae genau auf dieselbe Stelle fällt. Die geringste Lageabweichung eines der beiden Augen ruft eine Diplopie hervor, da das Bild auf der Retina des verlagerten Auges auf eine andere Stelle verschoben ist (prüfen Sie das, indem sie ein Auge durch sanften Druck durch das Augenlid in eine etwas andere Lage bringen).

Im Falle von Nervenläsionen läßt sich gewöhnlich herausfinden, welches der schwache Muskel oder die schwachen Muskeln sind, indem man die Augenbewegungen direkt beobachtet. Gelegentlich können geringe Läsionen oder andere Krankheiten eine Diplopie verursachen, bei der der Grad der Schwäche zu gering ist, um wahrgenommen werden zu können. In solchen Situationen ist der *Abdeckungsversuch* nützlich. Er gründet sich auf die Tatsache, daß die Trennung der zwei Bilder voneinander am weitesten ist, wenn die Augen in die Richtung des schwachen Muskels blicken, weil die Disparität der Augenbewegungen dabei ihren stärksten Grad erreicht. Das falsche Bild fällt zunehmend weiter von der Makula des zurückbleibenden Auges weg, und das falsche Bild ist daher *immer* das *äußere* der zwei Bilder. Läßt der Untersucher den Patienten einem vorgehaltenen Stab mit den Augen bis zum stärksten Ausmaß des Doppeltsehens folgen und stellt dann fest, welches Auge er verdecken muß, um das äußere Bild verschwinden zu lassen, so ist das affizierte Auge identifiziert. Aus der Blickrichtung kann der schwache Muskel identifiziert werden (s. Abb. 5.5.).

1. Lähmung des dritten Hirnnervs (Abb. 5.6.)

Eine komplette Lähmung des III. Hirnnervs hat eine totale Lidlähmung zur Folge und eine Diplopie *nur* dann, wenn das Lid hochgehoben wird. Schwere Diplopie ist dann in allen Blickrichtungen vorhanden, ausgenommen beim Blick nach der Seite der Läsion des III. Hirnnervs (weil der laterale Rektusmuskel intakt ist). Hebt man das Lid, so sieht man eine Deviation des Auges nach außen (Aktion des M. rectus lateralis) und abwärts (sekundäre depressorische Aktion des M. obliquus superior). Man sollte diese Muskeln und ihre nervliche Versorgung sorgfältig prüfen, um sicher zu gehen, daß wirklich nur der III. Nerv betroffen ist.

Zu diesem Zweck sollte der Untersucher den Seitwärtsblick am affizierten Auge testen und auf das Verschwinden der Diplopie in dieser Richtung ach-

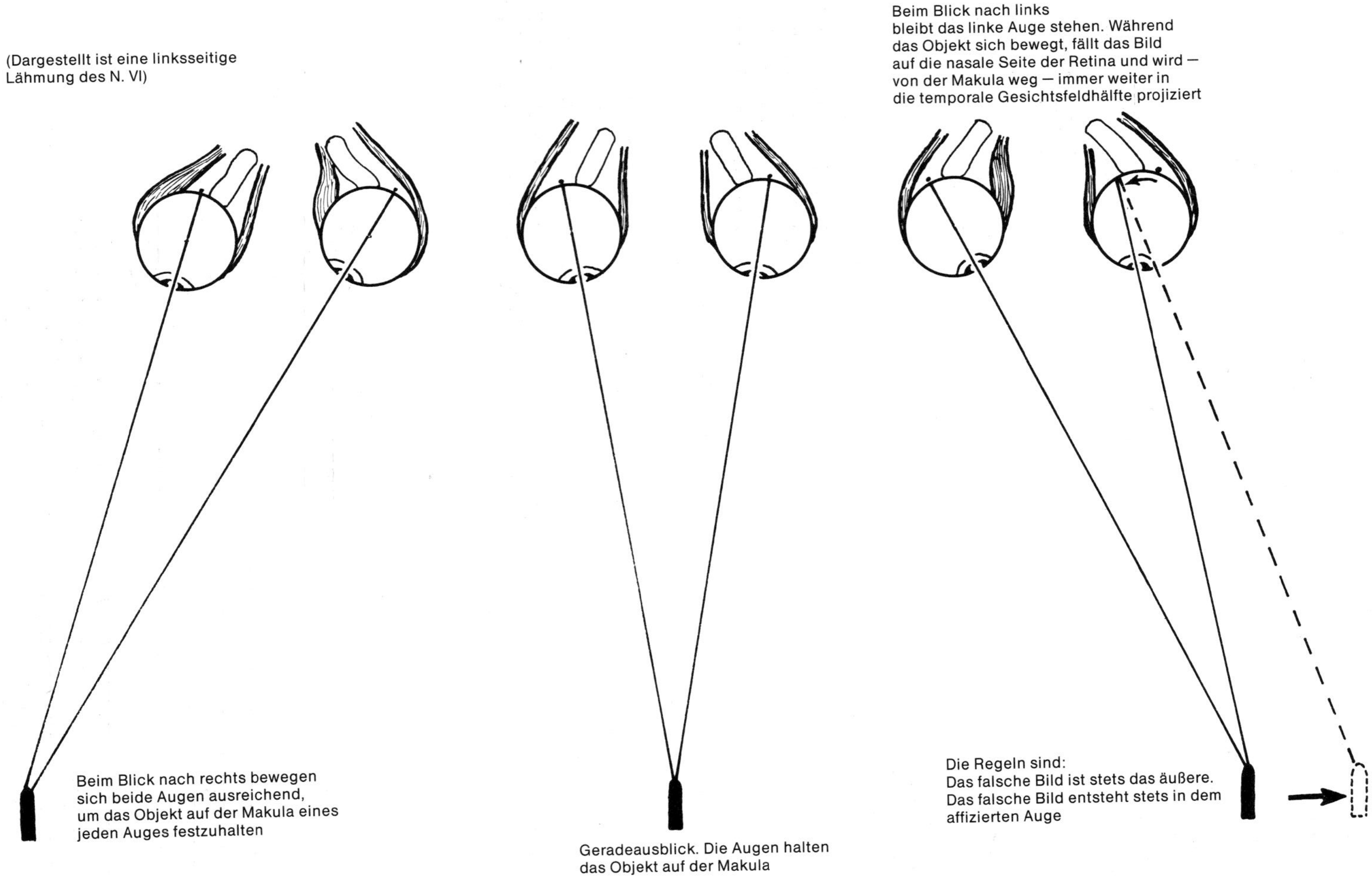

Abb. 5.5. Diagramm zur Darstellung des Mechanismus der Diplopie

ten. Die normale Abwärtsbewegung durch den M. obliquus superior *kann nicht* geprüft werden, weil infolge der Lähmung des M. rectus medialis das Auge nicht adduziert werden kann. Statt dessen beobachtet man die sekundäre Aktion des Muskels.

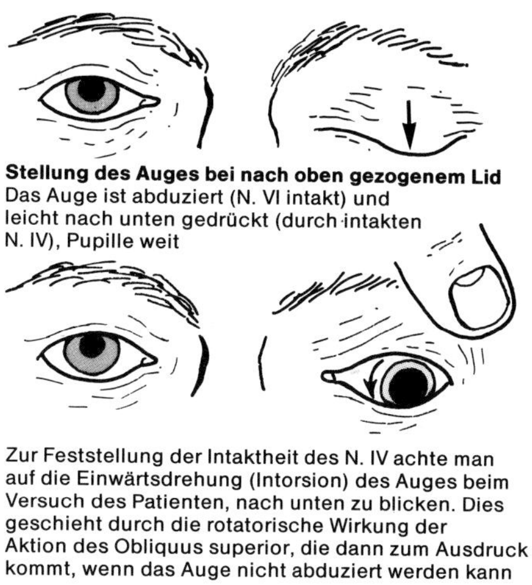

Abb. 5.6. Darstellung der Ptose bei totaler Lähmung des N. III. (Das Augenlid sinkt passiv herab; fester Augenschluß möglich via N. VII)

Gewöhnlich ist die Senkung des Auges schon deutlich. Bemüht sich der Patient, noch weiter nach unten zu blicken, kommt es zu einer Einwärtsdrehung (Intorsion), weil der M. obliquus superior seitwärts über das Auge zieht, wenn es sich in dieser Stellung befindet. Beobachtet man diese Bewegung, so hat man den besten Anhalt für die Intaktheit des M. obliquus superior und damit für die Intaktheit des N. IV.

Die Pupille kann normal oder dilatiert und lichtstarr sein. Dieses wichtige Merkmal wird weiter unten ausführlich besprochen.

2. Lähmung des vierten Hirnnervs (Abb. 5.7.)

Eine Läsion des IV. Hirnnervs verursacht eine Schwäche des M. obliquus superior mit angedeuteter Diplopie. Die Schwäche des Muskels läßt beim Geradeausblick (Primärposition) das Auge des Patienten gering auswärts rotieren (Extorsion). Die ganz leichte Verschiebung des Bildes veranlaßt den Patienten, seinen Kopf ein wenig von der Seite des affizierten Auges wegzudrehen, um Sichtkongruenz mit dem normalen Auge zu erzielen. Bei Kindern wird diese Kopfbewegung manchmal als Tortikollis fehldiagnostiziert. Offene Diplopie tritt ein, wenn der Patient den Blick nach unten und fort von dem be-

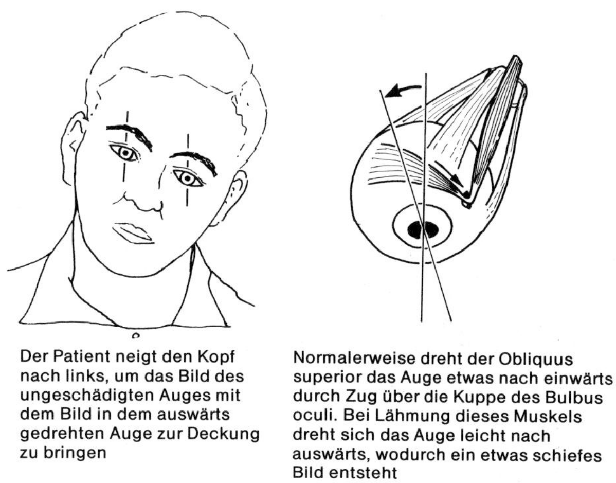

Abb. 5.7. Kompensatorische Seitenneigung des Kopfes bei einem Patienten mit einer Lähmung des M. obliquus superior am rechten Auge

troffenen Auge wendet. Das führt oft zu Störungen beim Treppabwärtsgehen, weil der Patient beim Abwärts- und Seitwärtsblicken (wie man das dabei normalerweise tut) zwei Stufen statt einer sieht. In ähnlicher Weise kommt es beim Zeitungs- oder Bücherlesen zum Doppeltsehen.

3. Lähmung des sechsten Hirnnervs (Abb. 5.8.)

Eine Lähmung dieses Nervs verursacht die größten Schwierigkeiten, da keine Ptose vorhanden ist, die das falsche Bild verdecken würde. Gelegentlich

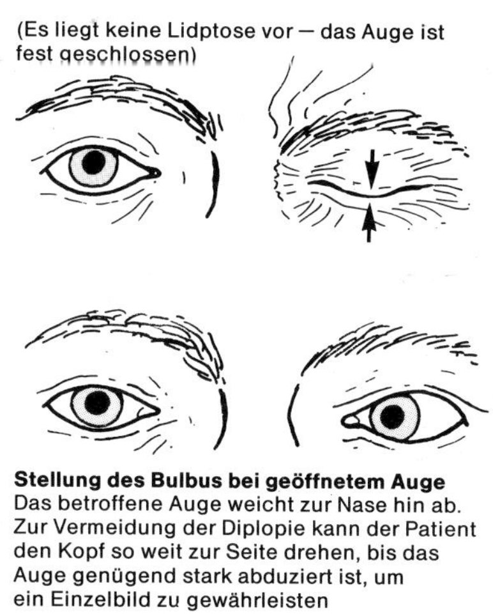

Abb. 5.8. Willkürlicher Augenschluß zur Ausschaltung des Doppeltsehens bei einer Lähmung des N. VI am linken Auge

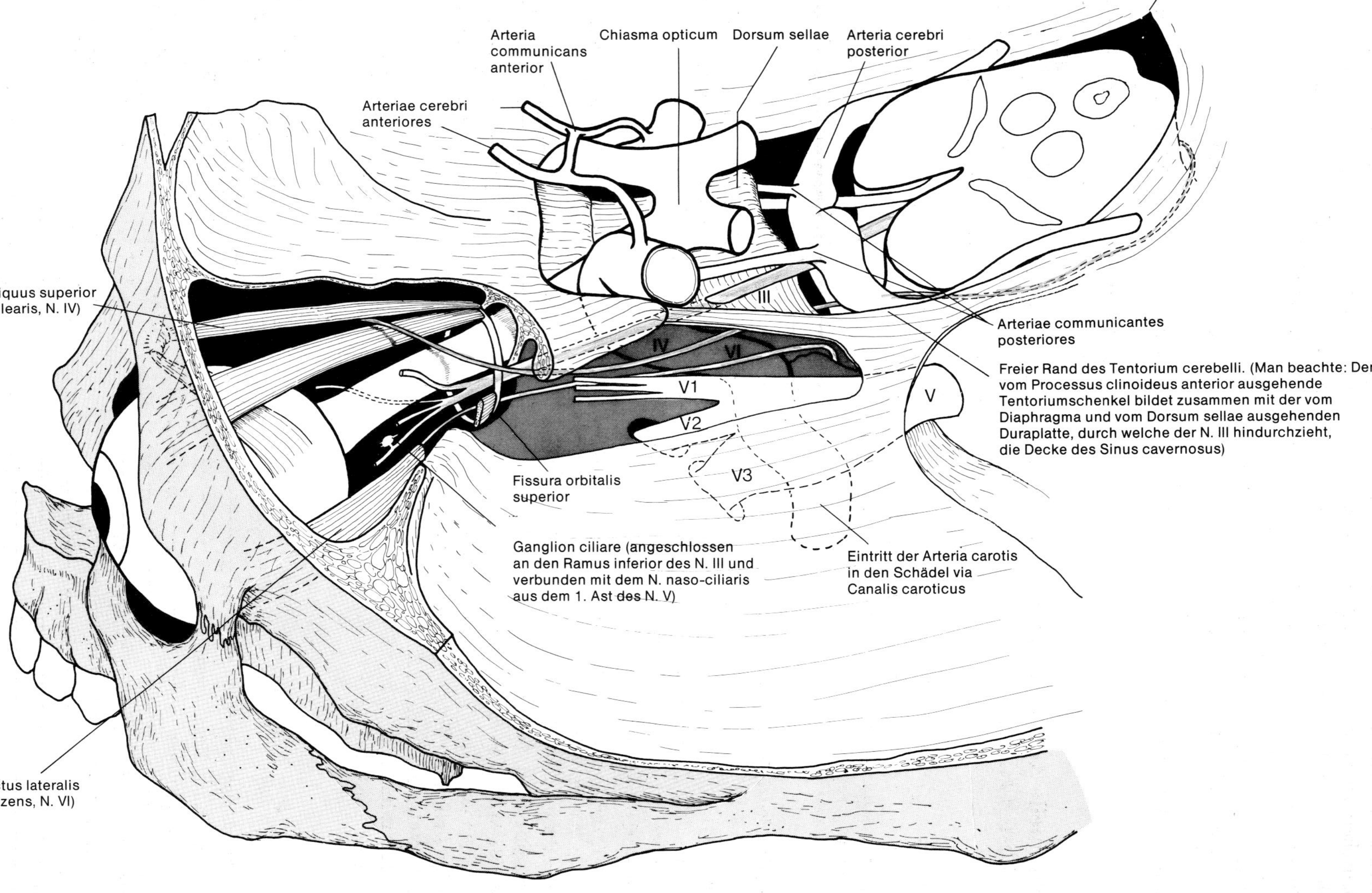

Abb. 5.9. Intrakranieller Verlauf und topographische Beziehungen der Hirnnerven III, IV, V, VI (semi-diagrammatisch)

schließen die Patienten das betroffene Auge, um das Doppeltsehen zu verhindern, und das kann dann fälschlich für eine Ptose gehalten werden. Schließt der Untersucher das normale Augenlid, so kehrt das Lid auf der Seite der „Pseudoptosis" zur Normalstellung zurück. In Ruhe wird das affizierte Auge durch ungehinderte Aktion des M. rectus medialis einwärts gezogen. Ein Ausgleich ist dem Patienten möglich durch Wendung des Kopfes zum schwachen Muskel hin.

Intrakranielle Anatomie des dritten, vierten und sechsten Hirnnervs (Abb. 5.9.)

Merke: Von weit voneinander entfernten Ursprungsstellen im Hirnstamm herkommend konvergieren die Verlaufsbahnen der drei Nerven schließlich zum Apex der Augenhöhle hin.

1. Der dritte Nerv (N. oculomotorius)

Die beiden III. Hirnnerven treten zwischen den beiden Pedunculi cerebri aus und gehen dann auseinander, um an der Hirnbasis zwischen der Arteria cerebri posterior und der Arteria cerebelli superior beiderseits weiterzuverlaufen. Dann laufen sie parallel zu den Arteriae communicantes posteriores bis zum Eintritt in den Sinus cavernosus. Sie liegen dann zwischen den beiden Schichten der Dura, die die laterale Wand des Sinus bilden. Sie kommen in die Augenhöhle durch die Fissura orbitalis superior und teilen sich in der Orbita in zwei Äste. Der obere Ast versorgt den M. levator palpebrae superioris und den M. rectus bulbi superior, der untere Ast versorgt alle anderen Muskeln und die Pupille.

2. Der vierte Nerv (N. trochlearis)

Dieser Nerv hat mehrere einzigartige Besonderheiten. Sein Kern liegt dorsal im Hirnstamm und seine Fasern kreuzen in der Substanz des oberen Markvelums zur Gegenseite, so daß der rechte Trochlearisnerv im linken Trochleariskern entspringt und vice versa. In seinem langen Verlauf umschlingt er den Hirnstamm, verläßt die hintere Schädelgrube, tritt in den Sinus cavernosus ein und kreuzt beim Eintritt in das Dach der Augenhöhle den III. Hirnnerv. Seinen Namen verdankt er der Besonderheit, daß der von ihm versorgte Muskel (M. obliquus superior) mit seiner Sehne um eine Rolle (trochlea), einen rollenartigen Knorpelvorsprung im anterioren Orbitaldach, herumläuft.

3. Der sechste Nerv (N. abducens)

Dieser Nerv tritt aus dem vorderen Hirnstamm an der Grenze zwischen Brücke und Medulla oblongata heraus, zieht zunächst an der Vorderseite des Hirnstamms aufwärts, um dann in einem scharfen Winkel nach vorn über die Spitze des Felsenbeins weiterverlaufend in den Sinus cavernosus einzutreten, in welchem er frei liegt und den er, wie die übrigen Augenmuskelnerven, durch die Fissura orbitalis superior verläßt, um – lateralwärts weiterziehend – den M. rectus lateralis zu erreichen.

Ursachen von Schädigungen der extraokulären Nerven

Wie aus Abb. 5.10. zu entnehmen ist, gibt es fünf Stellen, an denen Augennerven besonders leicht eine Schädigung erleiden können.

1. Nukleäre und faszikuläre Schädigungen

Eine Detailbesprechung dieser Schädigungen erfolgt im Kapitel über Hirnstammläsionen (s. Kap. 11). Liegt eine dieser Nervenläsionen im Hirnstamm, so läßt sich das gewöhnlich aus gleichzeitig vorhande-

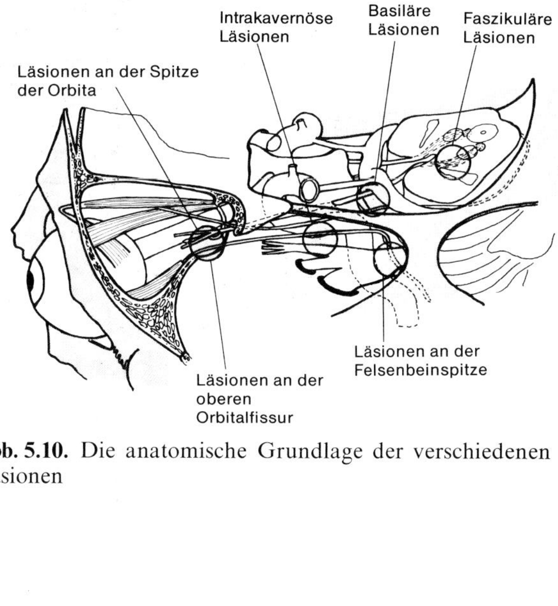

Abb. 5.10. Die anatomische Grundlage der verschiedenen Läsionen

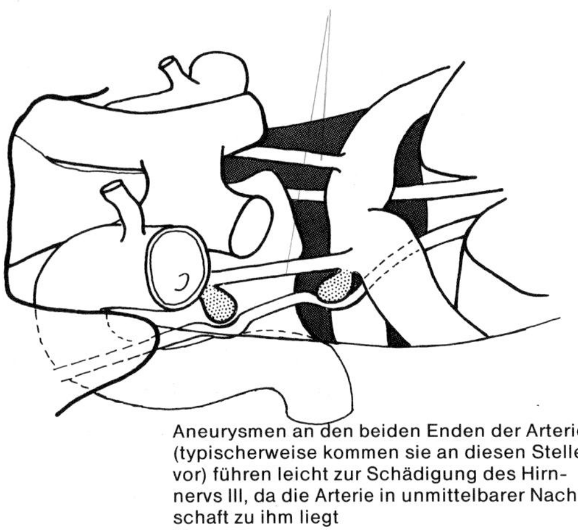

Abb. 5.11. Aneurysmen der Arteria communicans posterior

nen Anzeichen verschiedener anderer Hirnstammschädigungen schließen. Verschiedene hierher gehörende Syndrome sind beschrieben worden. Ursächlich kommen in Betracht: Hirnstammschädigung durch Gefäßerkrankung, multiple Sklerose, pontine Gliome, Poliomyelitis, Wernicke-Krankheit und kongenitale Fehlentwicklung von Hirnnervenkernen.

2. Schädigungen im Bereich der Hirnbasis

Alle drei Nerven sind bei basalen meningitischen Prozessen Schädigungen ausgesetzt. Es kann sich handeln um: Tuberkulose, andere bakterielle Meningitiden, Meningitis durch Pilze oder Karzinombefall, direktes Eindringen von Neoplasmen aus den Sinus und dem Nasopharynx, meningovaskuläre Syphilis, Sarkoidose, Guillain-Barré-Syndrom und Herpes zoster. Bei vielen dieser Kankheitszustände kommt es zu multiplen oder bilateralen Läsionen der Nerven, was dann auf einen diffusen pathologischen Prozeß hindeutet.

Auch aneurysmale Erweiterung der oberen Abschnitte der Arteria basilaris kann multiple Nervenlähmungen verursachen, insbesondere doppelseitige Läsion des Hirnnervs III. Der Nerv kann in diesem Areal auf zwei verschiedene Weisen in Mitleidenschaft gezogen werden:

1. durch direkt einwirkenden Druck, der von einem Aneurysma einer der Arteriae communicantes posteriores ausgeht. Dabei beginnt die Nervenschädigung meist akut mit starken Schmerzen und fast immer ist die Pupille affiziert: sie ist erweitert und lichtstarr (Abb. 5.11.);

2. durch Schädigung bei einem Prolaps des Temporallappens infolge tumorbedingter Abdrängung der Hemisphäre. Dieses Vorkommnis ist als Tentoriumschlitzeinklemmung bekannt. Der Patient wird benommen, die Pupille auf der Seite der Schädigung erweitert sich, es entwickelt sich eine Oberlidptose, und schließlich bildet sich eine komplette Lähmung des N. III aus (s. Abb. 5.12.).

Eine Lähmung des Hirnnervs III bei diesem Bilde führt nur selten lokalisationsdiagnostisch auf eine falsche Spur (ausführliche Besprechung s. Kap. 23) und chirurgisches Eingreifen ist in einem solchen Falle dringend notwendig.

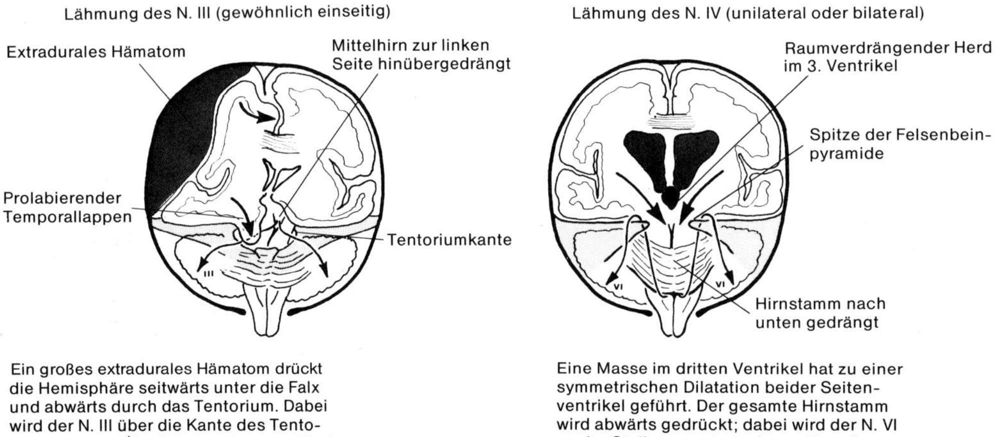

Ein großes extradurales Hämatom drückt die Hemisphäre seitwärts unter die Falx und abwärts durch das Tentorium. Dabei wird der N. III über die Kante des Tentoriums gezerrt. Dies ist ein sehr *zuverlässiges* diagnostisch-lokalisatorisches Zeichen

Eine Masse im dritten Ventrikel hat zu einer symmetrischen Dilatation beider Seitenventrikel geführt. Der gesamte Hirnstamm wird abwärts gedrückt; dabei wird der N. VI an der Stelle gezerrt, an der er über die Felsenbeinspitze zieht, bevor er in den Sinus cavernosus eindringt. Dies ist ein sehr *unzuverlässiges* Zeichen

Abb. 5.12. Diagramm zur Darstellung der verschiedenen Mechanismen, die Lähmungen der Hirnnerven III und VI zugrunde liegen bei Patienten mit gesteigertem intrakraniellem Druck (Ansicht von vorn)

Auch der Hirnnerv VI kann in der Basalregion durch verstärkten intrakraniellen Druck geschädigt werden, doch ist dabei der Mechanismus ein anderer. Es handelt sich hier um eine meist bei Kindern vorkommende Situation, die oft – hinsichtlich der Lokalisation des die Schädigung auslösenden Prozesses – auf eine falsche Spur führt. Ein Tumor in der hinteren Schädelgrube verursacht einen Hydrozephalus, und das *gesamte* Gehirn versucht, sich durch das Tentorium hindurchzuzwängen. Dadurch wird der Hirnstamm heruntergedrückt und der Hirnnerv VI über die Spitze des Felsenbeins gezerrt. Es kann einer, es können aber auch beide Nerven auf diese Weise (übermäßige Zerrung) infolge eines Tumors geschädigt werden, der sich weit vom Nerv entfernt befindet und diesen selbst gar nicht berührt (Abb. 5.12.).

3. Läsionen an der Felsenbeinspitze

Der Hirnnerv VI ist der einzige Nerv, der an dieser Stelle eine Schädigung erleiden kann, und es gibt 4 Gründe für eine solche Läsion:

1. Eine Mastoiditis oder Mittelohrinfektion kann zur diffusen Entzündung im Felsenbein führen und eine Thrombose in dem darüberliegenden Sinus petrosus superior zur Folge haben. Es kommt zu sehr starken Ohrenschmerzen und zur Kombination einer Schädigung der Hirnnerven VI, VII, VIII und manchmal auch V. Das Syndrom ist bekannt als das Gradenigo-Syndrom. Es ist zu unterscheiden vom Ramsay-Hunt-Syndrom (Herpes zoster am Ganglion geniculi des N. facialis), bei dem eine Bläscheneruption im Ohr mit einer Lähmung des N. VII, gelegentlich aber auch mit anderen Hirnnervenlähmungen kombiniert ist (s. auch Kap. 6).

2. Thrombose des lateralen Sinus als Sekundärprozeß bei Mastoiditis kann zu einem erheblichen Anstieg des intrakraniellen Drucks aufgrund der Störung des Venenabflusses führen. Dies führt dann direkt oder indirekt zu einer Lähmung des N. VI, wie oben erörtert. Es kann sehr schwierig sein, dies von einem Abszeß in der hinteren Schädelgrube zu unterscheiden.

3. Karzinome des Nasopharynx oder der Nasennebenhöhlen neigen zu infiltrativer Ausbreitung durch die Fissuren der knöchernen Schädelbasis, und eine plötzlich, ohne Schmerzen auftretende Lähmung des N. VI kann erstes Anzeichen der Einwucherung eines Malignoms in diese Gewebsregionen sein.

4. Benigne transitorische Lähmungen des N. VI können bei Kindern als Folge geringfügiger Infektionen auftreten. Es ist schwierig, derartige Vorkommnisse zu klären, und die Diagnose kann eigentlich nur durch die anschließende völlige Restitution, die manchmal erst nach Wochen eintritt, bestätigt werden.

4. Läsionen im Bereich des Sinus cavernosus

1. Immer noch ist eine Thrombose im Sinus cavernosus ein sehr ernstes Krankheitsereignis. Gewöhnlich ist sie eine Komplikation einer Sepsis, deren Ausgangsstellen die Haut des oberen Gesichts oder die Nasennebenhöhlen sind. Da der VI. Hirnnerv frei im Sinus cavernosus liegt, ist er hier sehr vulnerabel. Die Folgen seiner Schädigung durch eine septische Sinus-cavernosus-Thrombose sind starke Schmerzen, Augenmuskellähmung (M. rectus lateralis), Exophthalmus und Augenlidödem, zunächst nur einseitig, später auch am anderen Auge, da die Thrombose sich meist unaufhaltsam auch in den kontralateralen Sinus cavernosus ausbreitet.

2. Intraselläre Tumoren, wie z. B. chromophobe Adenome, können sich lateralwärts in den Sinus cavernosus ausbreiten und schädigen dann gewöhnlich den III. Hirnnerv (Abb. 5.13.).

3. Aneurysmen des intrakavernösen Abschnitts der Arteria carotis interna kommen gewöhnlich bei älteren Frauen mit einem Hypertonus vor. Ist das Aneurysma am anterioren Ende des Sinus lokalisiert, so können gleichzeitig Augenlidödem, Exophthalmus, Erblindung und eine Okulomotoriusläsion auftreten, durch heftige Schmerzen angekündigt. Sitzt das Aneurysma im posterioren Ende des Sinus, so kann es zu einer Reizung des 1. (des ophthalmischen) Astes des Nervus V mit starken Schmerzen in

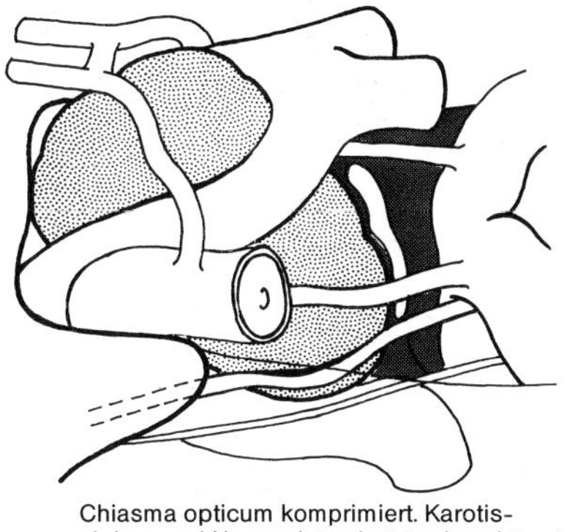

Chiasma opticum komprimiert. Karotissiphon und Nerven lateralwärts abgedrängt; besonders vulnerabel ist Hirnnerv III

Abb. 5.13. Intrasellärer raumverdrängender Prozeß mit Ausbreitung nach der Seite

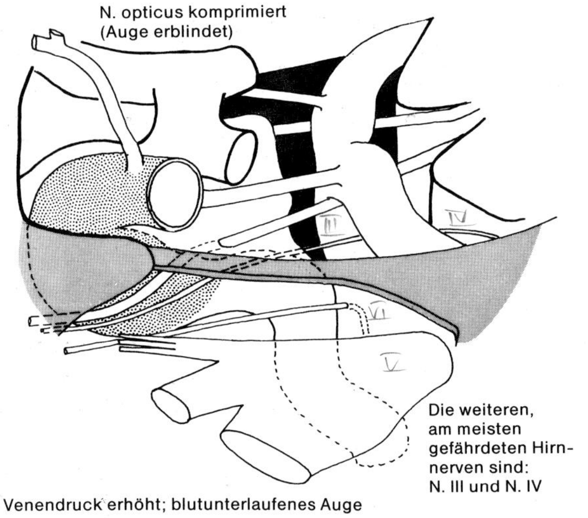

Abb. 5.14. Intrakavernöses Aneurysma (anteriorer Typ)

seinem Ausbreitungsgebiet kommen, ferner zu einer Lähmung des N. VI. Das blutunterlaufene Auge tritt vor (Abb. 5.14., 5.15.). Rupturiert das Gefäß in den Sinus, so ist diese Komplikation selten lebensbedrohlich, da die Blutung vom Sinus aufgehalten wird, aber es tritt ein schwerer einseitiger und später auch doppelseitiger pulsierender Exophthalmus auf. Man spricht von einer karotikokavernösen Fistel. Dies kann auch eintreten, wenn bei einer Kopfverletzung mit Schädelbasisfraktur die A. carotis int. an ihrer Eintrittsstelle in den Sinus cavernosus eingerissen wird.

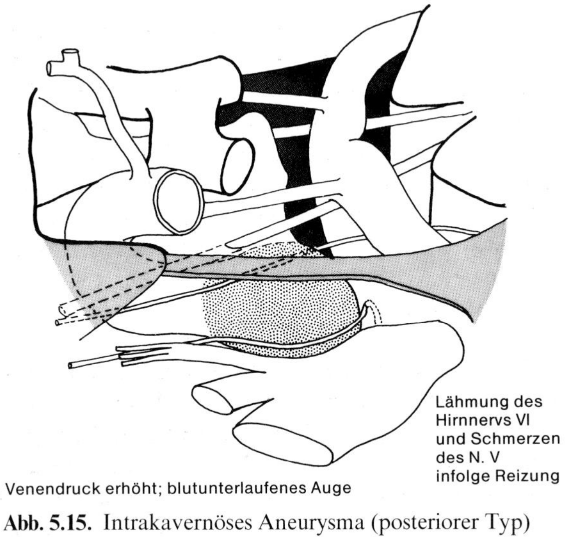

Abb. 5.15. Intrakavernöses Aneurysma (posteriorer Typ)

5. Läsionen an der Fissura orbitalis superior und dem Apex der Augenhöhle

Es gibt zahlreiche Neoplasmen, die sich im hinteren Teil der Orbita entwickeln können; dabei entsteht ein ziemlich gut umrissenes Syndrom. Die verschiedenen Neubildungen, die in Betracht kommen, sind in Tabelle 5.1. aufgeführt.

Tabelle 5.1. Tumoren in der Orbita und in den optischen Foramina

Meningeome	40%
Hämangiome	10%
Gliome	5%
Pseudotumoren der Orbita	5%
Tränengangkarzinome	
Neurofibrome	
Fibröse Knochendysplasien	
Sarkome	
Epidermoid	
Melanome	40%
Lipome	
Hand-Schüller-Christian-Krankheit	
Tolosa-Hunt-Syndrom	
Arteriovenöse Fehlbildungen	

Da alle Nerven in dieser Gegend ziemlich nahe aneinander gelagert sind, können Lähmungen der Hirnnerven III, IV und VI in verschiedenen Kombinationen auftreten. Ist auch der N. V mitbeteiligt, so treten Schmerzen und später Sensibilitätsschwund im Verteilungsgebiet seines 1. Astes auf; der Kornealreflex ist aufgehoben.

Generell ist folgendes möglich und zu bedenken:

1. Malignombefall der Orbita (direktes Einwuchern von Karzinomen vom Nasopharynx aus oder Absiedlung entfernt liegender Karzinome in die Orbita) führt zu rasch sich entwickelndem Exophthalmus und zu Augennervenlähmungen.

2. Benigne Tumoren in der Orbita können einen sehr langsam sich entwickelnden, aber deutlichen Exophthalmus verursachen, außerdem eine Beeinträchtigung des Visus und Nervenlähmungen, die aber erst spät im Laufe des Prozesses auftreten. Die Diplopie ist oft lediglich eine Folge einer mechanischen Verlagerung des Bulbus oculi.

3. Läsionen in der Fissura orbitalis superior oder direkt hinter der Fissur liegende intrakranielle Läsionen verursachen Nervenlähmungen mit geringem oder gar keinem Exophthalmus.

4. Ein Exophthalmus, bedingt durch Läsionen in der Augenhöhle, ist im allgemeinen ein Frühzeichen solcher Vorkommnisse. Bestehen starker Schmerz

und eine Rötung des Auges, so sollte man an den Krankheitszustand, der als „Pseudotumor der Orbita“ bekannt ist, denken. Dieser ist gewöhnlich mit einer starken Beschleunigung der Blutsenkung verbunden und spricht gut auf eine Steroidtherapie an. Es kann sich u. U. um eine milde Variante des Tolosa-Hunt-Syndroms handeln, bei dem sich hinter dem Auge und in der Orbitalfissur eine Massierung granulomatösen Gewebes findet. Das Syndrom ist selten. Es muß aber stets, auch bei *einseitigem* Exophthalmus, wenn er mit einer Schwäche des M. rectus superior des Auges verbunden ist, die Möglichkeit der Verursachung durch eine endokrine Erkrankung ausgeschlossen werden. Selbst bei Fehlen einer aperten Thyreotoxikose ist eine Hyperthyreose die häufigste Ursache eines unilateralen Exophthalmus.

5. Es kommt vor, daß bei vaskulären Tumoren und arteriovenösen Fehlbildungen in der Orbita lediglich dann eine Proptosis (Hervortreten des Auges) eintritt, wenn der Patient liegt, wenn er sich nach vorn beugt oder wenn er den Valsalva-Versuch ausführt.

Verschiedene andere Krankheitsprozesse, die Augennervenschädigungen verursachen können

1. Es gibt drei innere Krankheiten, die akute Lähmungen von Augennerven verursachen können. Dies sind der Diabetes mellitus, die meningovaskuläre Syphilis und die Arteriosklerose. Außer beim Diabetes beginnen diese Lähmungen meist schmerzlos. (Nach eigenen Erfahrungen sind auch die bei Diabetes auftretenden Augennervenlähmungen oft schmerzlos.) Es wird angenommen, daß die Lähmung meist durch einen Infarkt im Hirnstamm zustande kommt. Hiermit erklärt sich wohl auch, daß bei Okulomotoriuslähmungen, die diese Ursache haben, die Pupille gewöhnlich ausgespart bleibt. Im allgemeinen kann man damit rechnen, daß eine vollständige Wiederherstellung der Funktion erst nach etwa 4–8 Wochen eintritt. Tritt sie nicht ein, so muß die Diagnose nochmals überdacht werden. Man vergleiche diese Verhältnisse mit denen bei Lähmungen von Augennerven, deren Ursachen auf chirurgischem Gebiet liegen. Bei diesen Krankheitszuständen sind Schmerzen vorhanden, und in diesen Fällen ist bei Okulomotoriuslähmung *auch* die Pupille mit betroffen. Eine andere, seltenere „vaskuläre“ Ursache von Augennervenlähmung ist die Arteriitis temporalis, ein auf ältere Personen beschränkter Krankheitsprozeß (die Patienten sind meist älter als 60 Jahre; s. auch Kap. 20).

2. Im Verlauf akuter Migräneanfälle kann es zu Augennervenlähmungen oder zu einem Horner-Syndrom kommen. Am häufigsten ist eine inkomplette Okulomotoriuslähmung, seltener kommt eine Abduzensparese vor. Für die Diagnose sprechen: der passagere Charakter der Parese, das wiederholte Auftreten gleichartiger Anfälle und die Besonderheiten des Kopfschmerzes. Manchmal erscheint es bei erstmaligem Auftreten einer Episode dieser Art erforderlich, ein Aneurysma angiographisch auszuschließen. Findet sich eine längere Vorgeschichte wiederholter Attacken, so kann man ohne weitere Untersuchungen die Diagnose als verläßlich ansehen.

3. Bei akutem Herpes zoster ophthalmicus können Schädigungen des N. oculomotorius und des N. abducens vorkommen. Tritt im Anschluß an starke Schmerzen eine ausgedehnte Bläscheneruption an der Stirn auf, so ist die Diagnose gewöhnlich klar. Die Prognose ist quoad sanationem gut.

4. Isolierte Trochlearisschädigungen (N. IV) sind recht selten. Die häufigste internistische Ursache ist wohl der Diabetes. Bei Kindern können Tumoren, die das obere Markvelum ergreifen, bilaterale Trochlearisparesen hervorrufen. Ein ähnliches Bild kommt gelegentlich bei schweren Kopftraumen zustande, wahrscheinlich durch Blutung in derselben Region. Bei Schädigung des N. trochlearis selbst durch Verletzungen am oberen Orbitalrand kommt es gewöhnlich zu einer einseitigen Schwäche des M. obliquus superior.

Andere Zustände, die Augennervenläsionen vortäuschen können

Im allgemeinen sind Augennervenlähmungen Vorkommnisse, die dem „Alles-oder-nichts“-Gesetz unterliegen. Teillähmungen sind recht selten. Gewöhnlich weisen *sämtliche*, von dem betreffenden Nerv versorgten Muskeln einen gewissen Grad von Schwäche auf. Im Falle einer Trochlearis- oder einer Abduzensparese kann es vorkommen, daß nur ein einziger Muskel affiziert ist. Daher sollte man, wenn *zwei* Muskeln betroffen sind, an die folgenden Möglichkeiten denken:

1. Thyreotoxikose. Bei Thyreotoxikose kommt unabhängig vom Vorhandensein eines Exophthalmus eine Schwäche des M. rectus superior und/oder des M. rectus lateralis vor, wodurch gewöhnlich eine Diplopie ausgelöst wird. Die dabei im Muskel anzutreffenden pathologischen Veränderungen deuten auf einen entzündlichen myopathischen Prozeß als Ursache der Muskelschwäche hin.

2. Myasthenia gravis pseudoparalytica. Diplopie und Lidptosis sind die häufigsten augenfälligen Symptome der Myasthenia gravis, und die Wechselhaftigkeit sowie die verstärkte Ermüdbarkeit der Augenbewegungen sollte immer den Verdacht auf diese Krankheit lenken. Schon viele Patienten sind operativ wegen Schielens behandelt worden, das sich später als Symptom einer Myasthenia gravis entpuppte.

3. Latenter Strabismus. Tritt Diplopie bei Zuständen von Ermüdung, Benommenheit oder Visusschwächung beider Augen auf, so beruht sie oft auf einem Zusammenbruch der Ausgleichsbemühungen bei angeborenem Schielen. Findet sich in der Anamnese, daß bei dem Patienten Schielen schon in der Kindheit festgestellt wurde und daß orthoptische Übungsbehandlungen durchgeführt worden sind, so ist der Fall meist damit geklärt. Fehlt eine derartige Vorgeschichte, so hilft in der Diagnose der Abdekkungsversuch weiter. Der Untersucher deckt ein Auge des Patienten ab und bittet ihn, den Blick fest auf seinen Finger einzustellen, den er in einer Entfernung von etwa 45 cm vor das Gesicht des Patienten hält. Wird nun das andere Auge wieder aufgedeckt, so wird sich erkennen lassen, daß es einwärts oder auswärts gerichtet ist, nun aber rasch die Blickrichtung des anderen Auges einzunehmen versucht. Dieses Verhalten demaskiert eine latente Deviation, zu deren Kompensation eine besondere Muskelaktivität erforderlich ist. Infolge Ermüdung läßt die Ausgleichsbemühung nach, und das Auge treibt aus der Richtung ab; es kommt zum Doppeltsehen, das gewöhnlich abends beim Fernsehen auftritt.

4. Progrediente okuläre Myopathie. Hierbei handelt es sich um eine relativ seltene Form der Muskeldystrophie, bei der die Muskelschwäche hauptsächlich die äußeren Augenmuskeln und die Lidmuskeln betrifft. Ptosis und Diplopie sind die Symptome. Bei sorgfältiger Untersuchung läßt sich oft auch eine Schwäche der Gesichts-, Schulter- und Beckengürtelmuskulatur aufdecken (s. auch Kap. 19).

Die familiäre Ptosis ist wahrscheinlich eine milde Variante dieser Kankheit. Meist beginnt das Leiden im späten Erwachsenenalter. Manchmal ist eine Aufwärtsblickschwäche vorhanden. An den Brillengestellen angebrachte Lidhalter, die das Lid von der Pupille abheben, können erforderlich werden.

5. Internukleäre Ophthalmoplegie. Die multiple Sklerose kann sich unter dem Bilde einer Augennervenparese präsentieren, meist einer des N. VI. Häufiger ist eine Diplopie ohne feststellbare Schwäche einzelner isolierter Augenmuskeln. Ursächlich liegt dann eine Störung des Mechanismus der konjugierten Augenbewegungen vor. Ausführliche Besprechung s. Kap. 8.

Was ist bei Diplopie zu bedenken?
Allgemeine Hinweise

Kommt ein Patient mit dem Symptom Diplopie zur Untersuchung, so wird sich meist aus dem Ergebnis folgender Befragung ein Hinweis auf die Lokalisation der Läsion und die Ursache des Schadens gewinnen lassen.

1. Trat das Doppeltsehen akut oder allmählich auf? Man kann zwar mit Recht sagen: Entweder ist eine Diplopie vorhanden oder es ist keine vorhanden, doch kann eine unaufhaltsame Verschlimmerung des Zustands doch vermuten lassen, daß eine infiltrative Schädigung von Nerven oder eine mechanische Verlagerung des Augapfels vorliegt.

2. Ist der Zustand wechselnd? Gibt es Remissionen? Für Läsionen extraokulärer Nerven, ganz gleich aus welcher Ursache heraus, gilt, daß die Störung eine „Alles-oder-nichts"-Störung ist. Variiert das Symptom von Zeit zu Zeit, so muß daran gedacht werden, daß ein latenter Strabismus oder eine Myasthenia gravis vorliegen könnte.

3. Ist die Diplopie mit Ptosis verbunden? Zur akuten Okulomotoriuslähmung gehört stets auch komplette Lidptosis. Geringe Grade der Ptosis oder wechselnd stark ausgeprägte Ptosis sollten an Myasthenia gravis oder eine progressive okuläre Myopathie denken lassen. Gelegentlich sieht man Patienten mit allergischen Augenlidschwellungen, bei denen die unrichtige Diagnose einer rekurrierenden partiellen Lähmung des N. oculomotorius gestellt wurde; Auftreten eines Lidödems während des Anfalls klärt die Diagnose.

4. Waren Schmerzen vorhanden? War der Beginn des Doppeltsehens mit Schmerzen verbunden, so weist das auf aneurysmatische Erweiterung eines Blutgefäßes hin und zwar entweder auf ein Beerenaneurysma, das eine Okulomotoriuslähmung, oder auf ein intrakavernöses Karotisaneurysma, das eine Lähmung des N. oculomotorius oder des N. abducens verursacht hat. Eine partielle Aufhebung der Augenbewegungen bei schwerer Kongestion des Auges sollte auch an die Möglichkeit einer granulomatösen intraorbitalen Läsion denken lassen, z. B. Pseudotumor der Orbita oder Tolosa-Hunt-Syndrom. Auch sollte an Herpes zoster ophthalmicus mit Nervenlähmung gedacht werden; es kann mehrere Tage dauern, bis die Bläscheneffloreszenzen erscheinen, und in dieser Zeit können bereits schwere Schmerzen im Ausbreitungsgebiet des Augenastes des N. trigeminus vorhanden sein. Gelegentlich kann als Komplikation einer Migräne eine extraokuläre Nervenlähmung auftreten. Die Vorgeschichte kann hier Aufschlüsse zur Diagnose geben.

5. Besteht ein Exophthalmus oder eine Proptosis? Protrusio bulbi läßt entweder an ein Aneurysma im Sinus cavernosus, eine Thrombose im Sinus cavernosus mit Gefäßstauung und Kongestion oder an einen Tumor in der Orbita denken.

Gewöhnlich geben die Geschwindigkeit des Auftretens und der Verlauf von Schmerzen ausreichende Hinweise für die Unterscheidung, aber man sollte dabei auch an entzündliche Prozesse in der Orbita denken, die auf Steroidtherapie ansprechen, und stets sollte man im Auge behalten, daß die häufigste Ursache eines Exophthalmus die Thyreotoxikose ist.

Kapitel 6

Der Kleinhirnbrückenwinkel und das Foramen jugulare

Die zweite größere Gruppierung von Hirnnerven findet sich im sog. Kleinhirnbrückenwinkel, einer flachen dreieckförmigen Vertiefung zwischen dem Kleinhirn, der lateralen Brücke und dem inneren Drittel des Felsenbeinkammes (s. Abb. 6.1.).

In seiner vertikalen Ausdehnung erstreckt sich der Winkel vom V. Hirnnerv oben – an seinem Verlauf von der Brücke zur Spitze des Felsenbeins – bis zum IX. Hirnnerv unten und führt von der lateralen Medulla oblongata zum Foramen jugulare. Der N. abducens läuft nach vorn und aufwärts an der medialen Grenze des Areals entlang, und die Hirnnerven VII und VIII überqueren den Winkel, um in den Meatus acusticus internus einzutreten (Abb. 6.5.).

Leitzeichen einer Schädigung in dieser Region sind klinische Hinweise auf eine Läsion des VII. und VIII. Hirnnervs; so ist eine Vielfalt vestibulärer, auditorischer und motorischer Störungen möglich; differentialdiagnostisch können einige einfache und benigne krankhafte Vorkommnisse, wie z. B. das Bell-Phänomen (Fazialislähmung), abzugrenzen sein von ernsteren, wie z. B. Akustikustumoren.

Wesentlich ist, daß der Untersucher imstande ist, die Funktion der in dieser Region befindlichen Nerven am Krankenbett zu prüfen, und daß er zumindest die Methoden und Ziele der Funktionsprüfung des N. VIII kennt, wie die Gehörtests und die kalorische Prüfung. Diese Tests werden am Ende des Kapitels beschrieben.

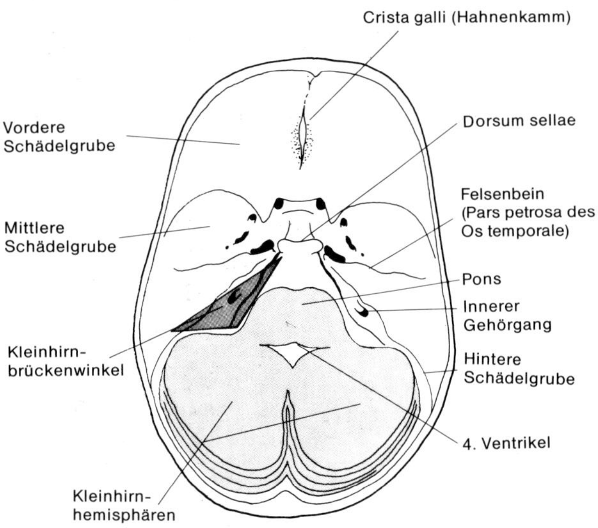

Abb. 6.1. Die Schädelbasis

Klinische Beurteilung der affizierten Hirnnerven

1. Der Nervus trigeminus (V. Hirnnerv)

Der N. trigeminus versorgt mit seinen sensiblen Anteilen das Gesicht und mit seinem motorischen Anteil die Kaumuskeln. Von großer klinischer Bedeutung ist die Verteilung der Hautäste.

Die sensible Versorgung des Gesichts zeigt Abb. 6.2. Zu beachten ist, daß der Versorgungsbereich des ersten Astes sich nach oben und nach hinten bis zur Scheitelhöhe des Kopfes ausbreitet, nicht nur bis zum Haaransatz, und daß er die Nase und einen unter ihr liegenden Bezirk mit einbezieht (embryologisch ist dies die Nervenversorgung des Processus frontonasalis). Der 3. Ast hat einen relativ kleinen Versorgungsbereich; es ist wichtig, sich daran zu erinnern, daß ein großes Areal oberhalb des Kieferwinkels von den Nervenwurzeln C 2 und C 3 her versorgt wird. Patienten mit nicht-organischen Sensibilitätsausfällen am Gesicht geben gewöhnlich Gefühlsverlust bis zur Kieferlinie an.

Der Unterkieferast des Nervs versorgt motorisch die Schläfenmuskeln, die Musculi masseter und pterygoidei.

Zu den Symptomen einer Trigeminusschädigung gehört ein spontaner Gesichtsschmerz, der manchmal vom echten Tic douloureux nicht zu unterscheiden ist (Besprechung s. Kap. 21). Demgegenüber geben manchmal Patienten ein schmerzloses Gefühl des Eingeschlafenseins oder Taubheitsgefühl an Stellen des Gesichtes an, meist im Verteilungsgebiet eines der drei Äste. Das ist ein sehr ominöses Zeichen; es deutet oft auf Infiltration des Nervs durch malignes Gewebe hin.

Ist der motorische Teil des Nervs geschädigt, so tritt eine Kaumuskelschwäche auf. Hierbei kommt

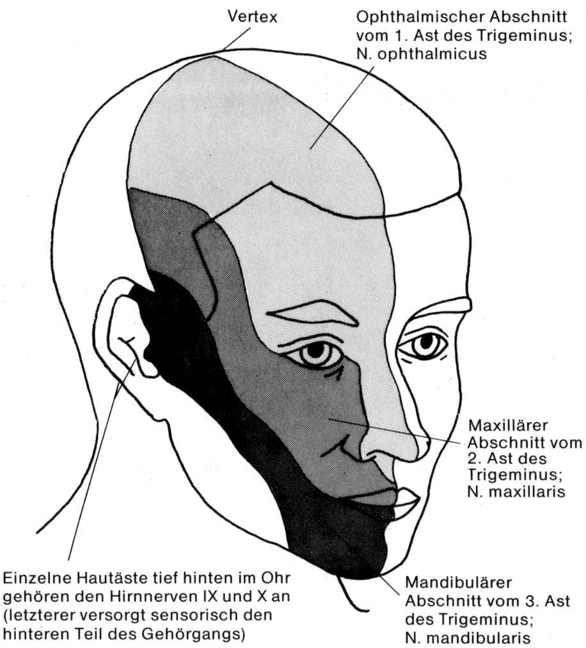

Abb. 6.2. Die kutane Ausbreitung des Trigeminus

es aber nur selten zu einer signifikanten Behinderung, es ist sogar sehr ungewöhnlich, daß die Patienten diesen Defekt selbst bemerken.

Klinische Erfassung von Trigeminusschäden

Die sensiblen Fasern des Nervs scheinen für den Kornealreflex zuständig zu sein. Verminderung oder Fehlen dieses Reflexes ist oft das erste Zeichen einer Trigeminusschädigung. Besteht ein Sensibilitätsverlust des gesamten Gesichts bei intaktem Kornealreflex, so ist sehr an einer organischen Grundlage dieses Gefühlsverlustes zu zweifeln. Bei Patienten mit nicht-organisch bedingtem Sensibilitätsverlust erstreckt sich dieser oft vom Haaransatz bis zum Kieferwinkel. Das ist ein wichtiger Punkt, da Gesichtsanästhesie eine verhältnismäßig häufige Erscheinung nicht-organisch bedingter Sensibilitätsstörungen ist. Im Falle eines organischen Schadens kommt eine Abstumpfung des Gefühls für Nadelstiche und schließlich auch Anästhesie vor, jedoch ist ein wichtiges Frühzeichen das Fehlen des Kornealreflexes.

Der M. masseter ist der kräftigste Muskel des Körpers. Selbst bei deutlicher Atrophie des M. temporalis und des Masseters einer Seite ist es schwer, die unilaterale Schwäche des Kieferschlusses festzustellen. Man hüte sich davor, die Kraft des Kieferschlusses durch Einlegen eines Fingers in den Mund des Patienten zu prüfen. Ein menschlicher Biß kann sehr unangenehm sein. Es reicht aus, den Daumen auf den vorstehenden Knochenrand des Kinns zu drükken und den Patienten zum Zubeißen aufzufordern. Die Kieferöffnung ist eine viel schwächere Bewegung (eine bekannte Tatsache für Leute, die mit Alligatoren und Krokodilen zu tun haben); obwohl Atrophie der Musculi pterygoidei nicht erkennbar ist, läßt sich ihre Schwäche leicht feststellen. Man legt einen Finger oder die Faust unter das Kinn des Patienten in der Mittellinie und fordert ihn auf, den Mund gegen mäßigen Widerstand zu öffnen. Der Untersucher läßt die Bewegung langsam ausführen. Bei Schwäche des rechten Muskels wird der Unterkiefer bei der Öffnung nach rechts abweichen, da die zwei schräg gelagerten Musculi pterygoidei außer der Funktion den Mund zu öffnen gleichzeitig auch die Funktion haben, den Unterkiefer nach vorn zu ziehen. Es ist die Schwäche des Muskels auf der affizierten Seite, die die Vorwärtsbewegung des Unterkiefers auf dieser Seite verhindert, so daß die Aktion des Muskels der gesunden Seite die Kieferabweichung zur kranken Seite bewirkt.

Der Trigeminus versorgt *keinen* der mimischen Gesichtsmuskeln.

Der Kornealreflex (Abb. 6.3.)

Ein zu einer Spitze zusammengedrehtes Watteteilchen sollte vorbereitet werden. Der Untersucher zieht das Unterlid des Patienten herab und bittet den Patienten, nach oben und zur Seite zu blicken. Das in Abb. 6.3. gezeigte Kornealgebiet wird sanft berührt. Dabei darf das Watteteilchen aber nicht vor die Pupille gebracht werden, weil der Patient es dann sieht und sofort blinzelt. Die weniger empfind-

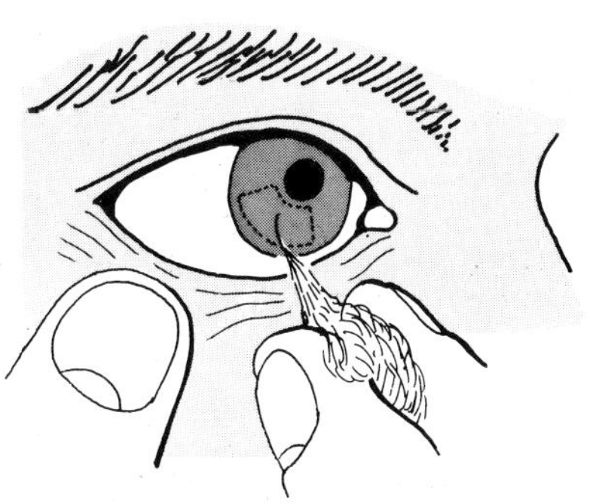

Abb. 6.3. Die korrekte Art der Auslösung des Kornealreflexes

liche bulbäre Konjunktiva in der Umgebung des Irisrandes sollte nicht berührt werden. Ist der Kornealreflex vorhanden, so sollten beide Augen ihn gleichzeitig ausführen, d. h. beide Augen sollten sich gleichzeitig schließen.

2. Der Nervus abducens (VI)

Anatomie und klinische Bedeutung dieses Nervs ist detailliert in Kap. 5 besprochen worden.

3. Der Nervus facialis (VII) (Abb. 6.4.)

Fälschlicherweise wird oft angenommen, daß der N. trigeminus Gesichtsausdrucksmuskeln motorisch innerviere, und manche glauben, der N. facialis enthalte sensible Fasern für das Gesicht. Vom Gesichtspunkt der Praxis aus gesehen, ist der N. facialis aber ein rein motorischer Nerv, obwohl auch die für die Geschmacksempfindung der vorderen zwei Drittel der Zunge zuständige Chorda tympani zu ihm gehört. Da dieser Nerv sich mit dem Fazialis im Mittelohr vereinigt, sollte vom theoretischen Aspekt aus die Intaktheit oder das Fehlen der Geschmacksempfindung an diesen Zungenteilen von großem lokalisatorischem Wert sein, doch ist dieser Zusammenhang für die Praxis nicht von besonderer Bedeutung.

Der Nerv versorgt die Stirnmuskeln und alle Muskeln für den Gesichtsausdruck – mimische Muskulatur – einschließlich des Platysmas. Er versorgt auch den M. tensor tympani, so daß eine komplette Läsion dieses Nervs das Gehör auf der erkrankten Seite verändert. Der N. facialis trägt *nicht* zur Innervation des oberen Augenlides bei; eine Ptosis gehört *nicht* zu den Merkmalen einer Fazialislähmung. Es *ist* aber eine Schwäche des Augen*schlusses* vorhanden, da das Unterlid gelähmt ist und sich nicht zusammenziehen bzw. sich nicht dem Oberlid nähern kann; auch kann das Oberlid sich nicht zusammenziehen, es kann nur passiv die Kornea, die es schützt, bedecken. Einige Lehrbücher zählen unkorrekter-

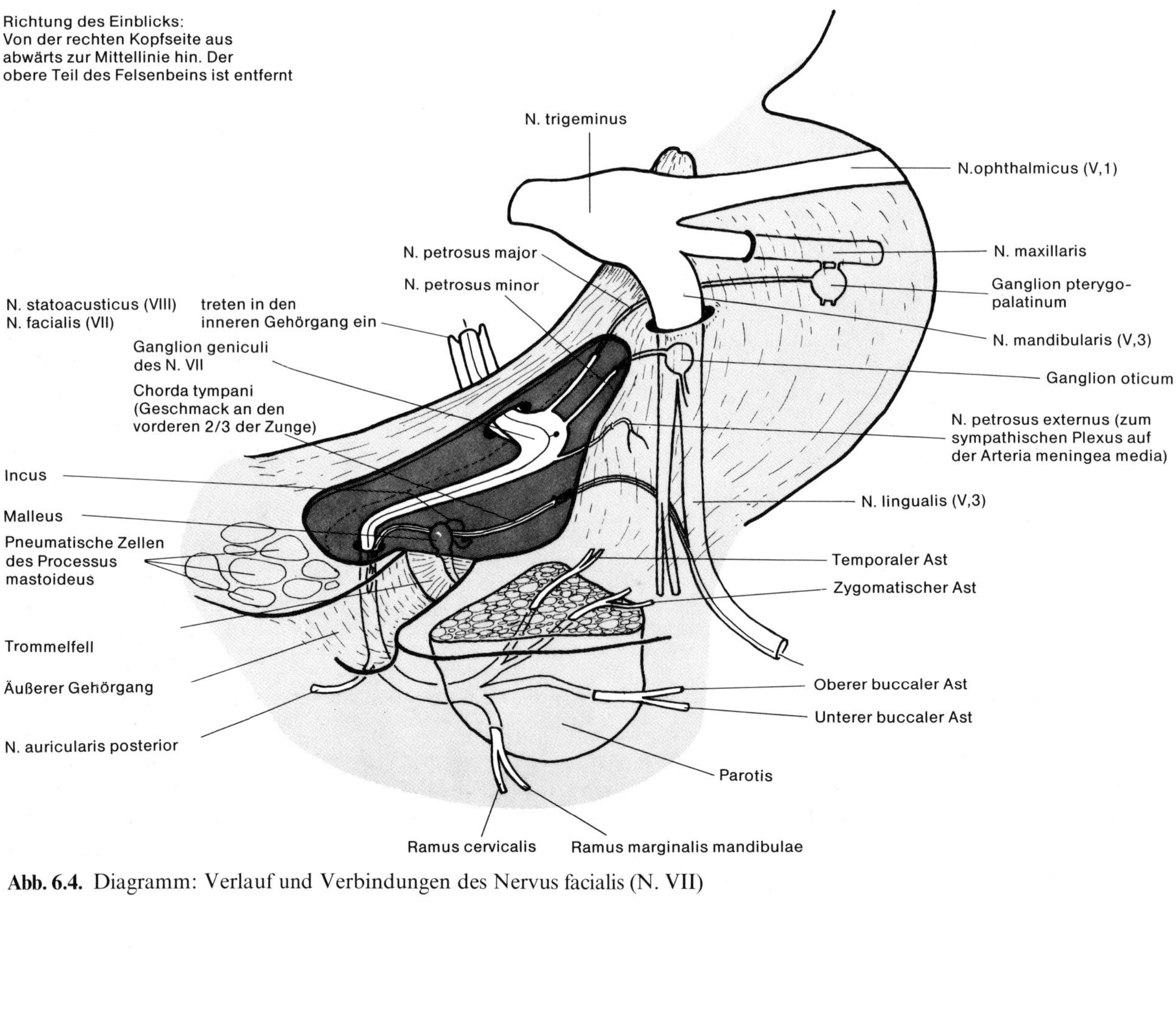

Abb. 6.4. Diagramm: Verlauf und Verbindungen des Nervus facialis (N. VII)

weise eine Ptosis zu den Manifestationen einer Fazialislähmung. Schließlich versorgt der Nerv den Platysmamuskel an der Halsvorderseite. Bei einigen Menschen ist die willentliche Beherrschung dieses Muskels besonders hoch entwickelt; sie können ihn stark kontrahieren. Seine Kontraktion läßt sich am besten prüfen, indem man den Patienten zu dem Versuch auffordert, seine Unterlippe auswärts zu drehen.

Klinische Bedeutung des siebten Hirnnervs

Häufig erörtert und dennoch häufig nicht verstanden wird der Unterschied zwischen einer Läsion des ersten (oberen) motorischen Neurons und einer Läsion des zweiten (unteren) motorischen Neurons des N. facialis.

Die Unterscheidung gründet sich auf die supranukleäre Innervation des Kerns des VII. Hirnnervs. Diese ist ausführlich in Kap. 9 abgehandelt. Grundsätzlich üben die Hirnhemisphären eine weit stärkere Kontrolle über das kontralaterale untere Gesicht aus; das ist jener Teil des Gesichts, der am meisten an der Mimik beteiligt ist. Die Stirn und die Augenschlußmechanismen sind vornehmlich für den reflektorischen Augenschluß zuständig und haben einen doppelten, konsensuellen Typ der Innervation (z. B. schließen sich beide Augen simultan, wenn ein Schreckeindruck auf eines der Augen einwirkt).

Das einfache Ergebnis ist, daß eine einseitige Läsion von – z. B. aus der linken Hemisphäre kommenden – Fasern (wie beim typischen CV I) zu einer leicht erkennbaren Schwäche des unteren Gesichts führt, während Augenschluß und Stirnbewegungen intakt bleiben, weil für sie aus der anderen Hemisphäre stammende Bahnen genügend starke Innervationen liefern. Dagegen werden bei einer Läsion des zweiten motorischen Neurons, die entweder im Kern oder im Stamm des N. VII lokalisiert ist, *alle* vom N. facialis innervierten Muskeln affiziert sein; dies hat eine totale Lähmung des Gesichts auf dieser Seite zur Folge.

Es scheint, als rühre die Schwierigkeit von der Terminologie her, – eine Läsion des ersten (oberen) Motoneurons affiziert nur das *untere* Gesicht, wohingegen eine untere Motoneuronläsion das gesamte Gesicht affiziert.

Untersucht man einen Patienten mit einer Gesichtsbewegungsschwäche, so sollte man eine allgemeine Untersuchung durchführen:

1. ist zu untersuchen, ob der Patient die Stirn runzeln kann (M. frontalis). Diese Fähigkeit ist bei einer Läsion des zweiten Motoneurons aufgehoben oder geschwächt.

2. ist zu prüfen, ob der Patient die Augen fest schließen kann. Liegt eine Läsion des zweiten Motoneurons vor, so rollen die Augen aufwärts; dabei werden die Bindehäute freigelegt. Bei einer Läsion des ersten Motoneurons ist gewöhnlich nur eine leichte Schwäche des Augenschlusses bemerkbar.

3. sind Naserümpfen, Mundaufblasen, Lächeln und Zähnezeigen zu prüfen. Bei einer Läsion des zweiten Motoneurons wird sich eine deutliche Asymmetrie zeigen. Bei einer Läsion des ersten Motoneurons wird eine langsame und unvollständige Bewegung des Mundes auf der der Läsion gegenüber liegenden Seite bemerkbar werden. Bei einer Läsion des ersten Motoneurons ist die Schwäche selten komplett. Eine weitere Schwierigkeit ergibt sich, wenn die Schwäche bei emotioneller Bewegung (z. B. bei einem spontanen Lächeln) deutlicher ist als bei willentlicher Bewegung (z. B. Zähnezeigen bei Aufforderung dazu). Weiteres hierüber in Kap. 8.

4. wird das Platysma geprüft. Hierzu bittet man den Patienten, die Unterlippe herauszudrehen; während er die Bewegung auszuführen versucht, beobachtet man die Bewegung der Halsmuskeln.

Wenn es so einfach wäre, die Untersuchungsbefunde zu beurteilen, wie es hiernach scheinen mag, würde es kaum Schwierigkeiten bei solchen Untersuchungen geben. Doch sind noch die folgenden drei Punkte zu bedenken:

1. Bei jedem Menschen besteht eine mehr oder weniger deutliche Gesichtsasymmetrie. In vielen Fällen könnte man versucht sein, dabei an eine Gesichtsmuskelschwäche zu denken. Oft wird vermerkt: „Gesichtsasymmetrie; Parese?“. Bestehen Zweifel, so ist es am besten, keine krankhaften Veränderungen des Gesichts anzunehmen. Zur Vergewisserung prüfe man den Augenschluß. Ist dieser normal kräftig und symmetrisch, so liegt wahrscheinlich keine Gesichtsschwäche vor. Typisch für eine Läsion des ersten Motoneurons ist eine leichte, aber bemerkbare Augenschlußschwäche.

2. Oft findet man bei Patienten mit unvollständiger Läsion des zweiten Motoneurons oder mit einer bereits in Besserung befindlichen Bell-Parese, daß die Funktion der Stirnmuskeln und der das Auge umgebenden Muskeln relativ gut erhalten ist oder ihre Kraft sich gebessert hat. Die noch vorhandene Schwäche der Muskulatur des unteren Gesichts kann aber in solchen Fällen das Vorliegen einer ziemlich schweren Läsion des ersten Motoneurons vortäuschen.

3. Bei manchen Patienten ist der Grad der Kontrolle des kontralateralen N. facialis vom oberen Neuron aus stärker als gewöhnlich. Bei diesen kann eine Läsion des ersten Motoneurons eine besonders starke Mundparese, aber auch eine mäßig starke Augen- und Stirnmuskelparese verursachen, so daß das Bild einer im Rückbildungsstadium befindlichen oder einer inkompletten Läsion des zweiten Motoneurons vorgetäuscht wird.

Bei Befunden wie in Punkt 2. und 3. muß man sich bei der Beurteilung des Typs der Läsion wenn möglich auf andere Symptome und Zeichen stützen. Es lohnt sich, alte Fotografien des Patienten zu prüfen und die Angehörigen zu befragen. Wenn nahe Verwandte des Patienten keine Änderung in seinem Gesichtsausdruck sehen, liegt mit ziemlicher Sicherheit nichts Schlimmes vor.

Geschmacksempfindung

Eine Prüfung der Geschmacksempfindung sollte bei jedem Patienten vorgenommen werden, der eine Läsion des zweiten Motoneurons des N. facialis hat. Die Zunge wird hervorgezogen und ihre Oberfläche abgetrocknet. Sodann wird ein Tropfen mit süßem, saurem oder salzigem Geschmack auf ein Wattestäbchen gegeben und nun die Zungenspitze beiderseits damit bestrichen. Dann soll der Patient die Zunge wieder in den Mund zurückziehen, soll jedoch nicht schlucken, bevor er festgestellt hat, ob auch auf beiden Seiten eine Geschmacksempfindung aufgetreten ist.

Die Geschmacksempfindung kann vollkommen fehlen, kann aber auch bei inkompletten Läsionen der Chorda tympani verzögert auftreten mit leicht metallischem Geschmackseinschlag. Unveränderte Geschmacksempfindung ist *kein* zuverlässiges Indiz dafür, daß die Läsion proximal vom Mittelohr liegt, da diese Fasern oft erhalten bleiben.

Prüfung des Hornhautreflexes bei Lidschlußlähmung

Hat ein Patient eine Läsion des zweiten motorischen Neurons des N. facialis, so ist die Lidschlußbewegung betroffen und es läßt sich nicht erkennen, ob ein normaler Kornealreflex vorliegt. Es ist aber wichtig, daß man darüber Klarheit hat, denn wenn der Reflex fehlt, so liegt mehr als eine einfache Bellsche Lähmung vor, und man hat dann vom versorgungstechnischen Standpunkt aus an die Gefahr zu denken, daß das Auge eine Fremdkörperschädigung erleidet, da es in diesem Falle sowohl unempfindlich wie *auch ungeschützt* ist. In dieser Situation ist folgendermaßen vorzugehen:

1. Der Patient wird gefragt, ob er auf beiden Augen dasselbe empfunden habe, nachdem die Kornea beider Augen mit Watte berührt wurde – wie oben beschrieben.
2. Der Untersucher beobachtet, ob der Augapfel sich nach oben dreht, vom Reiz hinweg.
3. Auch muß der Untersucher beachten, ob sich bei der Reizung des affizierten Auges das andere Auge schließt, denn wie oben erwähnt wurde, ist ja der Hornhautreflex ein konsensueller Reflex, wie der Lichtreflex der Pupille.

4. Der Hör- und Gleichgewichtsnerv (= N. statoacusticus = N. VIII)

Die klinische Physiologie des N. VIII ist ein Thema für sich und wird am Ende des Kapitels im einzelnen besprochen werden.

Kleinhirnbrückenwinkelläsionen

(Abb. 6.5., 6.6.)

Die Bezeichnungen Kleinhirnbrückenwinkeltumor und Akustikusneurinom sind nicht austauschbar. Es

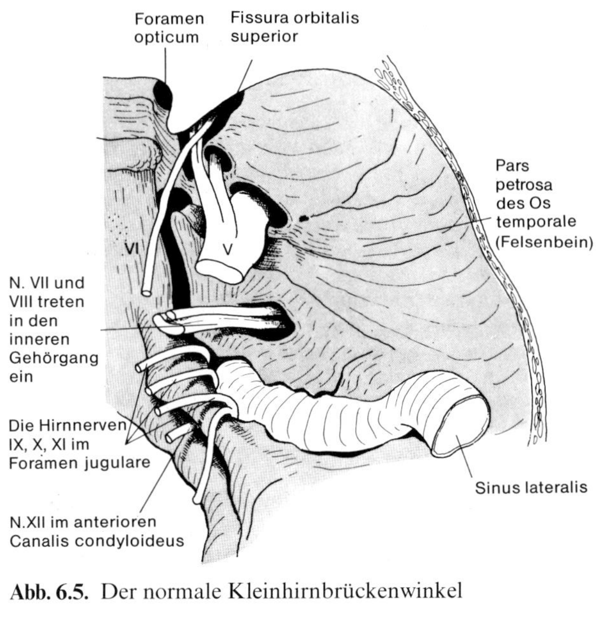

Abb. 6.5. Der normale Kleinhirnbrückenwinkel

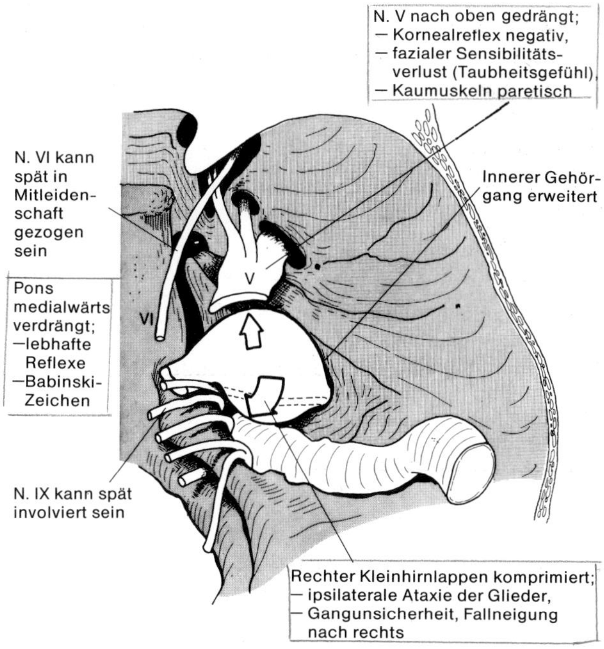

Abb. 6.6. Ein Akustikustumor

gibt noch einige weitere, weniger häufige Tumoren an dieser Stelle.

Akustikustumoren

Wenn ein Tumor des N. acusticus sich im Kleinhirnbrückenwinkel entwickelt, so können folgende klinische Vorkommnisse beobachtet werden: Der Tumor entsteht gewöhnlich am vestibulären Teil des Nervs, dem N. vestibularis, doch sind die Frühsymptome auditorisch. Tinnitus, ein hohes, singend klingendes Geräusch (Ohrenklingen) ist das erste Phänomen. Es folgt eine langsame fortschreitende Abnahme der Hörfähigkeit, die oft zunächst vom Patienten nicht bemerkt wird. Schwindelepisoden sind ein ungewöhnliches Merkmal der Frühstadien eines Akustikustumors, wenngleich solchen Tumoren gemeinhin ein ungerechtfertigt hoher Rang in der differentialdiagnostischen Bedeutung des Symptoms Vertigo zugebilligt wird.

Obwohl auch aus anatomischen Gründen ein frühzeitig auftretender Schaden am N. VII erwartet werden könnte, ist eine Fazialisparese für gewöhnlich eine Spätmanifestation einer Akustikusläsion. Immerhin kann gelegentliches Zucken der Gesichtsmuskulatur (bekannt als sog. hemifazialer Spasmus) unter den Symptomen der Erkrankung hervortreten. Ist der N. VII in Mitleidenschaft gezogen, so ist es wahrscheinlich, daß kein Tumor des N. VIII vorliegt.

Das am regelmäßigsten vorkommende Frühzeichen ist eine Abschwächung oder das Fehlen des Kornealreflexes. Der Tumor drängt den N. trigeminus nach oben, und auf einen solchen Druck von außen, der sie aus ihrer gewöhnlichen Lage drängt, reagieren die afferenten für den Kornealreflex zuständigen Fasern anscheinend sehr empfindlich. Im weiteren Verlauf kann ein Taubheitsgefühl bzw. eine Gefühlsabschwächung über dem Gesicht eintreten, doch ist eine komplette Läsion des N. V mit Sensibilitätsverlust (ausgenommen Kornealreflexausfall) oder motorischer Schwäche sehr ungewöhnlich. Ganz selten kommt ein Gesichtsschmerz vor, der an einen Tic douloureux erinnern kann.

Es ist eine besondere, auffallende Eigentümlichkeit der Fälle von Akustikustumor, daß benachbart liegende andere Hirnnerven trotz Dehnung und Distorsion durch die Geschwulst oft keine sich klinisch bemerkbar machenden Zeichen einer Schädigung aufweisen.

Breitet sich der Tumor medialwärts aus und beginnt, den Hirnstamm und das Cerebellum zu bedrängen, so stellen sich deutlichere Symptome ein, die alarmierenden Charakter bekommen: Vertigo, Gangataxie oder ataktische Bewegungen der oberen Extremitäten und eine leichte spastische Paraparese. Meist ist die Ataxie am stärksten auf der Seite des Tumors ausgeprägt. In diesem Stadium des Prozesses findet man eine Steigerung der Eigenreflexe und das Babinski-Zeichen, jedoch – mit Ausnahme von Taubheitsgefühl und der Abschwächung bzw. dem Fehlen des Kornealreflexes – kaum lokale Zeichen. Wird der Patient nicht behandelt, so kann bei der zunehmenden Distorsion des Hirnstamms eine Blockade des Aquaeductus cerebri eintreten. Die Folgen sind: Hydrozephalus, Kopfschmerzen, Stauungspapille.

Die Krankengeschichte eines Patienten mit Akustikustumor kann sich über 2–10 Jahre oder länger erstrecken. Es kommen auch, meist bei Patienten mit Neurofibromatose, bilaterale Akustikusneurinome vor.

Andere krankhafte Prozesse im Kleinhirnbrückenwinkel

Im Kleinhirnbrückenwinkel können Meningeome, Cholesteatome, Hämangioblastome und Aneurysmen der Arteria basilaris vorkommen. Auch Neurinome, und zwar des V., VII. und IX. Hirnnervs können hier entstehen und ähnliche klinische Bilder hervorrufen. In allen diesen Fällen kann der Ablauf der klinischen Ereignisse Aufschlüsse über den jeweiligen pathologischen Grundprozeß geben. Eine frühe Fazialisparese ist ein wichtiger Hinweis; sie kommt sehr selten bei Akustikusneurinomen vor. Gelegentlich bringt erst die chirurgische Exploration Aufschluß über die Natur des Krankheitsherdes.

Ein pontines Gliom, ein seltener Tumor des Hirnstamms, der besonders bei kleinen Jungen vorkommt, treibt in typischer Weise die Brücke auf, indem er eine Reihe von an der Hirnstammoberfläche hervorstehenden Tumorknoten bildet. Ein solcher Tumorauswuchs kann sich in den Kleinhirnbrückenwinkel vordrängen und dann das klinische Bild eines eigenständigen Tumors in dieser Region hervorbringen. Ist der Patient ein Kind, sollte also bei diesem Bilde immer auch an diese mögliche Diagnose gedacht werden. Pontine Gliome können aber auch bei älteren Personen vorkommen, und zwar besonders bei Patienten mit Neurofibromatose.

Medulloblastome und Astrozytome des Kleinhirns können in den Kleinhirnbrückenwinkel vordringen. In diesen Fällen gibt es folgende diagnostische Hinweise: die zwangsläufige Ataxie, die dann folgenden Kopfschmerzen, Stauungspapille und Erbrechen, alles bei einer Gesamtdauer der Krankengeschichte von höchstens 2 Monaten. Auch diese Tumoren finden sich eher bei jüngeren Personen.

Das Nasopharynxkarzinom kann zur Schädelbasis vorwuchern zwischen Clivus und Felsenbein, wo der VI. Hirnnerv besonders vulnerabel ist (er durchbricht am Clivius die Dura mater). Eine maligne Infiltration des V. Hirnnervs führt entweder zu Spontanschmerzen oder zu stellenweise im Ausbreitungsgebiet des Nervs auftretendem Taubheitsgefühl oder Gefühlsabschwächung. Beides kommt als Frühsymptom beim Akustikusneurinom nicht vor. Karzinome an entfernt gelegenen Stellen können Absiedlungen im Kleinhirnbrückenwinkel bilden; der Autor hat zwei Patienten gesehen, bei denen das Bild einer akuten Kleinhirnwinkelläsion durch Fernmetastasierung bei Hodgkin-Krankheit entstanden war.

In früherer Zeit gehörte öfter der Befall der Meningen durch Syphilis oder Tuberkulose zu den Ursachen des Syndroms.

Allgemein ist zu sagen: Wenn die Möglichkeit eines Kleinhirnbrückenwinkeltumors bei diagnostischen Überlegungen auftaucht, sollten Krankheitsgeschichte und physische Zeichen sehr sorgfältig erhoben werden und mit dem für einen Akustikustumor typischen Bild verglichen werden. Jedes für diesen Tumor ungewöhnliche klinische Merkmal sollte an die Möglichkeit einer anderen Verursachung denken lassen.

Untersuchung von Patienten mit Verdacht auf pathologische Prozesse im Kleinhirnbrückenwinkel

Ein begründeter Verdacht auf eine Läsion in dieser Gegend kann sich zunächst aus der sorgfältig erhobenen Anamnese und der körperlichen Untersuchung des Patienten ergeben.

Es sollten routinemäßig Untersuchungen auf Krankheiten durchgeführt werden, die ihren Ausgangspunkt an einer anderen Stelle haben (Syphilis, nasopharyngeale Malignome etc.).

Einfache Schädelröntgenaufnahmen können schon diagnostische Hinweise erbringen; so kann sich etwa eine Aufweitung des Porus acusticus internus darstellen. Diese Veränderung ist sichtbar; eine normale Schädelübersichtsaufnahme schließt einen Akustikustumor nicht aus. Bei einem Meningeom kann es zu einer Hyperostose (Verdickung des Knochens) an der Schädelbasis kommen. Neurinome in anderen Gegenden können zu Knochenerosionen führen.

Indiziert sind genauere Untersuchungen über den Grad und den Typ der Gehörschädigung und über die Reaktionen bei der kalorischen Prüfung. Die Interpretation der kalorischen Testergebnisse kann bei Vorliegen einer Distorsion des Hirnstammes sehr erschwert sein. Liegt keine intrakranielle Drucksteigerung vor, so ermöglichen Luft oder Kontrastmittel, die durch den Spinalkanal heraufgeleitet werden, eine gute Darstellung der beiden Kleinhirnbrückenwinkel; mit Hilfe dieser Methode kann die Ausdehnung des Prozesses aufgezeigt, jedoch kein Hinweis auf die pathologisch-anatomische Natur des Herdes gewonnen werden.

Die Angiographie der Arteria vertebralis wird jetzt zunehmend häufig als Untersuchungsmittel eingesetzt; mit ihr kann sowohl ein Aneurysma als Ursache der Krankheitserscheinungen ausgeschlossen als auch die Blutversorgung des Tumors eruiert werden. Die hohe Mortalitätsrate operativer Eingriffe bei solchen Tumoren (15–20%) hängt mit Schwierigkeiten zusammen, die sich ergeben, sobald die den Tumor versorgenden Blutgefäße auch den Hirnstamm versorgen. Informationen über die Vaskularisation des Tumors sind eine gute Hilfe für den Neurochirurgen.

Typisch für Akustikustumoren ist eine Erhöhung des Liquoreiweißgehalts. Ein normaler Liquorbefund schließt aber die Diagnose nicht aus.

Andere Ursachen für Hirnnervenschädigung in dieser Region

Trigeminusläsionen

Vier Krankheitszustände müssen kurz erwähnt werden:

1. Die sensible Neuropathie des N. trigeminus. Bei diesem seltenen Krankheitsbild kommt es zum progredienten Taubheitsgefühl des Gesichts im Ausbreitungsgebiet des V. Hirnnervs. Der Zustand ist nicht auf ein bestimmtes Lebensalter beschränkt. Zu den einschlägigen Untersuchungen muß auch die Suche nach einem Nasopharynxneoplasma gehören. Es kann bis zu zwei Jahren dauern, bis ein Neoplasma erkennbar wird; so sollte man nicht zu voreilig mit der Diagnose „sensible Trigeminusneuropathie" sein und sollte derartige Patienten laufend weiter beobachten.

2. Tic douloureux. Dieser Zustand wird im Kapitel über Gesichtsschmerzen (Kap. 21) besprochen. Das hier interessierende Merkmal ist, daß die Schmerzen nicht exklusiv auf einen Ast des Nervs beschränkt sind, sondern gewöhnlich in verschiedener Weise die Grenzen zwischen 3. und 2. oder 2. und 1. Ast in ihrer Ausbreitung überlappen. Testet man die Sensibilität sofort nach einem Schmerzanfall, so kann man – im Gegensatz zu einer verbreiteten konträren Auffassung – eine gewisse Beeinträchtigung der Sensibilität finden. Das bezieht sich aber *nur* auf dieses Vorgehen bei der Untersuchung, allgemein bleibt die Regel gültig, daß *kein* Sensibilitätsverlust vorkommt und daß ein konstant nachweisbares Areal von Taubheitsgefühl bzw. Gefühlsabschwächung die Diagnose ausschließt (es sei denn, es habe früher eine Extension des Nervs stattgefunden). Die Diagnose ist nur haltbar bei Fehlen physischer Zeichen einer Trigeminusschädigung.

3. Herpes zoster ophthalmicus. Dieser Zustand wird auch in Kap. 5 und Kap. 21 kurz erwähnt. Der Herpes zoster kann theoretisch jede Nervenwurzel des Körpers befallen, doch sind für gewöhnlich vor allem die thorakalen Wurzeln betroffen, und zwar bei Patienten der jüngeren Altersgruppen. Bei älteren Personen befällt das Virus vorzugsweise den 1. Ast des N. trigeminus. In typischen Fällen beginnt die Erkrankung mit 2–3 Tage anhaltenden reißenden Schmerzen an einer oder beiden Stirnseiten. Zwischen dem 3. und 5. Tag erscheinen dann kleine Bläschen, meist zunächst in der Augenbrauengegend. Auf dem Höhepunkt dieses Ausschlags können sich die Bläschengruppen über die gesamte sensible Zone des Nervs verteilen. Es kann ferner zu Augennervenlähmungen kommen, die sich aber meist im Laufe von 6–8 Wochen zurückbilden. In den meisten Fällen verringern sich die schweren Schmerzen der Anfangstage. Ist das nicht der Fall, so ist der Versuch, die Entwicklung einer „post-herpetischen Neuralgie" zu verhindern, dringend geboten.

4. Multiple Sklerose. Bei einem jungen Menschen ist ein Anfall von Taubheitsgefühl auf einer Gesichtsseite – gelegentlich im Anschluß an eine Lokalanästhesie bei zahnärztlichen Eingriffen – und dann ein längere Zeit anhaltender Sensibilitätsausfall kein ungewöhnliches Symptom bei multipler Sklerose.

Abduzensschädigung

Die Ursachen hierfür sind bereits in Kap. 5 ausführlich besprochen.

Fazialisläsionen

1. Bell-Lähmung. Diese Lähmung ist eine der neurologischen Störungen, denen man am häufigsten begegnet. Sie ist eine akut auftretende Fazialisparese, der ein am selben Tag beginnender, ziehender Schmerz im Ohr und in dessen Umgebung vorausgeht. Ansonsten verläuft die Erkrankung schmerzlos; die Patienten beschreiben lediglich öfter, daß sie ein Gefühl der „Steifheit" oder „Taubheit" im Gesicht haben. Es ist aber wichtig, sich durch Untersuchung zu vergewissern, daß nicht wirklich ein Sensibilitätsausfall vorliegt; ein solcher wäre mit der Diagnose unvereinbar. Die Lähmung ist bei Beginn meist total, jedoch kann sich der Zustand so rasch bessern, daß sie zu dem Zeitpunkt, an dem der Arzt den Patienten zum erstenmal sieht, als eine inkomplette Lähmung erscheint. Die Prognose ist sehr gut; bei etwa 80% der Patienten erfolgt komplikationslose Rückbildung der Störung in 2–6 Wochen.

Der günstige Verlauf kann unterstützt werden durch eine 10tägige Steroidbehandlung. Die Hauptindikation für diese Behandlung ist das Vorliegen einer totalen Lähmung, insbesondere, wenn auch die Geschmacksempfindung beeinträchtigt ist, was auf eine schwere Schädigung des Nervs hindeutet. Ätiologisch wird an eine Virusinfektion gedacht, und es wird vermutet, daß der durch diese Infektion geschwollene Nerv eine Druckschädigung im Canalis facialis erleidet. Die einzigen sonst evtl. zugrundeliegenden Erkrankungen sind ein Diabetes mellitus und eine Hypertonie. Bei beiden kann das Symptomenbild der Bellschen Lähmung auftreten. Zu den selteneren ursächlichen Erkrankungen gehören die Sarkoidose und das Melkersson-Syndrom. Bei letzterem ist mit der Lähmung ein Ödem des Gesichts und eine Lingua plicata verbunden. Bei beiden Krankheiten können wiederholte Lähmungsattakken vorkommen.

Der häufigste und bedauerlichste Fehler ist, dem Patienten zu sagen, die Bell-Lähmung sei so etwas wie ein „kleiner Schlaganfall" (ein „Schlägelchen"). Das ist sie nicht! Dieser Terminus mit all seinen Implikationen sollte niemals im Zusammenhang mit dieser benignen Erscheinung verwendet werden.

2. Ramsay-Hunt-Syndrom (Herpes zoster des N. facialis). Bei diesem Vorkommnis handelt es sich um eine Schädigung des VII. Hirnnervs durch das Herpesvirus. Es ergibt sich ein besonderes klinisches Bild. Der Fazialisschwäche können sehr schwere Schmerzen im Ohr vorausgehen, 24–36 h vor Auftreten des Bläschenausschlags, der sich dann in dem äußeren Gehörgang und seiner Umgebung sowie über dem Mastoid ausbildet. Andere Hirnnerven können in den Prozeß involviert sein, besonders der V. Hirnnerv mit Sensibilitätsausfällen im Gesicht oder Taubheitsgefühl im Gaumenbereich durch Beteiligung des IX. Hirnnervs. Eine Wiederherstellung bis zu einem gewissen Grade tritt bei der Mehrzahl der Kanken ein; eine Restitutio ad integrum kommt nur bei 50% der Patienten vor.

3. Hemifazialer Spasmus. Bei diesem Zustand bestehen viele Ähnlichkeiten zur Trigeminusneuralgie und tatsächlich können auch beide Krankheitszustände zusammen vorkommen. Beide werden öfters durch kleinere anatomische Variationen der Blutgefäße verursacht; diese Gefäße können innerhalb der Schädelhöhle den Nerv, über dem sie liegen, möglicherweise in einen Reizzustand versetzen. Beim hemifazialen Spasmus handelt es sich um kontinuierlich zuckende Bewegungen, die meist am stärksten im Umkreis des Auges und des Mundes ausgeprägt sind. Die Störung bringt keine Schmerzen mit sich, belästigt den Patienten aber und bringt ihn in Verlegenheit. Immer sollte bei derartigen Fällen an die Möglichkeit gedacht werden, daß diesem Spasmus eine besondere Läsion zugrundeliegen könnte, doch ist, wie beim „Tic douloureux", die Zahl der Patienten klein, bei denen sich ein verursachender Herdprozeß auffinden läßt. Die Störung kommt bei beiden Geschlechtern und in jedem Alter vor, sie findet sich aber gewöhnlich häufiger bei älteren Personen. Tumoren im Kleinhirnbrückenwinkel, Basilararterienaneurysmen und meningitische Prozesse an der Hirnbasis können einen solchen Krankheitszustand verursachen, meist wird aber keine exakt bestimmbare Ursache herausgefunden.

Der achte Hirnnerv

Im VIII. Hirnnerv werden Informationen geleitet, die von zwei hochspezialisierten Endorganen kommen, vom vestibulären Apparat und dem Corti-Organ. Beide liegen tief im Os temporale. Sie sind umgeben von Perilymphe, die im Grunde dem Liquor cerebro-spinalis gleicht und in kontinuierlicher Verbindung zum Subarachnoidealraum steht. Eine hochspezialisierte Flüssigkeit mit hohem Eiweißgehalt (Endolymphe) füllt die Bogengänge und die Scala media der Cochlea aus.

Der Vestibularapparat (Vorhofbogengangapparat)

(Abb. 6.7. und 6.8.)

1. Die Bogengänge. Die Bogengänge sind drei feine Röhren, deren Anordnung aus Abb. 6.7. ersichtlich ist. Zu beachten ist, daß der laterale Gang *nicht* horizontal liegt, sondern kranialwärts um 30° abgewinkelt ist. Die sechs Gänge arbeiten als drei einander entsprechende Paare in drei Ebenen, wie aus Abb. 6.7. zu ersehen ist. Das Ende jeden Ganges steht mit dem Utriculus in Verbindung, und an diesen Verbindungsstellen befindet sich an den Gangenden eine Aufweitung, die Ampulle. In dieser liegen die Cupula und die Haarzellen. Die Zellen sind in der Weise polarisiert, daß sie auf Bewegung in einer Richtung nur durch die Stellung *eines* Kinoziliums auf jeder Haarzelle ansprechen. Im lateralen Bogengang wird die Cupula durch zum Utriculus hin gerichtete Bewegung stimuliert. Die vertikal gelagerten Gänge werden durch entgegengesetzt gerichtete Bewegung stimuliert.

Die Aktivität in den Gängen wird weitergeleitet zum Nucleus vestibularis der gleichen Seite im Hirnstamm und von dort aus weiter zu den Augenmuskelkernen, wie in Kap. 7 besprochen wird. Das gewünschte Endergebnis ist, daß bei jedweder Kopfhaltung die Augen geradeaus blicken.

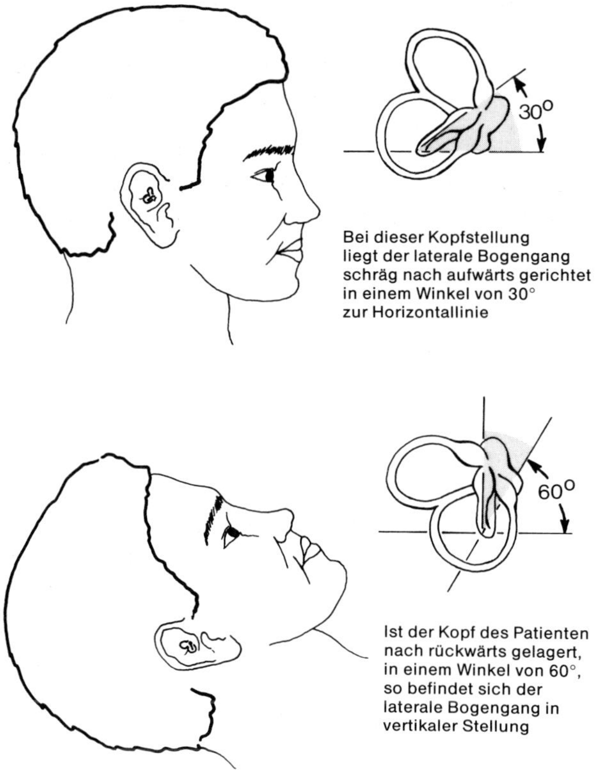

Abb. 6.7. Lage der Bogengänge bei aufrechter Kopfhaltung

2. Die Statolithenorgane.
Der utrikuläre Mechanismus. Das Statolithenorgan im Utriculus spricht auf Kopfneigung an. Es hat die Form einer flachen, am anterioren Ende nach oben abgewinkelten Platte und ist mit Haaren bedeckt, die auf die Beugung hin polarisiert sind. Die Empfindung des Kopfneigens wird durch Änderung des Druckes vermittelt, den (infolge von Graviditätseinflüssen) die Kalziumkarbonatkristalle (Otolithen) auf die Haare der Sinneszellen, die Kinozilien, ausüben.

Der sacculäre Mechanismus. Das Sacculusorgan vermittelt die Empfindung für beschleunigte Abwinklung des Kopfes. Es hat die Form eines Schildes mit einem zentralen nach vorn verlaufenden Grat. Vorwärtsbewegung zwingt die Kristalle zum Abwärtsgleiten auf beiden Seiten des Schildes proportional zur Geschwindigkeit der Abwinklung des Schildes und der Winkelgröße.

Vestibuläre Funktionsprüfungen

1. Gang und Haltung. Patienten mit einseitigem vestibulärem Funktionsausfall schwanken oder fallen

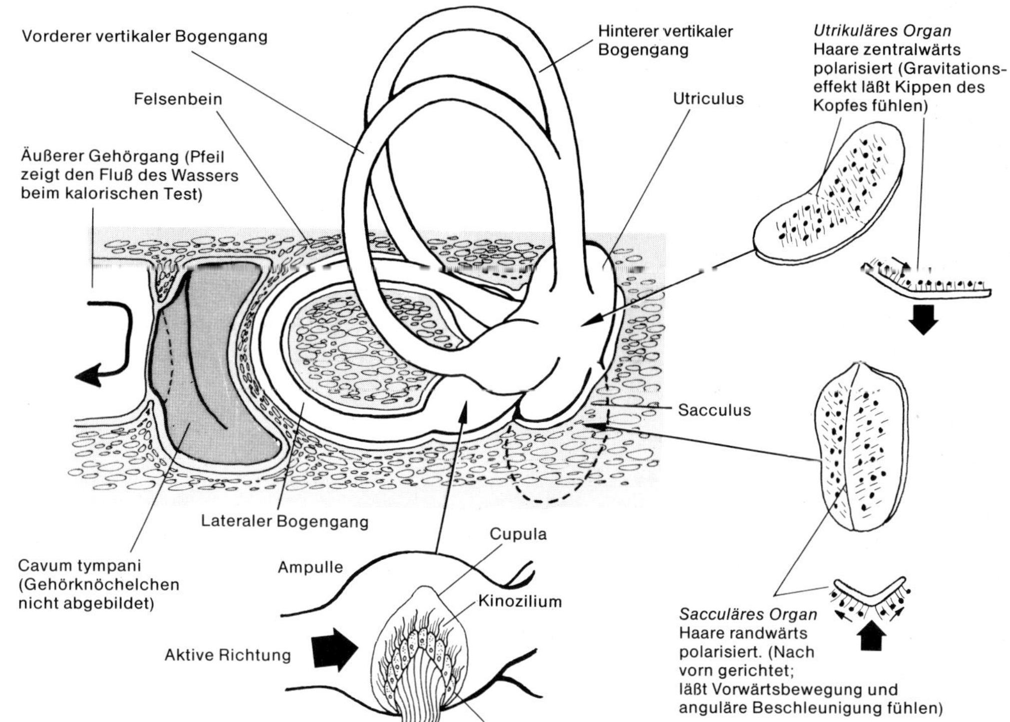

Abb. 6.8. Schematisches Diagramm des rechten Vestibularapparates

in Richtung der betroffenen Seite. Dasselbe gilt für Kleinhirnerkrankung, so daß die topologische Diagnose aufgrund anderer Zeichen gesichert werden muß. Der Romberg-Test ist für vestibuläre Funktionsstörungen *kein* spezifischer Test.

2. Nystagmus. Nystagmus ist in Kap. 7 im einzelnen besprochen.

3. Die kalorische Prüfung. Dies ist eine sehr nützliche vestibuläre Funktionsprüfung. Im Idealfall sollte der Test in standardisierter Form bei thermostatisch kontrollierter Temperatur des Wassers durchgeführt werden. Er gründet sich darauf, daß die Cupula durch Konvektionsströme deflektiert werden kann, die in den Bogengängen bei Erwärmung oder Abkühlung entstehen. Die lateralen Gänge sind leicht stimulierbar, indem man heiße oder kalte Flüssigkeit durch den äußeren Gehörgang leitet. Ein weiterer Vorteil ist, daß der Kopf des Patienten stillgehalten werden kann, so daß sich der resultierende Nystagmus leichter beobachten läßt.

a) Der Patient sitzt auf einer Couch mit um 60° zurückgeneigtem Kopf. In dieser Stellung haben die lateralen Bogengänge eine vertikale Position. Man wählt diese Stellung, weil es leichter ist, Konvektionsströme in einer vertikalen Flüssigkeitssäule hervorzurufen. Bei perforiertem Trommelfell darf der Test nicht vorgenommen werden.

b) Jedes Ohr wird nacheinander mit Wasser von 30° C und 40° C gespült. Die Temperatur wird mit einem Thermostat in gleichbleibender Höhe gehalten. Der Gehörgang wird beim Standardtest jeweils mit 250 ml Wasser 40 s lang durchgespült. Zwischen den vier Einzeluntersuchungen liegt jeweils eine Pause von einigen Minuten.

c) Während der Wasserspülung blickt der Patient geradeaus auf einen Punkt. Dabei tritt Schwindelgefühl und leicht zu beobachtender Nystagmus auf, denn die Gänge werden stimuliert oder inhibiert, und die Augen werden nach den beiden Seiten gedrückt oder gezogen. Die Dauer des Nystagmus wird notiert. Normaldauer: 2 min ± 15 s.

Erklärung der Ergebnisse (Abb. 6.9.)

a) Kaltes Wasser kühlt den Scheitel des Ganges, und die Flüssigkeit fließt vom Utriculus weg zur gekühlten Stelle. Die Cupula wird inhibiert.

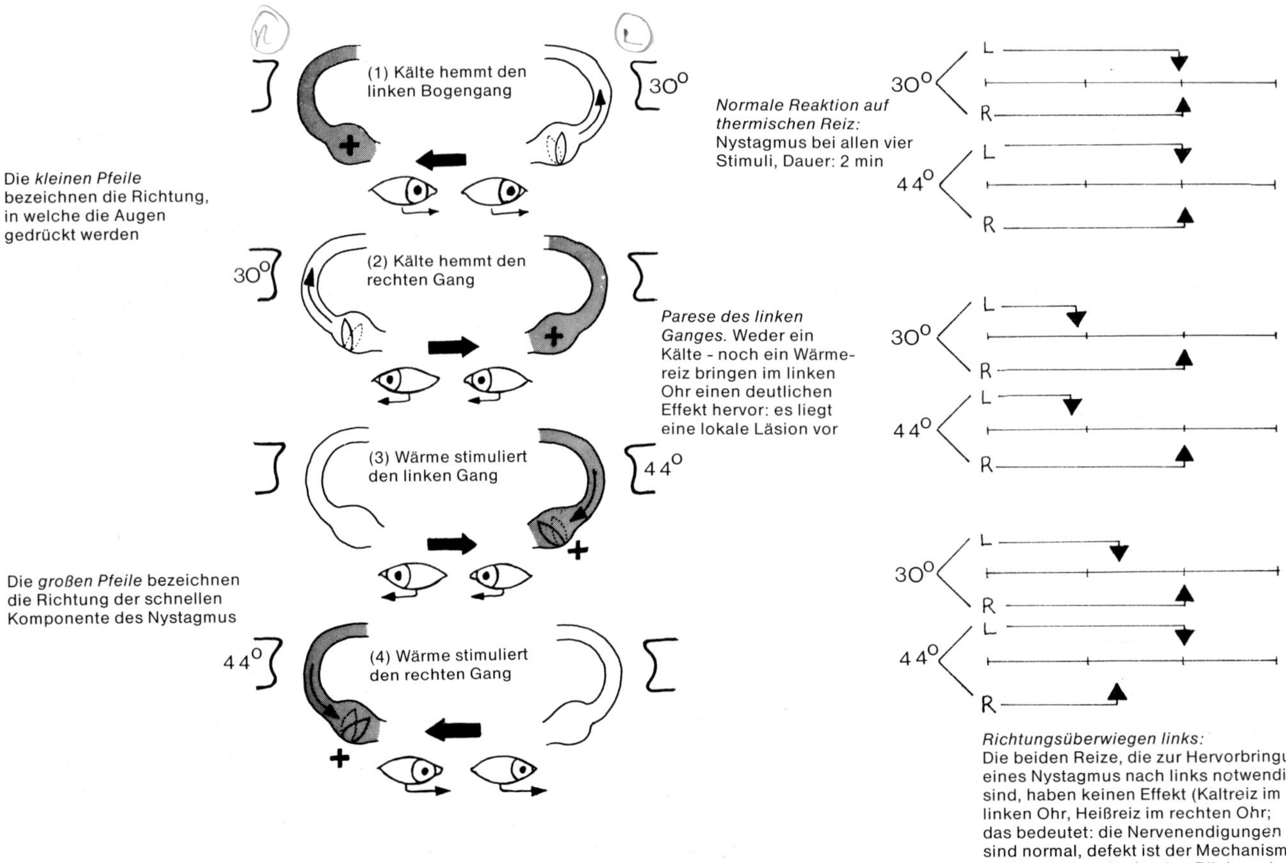

Abb. 6.9. Diagramm zur Illustration des Mechanismus des kalorischen Tests

b) Heißes Wasser erwärmt den Scheitel des Ganges und setzt einen Konvektionsstrom in Richtung auf den Utriculus in Gang. Dieser stimuliert die Cupula.

c) Daraus, daß Aktivität in einem Bogengang die Augen dazu veranlaßt, nach der Gegenseite zu blikken, folgt, daß kaltes Wasser die Balance stört, und der normale Bogengang drückt die Augen in Richtung auf den kalten Stimulus. Gegenteilig aktiviert heißes Wasser den Bogengang und drückt die Augen fort von dem stimulierten Ohr.

Die beiden Anomalien, die beobachtet werden können, werden Bogengangparese und Richtungsüberwiegen genannt.

Bogengangparese. Bei Schädigung der Bogengänge oder des Hirnnervs VIII ergibt sich eine inkomplette oder fehlende Reaktion auf heißes oder kaltes Wasser.

Richtungsüberwiegen. Die zentralen Verbindungen des Nervus vestibularis sind so beschaffen, daß kaltes Wasser an einem Ohr den gleichen Effekt hat wie heißes Wasser am anderen Ohr. Stellt man fest, daß ein Nystagmus auf einer Seite nicht hervorgerufen werden kann, so zeigt das an, daß der Nucleus vestibularis der zugehörigen Seite defekt ist. Das bezeichnet man als direktionale Präponderanz (Richtungsüberwiegen).

Es gibt einige Situationen, bei denen Bogengangparese und Richtungspräponderanz kombiniert vorhanden sein können. Oft kommt das vor, wenn ein Akustikustumor oder eine andere Läsion in der hinteren Schädelgrube den Hirnstamm verlagert.

4. Lagenystagmus. Ist das Hauptsymptom des Patienten ein Schwindel, der nur bei einer bestimmten Stellung des Kopfes auftritt, so ist ein Lagetest notwendig.

Der Untersucher nimmt den Kopf des Patienten zwischen seine Hände, während der Patient auf der Couch sitzt, mit dem Rücken einem Ende der Couch zugewandt. Der Patient wird nun rasch bei gleichzeitiger Drehung des Kopfes nach rechts oder links herunter gelassen, und zwar so weit, daß sich der Kopf schließlich über das Ende der Couch hinaus unterhalb der Horizontallage befindet. Wenn der affizierte vestibuläre Apparat dabei auf der Unterseite dieser Lage ist, so tritt akuter Schwindel und lebhafter Nystagmus auf. Zwei Typen der Reaktion kommen vor:

a) Der Nystagmus tritt mit einer Verzögerung von 10–15 s ein, dauert etwa 50 s und ist zum unteren Ohr gerichtet. Bei Wiederholung des Tests ist die Reaktion weniger dramatisch oder fehlt sogar. Das ist der benigne Typ.

b) Der zentrale Typ liegt vor, wenn der Nystagmus sofort einsetzt, während der Dauer der Kopftieflage anhält oder in die entgegengesetzte Richtung geht. Die wiederholte Testung ergibt eine Wiederholung der Reaktionen. Bei diesem Reaktionstyp hat der Patient mit großer Wahrscheinlichkeit einen Tumor in der hinteren Schädelgrube.

Kompliziertere vestibuläre Tests einschließlich Elektronystagmographie sollen nicht im Detail besprochen werden. Ihr Hauptvorteil ist der, daß die Befunde bei geschlossenen Augen elektrisch registriert werden können, wobei die optischen Fixationsreflexe ausgeschaltet sind. Diese Reflexe sind stark genug, um einen peripheren vestibulären Nystagmus zu unterdrücken, haben aber keine Wirkung auf den Nystagmus, der auf Schädigung zentraler Bahnen oder Kleinhirnschädigung beruht. So läßt sich in der Differentialdiagnose eine Unterscheidung treffen, die aufgrund einfacher klinischer Untersuchung nicht möglich wäre.

Der auditorische Apparat (Abb. 6.10.)

Das Corti-Organ hat eine ähnliche Grundstruktur; es besteht aus einer spiraligen Röhre, in der die als Rezeptoren fungierenden Haarzellen angeordnet sind. Das Lumen der Röhre ist durch zwei mittelständige Membranen in drei Gänge geteilt, und zwar durch eine Dach- oder Deckmembran (Membrana tectoria, Reissner-Membran) und eine straff gespannte Basilarmembran. Der zwischen beiden befindliche geschlossene Raum, der Schneckengang, enthält die Endolymphe, die beiden Seitengänge (Vorhofgang und Paukengang) enthalten Perilymphe. Die Rezeptorzellen liegen auf einem sich aus der Basilarmembran erhebenden Stützgewebe. Die Haarfortsätze sind in eine dünne, das Corti-Organ überdachende Membran, die Deckmembran, eingebettet. Vibriert die Basilarmembran in Beantwortung einer Tonwelle, so übt die Deckmembran einen scherenden Effekt auf die Haare aus. An der Schnekkenspitze beträgt der Durchmesser der Membran 0,5 mm, an der Basis 0,04 mm, jeweils den tiefen bzw. hohen Tönen angemessen. Die Druckwelle wird durch die Perilymphe mittels eines pumpenartigen Effektes des Steigbügels im ovalen Fenster fortgeleitet, und die Stoßwelle läuft weiter bis zum runden Fenster, wo die Energie zerstreut wird.

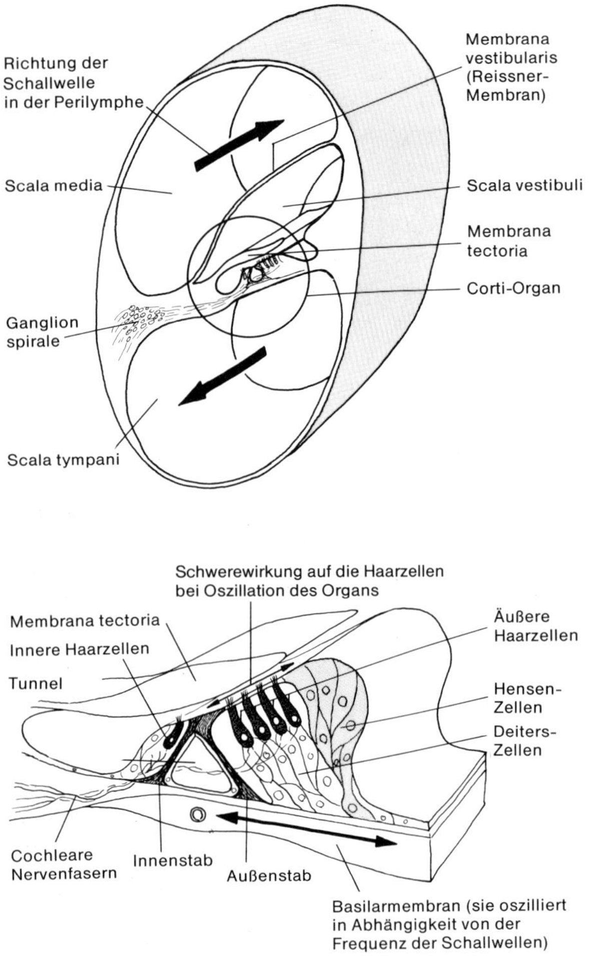

Abb. 6.10. Schnitt durch einen Teil der Schneckenspirale

Folgende Gehörprüfungen können am Krankenbett vorgenommen werden:

a) Es wird eine Uhr vor das Ohr gehalten und die Entfernung gemessen, bis zu der das Ticken der Uhr gerade noch gehört werden kann.

b) Wird Uhrticken überhaupt nicht gehört, so prüfe man das Wahrnehmen einer Flüsterstimme, zunächst in einer Entfernung von etwa 45 cm vom Ohr. Wird das Flüstern nicht gehört, verstärke man die Stimme allmählich, bis die Laute wahrgenommen werden. Wichtig ist dabei, daß das kontralaterale Ohr mit einem Finger verschlossen wird.

c) Die Stimmgabelprüfung ist eine Hilfe zur Unterscheidung zwischen Hörverlust aufgrund einer Mittelohrschädigung (Schalleitungsschwerhörigkeit) und einer Schädigung des Nervus VIII (Schallempfindungsschwerhörigkeit).

Der Rinne-Versuch. Eine a^1-Stimmgabel wird auf das Mastoid aufgesetzt. Sobald der Patient sie nicht mehr hört, wird sie (ohne erneut angeschlagen worden zu sein) vor den äußeren Gehörgang gehalten. Von einem normalen Ohr wird sie dann noch gehört werden. Der Befund wird dokumentiert als: Luftleitung > Knochenleitung = Rinne positiv. Bei Empfindungsschwerhörigkeit bleibt der Rinne positiv, bei Schalleitungsschwerhörigkeit ist er negativ; bei dieser ist die Luftleitung des Schalls verkürzt oder aufgehoben, denn diese hängt von intakten Gehörknöchelchen ab.

Der Weber-Versuch. Wird die Stimmgabel dann auf den Scheitel gesetzt, so sollte sie bei normalem Gehör in beiden Ohren gleich gut gehört werden. Bei Schallempfindungsschwerhörigkeit wird sie in dem betroffenen Ohr nicht gehört. Bei Schalleitungsschwerhörigkeit wird sie in beiden Ohren gleich gut gehört, da die Gehörknöchelchen umgangen werden.

Elektrophysiologische Hörprüfungen

Die klassische Audiometrie beinhaltet die Reintonaudiometrie, die Sprachaudiometrie und die Tonschwundmessung. Diese Tests erfordern eine erhebliche Fertigkeit bzw. Schulung des Untersuchers und ausreichende Mitarbeit des Patienten; bei jüngeren Kindern sind sie nicht leicht durchzuführen. Sie wären ein Kapitel für sich, und rechtes Verständnis dafür erwirbt man nur durch eigene Beobachtung bei der praktischen Durchführung. Reine Töne bekannter Frequenz und Intensität oder Serien von Wörtern werden dem Patienten durch Kopfhörer zugeleitet. Die positive oder korrekte Antwort wird auf speziellen Vordrucken registriert. Unterschiede zwischen Schalleitungsschwerhörigkeit und Schallempfindungsschwerhörigkeit können so erkannt werden. Neuere Fortschritte auf diesem Gebiet haben es ermöglicht, daß man heute nicht nur das Hören prüfen, sondern auch die neurale Aktivität in der Schnecke, den Hörnerven und den Hirnstammbahnen untersuchen kann.

Akustikus- oder Stapediusreflextestung wird mittels einer in den Meatus acusticus externus eingebrachten, luftdicht abschließenden Untersuchungssonde durchgeführt, durch die Geräusche zugeführt, Drucke im Meatus acusticus gemessen und kontrolliert sowie Bewegungen des Trommelfells registriert werden können. Die Steifung der Membran bei Auftreffen des Schalls wird erfaßt, wobei eine Kooperation des Patienten nicht erforderlich ist.

Die Elektrocochleographie (Ecog) wird durchgeführt, indem man eine lange Nadelelektrode durch das Trommelfell einlegt. In der Schnecke selbst, im Hörnerv und im Hirnstamm entstehende kleine Potentiale können mit Standardtechniken entdeckt und untersucht werden. Von besonderem Interesse für Neurologen ist die Möglichkeit, einen Strom von Potentialen im Hirnstamm zu registrieren, der durch einen Gehörstimulus hervorgerufen wird. Durch eine am Mastoid angelegte Elektrode wird eine Serie von fünf Potentialen erfaßt, und dadurch kann man Informationen über die Hirnstammfunktion erhalten. Die Methode verspricht bei der Beurteilung von Krankheiten von Wert zu sein, die den Hirnstamm affizieren können, wie z. B. die multiple Sklerose.

Klinische Störungen des achten Hirnnervs und seiner Verbindungen

Die allmählich sich entwickelnde Schwerhörigkeit bis Taubheit und, als spätes Symptom, Vertigo bei Kleinhirnbrückenwinkelläsionen sind bereits hervorgehoben worden. Nur akute Störungen des VIII. Hirnnervs rufen ein bedrohliches Auftreten von Symptomen wie Tinnitus, akute Taubheit oder Vertigo hervor. Die häufigste Ursache von Tinnitus ist wahrscheinlich das rasch-rauschende puls-synchrone Geräusch, das bei älteren, arteriopathischen Patienten vorkommt und sie manchmal zum Selbstmord treibt. Vertigo ist ebenfalls ein sehr häufiges und quälendes Symptom. Das Allerwichtigste dabei ist, sicherzustellen, daß es sich wirklich um Schwindel handelt. Immer wieder gebrauchen Patienten bei der Beschreibung Ausdrücke wie „taumelig" oder „wirbelig", und es wird dann nur zu oft kritiklos angenommen, daß wirklich eine Vertigo vorliegt. Bei näherer Befragung kann herauskommen, daß sich der Patient „benommen" oder „kopflos", „benebelt" oder „weggetreten" fühlt, *nicht* aber das für Schwindel charakteristische Gefühl des Sich-Drehens oder ein Kreiselgefühl hat. Hat man erst diese nicht-vertiginösen Patienten ausgesondert, so sind nur noch Störungen in relativ kleiner Zahl in Betracht zu ziehen, die meist eine relativ charakteristische Vorgeschichte aufweisen. Die Mehrzahl der Patienten der „non-Vertigo"-Gruppe leidet an einem Angst- oder einem Hyperventilationssyndrom. Diese Syndrome sind ausführlich in Kap. 22 besprochen.

Höchst wichtig ist die Anamnese bei Patienten mit Vertigo. Es sind zu erkunden: die Art des Gefühls, die Umstände des Auftretens, die Begleitsymptome, die Dauer und die Frequenz der Attacken.

Die Hauptursachen von Vertigo sind:

1. Benigner Lageschwindel
2. Vestibuläre Neuritis
3. Ménière-Krankheit
4. Migräne
5. Multiple Sklerose
6. Drogen, einschließlich Alkohol
7. Anfallsweise auftretende Hirnstammischämie
8. Temporallappenepilepsie

Benigner Lageschwindel

Dieser Zustand kommt vor allem im mittleren Lebensalter vor. Er kann Folge einer Infektion der oberen Luftwege oder eines leichten Kopftraumas sein. Meist läßt sich keine Ursache finden.

Sehr auffallend ist die Vorgeschichte. Der Patient erleidet einen plötzlichen Schwindelanfall beim Zurücklegen des Kopfes auf das Kopfkissen um zu schlafen, oder während des Erwachens am Morgen. Attacken während des Tages sind ungewöhnlich. Nach Auftreten und Ende des Anfalls – gewöhnlich spätestens nach 50 s – kann sich der Patient ohne einen Rückfall umherbewegen. Gewöhnlich verschwinden die Anfälle innerhalb von Wochen oder Monaten. Lagetestungen, wie bereits beschrieben, sollten durchgeführt werden, und man sollte sorgfältig versuchen, die benigne Form des Lageschwindels von dem Typ zu unterscheiden, der ein Indiz für einen Tumor in der hinteren Schädelgrube ist.

Neuronitis vestibularis

Dies ist eine häufige, gelegentlich epidemisch vorkommende Störung, die auf eine Virusinfektion des Scarpa-Ganglions (Ganglion vestibulare) oder des vestibulären Systems des Hirnstamms zurückgeführt wird. Sie beginnt abrupt mit schwerer Ataxie und Vertigo, oft auch mit starkem Erbrechen. Der Patient, der sich in keiner Körperlage wirklich wohl fühlt, liegt vorzugsweise bewegungslos auf dem Rükken. Die Erholungszeit kann sich über mehrere Wochen hinziehen, in denen das sehr hinderliche, wenn auch nachlassende Schwindelgefühl noch andauert.

Ménière-Krankheit

Obwohl sie oft als Verdachtsdiagnose in Erscheinung tritt, ist diese Krankheit älterer Menschen recht selten. Ménière-Anfälle beginnen gewöhnlich plötzlich. Voraus geht ein Gefühl starker Füllung oder des Berstens des Kopfes, gefolgt von einem brüllenden oder zischenden Ohrgeräusch, das im späteren Verlauf der Attacke wieder verschwindet bei gleichzeitigem Gehörverlust in diesem Ohr. Von Anfang an ist intensiver Schwindel vorhanden. Die Störung der Otolithen steht ganz im Vordergrund; es kann sein, daß der Patient unfähig ist zu stehen, oder er kann das Gefühl haben, er schlage einen Purzelbaum rückwärts. Die Anfälle können bis zu 24 h dauern und den Patienten in einem Zustand völliger Erschöpfung zurücklassen. Schlüssel zur Diagnose sind die begleitenden auditorischen Symptome.

Migräne

Zu den üblichen Vorkommnissen bei Migräne gehören Nausea und Schwindel, und sie quälen viele Patienten mehr als der Kopfschmerz! Ist erst der charakteristische Kopfschmerz (s. Kap. 20) eingetreten, so sollte die Diagnose kaum noch zweifelhaft bleiben. Diagnostische Schwierigkeiten können entstehen, wenn anstelle von Kopfschmerzen vestibuläre Symptome vorhanden sind. Bei Patienten mit ungeklärten Anfällen von Schwindel und Erbrechen ist es in jedem Fall geboten, die Vorgeschichte in bezug auf Kopfschmerzen eingehend zu prüfen.

Multiple Sklerose

Als Ursache akuter Schwindelattacken kommt auch die multiple Sklerose in Betracht; in einschlägigen Fällen haben die Patienten meist zusätzlich zum Kopfschmerz noch andere, auf disseminierte Hirnstammherde hinweisende Symptome wie eine Diplopie, ein Taubheitsgefühl im Gesicht, Schwäche oder Ataxie einer Extremität oder Dysarthrie. Bei einfachen Störungen des Vestibularapparates findet sich keines dieser zusätzlichen Symptome. Darüber hinaus können bei multipler Sklerose auch die in den Hirnstamm eintretenden cochlearen Fasern geschädigt werden, mit dem Ergebnis einer einseitigen Schwerhörigkeit oder Taubheit. Diese Kombination von Krankheitszeichen kann diagnostisch in die Irre führen und den Verdacht auf Ménière-Krankheit aufkommen lassen. Das Andauern des Anfalls über einen Zeitraum länger als 2–3 Wochen – und das Alter des Patienten – schließen gewöhnlich eine Ménière-Krankheit aus.

Drogen/Arzneimittel

Zahlreiche Drogen und Alkohol können, als Nebenwirkung, Schwindel hervorrufen. Zu den Medikamenten gehören alle Antikonvulsiva, viele Sedativa, Carbamazepin (Tegretal), einige Antibiotika, Chloroquin, Methysergid-bimaleinat (Deseril) und Aspirin, welches auch Tinnitus verursachen kann. Eine sorgfältige Anamnese hinsichtlich der eingenommenen Arzneimittel und deren Dosierung sollte zur Routinebefragung eines jeden über Schwindel klagenden Patienten gehören.

Vaskuläre Schädigungen des Hirnstammes

Zwar ist Schwindel das einzige und häufigste Symptom vaskulärer Hirnstammschädigung, doch folgt daraus nicht, daß dieses Symptom bei Patienten fortgeschrittenen Alters immer auf Ischämie im Versorgungsgebiet der Arteria vertebralis beruht. Wie im Falle eines Verdachts auf multiple Sklerose sollte sorgfältig auch nach *anderen* Symptomen von Hirnstammerkrankungen gefragt werden. Es ist unklug, diese Diagnose kritiklos zu akzeptieren. Bei älteren Patienten, die kurzdauernde Schwindelanfälle an heißen Tagen haben, oder denen im Badezimmer bei plötzlichem Aufstehen in der Badewanne schwindlig zumute wird, wird viel zu häufig an Hirnstammschäden vaskulärer Genese gedacht.

Temporallappenepilepsie (psychomotorische Anfälle)

Bei Temporallappenepilepsie kommt gelegentlich Schwindel vor, und zwar meist als Teil der Aura eines Anfalles. Der weitere Verlauf der Geschehnisse zeigt dann, daß der Schwindel ein Bestandteil des epileptischen Anfalls war. Verantwortlich sind gewöhnlich Entladungen, die vom posterioren Temporallappenbezirk ausgehen (s. auch Kap. 10 und 22).

Foramen-jugulare-Syndrome

Es ist schwer, das Foramen jugulare zeichnerisch darzustellen und zu verstehen. Der IX., X. und XI. Hirnnerv treten in den inneren Teil des Foramens ein, auf der medialen Seite des Sinus sigmoideus liegend. Das Foramen zeigt unter dem Felsenbein eine Abwinkelung nach vorn und lateralwärts. Dort ist das Felsenbein durch eine leichte Erweiterung des Sinus

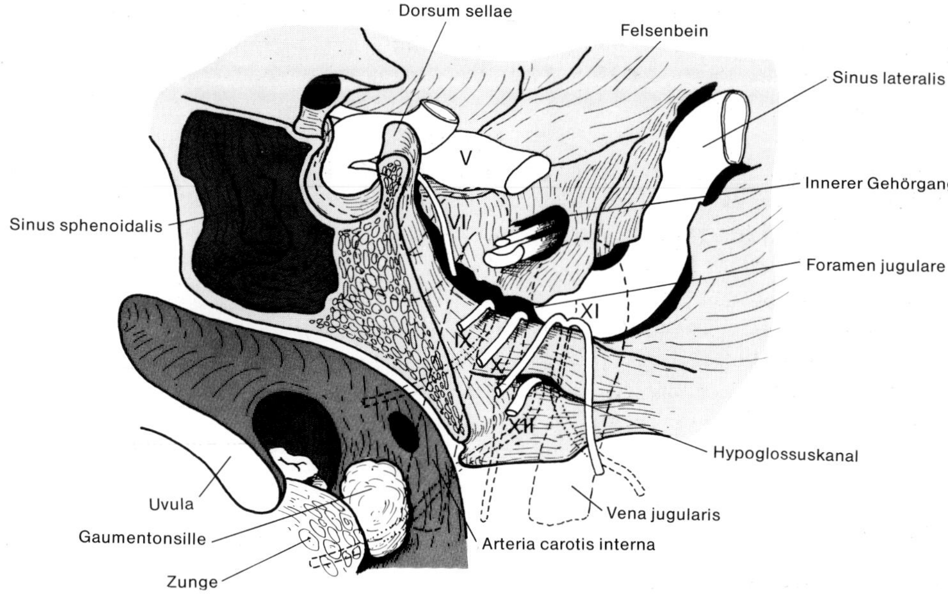

Abb. 6.11. Das Foramen jugulare – Diagramm eines Sagittalschnitts

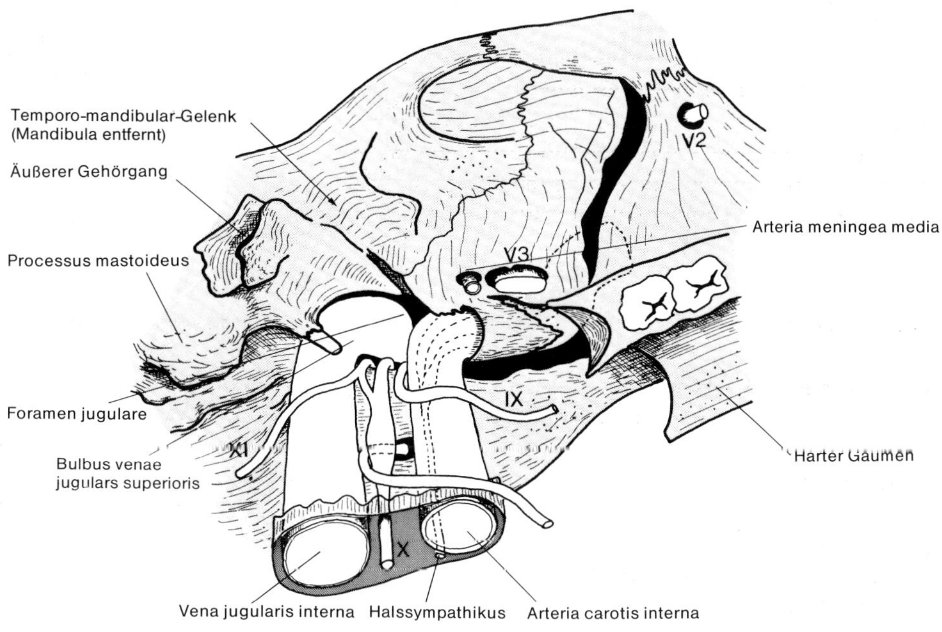

Abb. 6.12. Das Foramen jugulare – Diagramm: Ansicht von unten

sigmoideus an der Stelle ausgebuchtet, an der dieser Sinus sich abwärts wendet und zum Bulbus jugularis wird. Vor diesem treten die drei Hirnnerven aus dem Foramen aus und liegen zwischen ihm und der A. carotis, die direkt davor in den Canalis caroticus eintritt. Zu beachten sind zwei weitere Strukturen: a) Der XII. Hirnnerv (Hypoglossus), der den Schädel durch den anterioren Canalis condyloideus verläßt und dann extrakraniell in nahe Verbindung zu den drei anderen Nerven tritt; b) Der zervikale Sympathikus, der auf der Arteria carotis in dieses Areal aufsteigt, jedoch nicht durch das Foramen aus dem Schädel heraustritt. Hieraus folgt, daß wenn der Halssympathikus an einem Foramen-jugularis-Syndrom mitbeteiligt ist, die Läsion außerhalb des knöchernen Schädels liegen muß (dieser Punkt wird später ausführlich dargestellt; s. Abb. 6.11. und 6.12.).

Klinisches zu den vier letzten Hirnnerven

1. Der Nervus glossopharyngeus (IX)

Ein häufiger Irrtum ist die Verwendung des Ausdrucks: „Lähmung des IX. Hirnnervs". So etwas gibt es nicht. Vom praktischen Standpunkt aus gesehen ist der Nerv rein sensorisch. Der einzige von ihm versorgte Muskel ist der Musculus stylopharyngeus, dessen Funktion klinisch nicht getestet werden kann. Der Irrtum beruht auf einer sehr weit verbreiteten Fehlauffassung, nämlich: daß der IX. Hirnnerv für die Motorik des Gaumes zuständig sei. Bei der Prüfung des Würgreflexes (Berührung des weichen Gaumens) läuft die Leitung des Stimulus durch den N. IX, aber die resultierende Bewegung des Gaumens wird durch den *N. X* bewirkt. Für die genaue Diagnostik ist dieser Reflex nicht brauchbar. Die Berührungssensibilität sollte getestet werden durch zarte Berührung des weichen Gaumens beiderseits mit einem Stäbchen, und ferner, während der Patient dabei „Aah" sagt, durch Berührung der hinteren Pharynxwand beiderseits. Der Patient wird dann nach dem Unterschied der Empfindlichkeit auf beiden Seiten gefragt.

Bestehen irgendwelche Zweifel, so sollte das Schmerzgefühl in dieser Gegend mit einer langen Hutnadel geprüft werden. Diese Sensibilitätsprüfungen sind wichtig für alle klinischen Situationen, die in diesem Kapitel erörtert werden. Geschmacksprüfung über dem hinteren Zungendrittel ist für klinisch-diagnostische Zwecke ohne Wert.

2. Der Nervus vagus (X)

Der Vagus ist der motorische Nerv für den Gaumen und für die Stimmbänder. Eine Gaumenlähmung kann nasale Regurgitation der Nahrung und nasale Sprache verursachen. Die gelähmte Gaumenseite bewegt sich nicht und wird, wenn der Patient „Aah" sagt, zu der intakten Seite herübergezogen.

Die Lähmung eines Stimmbandes führt dazu, daß das betroffene Stimmband permanent schlaff in der Mittellinie liegt. Das Ergebnis ist Rauhigkeit der Stimme und ein Verlust an Stimmvolumen, ferner die Unfähigkeit, explosiv zu husten – sog. „Kuhhusten" (boviner Husten).

Zur Untersuchung des N. X sollte eine Prüfung der Gaumenbewegungen, der Stimme und der Fähigkeit des Patienten zum normalen Hustenstoß gehören.

3. Der Nervus accessorius (XI)

Der spinale N. accessorius ist der motorische Nerv für den M. sternocleidomastoides und den oberen Teil des Trapeziusmuskels. Die komplexe zentrale Kontrolle dieses Nervs ist in Kap. 11 besprochen. Praktisch gesehen ergibt eine Schädigung dieses Nervs einen Schwund und eine Schwäche des M. sternocleidomastoides und des oberen M. trapezius. Wie so viele Dinge in der Neurologie werden diese Zeichen leicht übersehen, wenn der Untersucher nicht gezielt an die Möglichkeit eines derartigen abnormen Befundes denkt und seine Aufmerksamkeit darauf richtet.

4. Der Nervus hypoglossus (XII)

Der XII. Hirnnerv ist der motorische Nerv für die Zunge. Der Zungenmuskel bewegt die Zunge nach beiden Seiten, aber auch nach oben und unten. Tatsächlich ist die Zunge ein Muskelstück, das Zugkraft gegen sich selbst betätigt.

Einseitige Schädigung der nervlichen Versorgung führt zu Gewebsschwund, Schwäche und Faszikulieren (flimmerndes Zittern) dieser Zungenhälfte. Die Muskelatrophie und die Faszikulation kann man am deutlichsten erkennen, wenn die Zunge am Mundboden liegt. Normale Zungen zeigen zuckende Bewegungen, wenn sie länger als einige Sekunden aus dem Munde hervorgestreckt werden – eine Quelle erheblicher Angst für Generationen von Medizinstudenten! Beim Versuch des Zungezeigens kann der Muskel der schwachen Seite dem Vorwärtsschub des Muskels der intakten Seite nicht standhalten, und das Ergebnis ist ein Abweichen der Zunge nach der schwachen Seite.

5. Der zervikale Sympathikus

Das Horner-Syndrom wurde im einzelnen in Kap. 2 besprochen.

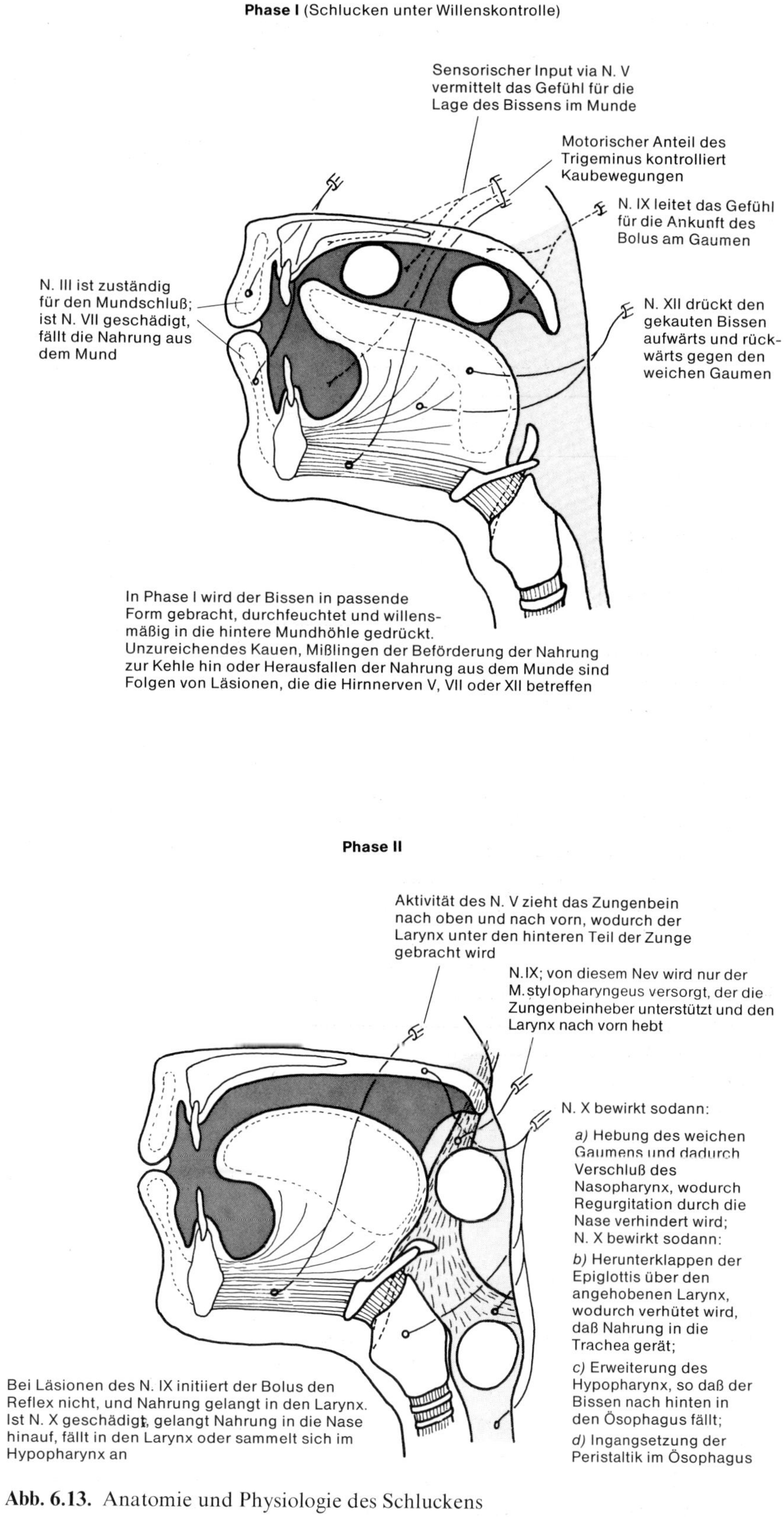

Abb. 6.13. Anatomie und Physiologie des Schluckens

6. Die Anatomie des Schluckens (Schlingens)

Verschiedene Hirnnerven sind beim Kauen, Schlukken, der Formung des Bissens (Bolusformung) und beim Schlingen beteiligt. Die Gesamtfolge der Abläufe ist Abb. 6.13. zu entnehmen.

Klinische Symptome bzw. Syndrome

Aufgrund der nachbarschaftlichen Lagerung der vier letzten Hirnnerven sind verschiedene Kombinationen von Nervenläsionen möglich, je nach Sitz der zugrundeliegenden Läsion.

Die sich darbietenden Symptome sind einander ähnlich, wie auch immer die Diagnose lauten mag. Es sind: Kraftverlust oder Rauhigkeit der Stimme, nasale Sprache, Schluckschwierigkeiten mit nasaler Regurgitation von Flüssigkeiten oder Aspiration von Nahrungspartikeln mit Erstickungsanfällen.

Die zufällige Beobachtung von Schwäche oder Atrophie der Musculi sternocleidomastoidei und/oder der Musculi trapezii oder der Zunge durch einen Zahnarzt kann zur Überweisung an einen Neurologen führen.

Sowohl der IX. als auch der X. Hirnnerv führen sensorische Leitungsfasern aus der Region des äußeren Gehörgangs und der hinter den Ohren liegenden Region. Eine Schädigung dieser Nerven im Bereich des Foramen jugulare kann sich ankündigen bzw. kundtun durch tiefe, bohrende Schmerzen in und am Ohr. Auch Kopfschmerzen können bei Schädigung dieser Nerven auftreten, da sie Schmerzfasern leiten, die aus der Dura der hinteren Schädelgrube stammen. Reizung dieser Nerven kann Schmerzen in der Okzipitalregion hervorrufen.

Gelegentlich zeigt sich ein Horner-Syndrom, das – wie in Kap. 2 bereits erwähnt – vom Patienten leicht übersehen werden kann.

Die Syndrome

1. Das Vernet-Syndrom (am Foramen jugulare)

Dieses Syndrom besteht aus einem Schaden an den drei Nerven, die durch das Foramen jugulare ziehen: N. IX, X und XI. Bei intrakraniellem Sitz der Läsion würde eher dieses beschränkte Syndrom entstehen; säße die Läsion extrakranial, so würden wahrscheinlich auch der XII. Hirnnerv und der Halssympathikus mit ergriffen sein.

2. Collet-Sicard-Syndrom (posteriores lacerokondyläres Areal)

Dieses Syndrom besteht aus einem Schaden an den letzten vier Hirnnerven. In Abb. 6.12. ist zu sehen, daß das Foramen mit seiner Öffnungsstelle am Schädel an das Foramen lacerum, welches dicht oberhalb des Condylus des Os occipitale liegt, angrenzt. In diesem Areal liegen die letzten vier Kranialnerven dicht beieinander. Dieses Syndrom könnte auch bei einer intrakraniellen Läsion vorkommen; das müßte dann aber eine Läsion sein, die so ausgedehnt ist, daß sie alle vier Nerven ergreift (s. Abb. 6.11.), und eine derartig ausgedehnte Läsion würde gewöhnlich den Hirnstamm beeinträchtigen und Symptome einer Schädigung der langen Bahnen hervorrufen.

3. Villaret-Syndrom (am hinteren retropharyngealen Raum)

Aus Abb. 6.12. wird der Leser ersehen, daß im vorderen Teil des Areals, das unmittelbar hinter dem Nasopharynx liegt, der vertikale N. sympathicus äußerst vulnerabel ist. Das Villaret-Syndrom besteht aus einer Schädigung der Hirnnerven IX, X, XI und XII und zusätzlich aus einem Horner-Syndrom.

Ursachen von Foramen-jugulare-Syndromen

Intrakranielle Läsionen

Jede Läsion, die das Kleinhirnbrückenwinkelsyndrom verursachen kann, kann sich auch nach unten ausbreiten und die letzten vier Hirnnerven in numerischer Reihenfolge involvieren. Die Diagnose ist leicht zu stellen, wenn die Hirnnerven V und VII mitbeteiligt sind, denn es gibt keine extrakraniell lokalisierte Läsion, bei der eine derartige Kombination zustande kommen könnte.

Intrakranielle, besonders in dieser Region vorkommende Tumoren sind Neurinome des IX., X. oder XII. Hirnnervs. Besonders oft kommen sie am N. XII vor, und zwar vornehmlich bei jüngeren Frauen. Häufig sitzen sie links – in einer Häufigkeitsrate von 9 : 1. Gründe dafür sind nicht bekannt. Meningeome und epidermoide Tumoren (Cholesteatome) können in diesem Bereich ebenfalls vorkommen. Sie neigen dazu, den Hirnstamm durch zerstörendes Hineinwachsen bzw. durch Druck zu beeinträchtigen. Dadurch verursachen sie Schädigungszeichen im Bereich der langen Bahnen, etwa eine leichte oder intermittierende Tetraparese.

Laterale Hirnstammläsionen sind ungewöhnlich, außer bei vaskulär bedingten Prozessen. Obgleich diese Syndrome auch ein Horner-Syndrom enthalten können, geben sie doch selten Anlaß zu diagnostischer Verwirrung, weil fast stets ein spinothalamischer Sensibilitätsausfall der gegenüberliegenden Körperseite nicht daran zweifeln läßt, daß in einem solchen Falle die Hirnnervenschädigung im Grunde auf einer Hirnstammerkrankung beruht (s. auch Kap. 11).

Läsionen im Foramen jugulare oder außerhalb des Schädels

Von den bisher besprochenen Läsionen können sowohl Meningeome als auch Neurofibrome sich durch das Foramen in Form einer Hantel ausdehnen, und sie kommen dann manchmal als eine tastbare Masse am Kieferwinkel zum Vorschein.

Ein Horner-Syndrom ist ein sicheres Zeichen dafür, daß der es verursachende krankhafte Prozeß sich außerhalb des Schädels befindet, denn der zervikale N. sympathicus aszendiert in diese Gegend, tritt aber nicht durch das Foramen jugulare hindurch.

Man sollte am Kieferwinkel nach palpablen Resistenzen suchen, auch nach Lymphknotenvergrößerungen. Wichtig ist, dabei daran zu denken, daß sich normalerweise *etwas* Knochenhartes in dieser Gegend palpieren läßt, nämlich die Spitze des Querfortsatzes des Atlas!

Andere Ursachen

1. Polyneuritis cranialis. Das ist eine etwas zweifelhafte nosologische Entität; eigentlich ist es nur die Bezeichnung für multiple Hirnnervenlähmungen, für die keine Ursache auffindbar ist und die vollkommene Rückbildung zeigen können. Der Autor hat mehrere Fälle dieser Art bei alten Leuten gesehen, bei denen intensive Untersuchungen einschließlich nasopharyngealer Biopsien keine Aufklärung über die Ursachen der Störung erbrachten, und bei denen es unter Beobachtung zu vollkommener Wiederherstellung kam. Bei einigen der in der Literatur aufgeführten Fälle lag ein Diabetes mellitus oder eine Syphilis vor, und es mag sein, daß diese Nervenschädigungen eine Sonderart transitorischer Nervenlähmungen darstellen, ähnlich der, die man an den äußeren Augennerven antreffen kann. Ein für die Behandlung wichtiger Punkt ist, daß eine Bestrahlungstherapie selbst bei sehr großem Verdacht auf Karzinommetastasen nicht gerechtfertigt ist, es sei denn, man habe mit Sicherheit ein unaufhaltsames Fortschreiten des Prozesses feststellen können. Eine isolierte Hypoglossuslähmung mit Wiederherstellung der normalen Funktion innerhalb weniger Wochen kann vorkommen und könnte dieselben Ursachen haben wie die Bell-Fazialislähmung. In allen Fällen sollte die Beobachtung so lange fortgesetzt werden, bis eine weitgehende Besserung bzw. Heilung eingetreten ist.

2. Glomus- oder Karotiskörperchentumoren. Diese Tumoren entstehen im chemo-ektodermalen Gewebe, das normalerweise im Karotiskörper vorhanden ist, aber auch ektopisch im inneren Ohr und an den Hirnnerven IX und X vorkommt. Bei neoplastischen Veränderungen in diesem Gewebe kommt es zur Ausbildung stark vaskulierter, erosiv wachsender Tumoren, die das Felsenbein destruieren können und sich gelegentlich auch als vaskulärer Knochen im äußeren Gehörgang finden.

Bei entsprechender Lokalisation eines solchen Glomustumors kann auch ein Kleinhirnbrückenwinkelsyndrom zustande kommen, das mit einem internen und/oder externen Foramen-jugulare-Syndrom verbunden ist. Diese Tumoren kommen bei beiden Geschlechtern vor, am häufigsten in der 3. und 4. Lebensdekade.

3. Glossopharyngeusneuralgie. Diese sehr seltene Neuralgieform besteht aus anfallsweise auftretenden heftigen Schmerzen in der Kehle beim Schlucken von Flüssigkeit oder fester Nahrung. Der Schmerz ist unerträglich, er ähnelt dem Schmerz bei Tic douloureux. Bei einem mit dem Ziel der Durchtrennung des Nervs vorgenommenen explorativen Eingriff findet sich oft, daß aberrierende Gefäße über den Nerv herüberziehen, auch kann sich unerwartet ein dem Nerv anliegendes Cholesteatom oder ein Neurofibrom finden. Es ist stets angebracht, das Syndrom als ein potentiell symptomatisches anzusehen, d. h. ein Syndrom, das auf eine zugrundeliegende Herdläsion hinweist – so lange, bis sich durch den weiteren Verlauf oder bei chirurgischer Exploration die Diagnose sichern läßt.

Untersuchungen bei einem Foramen-jugulare-Syndrom

Hat man die kombinierte Nervenlähmung festgestellt, so ist der wichtigste weitere Schritt der, ein Horner-Syndrom und Anzeichen einer Hirnstammkompression (z. B. spastische Paraparese) auszuschließen. Ein Horner-Syndrom weist auf eine extrakranielle, Zeichen einer Hirnstammkompression weisen auf eine intrakranielle Läsion hin.

Liegt der Herd extrakraniell, so sind Blutuntersuchungen sowie Röntgenaufnahmen des Thorax und der Nasennebenhöhlen von besonderer Bedeutung. Zu den Routineuntersuchungen gehört auch die direkte Untersuchung des Nasopharynx und des Larynx. Schädelröntgenaufnahmen sind selten von Wert, es sollte jedoch auf alle Fälle ein sorgfältiger Schädelbasisröntgenbefund erhoben werden.

Liegt die Läsion intrakraniell, sind eine Luftenzephalographie oder eine Röntgenuntersuchung mit Kontrastmitteln (Myelographie) notwendig. Bei extrakranieller Lokalisation der Läsion kann eventuell ein Karotisangiogramm einen die obere Karotis verlagernden Prozeß zur Darstellung bringen.

Als Beispiel eines Jugularis-Syndroms wird der folgende Fall angeführt:

Fallbericht

Ein 76 Jahre alter Mann stellt sich mit folgender Vorgeschichte vor: Gewichtsabnahme, Schwellung am Kieferwinkel, Schluckbeschwerden (Dysphagie) und Rauhigkeit der Stimme. Die Untersuchung ergibt:

1. Harte, druckempfindliche Resistenz am Kieferwinkel.
2. Am linken Gaumen werden Berührung und Nadelstich nicht verspürt.
3. Gaumenbewegung links nur schwach. Es besteht „Kuhhusten" (boviner Husten).
4. Atrophie und Schwäche des linken M. sternocleidomastoides und Trapeziusmuskels.
5. Leichte Atrophie der Zunge links und Faszikulieren an dieser Zungenseite. Beim Herausstrecken weicht die Zunge nach links ab.
6. Linksseitiges Horner-Syndrom.

In diesem Fall ließ sich aus der palpablen Resistenz und dem Horner-Syndrom schließen, daß der zugrundeliegende Herdprozeß extrakranial lokalisiert war. Biopsie ergab: Plattenepithelkarzinom, wahrscheinlich Metastase eines Bronchialkarzinoms.

Es bedarf eines gewissen, leicht zu erwerbenden Grades fachlicher Fertigkeit und Kenntnis, um multiple Lähmungen unterer Kranialnerven zu entdekken. Die vorläufige Diagnose und die näheren Untersuchungen hängen von der Erkennung assoziierter Zeichen bzw. Symptome ab. Foramen-jugulare-Syndrome sind ein Beispiel von Vorkommnissen, bei denen allein schon durch klinische Befunde fast sämtliche Informationen gewonnen werden können, die für die Diagnose und zur Behandlung des Patienten notwendig sind.

Kapitel 7

Konjugierte Augenbewegungen und Nystagmus

Die Augen haben zentrale Verbindungen, die in ihrer Funktion dem Verbindungssystem der Steuerungsanlage eines Kraftfahrzeugs ähneln. Sie ermöglichen es den Augen, sich miteinander zu bewegen, d. h. „konjugierte" Bewegungen auszuführen. Ohne diese Kontrollmechanismen wandern die Augen in zielloser Weise umher. Bleibt die Entwicklung solcher Mechanismen aus, wie z. B. bei einem von Geburt an blinden Menschen, sind umherpendelnde Augenbewegungen ein kennzeichnendes, sehr auffälliges Bild.

Drei Kontrollmechanismen etablieren sich in den ersten Lebensmonaten, vorausgesetzt, daß das Kind eine normale Sehfähigkeit besitzt:

1. Die Fähigkeit, nach jeder gewünschten Richtung zu blicken, bis ein anziehendes bzw. interessierendes Objekt gefunden wird. Diese Bewegungen gehen in Form kleiner, kurzer Ausschläge vor sich („sakkadierende Bewegungen"). Sie versorgen das Hirn mit einer Reihe stehender Bilder, bis das gewünschte Objekt lokalisiert ist. Die Initiative für diese, unter Kontrolle des Willens stehenden Blickbewegungen geht von den Frontallappen des Großhirns aus.

2. Die Fähigkeit, das Objekt an demselben Punkt der Retina zu halten, auch wenn es sich bewegt. Diese „Folgebewegungen" der Augen gehen kontinuierlich-gleitend vor sich, wodurch sprunghaftes Sehen vermieden wird. Sie werden vom parietookzipitalen Bereich aus in enger Verbindung mit der Sehrinde kontrolliert.

3. Im Idealfall werden die Augen vorwiegend in Geradeausrichtung gehalten. Das kommt durch die kontinuierliche Adjustierung der Augenposition in Beziehung zur Lage bzw. Stellung des Kopfes im Raume zustande; diese Verbindung zwischen Kopfstellung und Augeneinstellung wird aufrechterhalten durch die vestibuläre Aktivität und durch propriozeptive, von den Halsmuskeln ausgehende Informationen, die in Hirnstammhöhe integriert werden.

Bahnen der Steuerungsmechanismen konjugierter Blickbewegungen

Es muß betont werden, daß viele der zu besprechenden Bahnen hypothetisch sind. Keine der absteigenden Bahnen kann über die allgemeinen Areale der prätektalen Region und der lateralen pontinen Formatio reticularis hinaus verfolgt werden. Ein Rohentwurf der Lage dieser Bahnen konnte aus klinischen Befunden bei Hirnstammläsionen und deren Auswirkungen auf die Augenbewegungen abgeleitet werden.

Mechanismen für den willkürlichen Blick (Abb. 7.1.)

Die kortikale Area für den willentlichen Blick liegt im prämotorischen Streifen des Frontallappens (Area 8). Dieses Gebiet steht in enger Verbindung mit dem parietalen Kontrollareal, über dessen Aktivität es sich aber jederzeit hinwegsetzen kann, um eine Blickänderung zu befehlen. Die absteigenden Bahnen verlaufen in der Corona radiata durch den vorderen Schenkel und das Knie der Capsula interna in naher Verbindung mit den kortikobulbären Fasern zu den Hirnstammkernen. Nach rotierendem Verlauf liegen sie dann medial und dorsal im Pedunculus cerebri (man verfolge die Pfeile in der Zeichnung). Die Hauptbahn läuft zur Brücke weiter und kreuzt an einer bisher nicht zweifelsfrei gesicherten Stelle zur Gegenseite hinüber. Sie endet in einem mutmaßlichen „pontinen Zentrum für den Seitwärtsblick", das möglicherweise im Nucleus paraabducens liegt. Von diesem Areal aus wird der benachbarte Kern des VI. Hirnnervs aktiviert und auch der kontralaterale Teil des Zweiergespanns der Musculi recti mediales, und zwar über ein sehr wichtiges Relais, das rücklaufend, mit Kreuzung über die Medianlinie, hinauf zum gegenseitigen Okulomotoriuskern zieht. Auf diese Weise kommt der Simultanblick der Augen nach links oder rechts zustande. Die Bahn dieses Relais ist der Fasciculus longitudinalis medialis. Die fundamentale Bedeutung dieses Trak-

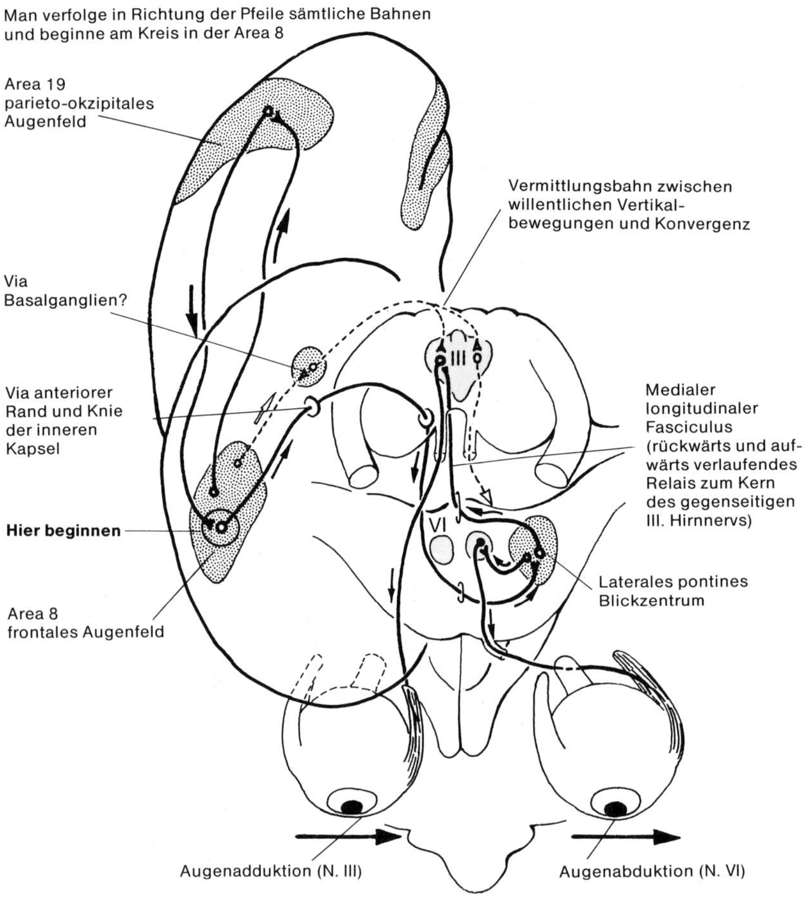

Abb. 7.1. Willentliche Kontrolle (frontale Augenfelder)

tes zeigt sich daran, daß er bei allen Wirbeltieren vorhanden ist und daß er beim Menschen der Trakt ist, der als erster myelinisiert wird. Es gibt auch eine (weniger gut dokumentierte) Bahn für die Steuerung des vertikalen Blickens. Nach klinischen Befunden scheint diese Bahn Übermittlungsstellen im Bereich der Basalganglien und in der Gegend unterhalb des Colliculus superior zu haben.

Mechanismus der Folgebewegungen des Auges (Abb. 7.2.)

Das zu verfolgende Objekt wird durch eine willkürliche Leistung lokalisiert. Das Auge „schließt" das Objekt ein, und von diesem Augenblick an bewegen sich die Augen entsprechend den Bewegungen des Objektes, das nun auf dem makulären Bezirk der Netzhaut fokussiert bleibt. In dieser Weise wird die Bewegung mittels eines direkten Relais gesteuert, das von der Sehrinde zur Area 19 verläuft. Die Aktivität aus dieser Area wird via kortiko-tegmentale Faserverbindungen ins Mittelhirn und in die Brücke geleitet. Außerdem ist eine große, aufwärts gerichtete Projektionsbahn vorhanden, die den frontalen Augenfeldern richtungsgebende Informationen für den willkürlichen Blick zuleitet; es ist aber unwahrscheinlich, daß die Aktivität des frontalen Augenfeldes auch von parietalen Arealen aus kontrolliert wird.

Vestibuläre und zerebellare Einflüsse auf die Augenbewegungen

Diese Einflüsse sind am besten zu verstehen, wenn man sich klarmacht, was geschieht, wenn ein lateraler, horizontaler Bogengang stimuliert wird. Der laterale Bogengang wird nur durch Vorwärtsbewegung der in ihm enthaltenen Endolymphe stimuliert (man folge den Pfeilen in Abb. 7.3., die vom linken Labyrinth ausgehen; s. auch Kap. 6).

Wird der Kopf scharf nach links gedreht, so bewegt sich die Lymphe im linken Labyrinth nach

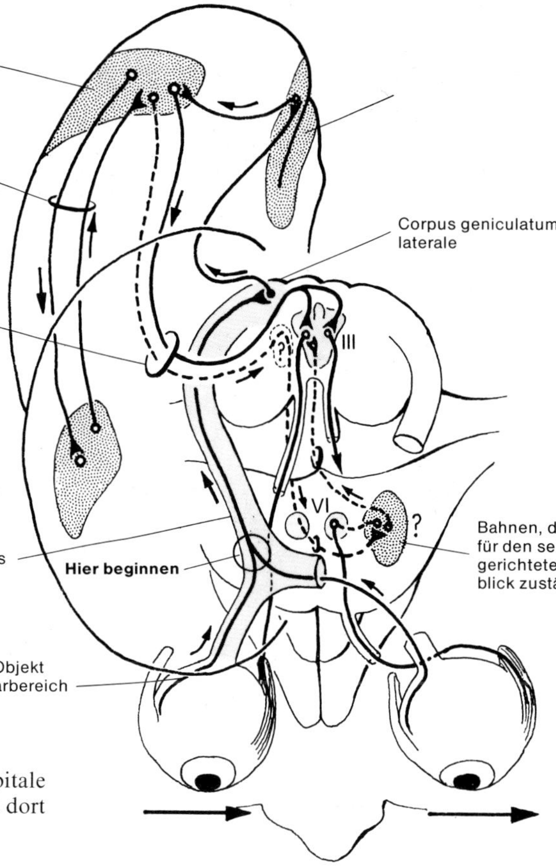

Abb. 7.2. Folgebewegungen des Auges (parieto-okzipitale Augenfelder). Man beginne am Kreis und verfolge von dort aus die gesamte Bahn

vorn und stimuliert die Cupula. Damit die Augen weiter geradeaus blicken (das ist das Endziel des ganzen Vorgangs), müssen sie nach rechts abweichen. Das geschieht durch Aktivität aus dem Nucleus vestibularis medialis. Diese durch Bogengangstimulation hervorgerufene Aktivität wird zunächst zum kontralateralen VI. Hirnnerv hinübergeleitet, dann zurück und aufwärts durch den Fasciculus longitudinalis medialis zum ipsilateralen Kern des III. Hirnnervs. Auf diesem Wege wird die Simultanbewegung beider Augen nach rechts erreicht. Eine gewisse Rolle kommt dabei auch dem Kleinhirn zu. Es steuert für die Erleichterung des Bewegungsablaufs einen vom Nucleus fastigii des Kleinhirndaches ausgehenden Mechanismus bei. Weitere Hilfsinformationen kommen von den propriozeptiven Organen der Halsmuskeln über den Tractus spinovestibularis.

Die Rolle des Kleinhirns ist keineswegs völlig geklärt. Zusätzlich zu der essentiell vestibulären Reflexbahn mit den zerebellaren Aktivitätszuflüssen zur Erleichterung des Reflexvorgangs ist ein flocculo-okulomotorischer Trakt wichtig, der die einzige direkte Verbindung des Kleinhirns mit den Augenmuskelkernen darstellt. Diese Bahn könnte durch ihre Verbindung mit dem *kontralateralen* III. Hirnnerv und vermutlich durch ein Relais, das zum ipsilateralen VI. Hirnnerv hinunterläuft, die Augen dazu veranlassen, sich nach der Gegenseite zu bewegen. Dieser Verbindungsweg kann dazu verhelfen zu erklären, warum ein Nystagmus bei Kleinhirnerkrankungen entgegengesetzt zu einem Nystagmus bei vestibulärer Erkrankung ausgerichtet ist. Experimentelle Untersuchungen zur Rolle des Kleinhirns bei der Steuerung der Augenbewegungen haben komplexe Ergebnisse gebracht; klinische Läsionen und Stimulationsexperimente resultieren oft in einem Strabismus divergens.

Diese Schwierigkeit wird deshalb hier erwähnt, weil in allen Auseinandersetzungen über den Nystagmus stets Kleinhirnstörungen das im Vordergrund stehende Thema sind, obgleich der Nystagmus, der durch Kleinhirnerkrankungen verursacht ist, am wenigsten geklärt ist und man als Kliniker Kleinhirnerkrankungen als die am wenigsten sichere

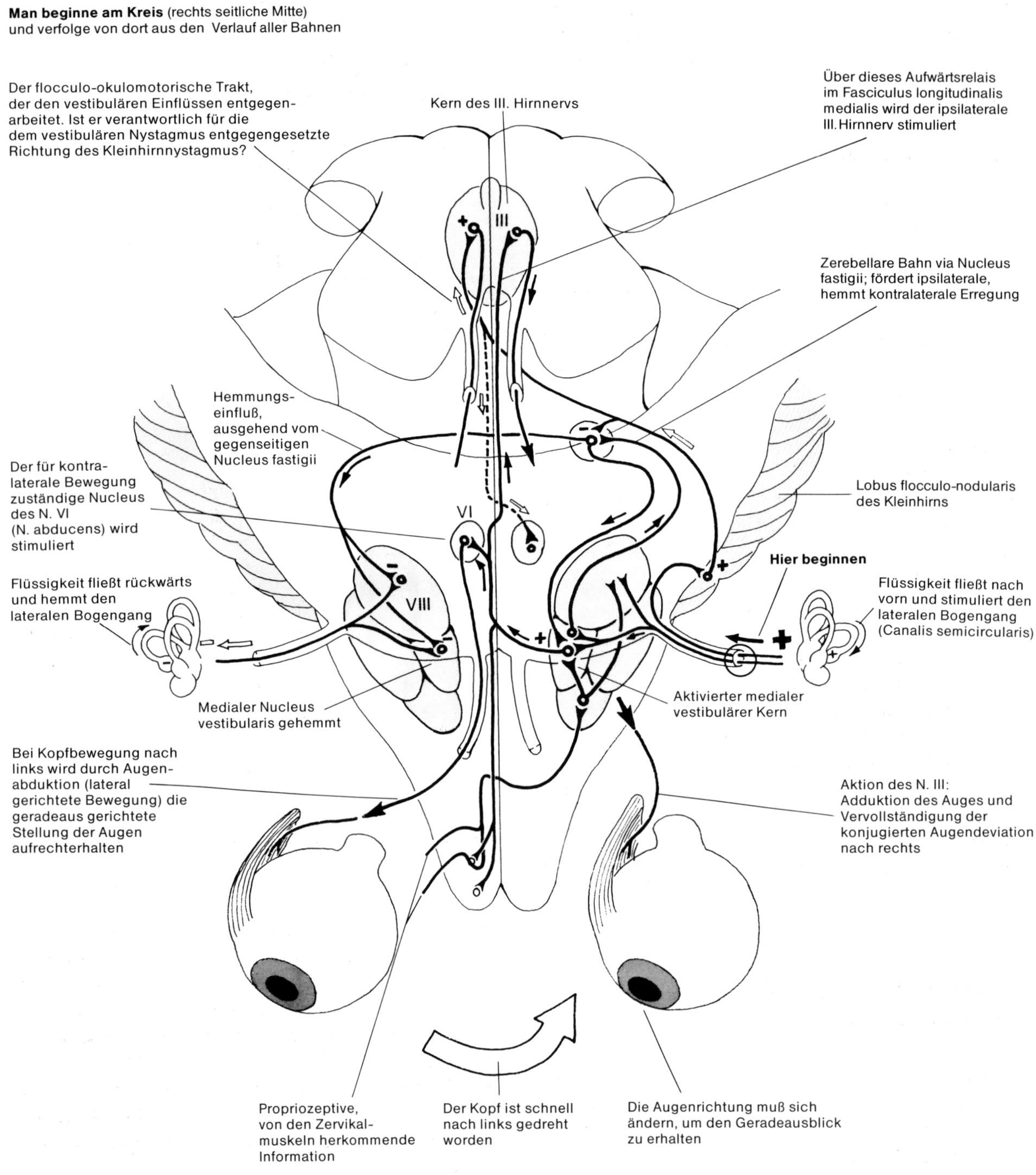

Abb. 7.3. Vestibuläre und zerebellare Einflüsse auf die Augenbewegungen

Nystagmusursache empfindet. Wir kommen auf diese Bahnen in einer späteren Besprechung der klinischen Besonderheiten des Symptoms Nystagmus noch einmal zurück.

Vertikale Augenbewegungen

Bei den vertikalen Bewegungen der Augen ist eine Mitwirkung des VI. Hirnnervs nicht erforderlich. Die Kontrollmechanismen für diese Bewegungen liegen zur Hauptsache im Mittelhirn unterhalb der superioren und inferioren Colliculi. Die Bedeutung der Stammganglienbahnen für diese Bewegungen läßt sich aus einigen wichtigen klinischen Beobachtungen ableiten, über die später berichtet werden wird.

Die Konvergenzfähigkeit der Augen ist zur Gewährleistung einwandfreien binokulären Sehens sehr wichtig. Bei der Konvergenzbewegung werden beide medialen Musculi recti simultan in Aktion gesetzt.

Zur Erklärung dieses Vorgangs wurde von Theoretikern postuliert, daß in der Mittellinie ein „Konvergenzzentrum" existiere, und lange wurde vermutet, daß dieses Zentrum im Perlia-Kern läge, der zwischen den Kernen des III. Hirnnervs liegt. Experimentelle Untersuchungen erbrachten keine Bestätigung dieser Annahme. Divergierende Blickabweichungen können durch Schäden an den verschiedensten Stellen entstehen, vom Thalamus zur lateralen Brücke und zu den Kleinhirnpedunculi. Es ist nicht wahrscheinlich, daß es einen spezifischen Mittellinienmechanismus für die Blickrichtung der Augen gibt.

Klinische Störungen der Mechanismen für den konjugierten Blick

In jedem der kontrollierenden Areale können Läsionen, die die Leitungsbahnen schädigen, Störungen des Gleichgewichts zwischen beiden Seiten verursachen, und zwar entweder durch Überaktivität oder durch Aktivitätsminderung des geschädigten Areals.

Läsionen im frontalen Rindengebiet und dem vorderen Teil der Capsula interna

Überaktivität des frontalen Augenfeldes (Abb. 7.4.). Epileptische Anfälle, die in dem zuständigen Areal

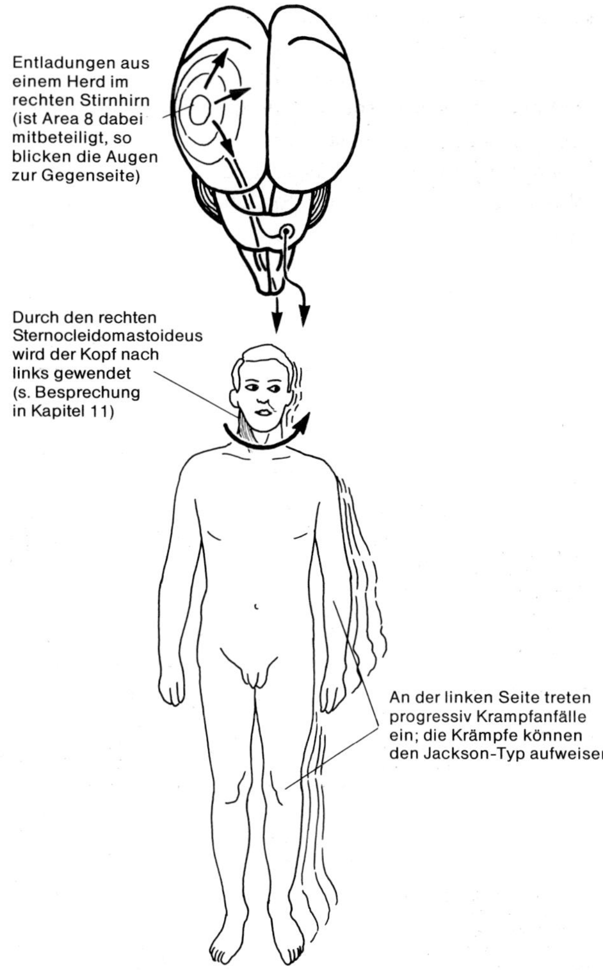

Abb. 7.4. Frontaler Adversivanfall

der frontalen Rinde entstehen, verursachen die sog. „frontalen Adversivanfälle". Bei diesen Episoden beginnt die Attacke damit, daß Kopf und Augen gewaltsam zu der Körperseite abgewendet werden, die der Stelle der Entladungen im frontalen Hirnrindengebiet gegenüber liegt. Die Körperseite, zu der die Wendung erfolgt, kann dann in die motorische Aktivität einbezogen werden, und schließlich kann die Attacke in einen generalisierten Krampfanfall ausmünden.

Aktivitätsminderung des frontalen Augenfeldes. Eine Schädigung des frontalen Augenfeldes durch Gefäßverschluß kann dazu führen, daß der Patient unfähig wird, nach der entgegengesetzten Seite zu blicken. Dieses Unvermögen wird selten bemerkbar, da rasch ein Ausgleich stattfindet und die Augenbewegungen innerhalb von wenigen Stunden wieder normal erscheinen. Jedoch kann sich bei dem Patienten als Residuum des Schadens noch feststellen lassen, daß es ihm schwer fällt, längere Zeit in diese Richtung zu blicken, oder daß beim Versuch dieser Blickwendung ein gewisser Nystagmus auftritt, der durch die noch vorhandene Blickschwäche verursacht wird. Wird der Patient in der Folgezeit narkotisiert oder wird er komatös, so tritt eine Deviation der Augen zur Seite des Rindenschadens ein; diese Blickwendung entsteht durch die ungehinderte Aktivität des intakten kontralateralen Frontallappens. Der bewußtlose Patient mit einer Frontalläsion blickt also fort von der hemiplegischen Seite und hin zur Seite der Hirnschädigung (s. Abb. 7.5.).

Eine bilaterale Schädigung der frontalen Rinde oder der dazugehörigen Bahnen in der Capsula interna können zu einem Totalverlust der willensmäßigen Kontrolle über die Augenbewegungen führen. Es gibt mehrere relativ seltene Ursachen für diesen Zustand. Eine angeborene Variante ist die kongenitale okulomotorische Apraxie. Das betroffene Kind dreht den ganzen Kopf herum, um ein gewünschtes Objekt zu finden. Eine erworbene Form der okulomotorischen Apraxie kann bei arteriosklerotischen Patienten vorkommen, die bilaterale zerebrale vaskuläre Insulte durchgemacht haben. Liegen die verantwortlichen Läsionen im anterioren Teil der Capsula interna, so gesellt sich zum Verlust der Kontrolle über die Augenbewegungen oft die Symptomatik einer „pseudobulbären Lähmung" (s. Kap. 9). Die langsame Entwicklung desselben Schädigungstyps an beiden Bahnen sieht man bei einem Zustand, der als progressive supranukleäre Degeneration bezeichnet wird (Steele-Richardson-Olzewski-Syndrom). Ferner kann dieser Schädigungstyp vorkommen als Komponente der Symptomatik der Jakob-Creutzfeld-Krankheit (s. Kap. 10).

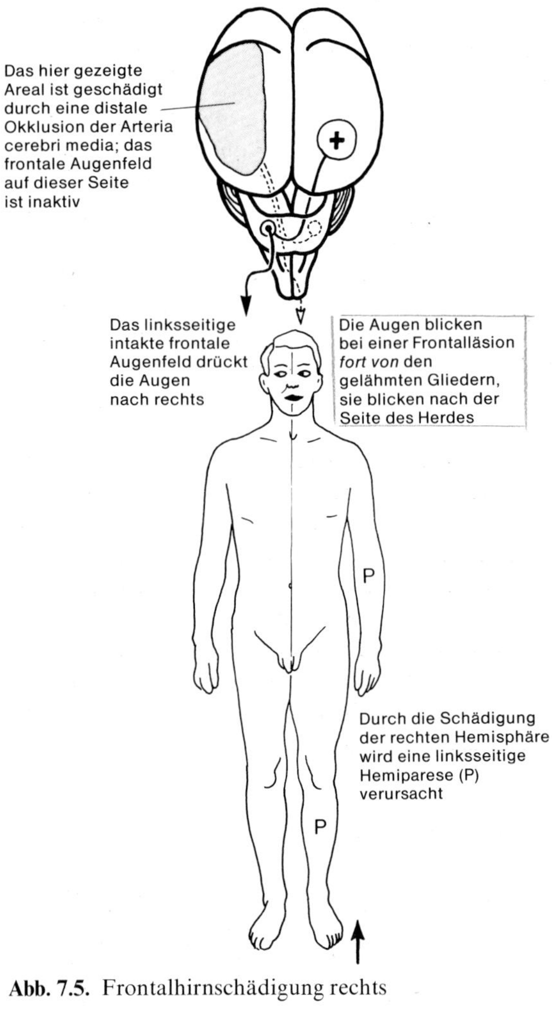

Abb. 7.5. Frontalhirnschädigung rechts

Läsionen im parieto-okzipitalen Rindengebiet

Überaktivität der parieto-okzipitalen Rinde. Krampfanfälle, die von der parieto-okzipitalen Gegend ausgehen, führen zur Augendeviation nach der Gegenseite, doch wird bei dieser Situation die Bewegung oft von optischen Halluzinationen begleitet. Diese bestehen gewöhnlich aus den Erscheinungen blitzartigen Lichtes und farbiger Kleckse. Hierauf kann ein generalisierter Anfall folgen, doch kommt es bei Anfällen, die vom Okzipitallappen aus entstehen, außer zu der Augendeviation zu keiner fokalen motorischen Aktivität.

Aktivitätsminderung der parieto-okzipitalen Rinde. In Fällen von Schädigungen in parieto-okzipitalen Rindenbereich finden sich oft auch andere auf den Parietallappen zu beziehende Störungen, die eine Testung unmöglich machen. Ist gleichzeitig bei dem Patienten etwa eine homonyme Hemianopsie vorhanden (was oft der Fall ist, wenn die Läsion durch einen vaskulären Schaden bedingt ist), so kann der kranke deshalb einem Objekt nicht mit den Augen folgen, weil dieses immer wieder in dem hemianopischen Feld verschwindet. In solchen Fällen kommt es bei der Untersuchung darauf an, daß das Objekt, das der Patient mit dem Blick verfolgen soll, in der intakten Hälfte des Gesichtsfeldes des Patienten richtig innerhalb der Mittellinie gehalten wird und daß man es langsam bewegt.

Der Nystagmus, der beim Blick aus einem fahrenden Zug auf vorübergleitende Telegraphenmaste entsteht, hängt von der Unversehrtheit dieses Fixationsmechanismus ab. Ein Ausfall dieses sog. optokinetischen Nystagmus nach einer Seite ist ein wichtiger klinischer Hinweis auf eine Läsion des gegenseitigen Parietallappens. Man prüft das mit einer Trommel, auf der sich vertikale Linien befinden. Der Patient sitzt vor der sich drehenden Trommel. Er wird aufgefordert, die Linien anzusehen. Um sowohl einen Nystagmus nach rechts wie auch nach links zu provozieren, dreht man die Trommel nach beiden Richtungen. Einzelne Menschen sind imstande, den Nystagmus willentlich zu unterdrücken, doch ist dieser Trommeltest auch eine brauchbare, nützliche Untersuchung auf hysterische Blindheit. Man dreht die Trommel vor den Augen des Patienten, und tritt dann Nystagmus in der Richtung der Rotation auf, so ist das Sehvermögen des Patienten intakt.

Läsionen der Basalganglien

Obwohl keine sicheren anatomischen Unterlagen für Verbindungen zwischen den Basalganglien und den Augenbewegungen bekannt sind, gibt es doch ausreichende klinische Anhaltspunkte für das Vorhandensein solcher Verbindungen. Die Mechanismen der Basalganglien scheinen – aus unbekannten Gründen – vorwiegend an den Vertikalbewegungen der Augen mitbeteiligt zu sein. Möglicherweise wird der Tendenz zu holpernden Auf- und Abwärtsbewegungen beim Gehen durch synchronisierte auf- und abwärtsgerichtete Augenbewegungen ausgleichend entgegengewirkt.

Überaktivität der Basalganglien. Hierin liegt die Ursache von sog. okulogyren Krisen (Blickkrämpfe). Man versteht darunter eine zwanghaft fixierte Deviation der Augen nach oben. Seltener betrifft der Krampf den Abwärts- oder Seitwärtsblick. Diese Attacken kommen bei postenzephalitischem Parkinsonismus vor. Gleichzeitig mit diesen Blickkrämpfen können zwanghafte Gedanken oder Zwangshandlungen und ein ausgesprochener Verwirrtheitszustand auftreten. Andere Ursachen derartiger Vorkommnisse sind Phenothiazinhypersensitivität, Zustand nach Kopftrauma und Neurosyphilis.

Aktivitätsminderung der Basalganglien. Eine Beeinträchtigung der vertikalen Blickwendungen ist ein verhältnismäßig häufiger Befund bei älteren Personen. Beeinträchtigung des Aufwärtsblicks kommt als Frühzeichen und häufiges Symptom nicht nur beim Parkinsonismus, sondern auch bei der Huntington-Chorea vor. Bei beiden Krankheiten kann beim Versuch des Aufwärtsblickens ein ruckartig verlaufender vertikaler Nystagmus auftreten, der durch die Bewegungsschwäche verursacht ist.

Läsionen in der Vierhügelgegend

Es gibt verschiedene Manifestationen von Schädigungen in dieser Gegend. Man nimmt an, daß die Symptome durch Druck entstehen und durch Distorsion von Mittelhirnstrukturen, die unterhalb der Vierhügelplatte liegen, und nicht durch Beschädigung spezifischer, die Colliculi durchziehender Bahnen. Die allgemeine Bezeichnung für das klinische Bild ist: Parinaud-Syndrom. Bei diesem Syndrom kommen alle möglichen Kombinationen von Beeinträchtigung des Aufwärtsblickens, des Abwärtsblikkens, Pupillenanomalien und Aufhebung des Akkommodationsreflexes (Konvergenzschwäche) vor. Im allgemeinen läßt die Verbindung von Schwäche des Aufwärtsblicks und lichtstarren, erweiterten Pupillen an eine Läsion in der Höhe des Colliculus superior denken. Der Verlust der Fähigkeit zum Abwärtsblikken, verbunden mit Konvergenzschwäche bei normalen Lichtreaktionen der Pupillen deutet darauf hin, daß die Läsion etwas weiter unten lokalisiert ist, im Areal des Colliculus inferior. Auch Läsionen der Glandula pinealis – Pinealome, Teratome, Gliome und undifferenziertes Gewebe enthaltende pineale Geschwülste – können das gleiche klinische Bild verursachen. Weitere, allerdings seltene Ursachen sind: Enzephalitis, Wernicke-Enzephalopathie, Neurosyphilis und multiple Sklerose.

Retraktorischer Nystagmus. Dieses seltene Krankheitszeichen kommt bei Schädigung in der Vierhügelgegend vor. Es besteht aus Einwärts- und Auswärtsbewegung beider Augen bei dem Versuch des Patienten, nach oben zu blicken. Vermutlich wird dieser Effekt durch simultane Aktion sämtlicher äußerer Augenmuskeln hervorgebracht, durch die der Bulbus des Auges ruckartig in die Orbita zurückgezwungen wird bei dem Versuch, die Unfähigkeit zum Aufwärtsblicken zu überwinden.

Läsionen im Brückenbereich

Ist das Zentrum für die laterale Blickrichtung geschädigt, so hat das die Unfähigkeit des Patienten zum Blick nach der Seite, auf der sich der Schaden befindet, zur Folge. Oft besteht gleichzeitig eine

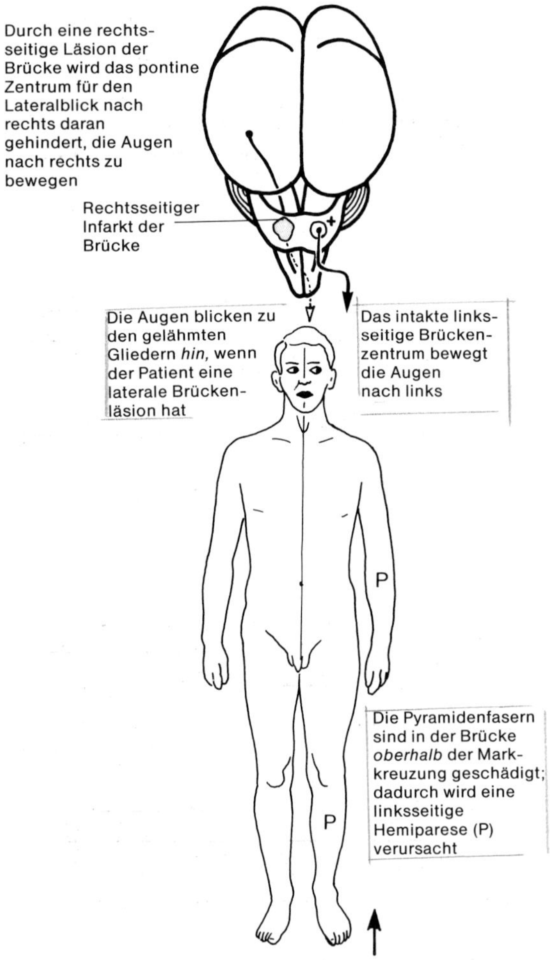

Abb. 7.6. Rechtsseitige Brückenläsion

Lähmung des VI. Hirnnervs, doch ist das Versagen eines *jeden* der beiden Augen beim Versuch, einen Blick nach seitwärts auszuführen, ein Zeichen dafür, daß eine Blicklähmung vorliegt. Liegt eine Hemiplegie vor, so wird sie auf der dem Herd gegenüber liegenden Seite lokalisiert sein, da die Läsion oberhalb der Pyramidenbahnkreuzung liegt. Infolgedessen werden die Augen zur Seite der Hemiplegie hin gewendet sein, wenn der Patient bewußtlos ist (s. Abb. 7.6.). Dieser Zustand kommt bei einer Thrombose der A. basilaris, bei multipler Sklerose, pontinen Gliomen und Wernicke-Enzephalopathie vor. Das gesamte klinische Bild einer lateralen Brückenläsion wird in Kap. 11 besprochen.

Internukleäre Ophthalmoplegie (Abb. 7.7.). In den Lehrbüchern finden wir erhebliche Meinungsverschiedenheiten hinsichtlich der Klassifikation der internukleären Ophthalmoplegien. Um nicht zu dieser Konfusion noch etwas hinzuzufügen, sollen hier drei Hauptvarianten beschrieben werden. Grundsätzlich beruhen internukleäre Ophthalmoplegien auf einer Betriebsstörung im Mechanismus des Zusammenspiels der Augen und des konjugierten Blickens (d.h. die Augen bewegen sich unabhängig voneinander).

1. Auswärtsschielen (Abb. 7.7A.). Gelegentlich sieht man Fälle, bei denen – weit über eine Konvergenzschwäche hinausgehend – die Augen tatsächlich auswärts schielen. Dem liegt eine Lähmung beider Recti mediales zugrunde. Wir finden dieses Vorkommnis bei Hirnstammläsionen im Rahmen eines Hypertonus und bei multipler Sklerose. Manchmal tritt dabei ein besonderes asymmetrisches Schief- und Schrägschielen auf, bei dem ein Auge seitlich aufwärts, das andere seitlich abwärts gerichtet ist. Gewöhnlich ist diese Art des Schielens mit pontinen Läsionen in der Gegend der Kleinhirnpedunculi verbunden. Die Anomalie kann sich noch durch Hinzutreten eines Wippschaukelnystagmus (engl. see-saw nystagmus) steigern: Bei diesem alternierenden reziproken Vertikalnystagmus geht eine Aufwärtsbewegung des einen Auges gleichzeitig mit einer Abwärtsbewegung des anderen Auges vor sich.

2. Klassische internukleäre Ophthalmoplegie (Abb. 7.7B.). Bei dieser ziemlich häufigen Variante ist der Fasciculus longitudinalis medialis geschädigt, und die Musculi recti mediales können sich bei dem Versuch der Patienten, nach der Seite zu blicken, nicht mehr synchron mit den lateralen Musculi recti bewegen. Testet man aber jedes Auge für sich allein, so sieht man, daß der M. rectus medialis nicht völlig außer Funktion gesetzt ist, sondern noch unvollständig funktioniert (man führt den Test aus, indem das abduzierende Auge verdeckt wird und man das adduzierende Auge dem vorgehaltenen Finger folgen läßt). Die Mehrzahl dieser Vorkommnisse finden sich bei multipler Sklerose, und eigentlich ist dieser Zustand fast pathognomonisch für diese Krankheit. Eine einseitige internukleäre Ophthalmoplegie wird fast ausschließlich durch Gefäßläsionen des paramedianen Gebietes des Hirnstamms verursacht (s. Kap. 11).

Beispiele für diese Ophthalmoplegien:

Fallbericht

Eine 23jährige Frau kommt bei dem vierten Schub ihrer multiplen Sklerose mit einer peripheren Fazialisparese und

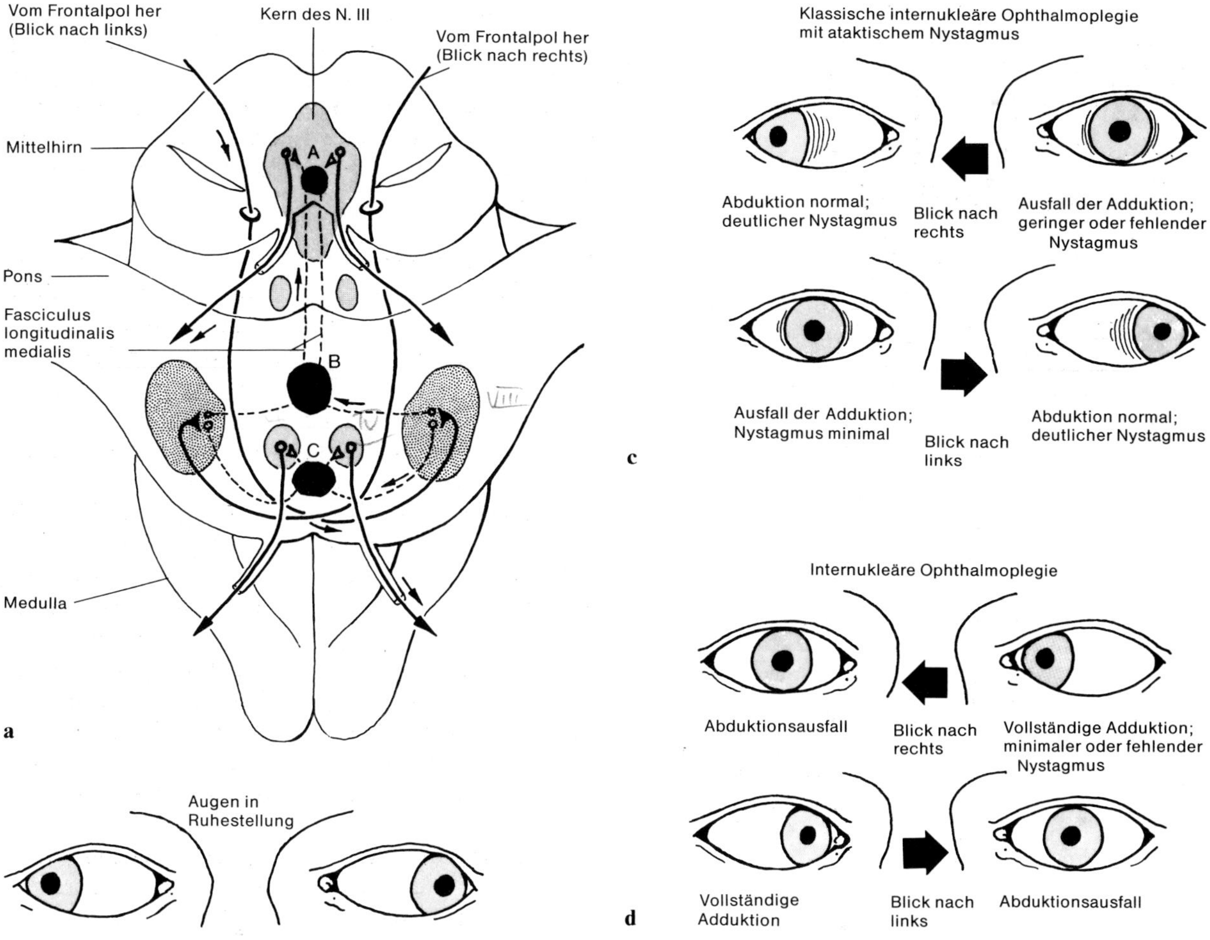

Abb. 7.7. **a** Internukleäre Ophthalmoplegien. **b** Läsion bei A. **c** Läsion bei B. **d** Läsion bei C

einer kompletten Divergenz der Augen zur Untersuchung. Drei Tage nach Beginn einer Behandlung mit ACTH ist die Schwäche des N. facialis verschwunden, und der Augenbefund hat sich insofern gebessert, als sich nunmehr das Bild einer klassischen internukleären Ophthalmoplegie zeigt. Innerhalb der darauffolgenden Woche kehren die Augenbewegungen zur Norm zurück. So zeigten sich in diesem Falle nacheinander zwei Varianten einer Ophthalmoplegie.

Fallbericht

Ein 56jähriger Mann wurde im Mittleren Osten bei einem toxischen Verwirrtheitszustand mit Insulinschocktherapie behandelt. Im Stadium der Besserung hatte er Doppeltsehen bei Blick nach links. Ein Jahr später wurde eine unilaterale internukleäre Ophthalmoplegie festgestellt. Wahrscheinlich war sie die Folge einer Geschäßschädigung bei einer Anzahl verschiedener metabolisch bedingter Insulte infolge von Fieberanfällen, Dehydratation und Hypoglykämie.

Andere Ursachen einer internukleären Ophthalmoplegie sind: pontine Gliome, Enzephalitis, Wernicke-Enzephalopathie und Intoxikation durch antikonvulsive Drogen bzw. Medikamente.

3. Internukleäre Ophthalmoplegie (Abb. 7.7C.). Der dritten Variante internukleärer Ophthalmoplegie begegnet man ziemlich häufig bei der multiplen Sklerose. Sie ist gleichsam die Umkehrung der klassischen Variante. Keines der beiden Augen kann eine komplette Abduktion ausführen, dagegen kann die Adduktion in normaler Weise ausgeführt werden. Daher scheint der Fasciculus longitudinalis medialis intakt zu sein, wohingegen das Relais zum VI. Hirnnerv versehrt ist. Falls nicht eine bilaterale Lähmung des VI. Hirnnervs vorliegt (Test mit dem Abdeckungsversuch an jedem Auge), kann der Mechanismus so sein wie in Abb. 7.7C. als Vermutung vorgeschlagen ist.

Bei den beiden letzten Varianten der internukleären Ophthalmoplegie findet sich ein Nystagmus des sich nach lateral bewegenden Auges. Für die klassische Variante der internukleären Ophthalmoplegie wird manchmal die Bezeichnung „internukleäre Ophthalmoplegie mit ataktischem Nystagmus" angewendet. Die nicht mehr konjugierten Bewegungen verursachen zusammen mit dem asymmetrischen Nystagmus eine deutliche Diplopie oder verschwommenes Sehen, manchmal so stark ausgeprägt, daß Lesen unmöglich ist.

Bei Lähmungen des konjugierten Blickens ist keines dieser beiden Symptome vorhanden, weil die Augen ihre relativen Stellungen jederzeit aufrechterhalten aber – wie schon früher bemerkt – wann immer eine Schwäche der konjugierten Augenbewegung auftritt, sind nystagmoide Bewegungen in der Richtung der geschwächten Blickbewegung ein häufiges Merkmal.

Nystagmus

Alle Ursachen von Nystagmus haben eine gemeinsame pathologische Grundlage, und zwar eine Schwäche, die konjugierten Blickwendungen der Augen aufrechtzuerhalten oder eine Instabilität in der Haltungskontrolle der Augenbewegungen. In beiden Fällen besteht eine Tendenz der Augen, bei Lateraldeviation langsam in die Mittelstellung zurückzuwandern (das ist die pathologische Komponente) und durch einen raschen Schlag die Deviationsposition wieder zurückzugewinnen (das ist die Bewegung, die als Richtung des Nystagmus angegeben wird). Eine Hauptschwierigkeit für den Studenten ist die Tatsache, daß der Nystagmus nach der Richtung der schnellen Bewegung definiert wird, *nicht* nach dem abnormen Teil des Bewegungsvorgangs. Das langsame Abgetriebenwerden der Augen ist das Pathologische, nicht der leichter zu beobachtende rasche Schlag. Daraus folgt, daß geringe Grade eines Nystagmus sich nur bei voll ausgebildeter lateraler Blickabweichung zur schwachen Seite manifestieren. Ist der Nystagmus stärker, so wird er bei der leichtesten Deviation zur schwachen Seite in Erscheinung treten. Ein starker Nystagmus kann sogar schon in der Ruhestellung der Augen bemerkt werden, und zwar in Form fein-zuckender Hin-und-her-Bewegungen des Auges von einer Seite zur anderen. Qualitativ wird Nystagmus definiert als fein oder grob (basierend auf der Amplitude des Bewegungsausschlags), horizontal, vertikal oder rotatorisch. Die andere Qualität, die im allgemeinen als Pendeln beschrieben wird, ist ein besonderes Merkmal des okulären Nystagmus; sie wird weiter unten gesondert beschrieben. Obwohl man auf den ersten Blick die schnelle Bewegung für einen bewußten Versuch des okzipitoparietalen motorischen Aktivitätsareals zur Wiederherstellung des fixierten Bildes halten könnte, ist doch festzustellen, daß diese Bewegung auch nach transkollikulärer Durchtrennung des Hirnstammes bestehen bleibt. Es wird daher als Grundlage dieser Bewegung eine in der Brücke entstehende Aktivität angenommen. Doch ist auch das okzipitoparietale motorische Areal von Bedeutung, und zwar bei dem früher bereits erwähnten physiologischen Phänomen des optokinetischen Nystagmus. Das *Fehlen* von optokinetischem Nystagmus ist pathologisch und deutet auf eine Läsion der kontralateralen parieto-okzipito-temporalen Hirnrinde oder der Bahnen für die Folgebewegungen der Augen hin. Umgekehrt können bei zerebellarem Nystagmus die optischen Fixationsreflexe stark genug sein, das langsame Abteiben der Augen und das Auftreten von Nystagmus zu verhindern. So kann es vorkommen, daß Nystagmus, der vom Kleinhirn aus verursacht wird, nur im Dunkeln oder bei geschlossenen Augen manifest wird. Das kann mittels der Elektronystagmographie gezeigt werden, die im Dunkeln bei geschlossenen Augen durchgeführt wird und bei der die Bewegungen der Augen elektrisch – von auf den Augenlidern angelegten Elektroden aus – erfaßt werden.

Arten des Nystagmus

Nystagmoide Zuckungen. Die Augen vollführen grob zuckende Bewegungen, wenn man den Patienten veranlaßt, einem bewegten Objekt zu weit oder zu schnell mit den Augen zu folgen. Der Untersucher sollte darauf bedacht sein, das Ende der Iris des adduzierten Auges nur bis zur Karunkel und nicht weiter zu bringen. Hält der Untersucher das Objekt näher als 70 cm vor das Auge des Patienten, so wird Konvergenz verursacht, und diese wiederum ruft schon bei leichtester seitlicher Bewegung der Augen nystagmoides Zucken hervor. Nystagmoide Zukkungen haben keine pathologische Bedeutung; sie stellen nicht dasselbe dar wie minimaler Nystagmus.

Kongenitaler Nystagmus. Diese oft bei mehreren Familienmitgliedern anzutreffende Erscheinung verursacht gelegentlich unnötige Beunruhigung, da dieser

Nystagmus besonders auffallend ist. Er besteht von Geburt an. Es sind pendelnde Non-stop-Bewegungen, d. h. es gibt keine rasche und langsame Phase, sondern nur ein ständiges Wackeln oder Schwanken der Augen. Manchmal kommt es zum Nicken des Kopfes nach der Gegenrichtung, das zur Stabilisierung des retinalen Bildes dienen soll. Die Bewegungen verstärken sich besonders auffällig, wenn der Patient seinen Blick in irgendeine Richtung lenkt, aber unverändert oszillieren die Augen immer von einer Seite zur anderen – die Bewegungen werden beim Aufwärtsblick nicht vertikal. Eine Besonderheit, die auf die Diagnose „kongenitaler Nystagmus" hinweist, ist die, daß selbst bei groben Ausschlägen der Augen der Patient die Bewegungen nicht fühlt und weder Schwindelgefühl noch Nausea hat. Ein plötzlich auftretender erworbener Nystagmus solchen Ausmaßes löst gewöhnlich Nausea und Schwindel aus, wenn der Patient versucht, nach der Seite zu blicken.

In den ersten Lebensjahren kommt differentialdiagnostisch der Spasmus nutans in Betracht. Hierbei entwickelt das Kind feine, rasche, aber wechselnde Bewegungen der Augen, zugleich nickt es mit dem Kopf, aber nicht in einer kompensatorischen Richtung, sondern meist auf- und abwärts, und oft geht dieses Kopfnicken den Augenbewegungen voraus. Die Störung ist gutartig, kann sich aber über Wochen und Monate hinziehen. Wichtig ist, andere Augenanomalien auszuschließen, denn ähnliche Augenbewegungen kommen bei Kindern mit schlechtem Visus (jedoch nicht bei totaler Blindheit) vor, z. B. aufgrund kongenitaler Makulaerkrankung, kongenitalen Kataraktes, totaler Farbenblindheit oder eines Albinismus.

Durch vestibuläre Erkrankung verursachter Nystagmus. Alle Läsionen, die die Bogengänge, den N. acusticus oder die vestibulären Kerne affizieren können, führen zu schweren Störungen der Druck-Zug-Effekte in der vestibulären Kontrolle der Augenbewegungen. Nehmen wir einmal – unter Betrachtung der Abb. 7.3. – an, die linksseitigen vestibulären Elemente seien geschädigt. Aktivität in dieser Bahn drückt die Augen normalerweise nach rechts, daher führt Schädigung dieser Stellen zu Aktivitätsminderung und somit zu einer Schwächung der nach rechts gerichteten Augenbewegung. Beim Versuch nach rechts zu blicken, zwingt der intakte vestibuläre Mechanismus auf der rechten Seite, verbunden mit der Schwäche auf der geschädigten Seite, das Auge zu einer Rückbewegung zur Mittellinie. Der schnelle Schlag, durch den die Rechtsblickwendung wiederhergestellt werden soll, ist also nach der rechten Seite gerichtet, d. h. der Nystagmus ist zu der der vestibulären Schädigung gegenüberliegenden Seite gerichtet.

Es gibt mehrere unterscheidende Merkmale bei Läsionen, die an verschiedenen Stellen der vestibulären Bahn liegen. Bei der Labyrinthzerstörung bei der Ménière-Krankheit kommt Nystagmus nicht vor, weil ein zentraler Kompensationsmechanismus beim Ausfall der hirnwärts gerichteten Impulse den Nystagmus nicht aufkommen läßt. Ähnlich sind die Verhältnisse, wenn die anfängliche Gleichgewichtsstörung nach akuter Labyrinthzerstörung zurückgeht. Bei langsam fortschreitender Schädigung des N. VIII, etwa durch Akustikustumor, verhindert eine Kompensation in ähnlicher Weise die Entwicklung eines Nystagmus. Tritt bei einem solchen Tumor doch ein Nystagmus auf, so bedeutet dies eine Ausbreitung des Tumors in den Kleinhirnbrückenwinkel. Bei zentralen Läsionen des vestibulären Apparates (multiple Sklerose, zerebrale vaskuläre Insulte, Gliome, Syringomyelie) kann es nicht zu einer Kompensation kommen, und der Nystagmus und weitere assoziierte Symptome einer vestibulären Schädigung bleiben bestehen. Ein durch periphere Läsionen verursachter Nystagmus ist horizontal und rotatorisch, ein Nystagmus aufgrund einer zentralen Schädigung kann auch vertikal sein. Die Augen bewegen sich nach oben und nach unten, und zwar meist beim Versuch des Abwärtsblickens. Ein horizontaler Nystagmus, der beim Aufwärtsblick auftritt, ist *kein* vertikaler Nystagmus. Obgleich die Meinung weit verbreitet ist, daß ein vertikaler Nystagmus pathognomonisch für eine Erkrankung innerhalb des Hirnstamms sei, kann er doch auch bei einer außerhalb des Hirnstamms liegenden Herdbildung vorkommen, die auf den Hirnstamm im Sinne einer Distorsion von außen her einwirkt, und wird oft auch bei Patienten mit Drogen- bzw. Arzneimittelschädigungen, besonders durch Diphenylhydantoin und andere Antikrampfmittel, beobachtet.

Die am klarsten umschriebenen Beispiele von vestibulärem nukleärem Nystagmus finden sich bei vaskulären Läsionen des Hirnstamms, die gewöhnlich nur unilateral sind. Bei der multiplen Sklerose ruft eine bilaterale Herdbildung und eine Mitbeteiligung anderer Bahnen eine besonders komplexe Nystagmusart hervor, wie man sie z. B. in Verbindung mit internukleärer Ophthalmoplegie findet (s. Besprechung weiter oben).

Nystagmus, der durch zerebellare Läsionen verursacht ist (s. auch Kap. 12). Wie schon erwähnt, ist

Sicheres über den Mechanismus des zerebellaren Nystagmus nicht bekannt. Ein Nystagmus ist zwar ein Merkmal unilateraler Kleinhirnerkrankung, doch kann es bei einigen zerebellaren degenerativen Prozessen und bei Prozessen im Mittellinienbereich des Kleinhirns vorkommen, daß ein Nystagmus nicht vorhanden ist, obwohl der Patient so stark ataktisch ist, daß er ohne gestützt zu werden nicht sitzen kann. Von vielen Forschern wird angenommen, daß bei Kleinhirnerkrankung ein Nystagmus nur dann vorkommt, wenn vestibuläre Bahnschädigungen vorhanden sind. Wie soll aber bei dieser Auffassung erklärt werden, daß, wenn ein Kleinhirnnystagmus vorhanden ist, dieser in entgegengesetzter Richtung verläuft als ein vestibulär bedingter Nystagmus derselben Seite? Betrachten wir die flocculomotorische Bahn in Abb. 7.3., durch die normalerweise Impulse zur Augenbewegung auf die aktive Seite des Kleinhirns hin geleitet werden, so könnte doch eine Schwächung dieser Aktivität den Blick in die Richtung der geschädigten Hälfte des Kleinhirns erschweren, und der schnelle Schlag zur Wiederherstellung der Blickrichtung würde in Richtung auf die geschädigte Kleinhirnhemisphäre hin vor sich gehen. Dies ist sicher die für die klinische Situation passende Erklärung, denn der zerebellar bedingte Nystagmus verläuft maximal in Richtung auf die geschädigte Seite.

Andere Ursachen. Es gibt noch zahlreiche seltene Nystagmusarten, deren Besprechung den Rahmen dieses Buches überschreiten würde. Es müssen jedoch einige häufige Ursachen für einen Nystagmus aufgeführt werden, für die keine anatomische Grundlage angegeben werden kann. Alle Sedativa, insbesondere Barbiturate und Glutethimid, Antikonvulsiva, besonders Diphenylhydantoin, Primidon und Carbamazepin, können schweren Schwindel und heftigen Nystagmus bei vorsätzlich oder akzidentell entstandener Vergiftung mit diesen Mitteln herbeiführen. Auch Akoholabusus und ein durch Alkoholintoxikation verursachtes Krankheitsbild, die Wernicke-Enzephalopathie, sind mit Nystagmus verbunden. Im Anschluß an Kopftraumen mit Bewußtseinsverlust kommt häufig nach Wiedereintritt des Bewußtseins ein transitorischer Nystagmus vor, der nicht unbedingt ein prognostisch ungünstiges Zeichen ist. Ein persistierender Nystagmus kann eintreten bei Frakturen des Felsenbeins mit Schädigung des Labyrinths oder des N. VIII (s. Kap. 23).

Eine listenmäßige Zusammenstellung der Ursachen von Nystagmus ohne klaren Aufschluß über die jeweils zugrundeliegenden pathophysiologischen Vorgänge wäre von geringem Nutzen.

Die Wichtigkeit der korrekten Untersuchung eines Nystagmus und der detaillierten Registrierung seiner Qualität, seiner Richtung und sonstiger Merkmale wird oft nicht ausreichend beachtet und gewürdigt. Fast durchweg findet sich in Protokollen neurologischer Untersuchungen von Patienten die Angabe „Einzelne nystagmoide Zuckungen". So etwas deutet nicht auf großen klinischen Scharfblick oder Scharfsinn hin, sondern zeugt vielmehr von mangelhafter Untersuchungstechnik und davon, daß der Untersucher nicht weiß, daß so etwas kein physisches Zeichen ist.

Krankheiten, die die Hirnhemisphären betreffen

Prinzipiell können die Funktionen der Hirnhemisphären durch drei grundlegende Schädigungen beeinträchtigt werden:

1. Infiltrativ oder sich durch Druck auswirkende Neoplasmen primärer oder sekundärer Art;

2. Gefäßschäden, einschließlich Okklusionen, Blutung, Emboli, subdurale und extradurale Blutgerinnsel;

3. Diffuse neuronale Dysfunktion infolge degenerativer Prozesse oder metabolischer Störungen.

Neoplastische Schäden kommen vorzugsweise in den Gehirnlappen vor, während Gefäßschäden in speziellen vaskulären Territorien auftreten, die anatomisch nicht mit den Hirnlappengebieten übereinstimmen, was diagnostisch gesehen von Vorteil ist. Eine weitgehend diffuse Hemisphärenschädigung ist im allgemeinen unschwer erkennbar, allerdings ist nur selten die Ursache sicher zu ermitteln.

Kapitel 8

Die Hirnhemisphären: 1. Die Hirnregionen

Allgemeine Kennzeichen von Hirnhemisphärenerkrankungen

Störungen des Intellekts und des Verhaltens

Höchste intellektuelle Leistungsfähigkeit ist nur gewährleistet, wenn das gesamte Hirn intakt ist. Doch kann es vorkommen, daß ziemlich ausgedehnte Schäden in gewissen Teilen des Hirns nur geringe oder nicht identifizierte Leistungsdefekte zur Folge haben, während sich eine kleine Läsion in der dominanten Hemisphäre verheerend auf Sprache und Verständnis auswirken kann. Liegt ein zerebrales Neoplasma vor, so können sich zu den fokalen Zeichen der zugrundeliegenden Läsion unspezifische generalisierte Störungen des Intellekts oder des Verhaltens gesellen, die durch intrakranielle Drucksteigerung, Hirnödem und Hirnverlagerung bedingt sein können. Daher ist jede Angabe von Angehörigen sehr ernst zu nehmen, die auf eine kürzlich eingetretene intellektuelle Störung oder Persönlichkeitsveränderung des Patienten hinweist, selbst wenn sich bei grober Testung keine definitive Anomalie ausfindig machen läßt. Nur zu oft nimmt der Patient solche Veränderungen nicht wahr oder leugnet sie ab. So ist es auch immer sehr wichtig, daß zur Ergänzung anamnestischer Angaben, die man vom Patienten und seinen Familienangehörigen erhalten hat, auch Berichte von Arbeitgebern und Arbeitskollegen des Kranken eingeholt werden.

Beeinträchtigung des Gedächtnisses, Konzentrationsschwäche, Einbuße an motorischer Geschicklichkeit, erhöhte Reizbarkeit oder in sonstiger Weise inadäquate Verhalten können Initialsymptome einer Hirnläsion sein. Als Beispiele seien die folgenden Krankheitsgeschichten angeführt:

Fallbericht

Ein Industriechemiker mittleren Alters, schon immer von extrovertierter Wesensart, zeigte zunehmend expansiveres Verhalten, und eines Tages, als er seiner Frau bei einer Autofahrt vorgeschlagen hatte, daß sie das Steuer eine Weile übernehmen solle und sie dann ausgestiegen war, um zum Fahrersitz hinüberzugehen, fuhr er davon und ließ sie an der Straße stehen. Eine Erklärung für dieses Verhalten konnte er nicht angeben. Das einzige physische Zeichen, das sich bei der Untersuchung fand, war ein Babinski-Reflex rechts. Die weitere Untersuchung ergab, daß ein großes Meningeom die linke Parietalregion des Gehirns überlagerte. Die Verhaltensstörung konnte nicht befriedigend erklärt werden, aber nach der Entfernung des Meningeoms war sein Verhalten wieder normal.

Fallbericht

Der Portier eines großen Londoner Hotels fing an, prominente Gäste am Eingang in ungebührlich familiärer Weise zu begrüßen. Der Manager, bei dem zur Mittagszeit bereits mehrere Beschwerden darüber eingelaufen waren, fand den Portier damit beschäftigt, die in der Eingangshalle Anwesenden mit Soldatengesängen zu unterhalten. Bei einer daraufhin veranlaßten ärztlichen Untersuchung wurde ein Babinski-Reflex beiderseits und ein mäßiges Papillenödem festgestellt. Bis zu diesem Tage hatte sich der Portier durchaus vorbildlich verhalten. Die Röntgenuntersuchung der Lungen zeigte ein großes Lungenkarzinom und bei der Hirnszintigraphie fanden sich multiple zerebrale Metastasen.

Spezifischere Störungen können auch Hinweise auf die Lokalisation der zugrundeliegenden Läsionen geben.

1. Frontallappenläsionen verursachen auffallende Gedächtniseinbußen bis hin zur Demenz, manchmal gepaart mit ausgesprochen physischer Trägheit (Erklärung weiter unten). Ein oft damit verbundenes Merkmal ist der Verfall des sozialen Verhaltens, insbesondere hinsichtlich der Miktion. Wahrscheinlich hängt das damit zusammen, daß die kortikale Zentralstelle für die Miktion im zweiten frontalen Gyrus lokalisiert ist. Harninkontinenz im Anfangsstadium der Krankheitsentwicklung bei einem Patienten mit deutlicher intellektueller Verarmung sollte stets, solange nicht eine andere Erklärung gesichert ist, als Indiz für eine Stirnlappenläsion angesehen werden. Ein weiteres Merkmal ist eine ordinäre oder unflätige Ausdrucksweise unter inadäquaten Umständen.

2. Temporallappenläsionen können ebenfalls Ursache von Persönlichkeitsveränderungen mit Ge-

dächtnisbeeinträchtigung sein. Bei langsam fortschreitendem Verfall können punktuell episodische Verschlechterungen des Zustandsbildes mit bizarren Persönlichkeitsveränderungen auftreten, die ebenso rasch wieder vergehen können wie sie begonnen haben. Oft steigern sich diese Störungen bis zu komplexen psychomotorischen Anfällen, mit jeweils tagelanger Dauer und residueller Verwirrtheit in der Zeit zwischen den einzelnen hervortretenden Attakken. So sollte bei jedem Patienten mit plötzlichen, anfallsweise auftretenden merkwürdigen Verhaltensstörungen an die Möglichkeit einer Temporallappenstörung gedacht werden.

3. Parietallappenläsionen manifestieren sich klinisch in verschiedener Weise, je nach der zerebralen Dominanz bei dem betreffenden Patienten. Die Mehrzahl der Kranken (einschließlich der Mehrzahl der Linkshänder unter ihnen) gehört zur Gruppe der Personen mit dominanter Linkshemisphäre.

Parietale Läsionen der dominanten Hemisphäre führen zu Aphasie mit der Unfähigkeit, Befehle zu verstehen oder zu sprechen, oder aber zu einer Kombination beider Ausfälle.

Die Beurteilung von Patienten mit Ausfall der Kommunikationsfähigkeit erfordert einen gewissen Grad von Erfahrenheit und Fertigkeit von dem Untersucher, der auch genügend Zeit haben muß. Es ist ein häufiger Irrtum und eine gefährliche Annahme, Kommunikationsunfähigkeit für Verwirrtheit zu halten.

Fallbericht

Eine Alkoholikerin mittleren Alters wurde unvernünftig und „verwirrt". Unter der Annahme eines anamnestischen Syndroms wurde sie in eine psychiatrische Klinik eingewiesen, wo man entdeckte, daß sie „aphasisch" war. Bei weiteren Untersuchungen stellte sich als Ursache der Störung ein Gliom des Temporallappens der dominanten Hemisphäre heraus.

Fallbericht

Ein älterer Farbiger wurde von seinen Angehörigen in ein Krankenhaus gebracht, wo sie ihn dann allein zurückließen, ohne anamnestische Angaben gemacht zu haben. Er war „verwirrt" und konnte selbst keine Auskünfte geben. Mit der Diagnose „Chronisches Hirnsyndrom" überließ man ihn den Neurologen, die ihn in Ruhe untersuchen konnten. Es ergaben sich eine sensorische (rezeptive) und motorische Aphasie, eine leichte Hemiparese, geringe Pupillendilatation links und eine erhebliche Schläfrigkeit. Weitere Untersuchungen führten zur Feststellung eines massiven subduralen Hämatoms, das erfolgreich ausgeräumt werden konnte.

Die zur Untersuchung von Patienten mit Aphasie verfügbaren Methoden werden später im einzelnen besprochen werden, doch sei hier der Hauptpunkt nochmals unterstrichen: Sprach- bzw. Sprechschwierigkeiten können von einem unachtsamen Untersucher leicht für Verwirrtheit gehalten werden.

Läsionen, die den nicht-dominanten Parietallappen affizieren, beeinträchtigen nicht die Sprache, verursachen aber ungewöhnliche Ausfälle auf dem Gebiet erworbener Fertigkeiten, etwa Schneiden von Nahrungsmitteln mit dem Messer, Anlegen und Ablegen von Kleidungsstücken, aus der Badewanne steigen, oder die örtliche Orientierungsfähigkeit. Vollständiges Erhaltensein der Sprache, so daß der Patient in der Lage ist, an einer Diskussion teilzunehmen, bei gleichzeitigem Fehlen des Verständnisses für den Verlust der oben erwähnten Art von Fähigkeiten, kennzeichnet den Zustand, der als Apraxie bezeichnet wird.

Fallbericht

Ein Mann fand bei der Heimkehr in seine Wohnung seine 70 Jahre alte Frau im Badezimmer vor. Sie saß in der leeren Badewanne, aus der sie trotz wiederholter angestrengter Versuche nicht heraussteigen konnte. Sie konnte sich nicht erklären, warum sie diese Schwierigkeiten hatte und möglicherweise noch stundenlang in der Wanne festgesessen hätte. Nachdem ihr Mann ihr aus der Wanne herausgeholfen hatte, benötigte sie auch beim Anziehen seine Hilfe. Bei ärztlicher Untersuchung fanden sich die Zeichen einer auf einem CVI beruhenden Schädigung der rechten Hemisphäre.

Fallbericht

Ein 56jähriger Mann erlitt eine Serie von Attacken von Parästhesien im linken Arm bei einer influenzaartigen Krankheit. Nach Abklingen der Krankheit zunächst keine weiteren Folgezustände. Am Tage der Rückkehr zur Arbeit brauchte er 2½ h für den weniger als 1 km langen Weg. Nachbarn beobachteten, daß er in die verkehrte Richtung lief. In der Dienststelle angekommen, war er außerstande, seinen Arbeitsplatz zu finden. Man schickte ihn nach Hause. Seine Frau sah, daß es ihm große Schwierigkeiten bereitete, seinen Pyjama anzuziehen. Bei der klinischen Untersuchung fand sich angiographisch nichts Abnormes, doch konnte als wahrscheinlichste Ursache der Störung eine vaskulär bedingte Läsion des nicht dominanten Parietallappens angenommen werden.

Kombinationen einzelner absonderlicher Verhaltensweisen, z. B. verkehrtes Anziehen und Tragen von Kleidungsstücken, Unfähigkeit sich anzukleiden oder sich in der Umgebung des Hauses oder auf der Straße zurechtzufinden, oder plötzlich eintretende

° PRAELIMINARIEN: (diplomatische) Vorverhandlungen, Einleitung

Unfähigkeit, erlernte Arbeitshandgriffe auszuführen, etwa beim Zimmermannshandwerk, erwecken den Verdacht auf eine Schädigung des nicht-dominanten Parietallappens.

Prüfung der intellektuellen Funktionen am Krankenbett

Eine Überprüfung des geistigen Status, der Intelligenz des Patienten und eine Prüfung auf Aphasie sollte im Untersuchungsgang nicht fehlen. Schon dadurch, daß man einen Teil des Tages mit dem Patienten verbringt, z. B. bei der Aufnahme der Vorgeschichte, läßt sich eine Fülle von Informationen über diesen Zustandsbereich gewinnen. Auch ohne spezifische Tests wird man sich ein Urteil bilden können über die Stimmung des Patienten, seine Einstellung zu seiner Behinderung, seine Haltung gegenüber dem Untersucher und dritten Personen.

1. Geisteszustand. Die formale Prüfung des Geisteszustands wird oft beschränkt auf Fragen nach dem Datum und dem Wochentag. Jeder, der länger als ein paar Tage in einem Klinikbett verbracht hat, wird wissen, wie schwierig in dieser Lage die Beantwortung solcher Fragen sein kann. Die Monotonie des Tagesablaufs, die Belanglosigkeit des Datums, die Isolation gegenüber der Außenwelt führen selbst bei geistig besonders regen Patienten leicht zu einer gewissen Verwirrtheit hinsichtlich Zeit und Datum. Allgemeine Fragen über das, was die Tageszeitung brachte oder über Rundfunknachrichten sind da schon weit nützlicher, obschon sie auf den ersten Blick weniger gezielt sind als die Frage nach dem Datum. Berichte der Krankenschwestern über das Verhalten und das Benehmen des Patienten sind ebenfalls für die Beurteilung sehr nützlich. Man sollte sich auch ein Urteil über das Gedächtnis des Patienten für lange zurückliegende, in letzter Zeit und unmittelbar vorhergehend erlebte Geschehnisse verschaffen, und man sollte sich die Angaben möglichst von Angehörigen bestätigen lassen.

2. Intellektuelle Funktionen. Diese können am Krankenbett getestet werden, doch ist es recht unwahrscheinlich, daß geringfügige Alterationen bei gelegentlicher, beiläufiger Prüfung aufgedeckt werden können. Fällt etwas Abnormes nicht unmittelbar am Patienten auf, so ist eine formale psychometrische Testung erforderlich. Traditionsgemäß wird für den klinischen Status der „100-minus-7"-Test benutzt. Allerdings ist für die vollständige Interpretation nicht nur die Antwort, sondern auch die Zeit, nach der sie erfolgt, wichtig. Auf einen solchen Test läßt sich keine sichere Beurteilung gründen, denn Ängstlichkeit und Furchtsamkeit des Patienten stören den Ablauf der Untersuchung. Nützlich ist es jedoch zu erkunden, ob der Patient einen längeren Satz lernen kann, etwa den typischen Babcok-Satz. Aus der Lernzeit und auch aus wiederholter Fehlwiedergabe des Satzes läßt sich eine nützliche Information gewinnen. Der Testsatz (den der Untersucher ebenfalls auswendig können muß!) lautet: „Es gibt etwas, was eine Nation haben muß, um groß und reich zu sein, und das ist eine große, sichere Versorgung mit Holz". Die meisten Patienten können diesen Satz nach 3–5 Versuchen fehlerfrei auswendig wiedergeben. Jedoch kommen auch bei diesem Test Behinderungen durch Angst, Sprachschwierigkeiten und Gedächtnisstörungen ins Spiel. Auch sind die Ergebnisse nicht spezifisch für irgendeinen besonderen Zustand. Ein anderer, zur Prüfung des Gedächtnisses und der Konzentration zu verwendender Test ist der, daß man den Patienten bittet, eine Serie von Zahlen vorwärts und rückwärts herzusagen. Normalerweise können Patienten sieben Zahlen vorwärts und fünf rückwärts auswendig lernen. Erklärung des Sinnes von Sprichwörtern und Tests über allgemeine Kenntnisse, etwa Namen von Personen der Öffentlichkeit, Hauptstädte von Ländern usw. können sehr schwierig sein, da die allgemeinen Interessen des Patienten seine Leistung beeinflussen. Ein aphasischer Patient, der außerstande war, einfache Objekte zu benennen oder die Bedeutung einfacher Wörter zu erklären, wie z. B. brünett, wurde nach der Bedeutung von „Pikieren" gefragt. Da leuchtete sein Gesicht auf, und wie ein Blitz kam die Antwort: „Sämlinge auseinanderpflanzen". Ich brauche nicht zu sagen, daß er ein begeisterter Hobbygärtner war. Der Autor hatte, als er in den USA tätig war, erhebliche Schwierigkeiten bei Versuchen, Aphasie und Intelligenz zu testen, weil er auf nur wenige gemeinsame Kenntnisse mit den Untersuchten über Sport und öffentliche Angelegenheiten des Landes zurückgreifen konnte.

Schließlich kann die Fähigkeit des Patienten geprüft werden, eine einfache Geschichte zu wiederholen, zu paraphrasieren oder zu erklären. Viele etwas verwirrte Patienten sehen den Untersucher, während er ihnen die Geschichte erzählt, mit ungläubigem Gesicht an, und manchmal bedarf es bei einem solchen Geschichtentest eines gewissen Grades der Selbstkontrolle und präliminarischer° Erklärungen, wenn man nicht in die Lage geraten will, seine eigene Zurechnungsfähigkeit in Frage stellen zu müssen.

Cowboygeschichte: Ein Cowboy begab sich mit seinem Hunde nach San Francisco. Er ließ den Hund im Haus eines Freundes und kaufte sich einen neuen Anzug. In seinem schönen neuen Anzug kam er zurück, pfiff nach dem Hund, rief ihn beim Namen und streichelte ihn. Der Hund wollte aber mit seinem neu eingekleideten Herrn nichts zu tun haben und heulte traurig. Bemühungen, den Hund zur Ruhe zu bringen, waren erfolglos. So entfernte sich der Cowboy wieder, zog seinen alten Anzug wieder an, und als er dem Hunde nun erneut gegenübertrat, begrüßte ihn dieser sofort mit ausgelassener Freude, da er jetzt seinen Herrn so wiedersah, wie er seiner Ansicht nach aussehen mußte.

3. Aphasie und Apraxie. Eine Prüfung auf Aphasie nehme man erst dann vor, wenn man eine klare Vorstellung davon hat, wie verwirrt oder desorientiert ein Patient ist; es ist ja auch, wie schon bemerkt wurde, wichtig, vor der Erhebung einer Anamnese sicher zu sein, daß der Patient das gesprochene Wort wirklich versteht und imstande ist, Fragen richtig aufzufassen und in adäquater Weise zu beantworten. Es muß vermieden werden, daß der Patient bei der Prüfung zu stark belastet wird und ihm irgendwelche Schwierigkeiten zu lange zugemutet werden.

a) Um sein Wortverständnis festzustellen, fordert man den Patienten auf, die Augen zu schließen, die Zunge herauszustrecken oder die rechte oder linke Hand zu zeigen. Ein schwer verwirrter oder aphasischer Patient kann vielleicht bei der ersten Aufforderung die Zunge herausstrecken, streckt sie dann möglicherweise auch bei jedem weiteren Kommando des Untersuchers erneut heraus. Das kann eine Perseveration sein, kann aber auch bedeuten, daß das Zungezeigen der einzige motorische Akt ist, zu dessen Ausführung der Patient überredet werden kann.

b) Versteht ein Patient gesprochene Aufforderungen nicht, so kann er sie doch vielleicht lesen. So lege man ihm dieselben einfachen Aufforderungen – „Zeigen Sie die Zunge" usw. – auf einer Karte geschrieben vor.

c) Die gesprochenen Antworten des Patienten sind zu notieren. Ein Patient mit nominaler Aphasie (Schwierigkeit, Objekte zu benennen) kann bei sonst bemerkenswert guter Beherrschung der Sprache nur Sätze ohne Substantiva bilden. Um diese Schwierigkeit zu umgehen, greift er zu Alternativwendungen. So zeigte ein Patient, der gebeten wurde, seinen Trauring zu benennen, auf seine Frau und sagte: „Mit ihr bin ich lange Zeit zusammen gewesen."

d) Es kann sein, daß der Patient sich besser schriftlich ausdrücken kann; man fordere ihn auf, seinen Namen, seine Adresse und einen einfachen Satz nach Diktat aufzuschreiben.

e) Das Benennen von Gegenständen ist ein einfacher Test, vielleicht der am Krankenbett brauchbarste. Es kann dem Patienten große Mühe machen, den Aufforderungen nachzukommen; man sollte daher solche Prüfungen nicht in Gegenwart anderer Personen mit ihm durchführen, da evtl. jemand über seine Schwierigkeiten oder seine Behinderung lachen könnte. Benennenlassen einfacher Gegenstände, z. B. eines Kugelschreibers oder dessen Kappe, einer Uhr und ihrer Zeiger, kann meist die Entdekkung einer nominalen Aphasie ermöglichen.

f) Man lasse den Patienten einen Abschnitt aus einem Buch oder einer Zeitung lesen und bespreche den Passus mit ihm, um zu prüfen, ob er *lesen und verstehen* kann, was er liest.

Anomalien in der Ausführung dieser Tests weisen auf eine Beeinträchtigung des Schrift- oder Sprachverständnisses hin, also auf eine Aphasie, und lassen somit eine Schädigung des dominanten Parietallappens vermuten. Hat man mit diesen einfachen Tests eine aphasische Störung entdeckt, so ist auch der Sitz der Schädigung lokalisiert, und weitere, umständlichere Prüfungen könnten zur Klärung der Lokalisationsfrage dann nichts mehr beitragen.

Apraxie ist das Äquivalent für „Aphasie" im nicht-dominanten Parietallappen. Meist finden sich in der Vorgeschichte Beispiele für den Verlust einiger Fähigkeiten, etwa der, das Essen einzunehmen oder aus der Badewanne zu steigen. Einfache Aufgaben, z. B. den Morgenmantel ausziehen, eine Zigarette anzünden, ein Stück Papier zusammenfalten, werden ohne weiteres ausgeführt. In einigen Fällen sind motorische Ausfälle oder eine Ataxie zu berücksichtigen, da aber in vielen Fällen solche Defekte nicht bestehen, ist die erhebliche Schwierigkeit, welche die Ausführung bestimmter Zweckbewegungen dem Patienten bereiten kann, bei solchen Fällen um so auffallender. Tests, die den Patienten auf seine Fähigkeit zu gestaltendem Handeln prüfen sollen, fallen in diese Kategorie. Man fordert den Patienten auf, einfache Figuren, Formen, Gestalten mit Streichhölzern zu kopieren oder läßt ihn Dinge aus dem Gedächtnis zeichnen. Wie bei der Aphasie liefert die Feststellung von Schwierigkeiten des Patienten in einem bestimmten Tätigkeitsbereich ausreichende Informationen hinsichtlich der Lokalisation des geschädigten Areals. Um eine höhere Teststufe handelt es sich bei der Prüfung der Fähigkeit des Patienten, einen Grundriß der Krankenstation zu zeichnen oder einen Plan seiner Wohnung. Ein Taxifahrer führte alle Aufgaben gut aus, nur bei der Aufgabe, einen Plan des Trafalgar-Squares zu zeichnen, versagte er, und das erklärte seine Hauptklage: daß er Schwierigkeiten bei der Ausübung seines Berufes hatte!

Zusammenfassend sei gesagt, daß Patienten verwirrt erscheinen können aufgrund einer allgemeinen intellektuellen Leistungsminderung (unterschiedlich je nach Bewußtseinslage) oder aufgrund einer Aphasie, die Schwierigkeiten des Verständnisses und der verbalen Kommunikation verursacht, oder aufgrund einer Apraxie, bei welcher der Patient Schwierigkeiten bei der Ausführung einfacher Handlungen haben kann. Es ist äußerst wichtig, die Entscheidung zwischen diesen Möglichkeiten zu treffen. Aphasie oder Apraxie zeigen eine fokale Anomalie, eine Herdstörung in der zuständigen dominanten oder nicht-dominanten Hemisphäre an, während Verwirrtheit meist eine das gesamte Hirn betreffende Störung anzeigt, eine Veränderung der Bewußtseinslage oder eine Stoffwechselstörung. Je nach der (vorläufigen) Vermutungsdiagnose ist die Art der weiteren Untersuchung und Behandlung des Patienten eine ganz verschiedene.

Motorische Störungen bei Hemisphärenerkrankung

Die Motorik eines Patienten kann nur dann normal funktionieren, wenn das sensorische Feedback intakt ist und die Kleinhirnkontrolle der Glieder normal funktioniert. Patienten sprechen oft von „Unsicherheit“ oder „Starrheit“ ihrer Glieder, wenn sie tatsächlich ein Gefühl der „Schwäche“ meinen. Nimmt man solche beschreibenden Ausdrücke ohne weiteres hin, so kann man eine völlig falsche Vorstellung von der Art der Behinderung des Kranken bekommen. Man muß ihn um genauere Erklärung bitten, wie man etwa auch einen Patienten genauer ausfragt, der einem sagt, er habe einen „Blackout“ gehabt. Bei einer schweren Parietallappenschädigung kann es vorkommen, daß die kontralateralen Glieder nutzlos und vom Patienten völlig ignoriert daliegen; dabei brauchen sie aber nicht gelähmt zu sein. Bei leichterer Parietallappenschädigung kann der ausgestreckte Arm, der bei offenen Augen in normaler Stellung gehalten werden kann, bei geschlossenen Augen herabsinken, und das braucht nicht auf einer Schwäche des Arms zu beruhen, sondern kann Folge des Verlusts der Lageempfindung sein. Liegt eine Erkrankung des Kleinhirns vor, so kann der ausgestreckte Arm wild herumschwingen und sich bei geschlossenen Augen sogar noch aufwärts bewegen. Dieser Test an den ausgestreckten Armen ist sehr nützlich zur Beurteilung des Patienten und sollte systematisch ausgewertet werden.

1. Man beobachte die vorgestreckten Hände. Finden sich an ihnen irgendwelche abnormen Veränderungen, etwa Trommelschlegelfinger? Zittern die Hände? Besteht an einem Arm eine Unsicherheit in der Beibehaltung der Lage, der Stellung?

2. Kann der Patient mit den Fingern in der Luft rasch und rhythmisch Bewegungen wie beim Klavierspielen machen? Gelingt ihm das nicht, so kann die ungeschicktere der beiden Hände durch eine Pyramidenbahnschädigung affiziert sein (bei einem Rechtshänder können die Bewegungen der rechten Hand normalerweise oft besser ausgeführt werden als die der linken).

3. Bleiben die ausgestreckten Hände bei geschlossenen Augen auf gleicher Höhe? Bewegt sich eine Hand aufwärts und schwankt sie (Hinweis auf eine zerebellare Erkrankung)? Fällt eine herab (Hinweis auf Gefühlverlust oder Schwäche)?

Ist der Patient benommen oder schläfrig oder bewegt er seine Glieder auf Kommando aufgrund einer Aphasie nicht, so beobachte man die Spontanbewegungen des verdächtigen Gliedes. Kneift der Untersucher die Haut der vorderen Brustwand des Patienten, so wird dieser instinktiv den besseren Arm benutzen, um die kneifende Hand des Untersuchers wegzuziehen. Wird der gute Arm dann festgehalten und der Kneiftest wiederholt, so wird sich die affizierte Extremität bewegen, wenn sie dazu imstande ist. Ebenso können die Beine durch Schmerzreize einzeln geprüft werden, und gleichzeitig können die sensorischen Funktionen der beiden Körperseiten grob geprüft werden.

Vollständige Prüfung der Motorik bei Hemisphärenläsion

Bisher haben wir uns mit der Erfassung grober motorischer Defekte bei bewußtseinsgestörten Patienten befaßt. Es kommt aber in vielen Fällen auch darauf an, sehr feine Ausfälle zu erfassen, und das Geheimnis einer guten Untersuchung liegt dabei in der Beherrschung der Technik des Auffindens kleiner, unauffälliger motorischer Ausfälle.

1. Das Gesicht. Wir haben an früherer Stelle das Problem der Gesichtsasymmetrie besprochen und die häufige Behauptung, daß Gesichtsasymmetrie Ausdruck einer Läsion des oberen motorischen Neurons sein kann. Hier soll nun im Rahmen der Besprechung von Hemisphärenläsionen auf diese Frage genauer eingegangen werden.

Zwei Typen der Gesichtsbewegung sind zu unterscheiden: willkürliches Grimassieren und Lächeln sowie unwillkürliches, eine echte emotionale Reaktion darstellendes Grimassieren und Lächeln. Die erste Art der Funktion wird wahrscheinlich auf den klassischen motorischen Bahnen, ausgehend von den motorischen Rindenstreifen des Hirns in Gang gesetzt, während die emotionalen Reaktionen in ergänzenden motorischen Arealen ihren Ausgangsbereich haben, in der Tiefe der Insel und der Temporallappen. Faziale Bewegungen sollten daher während der Aufnahme der Vorgeschichte sorgfältig beobachtet werden, und man versuche – dabei genau beobachtend – ein spontanes Lächeln zu provozieren. Sodann sollte Lächeln auf Kommando getestet werden, und der Patient sollte aufgefordert werden, die Zähne, wie beim Lachen, zu zeigen (fast immer ist die typische Antwort des Patienten: „Sie sind falsch" oder „Ich habe doch gar keine Zähne mehr").

Deutliche Gesichtsschwäche bei einem Test kann gepaart sein mit normaler Gesichtsmotilität bei einem anderen. Der Typ der festgestellten Schwäche kann lokalisatorisch von Bedeutung sein; so zeigt die emotionelle Funktionsschwäche gewöhnlich eine Temporallappenläsion an.

2. Die Glieder. Bei der Prüfung der Glieder suchen wir nach pyramidalen Schwächezeichen. Dieses Konzept ist sehr wichtig für die genaue Diagnosestellung, dennoch wird es in den meisten Lehrbüchern und beim Unterricht zu wenig beachtet, was daraus ersichtlich ist, daß die meisten Ärzte die Kraft der Glieder durch Prüfung des Händedrucks und der Quadrizepsmuskelstärke testen. Diese zwei Bewegungen sind aber gerade diejenigen, welche bei Zerebralerkrankungen am *wenigsten* beeinträchtigt werden!

Die Verteilung der Muskelschwäche merkt man sich am besten dadurch, daß man sich die typische Haltung und den Gang eines Patienten ins Gedächtnis ruft, der einen Schlaganfall durchgemacht hat. Der Arm ist gebeugt (Flexorenmuskelgruppe kräftig), und das Bein ist gestreckt (Strecker kräftig). In funktioneller Hinsicht ist dieser Zustand ideal: wäre die Kraftverteilung umgekehrt, würden nur wenige Patienten nach einem Schlaganfall wieder laufen können.

Am Arm sind die geschwächten Muskelgruppen diejenigen, welche für die Schulterabduktion, die Extension im Ellbogen und im Handgelenk und die Fingerabduktion zuständig sind. Die intakten spastischen Gruppen adduzieren den Arm an die Körperseite und beugen ihn im Ellbogen und im Handgelenk.

Am Bein sind die schwachen Gruppen die Hüftflexoren, die Kniebeuger und die Dorsalflexoren des Fußes. Die starken spastischen Muskeln sind die Glutaei und der Quadrizeps, die Hüfte und Knie steif halten, und die Plantarflexoren, die den Fuß in leichter Beugestellung nach unten halten, so daß der Patient beim Laufen am Boden entlang kratzt.

Dieses Verteilungsmuster der Muskelschwächen zeigt an, daß ein Pyramidenbahnschaden vorliegt und ist typisch für eine tiefe Hemisphärenläsion und eine Schädigung der hauptsächlichen motorischen Bahnen (die kortikospinalen Trakte im Hirnstamm oder im Rückenmark).

Ist das gesamte, eine Extremität versorgende Rindenareal versehrt, so ist eine Funktionsübernahme durch extrapyramidale Bahnen nicht mehr möglich, und es entsteht eine *globale, schlaffe* Lähmung des Gliedes, verbunden mit besonderer Lebhaftigkeit der Reflexe und einem extensorischen Fußsohlenreflex. So erklärt sich auch, daß ein Patient mit einem kleinen Infarkt in der inneren Kapsel gute Besserungsaussichten hat, wohingegen bei Verschluß der linken Arteria cerebri media die Prognose hinsichtlich einer Besserung schlecht ist und der Patient in diesem Falle noch die zusätzliche Schwierigkeit einer Aphasie infolge der Schädigung des kortikalen Sprachzentrums zu ertragen hat. Näheres hierüber im nächsten Kapitel.

Bei der Prüfung der Motorik sind folgende Fragen zu beantworten:

1. Ist eine willkürliche oder emotionale faziale Bewegungsschwäche vorhanden?
2. Ist ein Herabsinken der ausgestreckten Hände festzustellen?
3. Sind zwischen den beiden Händen oder Füßen bei Klavierspielbewegungen in der Luft oder beim Zehenwackeln Unterschiede vorhanden?
4. Besteht eine Tonussteigerung auf der affizierten Seite?
5. Besteht irgendeine Reflexasymmetrie (lebhaftere Reflexe auf der affizierten Seite) oder eine extensorische Fußsohlenreaktion?
6. Besteht eine Schwäche in pyramidaler Ausbreitung? Hierbei muß man im Auge behalten, daß proximale Bewegungen (Schulterabduktion, Hüft-

flexion) nachweislich schwach sein können, ohne daß sich im peripheren Bereich andere Zeichen als Einschränkungen der Feinbeweglichkeit auffinden lassen.

Sensible Störungen bei Hemisphärenschädigungen

Hauptsymptom einer Schädigung in den sensorischen Rindenarealen ist die sensible Epilepsie. Diese besteht im allgemeinen aus Episoden von Parästhesien: Kribbelgefühl übergehend in Taubheits- und Starrheitsgefühl. In Ausnahmefällen kommen auch fokale Schmerzen vor. Da in den sensiblen Rindengebieten auch die Motorik in beträchtlichem Maße repräsentiert ist, gesellen sich oft zu den sensiblen Symptomen geringgradige Zuckungen in dem sensorisch betroffenen Glied oder den Gliedern derselben Seite. Gewöhnlich sind die sensiblen Symptome einseitig.

Fallbericht

Ein 70jähriger Mann klagte über schwere Rückenschmerzen mit Ausstrahlung in das gesamte rechte Bein. Ein Orthopäde stellte lebhafte Reflexe und ein Babinski-Zeichen fest. Am Tage darauf war der Patient weitgehend hemiplegisch und somnolent. Es lag eine Metastase im Beinbereich der sensiblen kortikalen Rinde vor, und es wurde angenommen, daß die Frühsymptome eine Form der sensiblen Epilepsie gewesen waren.

Fallbericht

Ein 42 Jahre alter Ingenieur litt seit dem 10. Lebensjahr an Anfällen von Kribbeln und Taubheitsgefühl in der linken Hand mit Ausstrahlung in die linke Brustseite und bis zum Kopf. Da diese Anfälle oft bei den Mahlzeiten auftraten, wurden sie lange für eine Folgeerscheinung von „Verdauungsstörungen" gehalten! Drei Wochen vor der Aufnahme in die Klinik hatte er zwei größere epileptische Anfälle durchgemacht, die beide mit diesen sensorischen Symptomen begannen, sich dann aber in fokalen Zuckungen an Arm und Gesicht fortsetzten, worauf am Schluß Bewußtlosigkeit auftrat.

Auskultatorisch war über der gesamten rechten Kopfseite ein lautes Geräusch festzustellen. Eine Angiographie führte zur Feststellung eines Angioms, das einen großen Teil der rechten Hemisphäre einnahm.

Der Sensibilitätsausfall, der durch eine oberflächlich lokalisierte Läsion verursacht wird, ist selten ein vollständiger. Man kann sogar sagen, daß ein einseitiger *totaler* Ausfall *sämtlicher* sensibler Qualitäten so ungewöhnlich ist, daß man bei einem solchen Befund daran zweifeln muß, ob es sich dabei um ein organisch verursachtes Symptom handelt. Aufgrund bilateraler kortikaler Projektionen und eines Teils auf Thalamushöhe realisierter Wahrnehmung von nicht genau zu lokalisierender Berührung sowie von Schmerzen und Vibration können diese Empfindungen teilweise ausgespart sein. Diejenigen sensorischen Modalitäten, die spezifisch durch kortikale Herde beeinträchtigt werden, sind: genau lokalisierte Berührung, Zweipunktdiskrimination, Lagegefühl und Temperaturempfindung.

Andere „beliebte" Qualitäten, z. B. Erkennung von Zahlen, die auf die Haut geschrieben werden, und Stereognosie (Erkennung eines in die Hand gelegten Gegenstandes) sind im Grunde zusammengesetzte Gefühlsfunktionen, wobei alle Qualitäten intakt sein müssen. Sie sind keine spezifischen Formen der Sensibilität. Sie beruhen ja auf besonders in Hirnrindenhöhe aufgenommenen Empfindungen und werden daher bei kortikaler Schädigung sehr stark beeinträchtigt. Die Feststellung, ob ein Patient Unterschiede zwischen der Textur von Bettdecken wahrnehmen und beschreiben kann oder nicht, ist ein brauchbarer Screeningtest, bei dem aber derselbe Vorbehalt (relative Unspezifität!) zu machen ist. Anomalien bei diesen Tests deuten auf diffusen Schaden in der sensorischen Hirnrindenregion hin.

Zum Nachweis sehr geringer Dysfunktion wird der Test auf sensorische Extinktion durchgeführt. Seine theoretische Basis gleicht wahrscheinlich der der Extinktionshemianopsie (s. Abb. 3.3.). Der Patient wird beiderseits an der Haut einer Extremität leicht berührt, und zwar an spiegelbildlich einander entsprechenden Punkten. Zunächst wird der Punkt alternierend an den beiden Gliedern berührt, gelegentlich berührt man dann auf beiden Seiten die Punkte gleichzeitig, und wenn in diesem Augenblick der Patient beiderseits die Berührung nicht verspürt, so bezeichnet man dieses Phänomen als sensible Auslöschung; es hat dieselbe Bedeutung wie kortikaler Sensibilitätsausfall.

Liegt die Schädigung tief in der Hemisphäre in Thalamushöhe oder im subthalamischen Areal, so werden sich auffälligere Sensibilitätsausfälle finden. In Frühstadien progressiver Läsionen oder im Rückbildungsstadium einer vaskulären Läsion mit Schädigung sensorischer Bahnen in Thalamushöhe können höchst quälende, unscharf lokalisierte, tiefsitzende Schmerzen vorkommen, die an der kontralateralen Körperseite nach unten ausstrahlen. Sie treten spontan oder provoziert durch einen Reiz an der affizierten Körperseite auf. Weitere Angaben über

→ S 112

dieses Déjerine-Roussy-Syndrom finden sich im nächsten Kapitel.

Fallbericht

Eine 52 Jahre alte Frau stellte sich vor mit der Angabe, daß sie seit 2 Monaten Beschwerden an der rechten Körperseite habe. Zunächst habe sie ein Kribbelgefühl in der Hand bei gleichzeitigem Taubheitsgefühl im rechten großen Zeh gehabt. Auch bemerkte sie, daß das rechte Bein schwerfällig wurde. Im Verlauf der folgenden 6 Wochen breitete sich ein Taubheitsgefühl über die gesamte rechte Körperseite aus, die jedoch überempfindlich für Berührung wurde. Seit 4 Wochen hatte sich eine zunehmende Schwäche des rechten Arms und Beins entwickelt. In den gesamten 2 Monaten bestanden leichte linksseitige Kopfschmerzen. 7 Jahre vorher hatte sie eine Mastektomie links wegen eines Mammakarzinoms durchgemacht. Bei der Untersuchung fand sich: hemiplegischer Gang mit maximaler Schwäche bei formaler Testung und flexorische Plantarreaktionen. An der gesamten rechten Körperseite waren *sämtliche* sensiblen Qualitäten aufs schwerste beeinträchtigt. Weitere Untersuchungen und eine Kraniotomie ergaben: große nekrotische Metastase im posterioren Teil des linken Thalamus.

Dies war ein typisches Beispiel der Vorgeschichte eines Patienten mit einer thalamischen Schädigung und ein gutes Beispiel für den Typ des sensiblen Syndroms bzw. der sensiblen Ausfälle bei solchen Fällen.

Techniken der Sensibilitätsprüfung

Traditionsgemäß wird ein zurechtgedrehtes Wattestückchen zur Prüfung der Wahrnehmung leichter Berührung benutzt. Ebenso gute Dienste leistet aber einfache Berührung mit einer Fingerspitze. Sie kann auch von Seite zu Seite exakt wiederholt werden.

Zur Prüfung des Schmerzgefühls sollte eine leicht abgestumpfte Nadel verwendet werden. Den sich einbürgernden Gebrauch einer Injektionskanüle, die am Rockaufschlag getragen wird, muß man bedauern. Durch eine solche Nadel wird die Haut verletzt und kann sogar bluten, außerdem besteht ein Infektionsrisiko. Es ist wahrlich nicht nötig, Blut zu entziehen, um Schmerz zu verursachen. Es ist lediglich wichtig, daß man sich davon überzeugt: hier wird wirklich *Schmerz* empfunden und nicht nur Berührung.

Die Zweipunktdiskrimination kann als Test nur dann verwendet werden, wenn bereits festgestellt ist, daß der Patient eine einzelne leichte Berührung wahrnehmen und lokalisieren kann. Kann er das nicht, so ist es sinnlos, auf Zweipunktdiskrimination zu prüfen. Im übrigen ist der Test nur bei Ausführung an den Fingerspitzen zuverlässig. Weibliche Personen können 2–3 mm Berührungsentfernung unterscheiden, männliche, insbesondere Handwerker, erst bis zu 5 mm Punktentfernung. Obwohl angegeben wird, daß der Ausfall des Tests als abnorm zu beurteilen sei, wenn der Prüfling erst bei mehr als 4 cm Punktentfernung an den Beinen die Berührungspunkte als getrennt empfindet, so muß man doch sagen, daß die Angaben an dieser Körperstelle so variabel sind, daß der Test an den Beinen überhaupt als unzuverlässig angesehen werden muß.

Die Prüfung auf (Gelenk-)Lageempfindung kann an den Händen und Füßen vorgenommen werden. Der Untersucher sollte das distale interphalangeale Gelenk mit zwei Fingern von beiden Seiten festhalten und dann mit zwei Fingern der anderen Hand (seitlich angelegt) die distale Phalanx herauf und herunter bewegen. Werden die Kuppe oder der Nagel des Fingers des Patienten angefaßt, so kann der Druck-Zug-Stimulus das Ergebnis des Versuchs stören. Lassen Sie den Patienten zunächst alles mit ansehen, damit er weiß, was vor sich gehen soll. Später soll er dann beim eigentlichen formalen Versuch die Augen schließen (Abb. 8.1.).

Die Prüfung des Vibrationsgefühls, vorgenommen mit einer Stimmgabel (128 Schwingungen/s) ist ein weiterer Test von zweifelhaftem klinischen Wert. Diese Empfindung ist nicht eine spezifische sensible Qualität, die in spezifischer Bahn geleitet wird. Wahrscheinlich geschieht die Leitung in beiden Hintersträngen und auf spinothalamischen Bahnen, und die Empfindung wird – bilateral – in Höhe des Thalamus aufgenommen. Bei Hemisphärenläsionen

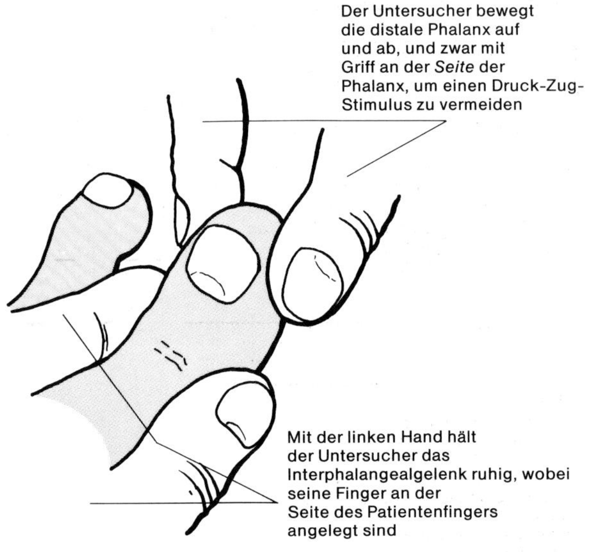

Abb. 8.1. Die richtige Art der Prüfung des Gelenk-Lage-Gefühls

tritt ein Verlust des Vibrationsgefühls nur in Verbindung mit weitgehendem Verlust anderer Gefühlsmodalitäten ein, und zwar bei Läsionen in der Thalamusregion. In einem späteren Kapitel wird die Bedeutung des Vibrationsgefühls in der Diagnostik von Periphernerv- und Rückenmarkläsionen erörtert werden.

Das Temperaturgefühl braucht routinemäßig kaum getestet zu werden. Bei kortikalen Läsionen ist sein Verlust gewöhnlich dem Verlust des Schmerzgefühls gleichzusetzen. Niemals fehlt das Temperaturgefühl als isolierter Sensibilitätsausfall. Eine Sensibilitätsprüfung als routinemäßige Screeningmaßnahme bei Hemisphärenläsionen umfaßt folgende Punkte:

1. Bilaterale Prüfung der Wahrnehmung leichter Berührung einschließlich der Prüfung auf Extinktionsphänomen (technische Durchführung s. oben).
2. Bilaterale Prüfung des (Gelenk-)Lagegefühls.
3. Bilaterale Prüfung der Schmerzempfindung. Veränderung der Schmerzwahrnehmung hat klinisch fast dieselbe diagnostische Bedeutung wie totaler Verlust der Schmerzempfindung.

Ergibt sich bei diesen einfachen Tests nichts Abnormes, so sind weitere Testungen unnötig.

Klinische Störungen der Hirnregionen

1. Die Frontallappen (Abb. 8.2.)

Die Frontallappen (Stirnlappen) sind die vor der Rolando-Furche liegenden Teile der beiden Großhirnhemisphären. Sie erstrecken sich nach hinten viel weiter als im allgemeinen angenommen wird. In der Mittellinie sind sie durch das Corpus callosum

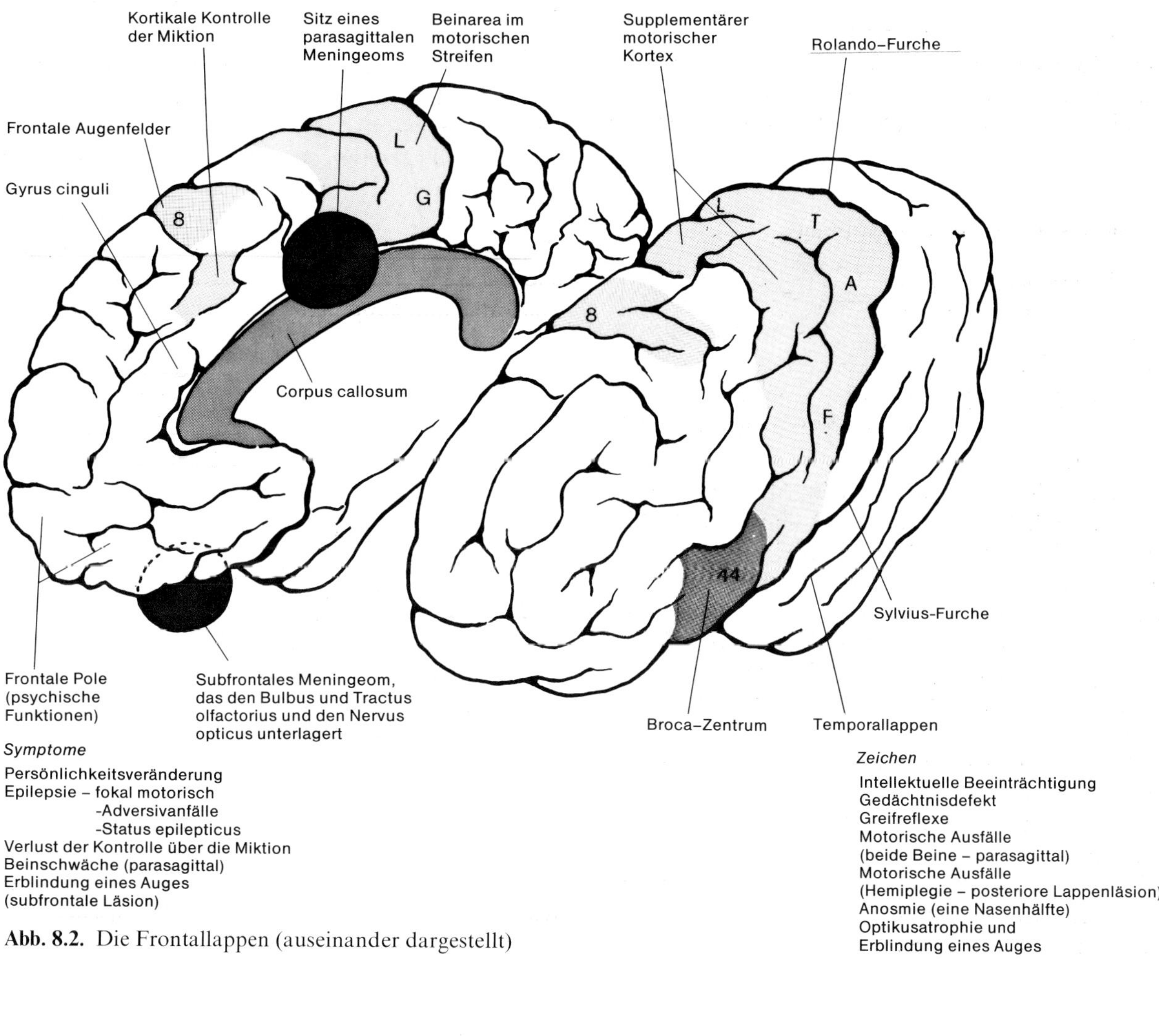

Abb. 8.2. Die Frontallappen (auseinander dargestellt)

(Balken) verbunden, durch das sich leider Geschwülste der Frontallappen über die Mittellinie hinaus in „Schmetterlingsform" ausbreiten können. Areale von besonderer klinischer Bedeutung sind: die motorischen Regionen (Area 4), das supplementäre motorische Areal (Area 6), die frontalen Augenfelder (Area 8), das kortikale Zentrum für die Miktion (an der medialen Oberfläche des Frontalhirns) und die wichtigen Verbindungen mit den Temporallappen, den Parietallappen, den Basalganglien, dem Hypothalamus und dem Kleinhirn. In der dominanten Hemisphäre findet sich zusätzlich das Broca-Zentrum, das für die Steuerung der Artikulationsmechanismen zuständige Areal. Der Bulbus und der Tractus olfactorius sowie der Nervus opticus liegen unmittelbar unter dem Stirnlappen.

Klinik der Frontallappenschädigungen

Die Frontallappen spielen eine überragende Rolle bei der Ausbildung der Persönlichkeit, insbesondere hinsichtlich des erworbenen Sozialverhaltens. Stirnhirngeschädigte Personen haben oft Persönlichkeitsveränderungen. Antriebsschwäche, Apathie, Nachlässigkeit hinsichtlich der persönlichen Erscheinung, des Auftretens, der persönlichen Hygiene und Nachlässigkeit in familiären, beruflichen oder geschäftlichen Belangen. Schließlich kann es zu einer apathischen Demenz kommen. In manchen Fällen äußert sich die Störung in zunehmendem Hemmungsverlust: Urinieren in der Öffentlichkeit, unpassende, unziemliche, unflätige Ausdrucksweise und antisoziales Verhalten ohne Rücksicht auf andere. Schwerer Verfall der intellektuellen Fähigkeiten in Verbindung mit Beeinträchtigung des Gedächtnisses, bis zu ausgeprägter Demenz, kommen vor. Bei jedem dementen Patienten, bei dem sich bereits *vor* der deutlichen Ausprägung der Demenz eine Persönlichkeitsveränderung oder atypisches Verhalten bei der Miktion bemerkbar machen, sollte man unbedingt die Möglichkeit eines Stirnhirntumors in Betracht ziehen. Besonders bei Patienten mit parasagittalen Tumoren kommen diese Erscheinungsbilder vor.

Fallbericht

Eine 60jährige Frau hatte fast 5 Jahre lang auffallende Verhaltensänderungen gezeigt. Als eines der ersten auffallenden Zeichen wurde bemerkt, daß sie beim Autofahren immer wieder in Bushaltestellen fuhr und wieder hinausfuhr, zum Unwillen der an den Haltestellen Wartenden.

In ihrem geschäftlichen Berufsleben ließen ihre Leistungen bedenklich nach, insbesondere nach der Einführung der Mehrwertsteuer, mit deren Anforderungen sie nicht zurecht kam. Schließlich fiel auch ihrem Sohn in Kanada auf, daß sie Luftpostbriefvordrucke immer auch auf den Rändern beschrieb, so daß nach der Öffnung des Briefes der Text nicht mehr richtig lesbar war. In affektiver Beziehung war sie höchst absonderlich bei leicht hypomanischem Verhalten. Sichere pathologische neurologische Zeichen fanden sich jedoch nicht. Spezialuntersuchungen ergaben dann ein großes subfrontales Meningeom.

Bei einer besonderen Art der Miktionsstörung Stirnhirngeschädigter hat der Patient plötzlich das Gefühl, die Harnblase sei stark gefüllt, ist aber nicht imstande, eine unmittelbar darauf folgende Blasenentleerung zu verhindern. Er verliert die Fähigkeit, den Miktionsreflex zu unterdrücken. Bei Vorhandensein von Persönlichkeitsveränderungen (wie oben beschrieben) wird dem Symptom von dem Patienten immer weniger Beachtung zugemessen.

Fallbericht

Eine 56jährige Frau verlor zunehmend das Interesse an ihren Haushaltspflichten und bekam eine Harninkontinenz. Aber erst, als sie auf ihres Ehemannes preisgekrönte Rosen urinierte, holte er wegen des Verhaltens seiner Frau ärztlichen Rat ein. Die Untersuchungen ergaben das Vorliegen eines sehr großen parasagittalen Meningeoms. Der Tumor wurde operativ entfernt. Ergebnis der Behandlung: vollständige Heilung.

Ein häufiges Merkmal von Stirnhirnschäden sind epileptische Anfälle. Drei Typen solcher Anfälle deuten auf eine Frontallappenläsion hin:

1. Adversivanfälle. Da sich in der Area 8 die Augenfelder befinden, kommt es bei Entladungen in dieser Region oft zu Kopf- und Augenbewegungen in Richtung auf die der Schädigung gegenüberliegende Seite. Man nennt diese Anfälle daher „Adversivanfälle". Sie sind typisch für Frontallappenschäden.

2. Fokale motorische Epilepsie. Fokale, sog. Jackson-Anfälle und unilaterale motorische Konvulsionen beruhen gewöhnlich auf Schäden in oder nahe bei den hauptsächlichen motorischen Rindenarealen im Gyrus praecentralis des frontalen Hirnlappens. Überraschend oft findet sich aber auch bei solchen Vorkommnissen eine Läsion im Parietallappen. Wahrscheinlich ist die Entstehung der Entladungen in diesen Fällen in den motorischen Zellen des sensiblen Streifens zu suchen. Der gleichzeitige Beginn von kribbelnden Parästhesien bei Einsetzen der motorischen Störungen läßt an diese Möglichkeit denken.

3. Status epilepticus. Neuerdings ist festgestellt worden, daß bei nicht weniger als der Hälfte der Patienten, bei denen früh im Verlauf ihres Leidens ein Status epilepticus auftritt, ein Stirnhirntumor vorliegt.

Bei Patienten mit Schäden im orbitalen Teil des Stirnlappens oder in den subfrontalen Regionen, wie im Sulcus olfactorius oder im Bereich der Keilbeinkante können sich intellektuelle Defekte entwickeln, die auf einer Frontallappenschädigung beruhen. Bei solchen Läsionen kann auch Blindheit eines Auges oder Geruchsverlust in einer oder beiden Nasenhälften eintreten; es kann vorkommen, daß solche Beeinträchtigungen von einem Patienten, der bereits dement ist, gar nicht wahrgenommen werden. Aus diesem Grunde ist es unerläßlich, bei dementen Patienten sorgfältig das Seh- und das Geruchsvermögen zu untersuchen.

Da das motorische Rindenareal im Verhältnis zum Ausmaß des ganzen Frontallappens relativ weit hinten (Gyrus praecentralis) lokalisiert ist, sind die ersten Symptome eines Frontallappentumors, lange bevor sich deutliche physische Zeichen bemerkbar machen, die Verschlechterung der intellektuellen Leistungen, Störungen der Miktion oder fokale epileptische Anfälle. Der Möglichkeit des Vorliegens eines Stirnhirntumors sollte stets so eingehend wie möglich nachgegangen werden, auch schon auf den bloßen Verdacht hin, selbst wenn noch keine körperlichen Zeichen vorhanden sind.

Fallbericht

Ein 64 Jahre alter Busfahrer litt an einer Anzahl unklarer Symptome und wurde schließlich aus gesundheitlichen Gründen aus dem Dienst entlassen. Etwa ein Jahr darauf wurde er äußerst verdrießlich, verlor die Kontaktfreudigkeit und klagte über Kopfschmerzen. Sein Zustand verschlechterte sich schnell, auch Gedächtnisverlust wurde deutlich. Die Erscheinungen wurden als Ausdruck einer schweren retardierten Depression angesehen, und es erfolgte Einweisung in eine psychiatrische Klinik zur Elektroschocktherapie. Nach dem dritten Elektroschock wurde er schläfrig, und es entwickelte sich eine geringe Hemiparese links. Die neurologische Untersuchung ergab: erhebliche Stauungspapille, leichte Halbseitenlähmung links. Aus dem linken Stirnlappen wurde ein sehr großes ödematöses Astrozytom (Grad III) reseziert. Nach dem Eingriff hatte der Patient keine motorische Schwäche mehr, aber eine Amnesie für die Zeit von mehreren Wochen vor Aufnahme in die Klinik.

Körperliche Zeichen bei Frontallappenschäden

Wie bereits erwähnt können physische Zeichen bei Stirnhirnläsionen spät in Erscheinung treten. Es wurde auch bereits gesagt, daß es notwendig ist, auf Optikusatrophie zu untersuchen, zu prüfen, ob das Sehvermögen beider Augen intakt ist, und auch sorgfältig auf Störungen der Geruchsempfindung zu achten.

Einer der nützlichsten Tests ist der Greiftest. Es ist schwierig, ihn auszulösen. Bei einem voll ansprechbaren Patienten kann das Bestreichen der Palma manus zu ernsten Fehlinterpretationen Anlaß geben! Leichter ist es, die Hand des Patienten mit zwei oder drei in seine Handfläche gelegten Fingern zu halten und dabei, sanft den Arm drehend und beugend, den Tonus zu prüfen. Dann, wenn der Patient nachgibt, übt man einen sanften Druck gegen die Fingerwurzeln des Patienten aus. Eine unwillkürliche Verstärkung des Griffes, der die Hand des Untersuchers umschließt, ist als positiver Handgreifreflex zu werten. Beim bewußtlosen oder somnolenten Patienten ist der Test nützlich; man führt ihn bei solchen Patienten in der Weise aus, daß man sanft ziehend einen Druck auf die Finger des Patienten ausübt. Ein beidseitiger Handgreifreflex ist lokalisatorisch nicht verwertbar, jedoch liefert ein einseitiger positiver Greifreflex einen wertvollen Beleg für eine Störung im kontralateralen Stirnhirnlappen.

Liegt die Schädigung im posterioren Teil des Lappens, so kann durch Läsion des motorischen Rindenareals eine Reflexsteigerung und ein Babinski-Zeichen an der Gegenseite des Körpers verursacht werden. Ist die dominante Hemisphäre betroffen, so kann der Patient auch eine motorische Aphasie aufweisen (Unfähigkeit zu sprechen bei klarem Verstehen von Anweisungen). Dieses Symptom ist fast immer verbunden mit deutlicher mimischer Schwäche der rechten Gesichtshälfte und mit Schwäche des rechten Arms.

Parasagittale Läsionen rufen vornehmlich Miktionsstörungen und intellektuelles Versagen hervor. Da an dieser Stelle das für das Bein zuständige Rindenareal zu beiden Seiten der Mittellinie liegt, können sich Reflexsteigerung an beiden Beinen und ein bilaterales Babinski-Zeichen einstellen. Sind die Frontallappeneinflüsse auf die Basalganglien und das Kleinhirn durch direkte Schädigung unterbrochen, so können sich „Pseudo-Parkinsonismus" oder „pseudo-zerebellare" Zeichen einstellen, zusätzlich zu der auf Demenz beruhenden Apathie. Bei solchen Fällen könnte die Fehldiagnose „arteriosklerotische Demenz" und „Parkinsonismus" gestellt werden. Daher drängen die meisten Neurologen auf eine gründliche Durchuntersuchung, bevor es erlaubt werden darf, einen Patienten als „dement" zu etikettieren mit der hoffnungslosen Prognose, die diese Diagnose impliziert.

2. Die Parietallappen (Abb. 8.3.)

Die Parietallappen sind ganz schmal; sie erstrecken sich nach vorn zur Rolando-Furche, nach hinten bis zur parieto-okzipitalen Fissur und nach unten bis zum Temporallappen. Die funktionelle Überlappung zwischen den Lobi parietales, okzipitales und temporales in diesem Gebiet und die physische Kontinuität zwischen den Lappen läßt die Bedeutung der anatomischen Grenzziehung zwischen diesen Lappen als praktisch gering erscheinen.

Der sensorische Rindenbezirk, in derselben Art wie das motorische Rindenareal organisiert, enthält beträchtliche Repräsentationsareale für Informationen vom Gesicht und den Armen an seiner lateralen Oberfläche und für den Rumpf und die Beine dorsal und parasagittal.

Die Sprachfunktion ist konzentriert in den Gyri supramarginales und angulares und im oberen Teil des benachbarten Temporallappens. Die visuellen Assoziationsareale (Area 19) liegen nahe am Okzipitalpol (s. Extinktionshemianopsie. Kap. 3). Dieselbe Region ist auch verantwortlich für das Phänomen des optokinetischen Nystagmus, der in Kap. 7 besprochen ist.

Klinische Merkmale von Parietallappenschäden

Wie sich Funktionsstörungen eines dominanten und eines nicht dominanten Parietallappens klinisch äußern, ist bereits in einem früheren Abschnitt dieses Kapitels besprochen worden. Zusammenfassend werden in der folgenden Liste diejenigen physischen Zeichen aufgeführt, nach denen man bei Patienten mit Verdacht auf Parietallappenschädigung Ausschau halten muß.

1. Zeichen von Verminderung oder Verlust kortikaler Sensorik oder Zeichen kortikaler sensorischer Unaufmerksamkeit.
2. Zeichen von Aphasie bei Verdacht auf eine Läsion in der dominanten Hemisphäre.
3. Zeichen von Apraxie, wenn Läsion der nicht-dominanten Hemisphäre vermutet wird.
4. Zeichen einer Aufmerksamkeitshemianopsie oder einer offenen, sicher erweisbaren Hemianopsie bei Vorliegen einer parietotemporalen Läsion.

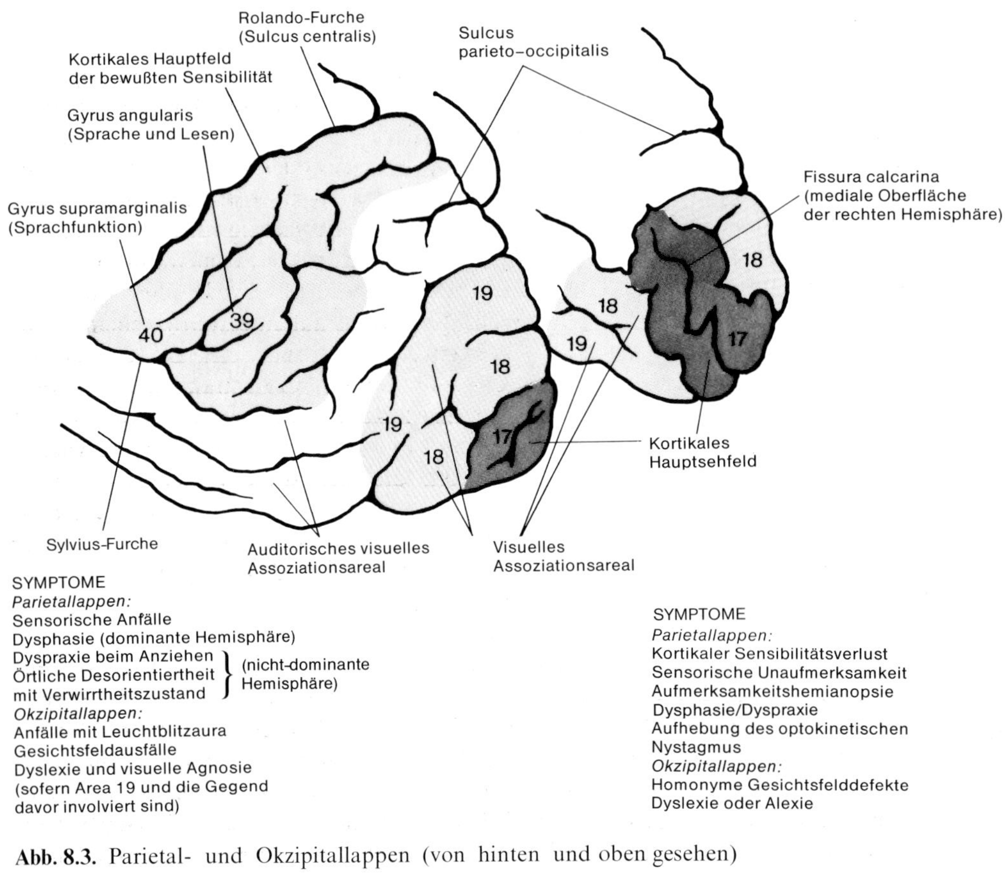

Abb. 8.3. Parietal- und Okzipitallappen (von hinten und oben gesehen)

5. Verlust des optokinetischen Nystagmus (Kap. 8).
6. „Weiche“ motorische Zeichen, wie gesteigerte Reflexe, leichte mimische Schwäche und extensorischer Fußsohlenreflex an der der vermuteten Läsion gegenüberliegenden Seite.

3. Die Okzipitallappen (Abb. 8.3.)

Die Okzipitalrinde ist in Kap. 3 bereits besprochen worden. Tumoren am okzipitalen Pol können Epilepsien verursachen, kommen aber relativ selten vor. Anfälle, denen visuelle Halluzinationen vorausgehen – formlose, blitzartige Lichterscheinungen und Farben –, sollten an einen Herd im Okzipitallappen denken lassen. Ein Gesichtsfeldausfall infolge einer Geschwulst in dieser Region spart die makuläre Rinde nicht aus (ein Merkmal vaskulärer Läsionen; s. nächstes Kapitel und Kap. 3). Schädigung der Area 18, 19 und 37 im benachbarten Parietallappen – Regionen, die für die visuelle Assoziation zuständig sind – kann verschiedene Grade psychischer Blindheit hervorrufen, wie die visuelle Agnosie (Unfähigkeit, Objekte zu erkennen) oder Alexie (Leseunfähigkeit).

Fallbericht

Ein Architekt mittleren Alters litt 10 Jahre lang an Anfällen, bei denen er aufblitzende Lichterscheinungen im rechten Gesichtsfeld sah. Eines Tages kehrte nach einer solchen Attacke normales Sehen nicht mehr zurück. Die Hemianopsie sparte die Makula nicht aus. Er hatte nun auch große Schwierigkeiten beim Lesen, Schreiben und Buchstabieren, was auf eine Schädigung benachbarter Areale des Parietallappens hindeutete. Dies paßte nicht zu der Annahme einer einfachen vaskulären Läsion, die weitere Untersuchung und eine chirurgische Exploration führten zur Feststellung eines okzipitoparietalen Astrozytoms.

4. Die Temporallappen (Abb. 8.4. und 8.5.)

Die Anatomie des Temporallappens ist sehr schwer zu verstehen. Das liegt an der Art, wie der Lappen in sich selbst gefaltet ist, unter den überhängenden Frontal- und Parietallappen, und daß ausgedehnte und wichtige Areale eingerollt unter der Hemisphäre liegen. Eine weitere Besonderheit ist die, daß durch die Verbindungen des Lappens mit dem Hippokampusgebiet, dem Gyrus cinguli und der Insel der „funktionelle“ Temporallappen weit über die physisch-anatomische Lappengrenze hinausreicht. Das „limbische System“, in dem viele dieser Funktionen repräsentiert sind, wird in Kap. 12 besprochen werden.

Hier sollen nur einige der zahlreichen Funktionen des Temporallappens aufgeführt werden, die sich in klinischen Störungen ausdrücken können:

1. Die zentrale Repräsentation auditorischer und vestibulärer Information.
2. Gedächtnisfunktion im Gyrus parahippocampalis.
3. Areale für die visuelle Assoziation.
4. Zentrale Repräsentation von Geschmack und Geruch.
5. Bahnen für die oberen homonymen Gesichtsfelder (Kap. 3).
6. Die gesamte Sehstrahlung in der parieto-okzipitotemporalen Verbindungsregion.
7. Supplementäre motorische Areale, die zuständig sind für Gesichtsausdruck, Essen und emotionale Reaktionen auf Schmerz und Lust.
8. Viele Verhaltensmodalitäten, die über Verbindungen zum Frontallappen zustandekommen.
9. Zentrale Kontrolle der viszeralen Motilität und der sexuellen und respiratorischen Funktionen.

Klinische Merkmale von Temporallappenschädigungen

Die klinische Symptomatik bei Temporallappenerkrankung kann von verwirrender Komplexität sein. Zum Glück wird die Erkennung der Läsion dadurch erleichtert, daß die Funktionsstörung sich sehr häufig in Form „epileptischer“ Vorkommnisse äußert. Klinisch-diagnostisch ist wichtig, daß – wie unklar und bizarr auch immer das Erscheinungsbild sein mag – die Plötzlichkeit des Auftretens und Verschwindens des Anfalls auf eine „paroxysmale“ Störung im Temporallappen hinweist. Diese Attacken sind allgemein unter der Bezeichnung „psychomotorische“ Anfälle bekannt. Mit diesem Terminus soll besonders auf die Verhaltensstörungen verwiesen werden, durch die sich diese epileptischen Vorkommnisse von allen anderen Epilepsieformen unterscheiden. Es muß nicht notwendig eine Bewußtlosigkeit dabei vorhanden sein, und oft bleibt die Motorik dabei intakt. Diese Störungen sind im einzelnen in Kap. 12 und 22 besprochen.

Die Patienten berichten über eine Vielfalt typischer Prodromalvorkommnisse, die mit Temporallappenfunktionen verknüpft sind. Folgende Alterationen werden beschrieben: Schwindel, auditorische und visuelle Halluzinationen, Geruchs- oder Geschmackshalluzinationen, viszerale Mißempfindungen, Déjà-vu-Erlebnisse, nicht beherrschbares tiefes

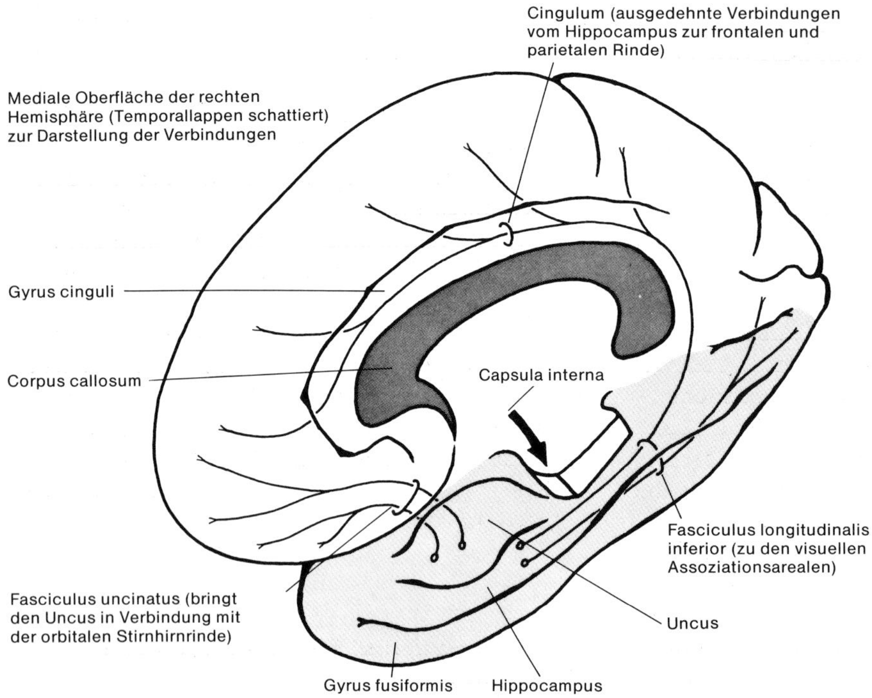

Abb. 8.4. Der Temporallappen

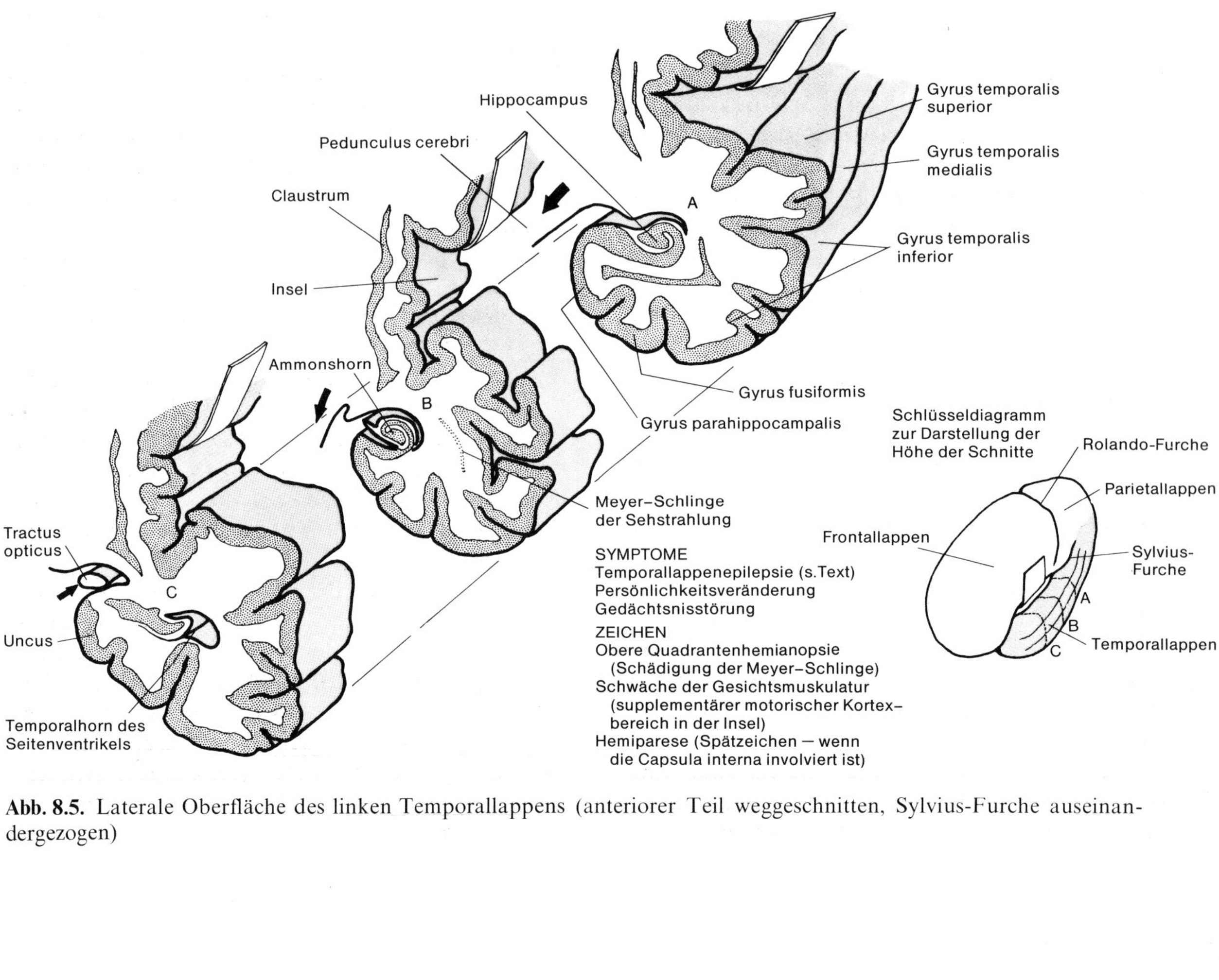

SYMPTOME
Temporallappenepilepsie (s.Text)
Persönlichkeitsveränderung
Gedächtnisstörung

ZEICHEN
Obere Quadrantenhemianopsie (Schädigung der Meyer-Schlinge)
Schwäche der Gesichtsmuskulatur (supplementärer motorischer Kortex-bereich in der Insel)
Hemiparese (Spätzeichen – wenn die Capsula interna involviert ist)

Abb. 8.5. Laterale Oberfläche des linken Temporallappens (anteriorer Teil weggeschnitten, Sylvius-Furche auseinandergezogen)

Atmen, sexuelle Fantasien oder einfach nur ein sonderbares Gefühl, „als ob etwas Fürchterliches bevorstehe".

Nicht minder vielfältig sind motorische Begleiterscheinungen: ein seltsames Grimassieren, Kauen, saugende oder kußartige Mundbewegungen, stereotypes Nesteln an der Kleidung und manchmal Sich-Entkleiden. Es kommt vor, daß Patienten während einer Attacke weite Strecken im Auto fahren und sich dabei verirren.

Auch fokale motorische Anfälle können auftreten, die besonders das Gesicht und den Arm betreffen (sie entstehen durch Aktivierung supplementärer motorischer Areale in der Insel). Ein solcher Anfall kann sich bis zur Bewußtlosigkeit und zu einer großen, generalisierten Konvulsion steigern.

Im Anschluß an eine Temporallappenattacke ist der Patient oft sehr verwirrt, und in diesem Zustand kann er sich gegenüber ihm besonders hilfreich beistehenden Zeugen des Anfalls physisch-aggressiv verhalten. Im Gegensatz zu einer weitverbreiteten Meinung ist aber aggressives Verhalten *während* des Anfalls sehr ungewöhnlich.

Körperliche Zeichen bei Temporallappenläsionen

Temporallappenläsionen verursachen fast immer Temporallappenepilepsien, es sei denn, es handelt sich um extrem akute Schädigungen, etwa Blutergüsse oder hochmaligne Gliome. Es ist wichtig, sich daran zu erinnern, daß nur 10% der Patienten mit Temporallappenanfällen einen Tumor haben; eine intensive Ausschlußdiagnostik ist also *nur dann* indiziert, wenn besondere Gründe anderer Art ein Neoplasma vermuten lassen. Die Hauptgründe für die Diagnose sind physische Zeichen, und das sind die folgenden:

Es können feine, schleichende Persönlichkeitsveränderungen vorkommen. Sie treten nicht so dramatisch hervor wie bei Frontallappenläsionen und können Depressionen und andere psychische Störungen vortäuschen, und das kommt häufiger vor als daß Züge einer Demenz auftreten. Bei Männern ist Impotenz ein häufiges Vorkommnis bei Temporallappentumoren, so daß dieses Symptom in Verbindung mit Persönlichkeitsveränderungen einen entsprechenden Verdacht erwecken sollte. Durch einseitige Läsionen entstehen nur selten signifikante Gedächtnisstörungen.

Sorgfältige Suche nach einer oberen Quadrantenhemianopsie ist sehr wichtig. Falls vorhanden, deutet sie auf Schädigung der Meyer-Schlinge (Kap. 3) hin. Ist eine komplette Hemianopsie vorhanden, so hat die Läsion auch den benachbarten Parietallappen erfaßt, und dann können sich noch weitere auf Parietallappenbeteiligung hinweisende Auffälligkeiten zeigen, einschließlich Aphasie.

Da das Gesichtsareal der motorischen Rinde am ehesten durch Prozesse, die sich vom Temporallappen her ausbreiten, affiziert wird, wird man auch danach Ausschau halten müssen, ob eine leichte mimische faziale Schwäche vorliegt. Sonstige körperliche Zeichen kommen erst sehr spät im Krankheitsverlauf vor; das Bild ist dann: schnell fortschreitende Hemiparese mit Verwirrtheit, Kopfschmerz, Aphasie (wenn die dominante Hemisphäre betroffen ist) und Persönlichkeitsveränderung. Eine derartige Symptomkonstellation deutet auf rasches Fortschreiten des Prozesses hin.

Die Diagnose und Untersuchung von Hirntumoren

Man sagt, daß die Hauptzeichen eines Hirntumors Kopfschmerzen, Erbrechen und Stauungspapille seien. Tatsächlich sind dies aber sehr selten die Kardinalsymptome, es sei denn, der Tumor befindet sich in der hinteren Schädelgrube oder hat den Liquorabfluß blockiert. Bei der Mehrzahl der Hirngeschwülste finden sich weniger deutliche Zeichen oder Symptome, wie bereits in diesem Kapitel erwähnt.

Über Kopfschmerzen wird ausführlich in Kap. 20 berichtet. Hier seien zu diesem Symptom nur die sich auf Hirntumoren beziehenden folgenden Punkte hervorgehoben:

a) Kopfschmerz ist *nicht* ein für Hirntumoren typisches Symptom und ist bei diesen Tumoren oft so gering ausgeprägt, daß der Patient Kopfschmerzen nur auf direkte, gezielte Befragung hin erwähnt.

b) Weniger als 1% der Patienten, die wegen Kopfschmerzen in ein Krankenhaus eingewiesen werden, haben einen Hirntumor.

c) Hirntumorkopfschmerz ist *nicht* besonders heftig. Er ist dumpf, stumpf, hart und hat eine eigentümliche Qualität von Unnachgiebigkeit. Ist ein solcher Kopfschmerz mit Erbrechen verbunden, so läßt das zwar eher erwarten, daß sich eine ernste Ursache dieser Symptomatik finden lassen wird, doch kann als Faustregel gelten: Je schwerer der Kopfschmerz, desto *geringer* die Wahrscheinlichkeit, daß ein Tumor dahintersteckt.

Über epileptische Anfälle in Zusammenhang mit Tumoren an verschiedenen Stellen ist bereits gesprochen worden. Wie für das Symptom Kopfschmerz ist es auch hier wichtig, einen Überblick über die zahlenmäßigen Verhältnisse zu haben:

a) Bei Patienten unter 20 Jahren beträgt die Häufigkeit zerebraler Geschwülste, die Epilepsie verursachen, 0,02%.

b) Selbst in der Altersgruppe von 45–55 Jahren, der Dekade mit dem häufigsten Vorkommen von Hirntumoren, ist nur bei 10% der Patienten mit frisch aufgetretener Epilepsie ein Hirntumor festzustellen.

c) Epileptische Anfälle kommen häufiger bei Patienten mit infiltrativ wachsenden Gliomen vor als bei Patienten mit an der Hirnoberfläche wachsenden Tumoren, wie z. B. Meningeomen. Da Gliome doppelt so häufig vorkommen wie Meningeome, findet sich bei Patienten, die auf einem Tumor beruhende Anfälle haben, meist ein malignes Gliom oder ein Astrozytom.

Die angegebenen Zahlen zeigen also, daß ein erstmalig auftretender epileptischer Anfall bei einem 21 oder mehr Jahre alten Patienten *nicht* automatisch bedeutet, daß dieser Patient einen Hirntumor hat. Ausgedehnte genauere Untersuchungen sind in einem solchen Falle nur dann indiziert, wenn bestimmte – weiter oben in diesem Kapitel erwähnte – Merkmale vorliegen. Bei Patienten, die körperliche Zeichen aufweisen, ist die Tumorhäufigkeit erfahrungsgemäß höher – bis zu 50%. Bei allen Patienten mit Epilepsie ist langdauernde weitere Beobachtung wichtig; treten physische Zeichen hinzu, so sind weitere, eingehende Untersuchungen einzuleiten. Allerdings schließt auch ein negatives Ergebnis einer umfassenden Durchuntersuchung in einem frühen Stadium der Erkrankung ein Neoplasma *nicht* aus. 5–10 Jahre können verstreichen, bis ein langsam wachsender Tumor sich durch andere Zeichen bemerkbar macht. Eine auf einem Tumor beruhende Epilepsie ist *nicht* besonders schwierig zu behandeln. Schwierigkeiten bei der antikonvulsiven Therapie sind also kein Hinweis dafür, daß den Anfällen ein Tumor zugrundeliegt. Es ist aber die Regel zu beachten: Ist die *erste* epileptische Episode bei einem Patienten ein Status epilepticus, so beträgt das Risiko, daß der Patient einen Stirnhirntumor hat, 50%, und in einem solchen Falle ist eine eingehende Durchuntersuchung indiziert.

In der Kindheit sind in der überwiegenden Zahl der Fälle Hirntumoren im Kleinhirn (Medulloblastome oder zystische Astrozytome), in der Brücke, im Nervus opticus oder im Chiasma lokalisiert. Supratentoriale Tumoren sind in diesem Alter selten. Im Kindesalter *sind* daher häufige Merkmale von Hirntumoren: Kopfschmerzen, Erbrechen, Ataxie oder Sehstörungen; dagegen ist Epilepsie sehr ungewöhnlich. (Klinische Einzelheiten über Tumoren in der hinteren Schädelgruppe im Kindesalter finden sich in Kap. 3, 6, 11 und 12.)

Im Gegensatz dazu sind bei Erwachsenen 90% der zerebralen Neoplasmen supratentoriale Tumoren, die häufiger das Bild einer Epilepsie hervorrufen, bei denen jedoch Kopfschmerzen nicht so häufig vorkommen, da mehr Raum für die Ausbreitung des Tumors vorhanden ist. Nur Kleinhirngeschwülste (beim Erwachsenen Hämangioblastome und Metastasen) und Tumoren, die Liquorblockade erzeugen (Pinealome, Ependymome des 4. Ventrikels und intraventrikuläre Tumoren) verursachen Kopfschmerzen und Erbrechen, und zwar schon als Frühsymptome.

Zur Pathologie und Klinik

Kindesalter. Im Vordergrund der Problematik der Hirntumoren im Kindesalter stehen die zerebellaren Geschwülste, deren präoperative pathologische Diagnose schwierig ist. Bei der Hälfte der Neubildungen handelt es sich um kleine, mit einer großen zystischen Kavität verbundene Astrozytome. Radikale Entfernung mit geringem Rückfallrisiko ist oft möglich. Bei der anderen Hälfte handelt es sich um sehr maligne Medulloblastome, Tumoren, deren gewebliche Herkunft noch umstritten ist. Die Ausgangsstelle liegt gewöhnlich im Wurm, und von dort aus breitet sich das Geschwulstgewebe abwärts durch das obere Markvelum oder die Pedunkel in den Hirnstamm aus, so daß schließlich die Möglichkeit der radikalen Entfernung gering ist. Diese Tumoren neigen auch zur Aussaat durch den Liquor, und so kommt es zu Sekundärgeschwülsten in den lumbalen Rückenmarkhäuten. Im allgemeinen sind sie strahlensensibel, und durch kombinierte chirurgische Therapie und Bestrahlungen (einschließlich des gesamten Spinalkanals) können eindrucksvolle therapeutische Erfolgsraten erzielt werden. Pontine Gliome sind in Kap. 11 und Gliome des Nervus opticus in Kap. 3 besprochen. Beide Arten von Tumoren sind praktisch nicht resezierbar, doch kann oft eine deutliche symptomatische Besserung und eine Lebensverlängerung durch Bestrahlung erzielt werden, da die Tumoren mäßig strahlensensibel sind. Bei Erwachsenen kommen diese besonderen Gliome am häufigsten bei Patienten mit Neurofibromatose vor.

Erwachsenenalter. Im Erwachsenenalter sind 20–30% sämtlicher Hirntumoren Metastasen. Die Primärgeschwulst ist bei Männern meist ein Bronchialkarzinom, bei Frauen ein Brustkrebs. Daher ist die erste und wichtigste Untersuchung bei jedem Patienten mit Hirntumor, je nach Geschlecht, die Röntgenunteruschung des Thorax bzw. die Untersuchung der Mammae. Fast alle anderen Tumoren können ebenfalls in das Gehirn metastasieren, doch neigen dazu am meisten Karzinome der Nieren, Dickdarmneoplasmen und maligne Melanome. Dickdarmtumoren neigen besonders zur Metastasierung in das Kleinhirn. Allgemein gesehen sind die Parietallappen beider Seiten und das Kleinhirn häufiger der Sitz von Metastasen, als es nach dem Gesetz rein zufälliger Ausbreitung der Geschwulstabsiedlungen zu erwarten wäre.

Die Häufigkeit des Vorkommens primärer Hirntumoren in den einzelnen Lappen ist etwa proportional zur Größe der Lappen, in der Reihenfolge: frontale, temporale, parietale und okzipitale Lappen. Im Erwachsenenalter kommt unter den primären Kleinhirntumoren besonders oft das Hämangioblastom vor. Es handelt sich dabei um einen kleinen, stark vaskularisierten nodulären Tumor, der meist mit einer großen bluthaltigen Zyste verbunden ist. Oft lassen sich diese Tumoren radikal entfernen, und wahrscheinlich ist ihre Prognose die beste aller Hirntumoren. Manchmal bilden diese Geschwülste Erythropoetin und verursachen eine Polyzythämie. Sie können auch vergesellschaftet sein mit Gefäßgeschwülsten der Retina (Hippel-Lindau-Krankheit).

In den Großhirnhemisphären vorkommende Tumoren sind zur Hälfte maligne Gliome oder Astrozytome mit 4 Malignitätsstufen bzw. -graden: Grad I–IV, in der Reihenfolge zunehmender Bösartigkeit. Eine wichtige Subvariante ist das Oligodendrogliom, das vorwiegend den Frontallappen befällt und am meisten zur Kalzifikation neigt. Es wächst überaus langsam; viele Patienten mit dieser Art von Tumoren haben eine Überlebenszeit von 15–25 Jahren. Die allgemeine Prognose der Gliome und Astrozytome steht in Beziehung zur Lokalisation und zur histologischen Malignitätsstufe. 75% der Patienten mit Tumoren der Malignitätsstufe IV sterben innerhalb von 9 Monaten, und selbst die Kranken mit Tumoren der Malignitätsgrade I und II überleben nur zu 25% 3 Jahre.

Wenig ist gewonnen durch Frühdiagnose dieser infiltrierend wachsenden malignen Geschwülste, und zwar aus folgenden Gründen: Diese Tumoren entstehen in stummen Gegenden (d. h. in Regionen, die nicht Ausgangsstellen spezifischer Symptome oder Zeichen sind). Daher bleiben sie meist symptomlos, so lange bis sie eine beträchtliche Größe erreicht haben. Doch selbst dann kann ihre Prognose noch gut sein, weil sie aufgrund ihrer besonderen Lokalisation gut zugänglich und daher gut resezierbar sind. Demgegenüber können in lebenswichtigen Arealen lokalisierte und durch Zeichen und Symptome frühzeitig erkennbare Tumoren oft inoperabel sein, weil die bei einem chirurgischen Eingriff eintretenden Funktionsausfälle das Weiterleben zu problematisch bzw. unmöglich machen würden. Die Erfolgschance einer Operation hängt von der Lage des Tumors ab, die Überlebenszeit vom histologischen Malignitätsgrad. Paradoxerweise ist es prognostisch günstiger, ein hochmalignes Gliom im Frontalpol zu haben als ein Gliom von geringem Malignitätsgrad in der parietotemporalen Region!

Die relative Häufigkeit von Tumoren in verschiedenen Gegenden des Gehirns ist in Abb. 8.6. angegeben.

Zu den außerhalb der Gehirnsubstanz entstehenden Tumoren gehören Meningeome, intraventrikuläre Tumoren, Pinealome und Neurofibrome. Je nach Lokalisation verursachen sie lokale bzw. fokale Zeichen oder unspezifische Zeichen, und wenn sie die Liquorzirkulation beeinträchtigen, führen sie zu intrakranieller Drucksteigerung (Abb. 8.7.).

Meningeome machen 20% der intrakraniellen Tumoren aus. Sie gehen aus der Dura hervor, und zwar besonders an den Stellen, an denen sie besonders dicht dem Knochen anliegt. Die Lokalisationen und deren relative Häufigkeit zeigt Abb. 8.8. Längs der Falx lokalisierte Läsionen (A), als parasagittale Tumoren bekannt, verursachen frontale Symptome und geben Anlaß zu technischen Komplikationen

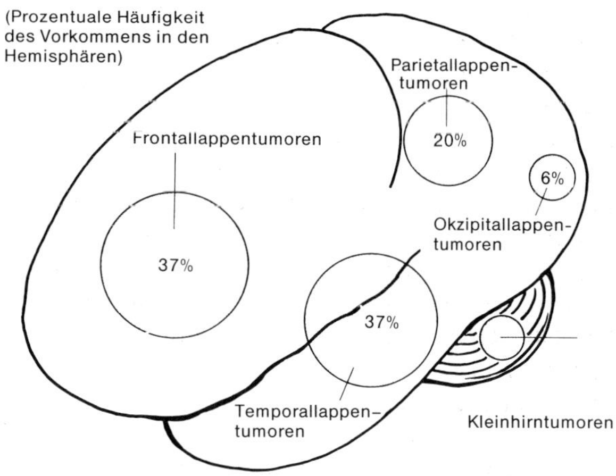

Abb. 8.6. Häufigkeit von Tumoren an verschiedenen Stellen beim Erwachsenen

infolge ihrer Neigung, in die sagittalen Sinus einzudringen. Oberflächenmeningeome (B) sind auf den ersten Blick prognostisch sehr günstig, dabei geben sie oft Anlaß zu größten technischen Schwierigkeiten, und die Freude über ihre geglückte chirurgische Entfernung kann durch erhebliche neurologische Ausfälle, die anschließend auftreten, verdorben werden. Tumoren, die sich längs des Keilbeinflügels entwickeln (C), verursachen, wenn sie am inneren Ende und im mittleren Drittel desselben sitzen, Lähmungen äußerer Augennerven, und wenn sie am lateralen Drittel sitzen, eine deutliche Hyperostose am Pteryon des Keilbeins (Gegend der hinteren oberen Spitze des Keilbeinflügels), so daß oberhalb der lateralen Augenbraue eine buckelartige Vorwölbung entsteht. Vollständige chirurgische Entfernung ist manchmal technisch unmöglich, unaufhaltsames Fortschreiten der Symptome und das Auftreten von Rezidiven sind dann die Regel. Läsionen bei (D), an der Geruchsrinne oder am Tuberculum sellae, verursachen Anosmie, Sehstörung und Demenz. Meningeome im lateralen Recessus (E) sind eine seltene Ursache des Kleinhirnbrückenwinkelsyndroms (Kap. 6). Gliome auf der freien Tentoriumkante (G) oder an der Zusammenflußstelle (Torcular Herophili) der großen Venen (H) neigen dazu, den Liquorfluß zu blockieren und führen infolgedessen zu den Zeichen und Symptomen des obstruktiven Hydrozephalus (Kopfschmerz, Erbrechen, Stauungspapille). Selten entwickeln sich Meningeome an der Vorderseite des Hirnstamms und im Foramen magnum.

Die klinischen Merkmale dieser Meningeome sind in Kap. 11 und 15 angegeben. Neurome machen 7% der intrakraniellen Tumoren aus. Sie entstehen in fast allen Fällen auf dem Nervus acusticus (Kap. 6), kommen aber gelegentlich auch an den Hirnnerven V, IX, X und XII vor (s. auch Kap. 7). Es sei an dieser Stelle nochmals gesagt, daß selbst bei den besten Operateuren die Mortalität der Akustikustumoren bei chirurgischer Therapie annähernd 20% beträgt. Hiermit wird die Tatsache unterstrichen, daß die Ausdrücke „benigne" und „maligne" als Bezeichnung zerebraler Tumoren fast bedeutungslos sind; es sind hier die technischen Aspekte, welche die Prognose bestimmen.

Hypophysenadenome machen 10% aller primären intrakraniellen Geschwülste aus. Sie sind im einzelnen in Kap. 3 besprochen. Andere extrazerebrale Tumoren sind selten; für jede Art beträgt ihre Häufigkeit im Vergleich mit den Hirntumoren nur 1% oder weniger. Zu den intraventrikulären Tumoren gehören gestielte Meningeome, Ependymome (insbesondere am Boden des 4. Ventrikels), in den Ventrikel einwachsende Gliome und benigne Kolloidzysten an der Auskleidung des 3. Ventrikels oder am Septum pellucidum. Lipome des Corpus callosum sind selten. Sie können eine beträchtliche Größe erreichen. Pinealome tendieren zum infiltrativen Befall des Mittelhirns (s. Kap. 2 und 8) und führen frühzeitig zur Obstruktion des Aquädukts. Tumoren im Ventrikel sind oft resezierbar. Pinealome hingegen werden gewöhnlich bestrahlt, und die Ob-

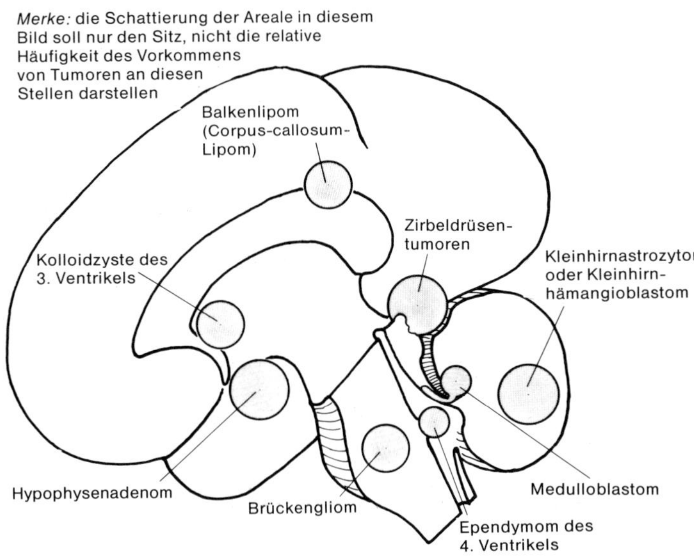

Abb. 8.7. Die am häufigsten vorkommenden Lokalisationen von Tumoren (Hemisphären ausgenommen)

Abb. 8.8. Die häufigsten Lokalisationen von Meningeomen und Neurofibromen

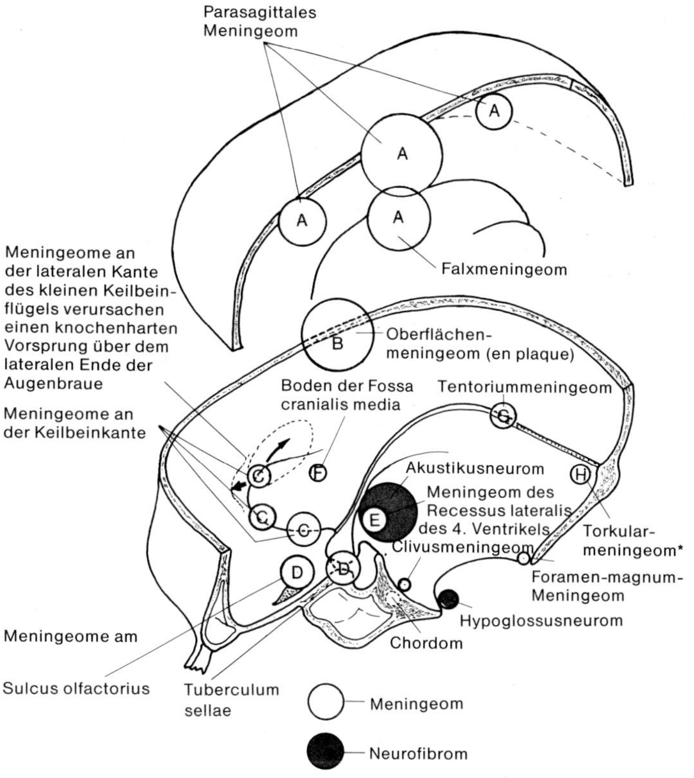

*Torkular (meist als Torcular Herophili bezeichnet) ist der Raum des Zusammenflusses folgender Sinus: S. sagittalis superior, S. rectus, S. occipitalis und S.transversus. Das Gebiet liegt an der Protuberantia occipitalis interna. (Anm.d.Übers.)

struktionsstelle des Aquädukts wird mittels eines Bypasses bzw. Shunts umgangen (Polythenröhrchen vom Seitenventrikel zur Cisterna magna).

Hirnabszeß und infektiöse Granulome

Eine der wichtigsten Differentialdiagnosen gegenüber dem Hirntumor ist der Hirnabszeß. Die Diagnose kann manchmal so schwierig sein, daß sie erst gestellt wird, wenn bei Nadelaspiration aus einer unklaren Masse im Gehirn Eiter gewonnen wird. Das trifft besonders auf Fälle zu, bei denen sich klinisch unterschwellig ein chronischer Abszeß in Abwesenheit einer aperten zugrundeliegenden Erkrankung ausgebildet hat.

In einem klassischen Fall von Hirnabszeß präsentiert sich das Bild als ein akut einsetzender, mit „toxischer Meningitis" und Fieber beginnender Prozeß, bei dem rasch ein Verwirrtheitszustand und innerhalb weniger Tage fokale neurologische Zeichen eintreten.

Zu diesem typischen Verlauf kommt es meist bei solchen Patienten, bei denen mit Risiken belastete Krankheiten vorliegen, etwa Pneumokokkenpneumonie, rheumatische Herzerkrankung, zyanotische Herzfehler (bei denen venöses Blut im Bypass dem Filtereffekt der Lunge entgeht). In der präantibiotischen Ära waren Patienten mit chronischer Osteomyelitis, mit septischen Sinusherden oder chronischen Ohrenkrankheiten erheblichen Risiken ausgesetzt. Diese Risiken haben sich inzwischen verringern lassen, im gleichen Maße wird nun aber auch weniger an die Möglichkeit der Entstehung eines Hirnabszesses gedacht, was wiederum, wie vielen jetzt klar wird, zu der oft lebensgefährlichen Verzögerung der Diagnosestellung führt. So hat sich die Prognose bei Patienten mit Hirnabszeß in den letzten 20 Jahren *nicht* gebessert. Schließlich kann ein Hirnabszeß als Komplikation nach Kopfverletzungen auftreten, besonders solchen, bei denen die Nasennebenhöhlen und das Mittelohr involviert sind (s. auch Kap. 23, S. 297).

Manchmal bietet der Sitz des Abszesses einen diagnostischen Hinweis auf die mögliche Eintrittspforte der Infektion. Hämatogene Infektionen, deren Ausgangspunkt in der Lunge oder im Herzen liegt, setzen infektiöse Streuherde vorzugsweise in den Parietallappen. Sekundäre Stirnhirnabszesse gehen besonders von den paranasalen Sinus aus, Temporallappen- und Kleinhirnabszesse vom infektiös erkrankten Mittelohr.

Die Erreger der Infektion sind, soweit lokale Läsionen in den Sinus und im Ohr vorliegen, oft Pneumokokken; in manchen Fällen kann aber kein sicherer Ursprungserreger gezüchtet werden. So ist Penicillin in adäquater Dosierung (bis zu 24 Mega E/24 h) so lange die zuverlässigste Therapie, bis Kulturergebnisse und Sensitivitätstestungen den Einsatz anderer Mittel indizieren.

Nur zu oft wird eine inadäquate Therapie mit neueren Antibiotika eingesetzt in der vorgefaßten Meinung, der Abszeß beruhe auf Infektion durch einen atpyischen oder resistenten Mikroorganismus. So entstehen Therapieversager. Vor Beginn einer antibiotischen Behandlung sollten Blut- und Liquorkulturen angelegt werden (sofern eine Liquorentnahme nicht kontraindiziert ist – s. weiter unten!), auch sollte Eiter aus dem Abszeß durch Aspirationspunktion gewonnen werden. Verdacht auf Hirnabszeß ist wahrscheinlich die gefährlichste Situation, in der eine Lumbalpunktion vorgenommen wird. Mit dem rasch einsetzenden erheblichen Ödem, das gewöhnlich mit dem Hirnabszeß verbunden ist, wird das Risiko der Einklemmung von Hirnteilen im Foramen magnum größer. Zur Entwicklung einer Stauungspapille reicht die Zeit nicht aus; Fehlen einer Stauungspapille ist kein Gegenbeweis für die Möglichkeit des Einklemmungsrisikos.

Als Beispiele für die verschiedenen Weisen, in denen ein Hirnabszeß sich äußern kann, seien die folgenden Fälle angeführt:

Fallbericht

Ein 60 Jahre alter Mann mit bekannter kompensierter zyanotischer Herzerkrankung hatte seit 7 Tagen Kopfschmerzen, Benommenheit und zunehmende Dysphasie. Es bestand intermittierendes Fieber. Eine Lumbalpunktion, bereits in dem überweisenden Krankenhaus durchgeführt, hatte ergeben: Liquordruck 260 mm, Zellzahl 56, 50% polymorphkernige Granulozyten, 50% Lymphozyten. Eiweiß: 100 mg %, Zuckerwert: normal. Weitere Untersuchungen führten zu der Diagnose: Hirnabszeß im linken Temporallappen, der erfolgreich drainiert werden konnte.

Die Anamnese, das vorliegende klinische Bild und das Vorhandensein der Grundkrankheit machten die Diagnose augenfällig, doch konnte der Patient von Glück sagen, daß er die schlecht indizierte Lumbalpunktion überlebt hatte.

Fallbericht

Eine 32 Jahre alte Frau, die 2 Jahre zuvor eine normale Gravidität und normalen Partus durchgemacht hatte, kam zur Klinikaufnahme mit einer Vorgeschichte von seit 2 Monaten bestehenden Kopfschmerzen und fokalen epileptischen Anfällen und Krämpfen am linken Gesicht und Arm. Später ergab sich, daß möglicherweise ein isolierter fokaler Anfall bereits 1 Jahr zuvor aufgetreten war. Von einem vor der Aufnahme eingetretenen Anfall blieben Gesichts- und Armparese rechts und eine eigenartige Affektstörung zurück. Karotisangiographie rechts ergab: avaskulärer Herd im rechten Frontallappen. Bei der Kraniotomie wegen Verdachts auf Gliom fand sich Eiter, aus dem β-hämolysierende Streptokokken gezüchtet wurden. Nach Beendigung der chirurgischen Behandlung: vollständige Wiederherstellung.

Diese Krankengeschichte zeigt in typischer Weise, wie sich ein Hirnabszeß in subakutem Verlauf als „raumverdrängender Herd" entwickeln und darstellen kann, wobei klinisch kein sicherer Infektherd als Ausgangspunkt gefunden werden kann.

Andere Infektionsarten, die zu zerebralen Herden führen können, sind in Großbritannien relativ selten. Das intrazerebrale syphilitische Gumma ist zur Museumskrankheit geworden, und äußerst selten ist auch ein intrakranielles Tuberkulom, während in Indien Tuberkuloseinfektion für 20% aller intrakraniellen Herde verantwortlich ist. Hydatiden (Tochterblasen eines Echinokokkus) sind in Europa selten, bilden aber in einigen Ländern Südamerikas die Ursache für 30% der intrakraniellen Tumoren. Somit müssen diese Krankheiten insbesondere bei Immigranten und Personen, die in Übersee gearbeitet haben, in Betracht gezogen werden. Über andere Infektionskrankheiten des Nervensystems gibt Kap. 26 Auskunft.

Untersuchung eines suspekten intrazerebralen Herdes

Einzelheiten über Spezialuntersuchungen und Interpretationen der Ergebnisse sind in Kap. 25 zu finden. In den hier folgenden Abschnitten sollen nur einige bestimmte Punkte besprochen werden, die sich direkt auf die Diagnostik zerebraler Tumoren beziehen.

1. In der Vorgeschichte und bei der körperlichen Untersuchung sollte auf jeden Hinweis für das Vor-

handensein eines primären Neoplasmas geachtet werden. Negativer Befund in den Lungen-Röntgenaufnahmen und normaler Befund bei der Brustuntersuchung lassen schon einen großen Teil der möglichen primären Neoplasmen ausschließen. Alle früheren chirurgischen Eingriffe sollten sorgfältig geprüft und beachtet werden. Es kommt vor, daß Patienten bei einem früheren chirurgischen Eingriff nicht darüber informiert worden sind, daß etwas Malignes vorlag, oder daß sie die vor vielen Jahren erfolgte Entfernung eines Malignoms vergessen haben.

2. Übersichtsröntgenaufnahmen des Schädels sind fast immer ohne pathologischen Befund. Deutliche Sellaerosion findet sich meist nur bei intrakranieller Drucksteigerung, und Verdrängung des Schattens des Corpus pineale geht gewöhnlich einher mit sehr deutlichen klinischen Anzeichen für einen raumverdrängenden Herd in einer Hemisphäre. Manchmal geben abnorme intrakranielle Verkalkungen diagnostische Hinweise. Bei Zirbeldrüsentumoren finden sich gewöhnlich abnorme Bilder. Es ist ungewöhnlich, daß aus Röntgenaufnahmen viel mehr zu gewinnen ist als eine Bestätigung der sonstigen klinischen Befunde bzw. der klinischen Diagnose. Anscheinend abnorme Schädelröntgenaufnahmen sollten, wenn keine klinischen Zeichen oder Symptome vorhanden sind, mit Vorsicht interpretiert werden. Oft kommt man in diese Situation, wenn die Röntgenaufnahmen nach geringem Kopftrauma angefertigt worden sind und nun Verdacht auf irgendwelche besonderen, von dem Trauma unabhängigen Anomalien entsteht.

3. Ein EEG kann bei einem Tumor schon eher pathologische Hinweise zeigen, wenn es auch in einigen Fällen wiederum durch einen normalen Befund diagnostisch in die Irre leiten kann. Als allgemeine Regel hat zu gelten, daß ein EEG eher fälschliche diagnostische Vermutungen auslöst, und daß, wenn es grobe Anomalien zeigt, diese nur Bestätigung deutlicher sonstiger klinischer Zeichen sind. Durch genaue Untersuchungen des für den Fall zuständigen Klinikers lassen sich in manchen Fällen unnötige Untersuchungen vermeiden.

4. Ultraschalluntersuchung hat zwar einen Platz in der Untersuchung Hirnkranker bekommen, aber sie ist relativ bedeutungslos geworden. Es besteht noch immer keine ausreichende Klarheit über die Probleme der Schallreflexion im Schädelbereich, und wenn sich einmal Hinweise für eine Verschiebung der Mittellinienstrukturen ergeben, so sind diese nur dann als signifikant anzuerkennen, wenn auch die sonstigen klinischen Zeichen überzeugend sind.

Es muß also nochmals betont werden, daß die bisher erwähnten Untersuchungsmethoden zwar oft abnorme Befunde ergeben, daß aber meist nur dann etwas damit anzufangen ist, wenn die klinische Situation bereits offensichtliche sonstige Befunde erkennen läßt. All diese Untersuchungen liefern nur zusätzliches, unterstützendes diagnostisches Material und können, wenn sie normale Befunde ergeben, gelegentlich gerade bei den schwierigsten klinischen Situationen diagnostisch in die Irre leiten.

5. Erstmals ergaben sich wirklich gut verwertbare Befunde durch die Radioisotopen-Scanning-Methode. Die meisten diagnostischen Treffer werden erzielt bei Meningeomen, Hirnabszessen und Metastasen (vorausgesetzt, die letzteren haben einen Durchmesser von mehr als 2 cm). Wahrscheinlich tragen bei diesen Läsionen gesteigerte Vaskularisation und Ödem zur Erkennungserleichterung bei. Erheblich geringer ist die diagnostische Aussagekraft der Methode bei Gliomen und Astrozytomen. Selbst bei den bösartigsten Tumoren ist hier eine Rate der falsch-negativen Befunde in Höhe von 30–40% möglich, und bei geringerem Malignitätsgrad beträgt die Quote diagnostischer Treffsicherheit nur 20%. Ein negatives Scanbild kann praktisch Meningeome, Abszesse und Metastasen ausschließen, schließt aber *nicht* andere Tumoren aus. Darüber hinaus können sich bei akuten vaskulär bedingten Insulten positive Scan-Bilder ergeben, die nur dadurch von einem Tumorbild unterschieden werden können, daß sich der Befund mit der Zeit verringert. Die klinische Lage kann es aber in gewissen Fällen nicht zulassen, daß man eine abwartende Haltung einnimmt und das Scanning nach 6 Wochen wiederholt, um dadurch differentialdiagnostisch weiterzukommen.

6. Die überaus großen Vorzüge der vor einigen Jahren eingeführten computergesteuerten axialen Tomographie (CT; s. unter S. 333) sind bereits anerkannt. Die Technik wird noch fortentwickelt.

7. Die 1936 eingeführte Angiographie ist bisher eine unentbehrliche Hilfe in der Tumordiagnose geblieben. (Ihre Rolle bei Gefäßkrankheiten wird im folgenden Kapitel umrissen.) Allerdings kann selbst die Angiographie bei der Tumoraufdeckung in einzelnen Arealen versagen, in denen es nicht zur Verlagerung bekannter Gefäße kommt, oder bei Herden, in denen keine pathologischen Zirkulationsänderungen auftreten. Jedenfalls ist aber bei einem Patienten mit Tumorverdacht auf einer Seite das Karotisangiogramm auf der Verdachtsseite das bevorzugte Untersuchungsmittel, und es ist dann sehr wahrscheinlich, daß sich bei dieser Untersuchung nicht nur die Lokalisation des Herdes feststellen, sondern

auch ein Hinweis auf die Art des Herdes gewinnen läßt.

8. Kontraindiziert ist – ebenso wie eine Lumbalpunktion – die Luftenzephalographie bei Patienten mit Verdacht auf Hirntumor. Es gibt Ausnahmen von dieser Regel. In solchen Fällen dürfen diese Untersuchungen aber nur unter unmittelbarer neurochirurgischer Überwachung erfolgen. Diese Frage wird in Kap. 25 ausführlicher besprochen werden. Bei Tumorpatienten und besonders bei denen mit Verlagerung des Liquorabstroms ist die Ventrikulographie die bevorzugte Methode, sofern Lage und Art der Läsion nicht angiographisch hinreichend bestimmt werden konnten. Luft oder Natrium-Jophendilat (Myodil) wird in den Seitenventrikel durch ein Bohrloch eingeführt. Von dort tritt das Instillat durch das Foramen interventriculare (Monroe-Foramen) in den 4. Ventrikel über, bis der Sitz der Obstruktion erkennbar ist. Gestalt und Richtung der obstruktiven Formveränderung geben oft Auskunft über die Art des Prozesses.

Die Diagnose der Hirntumoren gründet sich in erster Linie auf die Anamnese und die physischen Zeichen. Die weitere Untersuchung baut sich auf einer Reihe weiterer diagnostischer Maßnahmen auf, die für die Erschließung der Diagnose im jeweiligen Fall geeignet und notwendig erscheinen. In allen Stadien wird die Situation weiter kritisch im Auge behalten, werden die Ergebnisse der einzelnen Tests ausgewertet und Hinweise auf eventuell nötige weitere diagnostische Maßnahmen überdacht. Es ist durchaus möglich, daß ein Tumor beim ersten diagnostischen Anlauf noch nicht erfaßt werden kann, und man sei sich stets der Tatsache bewußt, daß es keinen Test gibt, der diese Diagnose absolut ausschließt.

Ein Patient, der einmal unter dem Verdacht auf Hirntumor stand, muß in der Folgezeit weiter beobachtet werden. Bei allen Untersuchungen wegen Tumor*verdachts* sollte auch nicht vergessen werden, daß solche Untersuchungen kostspielig sind und daß man einen Patienten nicht unnötig Untersuchungen aussetzen darf, die mit einem gewissen Risiko belastet sind. Nur wenn sich aus klinischen Anhaltspunkten und gewissen Zeichen bei der Screeninguntersuchung eine ernsthafte Möglichkeit für die Entdeckung eines Tumors ableiten läßt, sollte eine umfassende Tumorausschlußuntersuchung erwogen werden.

Kapitel 9

Die Hirnhemisphären: 2. Gefäßerkrankungen

Im vorigen Kapitel wurde die Anatomie der Hemisphären besprochen und dabei gezeigt, wie die Kenntnis der anatomischen Gegebenheiten bei der Aufdeckung von Funktionsstörungen in verschiedenen Arealen und insbesondere auch bei der Erkennung und Lokalisierung von Hirntumoren angewendet werden kann.

Was nun die Blutversorgung der Hemisphären betrifft, so erinnere man sich zunächst an *einen* besonders wichtigen Punkt, nämlich den, daß nicht jeder Gehirnlappen eine individuelle Blutversorgung hat, so daß die Symptomatik bei Gefäßkrankheit meist nicht auf einen bestimmten Lappen bezogen werden kann; allerdings kommen gelegentlich auch Überschneidungen mit der Symptomatik lobärer Krankheit vor.

Auf der einfachsten diagnostischen Ebene bedeutet eine Hemiparese nicht mehr und nicht weniger, als daß in der kontralateralen Hemisphäre eine Anomalie vorliegt. Eine sehr häufige Fehlannahme, die verheerende Konsequenzen haben kann, ist die, daß „Hemiparese" gleichbedeutend mit „Schlaganfall" sei.

Um zwischen einer neoplastischen oder aus anderen Gründen raumfordernden Läsion und einem Schlaganfall zu differenzieren, muß man sich sehr eingehend mit der Anamnese beschäftigen, da sich aus ihr verläßliche diagnostische Hinweise ergeben können; man vergesse dabei aber nicht, daß plötzlicher Beginn der Symptomatik, der als Charakteristikum vaskulärer Läsionen gilt, manchmal auch bei einem Hirntumor vorkommen *kann*, und daß umgekehrt, wenn auch weitaus seltener, ein subakut beginnender Schlaganfall einen Hirntumor vortäuschen kann. Eine genau erarbeitete anatomische Vorstellung von der Ausdehnung einer Läsion ist daher ein wesentlicher Punkt in der Differentialdiagnostik, wichtig auch zur Aussonderung derjenigen Patienten, bei denen weitere Untersuchungen ins Auge gefaßt werden müssen.

Die arterielle Blutversorgung der Hirnhemisphären

Die Hemisphären werden versorgt durch die Endäste der Karotiden und der Arteria basilaris. An der Hirnrinde verlaufen zwischen den verschiedenen Gefäßzweigen Anastomosen, deren Funktionstüchtigkeit oft entscheidend für den Ausgang des Geschehens bei Verschlüssen größerer Gefäße ist (Abb. 9.1.).

1. Die Arteria cerebri anterior (Abb. 9.2.)

Diese Arterie verläuft in einer Schwingung nach vorn über das Knie des Balkens und teilt sich dabei in zwei dorsalwärts weiter ziehende Gefäße, die Arteria pericallosa und die Arteria callosomarginalis, die den parasagittalen Rindenbereich einschließlich sämtlicher für die Beine zuständigen motorischen und sensorischen Rindenabschnitte versorgen.

Dicht an ihrer eigenen Ursprungsstelle gibt die Arteria cerebri anterior einen inkonstanten Ast, die sog. Heubnersche Arteria recurrens ab. Dieser Ast, falls vorhanden, beteiligt sich an der arteriellen Blutspeisung von Nervenfasern in der Capsula interna, die zur Versorgung von Hirnnervenkernen und des kontralateralen Arms bestimmt sind.

Die beiden Arteriae cerebri anteriores sind durch eine kurze Arteria communicans anterior miteinander verbunden, wodurch im Falle eines einseitigen Karotisverschlusses ein Kollateralblutzufluß zur gegenseitigen Hemisphäre gewährleistet ist. Wird die Unterbindung einer Karotis als therapeutische Maßnahme bei einem Aneurysma geplant, so muß in jedem Falle vor der beabsichtigten Gefäßligatur arteriographisch gesichert werden, daß diese A. communicans anterior durchgängig ist.

2. Die Arteria cerebri media (Abb. 9.4.)

Diese Ader entspringt an der Bifurkationsstelle der A. carotis interna direkt oberhalb des Sinus caverno-

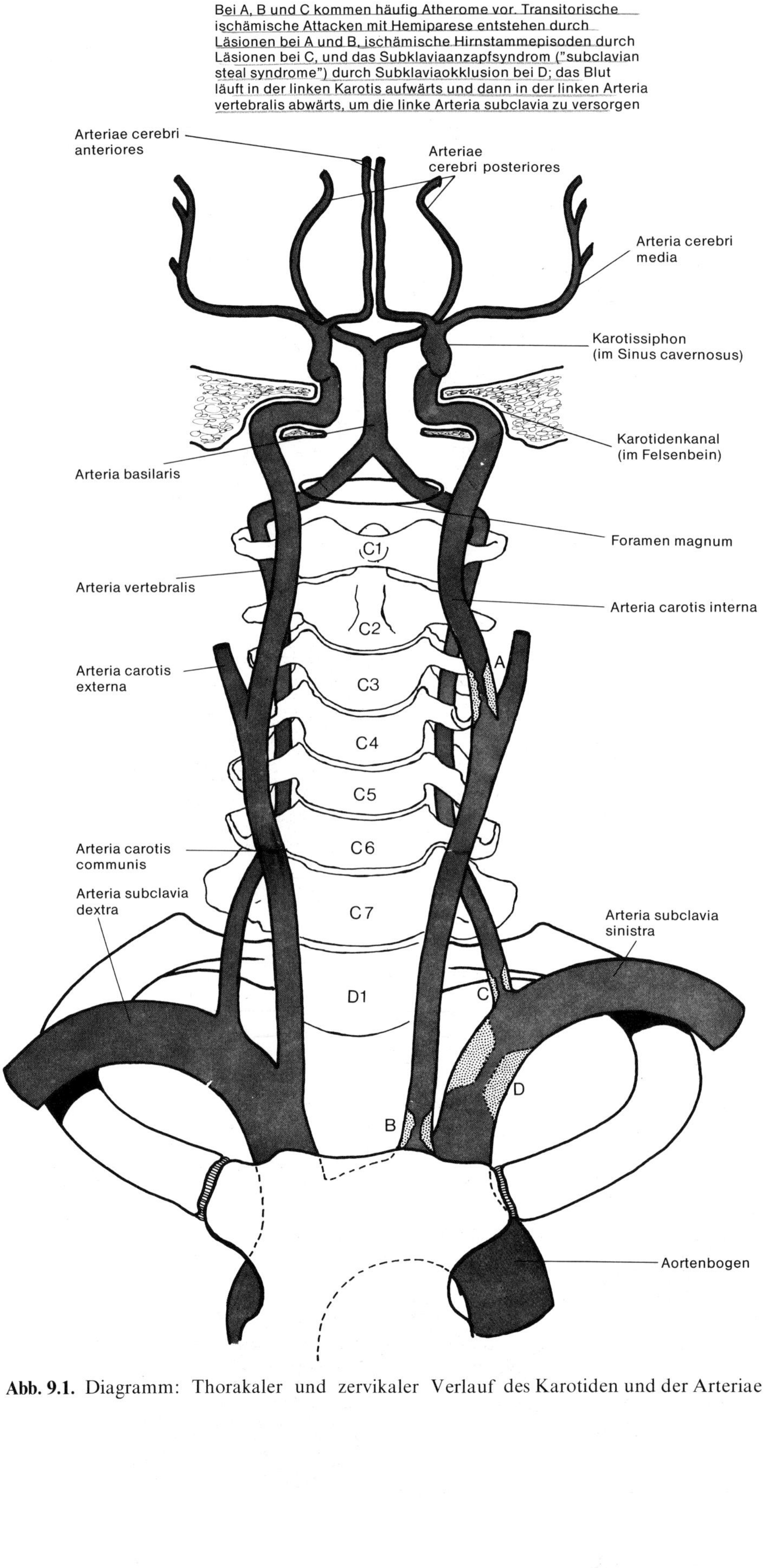

Abb. 9.1. Diagramm: Thorakaler und zervikaler Verlauf des Karotiden und der Arteriae vertebrales

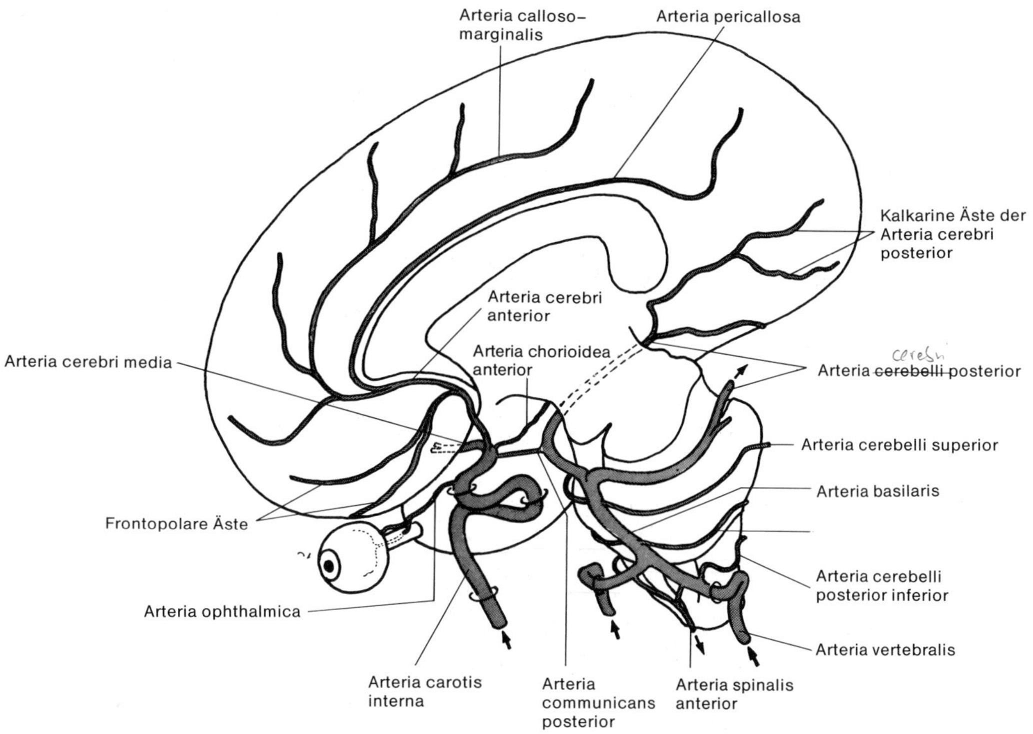

Abb. 9.2. Grundplan der arteriellen Gefäßverteilung in der rechten Hemisphäre und im Hirnstamm

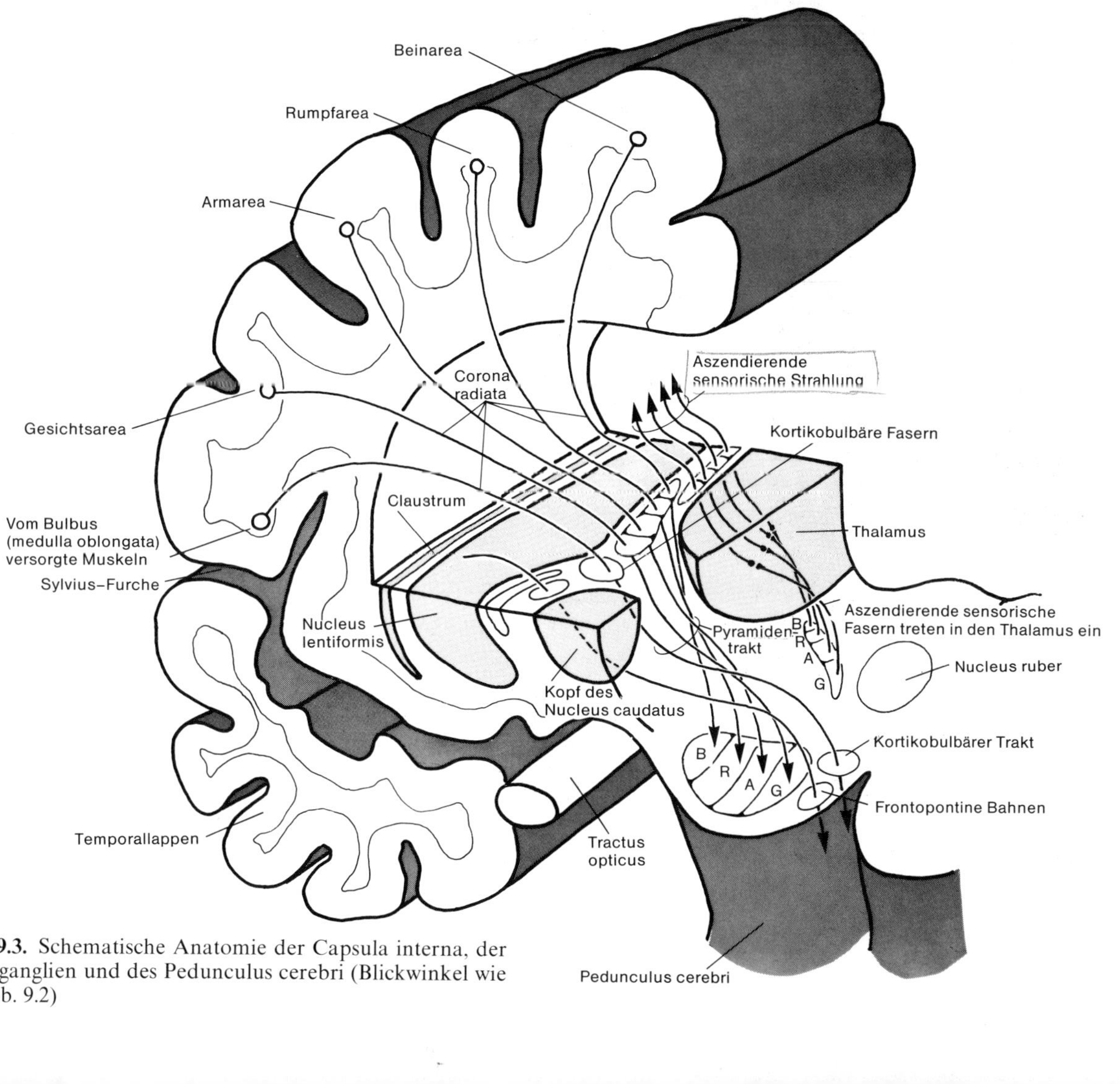

Abb. 9.3. Schematische Anatomie der Capsula interna, der Basalganglien und des Pedunculus cerebri (Blickwinkel wie in Abb. 9.2)

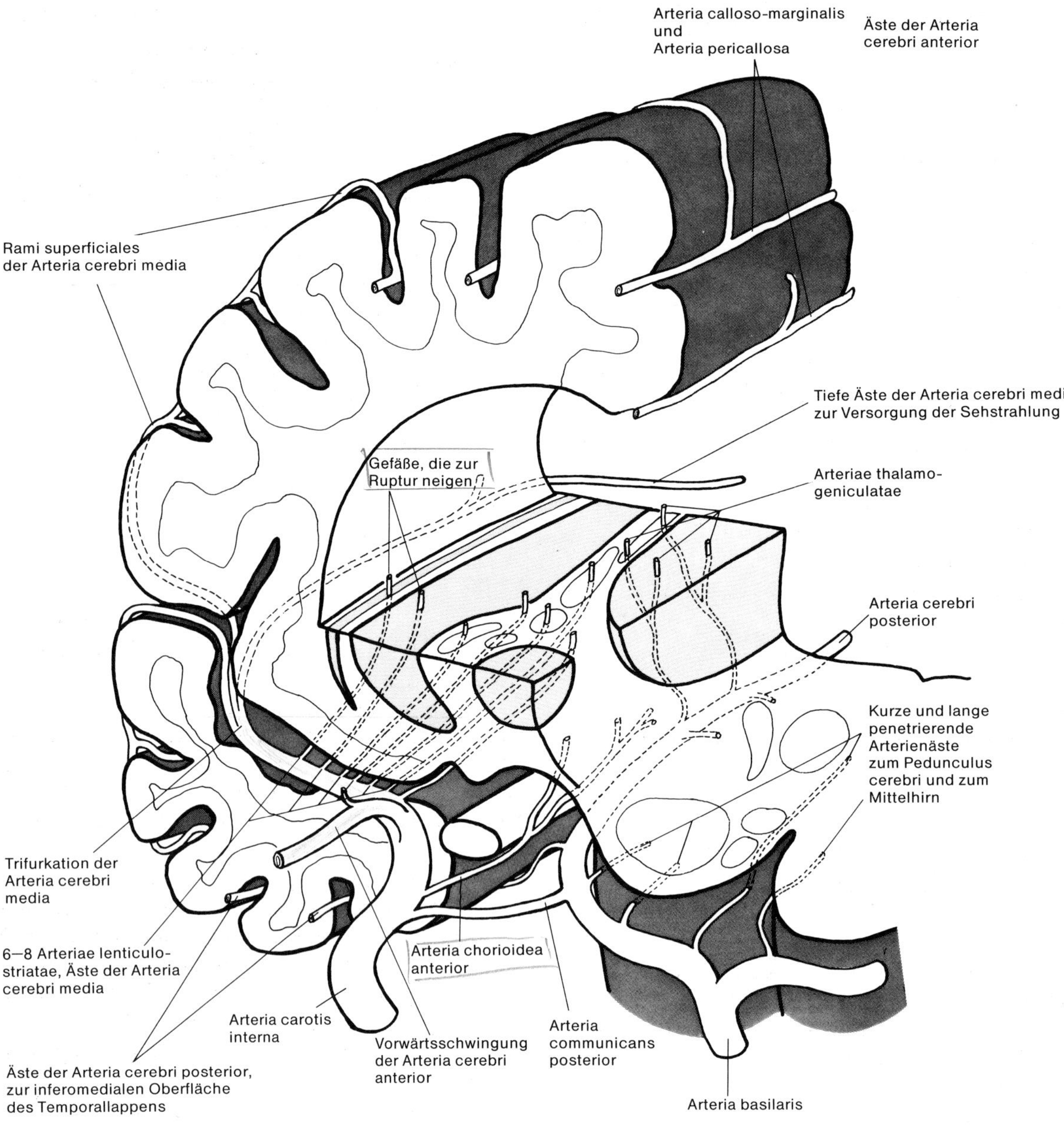

Abb. 9.4. Die Blutversorgung der tiefen Strukturen der Hemisphäre

sus. Sie verläuft zunächst lateralwärts zwischen der superioren Oberfläche des Temporallappens und der unteren Oberfläche des Frontallappens, um dann eine tiefere Verlaufslage in der Sylvius-Furche einzunehmen. Hier teilt sie sich in drei Hauptäste, die nach oben und hinten ziehen, wobei sie im Verlauf der Fissur Zweige abgeben, die die Oberfäche der Hemisphäre versorgen; es sind dies die präzentralen, zentralen, hinteren parietalen und hinteren temporalen Arterien.

Im lateralwärts gerichteten Verlauf der A. cerebri media zweigen sich von ihr eine Reihe von 6–12 langen, dünnen, penetrierenden Gefäßen ab, die in die Substantia perforata anterior eintreten, um die Basalganglien und einen Teil der inneren Kapsel zu versorgen. Es handelt sich bei ihnen um die Arteriae lenticulostriatae. Endzweige des Hauptgefäßes erreichen den okzipitalen Hirnpol (s. unten) und liefern wahrscheinlich eine zusätzliche, unabhängige Blutversorgung derjenigen an der Spitze des Okzipitallappens liegenden Rindenstelle, die für die Makula zuständig ist.

3. Die Arteria cerebri posterior

Die Arteriae cerebri posteriores entstehen durch die Bifurkation der Arteria basilaris in der Fossa interpeduncularis (Abb. 9.2. und 9.4.). Jedes dieser Gefäße schlingt sich um den Pedunculus cerebri herum und liegt zwischen der medialen Oberfläche des Temporallappens und dem oberen Hirnstamm. Im Verlauf dieser Arterien zweigen sich Äste von ihnen ab, welche die untere mediale Oberfläche und das hippokampale Areal des Temporallappens versorgen. Eine Anzahl penetrierender Äste versorgen den dorsolateralen Teil des Hirnstamms, den Thalamus, die posteriore Capsula interna und die sublentikulären und retrolentikulären Teile der Gratiolet-Sehstrahlung. Es sind dies die Arteriae thalamo-geniculatae und Arteriae thalamo-perforantes.

Das Hauptgefäß endet als Arteria calcarina und versorgt als solche die Sehrinde mit Ausnahme des makulären Kortexbezirks an der Spitze des hinteren Okzipitalpols. Diese Stelle hat eine doppelte oder eigenständige, unabhängige Blutversorgung aus der Arteria cerebri media (s. Kap. 3: makulaaussparende Hemianopsie).

Die bei zerebralem Gefäßverschluß entstehenden klinischen Bilder

Der Ausdruck Verschluß wird mit Vorbehalt gebraucht. Nach einem zerebrovaskulären Insult (CVI) findet sich selten ein definitiver Gefäßverschluß, da die meisten Verschlüsse wohl embolisch bedingt sind und sich im Anschluß an die embolische Blokkade des Blutstroms rasch eine Rekanalisation ausbildet; jedoch treten nach einer nur wenige Minuten dauernden Unterbrechung des Blutdurchflusses in jedem Gefäß irreversible Schädigungen im Versorgungsgebiet ein.

Es gibt drei Hauptmuster der Schädigung:

1. Verschluß des Stammes des Muttergefäßes;
2. Verschluß einer der penetrierenden Arterien;
3. Verschluß eines der Endzweige.

Wir wollen diese drei Möglichkeiten für jedes Gefäß der Reihe nach besprechen.

Verschluß der Arteria cerebri anterior (Abb. 9.5.)

1. Verschlüsse des Hauptstammes. Verschlüsse der A. cerebri anterior sind sehr selten. Das resultierende klinische Bild hängt bis zu einem gewissen Grade davon ab, ob eine Heubnersche rekurrierende Arterie vorhanden ist.

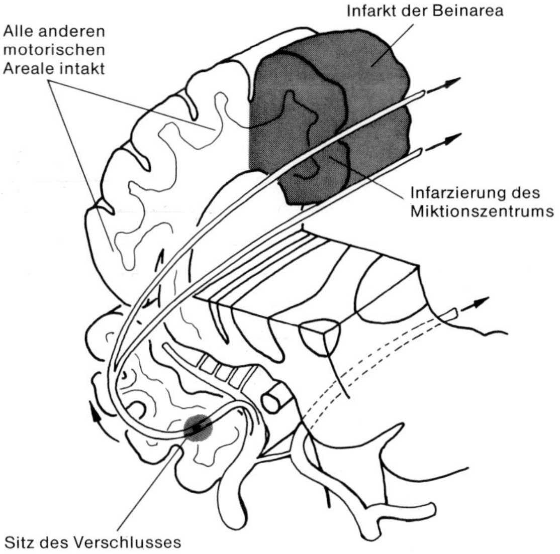

Abb. 9.5. Verschluß der Arteria cerebri anterior

a) Ist diese Arterie *nicht vorhanden*, so werden Gesicht und Arm nicht von der Schädigung betroffen, jedoch kommt es zu einer Zerstörung des gesamten kortikalen Beinareals mit der Folge einer schlaffen Beinlähmung und eines kortikalen Sensibilitätsausfalls.

b) Ist eine rekurrierende Arterie vorhanden und liegt die Blockierungsstelle proximal nahe bei ihrer Abgangsstelle vom Gefäßhauptstamm, so wird auch ein Infarkt der anterioren Capsula interna eintreten, mit der Folge einer typischen zentralen Fazialislähmung und Armspastizität mit erheblichen Besserungschancen (weil die darüber liegende Arm Rindenregion intakt ist), aber einem gebrauchsunfähigen Bein, das schlaff gelähmt ist (weil die gesamte kortikale Kontrolle des Beins ausgefallen ist).

Infolge von Mitbeteiligung parazentraler Lobuli an der Schädigung ist oft die willkürliche Beherrschung der Miktion beeinträchtigt; daher kommt es fast immer zur Harninkontinenz. In manchen Fällen führt diese Kombination von Harninkontinenz und schlaffer Beinlähmung zur erfolglosen Suche nach einer Läsion der Cauda equina. Klinisch spricht gegen diese Fehlvermutung, daß trotz der Schlaffheit des Beins die Reflexe sehr rasch positiv und *lebhaft* werden und ein *Babinski-Zeichen* auftritt. Das wäre bei einer Caudaläsion sehr ungewöhnlich. Bei dieser tritt Areflexie auf, und das Babinski-Zeichen läßt sich nicht auslösen (s. Kap. 15).

Des weiteren kann es zu einer erheblichen Schädigung der intellektuellen Funktionen kommen sowie zu einer Gedächtnisstörung infolge von Läsionen frontoparietaler und frontotemporaler Fasern im Gyrus cinguli.

In Fällen, bei denen sich Hinweise für eine Affizierung auch des anderen Beins finden – was bedeuten würde, daß die Läsion nicht streng einseitig ist – muß ein parasagittaler Tumor ausgeschlossen werden. Bei Gefäßverschlüssen mit Hemisphärenschädigung sollten *keine bilateralen* Zeichen zu erwarten sein.

2. Verschlüsse perforierender Arterien. Ist eine Heubnersche rekurrierende Arterie vorhanden und ist sie verschlossen, so tritt Gesichts- und Armparese auf, und zwar vom pyramidalen Typ. Aber selbst wenn die dominante Hemisphäre betroffen ist, tritt keine Aphasie auf, weil die Hirnrinde nicht affiziert ist. Dieses Syndrom ist eine große Seltenheit.

3. Verschlüsse der Arterienendzweige. Die terminalen Gefäße versorgen primär die das Bein kontrollierenden Rindenabschnitte, und eine durch Verschluß dieser Gefäße verursachte Infarzierung schädigt sowohl die motorische wie die sensorische Funktion. Es findet sich eine schlaffe Beinlähmung mit lebhaften Reflexen und einem extensorischen Fußsohlenreflex (Babinski). Der Sensibilitätsausfall betrifft die genaue Wahrnehmung von Berührung und das Lagegefühl, d. h. er ist von kortikalem Typ. Das macht es fast unmöglich, den Patienten zu mobilisieren, da er selbst mit Beinschienenunterstützung kein Gefühl für die Lage bzw. Stellung bekommt. Die Störungen der intellektuellen Funktionen und der Miktion können bei Läsionen distaler Gefäßabschnitte geringer sein als bei Verschlüssen des Hauptstammes des Gefäßes.

Verschlüsse der Arteria cerebri media

1. Verschlüsse des Hauptstammes (Abb. 9.6.). Verschlüsse der A. cerebri media verursachten eine massive Infarzierung des größeren Teils der Hemisphäre. Dabei tritt ein erhebliches Hirnödem ein, das ein Koma verursachen kann. Es finden sich wichtige Unterschiede zwischen den Hemisphären. Ist die dominante Hemisphäre betroffen, so tritt eine globale Aphasie auf, ist die nicht-dominante Hemisphäre affiziert, so resultiert daraus schwere Apraxie oder gar, daß der Patient seine ganze linke Körperseite für nicht mehr existent hält.

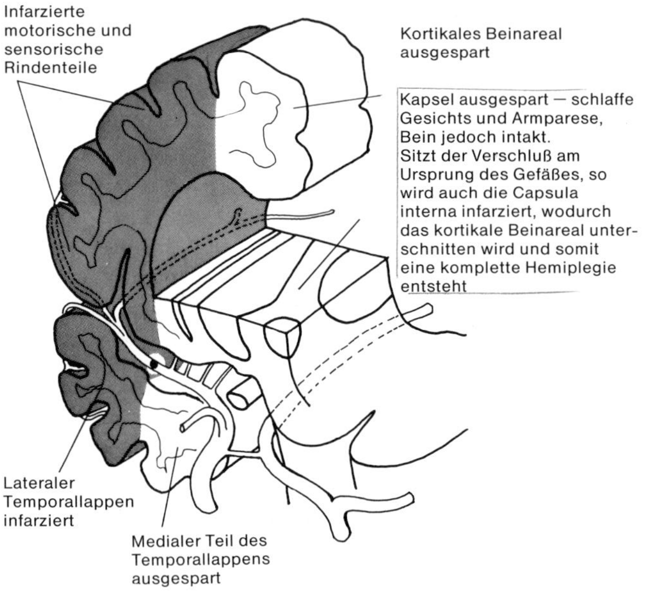

Abb. 9.6. Distaler Verschluß der Arteria cerebri media

In motorischer Hinsicht zerstört die Läsion die pyramidalen und extrapyramidalen Mechanismen, es findet sich daher schlaffe Gesichts- und Armlähmung mit geringer oder fehlender Aussicht auf Besserung. Die Bein-Rinde ist ausgespart, doch ist sie in so ausgedehnter Weise von der Läsion „unterschnitten", daß sich der Zustand des Beins selten bessert.

Das ist der verheerendste Typ eines zerebrovaskulären Insults (CVI) mit sehr geringer Aussicht auf Besserung, ja sogar mit der Möglichkeit des Exitus letalis aufgrund der akuten Hirnschwellung im Bereich der vom Infarkt betroffenen Hemisphäre. Mit der Hemiparese sind gewöhnlich Hemianästhesie und eine totale Hemianopsie verbunden. Das klinische Bild kann mit demjenigen übereinstimmen, das durch kompletten Verschluß der Karotisarterie am Hals verursacht wird, mit Kollateralisation via Arteria communicans anterior, die das vordere Hirnareal mit Blut versorgt und auch die posteriore Zirkulation in normalem Funktionszustand erhält. Diese Anastomosen können bei manchen Patienten mit komplettem Karotidenverschluß so funktionstüchtig sein, daß kein neurologischer Ausfall entsteht.

2. Verschlüsse perforierender Arterien (kapsulärer CVI) (Abb. 9.7.). Der häufigste und günstigste CVI ist derjenige, welcher durch Verschluß einer der Arteriae lenticulostriatae verursacht wird. Mehrere dieser Gefäße können ohne nachweisbaren Schädigungseffekt betroffen sein. Diese Feststellung wird

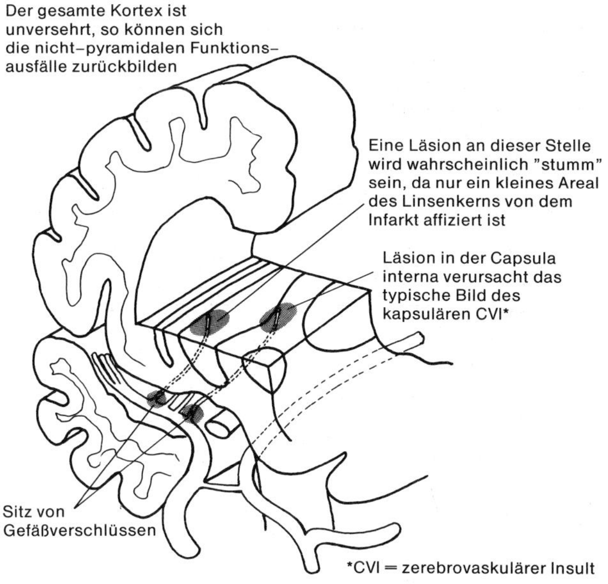

Abb. 9.7. Kapselinfarkt (Okklusion der Arteria lenticulostriata)

durch zweierlei Beobachtungen gestützt: 1. Bei Gefäßschäden des Gehirns sind extrapyramidale Symptome äußerst seltene Vorkommnisse, obwohl ein erheblicher Teil der Stammganglien durch diese Gefäße versorgt wird. 2. Es gibt eine „Pseudo-Bulbärparalyse"; die Erklärung dieses Zustands ist Ärzten nur selten bekannt. Der Mechanismus ist wie folgt: Ein Gefäß wird verschlossen, das die kortikobulbären, zu den Hirnstammkernen hinziehenden Fasern versorgt. Da nun die meisten dieser Kerne eine 50 : 50-Innervation von beiden Hemisphären her erhalten, kommt es nur zu geringen oder gar keinen Ausfällen, und der Insult kann unbemerkt vorübergehen. Werden aber einige Zeit später die kortikobulbären Fasern der *anderen* Seite versehrt, so sind plötzlich die Hirnnervenkerne jeglicher Kontrolle beraubt. Sprechen, Kauen und Schlucken sind nicht mehr möglich. Signifikante Besserung des Zustands kommt meist nicht vor. Dieses Syndrom tritt besonders oft bei Diabetikern und Hypertonikern auf, denn bei diesen Krankheiten kommt es häufig zu ausgedehnten pathologischen Veränderungen an den kleinen Blutgefäßen.

Bei Verschluß des Gefäßes, das die Hauptbahnen der inneren Kapsel versorgt, kommt es zu einem typischen „kapsulären CVI". Als einziges Zeichen der Schädigung kortikobulbärer Fasern tritt eine leichte zentrale Fazialisparese auf. Beide kontralateralen Extremitäten sind betroffen; es tritt eine schlaffe Hemiparese auf. Im akuten Stadium sind die Reflexe, auch an der Fußsohle, nicht mehr auslösbar. Innerhalb von Stunden beginnt der Tonus sich dann aber wiederherzustellen, die Reflexe sind nun lebhaft, das Babinski-Zeichen wird auslösbar. Mit der Zunahme des Tonus kehrt die Muskelkraft in pyramidaler Verteilung wieder: die Flexorengruppe der Armmuskeln und die Extensorengruppe der Beinmuskeln werden kräftig. Die funktionelle Bedeutung dieser Verteilung zeigt sich darin, daß die Mehrzahl der Patienten das Krankenhaus zu Fuß wieder verlassen können, mit dem typischen Halbseitenlähmungsgang. Für die Physiotherapie eröffnet sich hier ein gutes Arbeitsfeld, die Therapeuten verhelfen dem Patienten zum Wiedergebrauch der behinderten Gliedmaßen, aber eine Besserung wird in allen Fällen auch ohne besondere Therapie zu erwarten sein.

Nur selten tritt irgendein sensorischer Defekt oder ein Gesichtsfeldausfall ein, da beide zuständigen Bahnen im Versorgungsgebiet der Arteria cerebri posterior liegen.

Eine Kombination von Hemiplegie, Hemianästhesie und Hemianopsie ist nicht typisch für einen kapsulären Infarkt, und die Prognose ist in solchen Fällen schlecht. Patienten mit dieser Symptomkombination haben entweder einen Verschluß der A. cerebri media (s. oben), der A. chorioidea anterior (s. weiter unten) oder eine Blutung in der inneren Kapsel. Kapselläsionen haben keine Aphasie zur Folge, weil die parietale Rinde nicht mit affiziert ist. Es muß unterschieden werden zwischen Aphasie und Dysarthrie. Über Bedeutung und Verwendung dieser Termini sollten keine Unklarheiten bestehen. Dysarthrie bedeutet gestörte Phonation (Lautbildung). Bei kapsulären Läsionen kann im akuten Stadium des Geschehens infolge schwerer Gesichtsmuskelschwäche Verwaschenheit der Sprache eintreten, der Patient kann aber das gesprochene Wort verstehen und wendet die Wörter korrekt an.

3. Verschlüsse von Endzweigen der Arterien. Auf jeder Seite finden sich vier größere periphere Zweige.

a) Die dominante Hemisphäre. Die Arteria praecentralis versorgt die motorischen Areale für das Gesicht und den Arm sowie das Broca-Zentrum. Die Folgen eines Verschlusses dieses Gefäßes sind: schlaffe Gesichts- und Armlähmung und eine totale Aphasie, jedoch bleibt das Sprachverständnis voll erhalten. Da der Patient auch nicht schreiben kann, hat er ein qualvolles Frustrationsgefühl. Die Besserungsfähigkeit ist sehr gering, immerhin kann durch logopädische Therapie gelegentlich ein bescheidener

Erfolg erzielt werden: der Patient lernt das Aussprechen einiger Schlüsselwörter.

Ist die Zentralarterie verschlossen, so sind die Folgen Gesichts- und Armschwäche und geringe aphasische Schwierigkeiten.

Okklusion der Arteria parietalis posterior hat eine *komplette* Aphasie zur Folge mit Verlust des Sprachverständnisses und der Sprachfähigkeit; der Patient kann dabei aber phonieren und sogar einzelne belanglose Wörter oder eigene Wortneubildungen (Neologismen) oder zusammenhanglose Sätze mit an sich normalen Wörtern vorbringen (Wortsalat). Dabei kann eine geringe Hemiparese vorhanden sein, auch ein kortikaler Sensibilitätsdefekt, doch ist es oft unmöglich, dies sicher zu erfassen, weil die Kommunikationsmöglichkeit sehr gering ist.

Ein Verschluß der Arteria temporalis superior verursacht oft eine sensorische Aphasie. Der Patient kann zwar sprechen, aber die Sätze sind belanglos und den Fragen des Untersuchers nicht angepaßt.

b) Die nicht-dominante Hemisphäre. Verschlüsse oberflächlicher Äste in der nicht-dominanten Hemisphäre bringen ähnliche Befunde hervor, allerdings findet sich hier statt Aphasie eine Apraxie. Verschlüsse der zentralen und präzentralen Äste führen zu schlaffer Monoplegie von Arm und Gesicht. Verschlüsse der Arteriae posteriores parietales und superiores temporales verursachen leichte sensible Ausfälle am linken Gesicht und Arm, außerdem allgemeine Störungen, wie z. B. Apraxie beim Anziehen von Kleidung oder eine Beeinträchtigung des Ortssinns und Schwierigkeiten bei der Bewältigung von Aufgaben, zu deren Lösung gewisse Fertigkeiten und Geschicklichkeit erforderlich sind.

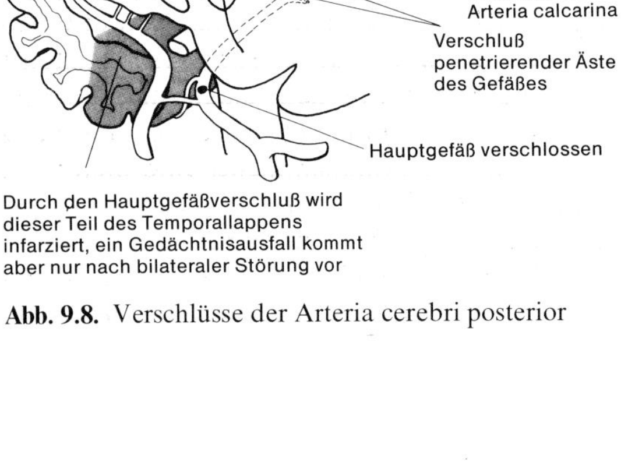

Abb. 9.8. Verschlüsse der Arteria cerebri posterior

Verschlüsse der Arteria cerebri posterior

1. Verschlüsse des Hauptgefäßes. Die Auswirkungen des kompletten Verschlusses der Arteria cerebri posterior können sehr unterschiedlich sein, da Anastomosen zwischen dem Gefäß und den Arteriae cerebri mediales bestehen. Es können Verwirrtheitszustände verschiedenen Grades und Gedächtnisausfälle vorkommen, jedoch lassen letztere eher an einen *bilateralen* Schaden denken (infolge Okklusion der Arteria basilaris) als an einen Verschluß einer einzelnen posterioren Zerebralarterie. Bei Verschluß einer Arteria thalamo-geniculata können ein gewisses sensorisches Defizit und ein Gesichtsfelddefekt entstehen.

2. Verschluß perforierender Gefäße. Verschluß einer der Arteriae thalamo-geniculatae verursacht ein leichter erkennbares klinisches Bild. Affiziert sind: der posteriore Rand der inneren Kapsel, ein Teil des Thalamus und die Sehstrahlung. Die Folgen sind: Hemianästhesie mit Verlust aller sensorischen Modalitäten und komplette Hemianopsie (die gesamte Sehstrahlung ist geschädigt). Oft kommt es zu guter Wiederherstellung, ein großes Risiko ist aber die Entwicklung eines Déjerine-Syndroms, die eine Folge dieses Typs eines CVI sein kann. Bei diesem Ereignis entwickelt sich aus dem ursprünglich nur vorhandenen Taubheitsgefühl stärkere Parästhesie oder sogar ein Schmerzgefühl, das bei Berührung des betroffenen Gliedes einen außerordentlich quälenden Charakter annehmen kann, oder auch ein ohne Provokation kontinuierlich empfundener Schmerz. Dieser „thalamische" Schmerz kann den Patienten zum Selbstmord treiben; nur selten spricht er auf Medikamente oder chirurgische Maßnahmen an. Gelegentlich läßt sich eine gewisse Beeinflussung erzielen mit Diphenylhydantoin (Epanutin) oder Carbamazepin (Tegretal), kombiniert mit Imipramin (Tofranil).

Sind zum oberen Hirnstamm ziehende Gefäßäste affiziert, so kann ein Hemiballismus auftreten. Das ist das *einzige* extrapyramidale Syndrom, das typischerweise durch eine Gefäßerkrankung verursacht wird. Es besteht aus abrupt einsetzenden, wild ausschwingenden, schleudernden Bewegungen der Glieder einer Körperseite. Es kann spontan aufhören, kann aber auch meist rasch durch intramuskuläre Injektion von 50 mg Chlorpromazin beendet werden.

Fallbericht

Eine Klinikpatientin mittleren Alters mit hochgradiger Aortenstenose stand zur Operation an. In dieser Wartezeit traten plötzlich ausfahrende Schleuderbewegungen der linksseitigen Extremitäten auf, die so heftig waren, daß bei einem Schlag des linken Oberarms gegen die Bettkante eine Humerusfraktur auftrat. Darauf folgte innerhalb von Minuten ein schwerer stenokardischer Anfall; gleichzeitig setzten sich die wilden Bewegungen fort mit ernster Auswirkung an dem beschädigten Arm. Nach einer i. m.-Injektion von 50 mg Chlorpromazin (Megaphen) hörten innerhalb von Minuten alle Bewegungen auf. Ein Rezidiv trat nicht ein. Es wurde angenommen, daß eine Embolie in einem Zerebralgefäß in der Gegend des Nucleus subthalamicus zu diesem Anfall geführt hatte.

3. Verschluß des terminalen Astes. Verschluß der Arteria calcarina verursacht eine makulaaussparende Hemianopsie (s. Kap. 3). Ein derartiges Ereignis kommt relativ oft bei sonst gesunden jüngeren Personen während eines Migräneanfalls vor. Man braucht bei einem Patienten, bei dem diese Art von Hemianopsie ohne sonstige Abnorme physische Zeichen festgestellt wird, keine weiteren ausgedehnten Untersuchungen anzustellen. Unvollständige Läsionen können vielerlei inkomplette Hemianopsien zur Folge haben, in allen Fällen dieser Art werden die Gesichtsfelddefekte aber absolut kongruent und makulaaussparend sein, so daß es nicht schwierig ist, sie zu identifizieren.

Verschlüsse der Arteriae chorioideae anteriores

Die Arteria chorioidea anterior geht direkt aus der A. carotis hervor, verläuft nach rückwärts am Tractus opticus entlang zu dem unterhalb der Capsula interna liegenden Areal und versorgt schließlich den Plexus choreoideus des Seitenventrikels. Ihr unterschiedliches Verteilungsgebiet schließt den Tractus opticus und die Stammganglien ein. Früher vorgenommene Versuche, ihre Unterbindung als mögliche Therapie des Parkinsonismus einzusetzen, hatten gelegentlich verheerende Auswirkungen, einschließlich Hemiparese, und wurden daher rasch wieder aufgegeben.

Es ist wahrscheinlich, daß manche Patienten, bei denen sich eine Halbseitenlähmung, eine Hemianästhesie und eine Hemianopsie entwickelt haben, die aber sicher keinen Verschluß der Arteria cerebri media erlitten haben (die folglich nicht schlaff paretisch, nicht benommen, nicht aphasisch oder apraktisch sind), von einem Verschluß der Arteria chorioidea betroffen werden, wodurch es zu einem Infarkt im subkapsulären Areal und im Tractus opticus kam.

Die Entwicklung von Zeichen und Symptomen bei vaskulären Insulten

Es sind die verschiedenen klinischen Bilder, die bei Infarkten in verschiedenen Arealen des Zentralnervensystems auftreten, umrissen worden. Wenn es wirklich feststeht, daß die Stelle der Schädigung in einem dieser Bezirke liegt, so ist die Wahrscheinlichkeit groß, daß die Schädigung vaskulär bedingt ist. Indessen gründet sich die Diagnose „Schlaganfall" meistens auf Merkmale der Vorgeschichte. Wir wollen einige dieser Merkmale einer kritischen Durchsicht unterziehen, um zeigen zu können, wie wertvoll eine akkurate topographische Diagnose für die Untermauerung des klinischen Eindrucks sein kann.

Der plötzliche Beginn der Symptome

Mit den Ausdrücken „Hirnschlag" und „Schlaganfall" ist das einzige charakteristische Merkmal eines *vaskulär* bedingten Insults herausgestellt, nämlich die ausgesprochene Plötzlichkeit des Auftretens. Nun wird aber oft der Patient, bei dem es sich nicht selten um eine ältere und allein lebende Person handelt, im Zustand der Benommenheit und Verwirrtheit aufgefunden, und es besteht auch oft eine Aphasie, so daß hier die Art des Störungsbeginns gar nicht festgestellt werden kann. In solchen Fällen tut man gut daran, anderen diagnostischen Möglichkeiten nachzugehen.

Stundenlange Benommenheit oder zunehmende neurologische Ausfälle können Folgen eines Verschlusses der Arteria cerebri media sein; war aber der Beginn nicht ganz abrupt, so müssen Stoffwechselstörungen, subdurale oder extradurale Hämatome oder meningeale Infektionen diagnostisch ausgeschlossen werden. Bei Patienten höheren Alters kann Meningitis ein schlaganfallähnliches Bild bieten mit Verwirrtheitszustand, minimaler Temperatursteigerung und nur geringer Nackensteifigkeit.

Eine weitere mögliche Ursache für eine akute Hemiparese mit oder ohne Verwirrtheit ist stets zu bedenken: eine Hypoglykämie. Es liegen sowohl klinische wie experimentelle Befunde vor, die dafür sprechen, daß eine Zirkulationsverschlechterung in einer Hemisphäre fokale Symptome wie Hemiparese besonders dann hervorrufen kann, wenn der Blutzuckerspiegel gefährlich abgesunken ist.

Andererseits kann es auch einmal vorkommen, daß bei einem Hirntumor schwerste Störungen äußerst rasch eintreten.

Fallbericht

Eine 28jährige schwangere Frau kollabierte bei der Vorbereitung einer Mahlzeit und wurde tief bewußtlos. Es fand sich eine komplette rechtsseitige Hemiparese, starke Pupillenerweiterung und auf der Schädelröntgenaufnahme eine Verlagerung des Corpus-pineale-Schattens nach links um fast 1 cm. Die Patientin starb, ehe weitere Untersuchungen durchgeführt werden konnten. Es wurde ein ausgedehntes, infiltrativ gewachsenes Gliom des linken Thalamus festgestellt. Bis zum Auftreten des Kollapses hatten bei der Patientin keine Symptome bestanden.

Prämonitorische Symptome; „stotternder" Beginn der Symptomatik

Bei jedem Vorfall neurologischer Art ist es notwendig festzustellen, ob prämonitorische Symptome aufgetreten waren. Wie plötzlich eine Hemiparese auch eingesetzt haben mag, es muß die Diagnose „Schlaganfall" in Zweifel gezogen werden, wenn sich in der Vorgeschichte des Ereignisses seit mehreren Wochen Kopfschmerzen, Persönlichkeitsveränderungen oder schlechtes Allgemeinbefinden nachweisen lassen.

Wiederholte gleichartige kurze Episoden von Halbseitenlähmung mit voller Rückbildung kommen ziemlich häufig vor; man kennt sie als transitorische ischämische Attacken (TIA). Vielfach werden sie als Zeichen dafür angesehen, daß ein Hirnschlag, ein „Schlaganfall", drohe. Allgemein ist eine Angiographie indiziert zur Lokalisierung eines operablen atherosklerotischen Schädigungsherdes in der zuständigen Arteria carotis. Diese Annahmen sind aber nicht immer zuverlässig, wie der folgende Bericht zeigt:

Fallbericht

Ein 56jähriger Mann berichtete, daß er 6 Wochen lang kurze Anfälle linksseitiger Körperschwäche gehabt habe. Residuen waren nicht festzustellen. Es fand sich ein hochgradiger Hypertonus. Antihypertensive Therapie wurde eingeleitet, aber in Anbetracht der starken Blutdruckerhöhung verzichtete man auf eine Angiographie. Wenige Wochen darauf ereignete sich erneut eine Hemiparese, diesmal ohne Rückgang der Symptomatik. Ein in einer anderen Klinik vorgenommenes Angiogramm ergab ein Glioblastoma multiforme in der rechten Hemisphäre.

Es ist ein gutes Beispiel dafür, daß sich ein Neoplasma als „vaskuläres Geschehen" präsentieren kann. Manchmal kann aber auch das Umgekehrte vorkommen, und das ist dann ein typisches Merkmal des Karotisverschlusses.

Fallbericht

Eine 38jährige Frau berichtet, sie habe seit 10 Monaten intermittierend auftretende Sensibilitätsveränderungen an der linken Körperseite, Kopfschmerzen, Gedächtnisstörungen und eine gewisse Persönlichkeitsveränderung. Dann entwickelte sich in 5 Tagen eine mäßig stark ausgeprägte linksseitige Hemiparese. Umfassende Untersuchung ergab keine Hinweise auf einen Hirntumor, es ließ sich jedoch ein fast totaler Verschluß der rechten Karotis feststellen.

Fallbericht

Ein 49jähriger Kontraktmanager eines Flugzeugfabrikanten berichtete, daß er seit 3 Wochen Anfälle von Kribbeln und Taubheitsgefühl in den linksseitigen Extremitäten habe. Diese Anfälle gingen immer mit einem dumpfen rechtsseitigen Stirnkopfschmerz einher. Untersuchung ergab: linksseitige „Aufmerksamkeitshemianopsie", Fazialisschwäche links, Sensibilitätsverlust an der gesamten linken Körperseite ohne motorische Ausfälle an den Gliedern. Es wurde ein Tumor vermutet, das Angiogramm ergab jedoch einen kompletten Verschluß der rechten Arteria carotis interna.

Fallbericht

Ein 58jähriger Geschäftsdirektor klagte über ein seit 2 Wochen bestehendes Gefühl von Stechen und Kribbeln in der linken Hand, das bereits mit Halsdehnungsmaßnahmen behandelt worden war. Die Hand wurde dann anfallsweise auch schwerfällig, es trat linke Gesichtsschwäche mit kurzdauernder Sprachschwierigkeit auf. Jede einzelne Attacke dieser Art dauerte nur wenige Sekunden. Im Laufe von 3 Wochen verschlechterte sich die Lage, es trat fortschreitende Schwäche der gesamten linken Körperseite hinzu. Der Patient wurde auch vergeßlich und benommen. Kopfschmerzen seien nicht aufgetreten. Bei der Aufnahme in die Klinik war er stark benommen. Es bestand Hemiparese links. Das Babinski-Zeichen war links auslösbar. Eine Sensibilitätsprüfung war nicht durchführbar. Das rechtsseitige Karotisangiogramm ergab: kompletter Karotisverschluß. Trotz Versuchen, das Hirnödem zum Rückgang zu bringen, verschlechterte sich der Zustand weiter, und der Patient verstarb einige Tage darauf.

Die Ähnlichkeiten in den letzten Krankengeschichten sind auffallend. Und doch: Als der letzte Patient nur 6 Wochen nach dem zweiten zur Untersuchung kam, erschien dem klinischen Eindruck nach das Vorliegen eines Karotisverschlusses *nicht* wahrscheinlich. Nach Ansicht des Autors kann die Symptomatik bei einem Karotisverschluß einen Hirntumor so sehr vortäuschen, daß die Verdachtsdiagnose bei solchen Fällen fast stets „Hirntumor" lautet.

Stetige Besserung des neurologischen Status

Jede plötzlich eintretende neurologische Krankheit mit anschließender rascher Wiederherstellung des Patienten darf wohl als vaskulär bedingtes Ereignis bezeichnet werden, und oft genug wird sich dann auch erweisen, daß die anfängliche Vermutung richtig war, daß also tatsächlich eine vaskuläre Störung vorlag. Aber leider, wie oben beschrieben, ist eine Wiederherstellung nicht die Regel, und bei Verschluß der Arteria cerebri media kann das anschließende Ödem zu starker Zustandsverschlechterung, zu Koma, ja zum Tode führen. Ein ähnliches Bild kann auch durch eine intrazerebrale Blutung hervorgerufen werden. Darüber wird später berichtet werden.

Sofortiger Bewußtseinsverlust oder ein epileptischer Anfall sind bei einem unkomplizierten CVI höchst ungewöhnliche Vorkommnisse. Treten solche Vorfälle ein, so sollte bei der Suche nach einer möglichen Ursache eher an einen größeren Embolus, der aus einem Herzen mit Vorhofflimmern stammt, oder an eine intrazerebrale Blutung oder Subarachnoidalblutung (SaB) gedacht werden. *Niemals* sollte man eine plötzliche Bewußtlosigkeit oder einen epileptischen Anfall ohne weiteres als „kleinen Schlaganfall" werten. Solche Vorkommnisse sind schon bei großen Schlaganfällen so ungewöhnlich, daß die Wahrscheinlichkeit ihres Auftretens bei sonst subklinisch erscheindendem CVI sehr gering ist.

Kopfschmerzen

Obgleich schwerer Kopfschmerz mit plötzlichem Beginn, der mit neurologischen Symptomen einhergeht, besonders oft bei verschiedenen Arten zerebraler Blutungen vorkommt, ist doch ein mäßig starker Kopfschmerz keineswegs ein ungewöhnliches Symptom bei einem unkomplizierten, (obliterierenden) CVI. Einzelne Patienten mit Migräne erleiden während eines Anfalls einen arteriellen Gefäßverschluß. Es handelt sich fast stets um einen Verschluß der Arteria cerebri posterior oder eines ihrer terminalen Äste.

Diese Probleme und sie beleuchtende Fallberichte sind hier erörtert worden zur Unterstreichung der Forderung, daß – wie naheliegend bei einer Krankheit die Diagnose „Apoplexie" auch sein mag – doch stets eine genaue körperliche Untersuchung vorgenommen werden sollte, um die Frage zu klären: „Sind diese Zeichen vereinbar mit einem CVI in einem bestimmten Gefäßversorgungsareal?" Das ist wesentlich zur Ausschaltung von Irrtümern, die sich – vielleicht aufgrund irreleitender anamnestischer Angaben – in der Beurteilung des Falles eingeschlichen haben könnten.

Andere Arten zerebraler vaskulärer Insulte
Thrombotische Läsionen

Stets müssen bei einem okklusiven CVI – besonders bei jüngeren Patienten – Krankheitsprozesse ausgeschlossen werden, die zu intravaskulären Thrombosen prädisponieren könnten. Hämatologische Krankheitszustände, einschließlich Polycythaemia rubra vera, thrombotische thrombozytopenische Purpura, disseminierter Lupus erythematodes und Schwere-Ketten-Krankheit sollten ausgeschlossen werden. In jedem Lebensalter denke man auch an Diabetes mellitus und Syphilis, und bei älteren Menschen mit beschleunigter Blutsenkung sollte diese so lange auf Arteriitis temporalis bezogen werden, bis man sicher ist, daß eine andere Ursache vorliegt. Alle erforderlichen Ausschlußtests können ohne sonderliche Schwierigkeiten durchgeführt werden und sollten zur Routineuntersuchung eines jeden Patienten mit Verdacht auf Schlaganfall gehören. Embolisationen aufgrund von Vorhofflimmern können ein erster Hinweis auf das Vorliegen einer Thyreotoxikose sein oder können ein Indiz für einen rezenten Myokardinfarkt darstellen. Subakute bakterielle Endokarditis präsentiert sich nicht selten unter dem Bilde eines CVI.

Hämorrhagische zerebrovaskuläre Insulte

Es gibt drei Haupttypen hämorrhagischer zerebrovaskulärer Schädigung. Man weiß heute, daß sehr kleine Gefäßläsionen, die man früher für thrombotische Prozesse gehalten hat, kleine lakunäre Hämorrhagien darstellen. Weil das Blut nicht in die Ventrikel oder in den Subarachnoidalraum durchbricht, können diese Arten von Hämorrhagien nicht von kleinen Verschlüssen in der Capsula interna oder im Hirnstamm unterschieden werden.

1. Intrazerebrale Blutungen. Eine klassische intrazerebrale Blutung entsteht gewöhnlich durch Ruptur einer der mehr peripher liegenden Arteriae lenticulo-striatae in der Region der Capsula externa. Die Hämorrhagie reißt rasch das weiche subkortikale Gewebe heraus und kann in die Sylvius-Furche oder in einen Seitenventrikel durchbrechen. Bei beiden Ereignissen ist das typische Bild: plötzliche rasende Kopfschmerzen, rasch sich vertiefende Bewußtlosigkeit und Tentoriumschlitzeinklemmung. Die Pupillen, zunächst die ipsilaterale, dann beide, erweitern sich und werden lichtstarr. Im typischen Falle tritt innerhalb von 15 min bis einigen Stunden nach dem Beginn des Ereignisses der Tod ein. (Hirnstammblutung ist in Kap. 12 besprochen.)

2. Angiome. Eine weniger dramatische Form der Hirnblutung ist diejenige, die mit zerebralen arteriovenösen Fehlbildungen oder Angiomen zusammenhängt. Oft bleiben solche Veränderungen während des ganzen Lebens des Patienten asymptomatisch. In zahlreichen Fällen ist das Hauptproblem bei diesen Kranken eine fokale Epilepsie. In anderen Fällen können sich rekurrierende subarachnoidale Blutungen ereignen. Zwischen den einzelnen Anfällen tritt regelmäßig eine gute Rückbildung ein. Das erklärt sich daraus, daß die Blutung aus sinusoidalen, nur unter geringem Druck stehenden Gefäßen kommt und nicht die zerstörende Kraft von im Strahl austretendem Blut aus arteriellen Gefäßen oder aus einem rupturierten Beerenaneurysma hat. Schließlich kann eine akute intrazerebrale Hämorrhagie mit Entwicklung von Zeichen eines stabilen intrazerebralen Hämatoms das erste Symptom eines Angioms sein. In einem solchen Falle sind Entleerung und Ausräumung des geronnenen Blutes notwendig, aber im allgemeinen ist die Prognose zerebraler Angiome eine sehr günstige; chirurgisches Eingreifen ist nur dann indiziert, wenn eine therapieresistente fokale Epilepsie oder ein intrazerebrales Hämatom vorliegt. Rekurrierende subarachnoidale Blutungen können eine Demenz verursachen, und zwar durch einen Hydrozephalus, dessen Entstehung darauf zurückgeführt wird, daß die Arachnoidalzotten durch Blutbestandteile verstopft bzw. blockiert werden, wodurch die Resorption der Zerebrospinalflüssigkeit beeinträchtigt wird. In derartigen Fällen kann eine Shunt-Operation eine Hilfe für den Patienten darstellen.

Fallbericht

Ein 52 Jahre alter Mann aß zu Mittag und trank mit Freunden. Kurz darauf wurde beobachtet, daß er, während er seinen Hund umherführte, stolperte und einen Erdhang hinunterfiel. Als man ihm wieder auf die Beine geholfen hatte, wurde bemerkt, daß sein rechtes Bein nachschleppte. Er drängte aber darauf, selbständig nach Hause zu gehen, und er schien sich dann einige Stunden lang wohlzufühlen. Am folgenden Morgen trat eine Serie von Jackson-Anfällen auf, beginnend am rechten Arm, dann von dort aus sich ausbreitend. Während eines dieser Anfälle stürzte er, erlitt eine Verletzung in der Hinterkopfgegend und blieb nun in einem Dämmerzustand. Es erfolgte Krankenhausaufnahme. Bei der Untersuchung war er benommen, hatte eine schlaffe Parese des rechten Armes und eine spastische Parese des rechten Beins. Extensorischer Fußsohlenreflex im Sinne des Babinski-Zeichens. Zwar gab es zahlreiche diagnostische Möglichkeiten, doch machte die rapide Verschlechteung des Bewußtseinszustands rasches chirurgisches Eingreifen erforderlich. Es ergab sich, daß ein intrazerebrales Hämatom im posterioren Teil des Frontalpols in Verbindung mit zwei voneinander getrennten arteriovenösen Fehlbildungen vorlag. Im Anschluß an die Ausräumung des Hämatoms trat Ausheilung und gute Erholung ein.

3. Subarachnoidalblutung (SaB). SaB aus Aneurysmen von Gefäßen, die den Subarachnoidalraum durchziehen, ist eine häufige Ursache von oft zum Tode führenden intrakraniellen Blutungen. Obgleich diese Aneurysmen an embryologisch schwachen Punkten der Gefäßwand entstehen, werden sie heute nicht mehr als kongenitale Mißbildungen angesehen. Bei Kindern finden sich Aneurysmen nur in Verbindung mit Aortenisthmusstenose oder Hypertonie aufgrund von Nierenleiden. Aber in allen Lebensaltern besteht eine Parallelität der Tendenz zur Aneurysmenbildung mit der Kurve der Blutdruckwerte. Deutlich stellt sich diese Tatsache dar an dem plötzlich nach Erreichung der 50-Jahres-Grenze feststellbaren Wandel der Geschlechtsverhältniszahl: bis zum Alter von 50 Jahren beträgt die Zahl der Aneurysmen bei Frauen im Verhältnis zu der bei Männern 3 : 2, bei den über 70jährigen steigt diese Verhältniszahl auf 10 : 1. Man nimmt an, daß dieses Ansteigen der Aneurysmen bei Frauen auf der längeren Überlebenszeit der Frauen mit signifikant erhöhten Blutdruckwerten zusammenhängt.

Weniger als 15% der Patienten haben vor der Ruptur ihrer Aneurysmen Symptome. Sind Symptome vorhanden, so beschränken sie sich meist auf prämonitorische Kopfschmerzen, die wenige Tage vor der Ruptur beginnen. Kopfschmerz, akute Nausea, Erbrechen und Nackensteifheit sind kennzeichnend für SaB. Aus bisher nicht geklärten Gründen kommen bei Patienten, die eine SaB durchgemacht haben, oft passagere kardiale Arrhythmien oder Glykosurie vor.

Die Lokalisation der Aneurysmen und die mit ihnen verbundene Symptomatik sind aus Abb. 9.9. zu ersehen. Sind außer dem Nachweis subarachnoidalen Blutes keine weiteren Zeichen (Kopfschmerz, Fotophobie, Nackensteifheit, Erbrechen, bilaterales Babinski-Zeichen) festzustellen, so kann über den Sitz des Aneurysmas keine Aussage getroffen werden.

Eine Besprechung der sehr umstrittenen Frage der ärztlichen Maßnahmen bei einer SaB würde den Rahmen dieses Buches überschreiten. In allen Fällen ist die Einweisung in ein neurologisches Zentrum indiziert. Sind fokale Hemisphärenzeichen vorhanden, nehme man Abstand von einer diagnostischen Lumbalpunktion. Solche Zeichen können durch eine intrazerebrale Blutung bzw. Gerinnselansammlung ausgelöst sein. Eine Lumbalpunktion kann zur Bestätigung der Vermutungsdiagnose führen, kann aber den Patienten töten.

4. Blutung in Tumoren. Entwickeln sich bei einem Patienten mit einem Hirntumor rasch Symptome, so wird oft angenommen, daß eine Blutung im Tumor stattgefunden hat. Das ist aber ein sehr seltenes Ereignis; meist sind die plötzlich auftretenden Symptome entstanden durch Nekrose und Ödem in dem Tumor, die dann eintreten, wenn die Blutversorgung des Tumors mit seiner Größenzunahme nicht mehr Schritt halten kann. Der einzige Tumor, für den eine Blutung charakteristisch ist, ist eine Metastase eines malignen Melanoms. Viele Patienten mit Melanommetastasen kommen mit Zeichen und Symptomen zur Aufnahme, die zunächst an eine einfache SaB denken lassen.

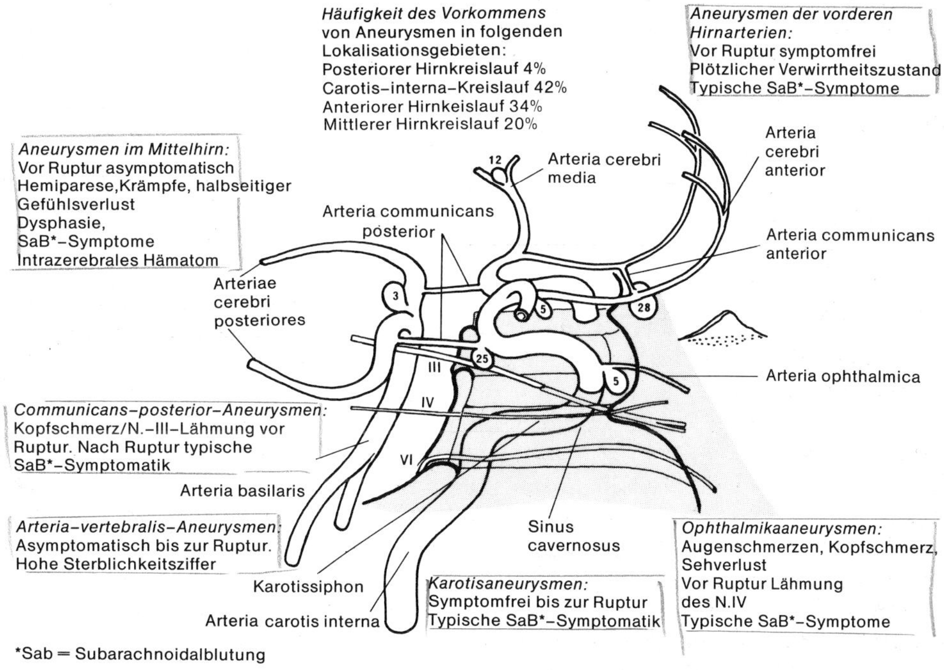

Abb. 9.9. Schematisches Diagramm: Die gewöhnlichen Lokalisationen von Aneurysmen (die Zahlen im Bild geben den jeweiligen Häufigkeitsprozentsatz als Anteil am Gesamtvorkommen an)

Fallbericht

Ein 36jähriger Mann erlitt einen Kollaps, als er bei Gegenwind einen Hügel hinaufradelte. Er wurde halb bewußtlos und hemiplegisch aufgefunden. Bei der Aufnahme in die Klinik hatte er Nackensteifheit und eine schwere Halbseitenlähmung links mit Sensibilitätsverlust. Der Liquor war stark bluthaltig. 12 Jahre zuvor war bei dem Patienten ein malignes Melanom am Bein reseziert worden. Angiographisch wurde ein avaskulärer raumverdrängender Prozeß im rechten Parietallappen festgestellt. Bei der Kraniotomie fanden sich ein Hämatom und Reste einer Melanommetastase, in welche es geblutet hatte.

Untersuchungen und weitere Maßnahmen bei Verdacht auf zerebrovaskuläre Erkrankungen

Man gehe in dieser klinischen Situation folgenden drei Fragen nach:

a) Sind Lage und Ausdehnung der Läsion typisch für den Verschluß eines identifizierbaren Gefäßes?

b) Läßt sich bei dem Patienten irgendeine zugrundeliegende Störung hämatologischer oder biochemischer Art nachweisen, die zu einem CVI prädisponieren oder einen solchen vortäuschen könnte?

c) Sind bei dem Patienten irgendwelche therapeutisch zugänglichen Kausalfaktoren für einen solchen Insult festzustellen, z. B. Hypertonie, Vorhofflimmern, Gefäßstenose oder Myokardinfarkt?

a) Dieses gesamte Kapitel war der Erkennung von Symptomen gewidmet, die typisch für vaskuläre Insulte sind. Ergeben sich Zweifel an der Diagnose, so sollten umgehend weitere Untersuchungen vorgenommen werden.

b) Unter den eventuell zugrundeliegenden, prädisponierenden Kankheiten seien angeführt: Anämien, Polyzythämie, Diabetes mellitus, schwere oder maligne Hypertonie, entzündliche Gefäßerkrankungen und bei älteren Personen die Arteriitis temporalis. Auch Schwere-Ketten-Erkrankungen, wie etwa die Myelomatosis (Plasmozytom) sollten ausgeschlossen werden.

Sorgfältig sollte untersucht werden auf kardiale Arrhythmie und Herzgeräusche, auch der Möglichkeit des Vorliegens einer subakuten bakteriellen Endokarditis sollte nachgegangen werden. Stets sollten EKGs und Blutkulturen in die Untersuchung einbezogen werden. Hat der Patient Vorhofflimmern, so ist eine Tyhreotoxikose auszuschließen; besonders bei Patienten höheren Alters können die äußeren klinischen Anzeichen dieser Störung minimal sein oder fehlen.

Zwei besonders oft mit dem Diabetes mellitus verbundene klinische Vorkommnisse seien hervorgehoben: eine Hypoglykämie kann fokale Zeichen zur Folge haben, z. B. eine Halbseitenlähmung, die 24 h oder länger anhalten kann und dann wieder verschwindet. An die Möglichkeit sollte bei intermittierenden klinischen Bildern stets gedacht werden, und man muß wissen, daß während der ganzen Dauer einer solchen Episode die Bewußtseinslage des Patienten normal sein kann. Hypoglykämien kommen bei Patienten vor, die unter einer Behandlung mit oralen antidiabetischen Mitteln oder Insulin stehen, seltener treten sie aus anderen Anlässen auf. Das zweite Vorkommnis ist das hyperosmolare nicht-ketotische Koma, dessen Beziehungen zum Diabetes mellitus noch nicht völlig geklärt sind. Zu diesem biochemischen Syndrom gehören starke Hyperglykämie (oft finden sich Blutzuckerspiegel von mehr als 1000 mg %), starke Erhöhung der Serumosmolarität und starke Dehydratation. Bei vielen Patienten, die an dieser besonderen Komaform erkranken, treten vor Einsetzen der Bewußtlosigkeit fokale neurologische Zeichen auf. Wird der Zustand nicht erkannt und nicht behandelt, so kann er mit dem Tode enden. Ein besonders wichtiger Hinweis auf dieses Koma ist ausgesprochene Dehydratation bei einem Patienten, der erst wenige Stunden krank ist. Der Hauptunterscheidungsgrund gegenüber dem diabetischen Koma ist das Fehlen der Ketose.

c) Wenn sicher festgestellt ist, daß bei dem Patienten ein einfacher CVI vorliegt ohne nachweisbare zugrundeliegende Erkrankungen, so entsteht das schwierige Problem der weiteren medizinischen Maßnahmen. Das weitere Vorgehen hängt von der klinischen Situation ab:

1. Der Patient mit komplettem Infarkt. Angiographie erübrigt sich hier, da chirurgische Versuche, die normale Blutzirkulation durch die geschädigte Hemisphäre wiederherzustellen, meist eine Blutung in den geschädigten, infarzierten Hirnbezirk mit sich bringen. Auch bei Anwendung von Antikoagulanzien kann eine Blutung eintreten. Besondere weitere Untersuchungen sind nur in den Fällen indiziert, bei denen andere Möglichkeiten in Betracht zu ziehen sind, etwa ein subdurales Hämatom oder ein Tumor.

2. Der Patient, bei dem sich die Zeichen und Symptome ganz zurückbilden. Man spricht bei solchen Patienten von einer „transitorischen ischämischen Attacke". Als transitorisch wird der Zustand bezeichnet, wenn volle Wiederherstellung in einer Zeit von 1–24 h eintritt, und im allgemeinen meint man mit dieser Bezeichnung auch, daß nach Aufhören der Attacke keinerlei zurückbleibende Zeichen am Patienten mehr festzustellen sind.

a) Wie schon bemerkt, sollte nach möglichen Ausgangsstellen für Emboli geforscht werden. In einigen Beobachtungsreihen zeigte sich, daß bis zu 30% der Emboli vom Herzen ausgegangen waren, oft von einer infarzierten Stelle des Herzens. Zur Verwendung antikoagulatorischer Mittel ist zu sagen, daß diese nur dann eingesetzt werden dürfen, wenn keine Kontraindikationen vorliegen; so lehnen viele Ärzte eine antikoagulatorische Therapie bei Patienten über 65 Jahren ab. In den letzten 2 Jahren wurde als eine Alternative zur Therapie mit Antikoagulanzien die Behandlung mit löslichem Aspirin in einer Dosierung von 2mal tgl. 300 mg verwendet. Diese Art der Therapie kann auch bei Patienten, die über 65 Jahre alt sind, ohne Bedenken durchgeführt werden. Man nimmt an, daß diese Behandlung dadurch wirkt, daß die Klebrigkeit der Blutplättchen verringert wird.

b) Bei erhöhten Blutdruckwerten sind Antikoagulanzien kontraindiziert. Es liegen Hinweise darauf vor, daß sich durch blutdrucksenkende Therapie weitere Anfälle verhindern lassen. Man sollte daher in dieser Situation die antihypertensive Therapie resolut einsetzen, ohne Rücksicht auf das Lebensalter des Patienten. Es gibt keinen Anhalt dafür, daß die Senkung des Blutdrucks diesen Patienten schadet. Es können sich evtl. Symptome orthostatischer Hypotoniefolgen einstellen, doch kann das dann *nicht* eine Ursache weiterer zerebraler vaskulärer Zwischenfälle sein.

c) Findet sich keine Ausgangstelle für Emboli und ist der Patient normotonisch, so muß eine Karotisangiographie in Erwägung gezogen werden. Diese Maßnahme ist besonders beliebt in den Fällen, bei denen über einer oder beiden Karotiden Geräusche hörbar sind. Ein solches Geräusch *ist* zwar in manchen Fällen ein Hinweis auf lokale Einengung des Lumens der Arterie, manchmal findet sich aber *keine* Ursache für das Geräusch, und in manchen Fällen entsteht es durch verstärkten Blutstrom in einem *normalen* Gefäß, der infolge kompletten Verschlusses der kontralateralen Karotis eingetreten ist. So kann eine Angiographie erhebliche Risiken mit sich bringen: sie kann dazu führen, daß eine partielle Okklusion zu einer totalen wird, besonders wenn die Kanüle durch die enge Stelle der Arterie geschoben wird, auch kann eine weitere zerebrale Ischämie eintreten, wenn das Gefäß, in das man Kontrastmittel injiziert, das *normale* Gefäß ist. Es liegen zahlreiche Statistiken verschiedener Art über Mortalität und Morbidität nach angiographischer Untersuchung dieser Patientengruppe vor, auch zeigte sich selbst in Zentren, in denen eine besondere Angiographiefreudigkeit herrscht, daß auffallend selten Patienten gefunden werden, deren Gefäßveränderungen einer chirurgischen Therapie zugänglich sind.

3. Der Patient, der durch sich häufig wiederholende Attacken zunehmend behindert wird. Es wird bei derartigen Fällen manchmal von „stotternder Hemiparese“ gesprochen oder von einem „in Entwicklung befindlichen Schlaganfall“. Bei dieser Patientengruppe ist für das Geschehen meist eine fortschreitende Thrombose der Karotis verantwortlich, und das Risiko, daß durch eine Angiographie die partielle Thrombose zu einer totalen wird, ist in diesen Fällen groß. Nach Ansicht des Autors ist hier eine mittels Heparinisierung vorgenommene Sofort-Antikoagulationstherapie am erfolgreichsten; doch selbst diese Maßnahme kann oft die totale Ausbildung des Schlaganfalls nicht verhindern.

Nach Ansicht des Autors bietet jeder Patient mit CVI eine besondere Problematik, die von der anderer Krankheitsfälle verschieden ist, und die Statistik über diese Erkrankungen wird gegenstandslos, wenn man einem individuellen Fall gegenübersteht. Es finden sich keine überzeugenden Beweise für die Vorzüge der Halsgefäßchirurgie, und man sollte sich auch die nicht unerheblichen Risiken der Angiographie bei solchen Patienten ernsthaft vor Augen führen. Es ist ein geringer Trost für einen Kranken, dessen Zustand sich aufgrund einer Untersuchung verschlechtert hat, wenn man ihm versichert, es sei nichts Abnormes gefunden worden. Eine Dekade intensiver Untersuchungen der vaskulären zerebralen Krankheitszustände durch retro- und prospektive Studien hat nur wenige Fortschritte für die Praxis der Behandlung dieser häufigen und potentiell letalen Leiden erbracht. Die beste Chance für den Patienten liegt in der Entdeckung eines zugrundeliegenden Krankheitsprozesses, der einer spezifischen Therapie zugänglich ist.

Kapitel 10

Die Hirnhemisphären: 3. Störungen im limbischen System und im Hypothalamus

Es gibt ein Grenzgebiet zwischen Psychiatrie und Neurologie; das ist der Bereich der akuten und chronischen Störungen der Persönlichkeit und des Intellekts. Die betroffenen Patienten stellen uns vor erhebliche diagnostische Schwierigkeiten, denn sie sind oft nicht imstande, über ihre Leiden zusammenhängende Auskünfte zu geben. In solchen Fällen sind Angaben von anderen Personen, Freunden, Angehörigen oder Arbeitskollegen, die den Verlauf der Krankheit beobachten konnten, sehr wichtig. Nicht selten erfährt man dann, daß eine scheinbar akute Erkrankung eine mehrwöchige Vorgeschichte hatte, bestehend aus Persönlichkeitsveränderungen, Sprachstörungen, Kopfschmerzen, oder motorischen Ausfällen, aus denen sich Hinweise auf eine Hirnläsion und deren Lokalisation ergeben. Richtunggebend für besondere diagnostische und therapeutische Überlegungen können auch Angaben über Drogen- oder Alkoholabusus, vorher bestehende maligne Erkrankungen oder eine frühere Kopfverletzung sein.

Auf vier Haupttypen von Störungen ist mit besonderer Aufmerksamkeit zu achten. Im allgemeinen werden sich schon dadurch Irrtümer vermeiden lassen, daß der sich inkohärent äußernde, verwirrte, aggressive oder halluzinierende Patient zunächst als Problemfall für die Diagnose angsehen wird, ehe man Überlegungen über die Frage der Unterbringung anstellt. So ist es vor allem wichtig, daß eine neurologische Durchuntersuchung und, wenn nötig, weitere Untersuchungen vorgenommen werden, bevor der Kranke in eine psychiatrische Klinik eingewiesen wird.

1. Toxisch bedingte Verwirrtheitszustände. Toxische Verwirrtheitszustände können beruhen auf Drogenüberdosierung oder auf idiosynkrasischen Reaktionen auf Medikamente, etwa auf Anti-Parkinson-Mittel. Eine Pneumonie kann ein ähnliches Bild auslösen, wobei Hypoxie, Fieber und allgemeine Toxineinwirkungen eine Rolle spielen können. Zu beachten ist, daß bei älteren Personen Pneumonien afebril verlaufen können und physikalische Untersuchungen (wie Auskultation und Perkussion) häufig keine Ergebnisse bringen. Auch Herzleiden, Stauungen, Urämie, Leberversagen, Meningitis, SaB oder Hypoglykämie können zu einem toxischen Verwirrtheitszustand führen. Alkoholiker können, wenn ihnen der Alkohol entzogen wird, in einen mit Anfällen einhergehenden toxischen Verwirrtheitszustand verfallen, der unter der Bezeichnung Delirium tremens bekannt ist. Die Entzugssituation mit der Folge eines Delirium tremens kann eintreten, wenn der Patient wegen irgendeiner anderen Erkrankung in ein Krankenhaus aufgenommen worden ist, wo ihm kein Alkohol zur Verfügung steht. Sehr wichtig aber ist es, sich darüber im klaren zu sein, daß bei Alkoholikern sich auch andere Arten pathologischer Hirnveränderungen entwickeln und daß diese Patienten sich besonders oft subdurale Hämatome durch im Alkoholrausch erlittene Traumen zuziehen. Der Verfasser sah zwei solche Patienten mit subduralem Hämatom und einen, bei dem ein Temporallappengliom vorlag, bei dem aber aufgrund einer Alkoholikeranamnese die Diagnose „Delirium tremens“ gestellt worden war. Beherrschen Halluzinationen oder wahnhafte Vorstellungen das klinische Bild, so wird der Patient öfter an den Psychiater überwiesen, ist der Kanke stuporös oder bekommt er epileptoide Störungen, so wird er eher einem Neurologen zugewiesen.

2. Aphasische Verwirrtheit. Bei Erkrankung des dominierenden Parietallappens gibt es eine sehr schwierig zu beurteilende Gruppe von Störungen: Kommunikationsschwierigkeiten des Patienten aufgrund einer sensorischen (rezeptiven) oder motorischen (expressiven) Aphasie oder einer Kombination von beiden. Bei derartigen Ausfällen besteht die Gefahr, daß der Patient einfach mit der Diagnose „Verwirrtheitszustand“ oder „Demenz“ klassifiziert wird. Eine Kranke, die wir kürzlich in einem psychiatrischen Krankenhaus sahen, war außerstande, eine vernünftige Unterhaltung zu führen, weil sie an einem Totalausfall der Substantiva beim Sprechen litt. Bei genauer Durchuntersuchung der Sprechfunktionen stellte sich heraus, daß ein reines und fast komplettes Bild nominaler Aphasie vorlag.

Leider ist bei Fällen von Aphasie mit der Feststellung einer fokalen Läsion auch oft eine schlechte Prognose verbunden, da ausgedehnte chirurgische Eingriffe im dominanten Parietallappen technisch unmöglich sind; das sollte jedoch eine umfassende Untersuchung der Situation nicht ausschließen, denn gelegentlich kann sich herausstellen, daß ein subdurales Hämatom vorliegt oder eine kleine Läsion mit erheblichem Ödem, Gegebenheiten also, die chirurgische Maßnahmen erlauben könnten, womit möglicherweise noch ein minimaler Rest der Sprachfunktion zu erhalten wäre.

3. Temporallappenautomatismus. Prolongierte Temporallappenfunktionsstörungen kommen vor bei Epilepsie (psychomotorische Anfälle) oder Temporallappenischämie (transitorische globale Amnesie, Migräne). Bei beiden Zuständen können ausgefallene und ganz uncharakteristische Verhaltensstörungen auftreten, z. B. daß ein Patient sich in aller Öffentlichkeit entkleidet oder lauthals Obszönitäten äußert. Eine bei Alkoholismus vorkommende akute auditorische Halluzinose beruht möglicherweise auf einer Stoffwechselstörung im Temporallappen. Oft kombinieren sich dabei die Non-stop-Gehörshalluzinationen mit paranoider Verhaltensstörung, und dieser Zustand kann – bei im übrigen intaktem Sensorium – mehrere Tage bestehen bleiben.

Viele Migränepatienten spüren das Nahen eines Anfalls schon Stunden vor Einsetzen des Kopfschmerzes an einer Stimmungs- und Verhaltensveränderung. Vermutlich handelt es sich hier um die Auswirkung einer Beeinträchtigung der Blutzufuhr in dem von den Arteriae cerebri posteriores versorgten Hirnbereich. Diese transitorische Dysfunktion im Temporallappen zeigte sich in besonders stark ausgeprägter Weise bei einem Patienten, den der Autor kürzlich beobachtete und dessen Fall im folgenden geschildert werden soll:

Fallbericht

Ein 46 Jahre alter, charakterlich früher stets vorbildlicher Tischler ging eines Sonntags früh mit seiner Tochter schwimmen. Nach der Heimkehr füllte er seine Einkommensteuerformulare aus und fing an, seinen Rasen zu mähen. Bald darauf ging er in die Wohnung zurück und sagte seiner Frau, daß mit seinem Sehen etwas nicht stimme, und daß er den Beginn von Kopfschmerzen spüre. Er legt sich hin, und wenige Minuten später, als seine Frau ihm eine Tasse Tee brachte, klagte er darüber, daß er nicht mehr sehen und hören könne. Er wurde nun somnolent und reagierte auf Störungen in außerordentlich heftiger Weise. Dieser Zustand hielt 48 h an. Liquoruntersuchung zum Ausschluß einer SaB und Blutzuckerbestimmung zum Ausschluß einer Hypoglykämie erbrachten keine krankhaften Befunde. Es kam aber an dieser Stelle des Krankheitsverlaufs heraus, daß sein Vater wie auch sein Bruder an schwerer Migräne litten. Daraufhin wurde die Vermutungsdiagnose gestellt: Somnolenzzustand mit Wutreaktionen aufgrund einer Ischämie medialer Anteile des Temporallappens. Am dritten Tage setzte sich der Patient auf. Er war sehr beunruhigt, erschien aber sonst geistig normal. An die Geschehnisse seit dem Moment, als seine Frau ins Zimmer gekommen war, konnte er sich nicht erinnern, er konnte aber angeben, daß es sich bei der Sehstörung um einen Ausfall des rechten Gesichtsfeldes handelte. Das sei gelegentlich schon früher vorgekommen, und anschließend habe er dann immer Kopfschmerzen bekommen. Es erscheint kaum zweifelhaft, daß es sich dabei um isolierte Migräneattacken handelte. Mehrere EEGs im Verlaufe der Verwirrtheitsperiode zeigten im Rahmen des Physiologischen liegende Kurven.

Dieser Fall zeigt, wie schmal der Grenzbereich zwischen „normalem" und abnormem Verhalten ist, und daß bei solchen Krankheitsbildern keine groben Störungen der Zerebralfunktion vorhanden zu sein brauchen, sondern die Dysfunktionsareale, die der Symptomatik zugrundeliegen, ganz eng begrenzt sein können; es sind Störungsstellen, die im limbischen System oder seinen kortikalen Verbindungen lokalisiert sind.

4. Demenz. Mit dem Ausdruck Demenz werden Vorkommnisse zusammengefaßt, die sowohl im Fachgebiet der Neurologie als auch der Psychiatrie beobachtet werden. Man teilt sie gewöhnlich ein in die präsenile Demenz (Auftreten vor dem 65. Lebensjahr) und die senile Demenz. Diese Klassifikation mißt der präsenilen Gruppe ein zu großes Gewicht bei; sind doch in jedem Lebensalter die Auswirkungen dieses Leidens verheerend, nicht nur für den Patienten selbst, sondern auch – in noch stärkerem Ausmaß – für die unglücklichen Angehörigen des Kranken. Bei diesem Zustand ist es, welches auch immer das Alter des Patienten sei, von essentieller Bedeutung, daß alle Untersuchungsmöglichkeiten ausgeschöpft werden, um keine behandelbare Ursache zu übersehen. Dieser Punkt ist so wichtig, daß ein späterer Abschnitt dieses Kapitels den Ursachen und den Untersuchungen der Demenz gewidmet werden soll.

Dadurch, daß der Patient in bezug auf seinen Zustand ohne Einsicht ist, empfindet er nicht das volle Ausmaß der schweren Belastung durch seine Krankheit. Auf dem Gebiet der Demenz gibt es zahlreiche diagnostische und therapeutische Probleme. Zwei von ihnen seien hier erwähnt: Ein Patient kann auf eine bei ihm beginnende Demenz mit fixen Ideen reagieren und zwanghaft besondere Verhaltens-

o Corpus amygdaloideum = der Mandelkern liegt an der medialen Fläche des Temporallappens (Kahle 3 S 212)

weisen entwickeln. Mit denen er seiner Verlegenheit oder Bestürzung auszuweichen versucht, oder er kann hochgradig depressiv werden. In beiden Fällen kann der zugrundeliegende intellektuelle Verfall leicht übersehen werden. In späteren Krankheitszuständen können sich bei dem Kranken paranoide Mißtrauensreaktionen einstellen, oft mit direkter Zielrichtung auf seine nächsten Verwandten, deren Sorge um ihn er mit Argwohn beobachtet, so daß er z. B. darauf verfällt, sein Testament zugunsten anderer Personen zu ändern. Die Testamentsfähigkeit solcher Patienten stellt ein spezielles gerichtsmedizinisches Problem dar, da oft Verwandte, für die sie eine besondere Vorliebe haben, in ihr wahnhaftes Vorstellungssystem einbezogen werden.

Zwar ist Demenz häufig ein Indiz für diffusen Hirnsubstanzverlust, doch kann genau das gleiche Bild bei örtlich ganz beschränkten Läsionen des Hirns entstehen, besonders in den parasagittalen und subfrontalen Bezirken. Typische Fälle dieser Art wurden in Kap. 8 aufgeführt. Die symptomatische Demenz dieses Typs beruht oft auf Aktivitätsbeeinträchtigungen des Cingulums oder der orbitalen Frontallappenoberfläche, zweier Areale mit wichtigen Verbindungen zum limbischen System.

Das limbische System (Abb. 10.1.)

Der limbische Lappen wird verschieden definiert, je nachdem, ob für die Definition anatomische oder physiologische Überlegungen maßgebend waren. In den meisten gebräuchlichen Definitionen bleiben der olfaktorische Apparat und seine Verbindungen weitgehend unberücksichtigt. Ältere Termini, wie Rhinencephalon, Lobus fornicatus oder „Riechhirn", sind daher keine Synonyma für das, was klinisch unter „limbischem System" verstanden wird.

Zum limbischen System gehören: Hippokampus und Gyrus parahippocampalis, die Amygdala (Corpus amygdaloideum), Gyrus cinguli, Teile der Insel, das Septumareal, der Isthmus, das Brocasche Ge-

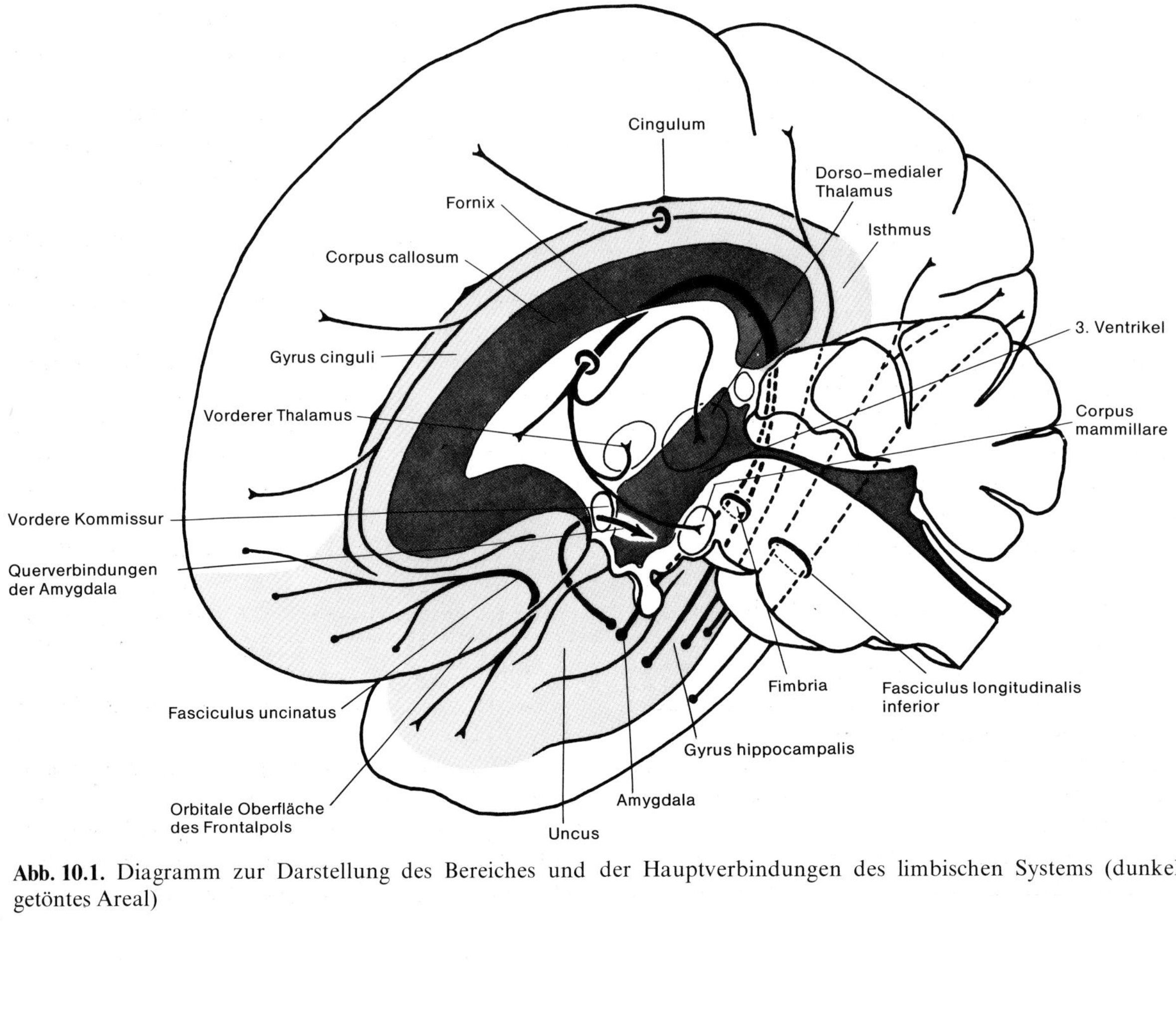

Abb. 10.1. Diagramm zur Darstellung des Bereiches und der Hauptverbindungen des limbischen Systems (dunkel getöntes Areal)

ruchsareal (Area parolfactoria) und die orbitale Oberfläche des Frontalhirnpols. In der Embryonalentwicklung rollt sich die innere Oberfläche des Temporallappens in sich selbst ein und bildet so die kurvenartig gelagerten Zellgruppen, bekannt als das „Ammonshorn", die im Boden des Seitenventrikels lokalisiert sind. Der Gyrus parahippocampalis ist die den Hippokampus überlagernde Gegend, die auf der Oberfläche des posterioren Endes des Temporallappens sichtbar ist, unmittelbar hinter der Vorwölbung über der Amygdala. Der Hauptfasertrakt, der von dem hippokampalen Areal ausgeht, ist die Fimbrie, die mit anderen, aus benachbarten Arealen zu ihr ziehenden Fasern vereinigt, ein dichtes Bündel, genannt der Fornix, bildet. Dieser zieht zunächst posteriorwärts, dann aufwärts und nach vorn, wo er sich dann auffächert über alle Areale des Hypothalamus, jedoch vor allem zu den Corpora mammillaria und zu Teilen des Thalamus. Einige Fimbriafasern kreuzen direkt zum gegenseitigen Hippokampus hinüber; auch verlaufen durch die Commissura anterior wichtige Kreuzverbindungen der Corpora amygdaloidea der beiden Hirnseiten.

Bei Schädigungen der Amygdala kommt es oft zu Wutreaktionen, Hyperphagie (übermäßiges Essen) und zu gesteigerter sexueller Aktivität. Mit Läsionen der Uncusregion gehen Geruchs- und Geschmackshalluzinationen einher; man spricht daher manchmal von „Uncinatusanfällen". Von welchem Teil des Temporallappens Anfälle auch ihren Ausgang nehmen, sie haben stets eine einzigartige Gelegenheit, sich auszubreiten und andere Areale des Temporallappens zu involvieren, wobei sich ein ähnlich weites Spektrum physischer und emotionaler Phänomene ergibt wie es bei einem „psychomotorischen Anfall" vorkommen kann.

Der Gyrus cinguli liegt oberhalb des Corpus callosum. Seine Verbindungswege durchziehen den posterioren Teil des Isthmus und breiten sich darauf weit nach vorn aus bis zur Brocaschen Geruchsregion. Operationen, die sich auf diese Verbindungsbahnen richten und auf die Verbindungen zwischen Gyrus cinguli und Thalamus (s. auch Abb. 10.2.), bilden die Grundlage für psycho-chirurgische Eingriffe. Zu diesen gehören die frontale Leukotomie und die Cingulotomie, die bei Patienten mit phobischen Angstzuständen und chronischen Schmerzsyndromen ausgeführt werden; bei letzteren ist das Operationsergebnis nicht ein Verschwinden des Schmerzes sondern eine Dämpfung der emotionellen Verarbeitung desselben.

In den letzten Jahren haben direkte Eingriffe an den Schmerzleitungsbahnen größere Popularität erlangt als die psycho-chirurgischen Prozeduren zur Schmerzausschaltung.

Der Hypothalamus (Abb. 10.2.)

Daß der Hypothalamus *nicht* zum limbischen System gerechnet wird, ist unter funktionellem Aspekt schwer verständlich; kommt doch die Aktivität in diesem System großenteils über wichtige Verbindungen mit dem Hypothalamus zum Aussdruck. Die afferenten Hauptverbindungen des Thalamus entstammen dem Fornix, der zu allen hypothalamischen Kernen zieht und im Corpus mammillare endet. Olfaktorische Information erreicht den Hypothalamus auf dem Wege über das mediale Vorderhirnbündel, das auch Informationen aus anderen Bezirken des limbischen Systems aufnimmt und – in seiner Lagerung längs des lateralen Randes des hypothalamischen Areals – den longitudinalen Haupttrakt zwischen den verschiedenen hypothalamischen Kernen bildet. Hirnrindenaktivität erreicht den Hypothalamus auf direktemWege, und zwar über den Thalamus. Von unten empfängt der Hypothalamus viszerale und gustatorische sensorische Informationen via Fasciculus longitudinalis dorsalis und Formatio reticularis. Ein Großteil der viszeralen sensorischen Information wird via Tractus mammillo-thalamicus und via Thalamus zur Rinde weitergeleitet.

Die efferenten Verbindungen des Hypothalamus schließen ein: aszendierende Projektionen in das limbische System, die Rinde und den Thalamus, und deszendierende Projektionen zum Tegmentum, der Formatio reticularis und den kranialen Hirnnervenkernen über die bereits beschriebenen Bahnen. (*Merke:* In Abb. 10.2. sind, um das Diagramm nicht übermäßig zu komplizieren, das mediale Vorderhirnbündel sowie die afferenten und efferenten Komponenten der Haupttrakte nicht dargestellt.)

Hypothalamische Aktivität wird auf drei Wegen übermittelt:

1. durch Kontrolle der Aktivität des sympathischen und parasympathischen Nervensystems einschließlich des Nebennierenmarks;

2. durch ausgedehnte Projektionen in die Formatio reticularis;

3. durch Kontrolle der Hypophysenfunktion über direkte neurale Verbindungswege (Tractus supraoptico-hypophyseus und Tractus tubero-hypophyseus) und auf dem Wege über das portale Gefäßsystem, durch das der Drüse die verschiedenen, trophi-

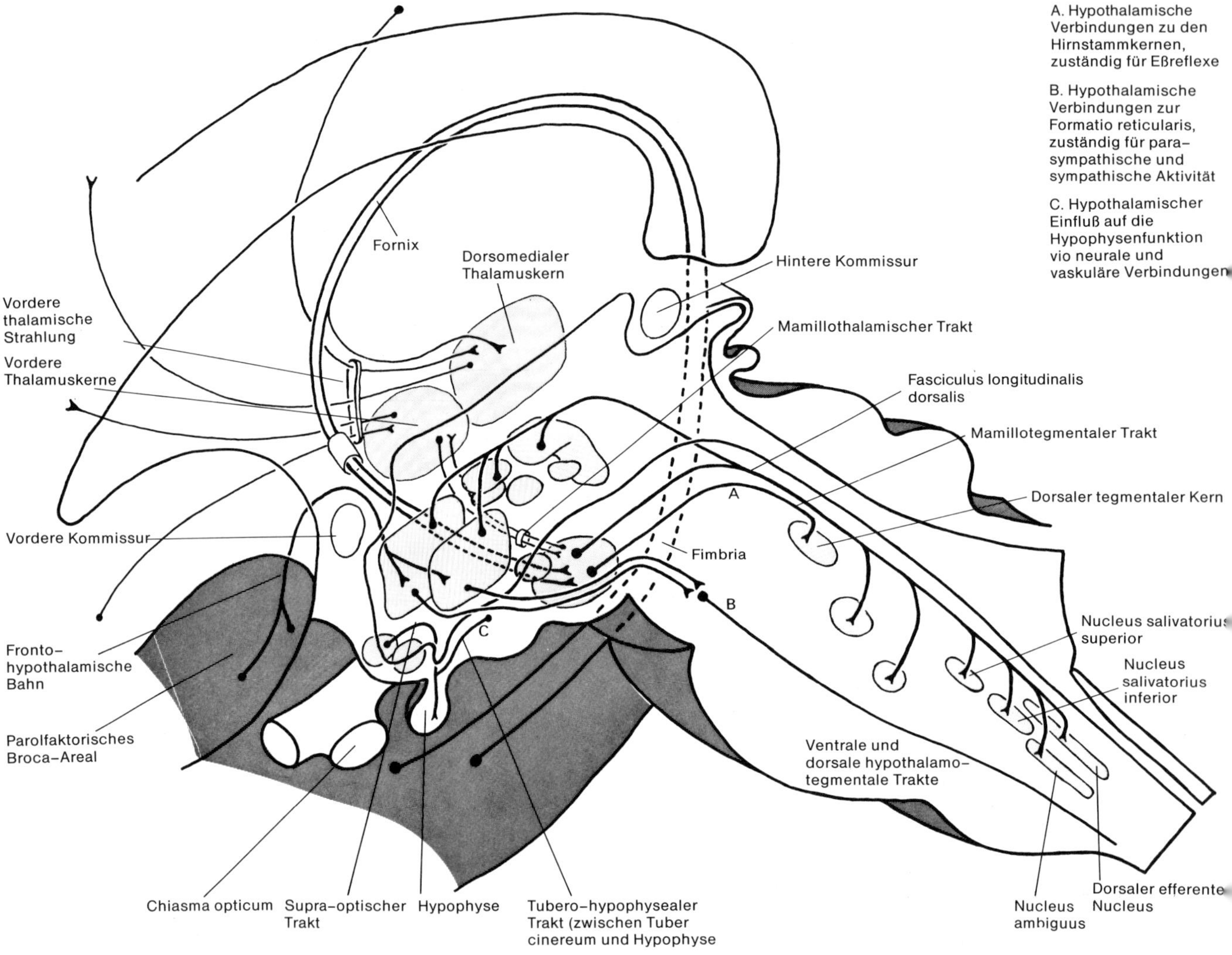

Abb. 10.2. Diagramm: Die wichtigsten afferenten und efferenten Verbindungen des Hypothalamus

sche Hormone freisetzenden Releasingfaktoren zugeleitet werden.

Funktionelle Gruppierung der hypothalamischen Kerne (Abb. 10.3.)

Detaillierte Kenntnisse über Namen und Topik der verschiedenen hypothalamischen Kerne sind für klinische Zwecke entbehrlich, doch seien hier in groben Zügen einige Angaben zur funktionellen Gruppierung dieser Kerne gemacht.

Die anterioren Kerne, einschließlich die supraoptischen und paraventrikulären, sind hauptsächlich zuständig für die Flüssigkeitsbalancierung via ADH-Sekretion (ADH = antidiuretisches Hormon) und die Kontrolle des Durstmechanismus, die zentralen für die Regelung der Körpertemperatur mittels Kontrolle der Haut-Blutgefäße und der Schweißmechanismen. Folgen einer Schädigung dieser Areale sind: Diabetes insipidus, totale Adipsie, Hyperpyrexie, Lungenödem oder akute Magenerosionen. Dieser Teil des Hypothalamus ist besonders Schädigungen durch Hypophysentumoren ausgesetzt, ferner durch Kraniopharyngeome, Kopftraumen und intrakranielle, gegen die Tumoren dieser Gegend gerichtete chirurgische Eingriffe.

Der posteriore Hypothalamus enthält die dorsalen Kerne, den Nucleus hypothalamicus posterior, die Nuclei supramammillarii und mammillarii, und ist hauptsächlich zuständig für Appetit, Sättigungsgefühl, Fütterungsreflexe, Persitaltik und die Kontrolle der verschiedenen mit der Nahrungsaufnahme ver-

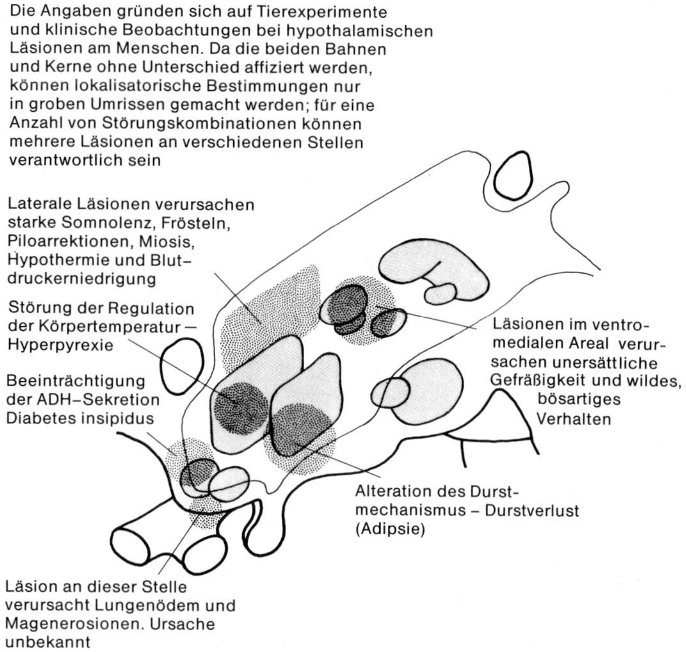

Abb. 10.3. Klinische Auswirkungen hypothalamischer Läsionen

bundenen Sekretionen. Die zum Glück nicht häufigen Läsionen dieser Gegend können totalen Appetitverlust und dadurch schwere Abzehrung, andererseits starke Überfütterung mit Fettleibigkeit und Persönlichkeitsveränderungen verursachen, unter denen hochgradige Verstimmung und Aggression besonders charakteristisch sind. Das Studium des lateralen hypothalamischen Bereichs ist dadurch kompliziert, daß die Zwischen- bzw. Verbindungswege durch das Areal hindurchziehen, so daß klinische Zeichen entweder Hinweise für Kern- oder für Traktschädigung darstellen können. Läsionen dieses Lateralbereichs sind gekennzeichnet durch Somnolenz, Kontrollstörungen der Körpertemperatur und manchmal Appetitveränderungen.

Die folgenden Krankengeschichten geben eine Vorstellung von den Problemen, denen sich Arzt und Patient bei hypothalamischen Affektionen gegenüber sehen.

Fallbericht

Ein 18jähriger Junge wurde dick, verfiel in Somnolenz und klagte über Sehstörungen. Es fand sich eine supraselläre Läsion, die sich beim chirurgischen Eingriff als Kraniopharyngeom erwies. Nach dem chirurgischen Eingriff war er blind, ferner entwickelte sich ein Diabetes insipidus mit totalem Ausfall der Regulation des Durstmechanismus. Häufige Benommenheitsepisoden und epileptische Anfälle gingen einher mit hochgradigen Veränderungen im Flüssigkeitsstoffwechsel, die durch hormonelle Ersatztherapie und genaue Flüssigkeitsbilanzierung nicht beherrscht werden konnten. Wenige Wochen darauf trat der Tod ein.

Fallbericht

Eine 32jährige indische Dame flog nach England zu ihrem zwei Jahr zuvor nach dorthin emigrierten Ehemann. Dieser war vor dem Eintreffen darüber benachrichtigt worden, daß sie erkrankt sei und wegen einer Persönlichkeitsveränderung habe psychiatrisch behandelt werden müssen. Auf dem Flughafen erkannte er sie nicht. Sie hatte um etwa 30 kg zugenommen, war apathisch, schläfrig, nahm ihre Umgebung nur mit geringem Interesse wahr. Eine gewisse Sehstörung wurde vermutet. Die Papille des N. opticus erschien normal. Genaue Gesichtsfeldprüfung war wegen ständigen Einschlafens der Patientin unmöglich. Die Körpertemperatur war auf 35° C abgesunken. Die Kranke konnte nur eben wach gehalten werden, um eine Mahlzeit einzunehmen. Untersuchung ergab: großer supraselIärer, raumfordernder Herd. Während chirurgischer Exploration trat der Tod ein. Bei der Autopsie fand sich ein ausgedehntes Kraniopharyngeom.

Klinische Störungen des Temporallappens und des limbischen und hypothalamischen Systems

Aufgrund der anatomischen Ausbreitung des limbischen Systems und seiner ausgebreiteten Hirnrindenverbindungen können Läsionen in vielen Arealen ein ungewöhnlich komplexes Spektrum von Symptomen hervorrufen. Infolge der beträchtlichen Bedeutung dieses Systems und seiner Verbindungen für die spezielle sensuelle Perzeption und die viszeralen Funktionen bilden sich Symptome in ungewohnten Formen heraus, oft treten gleichzeitig Halluzinationen auf. Wichtig ist das Areal auch für die Gedächtnisfunktionen und das Bewußtsein, und so können einige seltene und ungewöhnliche Gedächtnis- und Schlafstörungen durch limbische Funktionsstörungen entstehen.

1. Temporallappenepilepsie

Am vielfältigsten sind die Anomalien zweifellos auf dem Gebiet der Temporallappenepilepsie, und wir wollen uns jetzt mit den anatomischen Beziehungen und der Klinik dieser Besonderheiten beschäftigen (s. auch Kap. 8).

1. Störungen des Gehörs und des Gleichgewichts. Die kortikale Repräsentation des Hörens und der Gleichgewichtsfunktionen findet sich in den oberen Temporalwindungen dicht unterhalb der Sylvius-Furche, und von dieser Region ausgehende Entladungen verursachen typische auditorische und vestibuläre Symptome.

Fallbericht

Zum Beispiel klagte ein 19 Jahre alter Ladenangestellter über seit 6 Monate auftretende kurze Attacken eines „schwirrenden" Geräusches im Kopf, gefolgt von einem Gefühl, als falle er nach vorn, woraus dann auch bei mehreren Gelegenheiten ein Sturz entstand. Solche Anfälle waren bis zu 6mal am Tage erfolgt und dauerten nie länger als 30 s. Bewußtlosigkeit war nie aufgetreten. Im EEG waren Krampfpotentiale mit Ursprung im rechten Temporallappen nachweisbar.

2. Anfälle, deren Ursprung in den Arealen für die visuelle Assoziation in der parieto-temporo-okzipitalen Region liegt, können mit komplexen optischen Halluzinationen einhergehen. Jedoch können Déjà-vu-Phänomene, bei denen die Umgebung dem Patienten gleichsam eingefroren und vertraut erscheint, eher von Amomalien der Gedächtnisfunktion ausgehen, die auf Dysfunktion im Hippokampus beruhen.

3. Entladungen, die in der Amygdala- oder Uncusregion entstehen, verursachen olfaktorische oder gustatorische Halluzinationen, die kurzdauernd und meist unangenehm sind; oft wird ein Geruch empfunden, der etwa an „verfaulenden Kohl" oder „verbrennenden Gummi" erinnert. Die Attacken sind so kurz, daß die Gerüche nur schwer bestimmt werden können; die Patienten geben an, daß der Geruch schon verschwunden ist, ehe sie ein zweites Mal nachschnüffeln können. Dauern solche unangenehmen Geruchsempfindungen an, so ist es unwahrscheinlich, daß ihre Ursache eine Dysfunktion des Temporallappens ist. Solche Symptome sind oft psychogen oder beruhen auf chronischen eitrigen Nasennebenhöhlenprozessen (manchmal liegt der Symptomatik auch eine Ozäna zugrunde).

4. Bewußtseinsveränderungen während eines Anfalls oder Gedächtnisausfälle sind für Temporallappenattacken kennzeichnend, sind aber wahrscheinlich auch zu beziehen auf eine hippokampale Dysfunktion, die die vollständige sequentielle Speicherung von Gedächtnisinhalten verhindern kann. Zeugen eines Anfalls können oft an dem Patienten keine Veränderung außer einer besonderen Art langsamer, bedachtsam erscheinender Bewegungen bemerken, die nicht selten als „Zombieartig" * beschrieben werden. Doch auch auffallend absonderliches Verhalten kommt vor. So geschah es einem Patienten des Autors, daß er plötzlich wieder zu sich kam, nachdem er an einer Bushaltestelle – zum Erstaunen der erschrockenen Zuschauer um ihn herum – ganz bedächtig und scheinbar vorsätzlich seinen Regenschirm vollständig zerstört hatte.

5. Die Rinde der Insel, tief in der Sylvius-Furche, ist zuständig für Aktivierung unwillkürlich ablaufender motorischer viszeraler Funktionen. Zu den motorischen Begleiterscheinungen von Temporallappenanfällen gehören schmatzende oder kauende Bewegungen, die manchmal den diagnostisch entscheidenden Hinweis geben bei Episoden, die sonst vielleicht als „Petit mal" fehldiagnostiziert werden könnten. Manchmal kommt auch eine unwillkürliche Eingeweideaktivität vor. So endete ein Anfall bei einer der Patientinnen des Autors häufig mit einer unwillkürlichen Stuhlentleerung, die sie, obwohl sie voll bei Bewußtsein war, einfach nicht verhindern konnte.

6. Ein weiteres charakteristisches Merkmal von Temporallappenanfällen sind unangenehme viszerale Empfindungen. Häufig gehören dazu hochsteigende epigastrische Mißempfindungen, Nausea, verstärkte Peristaltik und kolikartige Schmerzen oder eigentümliches Kribbel- und Taubheitsgefühl in der Dammgegend. Diese sensorischen Wahrnehmungen werden normalerweise über die Formatio reticularis

* Zombie = ein durch Wodu-Zauber zum Leben erweckter Toter. (Anm. d. Übers.)

dem Thalamus und Hypothalamus zugeleitet, um schließlich die temporalen und frontalen Rindenzonen zu erreichen.

7. Es liegen Berichte über einzelne Patienten vor, bei denen die Anfälle einhergingen mit Steigerung der sexuellen Aktivität einschließlich Masturbation, bis zum Orgasmus. Die ursächlichen Entladungen scheinen vom medialen Teil des Temporallappens auszugehen. Mit der Repräsentanz sexueller Funktionen in dieser Region mag auch die bei Patienten mit Temporallappentumoren beobachtete Impotenz zusammenhängen.

8. Es ist wichtig, sich daran zu erinnern, daß „Temporallappenphänomene" bei Schädigung kortikaler Areale vorkommen können, die in naher Verbindung zum Temporallappen stehen. Zu diesen Bezirken gehören die orbitale Oberfläche des Frontallappens und die parasagittale Region. Gelegentlich können Tumoren, die weiter entfernt vom Temporallappen liegen, eine „Temporallappenepilepsie" hervorrufen.

2. Störungen des Gedächtnisses

Gedächtnisstörungen sind gewöhnlich Folge von Schädigungen des medialen Teils des Temporallappens und seiner Verbindungen mit dem Mammillarkörper und dem oberen Hirnstamm. Meist handelt es sich dabei um symmetrische Läsionen. Einseitige Temporallappenläsionen oder chirurgische Exstirpation eines Temporallappens sollten das Gedächtnis *nicht* affizieren. Bilaterale Entfernung des vorderen Teils des Temporallappens hat das Kluver-Bucy-Syndrom zur Folge. Dieses setzt sich zusammen aus psychischer Blindheit (Unfähigkeit, Freunde und Verwandte zu erkennen), krankhafter Eßsucht, Hypersexualität und Alteration emotioneller Reaktionsweisen. Einige Teile des Syndroms können Ausdruck des Gedächtnisverlustes sein; so können das dauernde Essen und die übersteigerte sexuelle Aktivität darauf beruhen, daß der Kranke sich an vorhergegangene Befriedigung dieser Begierden nicht erinnern kann.

Da im allgemeinen Doppelseitigkeit des Schadens für das Auftreten von Gedächtnisstörungen notwendig ist, gehören zu ihren häufigen Ursachen infektiöse Prozesse, ferner Anoxie, Hypoglykämie und limbische Enzephalitis (manchmal im Zusammenhang mit malignen Erkrankungen und manchmal aufgrund einer Herpes-simplex-Infektion). Vorübergehender oder persistierender Gedächtnisverlust kann auch die Folge einer Okklusion beider Arteriae cerebri posteriores sein (etwa durch Embolisation der Arteria basilaris an ihrer Bifurkationsstelle oder vaskuläre Prozesse bei einem Migräneanfall). Ein typisches Symptom bei schweren Kopfverletzungen ist Amnesie für den Hergang des Traumas und manchmal auch für die dem Trauma unmittelbar voraufgegangenen Geschehnisse. Hier sind die Ursachen der Amnesie: akutes Zelltrauma, bilaterale Temporallappenkontusion, Anoxie aufgrund anderer Begleitverletzungen oder posttraumatisches Hirnödem.

Zwei besonders interessante Ursachen von Amnesie sind die Elektro-Krampf-Therapie und die Korsakoff-Psychose. Bei der EKT läßt man die zur Auslösung eines epileptischen Krampfes benötigten Stromstöße auf einen oder beide Frontallappen einwirken. Überraschenderweise kommt es dabei nicht nur zur Amnesie für den Elektroschock selbst, sondern auch für die ihm unmittelbar vorausgehende Zeitspanne. Darüber hinaus kommt es vor, daß Patienten nach einer großen Zahl derartiger therapeutischer Eingriffe einen irreversiblen Gedächtnisausfall davontragen. Hierfür gibt es bisher keine Erklärung. Die Korsakoff-Psychose kommt bei Alkoholikern vor, meist als eine bleibende Folge einer Attakke der Wernicke-Krankheit. Die Hirnstammsymptome (Nystagmus, Lähmung äußerer Augenmuskeln und Dysarthrie) sprechen gewöhnlich auf Vitamintherapie rasch an, doch kommen irreversible Gedächtnisausfälle vor, unter denen besonders die Unfähigkeit auffällt, sich an zeitliche Zusammenhänge und Beziehungen zu erinnern. Diese Defekte können auch mit eine Ursache der Konfabulation sein, die für den Zustand typisch, jedoch *nicht* pathognomonisch ist. Oft werden Geschehnisse nicht richtig erkannt oder zeitlich nicht richtig eingeordnet, so daß der Patient z. B. über lange vergangene Begebenheiten so berichtet, als hatten sie sich soeben erst ereignet. Man nimmt an, daß für die Symptomatik Hämorrhagien und atrophische Prozesse in den Corpora mamillaria verantwortlich sind. Eine signifikante Wiederherstellung nach einer Korsakoff-Psychose ist eine Seltenheit. Gedächtnisdefekte sind ein konstantes Merkmal einer Demenz (Einzelheiten s. unten Abschn. 4).

3. Störungen des Schlafes und der Eßgewohnheiten

Es gibt einige seltene und merkwürdige Krankheitsprozesse, die besonders den Schlaf und den Appetit betreffen. Für viele ist keine pathologische Grundlage bekannt, jedoch läßt die besondere Assoziierung der klinischen Merkmale vermuten, daß diesen krankhaften Erscheinungen eine hypothalamisch-limbische Dysfunktion zugrundeliegt.

Verschiedene Enzephalitisarten verursachen Schlafstörungen, z. B. die afrikanische Trypanosomiasis und besonders die Economo-Krankheit oder Encephalitis lethargica, bei welcher dominierende Merkmale des Initialstadiums eine Schlafverlängerung (Schlafsucht) oder eine vollkommene Umkehrung des Tag-Nacht-Schlafrhythmus sind. Später entwickeln sich Symptome eines Parkinsonismus. Bei Fällen, in denen im akuten Stadium der Tod eintrat, fand man pathologische Veränderungen besonders in der periaquäduktalen grauen Substanz, in geringem Ausmaß in den Basalganglien.

Eine besonders beim männlichen Geschlecht auftretende Krankheit ist das Kleine-Levin-Syndrom, das Folge eines Infektes sein kann. Es ist charakterisiert durch periodisches langdauerndes Schlafen und Verhaltensstörungen, insbesondere abnorme Eßgier, die in den Wachperioden feststellbar sind. Diese Periodik kann sich über Jahre hinziehen. Ein anderes Extrem krankhafter Eßgewohnheitsstörung ist die meist bei weiblichen Patienten vorkommende Anorexia nervosa. Als Ursache wird im allgemeinen eine neurotische Störung vermutet, jedoch läßt die Kombination von Persönlichkeitsveränderung, Anorexie und Amenorrhö die Annahme einer Störung des hypothalamisch-limbischen Systems als durchaus berechtigt erscheinen.

Das „Pickwick-Syndrom", benannt nach dem fetten Jungen in dem Roman „The Pickwick Papers" von Charles Dickens, ist eine Kombination von hochgradiger Fettleibigkeit, alveolärer Hyperventilation, Kohlendioxidretention und kurzen Schlafanfällen bei ständiger leichter Benommenheit. Es mag sein, daß die Schlafkomponente in diesem Ensemble krankhafter Erscheinungen auf dem übermäßig großen Körpergewicht und metabolischen Faktoren beruht, doch könnte es auch sein, daß die primäre Ursache des ganzen Syndroms eine hypothalamische Störung ist. Der oben S. 125 angeführte Fall eines Kraniopharyngeoms stellt ein Beispiel für einen geringen Grad dieses Syndroms dar.

Selten können Hirntumoren, besonders Pinealome und Mittelhirngeschwülste, pathologische Schläfrigkeitszustände verursachen, bei denen der Patient zwar komatös erscheint, jedoch die Augen offen hält, und sich auch durch Bewegungen der Augen eine gewisse Wachheit anzudeuten scheint. Dieses Erscheinungsbild wird als „akinetischer Mutismus" bezeichnet, und der koma-artige Zustand der Unbeweglichkeit bei anscheinender Wachheit ist unter dem Namen „Koma vigile" bekannt. Meist betreffen die hierfür verantwortlichen Läsionen die Formatio reticularis des Mittelhirns, ferner die oben erwähnten Tumoren und vaskulären Schäden, insbesondere Thrombose des oberen Segments der Arteria basilaris.

Schließlich muß hier die Narkolepsie erwähnt werden. Obgleich kein sicheres pathologisch-anatomisches Substrat für diese Störung bekannt ist, sprechen doch alle Symptome für eine Funktionsstörung in der limbischen basalen Ganglienregion: krankhafte Schlafsucht, hypnagogische Halluzinationen, Lähmungserscheinungen und plötzlicher orthostatischer Kollaps. Narkolepsie sollte stets sorgfältig von anderen Arten pathologischer Schläfrigkeit oder Benommenheit unterschieden werden (Einzelheiten s. Kap. 22).

4. Demenz

In früheren Kapiteln wurde auf die Demenz als Hauptsymptom Bezug genommen. Es ist freilich wichtig, die Demenz nicht als fertige Diagnose, sondern stets als ein Symptom anzusehen (einzige Ausnahme: die meist auf senilen Hirnveränderungen beruhende Demenz sehr alter Menschen), das zu unverzüglichen und umfassenden Untersuchungen Anlaß geben sollte.

Demenz kann einfach definiert werden als Versagen der intellektuellen Funktionen. Man unterscheidet drei Hauptkomponenten. Verschiedene Mischungsverhältnisse derselben drücken sich in verschiedenen klinischen Syndromen aus.

a) Kognitive Dysfunktion. Hierzu gehören Gedächtnisdefekte, Verminderung der Urteilsfähigkeit, Schwierigkeiten im abstrakten Denken, wiederkäuendes Grübeln über Vergangenes, fortschreitende Verwirrtheit hinsichtlich Zeit und Ort (Desorientiertheit), und Unfähigkeit, selbst nahe Verwandte wiederzuerkennen. Im Frühstadium kognitiver Dysfunktion treten auf: gedankliche Perseveration, Verlust des Fadens bei Unterhaltungen und schließlich offene Konfabulation. Letzteres Symptom ist nicht etwas für Alkoholismus Spezifisches, sondern kommt bei allen Störungen vor, bei denen das Gedächtnis beeinträchtigt ist.

b) Störungen der Stimmung und der Affekte. Die Reaktionen des Patienten auf eine Demenz variieren erheblich. Einige Patienten werden sehr ängstlich und suchen nach Unterstützung, nach Hilfe und Sicherung. Andere reagieren in aufgebrachter Weise gegenüber Angehörigen oder Verwandten, die auf ihre verworrenen Denkprozesse nicht eingehen. Patienten mit zwanghafter Veranlagung führen von Minute zu Minute Kontrolltagebücher und Listen, und es gelingt ihnen, mit solchen Hilfsmitteln das Versagen des Intellekts für längere Zeit, für Monate oder gar Jahre vor der Umgebung zu verschleiern oder zu verbergen. Einige Patienten werden sehr depressiv, manchmal so hochgradig, daß die zugrundeliegende Demenz fälschlich für eine sehr starke, bloß psychomotorische Retardation gehalten wird. Ist die Situation durch Einnahme von Barbituraten oder anderen Medikamenten kompliziert, so können optische Halluzinationen zur Problematik des Falles beitragen, insbesondere wenn Antiparkinsonmittel, Alkoholabusus oder Fieber hinzutreten. Ein schwer dementer Patient, der in übermäßigen Mengen Alkohol trank, hatte wiederholt nachts seine Frau angegriffen, da er unter Halluzinationen litt, die ihn glauben ließen, er werde von „wilden Schwänen" attackiert.

c) Verhaltensstörungen. Enthemmung ist ein Merkmal von Verwirrtheitszuständen bei organischen Krankheiten, bei Alkohol- oder Drogenabusus. Jede Verhaltensänderung dieser Art bei einem bis dahin nüchternen, normal erscheinenden Menschen, z. B. erheblicher Alkoholverbrauch oder Neigung zu kleineren kriminellen Verfehlungen, etwa indezente Bloßstellung des Körpers, sollte den Verdacht auf beginnende Demenz erwecken. Männer der Kirche beispielsweise können auffallend profanes Verhalten annehmen, oder Männer mit bislang guten Manieren können öfter zügellose, häßliche Temperamentsausbrüche an den Tag legen. Alle solche Absonderlichkeiten des Verhaltens können bei psychiatrischen Krankheiten vorkommen, können aber auch den Beginn einer Demenz anzeigen. Die – heute allerdings seltene – Neurosyphilis sollte bei jedem Patienten mit dem Hauptsymptom einer Verhaltensstörung ausgeschlossen werden. Bei Persönlichkeitsstörungen in allen Altersklassen sollte auch an Hypoglykämie gedacht werden, besonders in den Fällen, bei denen abnorme Verhaltensveränderungen anfallsweise auftreten; allerdings bleibt die Frage, ob nicht Epilepsie mit Ursprung im Temporallappen vorliegen könne, bei dieser Patientengruppe im Vordergrund der diagnostischen Überlegungen.

Die Untersuchungen bei Demenz

Mehrfach haben wir die Wichtigkeit der Erkundung anamnestischer und Erfassung physischer Hinweise auf eine fokale zerebrale Läsion betont. Dabei sollte man die Tatsache nicht vergessen, daß Tumoren, die typischerweise Demenz verursachen, *nicht immer* irgendwelche physischen Zeichen hervorrufen.

Außer zerebralen Tumoren können Drogen- und Alkoholgebrauch in unzuträglichen Mengen und manche Chemikalien, insbesondere bromhaltige, weitere Ursachen von Demenz sein. Eine vollständige Drogen- bzw. Medikamentenanamnese ist wesentlich, wobei auch die angeblich harmlosen „unter dem Ladentisch" erworbenen Mittel, die bromidhaltig sein können, berücksichtigt werden müssen. Man denke daran, daß Alkoholmißbrauch geleugnet oder grob unterschätzt werden kann, nicht nur vom Patienten selbst, sondern auch von den Angehörigen. Man denke an spezifische Infektionen, außer Neurosyphilis auch Tbc-Meningitis, besonders bei Patienten, bei denen die Krankheit akut einsetzte. Auch Stoffwechselstörungen, wie etwa bei Nieren- und Leberversagen, Hyperkalzämie, Hypoglykämie und das hyperosmolare, nicht-ketotische Koma verursachen Verwirrtheitszustände mit akutem Beginn bei vorher normalen Patienten.

Auch nach Kopfverletzungen kann sich eine Demenz einstellen, ferner nach wiederholten Subarachnoidalblutungen, Meningitis oder rekurrierender Epilepsie. In manchen Fällen kann die Demenz verursacht sein durch einen Hydrocephalus communicans, der auf einer Blockade der subarachnoidalen Liquorbahnen beruht, und in solchen Fällen kann ein Shunt von Nutzen sein. In naher Beziehung hierzu steht der Zustand, der als Normaldruckhydrozephalus bekannt ist; hierbei tritt eine hochgradige Erweiterung der Ventrikel ein, wodurch die verdünnte Hirnrinde gegen die Tabula interna des knöchernen Schädels gedrückt wird, so daß bei der Pneumenzephalographie die Ventrikel sich mit Luft füllen, die Luft sich aber nicht um die Hirnoberfläche ausbreitet. Es ist sehr zweifelhaft, daß es sich hierbei um eine spezifische nosologische Entität handelt, wie ursprünglich vermutet worden ist.

Zu den spezifischen degenerativen Krankheiten, zu deren Symptomatik Demenz gehört, zählen die folgenden:

a) Huntington-Chorea (Demenz verbunden mit choreiformen Bewegungsstörungen, s. Kap. 12);

b) Jakob-Creutzfeld-Krankheit (Demenz verbunden mit Parkinsonismus und Motoneuronerkrankung). Diese Krankheit ist auf Affen übertragen worden. Man nimmt an, daß es sich um eine Slow-virus-Infektion handelt. Sie endet nach einer Dauer von Monaten bis zu 2 Jahren mit dem Tode;

c) Steele-Richardson-Olzewski-Syndrom (Demenz verbunden mit spezifischer Beeinträchtigung der konjugierten Augenbewegungen und mit Pseudobulbärparalyse).

Die Mehrzahl der Patienten mit Demenz gehört den Krankheitsgruppen an, für die noch keine Ursache gesichert werden konnte. Post-mortem-Untersuchungen decken manchmal diffuse Schäden zerebraler Neurone auf. Diese Störung ist als Alzheimer-Krankheit bekannt.

Eine mehr begrenzte Form der die Frontallappen affizierenden Degeneration, die einen besonders schweren Verlauf hat, ist die Pick-Krankheit. Sie wird dominant vererbt und ist insofern die wichtigste Form präseniler Demenz, als sie durch Pneumenzephalogramme identifizierbar sein kann. Genetische Beratung kann, sobald die Diagnose sichergestellt ist, für die Familie hilfreich sein.

Demenz kann in den terminalen Stadien einer Motoneuronerkrankung und des Parkinsonismus auftreten. Einige Patienten mit ausgedehnter multipler Sklerose, besonders in den Fällen, wo die Verbindungsbahnen zum Frontalhirn betroffen sind, werden dement. Tatsächlich besteht bei der Mehrzahl dieser Kanken, die als „euphorisch" beschrieben werden, eine Demenz; sie haben die Einsicht bzw. das Gefühl für die Mißlichkeit ihrer Lage verloren.

Bei allen Demenzpatienten ist der wichtigste Test die formale psychometrische Untersuchung. Die typischen Befunde zeigen ein Absinken des Intelligenzquotienten auf 100 oder darunter und eine Disparität zwischen dieser Zahl und der des prämorbiden (verbalen) I. Q., die 120 oder mehr betragen kann. Manchmal kann bei schwerer Demenz ein Urteil über den prämorbiden I. Q. nur gewonnen werden aus der Anamnese des Kranken hinsichtlich Ausbildung, Beruf, Berufsstellung und seiner sozialen Leistungen vor der Erkrankung. Nicht selten ist der Patient zu sehr dement, als daß man an ihm einen vollen Test vornehmen könnte. Der I. Q. kann bis 50 absinken. Die Psychometrie ist auch insofern von Bedeutung, als man mit ihr Patienten, die aufgrund einer Depression retardiert sind, oder gelegentlich auch einen Fall von „Pseudodemenz" aufgrund einer funktionellen nervösen Störung herausfinden kann.

Die körperliche Untersuchung sollte stets auch die Untersuchung auf Neurosyphilis, Alkoholismus, Störungen durch unwillkürliche Bewegungen, Parkinsonismus, Motoneuronschäden und unspezifische Zeichen mit umfassen, z. B. Schnauzreflex (Beklopfen der Oberlippe und Achten auf Vorstülpung der Lippen), die palmomentalen Reflexe (man kratze die Handfläche des Patienten und beobachte das Sichrunzeln des Kinns auf derselben Seite), Greifreflexe und extensorische Fußsohlenreflexe. *Unilateraler* Greifreflex weist auf eine Läsion im gegenseitigen Stirnlappen hin.

Oft wird angenommen, daß eine Demenz arteriosklerotisch bedingt sei, doch sollte man diese Diagnose nur mit Vorsicht und mit Sorgfalt stellen. Viele Patienten mit sicher vorhandener vaskulärer Hirnschädigung werden nicht dement; so fällt es schwer, die Vorstellung zu akzeptieren, daß ein Patient mit normalem Blutdruck und *ohne* anamnestische Hinweise auf krankhafte zerebrovaskuläre Episoden aufgrund von Arteriosklerose dement geworden sei.

Es gibt aber ein spezifisches Syndrom, das auf dieser Grundlage erklärt werden kann und das durch Kleingefäßschäden entsteht. Das ist eine Kombination von Demenz, pseudobulbärer Lähmung, emotionaler Labilität und dem charakteristischen „marche au petit pas" (kurze schlurfende Schritte, die oft fälschlich einem Parkinsonismus zugeschrieben werden). Dieses Syndrom kann sich herausbilden im Gefolge mehrerer eindeutiger zerebraler vaskulärer Attacken oder kann auch ganz akut auftreten.

Es wird oft gesagt, daß stärker gewundene und verhärtete periphere Arterien oder fehlende Fußpulse Anzeichen einerArteriosklerose seien, doch es ist offensichtlich unklug, aus solchen Befunden irgendwelche Schlüsse auf den Zustand der zerebralen Zirkulation zu ziehen. Bei vielen mit der Diagnose „arteriosklerotische Demenz" registrierten Patienten finden sich bei Ausschöpfung aller Untersuchungsbefunde andere Krankheiten.

Spezialuntersuchungen

1. Hämatologische und biochemische Routineuntersuchungen inklusive Blutsenkungsgeschwindigkeit (BSG), Harnstoff, Calcium, Nüchternblutzuckerwert, Leberfunktionstests, Thyreoideatests (insbesondere zum Ausschluß eines Myxödems).

2. Serologische Tests auf Syphilis.

3. Serum-B_{12}, Folsäure, Arzneimittelspiegel (einschließlich Bromide und Blei, wenn Indikation vorliegt).

4. Röntgenroutineuntersuchungen (Thorax und Schädel) zum Ausschluß von Lungenneoplasmen oder um nach Anzeichen chronischer Erhöhung des intrakraniellen Druckes Ausschau zu halten.

5. EEG und Gamma-Scan (zum Ausschluß irgendwelcher offensichtlicher pathologischer Herdbefunde, bei denen auf eine Pneumenzephalogra-

phie verzichtet werden kann, die aber u. U. eine Indikation für angiographische Untersuchung angezeigt sein lassen).

6. Pneumenzephalographie inklusive umfassende Untersuchungen an dem *vor* der Prozedur entnommenen Liquor (Liquorproben, die *nach* dem Test entnommen sind, zeigen oft leichte Pleozytose und Proteinerhöhung). Durch diese Untersuchung sollte sich eigentlich jede lokale Läsion ausschließen lassen, außerdem sollte sie in adäquater Weise Ventrikelvergrößerungen oder Atrophie der zerebralen Gyri zur Darstellung bringen.

Es besteht Anlaß zu der Hoffnung, daß schon innerhalb der nächsten Jahre, diese neuroradiologischen Prozeduren abgelöst werden durch das EMI *-Scanning, mit dem man diese unglücklichen Patienten rascher, ungefährlicher und auf weniger belastende Weise untersuchen kann. Bleiben aber wird die Verantwortlichkeit des Neurologen für eine sorgfältige und den Kranken nicht unnötig anstrengende physische und psychische Untersuchung mit dem Versuch des Ausschlusses aller möglichen metabolischen und toxischen Ursachen für eine Demenz. Der demente Patient fordert dem Arzt sowohl Zeit wie angestrengte Bemühung ab, doch es stellt sich heraus, daß bei mindestens 15% der dementen Patienten die Demenz auf eine therapeutische gut beeinflußbare Ursache zurückgeht; und daß bei Nichtbeachtung dieser Punkte in der Untersuchung sich der Krankheitszustand vieler dementer Patienten verschlechtert, während sie unter ärztlicher Fürsorge stehen.

---

* EMI = *E*lectro-*M*usical *I*ndustries. (Anm. d. Übers.)

Kapitel 11

Der Hirnstamm

Die Anatomie des Hirnstamms ist sehr kompliziert, besonders hinsichtlich der verwickelten Strukturen der extrapyramidalen zerebellaren und vestibulären Bahnen. An diese Bahnen gebundene klinische Zeichen sind lokalisatorisch nur von beschränktem Wert. Zwar ist die funktionelle Bedeutung unbestreitbar (Einzelheiten dazu s. Kap. 12), doch sind Kenntnisse über sie nur eine geringe Hilfe bei der Ortsbestimmung von Hirnstammläsionen für klinische Zwecke.

Zur Ortsbestimmung einer Hirnstammläsion müssen wir anhand von Zeichen der Schädigung langer Bahnen den Sitz des Herdes auf dem transversalen Schnittbild aufsuchen und dann mit Hilfe assoziierter Hirnnervenläsionen die Höhe der Schädigung im Hirnstamm ermitteln; wir müssen also ähnlich verfahren wie bei einer Ortsbestimmung auf einer Gitternetzlandkarte. Um dabei Aussicht auf Erfolg zu haben, muß man sich eine bildhafte, dreidimensionale Vorstellung vom Aufbau des Hirnstamms machen können.

Für die Lokalisation einer Läsion in zwei Ebenen soll eine Reihe von Diagrammen, die für dieses Kapitel ausgearbeitet worden sind, behilflich sein. Der Einblickswinkel ist ein ungewöhnlicher; er setzt uns instand, die Lagerung der einzelnen wichtigen Strukturen in ihrer Beziehung zueinander in *einer* Gesamtansicht zu erfassen. Dem Leser wird angera-

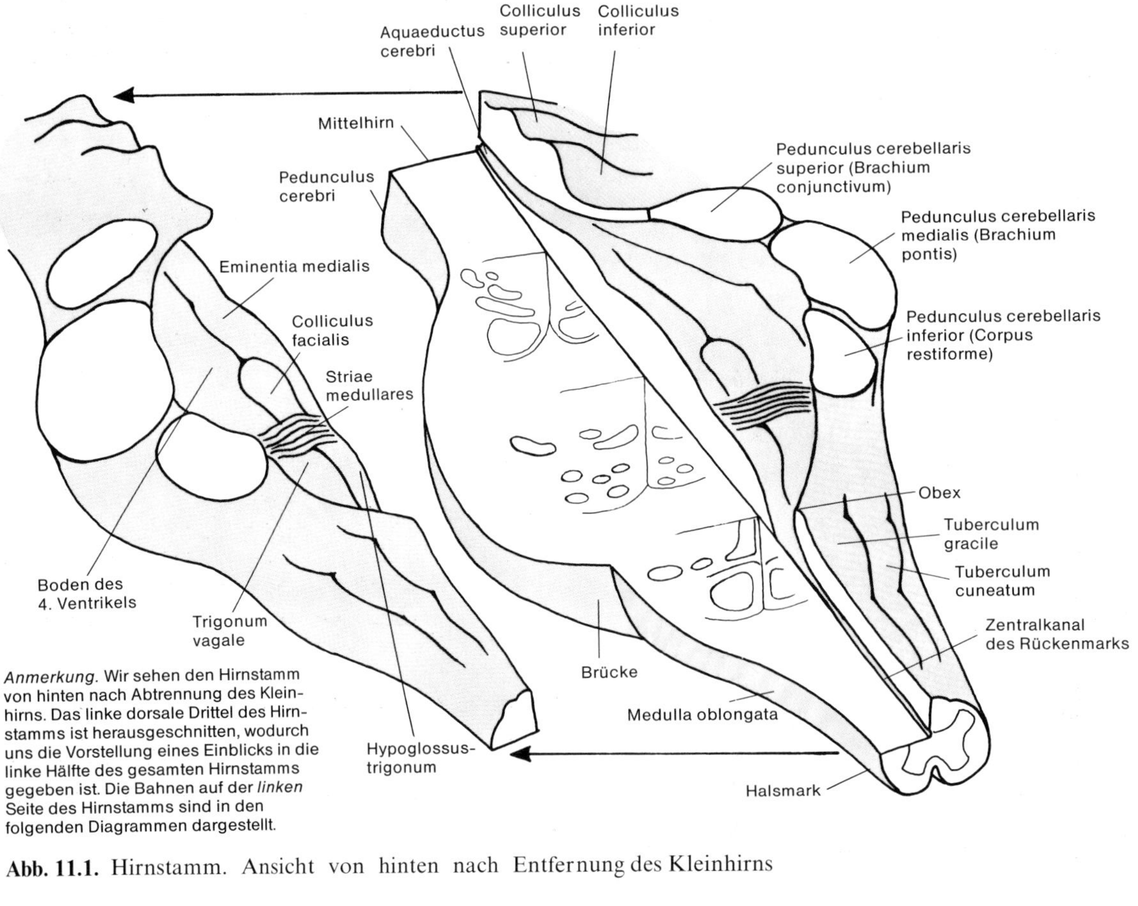

Anmerkung. Wir sehen den Hirnstamm von hinten nach Abtrennung des Kleinhirns. Das linke dorsale Drittel des Hirnstamms ist herausgeschnitten, wodurch uns die Vorstellung eines Einblicks in die linke Hälfte des gesamten Hirnstamms gegeben ist. Die Bahnen auf der *linken* Seite des Hirnstamms sind in den folgenden Diagrammen dargestellt.

Abb. 11.1. Hirnstamm. Ansicht von hinten nach Entfernung des Kleinhirns

ten, sich zunächst, bevor er in der Lektüre des Textes fortfährt, mit der in Abb. 11.1. dargestellten Ansicht des Hirnstammes (grundlegender Blickwinkel) eingehend vertraut zu machen.

Die Anatomie des Hirnstammes

Die Hirnstammstrukturen sind in Schichten angeordnet (Abb. 11.2.). Über einer ventralen Schicht, die motorische Bahnen enthält, liegt eine intermediäre mit vorwiegend sensorischen Bahnen, und über dieser ist eine dorsale, die Hirnnervenkerne enthaltende Schicht gelagert. Die extrapyramidalen, zerebellaren und vestibulären Verbindungen laufen durch alle Areale; eine detaillierte Darstellung dieser Verläufe kann hier nicht gegeben werden, da das

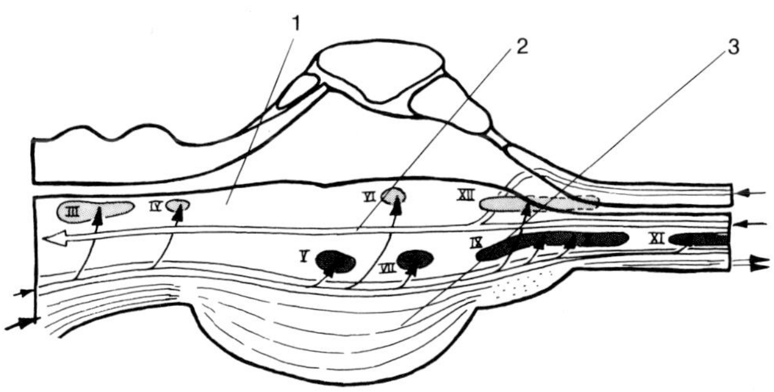

Abb. 11.2. Hirnstamm. Seitenansicht; einzelne Schichten s. Text: *1* Schicht der Kerne, *2* sensorische und *3* motorische Schicht

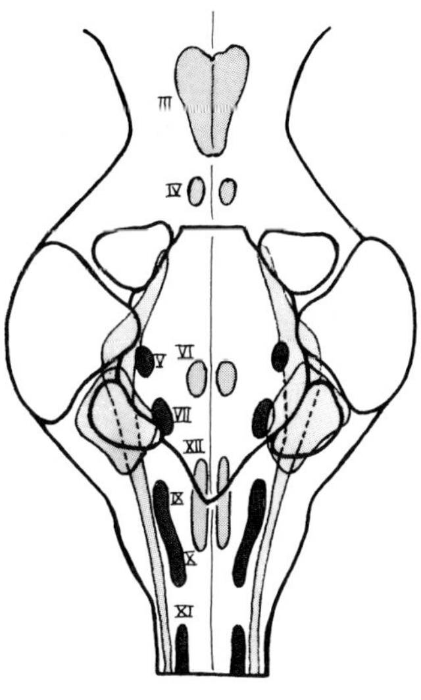

Abb. 11.3. Hirnstamm. Ansicht von oben, die die Seitwärtsverlagerung der Kerne durch den 4. Ventrikel zeigen soll

grundlegende Strukturbild dadurch nur verwirrt werden würde; auch ist ja, wie oben bereits bemerkt, die zusätzliche Kenntnis dieser Bahnen für klinisch-lokalisatorische Zwecke nicht besonders hilfreich.

Die motorischen Bahnen

Kortikospinale Bahnen (Abb. 11.4.). In ihrem absteigenden Verlauf in das Mittelhirn führen die kortikospinalen Fasern bei ihrem Eintritt in den Pedunculus cerebri eine Rotation ihrer Bahn aus, und zwar so, daß die Fasern, die Informationen für die Beine führen, lateral, und die Fasern mit Informationen für die Arme medial zu liegen kommen. In Brückenhöhe werden die Fasern durch transversal verlaufende pontine Fasern, die zu den Kleinhirnhemisphären hinüberkreuzen, in eine Reihe von Bündeln aufgefächert, kommen aber im unteren Drittel der Brücke wieder zueinander, um dann weiterzuziehen zu ihrer Pyramidenkreuzung (Decussatio pyramidum) im kaudalen Abschnitt der Medulla oblongata.

Die Anatomie der Kreuzung ist beachtenswert. Die Armfasern liegen medial und kreuzen über die Mittellinie oberhalb der Beinfasernkreuzung, um dann im kortikospinalen Trakt der kontralateralen Rückenmarkseite eine mediale Position einzunehmen. Das ist für sie nun die ideale Lage, da die von ihnen versorgten Vorderhornzellen des Marks, die die Armmuskeln kontrollieren, im Bereich des medialen Traktes liegen.

Da die Beinfasern nur wenig unterhalb der Armfasern kreuzen, kann eine kleine Läsion an dieser Stelle eine Lähmung eines Armes und des *gegenseitigen* Beines zur Folge haben. Ein derartiges klinisches Zustandsbild könnte leicht als hysterisch abgetan werden, wenn man sich nicht über die anatomische Möglichkeit im klaren ist. In ähnlicher Weise ist es bei einer in Abb. 11.4. gezeigten Läsion möglich, daß eine beidseitige Armparese mit geringer oder kaum erkennbarer Parese der Beine entsteht.

Die Mehrzahl der kortikospinalen Fasern kreuzt in der Pyramidenbahn. Diejenigen, die das nicht tun, kreuzen in der vorderen Kommissur in Höhe des Halses. Schließlich erreichen sämtliche Pyramidenfasern die gegenüberliegende Seite des Rückenmarks.

Kortikobulbäre Bahnen (Abb. 11.5.). Diesen Bahnen wird in den anatomischen und neurologischen Lehrbüchern meist zu wenig Beachtung geschenkt. Kenntnisse über ihre Anatomie und Funktion sind aber sehr wesentlich für das Verstehen der physischen Zeichen bei Patienten mit Stammhirnläsionen.

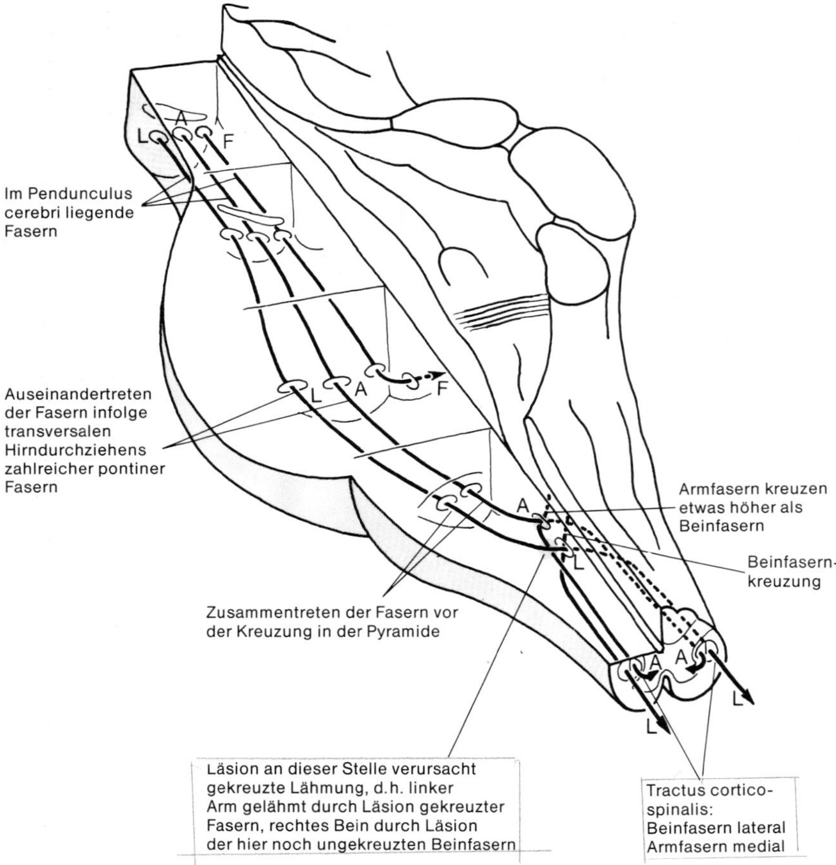

Abb. 11.4. Kortikospinale Bahnen

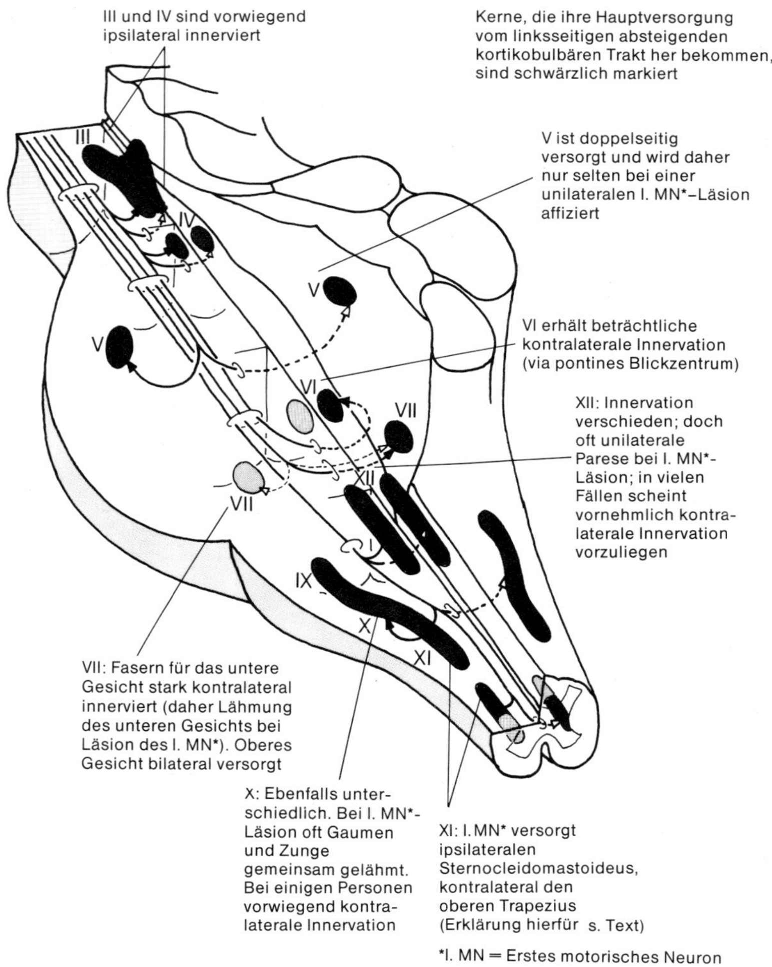

Abb. 11.5. Kortikobulbäre Bahnen

Die kortikobulbären Fasern ziehen via Knie der inneren Kapsel zu dem am weitesten medial gelegenen Teil des Pedunculus cerebri, wobei der motorische Trakt einen rotierenden Verlauf nimmt. So gelangen diese Fasern in die günstige Lage, aus der heraus sie, die Mittellinie überkreuzend, die Hirnnervenkerne auf der gegenüberliegenden Seite des Hirnstammes innervieren können. (Die Bahnen zu den Kernen, die die äußeren Augenmuskeln innervieren, sind – einschließlich ihrer wichtigen internukleären Verbindungen – bereits in Kap. 7 besprochen worden.)

Der motorische Trigeminuskern, von dem aus die Kaumuskeln kontrolliert werden, bezieht seine Innervation nur zur Hälfte aus der gegenseitigen Hemisphäre, was bedeutet, daß er in gleichem Maße von seiner eigenen Hemisphäre aus innerviert wird. Aus dieser 50 : 50-Innervationsquote erklärt sich, daß eine unilaterale Läsion der supranukleären Bahn selten zu einem nachweisbaren Funktionsdefizit dieser Muskeln führt. So ist z. B. bei einer Schädigung im Bereich der Capsula interna durch einen zerebrovaskulären Insult (CVI) die Kraft der Kieferbewegung nur selten beeinträchtigt.

Komplizierter ist die supranukleäre Innervation des Hirnnervs VII, der die mimische Muskulatur kontrolliert. Die Versorgungsquote für die Stirnmuskulatur ist 50 : 50, so daß bei einer unilateralen supranukleären Läsion die Stirnmuskelfunktion nicht beeinträchtigt wird (Läsion des ersten Motoneurons, s. Kap. 8). Der das untere Gesicht versorgende Teil des Kerns wird kräftig innerviert durch kreuzende Fasern mit geringer ipsilateraler Kontrollwirkung, ähnlich der Pyramidenbahnfaserverteilung für die Extremitäten; daher ergibt sich bei einer unilateralen supranukleären Läsion deutliche Schwäche der Muskulatur des unteren Gesichts (s. Abb. 11.6.).

Die supranukleäre Kontrolle des Nucleus ambiguus (motorischer Kern der Hirnnerven IX, X und XI) ist variabel. Bei der Mehrzahl der Patienten mit einer kapsulären Läsion läßt sich keine deutliche Schwäche des Gaumens oder der Stimmbänder feststellen, was darauf hindeutet, daß eine Innervationsquote von 50 : 50 die Regel ist. Bei einigen Patienten findet sich eine transitorische Parese, woraus man entnehmen kann, daß bei einzelnen Individuen eine kontralaterale Innervation vorkommt. Dasselbe gilt für den Hypoglossuskern (Motorik der Zunge). Beim typischen unilateralen kapsulären Insult kommt es meist nicht zu einer Schwäche der Zungenbewegung. Ist eine Zungenmuskelparese vorhanden, so ist sie fast ausnahmslos mit einer gleichseitigen Gaumenlähmung verbunden, so daß sich vermuten läßt, daß diese Hirnnerven gewöhnlich in einer 50 : 50-Quote innerviert werden, daß jedoch die kontralaterale Innervation nur bei wenigen Personen vorhanden ist. Aus zwei Gründen ist das klinisch von Bedeutung:

a) Läsionen der Hirnnerven X und XII *derselben* Seite wie eine Hemiparese können als Indiz dafür angesehen werden, daß *zwei* Hirnstammläsionen vorliegen, nämlich Läsion der Hirnnerven auf der einen und Läsion der Pyramidenbahn oberhalb der Pyramidenkreuzung auf der anderen Seite.

Findet sich die Kombination einer Fazialisparese vom Typ der Läsion des ersten Motoneurons mit *gleichseitiger* Hemiparese, so ist anzunehmen, daß für beide Befunde eine einzige Läsion verantwortlich ist.

b) Die Wiederherstellungsprognose nach einer Läsion der zweiten Motoneurone eines Hirnnervs aufgrund eines vaskulären Hirnstamminsultes ist schlecht, während eine „pseudo-bulbäre" Hirnnervenlähmung durch eine höher gelegene Läsion meist in wenigen Tagen, gleichlaufend mit der Besserung der Hemiparese, zurückgeht, da ipsilaterale Innervation zur Leistungsübernahme in Aktion tritt.

So ist diagnostisch *und prognostisch* die Unterscheidung dieser Zusammenhänge von Bedeutung.

Eine supranukleäre Kontrolle des Kerns des XI. Hirnnervs (spinaler Teil) ist ebenfalls ungewöhnlich. Die Hemisphäre kontrolliert den Musculus sternocleidomastoideus *derselben Seite* und die oberen Fasern des Trapezius der *Gegenseite*. Auf den ersten Blick mag das als ein unnötig kompliziertes Arrangement erscheinen, doch leuchtet die funktionelle Bedeutung dieser Gegebenheit ein, wenn man sich klarmacht, daß der rechte M. sternocleidomastoideus den Kopf nach links dreht. Würde der linke

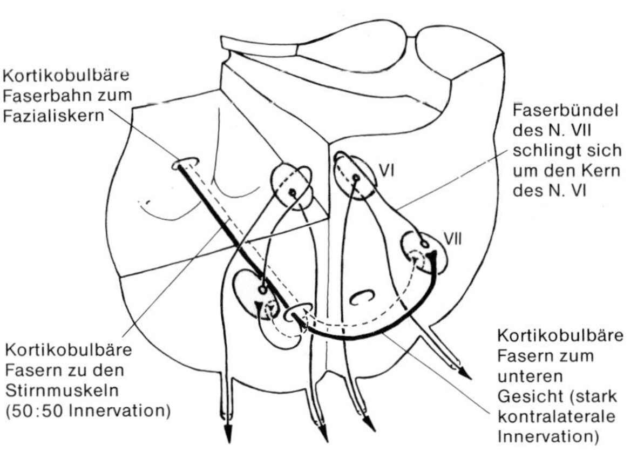

Abb. 11.6. Diagramm zur Darstellung der supranukleären Doppelinnervation der Fazialiskerne

Sternocleidomastoideus gleichzeitig mit den linken Extremitäten in Aktion treten, so würde sich der Kopf in die verkehrte Richtung drehen! So aber wird bei einem Patienten mit einem kapsulären CVI und linksseitiger Hemiparese der rechte M. sternocleidomastoideus gelähmt sein. Auch das ist wieder ein Befund, der einen unbedachtsamen Untersucher glauben läßt, für diese Kombination klinischer Zeichen seien *zwei* Läsionen verantwortlich. Ein weiterer Ausdruck dieses Innervationsmusters findet sich bei Patienten während eines fokalen Krampfanfalls: der Kopf und die Augen sind zu den krampfenden Gliedern *hin*gedreht (s. auch Kap. 7).

Die sensorischen Bahnen (Abb. 11.7.)

Hinterstrangsensibilität (Berührungsgefühl, Zweipunktdiskrimination und Lagegefühl). Fasern der dorsalen Rückenmarkstränge verlaufen aufwärts zu den Nuclei graciles (Bein) und cuneati (Arm) in der dorsalen Oblongata. Die Beinfasern liegen in den Hintersträngen medial, kommen aber dann im Zuge ihrer Kreuzung in der Haubenregion der Oblongata als Fibrae arcuatae internae (innere Bogenfasern) in eine laterale Position, analog der Anordnung der motorischen Fasern. Der durch die Kreuzung gebildete neue Trakt, der Lemniscus medialis, ist zunächst vertikal ausgerichtet, wendet sich dann aber in lateraler Ausbreitung in die Horizontale, um schließlich mit dem Tractus spino-thalamicus direkt unterhalb des Thalamus in das Mittelhirn einzutauchen.

Spinothalamische Sensibilität (Schmerz- und Temperaturgefühl). Diese Empfindungen leitende Fasern haben bereits im Rückenmark gekreuzt. Sie verlaufen dann weiter aufwärts im Mark in lateraler Position, flankiert von den seitlich verlaufenden Bein- und den medial liegenden Armfasern. Der Trakt behält seine Lage im dorsolateralen Hirnstamm solange bei, bis er in Vereinigung mit dem Lemniscus medialis in das Mittelhirn einzieht. Im Hirnstamm liegt er durchweg in naher Verbindung zu den absteigen-

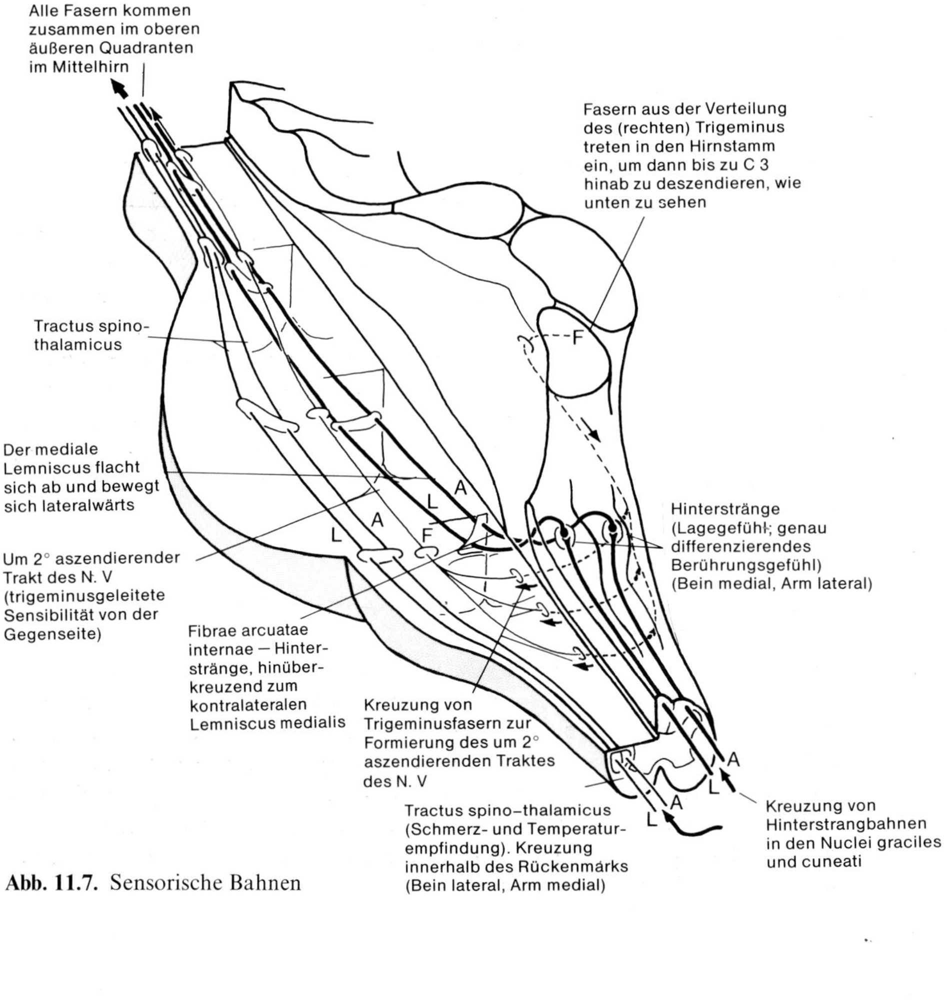

Abb. 11.7. Sensorische Bahnen

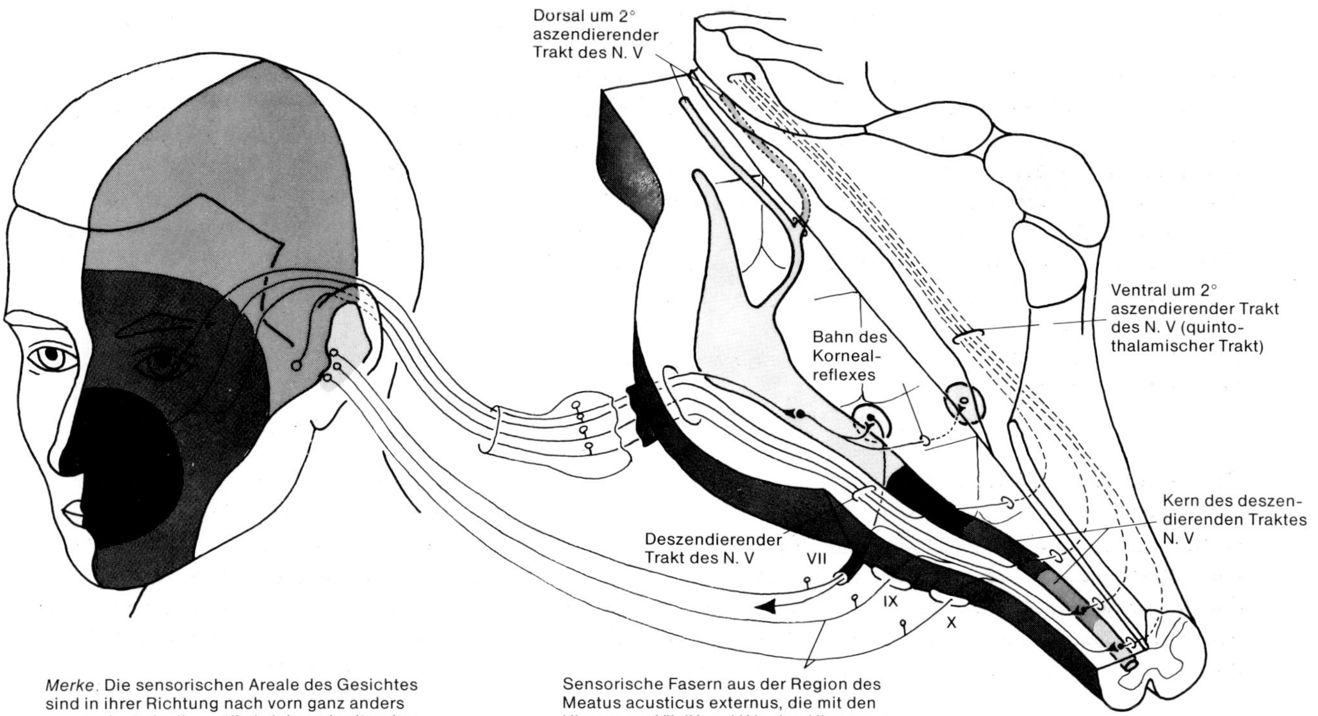

Merke. Die sensorischen Areale des Gesichtes sind in ihrer Richtung nach vorn ganz anders angeordnet als die vertikal sich ausbreitenden ophthalmischen, maxillären und mandibulären Äste des Trigeminus

Sensorische Fasern aus der Region des Meatus acusticus externus, die mit den Hirnnerven VII, IX und X in den Hirnstamm eintreten und so den Anschluß zum Kern des deszendierenden Traktes vermitteln

Abb. 11.8. Sensorischer Kern des Trigeminus und sensible Versorgung des Gesichts

den sympathischen Leitungsbahnen, woraus sich erklärt, daß bei Läsionen des dorsolateralen Hirnstamms fast stets die Symptomkombination eines Horner-Syndroms auf der Läsionsseite mit Verlust des Schmerz- und Temperaturgefühls der gegenüberliegenden Körperseite auftritt.

Das trigeminale sensorische System. Die sehr komplexen zentralen Bahnen, die der Sensibilität des Gesichts dienen, werden im einzelnen in Kap. 15 besprochen, weil man sie am besten im Zusammenhang mit der Anatomie der Syringomyelie versteht.

Grundsätzlich gelangen Informationen aus der rechten Gesichtsseite (s. Abb. 11.8.) innerhalb des V. Hirnnervs in den Hirnstamm in Höhe der mittleren Brücke. Leitungsfasern für den Hornhautreflex und Gefühl für einfache Berührung treten in der Brücke in den Kern des V. Hirnnervs ein und kreuzen in Höhe der Brückenmitte zur Gegenseite hinüber. Die Leitungsfasern für Schmerz- und Temperaturempfindung laufen zunächst parallel zum Kern des abwärts führenden Trigeminustraktes nach unten, dann in diesen hinein zwecks Relaisherstellung zur gegenüberliegenden Seite der Oblongata und des oberen Halsmarks. Nach ihrer Kreuzung bilden diese Fasern den sekundären aszendierenden Trakt des Trigeminus, den quintothalamischen Trakt, und liegen dann in ihrem gesamten Verlauf durch den Hirnstamm benachbart zum medialen Lemniscus medialis.

Eine linksseitige Läsion der dorsolateralen Oblongata wird daher zu einer Hypästhesie der linken Gesichtsseite und der rechten Körperseite führen. Dieser gekreuzte Sensibilitätsausfall ist typisch für eine Läsion des dorsolateralen Hirnstamms in einer Höhenlage zwischen der mittleren Brücke und C 2.

Die Hirnnervenkerne (Abb. 11.9.)

Die klinischen Zeichen von Hirnnervenkernläsionen sind in den vorhergehenden Kapiteln bereits besprochen worden. Die Anordnung der Hirnnervenkerne ist nicht einfach zufällig zustande gekommen; kennt man ihre embryologische Entwicklung, wird man diese Gegebenheit wesentlich leichter verstehen.

Die motorischen Kerne leiten sich von zwei Kernsäulen ab (s. Abb. 11.3.).

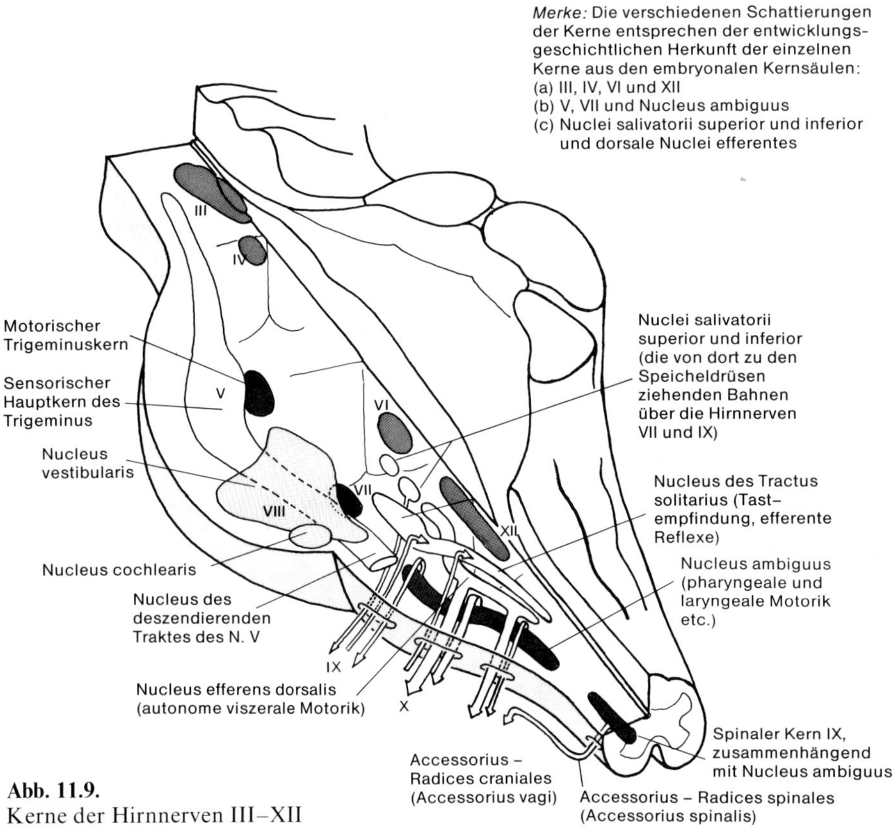

Abb. 11.9.
Kerne der Hirnnerven III–XII

1. Die Kerne der Hirnnerven III, IV, VI und XII entwickeln sich aus einer paramedianen nuklearen Gewebsmasse, III und IV behalten eine nahe Verbindung zueinander im Mittelhirn, während VI zu der Zeit, in der sich die pontine Flexur entwickelt zur Brücke hinuntergezogen wird (s. Kap. 15). Der Kern des N. XII besteht aus einer ventral vom Rückenmarkzentralkanal liegenden Zellsäule.

2. Die Kerne der Hirnnerven IX, X und XI entstehen aus einer ventrolateralen Säule und werden durch den sich entwickelnden 4. Ventrikel lateralwärts auseinander gedrängt.

Von beträchtlichem Einfluß auf den Verlauf der Hirnnerven im Hirnstamm ist die Lage der Kerne. Die Faszikel der Hirnnerven III, VI und XII müssen die gesamte Tiefe des Hirnstamms durchqueren (Faszikel sind die Teile des Nervs, die durch die Substanz des Hirnstamms verlaufen), um dann direkt lateral der Mittellinie an der ventralen Oberfläche des Hirnstamms aus diesem auszutreten. Der N. IV löst das Problem in einzigartiger Weise, indem er den Hirnstamm dorsal verläßt, nachdem er im oberen Markvelum gekreuzt hatte, und sich dann nach vorn weiterlaufend um den Hirnschenkel schlingt.

Der Hirnnerv V verläuft lateralwärts und tritt aus der lateralen Oberfläche der Brücke nach außen.

Einen besonderen Verlauf nimmt der Faszikel des Hirnnervs VII, indem er sich, den Abduzenskern umschlingend, zunächst zum Boden des 4. Ventrikels wendet und sich dann, seinen Lauf umkehrend, in eine Kreuzung in die Tiefe des Hirnstammes begibt, die ihn in die Richtung zur Gegenseite bringt, wo er dann aus der ventralen Oberfläche des Hirnstammes austritt. Auf diesem merkwürdigen Arrangement beruht die Tatsache, daß eine Hirnstammschädigung in diesem Areal fast unausbleiblich sowohl den Abduzens als auch den Hirnnerv VII schädigt.

Die Hirnnerven IX, X und XI haben komplizierte Kerne. Der motorische Hauptkern dieser drei ist der Nucleus ambiguus. Die wichtigsten parasympathischen motorischen Kerne – zuständig für die Tränen- und Speicheldrüsen – sind der inferiore Nucleus salivatorius des IX. Nervs und seine anatomische Fortsetzung, der dorsale efferente Nucleus des X. Nervs.

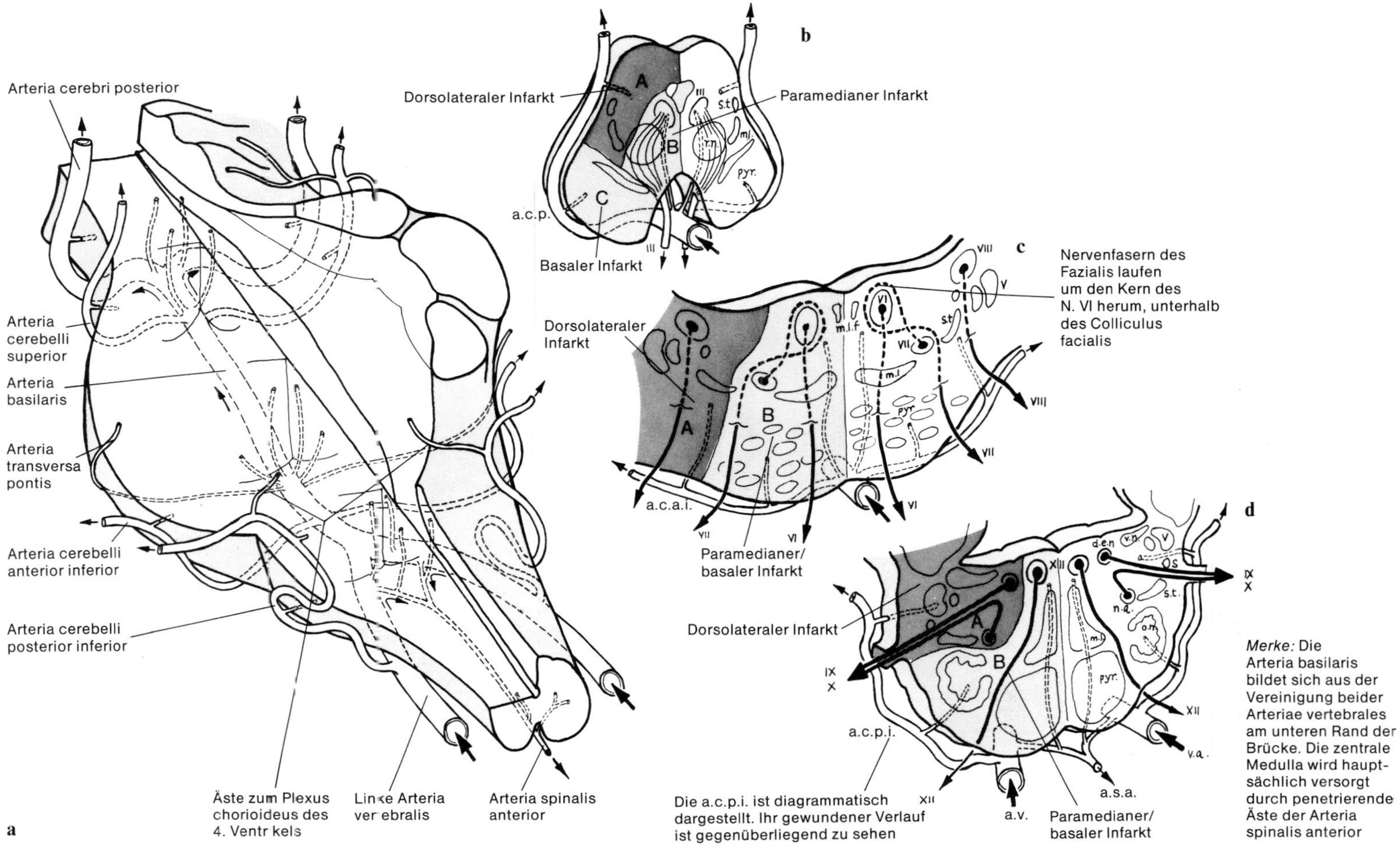

Abkürzungen in A, B, C:

a.c.a.i. = Arteria cerebelli anterior inferior
a.c.p. = Arteria cerebri posterior
a.c.p.i. = Arteria cerebelli posterior inferior
a.s.a. = Arteria spinalis anterior
a.v. = Arteria vertebralis
d.e.n. = Dorsaler efferenter Nucleus
m.l. = Medialer Lemniscus
m.l.f. = Medialer longitudinaler Fasciculus
n.a. = Nucleus ambiguus
n.o. = Nucleus olivaris (Olivkern)
n.r. = Nucleus ruber (Roter Kern)
n.v. = Nucleus vestibularis
pyr. = Kortikospinale Fasern (Pyramidenbahn-fasern)
s. = Sympathische Fasern
s.n. = Substantia nigra
s.t. = Spinothalamischer Trakt

Abb. 11.10. **a** Blutversorgung des Hirnstamms. **b** Mittelhirn. **c** Pons. **d** Medulla oblongata

Gustatorische Reflexaktivität und Geschmacksgefühl werden durch den langen löffelförmigen Kern des Tractus solitarius gleitet.

Die vestibulären Kerne okkupieren fast die gesamte untere laterale Brücke mit Aufzweigungen über den gesamten Hirnstamm, vom Mittelhirn abwärts bis zum zervikalen Rückenmark hinab. Aus diesem Grunde finden sich fast immer vestibuläre Zeichen und Symptome bei Schädigungen des Hirnstammes, die aber klinisch nur vom beschränkten lokalisatorischen Wert sind.

Die Blutversorgung des Hirnstammes (Abb. 11.10.)

Blutgefäßschäden sind immer wichtige Ursachen von Hirnstammerkrankung gewesen. Vor 40 Jahren waren syphilitische Gefäßerkrankungen sehr häufig, und es wurden zahlreiche eponyme Hirnstammsyndrome beschrieben. Heutzutage kommt Syphilis ätiologisch selten in Betracht; dagegen haben degenerative Arterienschäden große Bedeutung erlangt, und in diesem Bereich ist ein relativ neues Syndrom erstanden, nämlich die „vertebrobasiläre Insuffizienz“. So ist es heute unerläßlich, sich eine Grundvorstellung von der Blutversorgung des Hirnstammes anzueignen, um die Konstellationen von Symptomen und Zeichen zu verstehen, zu denen ein CVI führen kann.

Die Hauptblutzufuhr kommt aus den paarigen Vertebralarterien, die in Höhe der pontobulbären Übergangsstelle zusammentreten, um die Basilararterie zu bilden. Die Blutversorgung der Medulla oblongata geschieht hauptsächlich durch die Vertebralarterien. Jede Arteria vertebralis gibt einen medialen Zweig ab, der gemeinsam mit dem korrespondierenden, von der Schwesterarterie kommenden Zweig zur Bildung der Arteria spinalis anterior beiträgt. Dieses Gefäß versorgt einen Teil des zentralen Marks, ferner die Hauptmasse des Rückenmarks bis hinunter zur Höhe von Th 1. Lateralwärts gibt eine jede Vertebralarterie einen variablen Zweig ab, die A. cerebelli posterior inferior. Bei 25% aller Personen fehlt dieses Gefäß. Ist es vorhanden, so zieht es in Windungen an der Seite der Medulla spinalis entlang, die es versorgt.

Die anderen Hirnstammgefäße folgen dem gleichen Verteilungsmuster. Es sind, von unten nach oben, die A. cerebelli anterior inferior, die Arteriae pontineae transversales, die Arteriae cerebelli superiores und die Arteriae cerebri posteriores. Jede dieser Arterien gibt einen langen, penetrierenden medianen Zweig ab, der das zentrale Hirnstammgebiet bis zum Boden des Ventrikels hin versorgt, ferner eine Reihe kurzer Äste, die die Basalgegend des Hirnstammes versorgen, während der Haupstamm des Gefäßes um den Hirnstamm herum dorsalwärts verläuft, um den dorsolateralen Quadranten des Hirnstamms und einen Teil des Kleinhirns zu versorgen. Die A. cerebelli superior versorgt alle tiefen Strukturen des Kleinhirns einschließlich der Kerne. Von der A. cerebelli inferior anterior geht ein namhafter Ast ab; die das Innenohr und den Vestibularapparat speisende Arteria auditiva interna.

Klinische Aspekte der Hirnstammstörungen

Über die Neurologen wird oft gesagt, sie stellten zwar Diagnosen, hätten aber therapeutisch nichts zu bieten. Hinsichtlich der Hirnstammerkrankungen ist diese Kritik leider nicht ganz unberechtigt. Einige dieser Krankheiten sind behandelbar, kommen aber relativ selten vor. Wie so oft in der Neurologie, kann bei solchen Fällen nur derjenige eine richtige Diagnose stellen, der die Fähigkeit besitzt, ungewöhnliche Eigenschaften oder anatomisch schwer einzuordnende Zeichen der Krankheit zu erkennen.

Die Differentialdiagnostik ist auf dem Gebiet der Hirnstammerkrankungen durch merkwürdige symptomatische Besonderheiten kompliziert. Die am häufigsten vorkommenden Symptome, wie Diplopie, Dysarthrie, Schwindel, Nausea und Erbrechen, sind ihrer Art nach akute Symptome. Ein Patient *hat* z. B. Diplopie oder er hat sie *nicht*; sie kann zwar wechselnd stark ausgeprägt sein, muß aber einen akuten Beginn haben. Bedenkt man das nicht, so wird man alle Läsionen wegen des abrupten Einsetzens der Symptome für vaskulär bedingte Störungen halten. Progression einer Hirnstammläsion kann nur durch das Erscheinen neuer, akuter Symptome sichergestellt werden oder durch Auffinden klinischer Hinweise auf eine Schädigung bislang nicht affizierter Strukturen. Gelegentlich ist die richtige Beurteilung so schwierig, daß bei prolongierter Beobachtungszeit, die ja oft bei neurologischen Krankheiten zur Klärung nötig ist, die Natur des Krankheitsprozesses erst dann richtig erkannt wird, wenn der Verlauf bereits einen äußerst gefährlichen Punkt erreicht hat.

Im allgemeinen ist bei vaskulären Läsionen der Bezirk des Schadens in einem identifizierbaren Gefäßversorgungsbereich klar definierbar. Daß eine vaskulär bedingte Läsion vorliegt, wird unwahrscheinlicher, wenn die Läsion fleckförmig erscheint oder beide Seiten des Hirnstamms involviert sind. Wir wollen mit der Besprechung der vaskulären

o absteigende sympathische Leitungsbahnen

Syndrome beginnen und können dann im Vergleich dazu die klinischen Bilder abhandeln, die bei multipler Sklerose, pontinen Gliomen und anderen Hirnstammstörungen beobachtet werden.

Vaskulär bedingte Hirnstammsyndrome

In den Diagrammen des Mittelhirns und der Brücke sind drei Gefäßterritorien aufgezeigt, in der Medulla oblongata indes nur zwei, und zwar deshalb, weil sie in ihrem zentralen Bereich durch penetrierende Zweige der Vertebralarterien, der Basilararterie und der anterioren Spinalarterien versorgt wird. Verschluß dieser Hauptgefäße und konsekutiver Verschluß ihrer penetrierenden Zweige kann zu ausgedehnter, sogar zu bilateraler Infarzierung der zentralen Oblongata führen.

Vaskuläre Mittelhirnläsionen (Abb. 11.10A.)

Dorsolateraler Infarkt. Ein Infarkt des dorsolateralen Areals verursacht ipsilaterales Horner-Syndrom und *totalen* Gefühlsverlust der kontralateralen Körperseite, weil sämtliche sensorische Leitungsbahnen in dieser Höhe zusammenkommen. Auch wird, wenn der Pedunculus cerebellaris superior geschädigt ist, ein schwerer zerebellarer Ausfall auf *derselben* Seite auftreten.

Paramedianer Infarkt. Es kommt zur Okulomotoriuslähmung durch Schädigung des Kerns selbst oder des Nervfaszikels. Es können auch, da der Kern sich vertikal in besonderer Länge ausdehnt, inkomplette Okulomotoriusparesen vorkommen. Eine Schädigung des Nucleus ruber unterbricht den aus der gegenüberliegenden Kleinhirnhemisphäre kommenden dentato-rubro-thalamischen Trakt, wodurch schwere zerebellare Zeichen an den der Okulomotoriusparese *gegenüberliegenden* Gliedern verursacht werden. Man nennt dies das Benedikt-Syndrom.

Basaler Infarkt. Hier wird der Faszikel des N. III zerstört. Die Folge ist eine vollständige Okulomotoriusparese. Infolge der Schädigung des Pedunculus cerebri kommt es zu kontralateraler Hemiplegie, einschließlich Gesichtslähmung. Man nennt dies Weber-Syndrom. Kombinationen von basalen und paramedianen Infarzierungen können vorkommen. In solchen Fällen verschleiert die Hemiplegie gewöhnlich die zerebellaren Zeichen.

Pontine vaskuläre Läsionen (Abb. 11.10B.)

Dorsolateraler Infarkt. Es findet sich ein Horner-Syndrom auf der Seite der Läsion, gekoppelt mit Verlust der Schmerz- und Temperaturempfindung an den Gliedern der gegenüberliegenden Körperseite unter Aussparung des Gesichts. Auch die Berührungssensibilität und die Propriozeption bleiben intakt, denn der mediale Lemniscus liegt in dieser Höhe zu tief, als daß er geschädigt werden könnte. Unterhalb der Höhe der mittleren Brücke wird die Wahrscheinlichkeit größer, daß Sensibilitätsverlust an der gleichseitigen Gesichtshälfte auftritt, weil die Läsion die eintretenden und deszendierenden Fasern des Trigeminus schädigt. In allen Höhenlagen wird das ipsilaterale Cerebellum bis zu einem gewissen Grade in die Auswirkung der Schädigung involviert sein. Auf mittlerer Brückenhöhe kann das Zentrum für den Seitwärtsblick affiziert werden, so daß konjugierter Blick nach der Seite der Läsion nicht mehr zustande kommt. Der N. abducens bleibt ausgespart. In der unteren Brücke kann es leicht zu Schädigung vestibulärer und cochlearer Kerne kommen mit schweren vestibulären Symptomen, Nystagmus und Taubheit. Fast immer treten hinzu: Verlust des Gefühls für Schmerz und Temperatur an der auf der Seite der Läsion liegenden Gesichtshälfte sowie Verlust derselben Gefühlsmodalitäten auf der gegenüberliegenden Körperseite.

Paramediane Infarzierung. Solche Infarkte kommen in Höhe des Kerns des Hirnnervs VI vor. Es entsteht eine Abduzensparese, oft verbunden mit Lähmung des konjugierten Blicks zur ipsilateralen Seite, da die Verbindungen zum kontralateralen Okulomotorius ebenfalls geschädigt sind. Fasern des Fazialis werden an der Stelle, an der sie den Kern des Abduzenskerns umlaufen, unterbrochen. Ist der Lemniscus medialis geschädigt, so wird ein Verlust der Sensibilität und Propriozeption an der gegenüberliegenden Körperseite auftreten.

Basale Infarzierung. Die Faszikel der Hirnnerven VI und VII werden bei Pyramidenbahnläsionen meist mitbetroffen. Bei ausgedehnter Läsion findet sich Hemiplegie, verbunden mit Lähmung der Nerven VI und VII: das Millard-Gubler-Syndrom. Da die Pyramidenbahnfasern in dieser Höhe ausgebreitet gelagert sind, kann es vorkommen, daß sich eine nur unvollständige Hemiplegie und eine mit gegenseitiger Armschwäche verbundene Abduzenslähmung findet. Die konjugierten Blickbewegungen bleiben meist intakt. Daher wird, obgleich das auf der Läsionsseite liegende Auge infolge Abduzensparese nicht mehr nach auswärts bewegt werden kann, sich das kontralaterale Auge bei dem Versuch, zur Läsionsseite hin zu blicken, normal bewegen. Im manchen Fällen gesellt sich hierzu eine komplizierte Kombination von Fazialisparesen. Der Fazialis kann auf der Läsionsseite in Faszikulushöhe geschädigt sein. Das bedeutet: untere Motoneuronläsion des Fazialis auf dieser Seite. Gleichzeitig können Fasern des oberen Motoneurons zum kontralateralen Fazialis affiziert sein, so daß obere Motoneuronläsion des Fazialis auf der der Läsion gegenüber liegenden Seite entsteht. Es kann sehr schwer sein, bilaterale Fazialislähmungen dieser Art zu erkennen; sie sind leicht zu übersehen! Es kommen auch kombinierte Infarkte in den Arealen B und C vor. Diese werden manchmal als Raymond-Syndrom und als Foville-Syndrom bezeichnet.

Vaskuläre Läsionen der Medulla oblongata (Abb. 11.10C.)

Dorsolaterale Infarzierung. Das bei Schädigung in diesem Areal entstehende klinische Bild ist als Wallenberg-Syndrom bekannt. Im Hinblick auf die Variabilität der Blutversorgung darf dies nicht ohne weiteres gleichgesetzt werden mit einer Okklusion der Arteria cerebelli inferior posterior; in vielen Fällen ist für das Syndrom ein Verschluß des Muttergefäßes, der Arteria vertebralis, verantwortlich. Es findet sich ein Horner-Syndrom bei Verlust des Schmerz- und Temperaturgefühls der kontralateralen Körperseite. Ferner besteht, da der absteigende Trakt und der Kern des Trigeminus ausnahmslos mitbeteiligt sind, Verlust des Schmerz- und Temperaturgefühls über dem Gesicht auf der Seite der Läsion. Des weiteren sind die unteren vestibulären Kerne involviert, wodurch heftiger Schwindel, Nausea, Erbrechen und Nystagmus hervorgerufen werden. Schädigung des unteren Kleinhirnstiels verursacht Ataxie der Glieder auf der Seite der Läsion. Schließlich sind betroffen die Hirnnerven IX und X, wodurch oft unaufhaltsamer Schluckauf und Schluckschwierigkeiten verursacht werden. Einige Autoren geben an, daß als weitere Bestandteile des Syndroms Läsionen der Hirnnerven VI, VII und XII und Hemiplegie vorkommen können. Es ist aber klar, daß eine solche Kombination von Zeichen nicht mehr mit einer reinen dorsolateralen Läsion vereinbar ist, sondern anzeigen würde, daß eine vollständige Hälfte der Oblongata infarziert wäre. Den Ausdruck Wallenberg-Syndrom für eine solche Symptomkombination zu verwenden, hieße das eponyme Syndrom als Synonym für dorsolateralen Oblongatainfarkt wertlos machen.

Paramedialer/basaler Infarkt. Wie bereits oben S. 141 bemerkt wurde, kann eine ausgedehnte Infarzierung des zentralen Areals der Oblongata auf vaskulärer Basis vorkommen. Im oberen Hirnstamm neigen Gefäßläsionen dazu, nur strikt einseitige, die Mittellinie nicht überschreitende Läsionen zu verursachen; ein wichtiger diagnostischer Punkt! Zentrale Oblongataläsionen verursachen die Kombination von einseitiger Hypgoglossuslähmung mit Hemiplegie und Verlust des Berührungs- und Lagegefühls auf der Gegenseite. Bei bilateraler Läsion wird der Patient stumm und quadriplegisch bei Gefühlsverlust am ganzen Körper. Dieser Zustand des Eingeschlossenseins wird als „Locked-in-Syndrom" bezeichnet, da der Patient bei erhaltenem Bewußtsein total kommunikationsunfähig ist. Zusätzlich kann auch das Gesicht beidseitig gefühllos werden, da die kreuzenden Fasern des Trigeminussystems in ihrer Kreuzungsbahn zu den zugehörigen quintothalamischen Trakten geschädigt sein können.

Transitorische ischämische Hirnstammanfälle

Solche Attacken neigen besonders dazu, die Medulla oblongata zu affizieren. Schwindel, Dysarthrie und Kribbelgefühl in der perioralen Region lassen an Funktionsstörung in der Oblongata denken. Weitere häufig hier ausgelöste Symptome sind Taubheitsgefühl und Schwäche der Gliedmaßen sowie Diplopie. Im Mittelhirn lokalisierte Ischämie kann Diplopie verursachen, plötzlichen Bewußtseinsverlust, Parese der Extremitäten, manchmal auch vorübergehende Hemianopsie, dann nämlich, wenn die Rinde im Calcarinabereich infolge Einschränkung des Blutzuflusses in einer der posterioren Zerebralarterien ischämisch wird.

Fallbericht

Ein Mann von 63 Jahren besuchte seinen Sohn in Zypern. Während einer Mahlzeit in einem etwa 1800 m hoch gelegenen Berggipfel-Restaurant befiel ihn plötzlich heftiger Schwindel und seine Sprache wurde verwaschen. Er machte die Höhenlage dafür verantwortlich und schwankte hinaus, um frische Luft zu bekommen, konnte aber nur mühsam gehen; das rechte Bein war schwach. Als er dann die kurvenreiche Bergstraße hinunter gefahren wurde, nahmen der Schwindel und die Verwaschenheit der Sprache ständig zu, auch trat Erbrechen auf. In den nächsten zwei Tagen besserte sich der Kankheitszustand stetig, doch fiel ihm auf, als er sich wieder umherbewegen konnte, daß er an Gegenstände auf seiner rechten Seite anstieß. Bei einer Untersuchung nach einer Woche fand sich als einziges physisches Zeichen eine rechtsseitige makulaaussparende Hemianopsie, typisch für einen Verschluß der Arteria cerebri posterior.

Die wahrscheinlichste Diagnose ist: Ein großer Embolus oder ein Schauer von Emboli haben zum Fortschreiten einer Hirnstammepisode geführt, bei der schließlich Endzweige der Arterie in den terminalen Ausläufern des Versorgungsgebiets durch Gerinnsel verstopft wurden (wie oben besprochen).

Durch intrakranielle Blutung verursachte Hirnstammdysfunktion

Es gibt mehrere Wege, auf denen eine intrakranielle Hämorrhagie den Hirnstamm affizieren kann.

Eine akute Blutung in die Brücke verursacht ein sehr charakteristisches klinisches Bild. Der Patient wird bewußtlos, bekommt periodische Atmung, hochgradige Miose, Verlust der reflektorischen Augenbewegungen und eine spastische Tetraplegie. Innerhalb von Stunden kann der Tod eintreten. Überlebt ein Patient einige Tage, so steigt vor Eintritt des Todes die Körpertemperatur bis auf 42° C an. Eine Hirnhemisphärenblutung kann sich einen Weg hinab in den Pedunculus cerebri bahnen und zu einer Mittelhirnläsion führen. Bricht das Hämatom in das Ventrikelsystem durch, so kann das rapide Hineinstürzen des Blutes in den 4. Ventrikel eine akute Hirnstammdysfunktion mit Herz- und Atemstillstand verursachen.

Primäre Blutung in das Kleinhirn wird durch Hirnstammdistorsion zur Todesursache. Rechtzeitige Erkennung dieses Zustands kann lebensrettend sein, da chirurgische Ausräumung des Blutes eine signifikante Chance zur Verhinderung des tödlichen Endes bietet. Der Ereignisbeginn ist akut: Schmerz im Hinterkopf, Erbrechen, Ataxie. Unterschiedlich rasch kommt es zum Bewußtseinsschwund, eine Blicklähmung entsteht, es finden sich bilaterale Pyramidenzeichen und eine periodische Atmung. Dann kommt es, wenn keine chirurgische Intervention erfolgt, sehr schnell zum Tode.

Bei einer Subarachnoidalblutung (SaB) kann das Bild sehr ähnlich sein. Die Vorkommnisse werden durch plötzlichen Kopfschmerz angekündigt. Hierzu gesellen sich oft Nausea, Erbrechen und Schwindel. Diese Symptome treten so häufig auf, daß oft fälschlich vermutet wird, die Blutung gehe von einem Aneurysma in der hinteren Schädelgrube aus. Die Ähnlichkeit zwischen dieser und der vorher besprochenen Situation sollte daran denken lassen, daß es unklug ist, in einem Falle von Verdacht auf SaB schleunigst eine Lumbalpunktion (LP) vorzunehmen. Ein intrazerebrales Hämatom ist ebenso „raumfordernd" wie ein Tumor. Die Risiken der LP sind dieselben; ganz erheblich ist das Risiko einer LP bei Kleinhirnhämatom. Bei SaB ist die LP *nie* eine lebensrettende Prozedur. Man darf es nicht zulassen, daß sie zu einer lebensbedrohlichen Untersuchung wird. Ehe an einem Patienten, dessen Zustand sich rapide verschlechtert, eine LP durchgeführt wird, muß fachlicher neurologischer Rat eingeholt werden!

Multiple Sklerose und der Hirnstamm

Multiple Sklerose affiziert oft den Hirnstamm. Bei länger bestehender Krankheit ist die Diagnose leicht, doch sehr schwierig kann die Diagnose bei einem ersten Schub sein. Zum Glück gibt es bestimmte Merkmale, die die Vermutung nahelegen, daß die Ursache einer Hirnstammläsion eine multiple Sklerose sein könnte. Das mediale longitudinale Bündel ist äußerst vulnerabel, und bei jeder Form von internukleärer Ophthalmoplegie kann angenommen werden, daß sie auf einem Entmarkungsprozeß im Hirnstamm beruhen könnte. Isolierte Abduzensparesen sind eine andere häufige Manifestation. Bei einer Schädigung der vestibulären Bahn beiderseits mit rotatorischem Nystagmus beim Seitwärtsblicken und vertikalem Nystagmus beim Aufwärtsblick wäre es unwahrscheinlich, daß irgendeine andere Krankheit die Ursache der Symptomatik sein könnte. Bildet sich dann später irgendeine dieser Störungen spontan wieder zurück, so erscheint die Diagnose „Hirnstamm-MS" dadurch fast gesichert. Das für sie entscheidende diagnostische Charakteristikum ist wohl der Befund einer Kombination zerebellarer und pyramidaler Zeichen. Zu diesen gehören lebhafte Kieferreflexe, krankhaft gesteigerte Reflexe, bilateraler Babinski. Legen diese Zeichen das Vorliegen einer multiplen Sklerose auch sehr nahe, so muß man doch immer daran denken, daß eigentlich nichts als absolut pathognomonisch für diese Krankheit gelten kann.

Pontine Gliome

Entwickeln sich bei einem jungen Kind oder einem Erwachsenen mit Neurofibromatose Hirnstammsymptome, so sollte an die Möglichkeit eines Hirnstammglioms gedacht werden. In anderen Situationen oder Altersgruppen ist es sehr schwierig, zu dieser Diagnose zu kommen, und meist wird eher an multiple Sklerose gedacht. Jede Verzögerung der Diagnosestellung ist aber potentiell sehr gefährlich, da viele Brückengliome gut auf Strahlenbehandlung ansprechen und frühzeitige Diagnose und Behandlung eine gewisse Hoffnung auf längere Remission bieten. Viele dieser Tumoren beginnen in der Gegend des Abduzenskerns; eine Kombination von Abduzens- und Fazialisparese sollte den Verdacht auf eine derartige Geschwulst erwecken. Geringe motorische Zeichen, Lebhaftigkeit der Reflexe und Babinski sind oft vorhanden, aber Hemiplegie gehört nicht zu den frühen Symptomen. Die sensiblen Bahnen scheinen gegen die Infiltration durch solche Tumoren sehr resistent zu sein, und oft sterben Patienten an dieser Geschwulsterkrankung, ohne je einen nachweisbaren Sensibilitätsverlust gehabt zu haben. Sorgfältige Dokumentation der Befunde und die Erkennung neuer Läsionen im Hirnstamm sollten, auch wenn anfängliche Unsicherheit besteht, zur richtigen Diagnose führen. Aquäduktblockade ist auch bei starker Vergrößerung der Brücke ungewöhnlich, daher ist Kopfschmerz kein konstanter Teil der Symptomatik.

Andere Tumoren in der hinteren Schädelgrube

Kleinhirntumoren im Kindesalter rufen rasch fortschreitende Kleinhirnzeichen und intrakranielle Drucksteigerung hervor. Medulloblastome können den Hirnstamm über die zerebellaren Pedunculi infiltrieren. Am Boden des 4. Ventrikels entstehende Ependymome rufen ohne Ankündigung einsetzendes Erbrechen hervor. Tritt ferner Stauungspapille auf, so läßt das meist die Diagnose eines primären Brückentumors ausschließen. Zystische Astrozytome befallen nicht den Hirnstamm, bedrohen aber durch mechanische Distorsion die Lebensfähigkeit des Hirnstamms, wenn sich die Diagnosestellung zu lange verzögert. Tumoren der hinteren Schädelgrube, bei denen es sich nicht um Metastasen handelt, sind im Erwachsenenalter relativ selten. Sie neigen zu langsamem Wachstum und zeigen daher eine weniger floride Entwicklung des klinischen Bildes als es in der Kindheit der Fall ist, und somit kann sich die Differentialdiagnose schwierig gestalten. Bei Tumoren des Corpus pineale steigt der intrakranielle Druck, und man findet Zeichen der Kompression des oberen Mittelhirns, wie z. B. das Parinaud-Syndrom (s. S. 7 und S. 75). Akustikustumoren verursachen gewöhnlich Zeichen der Kleinhirnbrückenwinkelläsion. Selten dominieren die Zeichen der Hirnstammdistorsion im klinischen Bild (s. Kap. 6). Chordome, Cholesteatome und Meningeome können vor dem Hirnstamm entstehen. Sie alle können intermittierende Hirnstammsymptome verursachen, die eine multiple Sklerose oder transistorische ischämische Attacken vortäuschen können. Manchmal finden sich transitorische Abduzensparesen, Ataxie und pyramidale Zeichen. Selbst ein vertikaler Nystagmus, diagnostisch oft für eine im Hirnstamm selbst befindliche Läsion gehalten, kann bei Kompression des Hirnstamms von außen her vorkommen. Tumoren in der Region des Foramen magnum, gewöhnliche Meningeome oder Neurofibrome sind dafür bekannt, daß sie zu rekurrierenden Episoden von Tetraparese und schließlich zu Tetraplegie führen. Bevor man solche Symptome einer multiplen Sklerose zuschreibt, ist es erforderlich, die Region des Foramen magnum sorgfältig myelographisch zu untersuchen.

Metabolisch bedingte Hirnstammdysfunktion

Die toxischen Wirkungen des Alkohols und zahlreicher Medikamente werden verursacht durch reversible metabolische Schädigung des Hirnstamms. Heftiger Schwindel, Ataxie, Dysarthrie und Nystagmus sind häufige Nebenwirkungen antikonvulsiver Medikamente. Diphenylhydantoin (Epanutin) (Dilantin U. S. P) kann sogar eine reversible internukleäre Ophthalmoplegie erzeugen. Die Diagnose einer vorsätzlichen oder zufälligen Überdosierungsschädigung durch Epanutin kann vermutet werden bei einem Patienten mit wiederholten Anfällen von Schläfrigkeit, Ataxie, Dysarthrie und Nystagmus. Gluthetimid führt bei Überdosierung zu Bewußtseinstrübung, Pupillendilatation und Reflexsteigerung, Symptome, die an eine Hirnstammschädigung denken lassen können. Auch das Babinski-Zeichen kann passager bei einer Medikamentenüberdosierung auftreten und die Aufmerksamkeit von der Regel ablenken, daß Blutproben bei *jedem* somnolenten oder bewußtlosen Patienten auf Drogenspiegel untersucht werden müssen.

Eine ernste Komplikation der Alkoholvergiftung ist die Wernicke-Krankheit. Zusätzlich zu dem charakteristischen Verwirrtheitszustand mit Gedächtnisverlust ist eine potentiell lebensgefährliche Hirnstammfunktionsstörung feststellbar: Lähmungen der äußeren Augennerven, gewöhnlich Abduzensparesen, Lähmungen des konjugierten Blickens, Nystagmus und Ataxie sind die Hauptmerkmale. Diese Zeichen können sich bei parenteraler Therapie mit Vitamin B_1 gut zurückbilden. Hier sei in Erinnerung gebracht, daß ein derartiger Zustand auch bei Inanition auftreten kann und bei Fehlernährung aus krankheitlichen Gründen, etwa Malabsorption oder postoperatives Erbrechen.

Zentrale pontine Myelinolyse ist ein schweres, tödliches Syndrom, nahe verwandt der Wernicke-Enzephalopathie. Sie bringt dieselben klinischen Bilder, dieselben Symptome hervor. Meist wird die Diagnose erst nach dem Tode gestellt, wenn sich gezeigt hat, daß die Patienten auf B_1-Therapie nicht angesprochen haben.

Hirnstammangiome und Hirnstammenzephalitis sind sehr selten. Gewöhnlich treten sie in differentialdiagnostischen Diskussionen stärker als es ihnen zukommt in den Vordergrund. In der Mehrzahl der Fälle, bei denen eine von diesen beiden Diagnosen aufrechterhalten wird, stellt sich dann eine andere Krankheit bei dem Patienten heraus. In neuerer Zeit wurde berichtet über Hirnstammenzephalitis aufgrund von Infektion mit Herpes-simplex-Virus, ferner über eine Rhombo-Encephalitis, die im Zusammenhang mit Listerienmeningitis (Listeria monocytogenes) steht.

Kongenitale Anomalien des Foramen magnum können zur Entwicklung von Hirnstammstörungen im späteren Lebensverlauf Anlaß geben. Das Syndrom der vertebrobasilaren Ischämie kann verursacht werden durch eine Anomalie des Processus odontoideus oder basilare Invagination; auch Syringomyelie und Syringobulbie können wahrscheinlich gelegentlich mit kongenitalen Foramen-magnum-Anomalien in Zusammenhang stehen. Diese Zustände sind näher in Kap. 15 besprochen.

Hirnstammläsionen kommen ziemlich häufig vor. Sie können eine unmittelbare Lebensbedrohung für den Patienten darstellen oder eine latente Bedrohung durch Komplikationen wie etwa eine Aspirationspneumonie. Rasche und exakte Diagnose ist wesentlich und kann am besten erreicht werden durch solide anatomische Kenntnisse und eine Vorstellung von den häufigsten Ursachen einer Hirnstammerkrankung und von den klinischen Zügen des Krankheitsbildes.

Die Untersuchung einer Hirnstammdistorsionsläsion ist schwierig. Die Vertebralisangiographie hat an Bedeutung zugenommen sowohl für die Diagnostik wie für die präoperative Klarstellung der vaskulären Versorgung außenstehender Tumoren, wie etwa des Akustikusneurinoms. Sitzt die Läsion *innerhalb* des Hirnstamms selbst, ist das Risiko einer Pneumenzephalographie nicht groß, und oft bringt sie dann auch eine charakteristische Verlagerung des Aquädukts und des 4. Ventrikels zur Darstellung. Stellt sich heraus, daß die Läsion im Kleinhirn sitzt, ist das Risiko, das dieses Untersuchungsverfahren mit sich bringt, so groß, daß hier eine absolute Kontraindikation gegeben ist. In diesen Fällen kann die Ventrikulographie mit direkter Einbringung der Luft oder eines Kontrastmittels (durch Drillbohrloch) in den einen oder in den anderen lateralen Ventrikel als Untersuchungsmethode zur Anwendung kommen. Die mit ihr verbundenen Risiken und potentiellen Komplikationen sind nur dann akzeptabel, wenn feststeht, daß eine Läsion vorhanden ist; als Routine-Screeningtest darf sie nicht angesehen werden. In den meisten Fällen wird die Ventrikulographie im Operationsraum direkt vor einem geplanten chirurgischen Eingriff vorgenommen. Einfaches Isotopen-Scanning ist nicht sehr nützlich. Eine Hilfe kann es sein, wenn eine Läsion erkennbar ist, kleine Läsionen entgehen aber oft der Erkennung. Die axiale Computertomographie (EMI-Scanning) kann Läsionen, die nicht kleiner als 1 cm sind, zur Darstellung bringen und verspricht viel für die Zukunft in der Untersuchung von Herden in der hinteren Schädelgrube, doch ist dieses Untersuchungsverfahren zur Zeit noch nicht überall zugänglich. Der Myelographie, bei der das Kontrastmittel, lumbal eingeführt, bis in den Kopf hineingebracht werden muß, kommt eine besondere Bedeutung zu in der Diagnostik von außerhalb des Hirnstammes selbst befindlichen Läsionen, etwa Neurofibromen, Meningeomen und Akustikustumoren, doch sie gibt leider nur Hinweise auf den Sitz und die Ausdehnung des Herdes. Um was es sich bei einem Befund pathologisch-anatomisch möglicherweise handelt, kann sie nicht zeigen, und sie bringt, *wenn* der intrakranielle Druck gesteigert ist, alle Risiken der Lumbalpunktion mit sich (im einzelnen besprochen in Kap. 25).

Kapitel 12

Das extrapyramidale System und das Kleinhirn

Es ist aus anatomischen, pathologischen und klinischen Gründen angebracht, die Krankheiten des extrapyramidalen Systems und die des Kleinhirns gemeinsam abzuhandeln.

Hinsichtlich der Kenntnisse über den Aufbau des Kleinhirns sind die Anatomen den Klinikern immer voraus gewesen. Wir kennen wenige physische Zeichen von Kleinhirnerkrankungen, und nur selten ist auf diesem nosologischen Gebiet eine kliniko-anatomische Korrelation möglich. Oft beruhen die zustande kommenden Zeichen und Symptome auf Distorsion des Hirnstammes und Behinderung der Liquorzirkulation. Im Gegensatz dazu hat man bei vielen krankhaften Störungen lange Zeit an Läsionen im extrapyramidalen System gedacht, obgleich pathologische Befunde nur minimal waren oder fehlten. Noch heute bestehen Kontroversen bezüglich der anatomischen Ausdehnung des extrapyramidalen Systems; daher hier die Kapitelüberschrift „extrapyramidales System" statt des enger begrenzenden Ausdrucks „basale Ganglien".

Als vor relativ kurzer Zeit nachgewiesen wurde, daß viele dieser Krankheitszustände auf neurochemischen Vorgängen beruhen, ergab sich eine völlig andere Beurteilung der Funktionen in diesem System. Weit entfernt von der Vorstellung, daß das Kleinhirn als „Hauptganglion des propriozeptiven Systems" eine direkte Kontrolle über die Bewegung ausübe, sieht man in ihm jetzt ein Integrationszentrum für die Informationen über Lage, Haltung, Stellung, die es dann zur Hirnrinde und zu den Basalganglien weiterleitet. Hieraus erklärt sich die Ähnlichkeit der Symptome und Zeichen extrapyramidaler und zerebellarer Krankheiten, die zu diagnostischen Verwechslungen Anlaß geben kann. In beiden Arealen kann eine Krankheit Ganganomalien und unwillkürliche zusätzliche Bewegungen bei Ruhe oder bei einem Bewegungsversuch verursachen.

Leider lassen sich solche dynamischen krankhaften klinischen Störungen in Abbildungen nicht leicht darstellen. So soll hier versucht werden, eine klare Beschreibung der verschiedenen klinischen Zeichen zu geben; darauf wird eine Klassifikation der Krankheiten folgen, die auf klinischen Ähnlichkeiten und auf dem Alter des Patienten basiert; letzteres ist besonders wichtig für die Kleinhirnkrankheiten, da bei ihnen die diagnostischen Möglichkeiten beim Kind und beim Erwachsenen ganz verschiedene sind.

Anatomische Aspekte (Abb. 12.1.)

Die Initiation der Bewegungen erfolgt direkt durch das beim Menschen sehr hoch entwickelte kortikospinale oder pyramidale System. Gleichzeitig werden die kontinuierlichen Lage-, Stellungs- und Haltungsadjustierungen zur Gewährleistung des flüssigen Ablaufs und der Koordination der Bewegungen durch das vorwiegend in das Putamen projizierende kortikopallidäre System in Gang gesetzt. Für die dem Willen unterworfenen Anteile der Aktivität sind kortiko-ponto-zerebellare Projektionen wichtig, die durch das sehr große Brachium pontis (Pedunculus cerebellaris medius) in das Kleinhirn eintreten. So werden alle drei für Bewegungen zuständigen Teile des ZNS gemeinsam zum Start, zur intendierten Richtung und zum Erreichen des Ziels bzw. Zwecks der Bewegung aufgerufen.

Reichweite und Wichtigkeit der nicht pyramidalen Mechanismen treten nur bei Krankheitszuständen zutage.

Die sensorische Einspeisung in das System kommt zur Hauptsache von den Nervenendigungen her, die für Muskel-, Sehnen- und Gelenk-Lagegefühl zuständig sind. Die Weiterleitung läuft vorwiegend durch die spinozerebellaren Trakte. Vom vestibulären Apparat stammende Informationen laufen über die vestibulären Kerne. Der Informationszufluß aus beiden Quellen tritt in das Kleinhirn durch den Pedunculus cerebellaris inferior (Corpus restiforme) ein.

In einzigartiger Weise ist die Zytoarchitektur der Kleinhirnrinde so angelegt, daß die Projektionen der ungeheuer großen Menge von Informationen bis hin zum ausgedehnten Dendritennetz einer jeden Purkinje-Zelle gewährleistet ist. Erklärungsmodelle sind

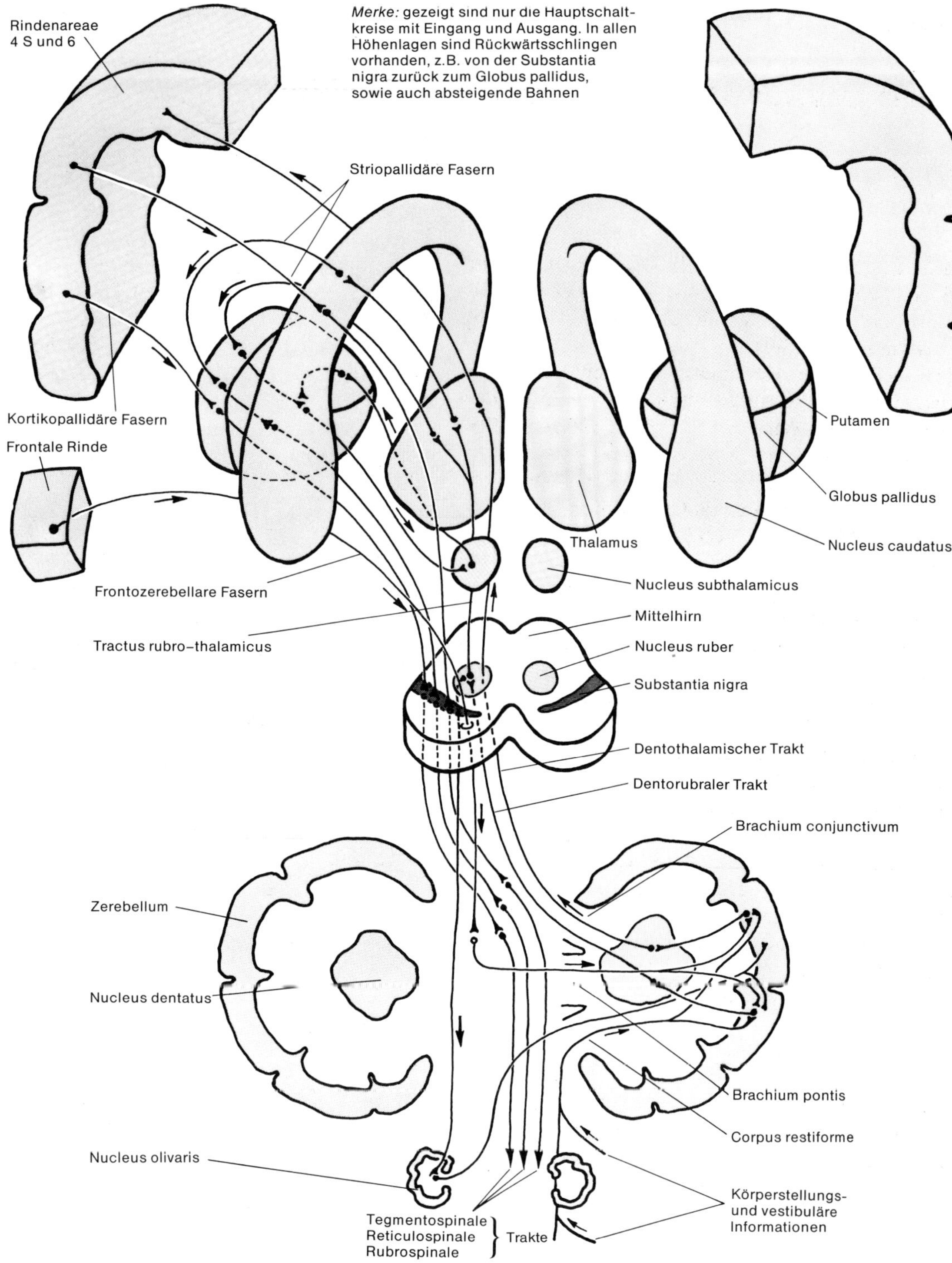

Abb. 12.1. Schema des extrapyramidalen zerebellaren Systems

in der Computerterminologie und in mathematischer Ausdrucksweise gegeben worden. Das große Axon einer jeden Purkinje-Zelle erstreckt sich bis zu zentralen Kleinhirnkernen, hauptsächlich zum Nucleus dentatus derselben Seite, der die Information zum gegenseitigen ventralen/lateralen Thalamus und zur gegenseitigen Rinde über dentatorubrale, rubrothalamische, dentatothalamische und thalamokortikale Projektionen weitergibt. Diese Bahnen verlassen das Kleinhirn auf dem Wege über das Brachium conjunctivum (Pedunculus cerebellaris superior), kreuzen in der Gegend des Nucleus ruber und geben ihren Informationsgehalt an ihn ab. Den Thalamus erreichende Informationen werden in extrapyramidale kortikale Areale und direkt zu den Basalganglien hin projiziert, insbesondere in das Putamen, den Nucleus caudatus und den äußeren Teil des Globus pallidus. Hierdurch wird eine Gruppe von Umläufen ergänzt, zu denen kortikale, zerebellare und Stammganglienanteile gehören. Die Einleitung der Aktivität erfolgt durch die Großhirnrinde, während vom Kleinhirn aus die notwendige Feedbackinformation zur Verfügung gestellt wird.

Zusätzlich zu diesen äußeren Umläufen gibt es noch eine sehr wichtige, innere Schlinge, durch die wahrscheinlich ein inhibitorischer Feedbackeffekt zugeleitet wird. Es ist dies ein durch den Nucleus subthalamicus Luysii laufendes Relais. Wird diese Umlaufschaltung geschädigt, so wird einer der dramatischen Zustände in der neurologischen Symptomatik ausgelöst, nämlich das unter der Bezeichnung „Hemiballismus" bekannte Syndrom.

Die anderen von den Basalganglien ausgehenden Bahnen sind ungeklärt. Zwar ist bekannt, daß eine zur Substantia nigra hinlaufende Bahn von besonderer Bedeutung ist, man weiß aber nichts Genaues über die Leitungsbahnen extrapyramidaler Aktivität unterhalb dieser Höhe. Wahrscheinlich gehören zu den Projektionen tegmentospinale, rubrospinale, retikulospinale und olivospinale Trakte. Das durch den Olivenkern verlaufende Relais schließt einen rückwärts in das Kleinhirn sich schlingenden Umlauf ein. Man hat postuliert, daß Schädigungen in dieser Bahn für gewisse Störungen mit myoklonischer Symptomatik verantwortlich seien.

Die beschriebenen und abgebildeten Bahnen stellen nur einen Teil der Gesamtheit der neuronalen Umlaufschaltungen dar, die bei normalen extrapyramidalen Funktionsabläufen involviert sind. Diejenigen, welche in die vorliegende Übersicht eingeschlossen wurden, bieten die besten Anhalts- und Ausgangspunkte für klinische Überlegungen und Diskussionen.

Pathologische und biochemische Aspekte

Der Parkinsonismus ist diejenige Erkrankung des extrapyramidalen Systems, die als erste erkannt wurde, und er ist sicher die am meisten durchforschte. Trotz intensiver pathologisch-anatomischer Studien konnten aber als einzige abnorme Befunde lediglich eine Depigmentierung und ein Schwund von Neuronen in der Substantia nigra festgestellt werden. In den Jahren 1918–1927 ereignete sich eine Pandemie einer Viruskrankheit, der Enzephalitis lethargica (Economo-Krankheit). Bei diesem Leiden traten sehr starke Schlafstörungen, Verhaltensstörungen und alle möglichen Kombinationen abnormer Bewegungen auf. Die Autopsie erbrachte keine konstanten pathologischen Befunde bei den Verstorbenen. Eine ähnliche Erscheinung fand man in neuerer Zeit bei Fällen von schwerer und gelegentlich irreversibler fazialer Dyskinesie, die durch Phenothiazin-Tranquillizer verursacht wurde: keine pathologischen Befunde trotz offensichtlich krankhaften Motilitäts- und Tonusstörungen.

Erst in den letzten 20 Jahren brachten histochemische Untersuchungen am Gehirn den Aufsehen erregenden Durchbruch zu der Erkenntnis, daß derartige Krankheitszustände auf neurochemischen Störungen beruhen, ohne daß dabei eine Neuronenschädigung nachweisbar ist. Die Intaktheit der neuralen Bahnen konnte klinisch gesichert werden; es ergab sich nämlich an jahrzehntelang durch Parkinsonismus immobilisierten Kranken, daß bei oraler therapeutischer Zufuhr von Transmitterpräkursoren, wie L-Dopa, eine fast völlige Wiederherstellung der normalen Bewegungsfähigkeit eintrat. Als Transmitter sind bekannt: Acetylcholin, Noradrenalin, Dopamin und Serotonin, doch ist bisher nur das Acetylcholin-Dopamin-System geklärt worden. Das Problem des Gleichgewichts zwischen stimulatorischen und inhibitorischen Wirkungen von Transmittern ist schwierig; es gibt nämlich Anhaltspunkte dafür, daß sowohl Acetylcholin als auch Dopamin in einigen Arealen stimulierende, in anderen Arealen aber inhibitorische Effekte ausüben. Grob verallgemeinernd läßt sich über die möglichen Beziehungen der beiden Systeme nach dem heutigen Stand des Wissens folgendes sagen: Bei normaler extrapyramidaler Funktion scheint zwischen cholinergischen und dopaminergischen Bahnen ein Aktivitätsgleichgewicht vorzuliegen, seien sie nun stimulatorisch oder hemmend aktiv.

1. Eine Aktivitätsabnahme in den cholinergischen Bahnen *oder* eine Zunahme der Aktivität der dop-

aminergischen Bahnen führt zu choreiformen Bewegungen. Bei der Huntington-Chorea ist sehr auffällig der Befund einer schweren Degeneration des Nucleus caudatus, der in besonderer Häufung stark cholinergische Fasern enthält. Demgegenüber entwikkeln sich bei Parkinson-Patienten unter einer Therapie mit Überdosen von L-Dopa choreiforme Bewegungen.

2. Zunahme cholinergischer Aktivität *oder* Abnahme dopaminergischer Aktivität verursacht Parkinsonismus mit Tremor, Rigidität und Bradykinesie. Daher wirken atropinartige Medikamente, die cholinergische Neuronen blockieren, bei Parkinsonismus therapeutisch günstig, während Pharmaka, die Aktivitätsminderung bzw. Blockierung dopaminergischer Fasern herbeiführen, Parkinsonismus verschlimmern oder hervorrufen. Zu solchen Medikamenten gehören Reserpin und die Phenothiazine.

Aus diesen therapeutischen und biochemischen Gegebenheiten und daraus, daß Depression eine häufige Komplikation der Parkinson-Krankheit ist und daß antipsychotische Medikamente Parkinsonismus hervorrufen können, ließe sich folgern, daß möglicherweise mentale Krankheitszustände mit ähnlichen, bislang noch nicht identifizierten Alterationen in den Neurotransmittern zusammenhängen.

Die Komplexität dieser Bahnen, die eigentlich geschlossene Schlingen bzw. Schleifen mit verschiedenen Transmittern an verschiedenen Synapsen sind, erklärt die Eigentümlichkeit und das geringe Vorkommen pathologisch-anatomischer Befunde. Während es z. B. histochemisch und klinisch klar ist, daß bei der Parkinson-Krankheit die Hauptstörung in den dopaminergischen Synapsen im Pallidum lokalisiert ist, finden sich merkwürdigerweise pathologisch-anatomische Veränderungen hauptsächlich im Synapsenbereich der Substantia nigra. Eine Läsion an einer bestimmten Stelle ist nun einmal kein sicherer Hinweis auf eine spezifische Funktion an dieser Stelle; so würde es beispielsweise nicht richtig sein, aus dem Vorkommen von Chorea bei Caudatusläsionen zu schließen, daß die normale Funktion des Nucleus caudatus die Verhinderung von Chorea sei. Trotzdem sind – mit mäßigem Erfolg – stereotaktische Operationen bei Parkinson-Kranken durchgeführt worden. Die theoretische Begründung für solche Maßnahmen war die Annahme, daß eine Schädigung einer Funktionsbahn zu einer Gleichgewichtsstörung führe, die durch willkürliche Zerstörung einer anderen Bahn wieder ausgeglichen werden könne. Eine gewisse Modewelle für solche Operationen gab es in der Zeit vor der Einführung von L-Dopa in die Parkinson-Therapie. Bei einigen Zuständen bieten sich auch heute noch Ansatzpunkte für chirurgische Eingriffe dieser Art, wie in einer späteren Besprechung gezeigt werden wird.

Klinische Merkmale extrapyramidaler Krankheiten

Es gibt eine große Zahl von Bewegungsstörungen und anderen klinischen Zeichen, die mit krankhaften Störungen des extrapyramidalen Systems verbunden sind. Zur Vermeidung langwieriger Beschreibungen hat man für diese Zeichen eine Terminologie ausgearbeitet, die eigentlich ihre Dokumentation hätte vereinfachen sollen. Da aber die Ausdrücke für die Zeichen in verschiedener Weise verwendet werden, wurde die Lage noch verworrener, und so hat man nun Versuche gemacht, einige Zeichen in wenigen größeren Gruppen zusammenzufassen. Im übrigen geht man am besten so vor, sorgfältig alle zur Zeit gebräuchlichen Termini zu definieren, um dem Anfänger zu helfen, sich in diesem besonders schwierigen neurologischen „Jargon" zurechtzufinden. Wir haben in einer Tabelle die hauptsächlichen klinischen Ursachen der verschiedenen Bewegungsstörungen aufgeführt; auch fügen wir im weiteren Text Ergänzungen und Erläuterungen hinzu (Tabelle 12.1.). Viele dieser Störungen sind sehr seltene Vorkommnisse. Für den neurologischen Neuling liegt die Hauptschwierigkeit zunächst darin zu erkennen, daß eine Bewegungsstörung organisch begründet ist.

Tremor

Die wichtigste Eigentümlichkeit des parkinsonistischen Tremors ist der konstante Rhythmus, eine gleichmäßige Oszillation also, wenngleich die Amplitude der Bewegung sich ändern läßt. Von vornherein muß betont werden, daß Tremor *nicht* immer auf Morbus Parkinson beruht. Obwohl Parkinsonismus oft mit einem Tremor beginnt, gibt es zahlreiche andere diagnostische Möglichkeiten. Es lassen sich drei klinisch verschiedene Arten von Tremor unterscheiden:

1. Ruhetremor. Tremor aus allen in der Tabelle angegebenen Ursachen kann bei Ruhe vorhanden sein; er verstärkt sich in jedem Falle, wenn die Hände ausgestreckt werden.

Tabelle 12.1. Bewegungsstörungen

Bewegungsstörung	Verursachende Krankheit	Pathologie
Tremor		
(a) In Ruhe	Parkinsonismus	Störung der Dopaminsynthese
	Angst	
	Alkohol, Drogen	Verstärkter physiologischer Tremor
	Thyreotoxikose	
	Benigner essentieller Tremor	Ursache unbekannt, oft heredo-familiär
	Wilson-Krankheit	Kupferstoffwechselstörung
	Quecksilbervergiftung (Hattersches Schütteln)	Schädigung der Basalganglien
	Neurosyphilis	Läsion durch den Erreger selbst?
(b) In Aktion	Schwerer Parkinsonismus	
	Schwerer essentieller Tremor	
	Kleinhirnerkrankung	
	Schädigung zerebellarer Verbindungen	Läsion im Nucleus ruber
Chorea		
(a) Lokalisiert	Sydenham-Chorea	Rheumatisches Fieber
	Hinterer Kapselinsult (CVI) (selten)	
	Basalganglientumor	Läsion der posterioren Thalamusregion
	Post-Thalamotomie	
(b) Generalisiert	Sydenham-Chorea	Rheumatisches Fieber
	Chorea bei Gebrauch der Antibabypille	Zusammenhang mit früher aufgetretenem
	Chorea gravidarum	rheumatischem Fieber?
	Thyreotoxikose	
	Lupus erythematodes generalisatus	Unbekannt
	Polycythaemia rubra vera	
	Huntington-Chorea	Heredo-familiäre Degeneration
	Senile Chorea	Mit Demenz verbunden
Hemiballismus		
	Blutungsschädigung	
	Embolisch bedingte Infarzierung	Läsion im Nucleus subthalamicus
	Posttraumatisch	
Athetose		
	Zerebrale Parese	Sehr häufig; Geburtstrauma
	Wilson-Krankheit	Störung des Kupferstoffwechsels
	Juvenile Huntington-Chorea (rigide Form)	Heredo-familiäre Krankheit (sehr seltener Typ)
	Hallervorden-Spatz-Krankheit	Entmarkungsleiden (Ursache unbekannt)
	Folge zerebraler Anoxie	Zwischenfall bei Anästhesie, Ertrinken etc.
	Alpers-Krankheit	Entmarkungskrankheit
	Ataxia teleangiektatica	Degenerationsleiden
Dystonien		
(a) Generalisiert	Encephalitis lethargica	Virale Infektion
	Lesch-Nyhan-Syndrom	Uratstoffwechselstörung
	Phenothiazine	Idiosynkratische Drogenreaktion
	Butyrophenone	
	Dystonia musculorum deformans	Erbliche Stoffwechselstörung
	Paroxysmale Choreoathetose (Reflexepilepsie)	Erbkrankheit

Tabelle 12.1. Fortsetzung

Bewegungsstörung	Verursachende Krankheit	Pathologie
(b) Lokalisiert	Post-Hemiplegie Post-Thalamotomie Posttraumatisch	Basalganglienschaden (sehr seltene Komplikation)
	Torticollis spasticus Schreibkrampf Blepharospasmus/Blepharoklonus	Wahrscheinlich metabolische Störungen
	Orale faziale Dyskinesien	Phenothiazine Greisenalter Mentale Minderentwicklung
Ursachen von Myoklonus und myoklonischer Epilepsie		
(a) Generalisiert	Idiopathische Epilepsie Familiärer essentieller Myoklonus	
	Progressive myoklonische Epilepsie:	Heredo-familiärer Typ Lafora-Körperchen-Typ Lipoidose Degenerative Systemerkrankungen Spinozerebellare Degeneration Hunt-Syndrom
	Myoklonische Enzephalopathie im Kindesalter Infantiler Spasmus Epilepsia partialis continua Jones-Nevin-Syndrom Folge zerebraler Anoxie Subakute sklerosierende Panenzephalitis	
(b) Lokalisiert	Subakute Neuronitis spinalis Rückenmarktumoren Palataler Myoklonus Spasmus hemifacialis Faziale Myokymie	

Merke: Viele dieser Störungen sind außerordentlich selten. Diese Liste wurde zusammengestellt, um das breite Spektrum zugrundeliegender Störungen zu zeigen und um die Notwendigkeit der Untersuchung und Beurteilung aller Patienten mit Myoklonus durch einen erfahrenen Fachmann zu betonen

2. Aktionstremor (oder Intentionstremor). Oft wird hervorgehoben, daß der Intentionstremor typisch für Kleinhirnerkrankungen sei, aber häufig wird übersehen, daß fast alle Tremorarten, einschließlich des Parkinson-Tremors sich bei intendierten Bewegungen verstärken. Der zerebellare Aktionstremor unterscheidet sich vom Parkinson-Tremor durch die Ungenauigkeit der Bewegung beim Finger/Nase-Versuch und die Verstärkung des Tremors, kurz bevor der Finger die Nase berührt. Beim Parkinsonismus ist die Bewegung genau, und der Tremor ist konstant. Der stärkste Grad eines terminalen Intentionstremors ist manchmal bei der Wilson-Krankheit anzutreffen und wird hier als „Schlagtremor"* bezeichnet, weil die Ausschläge so heftig und weit ausladend sind, daß für den Patienten das Risiko einer Gesichts- oder Augenverletzung gegeben ist.

3. Pedunkulärer Tremor oder Roter-Kern-Tremor. Das ist die heftigste Form des Tremors. Sie kommt fast ausschließlich bei multipler Sklerose vor. Dieser Tremor ist oft auch im Ruhezustand des Patienten vorhanden und verursacht zuckende Extensionsbewegungen des Kopfes und eine Artikulationsstörung beim Sprechen. Auf den geringsten Armbewegungsversuch hin erfolgt ein Tremor mit weit ausladenden, heftigen Ausschlägen. So kann es z. B. vorkommen, faß ein Kranker mehrere Minuten zur Lösung der Handbremse seines Rollstuhls braucht und sich dabei eine Armverletzung zuzieht. Er kann auch nicht selbständig essen, und beim Versuch, den Mund zu öffnen, werden so heftige zuckende Kopf-

* Engl. „batswing tremor"; bat = Schlagholz, Schläger, Schlagkeule. (Anm. d. Übers.)

O Megaphen (n)

bewegungen ausgelöst, daß Speisen und Getränke verschüttet werden. Zur Behandlung dieser Tremorart kommen stereotaktische chirurgische Eingriffe in Betracht; sie können hier in manchen Fällen erfolgreich sein.

Hemiballismus

Dieser merkwürdige Zustand wird an dieser Stelle erwähnt, weil er klinisch dem pedunkulären Tremor ähnelt und ebenfalls auf stereotaktische chirurgische Therapie anspricht. Er ist sehr selten. Er tritt gewöhnlich plötzlich nach einer Hämorrhagie, Infarzierung oder einer sonstigen Schädigung im Nucleus subthalamicus auf. Er ist stets einseitig. Bei vollkommen ruhiger Lage des Patienten ist der Tremor minimal, doch folgen auf jeglichen Versuch des Kranken, sich zu bewegen, wilde Schleuderbewegungen, besonders an der oberen Extremität. Eine Patientin des Autors brach sich den Arm an einer Bettkante gleich beim Beginn solcher Bewegungsausbrüche, woraus man die Heftigkeit der Störung ersehen kann. Unbehandelt kann ein solcher Patient an Erschöpfung zugrunde gehen. Nach des Autors beschränkter Erfahrung in der Therapie dieses Zustands ist mittels einer intravenösen Injektion von Chlorpromazin in einer Dosis von 25 mg eine sofortige Erleichterung zu erzielen; es läßt sich mit Hilfe dieser Therapie die Störung im weiteren Verlauf so weit beherrschen, daß innerhalb weniger Wochen ein Rückgang der Bewegungsstörungen zu verzeichnen ist. Ist das nicht der Fall, so kann ein Versuch mit stereotaktischer Therapie zum Erfolg führen. Von einigen Autoren wird das Leiden als schwere Chorea klassifiziert, doch das klinische Bild und die Geringfügigkeit der möglicherweise dafür verantwortlichen pathologischen Läsion berechtigen dazu, den Hemiballismus als eine gesonderte, selbständige nosologische Einheit zu betrachten.

Chorea

Choreiforme Bewegungen sind plötzliche, rasche, unwillkürliche Zuckungen oder Bewegungsfragmente, die ständig die normale Aktivität des Patienten störend beeinflussen. Besonders auffallend sind sie im Gesicht und an den distalen Muskeln; der Allgemeineindruck, den man von einem Patienten mit milder Chorea hat, ist der eines zappeligen Menschen („Zappelphilipp"). Die Augenbrauen können sich heben und senken, und der Mund verzieht sich halb zu einem Lächeln, halb zu einer Grimasse. Mit eng verschränkten Armen dasitzend, kreuzt der Patient die Beine und stellt sie dann wieder auseinander, ein sich wiederholendes Hin-und-Her. Gelegentlich zuckt ein Arm aus seiner Normalhaltung heraus. Der Patient versucht, diese Bewegungen zu verschleiern, indem er sich über das Kinn streicht oder sein Haar glättet. Bei voller Ausprägung der Störung kann auch der Gang durch plötzliche Rumpfzuckungen und Schleuderbewegungen der Arme und Beine gestört werden. Die Bewegungen führen zur Erschöpfung. Wenn der Patient ruhig daliegt, gehen sie auf ein Minimum zurück, doch wird jede aktive Bewegung dann wieder neue Zuckungen hervorrufen. Bei nur angedeuteter Störung kann man die abnormen Bewegungen am besten an den ausgestreckten Händen erkennen: man sieht plötzliche Ein- oder Auswärtsbewegungen der Finger oder Zehen, die praktisch kaum imitierbar sind.

Athetose

Athetoide Bewegungen sind langsame, gewundene, sinusförmige Bewegungen der Arme und Beine. Die Tendenz, diese Bewegungsstörung der Dystonie einzuordnen, nimmt zu, doch ist es vom deskriptiven Aspekt aus vorteilhafter, die beiden Phänomene getrennt zu betrachten, wie es auch in den meisten Lehrbüchern noch geschieht. Mit vielen anderen Bewegungsstörungen teilt die Athetose die Eigentümlichkeit, daß sie bei dem Versuch, eine Bewegung auszuführen, auftritt. Im typischen Falle wird der Arm ausgestreckt und auswärts gedreht bei gleichzeitig erfolgender Hyperextension im Handgelenk oder voller Flexion bei gestreckten Fingern. Am ausgestreckten Bein dreht sich der Fuß nach innen und krümmt sich plantar. Diese peripheren Bewegungen gehen oft einher mit dystonen Bewegungen des Rumpfes. Am häufigsten kommen diese krankhaften Bewegungsstörungen bei Kindern mit infantiler Hemiplegie als Folge von Zerebralparese vor und entwickeln sich in typischen Fällen zwischen dem 5. und 10. Lebensjahr.

Dystonie

Dystone Bewegungen entstehen aufgrund langsamer prolongierter Kontraktionen von Rumpfmuskeln. Sie können als proximale Athetose angesehen werden. Sie führen zur Retraktion des Kopfes sowie zu Hyperextension, Drehung und Lateralflexion der Wirbelsäule, wobei dem Kranken dauernd äußerst unangenehme, unnatürliche Haltungsveränderungen aufgezwungen werden.

Zu dieser Gruppe von Störungen zählen auch lokalisierte, langsame Kontraktionen verschiedener Muskelgruppen: der Torticollis spasticus, bei dem der Kopf krampfhaft nach einer Seite gezogen wird, der Schreibkrampf, der die Schultermuskeln bei Schreibversuchen in Krampfzustand geraten läßt, und der Blepharospasmus, bei dem die Augen fest geschlossen werden und jeweils minutenlang in diesem Zustand verharren, ferner verschiedene Gesichtshyperkinesen, etwa forcierte Zungenprotrusion mit Kontraktion der Gesichtsmuskulatur und des Platysmas. Diese Varianten der Störung werden leicht fälschlich für Tetanus gehalten.

Myoklonus

Unter Myoklonus versteht man plötzliche, kurze, schlagartige, sich wiederholende Zuckungen von Muskelgruppen, eines einzelnen Muskels oder Muskelteils. In ihrer schwersten, heftigsten Form können diese Bewegungen den Patienten zu Boden werfen, besonders dann, wenn auf die Zuckung eine ebenso rasche Aufhebung der Muskelkontraktion folgt. Tritt der Myoklonus kontinuierlich auf, kann er das Bild einer zerebellaren Ataxie vortäuschen. Andererseits können sehr kleine myoklonische Zuckungen im sonst entspannten Muskel fälschlich für Faszikulation gehalten werden. Myoklonus kommt physiologisch als „Schlaf-Ruck" vor, doch kann er auch Zeichen des Beginns einer schweren progressiven Hirnerkrankung sein. Die kausalen Zusammenhänge werden in einem späteren Textabschnitt besprochen werden.

Tics

Tics werden definiert als kurze Kontraktionen eines Muskels oder einer Muskelgruppe, die sich an derselben Stelle wiederholen. Der Patient ist gewöhnlich in der Lage, sie seinem Mienenspiel zu integrieren und auch imstande, sie durch intensive Konzentration zu unterdrücken. Sie kommen meist bei Kindern vor und können auftreten als Schnüffeln, Brummen, Schnauben, Schniefen, eine Schnute ziehen, Räuspern, Achselzucken, Blinzeln, Augenzwinkern, Grimassieren oder als Versuch, sich in eine der Schultern zu beißen. Sie können sich so sehr häufen, daß ärztlicher Rat notwendig wird. Typisch ist, daß die Art der Bewegung sich von Zeit zu Zeit ändert und einige Monate dann in der neuen Form weiter besteht. Schließlich verschwindet die Störung spontan, ohne daß sich eine psychopathologische Grundlage hätte nachweisen lassen. Der ausgeprägte Tic ist unter dem Namen „Gilles-de-la-Tourette-Syndrom" bekannt. Bei diesen Patienten wird der Tic begleitet vom Ausstoßen eines obszönen Wortes. Diese besondere Abart des Tics kann auf Phenothiazintherapie ansprechen, was dann auf das Vorliegen einer organischen Grundlage hindeutet.

Andere physische Zeichen extrapyramidaler Störungen, einschließlich Rigidität, Reflexabweichungen und assoziierter spezieller Zeichen bestimmter Erkrankungen werden in den betreffenden klinischen Kapiteln besprochen werden.

Extrapyramidale Krankheiten

1. Benigner essentieller Tremor

Dieser Tremor kommt sporadisch oder als ein autosomal dominant vererbliches Leiden vor. Die Krankheit kann in jedem Lebensalter beginnen, doch setzt sie bei den hereditären Varianten in manchen Familien bevorzugt im Teenageralter, in anderen Familien im Senium ein.

Am stärksten sind die oberen Gliedmaßen betroffen. In Ruhelage zeigt sich an ihnen ein feinschlägiger Tremor, der sich aber bei Streß oder Aufregung in dramatischer Weise verstärkt. Eine der auffallendsten und sogar diagnostisch verwertbaren Eigentümlichkeiten dieses Tremors ist, daß Alkoholgenuß ihn mildert. Die gute Beeinflussung der Symptomatik durch Alkohol hat einige Betroffene zur Trunksucht geführt. Die Hälfte der Erkrankten leidet auch an Titubation (feinschlägige Nickbewegungen des Kopfes) und ein Drittel der Patienten zeigt einen leichten Tremor des Rumpfes und der Beine.

In den meisten Fällen ist die Behinderung durch den Tremor eine rein soziale. Viele Betroffene verzichten vorsätzlich auf die Übernahme sozialer Funktionen und werden auch oft depressiv. Die Hauptbedeutung der Krankheit liegt darin, daß sie sehr häufig für Parkinsonismus gehalten wird. Bei älteren Menschen mit senilem familiärem Tremor kann die Anwendung gegen Morbus Parkinson gerichteter Pharmaka ausgesprochene Verwirrtheitszustände auslösen und den Irrtum noch verschlimmern. Hilfreich sind in schweren Fällen Diazepam (Valium), Chlordiazepoxyd (Librium) und Propanalol (Dociton), doch wird in leichten Fällen der mäßige Genuß von Alkohol oft die Symptomatik angemessen unter Kontrolle bringen.

Differentialdiagnostisch kommen in Betracht: einfache Angstzustände, Thyreotoxikose, Alkoholtremor. Parkinsonismus wird ausgeschlossen durch das Fehlen sonstiger Symptome dieses Leidens (s. weiter unten).

2. Parkinsonismus

Drei Merkmale kommen häufig bei idiopathischem, postenzephalitischem und drogen- bzw. medikamenten-induziertem Parkinsonismus vor. Der sog. arteriosklerotische Parkinsonismus wird gesondert besprochen werden.

Tremor. Der Tremor wurde bereits (oben S. 149) beschrieben. Er kann beim Parkinsonismus auch die Gesichts-, die Kiefer- und die Zungenmuskeln involvieren; primär sind aber die Hände betroffen, mit dem Ergebnis des sehr charakteristischen „Pillendrehens", zu dessen Entstehung die Stellung der Hand beiträgt; sie ist gebeugt, die Finger sind gestreckt, der Daumen ist abduziert. Durch die Oszillation der Finger und des Daumens in zwei Ebenen kommt der Pillendreheffekt zustande. Angst verstärkt den Tremor. Bei Aktivität soll er nachlassen, bleibt aber bei Patienten mit besonders kräftig entwickeltem Tremor bestehen und kann, wenn dabei auch ein Intentionstremor auffällt, als zerebellare Störung fehlgedeutet werden.

Rigidität. Alle Muskelgruppen sind bei Parkinsonismus rigide, so daß die Bewegungen im ganzen steif werden. Das dabei auftretende Gefühl ähnelt dem Gefühl, das man beim Biegen eines Bleirohrs hat. Bei einigen Patienten ergibt sich durch physische Tonusverminderung die sog. „Zahnradrigidität", ein Gefühl, als drehe man ein verklemmtes Zahnrad („Zahnradphänomen"). Man löst dieses Phänomen am besten durch passives Beugen und Strecken, Pronieren und Supinieren an der Handwurzel des Patienten aus. Es verstärkt sich, wenn der Patient die andere Hand fest zur Faust schließt, während man den Test ausführt. Ist Rigidität bei den Kranken gering ausgeprägt, so ist sie besonders schwer an den Beinen zu erkennen: manchmal ist sie zuerst an der Hüfte bei sanftem Rollen des Beines von einer Seite zur anderen nachweisbar.

Bradykinesie (Akinese, Hypokinese). Dieses ist die am meisten behindernde Komponente der krankhaften Muskelstörungen. Sie affiziert vor allem das Gesicht und die axialen Muskeln; in Kombination mit Rigidität und Tremor kann sie die Durchführung einfacher Bewegungshandlungen, wie Schreiben, Sich-Ankleiden oder Knöpfe aufmachen, unmöglich machen. Die Erschwerung der Anpassung an Veränderungen der Lage und Stellung, verbunden mit der nach vorn gebeugten Haltung und dem Schleifen der Füße am Boden verstärkt das Risiko des Stolperns und Fallens. Oft können Patienten leichter rennen als gehen; man spricht von „Festinatio" (eilender Gang).

Die verschiedenartigen Beschwerden werden oft abgetan als „Alterserscheinungen", „Arthritis", „Rheuma", „Depression" oder „eines jener Leiden". In manchen Fällen ist eine Körperseite stärker als die andere betroffen: dann kann, besonders bei Bradykinesie, der Verdacht aufkommen, daß der Patient einen zerebralen Insult erlitten habe oder daß sich bei ihm ein Hirntumor entwickele. In einzelnen Fällen findet sich eine Kopfverletzung oder eine Hüftgelenkfraktur, die bei einem der vielen Stürze entstand. Bei manchen Kranken fallen besonders auf: Verwaschenheit der Sprache, zögerndes, unbeholfenes Sprechen; bei anderen: exzessive Salivation und Sabbern, so daß der Verdacht auf eine Demenz aufkommen kann. In Wirklichkeit ist aber die Speichelmenge nicht größer als bei Normalpersonen; es ist die Seltenheit des Schluckens, die zu so starker Speichelabsonderung und zum Heraustropfen des Speichels aus dem Munde führt. Ein diagnostisch nützliches Symptom ist der seltene Lidschlag, das seltene Blinzeln, wodurch die eigenartige Starrheit des Blicks dieser Patienten entsteht. Das ausdruckslose Gesicht, in dem nur selten ein Lächeln erscheint, dieses „Maskengesicht" ist ununterscheidbar von dem in „elender Traurigkeit" gleichsam fixierten Gesicht eines Patienten mit schwerer Depression, und das ist wieder eine der diagnostischen Fallen, in die man um so leichter geraten kann, als Parkinson-Kranke ja tatsächlich schwer depressiv sind.

Zur Festigung der Diagnose sind folgende Fragen nützlich:

1. Wie steht es mit der Schrift des Patienten? Man erfährt ausnahmslos, daß den Kranken das Schreiben allmählich so schwer fiel, daß sie es schließlich aufgaben. Die Patienten geben auch an, daß schon vor dieser Zeit ihre Schrift immer kleiner geworden sei.

2. Wie steht es mit der Benutzung der Badewanne? Das Baden kann zu einem schwierigen Problem geworden sein, denn: unfähig, wieder aus der Wanne herauszusteigen, müssen viele Patienten, wie sie

berichten, stundenlang warten, bis ihnen geholfen wird.

3. Kann sich der Patient im Bett auf die andere Seite drehen? Dieser scheinbar einfache, aber im Bewegungsablauf komplizierte Vorgang wird meist schon zu einem frühen Zeitpunkt problematisch. Häufig kann sich der Ehepartner daran erinnern, daß der (die) Kranke ihn aufweckte und um Hilfe bat beim vergeblichen Versuch, die Lage zu ändern.

4. Kann der (die) Kranke bügeln, Kartoffeln schälen, Wäschestücke auswringen, einen Schraubenzieher benutzen?

5. Sind Gangschwierigkeiten ein Problem, so frage man danach, ob der Patient manchmal das Gefühl gehabt habe, „auf dem Fußboden festgenagelt“ zu sein. Dieser Zustand tritt oft aus irgendwelchen Gründen gerade dann ein, wenn der Kranke durch eine Tür oder Pforte geht. Ein nützlicher Tip ist, dem Patienten anzuraten, er möge sich vorstellen, daß er über einen Ziegelstein oder Holzklotz steigen müsse anstatt einfach nur vorwärtszulaufen; der Versuch, das zu tun, kann ihm wieder zum Weiterlaufen verhelfen. Vielleicht aus diesem Grunde bemerken auch manche Kranke, daß ihnen das Laufen auf unebenem Untergrund leichter fällt, denn dabei ist das Laufen eine vorwiegend „pyramidale“ Funktion im Unterschied zum Gehen auf ebenem Boden, das als rein automatische, „extrapyramidale“ Funktion abläuft. Um diese Schwierigkeiten zu beschreiben, sagte ein Kranker, er habe das Gefühl als sei sein „ ‚Auto-Pilot‘ abgeschaltet“!

Besondere Arten von Parkinsonismus

Die bisher besprochenen Merkmale beziehen sich auf den Parkinsonismus im allgemeinen, insbesondere aber auf die idiopathische Variante, von der man jetzt weiß, daß sie auf abnormen Veränderungen der Dopaminsynthese oder Freisetzung des Dopamins im Globus pallidus beruht.

Parkinsonismus kommt aber auch bei Menschen vor, die der Einwirkung von Mangan ausgesetzt waren (ein wichtiges industrielles Problem bei Manganbergleuten), ferner infolge von Kohlenmonoxidvergiftung (defekte Abgasleitungen, Suizidversuch).

Drogen- bzw. medikamenten-induzierter Parkinsonismus zeigt wenig Tremor, aber erhebliche Rigidität mit Zahnradphänomen und Bradykinesie. In Kap. 24 findet sich eine ausführliche Liste der Pharmaka, die Parkinsonismus verursachen können. Okulogyre Krisen (Blickkrämpfe) sind die einzige zusätzliche Besonderheit beim drogeninduzierten Parkinsonismus.

Sehr selten ist Parkinsonismus eine Folge einer Kopfverletzung, wahrscheinlich deshalb, weil eine so schwere Kopfverletzung, daß dabei die Basalganglien geschädigt werden, meist den Tod bedeutet.

Postenzephalitischer Parkinsonismus

Es handelt sich hierbei um eine unmittelbare oder mit Verzögerung auftretende Folgeerscheinung der Encephalitis lethargica (Economo-Krankheit). In einer früheren Zeit kam diese Krankheit häufig vor, heute sieht man nur noch selten und isoliert Erkrankungen, die einige der für Encephalitis lethargica typische Erscheinungen zeigen. Mehrere Pandemien traten im Verlauf einiger Jahrhunderte auf, erneutes Auftreten ist nicht ausgeschlossen.

Besonderheiten bei dieser Krankheit:

1. umgekehrte Argyll-Robertson-Pupille (s. S. 7);
2. okulogyre Krisen (s. S. 75);
3. seborrhoische Dermatitis der Stirn und des Gesichts;
4. schwere Sialorrhö (Sabbern);
5. respiratorische Tics, therapieresistenter Schluckauf;
6. Verhaltensstörungen.

Arteriosklerotischer Parkinsonismus

Nach Ansicht des Autors ist dies *kein* Parkinsonismus; ein besserer Ausdruck wäre arteriosklerotische Rigidität. Der Kranke oder seine Angehörigen geben zur Vorgeschichte meist an, daß die Krankheit plötzlich einsetzte mit geistiger und physischer Retardation, verbunden mit undeutlicher Sprache, Heraustropfen von Mundspeichel, erschwertem Kauen und Schlucken sowie Bewegungseinschränkung. Tremor ist nicht vorhanden, die physischen Hauptzeichen sind: sehr deutliche Rigidität und Bewegungsverlangsamung, ohne die für Parkinsonismus typische Bradykinesie mit Fixation der Füße beim Gehen. Hier besteht der Gang aus kleinen, kurzen trippelnden Schritten, als „marche au petit pas“ bekannt.

Bei der körperlichen Untersuchung sind pseudobulbäre Dysarthrie, lebhafter Kieferreflex, Lebhaftigkeit der sonstigen Reflexe und bilaterales Babinski-Zeichen Hinweise auf das Vorliegen eines diffusen Hirnschadens. Beim idiopathischen Parkinsonismus sind die Reflexe nicht beeinträchtigt, auch ist der Fußsohlenreflex gewöhnlich normal.

Die Diagnose ist von großer praktischer Bedeutung. Die Behandlung solcher Patienten mit Anti-

Parkinson-Mitteln führt fast ausnahmslos zu schwerer Verwirrtheit und optischen Halluzinationen, jedoch nicht zu einer Besserung der körperlichen Behinderung. Nur Diazepam scheint bei diesen Patienten von einem gewissen Nutzen zu sein.

Intellektuelle Funktionen und Depression bei Parkinsonismus

Früher wurde angenommen, daß Parkinsonismus nicht mit Beeinträchtigung der intellektuellen Funktionen verbunden sei. Seitdem durch L-Dopa-Therapie eine deutliche physische Besserung des Leidens erreicht werden konnte, ergab sich, daß mindestens bei der Hälfte der Patienten mit Parkinsonismus eine intellektuelle Minderfunktion vorlag. Man vermutete zunächst, daß die Verschlechterung der intellektuellen Leistungen durch die L-Dopa-Einwirkung demaskiert worden sei, doch hat sich inzwischen die besorgniserregende Annahme herausgebildet, daß diese Therapie selbst für die manchmal abrupt auftretende Demenz ein ursächlicher Faktor sein kann.

Eine Depression wurde stets als Teil des Parkinson-Syndroms angesehen, in neuerer Zeit erhob sich der Verdacht, daß diese Depression nicht so sehr eine Reaktion auf die Krankheit, sondern eher deren Wesensbestandteil sei. Dieser Punkt wird später, in Kap. 24, erörtert werden.

Verschiedene Grade von Parkinsonismus sind Komplikationen einiger seltener Störungen, zu denen das Shy-Drager-Syndrom gehört. Bei diesem findet sich eine Kombination von Parkinsonismus, autonomer Neuropathie und Erkrankung motorischer Neurone. Diese drei Schädigungen treten mehr oder weniger simultan auf bei dieser Erkrankung, die sehr quälend ist und zum Tode führt. Fast alle Patienten, über die berichtet wurde, hatten Miktionsstörungen, entweder Retention oder Inkontinenz des Harns und schwere Obstipation. Häufig treten synkopale Attacken auf, in Zusammenhang mit lagebedingten Blutdruckschwankungen (orthostatische Hypotonie). Bei sorgfältiger Untersuchung finden sich gewöhnlich gleichzeitig Parkinsonismus und Erkrankung motorischer Neurone. Der Tod tritt 2–4 Jahre nach Krankheitsbeginn ein.

Fallbericht

Eine 48 Jahre alte Frau wurde im Krankenhaus aufgenommen (Anamnese: unsicherer Gang, schwere Obstipation, Urinretention und synkopale Attacken), aber wieder entlassen mit der Diagnose „Hysterie". Bei klinischer Nachuntersuchung nur 6 Monate später hatte sie offensichtlich Parkinsonismus mit starker Bradykinesie, orthostatische Hypotonie mit Absinken des Blutdrucks von 120/80 bis auf 60/0 und schwere Sphinkterstörungen. In wenigen Monaten verschlechterte sich ihr Zustand fortwährend, generalisierter Muskelschwund mit Faszikulationen kam hinzu. Es handelte sich um einen klassischen Fall von Shy-Drager-Syndrom.

Die Verbindung von Parkinsonismus mit Demenz und Erkrankung motorischer Neurone ist unter dem Namen Jakob-Creutzfeld-Krankheit bekannt (s. auch Kap. 10, S. 129).

Die Behandlung des Parkinsonismus wird in Kap. 24 besprochen.

Sydenham-Chorea (Chorea minor)

Mit der Abnahme der Fälle von rheumatischem Fieber ist dies eine seltene Erkrankung geworden. Sie tritt im typischen Falle innerhalb von 3–4 Monaten nach einem rheumatischen Fieberanfall bei Patienten im Alter von 5–20 Jahren auf, beginnt schleichend und ist bei der Hälfte der Patienten unilateral. Oft wird das Bild beherrscht durch einen emotionalen Erregungszustand, der leicht für Hysterie gehalten wird. Die typischen choreiformen Bewegungen verlieren sich in 3–6 Monaten. Bei einer seltenen Variante dieser Krankheit bei jüngeren Kindern kommt es zur Ausbildung einer schlaffen Hemiparese.

Die ebenfalls seltener gewordene *Chorea gravidarum* ist wahrscheinlich ein Rückfall einer Sydenham-Chorea während einer folgenden Schwangerschaft. Dieser Erklärung begegnen einige Zweifel, seit man das Auftreten typischer Choreafälle im Zusammenhang mit der Einnahme antikonzeptioneller Pillen festgestellt hat. Eine Patientin des Autors, deren Chorea auf die Einnahme der Pille zurückzuführen war, bekam die Krankheit 3 Monate nach einer choreafreien Schwangerschaft, so daß ein neuraler Vorschaden als Grundlage dieses Vorkommnisses unwahrscheinlich war.

Weitere, seltene Ursachen einer Chorea

Über Chorea in Verbindung mit folgenden Krankheiten und Medikamenten ist berichtet worden: Lupus erythematosus generalisatus, Polycythaemia rubra vera, Thyreotoxikose, Diphenylhydantoin-(Epanutin-)Intoxikation, Phenothiazin-Hypersensitivität, nach Überdosen von L-Dopa. Einzelne ältere Menschen erkranken spontan an choreiformen Bewegungsstörungen, die an die Möglichkeit einer Huntington-Chorea denken lassen könnten. Gewöhnlich handelt es sich bei solchen Vorkommnissen jedoch um senile Chorea ohne genetische Bedeutung.

Huntington-Chorea

Diese Chorea ist sicher eine der quälendsten Krankheiten, und zwar nicht nur, weil sie eine autosomal dominante Erbkrankheit mit absoluter Penetranz ist, sondern auch wegen der Natur des Leidens selbst. Selten manifestiert sie sich schon in der Kindheit. In solchen Fällen ist die Symptomatik mehr oder weniger atypisch: Rigidität erheblichen Grades und selbst parkinsonistische Erscheinungen kommen häufiger vor als Chorea; in einzelnen Fällen kann Epilepsie das erste Symptom sein. Familienuntersuchungen haben ergeben, daß als prämorbide Persönlichkeitsveränderungen bei Huntington-Kranken auffallend häufig antisoziales Verhalten, Alkoholismus und psychopathisches Verhalten vorkommen. Man hat auch darauf hingewiesen, daß es sich dabei um reaktive Phänomene handeln könnte, entstanden aufgrund der Ahnung, ja des Wissens des jungen Patienten, daß sie diese Krankheit befallen wird, die so viele Mitglieder der Familie getötet hat. Diese Annahme erscheint plausibel, wenn man sich vor Augen hält, daß diese Krankheit oft im Laufe von 10 Jahren schwerer, unbeeinflußbarer generalisierter Chorea mit fortschreitender Demenz zum Tode führt. Außer der Bewegungsstörung und der Demenz, die in der 3. Lebensdekade beginnt, treten keine physischen Leiden auf. Die Reflexe sind gewöhnlich normal, auch der Fußsohlenreflex flexorisch, und erst nach Entwicklung schwerer Demenz kommt es zur Inkontinenz. In einigen Fällen geht die Demenz der Bewegungsstörung um mehrere Jahre voraus – oder umgekehrt.

Vielleicht liegt die größte Hoffnung in einem Test begründet, mit dem man bei den Leidenden rechtzeitig, bevor sie Kinder haben können, erkennen kann, ob sie von der Krankheit in der Zukunft betroffen werden. Der Test beruht auf der Feststellung, daß geringe Dosen von L-Dopa bei einem gewissen Prozentsatz von Verwandten und Patienten mit Huntington-Chorea choreiforme Bewegungsstörungen auslösen im Unterschied zu Kontrollpersonen. Sollte sich in der Zukunft sicher erweisen, daß diese L-Dopa-sensitiven Patienten die Krankheit bekommen, so wäre das zwar in genetischer Beziehung ein wertvoller Fortschritt, doch ist klar, daß das ethische Dilemma, das in solchen Fällen bei der Besprechung des Testergebnisses mit dem Patienten entsteht, eine schwere Belastung darstellen würde.

Eine geringe symptomatisch lindernde Beeinflussung der Bewegungsstörungen läßt sich mit Gaben von Haloperidol oder Thiopropazat erreichen, doch ist eine unaufhaltsame Progression des Leidens die Regel.

Athetoide und dystonische Krankheiten

Dystonie ist ein Merkmal zahlreicher seltener Krankheiten, die, weil sie so selten sind, hier lediglich in ihren klinischen und biochemischen Besonderheiten kurz beschrieben seien.

1. Kernikterus. Bei Kindern, die einen Kernikterus (neonataler Ikterus) durchgemacht haben, können sich, beginnend zwischen dem 5. und 15. Lebensjahr, athetoide Bewegungen mit absonderlichen Gliedstellungsformen entwickeln. Es ist heute möglich, gegen die Erkrankung vorzugehen mittels Behandlung rhesusnegativer Neugeborener mit Austauschtransfusionen und neuerdings durch präventive Immunisationsprozeduren an den noch Ungeborenen in utero.

2. Wilson-Krankheit. Hierbei handelt es sich um eine angeborene Kupferstoffwechselstörung mit Ansammlung des Kupfers in den Basalganglien und in der Leber. Es treten verschiedene Tremorarten auf, ferner athetoide und dystone Bewegungen, doch ist wesentlich kennzeichnend für den Morbus Wilson eine Leberzirrhose. Als diagnostisch wichtiges Zeichen ist ferner hervorzuheben ein feiner, staubartiger, brauner Ring, der Kayser-Fleischer-Ring, am Limbus der Cornea. Der Serumkupfer- und Zäruloplasminspiegel sind stark erniedrigt. Zäruloplasmin ist das Transportprotein für Kupfer. Heute kann man das Leiden mit Penicillamin behandeln, doch ist für eine erfolgversprechende Therapie frühzeitige Erkennung der Krankheit notwendig.

3. Hallervorden-Spatz-Krankheit. Dies ist eine selten vorkommende degenerative Krankheit, die im Kindesalter auftritt. Progressive Dystonie, Hyperkinese, Retinitis pigmentosa sind die wesentlichen Symptome. Die Ätiologie ist unbekannt. Der Verlauf des Leidens ist durch fortschreitenden physischen und mentalen Verfall gekennzeichnet.

4. Lesch-Nyhan-Krankheit. Unter den hier erwähnten Krankheiten wurde diese Störung am spätesten festgestellt. Sie weist schwer athetoide-dystone Bewegungen und Selbstverstümmelung auf. Dieses letztere Symptom ist bei Kindern mit geistigen Defekten nicht ungewöhnlich, aber es ist besonders bei Kindern mit dieser Krankheit stark ausgeprägt: diese Kinder beißen sich, wenn ihre Zähne nicht entfernt werden, Zunge, Lippen und Finger ab. Bei dieser Krankheit finden sich stark erhöhte Blutharnsäurespiegel, man weiß aber bisher nichts über den Zusammenhang dieses biochemischen Merkmals mit der Bewegungsstörung.

5. Dystonia musculorum deformans. Hierbei handelt es sich um eine erbliche Krankheit (autosomal rezessiv oder dominant). Die rezessiv vererbliche Varietät kommt besonders in jüdischen Familien vor. Im allgemeinen kommt es dabei zu schwerer Behinderung. Die dominant vererbliche Varietät tritt mit verschieden starker Penetranz auf, mit meist nur geringer Behinderung bei einigen Mitgliedern der betroffenen Familie. Bei voll entwickelten Formen der Erkrankung wird der Körper in grob abnorme dystonische Haltungen und Bewegungen gezwungen, und es treten häufig heftige Ausschläge choreiformer Bewegungen auf.

6. Paroxysmale Choreoathetose (Reflexepilepsie). Auch diese Krankheit ist oft ein autosomal vererbtes Leiden. Bei der typischen Form tritt zunächst plötzlich eine unvermittelte Bewegung auf, der sich dann weitere rasch einsetzende, kurze choreo-athetoide Lageänderungen und Bewegungen anschließen. Ein junger männlicher Patient des Autors scheute sehr vor dem Kricketspielen zurück. Lief er dem Balle nach, so wurden die ersten Laufschritte beherrscht durch bizarre Windungs- und Krümmungsbewegungen der Glieder. Unter denselben Schwierigkeiten hatten sein Bruder und seine Mutter zu leiden, trotzdem hatte sich die Mutter zu einer erstklassigen Klavierspielerin entwickelt.

Die häufigsten Dystoniearten sind bekannt als die segmentalen Torsionsdystonien, die man den oben beschriebenen Dystonieformen, die den gesamten Körper betreffen, gegenüberstellen kann.

7. Torticollis spasticus. Dieser äußerst unangenehme und hinderliche Zustand tritt bei beiden Geschlechtern im mittleren Lebensalter auf. Der Kopf dreht sich zur einen oder anderen Seite, wobei sich bei typischen Fällen die Schulter derselben Seite hochzieht, als wolle sie das Kinn berühren. Im Initialstadium der Krankheit tritt die dystone Bewegung oft nur dann auf, wenn der Patient nach irgendeinem Gegenstand greift, später aber kommen kontinuierliche Verkrampfungen zustande mit schweren Spannungsschmerzen in den sich kontrahierenden Muskeln und mit Halsschmerzen. In einigen Fällen kann der Patient selbst, noch besser aber eine andere Person, den Kopf des Betroffenen wieder in die richtige Stellung zurückbringen durch sanften Druck auf die Seite des verschobenen Kinns. Jahrelang sah man in dem Zustand eine psychogene Störung, doch vertreten jetzt fast alle Neurologen den Standpunkt, daß es sich hier um ein organisches Syndrom handelt, das den Torsionsdystonien zuzurechnen ist.

8. Schreibkrampf. Schreibkrampf wurde früher als ein neurotisches Syndrom angesehen, das besonders bei vor der Dienstentpflichtung stehendem klerikalen Personal vorkomme. Heute hält man den Zustand für ein in vielen Fällen organisches Syndrom extrapyramidalen Charakters, ist doch auch auffallend, daß sich bei vielen Schreibkrampfpatienten allmählich ein Parkinsonismus oder andere dystone Syndrome herausbilden.

9. Blepharaklonus und Blepharospasmus. Dieser Zustand kommt in höheren Altersgruppen vor. Es handelt sich um häufige und prolongierte Episoden zwanghaften Lidschlusses. Wie im Falle des Schreibkrampfes kann diese Störung ein frühes Zeichen beginnenden Parkinsonismus sein.

10. Faziale Dyskinesien. Man hat erkannt, daß diese Art von Störungen nicht selten eine Komplikation der Therapie mit Phenothiazinen sind, doch wissen wir auch, daß diese kauenden und manschenden Bewegungen im Gesicht, an Lippen und Zunge häufig bei älteren dementen Patienten und bei Personen vorkommen, die man als unterschwellig geistesgeschwächt bezeichnen könnte. Es ist nicht ausgeschlossen, daß die Selbstverletzungen der Lippen bei dieser Patientengruppe und dieselben Verletzungen beim Lesch-Nyhan-Syndrom einfach nur besonders grobe Aberrationen der im allgemeinen nicht so schwerwiegenden Bewegungsstörungen sind. Manchmal tritt bei diesen Gesichtsbewegungsstörungen auch gehäuftes Schlucken oder Herausstrekken der Zunge auf.

11. Drogen- bzw. medikamenteninduzierte Dystonien. Zur Zeit ist die häufigste Ursache dystoner Syndrome eine Drogenhypersensibilität. Zu den in Betracht kommenden Medikamenten gehören alle Phenothiazine, trizyklische Antidepressiva, Benzodiazepin und L-Dopa. Daß dieses kausale Verhältnis jetzt für all die oben beschriebenen Syndrome, die früher zu den Neurosen gezählt worden sind, anerkannt ist, daß man in ihnen also vielfach Reaktionen auf Medikamente erkannt hat, hat die Vermutung, daß hier oft organische Leiden vorliegen, vollständig in den Hintergrund gedrängt.

Zu den drogeninduzierten Störungen gehören Blepharospasmus, okulogyre Krisen, Gesichtsspasmen, Herausstrecken der Zunge, rollende Kopfbewegungen, Torticollis, Antecollis, Retrocollis, Hyperextension des Rückens, Lateralreflexion der Wirbelsäule, dystone Gliedstellungen und feine, zuckende, unruhige Bewegungen der Glieder (manchmal als periphere Akathisie = Unfähigkeit, längere Zeit sitzen zu bleiben) bezeichnet.

Obwohl eine medikamentöse Therapie im allgemeinen bei den organischen Störungen wirkungslos ist, sieht man doch bei drogeninduzierten Fällen solcher Dystonien, daß die Störung verschwindet, wenn man die Dosis des verantwortlichen Medikaments erhöht, daß man durch Fortlassen des Medikaments aber dieselbe günstige Wirkung erzielen kann. Auch eine sog. „tardive Dyskinesie" ist gelegentlich zu beobachten: d. h., daß die Bewegungsstörung sich erst einstellt, wenn man dem Patienten das offensive Medikament entzogen hat. Besonders bei der Gruppe der fazialen Bewegungsstörungen findet man diese tardive Dyskinesie.

Es gibt wichtige Unterschide zwischen den einzelnen Typen der Phenothiazine und den jeweils dazugehörenden extrapyramidalen Syndromen.

Piperazin-Seiten-Ketten-Medikamente: Tri-fluoperazin (Stelazin), Fluophenazin (Fentazin), Prochlorperazin (Stematil) neigen besonders zur Auslösung *akut* einsetzender Dystonien, manchmal – bei jüngeren Frauen – nach einer einzigen Dosis. Bemerkenswerterweise ist der anti-emetische Effekt oft die Indikation zur Anwendung des Medikaments, ferner ist bemerkenswert, daß Metoclopramid (Maxalon), ein nicht phenothiazinhaltiges oder mit Phenothiazinen chemisch verwandtes Anti-Emetikum, auch akute dystonische Syndrome auslösen kann. Es handelt sich hier um Überempfindlichkeitsreaktionen.

Die chlorosubstituierten Agenzien, wie z. B. Chlorpromazin (Megaphen) bringen – nach jahrelanger Anwendung – eher parkinsonistische Syndrome hervor; im allgemeinen handelt es sich dabei um tardive Dyskinesien. Offenbar handelt es sich bei der Wirkung dieser Medikamente im Sinne der Verursachung von Dystonien nicht um Überempfindlichkeitsreaktionen, sondern um chronische Alterationen der Transmittersubstanzen.

Myoklonische Störungen

Beim Kleinkind und Kind. Myoklonische Zuckungen und myoklonische Epilepsie sind ein Merkmal verschiedener krankhafter Zustände in der Kleinkindzeit. Da gibt es die Lipoidosis progressiva (Krabbe-Syndrom), die zu Demenz und schließlich zum Tode führt, und da gibt es nicht progressive, Remissionen aufweisende Vorkommnisse wie z. B. die myoklonische Enzephalopathie des Kleinkinds. Hierbei folgen kurze, schockartige Muskelkontraktionen auf eine überraschende Bewegung oder einen Bewegungsversuch. Die Störung kann auf ACTH gut ansprechen und ohne Folgen vorübergehen. Infantile myoklonische Spasmen oder „Salaam"-Anfälle sind ernstere Vorkommnisse und zeigen eine klassische Veränderung im EEG, die sog. Hypsarrhythmie. Diese Attacken beginnen im ersten Lebensjahr. Es erfolgt zunächst ein Schrei, dann starke Rumpfbeugung oder ein kurzes, blitzartiges Zucken des ganzen Körpers mit Streckung der Beine und Blickwendung nach oben. Im Laufe von 2 Jahren können die Attakken aufhören, werden aber gewöhnlich abgelöst von anderen Formen von Epilepsie, und fast ausnahmslos findet sich später, daß die Kinder einen erheblichen Hirnschaden davongetragen haben.

In der zweiten Lebensdekade begegnet man anderen Arten von Störungen. Hier sind zu erwähnen: einfache myoklonische Epilepsien mit gelegentlichen Grand-mal-Attacken und Anfällen von Petit mal mit myoklonischen Zuckungen, manchmal tritt auch ein idiopathisches Grand mal auf. Eine Erkrankung mit hoher Letalitätsrate ist unter der Bezeichnung Lafora-Einschlußkörperchenkrankheit bekannt. Sie beginnt als myoklonische Epilepsie. In der Folge entwickeln sich rasch eine kortikale Erblindung und eine zunehmende Demenz. Die Lafora-Körper sind aus Mukopolysacchariden bestehende Einschlüsse in Nervenzellen sowie in Nebennieren- und Nierenzellen. Alle Patienten sterben innerhalb von 6 Jahren nach Krankheitsbeginn. Eine andere, meist zum Tode führende Krankheit ist kürzlich geklärt worden als eine pathologische Immunreaktion auf die Einwirkung des Masernvirus. Es ist dies eine subakute sklerosierende Leukoenzephalopathie, die in den Altersgruppen von 5–20 Jahren auftritt. Die betroffenen Patienten haben gewöhnlich sehr frühzeitig in ihrem Leben (vor dem zweiten Lebensjahr) Masern durchgemacht. Die Krankheit beginnt dann mit intellektuellen Defekten oder Verhaltensschwierigkeiten, myoklonischen Zuckungen, Spastizität, Rigidität und zunehmender Demenz und führt schließlich innerhalb von 1–2 Jahren zum

Tode. Starke Globulinvermehrung im Liquor cerebrospinalis und immunologische Anzeichen legen die Annahme nahe, daß für diesen pathologischen Prozeß eine abnorme Immunreaktion auf eine intraneuronale Viruseinwirkung verantwortlich ist. Die EEG-Kurve zeigt charakteristischerweise eine ausgeprägte Flachheit des Verlaufs mit gelegentlichen Ausbrüchen von Spikes mit hoher μV-Zahl, die gleichlaufend mit sichtbaren myoklonischen Zukkungen des Patienten auftreten. In den letzten Jahren wurde vereinzelt über Fälle berichtet, bei denen die Krankheit ausheilte.

Beim Erwachsenen. Bei etwa 10% epileptischer Patienten gehen einem epileptischen Anfall myoklonische Zuckungen voraus. Besonders oft geschieht das in den ersten ein oder zwei Stunden nach dem Erwachen aus dem Schlaf und bedeutet eine Vorwarnung für den Patienten, daß ein Anfall bevorsteht. Myoklonische Zuckungen kommen in einigen Familien mit Friedreich-Ataxie vor und als eine spezifische Komponente der zerebellaren Degeneration nach R. Hunt (Dyssynergia cerebellaris myoclonica). Diese wird genauer im nächsten Abschnitt besprochen werden. Es ist über einige Familien berichtet worden, in welchen bei verschiedenen Familienmitgliedern Parkinsonismus und Myoklonus auftreten, und in denen einzelne Patienten mit myoklonischer Epilepsie im späteren Verlauf ihres Lebens einen parkinsonistischen Zustand entwickeln.

Eine seltene, unter dem Namen Jones-Nevin-Syndrom bekannte Krankheit (subakute spongiforme Enzephalopathie) ist ebenfalls mit Myoklonus verbunden. Es handelt sich im allgemeinen um Patien-

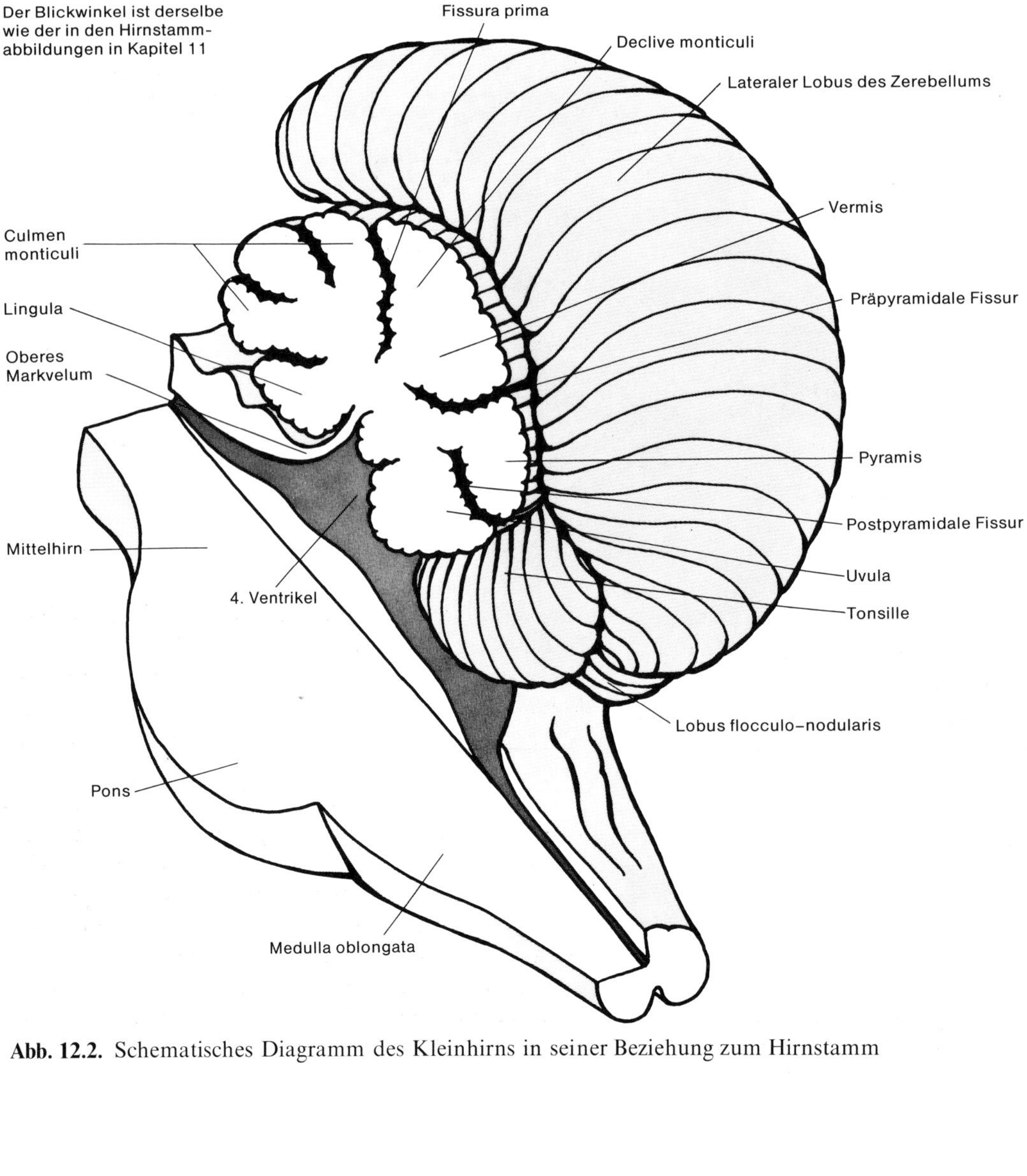

Abb. 12.2. Schematisches Diagramm des Kleinhirns in seiner Beziehung zum Hirnstamm

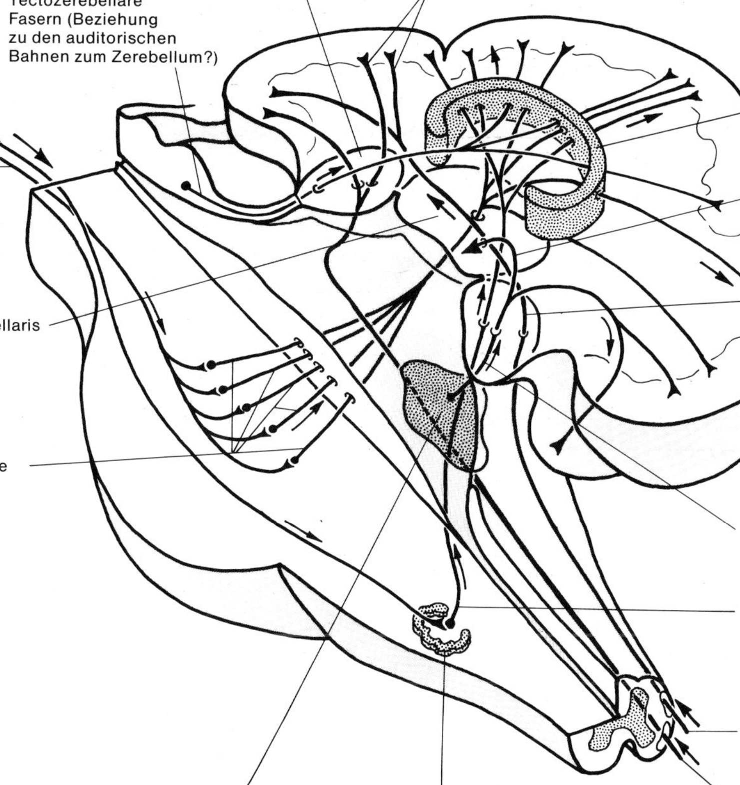

Abb. 12.3. Das Zerebellum. Die wichtigsten afferenten Verbindungen

ten im Alter von 50–70 Jahren, bei denen sich rasch eine progressive Demenz, verbunden mit myoklonischen Zuckungen, ausbildet. Die Ätiologie dieses Syndroms ist unbekannt, doch überlappen sich die Erscheinungen mit denen des Jakob-Creutzfeld-Syndroms, bei dem sich ätiologisch eine Virusinfektion nachweisen ließ.

Es gibt noch eine Anzahl anderer, noch viel seltenerer Störungen, bei welchen myoklonische Zukkungen das Bild beherrschen. Angesichts der möglichen ernsten Implikationen solcher Vorkommnisse sollte man sich zur Regel machen, bei jedem Patienten mit myoklonischen Zuckungen den Rat eines Experten auf diesem Gebiet einzuholen.

Das Kleinhirn

Für klinische Zwecke läßt sich wenig gewinnen aus dem Versuch, die komplizierte Anatomie des Kleinhirns mit ihrer verwirrenden Doppelnomenklatur zu erlernen.

Anatomische Grundlagen

Die Anatomie des Zerebellums und seiner Verbindungen zeigen Abb. 12.2., 12.3. und 12.4.

Zu unterscheiden sind zwei Grundregionen: die Mittellinienstrukturen und die Hemisphären des Kleinhirns. Zu den Mittelliniengruppen gehören vorn die Lingula, im Mittelbezirk der Wurm (Vermis), am posterioren Ende der Lobus flocculo-nodularis. Die Lappen teilen sich jeweils in einen größeren anterioren und einen kleineren posterioren Abschnitt. Jede Hemisphäre enthält einen großen Hauptkern, den Nucleus dentatus, durch den die Hauptmenge der efferenten zerebellaren Informationen heraustritt. Die kleineren Dachkerne sind hauptsächlich zuständig für vestibuläre Reflexe und Augenbewegungen.

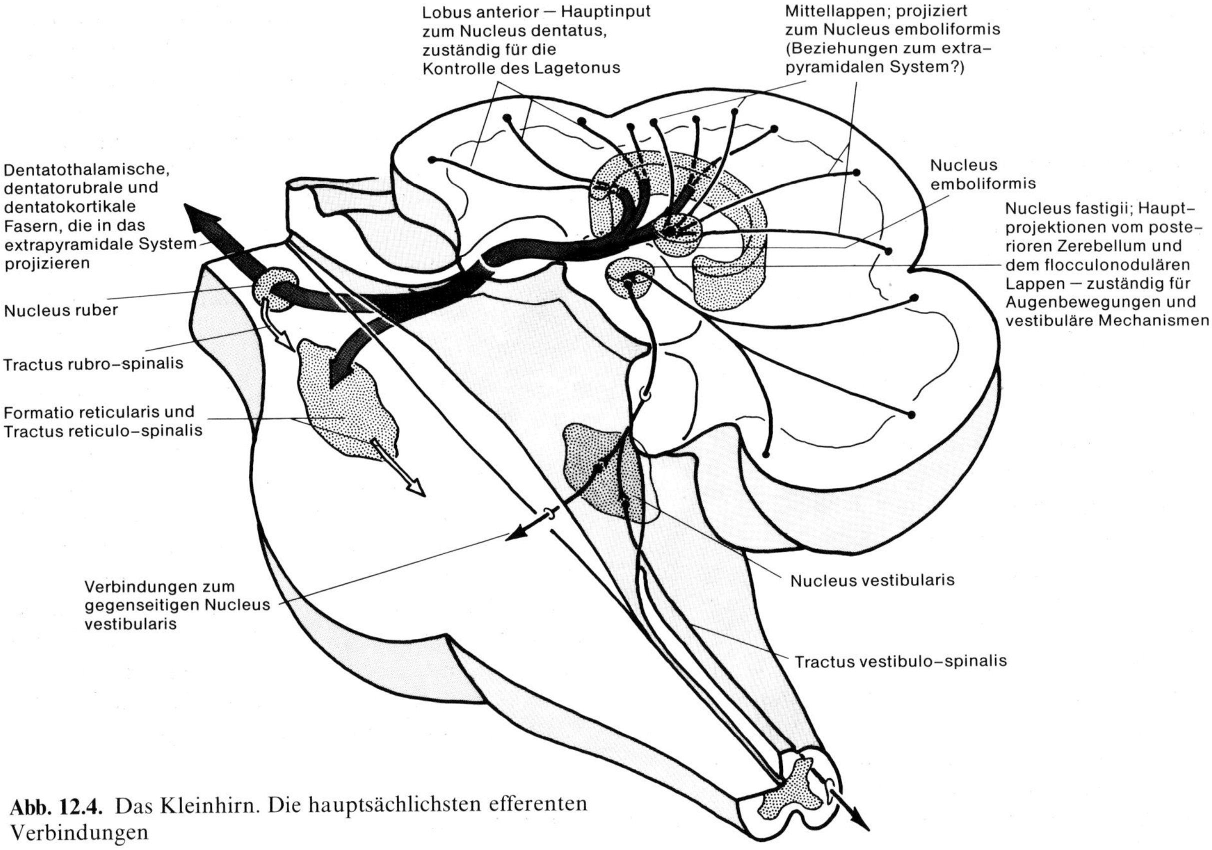

Abb. 12.4. Das Kleinhirn. Die hauptsächlichsten efferenten Verbindungen

Läsionen der Mittelhirngruppe äußern sich klinisch in schwerer Ataxie. Lingulaläsionen führen bei Ausbreitung in das obere Velum medullare zu Lähmungen im Versorgungsgebiet des IV. Hirnnervs (N. trochlearis), bei Ausbreitung in den oberen Kleinhirnstiel zu schwerem Tremor des gleichseitigen Armes. Wurmläsionen verursachen eine schwere Ataxie, die es dem Patienten oft unmöglich macht, zu sitzen oder ohne Unterstützung zu stehen. Läsionen in der flocculonodulären Region führen zu Ataxie, Schwindel (Schädigung vestibulärer Reflexbahnen) und zu Erbrechen (bei Ausbreitung in den Boden des 4. Ventrikels). Sämtliche Mittellinientumoren führen frühzeitig zur Obstruktion des Aquaeductus cerebri (Sylvii) oder zur Einengung des 4. Ventrikels, was Kopfschmerz und Papillenödem nach sich zieht.

Einseitige Lappenläsionen führen zu den klassischen zerebellaren Zeichen (s. weiter unten) an den Gliedern der gleichen Seite, symmetrische Schädigungen beider Hemisphären, wie sie z. B. bei einzelnen degenerativen Prozessen vorkommen, können gering ausgeprägte symmetrische Zeichen mit mäßiger Gangataxie herbeiführen.

Besonders dramatisch spielt sich die Ausbildung „zerebellarer“ Zeichen bei Schädigung von Kleinhirn-Stammhirn-Verbindungsbahnen ab, seien es die hauptsächlich efferenten Bahnen im superioren Kleinhirnstiel, seien es die Einflußbahnen in den inferioren und mittleren Kleinhirnstielen. Eine Läsion der fronto-ponto-zerebellaren Bahn aus klinischen Zeichen topologisch richtig einzuordnen, gehört zu den kniffligsten diagnostischen Aufgaben in der Neurologie.

Fallbericht

Ein kürzlich vom Autor beobachteter Patient, eine 50 Jahre alte Frau, die in der Vorgeschichte ein Mammakarzinom aufwies, kam zur Vorstellung mit kurzer Vorgeschichte von Kopfschmerzen, Erbrechen und Benommenheit. Die Untersuchung ergab: deutliches Papillenödem, linksseitige zerebellare Zeichen und ein Babinski-Zeichen beiderseits. Es wurde daraufhin mit gutem Gewissen die klinische Diagnose gestellt: linksseitige Kleinhirnmetastase. Weitere Untersuchungen ergaben dann jedoch, daß es sich um eine Metastase im rechten Frontalhirn handelte.

Klinische Zeichen bei Kleinhirnerkrankungen

Das wichtigste physische Zeichen bei Kleinhirnerkrankungen ist die Ataxie. Diese definieren wir als: unkoordinierte oder inakkurate Bewegung, die *nicht* auf Lähmungen, Tonusverlust, Verlust des Lagegefühls oder auf Einmischung unwillkürlicher Bewegungen beruht. So werden die meisten Neurologen bei einem einschlägigen Verdachtsfall *vor* der Untersuchung auf zerebellare Zeichen zunächst prüfen, ob Muskelkraft, Tonus und Sensibilität des Patienten normal sind.

Bei Kindern kann eine Ataxie durch 3 andere Störungen vorgetäuscht werden:
1. choreiforme Bewegungen,
2. myoklonische Zuckungen,
3. Status epilepticus minor (Petit mal).

Bei letzterem Zustand wird das Kind sabbernd und mit leerem Gesichtsausdruck dasitzen und, mit Unterbrechungen durch kleine Pausen, alle willkürlichen Bewegungen in kurzen plötzlichen Stößen ausführen. Das EEG verhilft zur richtigen Diagnose.

Auch bei Erwachsenen sind 3 häufige Irrtumsmöglichkeiten zu beachten: 1. eine leichte pyramidale Schwäche kann, wenn man nicht besonders darauf achtet, bei der Untersuchung auf zerebellare Zeichen leicht eine Ataxie vortäuschen. 2. In Verlaufsfrühstadien extrapyramidaler Prozesse kann die Symptomatik als „Pseudo-Parese" oder „Pseudo-Ataxie" erscheinen, es sei denn, dem Untersucher fällt eine Rigidität oder das Vorkommen unwillkürlicher Bewegungen auf. 3. Durch das Zittern extrem ängstlicher Patienten kann die Durchführung und Beurteilung zerebellarer Funktionstests erschwert oder unmöglich werden.

1. Gangataxie

Ein Patient mit Gangataxie aufgrund einer zerebellaren Erkrankung fürchtet sich vor dem Stehen. Er steht mit gespreizten Beinen und sucht, jede irgend erreichbare Stütze zu ergreifen. Zwar fällt er nicht, doch taumelt er, selbst wenn man ihn stützt, zur Seite, und zwar bei unilateraler Läsion nach der betroffenen Seite. Sehr geringe Grade von Gangataxie entdeckt man am besten, wenn man den Patienten auf einer vorgezeichneten Linie gehen läßt. Nach einem oder zwei ungenauen Schritten weigert sich der Patient weiterzugehen und nimmt wieder einen „sicheren" breitbasigen Stand ein. Läßt man den Patienten in dieser Position die Augen schließen, so verstärkt sich zwar sein Schwanken, doch fällt er nicht um. Das wird dann oft ein positiver Romberg-Test genannt, doch ist diese Bezeichnung hier – wie in Kap. 6 erörtert – streng genommen nicht ganz zutreffend.

Bemerkenswert ist eine oft fälschlich als Ataxie bezeichnete Ganganomalie älterer Frauen, die man das 3-F*-Syndrom genannt hat. Typischerweise betrifft das Syndrom ältere Frauen, die einen Schwindelanfall, eine Synkope oder einen Sturz durchgemacht haben. Sie gehen dann in bizarrer Haltung, schieben einen Fuß vorsichtig nach vorn, lehnen den Körper gleichzeitig nach rückwärts und heben die Arme bis zu 90° seitlich vom Körper ab und nach vorn, wobei die Handflächen nach unten gerichtet werden. Sie verlangen danach, daß ein Angehöriger zum Schutz hinter ihnen geht und greifen nach einem Stuhl, auf den sie zugehen, lange bevor sie ihn erreicht haben. Sie fallen *nicht*. Das scheint eine ganz und gar „funktionelle" Störung zu sein. Sie ist schwer zu beseitigen. Selbst längere Psychotherapie scheint kaum erfolgversprechend; beim ersten Versuch, allein zu laufen, verfallen die Patienten wieder in die oben beschriebene bizarre Gangart.

2. Rumpfataxie

Eine besondere Eigenheit zerebellarer Mittellinienläsionen ist die Rumpfataxie. Hierbei kann der Patient ohne Stütze nicht mehr sitzen und stehen und hat eine Fallneigung nach dorsal. Manchmal sind keine anderen definitiven Symptome oder Zeichen vorhanden, es sei denn der flocculonoduläre Lobus ist an der Läsion beteiligt. Eine Gliederataxie ist minimal oder fehlt ganz.

3. Gliederataxie

Zerebellare Funktionen der Glieder werden in verschiedener Weise geprüft. In Kap. 9 haben wir beschrieben, wie wertvoll die Beobachtung der ausgestreckten Hände des Patienten ist für die Beurteilung der Frage, ob pyramidale oder propriozeptive Funktionsstörungen vorliegen könnten. Bei rein zerebellarer Krankheit neigt die ausgestreckte Hand auf der Seite der Schädigung zur Hyperpronation, so daß die Handfläche auswärts gedreht wird bei gleichzeitigem Heben dieser Hand über das Niveau der an-

* „Fear of further falling" = Furcht vor weiterem Fallen. (Anm. d. Übers.)

deren Hand, manchmal bis zu 30 cm. Bei schwerer zerebellarer Schädigung stellen sich zitternde Bewegungen ein. Drückt der Untersucher sanft die ausgestreckten Hände des Patienten abwärts und nimmt dann plötzlich seine Hand fort oder unterläßt plötzlich weiteren Druck, so fliegt die Hand auf der kranken Seite, wie außer Kontrolle, sofort nach oben.

Sind diese Tests durchgeführt, so wird geprüft, wie der Patient seine eigene Nasenspitze und/oder Spitze des Zeigefingers des Untersuchers mit seiner eigenen Fingerspitze berühren kann. Man bezeichnet das als den Finger-Nase-Versuch. Hat man vorher das Lage- bzw. Stellungsgefühl getestet, braucht man diesen Versuch nicht mehr bei geschlossenen Augen des Patienten durchzuführen. Der Aussagewert des Tests verstärkt sich sogar wesentlich, wenn der Untersucher seinen Zeigefinger bewegt, und zwar indem er ihn sowohl in eine andere Richtung wie auch in eine andere Entfernung von der Nasenspitze des Patienten bringt. Auf diese Weise können nämlich auch ganz leichte Koordinationsstörungen, terminaler Intentionstremor leichten Grades und leichte Dysmetrie entdeckt werden.

Der äquivalente Test an den Beinen ist der Knie-Hacken- bzw. Knie-Schienbein-Versuch. Der Patient muß seine Ferse (nicht die Fußsohle) auf die Tuberositas tibiae des gegenseitigen Beins legen und dann die Ferse am Schienbein abwärts bewegen. Sodann soll er die Ferse wieder *abheben* und erneut auf die Tuberositas tibiae bringen. Es soll *nicht* mit dem Fuß am Schienbein herauf- und hinunter*gerieben* werden; bringt man die Fußsohle rittlings auf das Schienbein, so kann der Fuß, durch die Tibia geführt, ohne Druck herauf- und hinunter gleiten! Geringe Inkoordination liegt bei diesem Test noch im Bereich des Physiologischen, besonders bei älteren Personen mit manchmal schmerzenden Hüft- und Kniegelenken. Der Test muß ordentlich durchgeführt werden. Überbewertung leichter Anomalien ist zu vermeiden.

Eine einseitige Ataxie ist ein verläßlicher Hinweis auf eine gleichseitige Kleinhirnhemisphärenaffektion. Ist die Ataxie hochgradig, so weist sie auf eine Beeinträchtigung des zerebellaren Inputs der gleichen Seite hin, auf Schädigung der kreuzenden dentato-rubro-thalamischen Bahn oder sogar auf eine Läsion des gegenseitigen Frontalpols. Fügt man noch die Möglichkeit hinzu, daß ein gewisser Grad von Ataxie auch bei Pyramidenbahnläsionen und bei Lagegefühlsverlust vorkommt, so wird verständlich, wie schwierig es gelegentlich sein kann, eine zuverlässige Diagnose einer Kleinhirnläsion nach klinischen Zeichen zu stellen.

4. Rasch wechselnde Bewegungen (Diadochokinese)

Zur Vervollständigung der Prüfungen auf Ataxie wird eine Anzahl einfacher Tests mit raschen Bewegungen durchgeführt. Hierbei lassen sich Fragmentationen der Bewegungen erkennen, die sich bei erhöhter Bewegungsgeschwindigkeit akzentuiert darstellen. Diese krankhaften Veränderungen werden als Dysdiadochokinese bezeichnet. Man läßt den Patienten mit einer Hand sich selbst, so rasch er kann, auf den Rücken oder mit seinem Fuß auf den Fußboden oder gegen die Hand des Untersuchers klopfen. Bei diesem besonders gut brauchbaren Test ist allerdings der Vorbehalt zu erwähnen, daß bei dem Patienten kein Pyramidenbahnschaden vorliegen darf. Schließlich fordere man den Patienten zum Faustschluß auf und bitte ihn dann, bei halber Armbeugung im Ellbogen den Unterarm so rasch wie möglich zu pronieren und zu supinieren. Im pathologischen Falle gelingt diese Bewegung nur langsam und unregelmäßig, und der Patient vollführt ausfahrende Schulter-Abduktions- und Adduktionsbewegungen, weil der gesamte Arm in die Bewegungsanstrengung einbezogen wird.

5. Andere Zeichen

Die bisher besprochenen Zeichen, so schwierig auch zuweilen ihre Auslösung ist, geben verläßliche Hinweise auf Dysfunktion des Kleinhirns. Nun gibt es noch eine Anzahl weiterer Zeichen, die manchmal noch schwieriger auszulösen und zu interpretieren sind.

Tonus. Bei zerebellarer Erkrankung ist der Muskeltonus auf der Seite der Läsion herabgesetzt. Tonusschwäche ist ein sehr subjektives Phänomen. Obwohl man sie bei einem Patienten gelegentlich als eindeutig vorhanden festgestellt hat, fällt der Untersuchungsbefund zu einer anderen Zeit nicht mehr so sicher aus.

Reflexe. Gleichlaufend mit der Tendenz zum Tonusverlust läßt die Lebhaftigkeit der Reflexe nach, sie sind träger im Entstehen und Abklingen, so daß ein sog. perpendikulärer Ausschlag zustande kommt. Aber auch das ist objektiv nicht sicher faßbar, und bei der Mehrzahl der Patienten lassen sich keine einwandfreie abnormen Reflexveränderungen nachweisen.

Nystagmus. Wie bereits in Kap. 8 erwähnt, ist der Nystagmus kein wesentliches Merkmal einer Kleinhirnkrankheit; wenn er vorhanden ist, beruht er gewöhnlich auf einer Mitbeteiligung des Lobulus flocculo-nodularis. Liegt ein Nystagmus vor, so sind die stärksten Ausschläge nach der Seite der Läsion hin gerichtet.

Dysarthrie. Durch zerebellare Erkrankungen werden die Autoregulation der Atmung und besonders die Integration von Atmung und Sprache gestört. Die sog. skandierende Sprache ist typischer für eine kombinierte pyramidal-zerebellare Läsion und kommt gelegentlich bei multipler Sklerose vor.

Schreiben. Die Handschrift ist oft beeinträchtigt; im typischen Falle schreibt der Patient die Buchstaben größer, um sie lesbarer zu machen – ganz im Gegenteil zum Parkinson-Kranken, der eine kleinere Handschrift bekommt.

Kopfhaltung. Es gibt verschiedene Arten von Kopfhaltungsveränderung bei Kleinhirnkranken. Allen ist die Neigung des Kopfes nach einer Seite gemeinsam. Läsionen im oberen Markvelum verursachen eine Trochlearislähmung, wobei dann die Kopfneigung zum Ausgleich der Diplopie dient. Eine Kleinhirnhemisphärenläsion mit der bei ihr eintretenden Kopfhaltungsgleichgewichtsstörung läßt den Kopf nach der Seite der Läsion absinken. Läsionen im Lobus flocculo-nodularis können bei der dabei eintretenden intrakraniellen Druckerhöhung direkt die Dura in der hinteren Schädelgrube reizen, worauf Nackensteifheit und seitliche Rückwärtsneigung des Kopfes eintreten.

Erbrechen. Angesichts der Schwierigkeiten rein klinischer Diagnostik zerebellarer Krankheiten verdient Erbrechen als Symptom bei Patienten mit Kleinhirntumoren besondere Erwähnung: die charakteristischen Eigenheiten dieses Symptoms kann man sich als die *3 Ps* merken: *p*osturales (Haltungs-), *p*ositionelles (Stellungs-) und *p*rojektives (wurfartiges) Erbrechen. Das Erbrechen tritt typischerweise sehr plötzlich ohne Nausea ein und hat einen schwall-, wurf- oder schußartigen Charakter. Im typischen Falle kommt es zustande, wenn der Patient sich in einer besonderen Stellung befindet, besonders wenn er sich plötzlich aus der Horizontallage aufrichtet (Orthostase). Für die Diagnose „Kleinhirntumor" scheint dem Autor dieses Symptom, auch wenn andere physische Zeichen *fehlen*, unbedingt relevant zu sein.

Fallbericht

Ein 36 Jahre alter selbständiger Baumeister, der unter besonderem Streß stand, bekam mäßige Kopfschmerzen und Attacken plötzlichen Erbrechens. Besondere physische Zeichen fanden sich nicht, es fiel lediglich auf, daß er immer dann erbrach, wenn er sich rasch vom Liegen aufrichtete. Ein EMI-Scan ließ einen zystischen Mittellinientumor erkennen, der bei der Operation bestätigt wurde. Der Patient selbst und seine Berater hatten das Symptom für eine Auswirkung von Angst gehalten.

Zusammenfassend kann gesagt werden, daß eine Kleinhirnerkrankung sehr eindrucksvolle Symptome hervorrufen kann, insbesondere Gangunsicherheit, jedoch auch ungewöhnlich subtile physische Zeichen, wie z. B. Rumpf- bzw. Stammataxie. Patienten mit augenfälligen Symptomen haben meist Läsionen im Kleinhirn-Hirnstamm-Verbindungssystem. Aus diesen Gründen kann es vorkommen, daß ausgedehnte Resektionen von Kleinhirnteilen verhältnismäßig geringe Residualdefekte zurücklassen; selbst nach der Entfernung metastatischer Herde darf man ein akzeptables Endergebnis erwarten.

Zerebellare Krankheiten in der Kindheit

In der Kindheit gibt es 5 große Kategorien von Krankheiten des Kleinhirns. Einige von diesen werden an anderer Stelle besprochen und hier nicht im einzelnen erörtert.

Kongenitale Läsionen

Hier handelt es sich um verschiedene Fehlentwicklungen des Kleinhirns, oft im Zusammenhang mit der Arnold-Chiari-Mißbildung oder dem Dandy-Walker-Syndrom (s. Kap. 15). Häufig sind mit diesen Vorkommnissen eine Meningozele oder eine Steigerung des intrakraniellen Drucks verbunden. Bei leichten Fällen von Arnold-Chiari-Syndrom kommt es manchmal erst im 2. Lebensjahr zu Symptomen. Wie im Falle extrapyramidaler Störungen hat man sich daran zu erinnern, daß eine Ataxie nicht manifest werden kann, bevor das pyramidale System ausreichend entwickelt ist. Besonders die „akuten", im 2. Lebensjahr beginnenden Bewegungs- und Gangstörungen, beruhen wohl öfter auf kongenitalen Anomalien oder einer neonatalen Hirnschädigung. Ein Zustand aber, bei dem sich eine durch Ataxie beherrschte Symptomatik sehr langsam, gleichsam verzögert manifestiert, ist die kongenitale Aquäduktstenose. Manche Patienten mit dieser Fehlbildung kommen erst in den Teenagerjahren mit krankhaften Symptomen zur Vorstellung, und zwar mit Ataxie, Abduzenslähmung, Vergrößerung des Kopfes, mit Stauungspapille und Sehschwäche sowie mit Intellekteinbußen. Der Beginn dieser Störungen kann sehr schleichend sein. Leicht kann fälschlich ein Kleinhirntumor diagnostiziert werden.

Stoffwechselstörungen

Es gibt mehrere Stoffwechselstörungen, die zu zerebellarer Dysfunktion führen können. Zu ihnen gehören die metachromatische Leukodystrophie, die Bassen-Kornzweig-Krankheit und das Refsum-Syndrom; sie sollen in Kap. 16 besprochen werden. Es gibt 5 weitere Störungen:

1. Ataxie bei Kindern kann verursacht werden durch Medikamente – insbesondere Antikonvulsiva – und hier wiederum Diphenylhydantoin und Primidon. Gelegentlich kommt es vor, daß akute Ataxie und Somnolenz eine Folge von Alkoholgenuß ist bei einem Kind, das Zugang zu alkoholischen Getränken gehabt hat.

2. Ataxie, Papillenödem und Somnolenz kann auf Bleivergiftung mit konsekutiver Hirnschwellung beruhen. Dabei kann leicht die Fehldiagnose „Kleinhirntumor“ gestellt werden.

3. Ahornsirupkrankheit. Dies ist eine der seltenen Störungen im Aminosäurestoffwechsel, bei denen, manchmal provoziert durch einen Infekt, episodisch eine Ataxie vorkommt. Während der Anfälle werden größere Mengen von Valin, Leucin und Isoleucin mit dem Harn ausgeschieden. Zwischen den Anfällen ist nichts Abnormes festzustellen.

4. Hartnup-Krankheit. Diese Krankheit beruht auf Beeinträchtigung der Tryptophanabsorption. Die episodisch auftretende Ataxie, ausgelöst durch Infekte, ist gewöhnlich mit einer pellagraartigen Hautveränderung verbunden: die Haut zeigt eine trockene, schuppende Rötung. Wechselnd starke Aminacidurie findet sich auch zwischen den Anfällen.

5. Ataxie-Teleangiektasie (Louis-Bar-Syndrom). Hauptmerkmale dieser progressiven Störung sind konjunktivale Teleangiektasien (meist fehldiagnostiziert als chronische Konjunktivitis), fortschreitende Kleinhirndegeneration und eine Neigung zu Infektionen bei den Patienten, die eine Agammaglobulinämie aufweisen, eine pathologische Veränderung, die gelegentlich mit dem Louis-Bar-Syndrom assoziiert ist. Der Verlauf der Krankheit ist durch progressive Ataxie und mentalen Abbau gekennzeichnet. Früher Eintritt des Todes ist häufig, meist erliegen die Patienten einer Infektionskrankheit.

Infektionskrankheiten

Es liegen Berichte über akute Kleinhirn-Virusinfektion vor; jedenfalls kann bei Patienten mit einer Virusenzephalitis das dominierende Symptom eine Ataxie sein.

Ein akutes ataktisches Syndrom kann bei jeder der akuten exanthematischen Infektionskrankheiten der Kinder vorkommen, auch bei der infektiösen Mononukleose. Eine besondere Beziehung besteht zu den Varizellen. Bei diesen kann innerhalb von 3 Wochen nach Beginn der Infektion eine schwere Ataxie auftreten, die sich im Laufe von einigen Monaten fast immer zurückbildet. „Windpockenzerebellitis“ kommt gewöhnlich bei Kindern unter 2 Jahren vor; bei älteren Kindern ist sie eine Seltenheit. In jedem Falle einer „postinfektiösen“ Ataxie im Kindesalter müssen metabolische Störungen, die durch die Infektionskrankheit getriggert sein könnten, ausgeschlossen werden (s. oben).

Kinder mit Guillain-Barré-Syndrom können bei der Erstuntersuchung ataktisch erscheinen. Diese Ataxie beruht auf motorischer Schwäche oder Sensibilitätsverlust. Es muß an dieser Stelle erneut betont werden, wie wichtig es ist, sich darüber Klarheit zu verschaffen, ob eine vermutete Ataxie nicht eine „Pseudo-Ataxie“ ist.

Degenerative Leiden

Die häufigste erbliche Form spinozerebellarer Degeneration ist die Friedreich-Ataxie, deren Symptomatik gewöhnlich in den Altersstufen von 5–10 Jahren auftritt. Sie wird in Kap. 14 eingehend besprochen werden. Hereditäre zerebellareDegenerationen treten gewöhnlich im Erwachsenenalter in Erscheinung. Sie sind gewiß diejenigen unter den „Erbleiden“, deren Symptomatik am spätesten einsetzt. Die beim Erwachsenen das Bild einer Ataxie und Dysarthrie zeigenden olivo-ponto-zerebellare Atrophie kann beim Kind zu progressiven spastischen Lähmungen und zum Tode führen. Das Hunt-Syndrom (Dyssynergia cerebellaris myoclonica) tritt im Kindesalter auf unter dem Bild einer milden progressiven Ataxie, kompliziert durch plötzliche myoklonische Zuckungen, die heftig genug sein können, das

Kind zu Boden zu schleudern. Es kommen aber auch direkt durch die Ataxie verursachte Stürze bei den Kindern vor.

Tumoren

Die Tumoren sind in Kap. 8 besprochen worden. Es ist sachdienlich, daran zu erinnern, daß sie bei Kindern meist im Kleinhirn lokalisiert sind und in zwei Typen vorkommen: den äußerst malignen Medulloblastomen, bei denen ein „Mittellinienbild" mit grober trunkaler Ataxie entsteht, und den benignen zystischen Astrozytomen, die, ausgehend von der Mittellinie, unter groß-zystischer Umwandlung lateralwärts in eine der beiden Hemisphären vordringend, ein typisches einseitiges zerebellares Syndrom verursachen.

Das vorwiegende Symptom der Kleinhirntumoren im Kindesalter ist gewöhnlich eine Ataxie. Auf diese folgen Kopfschmerzen, Erbrechen und Papillenödem. Differentialdiagnostisch kommen hauptsächlich Bleivergiftung und Aquäduktstenose in Betracht. Pontine Gliome verursachen *keine* Blockade der Liquorzirkulation; sie neigen eher dazu, Hirnnervenlähmungen zu verursachen (s. Kap. 11).

Zerebellare Krankheiten beim Erwachsenen

Ganz andere sind die Ursachen zerebellarer Krankheit beim Erwachsenen. Selten liegen vaskuläre Schäden zugrunde, es sei denn, daß bei einer Stammhirnschädigung zerebellare Bahnen mitbetroffen sind. Eine akute intrazerebellare Blutung ist in Kap. 11 abgehandelt worden. Einzelne hereditäre Störungen rufen typischerweise die ersten Symptome im späten Erwachsenenalter hervor. Tumoren, abgesehen von denen des N. acusticus, sind selten, und gewöhnlich handelt es sich bei ihnen um Metastasen, ausgenommen beim zerebellaren Hämangioblastom. Schließlich gibt es einige „typische" Ursachen zerebellarer Krankheiten, wobei Alkohol als Schadstoff im Vordergrund steht.

Hereditäre zerebellare Krankheit

Die Friedreich-Ataxie wurde bereits besprochen. Sie macht sich gewöhnlich schon im Kindesalter bemerkbar. Man unterscheidet 3 Hauptarten hereditärer zerebellarer Degenerationen:

1. Ramsay-Hunt-Syndrom (Dyssynergia cerebellaris progressiva oder myoclonica). Das ist eine sich heimtückisch entwickelnde zerebellare Ataxie, die meist mit Myoklonus einhergeht. Beginnt sie in der 3. Lebensdekade, so pflegt sie eher mit schwerer Ataxie der oberen Extremitäten als mit Gangataxie einherzugehen. Diese Symptomatik vereinbart sich mit dem Sitz der pathologisch-anatomischen Hauptläsion im Nucleus dentatus und in den von dort zum Thalamus ziehenden Bahnen.

2. Olivo-ponto-zerebellare Atrophie (Déjerine-Thomas-Syndrom). Im Mittelpunkt dieses Leidens steht die Dysarthrie, ferner stellen sich aus ungeklärten Gründen eine Sphinkterstörung mit Urininkontinenz und Impotenz ein. Generalisierte ruck- und stoßartige Muskelzuckungen bei Ruhe fallen häufiger auf als reine Ataxie, und Rigidität häufiger als Hypotonie.

Unter den verschiedenartigen pathologisch-anatomischen Befunden lassen sich am häufigsten Degenerationen der Oliven- und Brückenkerne und ein Schwund der Purkinje-Zellen des Kleinhirns nachweisen.

3. Zerebellare Ataxie mit Spastizität (Nonne-Marie und Sanger-Brown). Dies ist eine spät einsetzende Erkrankung mit starker hereditärer Belastung. Beherrschendes Symptom ist die Ataxie. Zum Unterschied von anderen heredo-familiären Degenerationskrankheiten sind die Reflexe lebhaft; die Spastik an den unteren Extremitäten ist besonders auffällig. Häufiger entwickelt sich eine Optikusatrophie. Die Erkrankung wird leicht als multiple Sklerose fehldiagnostiziert, es sei denn, man habe den progressiven Charakter des Leidens beachtet oder eine positive Familienanamnese erheben können.

Bei all diesen Erkrankungen kommt es, obwohl die Hauptschwere des Schadens das Kleinhirn betrifft, zu einem Niedergang der intellektuellen Leistungsfähigkeit. Die heredo-familiäre Natur der Krankheit kann dem Diagnostiker dadurch verborgen bleiben, daß die Eltern des Patienten früh verstorben sind (bevor bei ihnen selbst die Erkrankung zum Vorschein kommen konnte), oder dadurch, daß Zwillinge zur Zeit des Auftretens des Leidens weit voneinander getrennt lebten. Indessen lassen sich bei gründlicher Familienforschung manchmal verschiedene Zwillinge in anderen Teilen des Landes ausfindig machen, die dasselbe, nur manchmal unter verschiedenen anderen diagnostischen Bezeichnungen registrierte Leiden haben.

„Toxische" zerebellare Degeneration

Bekannt sind eine Anzahl möglicher Ursachen toxischer zerebellarer Degeneration, die durch Schwund von Purkinje-Zellen charakterisiert ist und sich in manchen Fällen auf ziemlich kleine Areale des Kleinhirns beschränkt. Die häufigste Ursache ist Alkohol. Vergiftung durch ihn kann eine sehr schwere, aber reversible akute Ataxie hervorrufen, oder schwere irreversible akute Ataxie im Rahmen einer Wernicke-Krankheit. Hauptsächlich trifft der Schaden den Vorderlappen; die Folge ist eine schwere Gangataxie.

Antikonvulsive Pharmaka verursachen bei akuter Überdosierung eine reversible Ataxie. Chronische und gelegentliche Überdosierung von Diphenylhydantoin kann zweifellos irreversible Kleinhirnschäden verursachen. Akute Zerstörung der Kleinhirnrinde tritt bei Vergiftung mit Kohlenmonoxid auf.

Fallbericht

Ein älterer Mann machte am Gasofen einen Suizidversuch. Er wurde in halbbewußtlosem Zustand aufgefunden und in ein Krankenhaus gebracht. Nach Sauerstoffverabreichung erschien er innerhalb von 24 h normal. Zehn Tage darauf bekam er eine akute Ataxie, Dysarthrie und Dysphagie. Trotz Sondenernährung verschlimmerte sich der Zustand und wenige Tage darauf trat der Tod ein. Autoptisch ergab sich: geleeartige Konsistenz des total destruierten Kleinhirns.

Bei Krebserkrankungen und malignen Lymphomen kommen außer direkten Metastasen im Kleinhirn als Komplikation gelegentlich auch degenerative zerebellare Prozesse vor, jedoch kann man im allgemeinen bei einem Krebskranken, bei dem zerebellare Störungen auftreten, ziemlich sicher damit rechnen, daß die Ursache dieser Störungen direkte Kleinhirnmetastasen und nicht degenerative Kleinhirnprozesse sind.

Neoplasien

Bei der Mehrzahl der Kleinhirntumoren im Erwachsenenalter handelt es sich um Metastasen. Gewöhnlich gehen diese von der Lunge oder der Brust aus, doch überraschend häufig kommen auch Absiedlungen von Dickdarmtumoren vor, besonders vom Colon descendens oder Colon sigmoideum ausgehend.

Primäre Kleinhirntumoren sind selten. Beim Erwachsenen kommen gelegentlich Medulloblastome vor. Auch primäre Gliome sind Seltenheiten. Der häufigste Tumor ist das benigne Hämangioblastom, oft ein mit einer großen Zyste verbundener, sehr kleiner Gefäßknoten. Die Prognose ist sehr gut, allerdings sind Rezidive recht häufig. Gelegentlich bilden diese Tumoren Erythropoetin und bilden somit die Ursache einer Polyzythämie. Die Kompression des Kleinhirns durch Akustikusneurinome ist in Kap. 6 besprochen.

Multiple Sklerose

Zwar sind „zerebellare" Zeichen bei multipler Sklerose nichts Ungewöhnliches, doch sitzen bei den meisten derartigen Fällen die Läsionen in den Stammhirn-Kleinhirn-Bahnverbindungen, und die zerebellaren Zeichen sind fast ausnahmslos assoziiert mit internukleärer Ophthalmoplegie, Schädigung der langen Bahnen und Hinweisen auf bilaterale pyramidale Herde.

Es kann schwierig sein, die Diagnose „zerebellare Krankheit" zu stellen, ist sie aber einmal gestellt, so steht man vor einem weiten Spektrum diagnostischer Möglichkeiten. Beim Erwachsenen kommt es besonders darauf an, eine detaillierte Familiengeschichte zu erheben und nach Drogen- bzw. Medikamenten- und Alkoholabusus zu forschen. Beim Kind sollten die Untersuchungen zum Ausschluß eines Tumors vorrangig sein.

Krankheiten des Rückenmarks

Die folgenden drei Kapitel sind den das Rückenmark affizierenden Krankheiten gewidmet. Dabei wollen wir nicht nur die Krankheiten des Rückenmarks selbst betrachten, sondern auch Schädigungen seiner Häute, seiner Blutversorgung sowie des Wirbelkanals.

Der Stoff wird in drei Abschnitten abgehandelt. Diese sollten zum möglichst guten Verständnis der Reihenfolge nach gelesen werden, da die klinischen Gegebenheiten ausführlich im ersten Kapitel besprochen sind und in den weiteren Kapiteln lediglich auf sie Bezug genommen wird, um Wiederholungen zu vermeiden.

Die wichtigste Eigenheit des Rückenmarks – nämlich seine Beziehung zur Wirbelsäule – wird nur selten ausreichend gewürdigt. Das Mark erstreckt sich vom Foramen magnum bis zum ersten Lendenwirbel. Nur zu oft wird bei der Myelographie eine das Rückenmark komprimierende hochsitzende Läsion nicht erkannt, weil das Kontrastmittel nicht bis zum Foramen magnum hinauf gelangt war. Demgegenüber macht sich mancher hinsichtlich des unteren Endes des Rückenmarks nicht klar, daß eine unterhalb der Vertebralhöhe L 1 lokalisierte Läsion *nicht* zu einer Kompression des Rückenmarks führen kann, sondern lediglich zu einer Schädigung der Cauda equina. Und doch ist häufig die erste Untersuchung, die bei einem Patienten mit spastischer Paraparese vorgenommen wird, eine Röntgenaufnahme des lumbosakralen Wirbelsäulenbereichs! Hier liegt auch die Erklärung dafür, daß bei einer Lumbalpunktion keine Gefahr einer Rückenmarkverletzung besteht, wenn man mit der Kanüle in einen Zwischenwirbelraum unterhalb der Höhe L 1/2 hineingeht (s. auch Kap. 25). Diese überaus wichtigen praktischen Punkte werden an weiteren Stellen des Textes näher erörtert werden.

Kapitel 13

Anatomie, Physiologie und Klinik der Rückenmarkerkrankungen

Praktische Anatomie der Rückenmarkbahnen

1. Motorische Bahnen (Abb. 13.1.)

Eine Schädigung der motorischen Bahnen ist der häufigste und am leichtesten erkennbare Teil der bei Rückenmarkerkrankungen entstehenden klinischen Bilder. Zwar hat sich für die Konstellation der Befunde die Bezeichnung „Pyramidenzeichen" eingebürgert, doch ist es wahrscheinlich, daß vielen der typischen Merkmale Schädigungen nicht-pyramidaler Bahnen zugrundeliegen. Hier ist ein besonderes Problem die Tatsache, daß – mit Ausnahme des vestibulospinalen Traktes – die Anatomie dieser Bahnen unterhalb der Höhe des Halses nicht sicher geklärt ist. Die Pyramidenbahn (Tractus cortico-spinalis) läßt sich im Rückenmark in allen Höhenlagen einschließlich des Conus medullaris leicht identifizieren.

2. Sensorische Bahnen (Abb. 13.1. und 13.2.)

Die sensorischen Bahnen sind verwickelter als im allgemeinen angenommen, aber die herkömmlichen Beschreibungen sind für ihre Besprechung auch heute noch eine nützliche Grundlage.

a) Tastgefühl. Zum taktilen Gefühl gehören die exakte Lokalisationsfähigkeit leichter Berührung, die Zweipunktdiskrimination und das Gefühl unscharf lokalisierter Berührung. Exakte Berührung und Zweipunktdiskrimination werden dem Gehirn zugeleitet in den Fasciculi graciles (Bein) und cuneati (Arm) auf der *gleichseitigen* Rückenmarkhälfte. Die Beinfasern, die etwas weiter unten in das Rückenmark eintreten, werden medialwärts abgedrängt, da an höherliegenden Stellen einlaufende Fasern im Rückenmark Platz finden wollen. Klinisch werden die beiden Faszikel als die „Hinterstränge" bezeichnet, und die in ihnen geleiteten Gefühle als „Hinterstrangsensibilität". Gefühl für ungenaue Berührung wird über das Rückenmark zum kontralateralen *ventralen* Tractus spino-thalamicus geleitet und läuft dann gemeinsam mit der Bahn für exakt lokalisierte Berührung im Hirnstamm im Lemniscus medialis. Weil es zwei Leitungsbahnen für Berührungsgefühl gibt, kommt es bei Rückenmarkerkrankungen, welcher Art auch immer, kaum jemals vor, daß das Gefühl für einfache Berührung vollkommen ausfällt, es sei denn, das Rückenmark wäre total durchtrennt.

b) Gelenk-Lage-Empfindung (Lagegefühl). Dieses Gefühl – ebenfalls in den Hintersträngen geleitet – wird bei Rückenmarkerkrankungen oft in Mitleidenschaft gezogen. Das gilt nur für den Teil des Lagegefühls, der das Bewußtsein erreicht. Vorwiegend übt das Lagegefühl eine reflektorische Kontrolle der körperlichen Lage und Haltung aus und wird auf dem Wege über dorsale und ventrale spinozerebella-

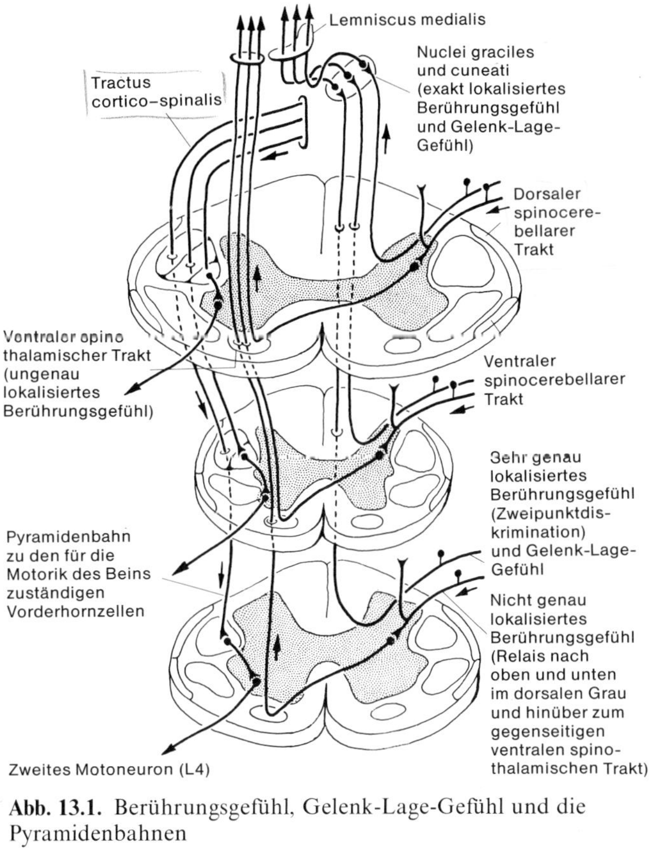

Abb. 13.1. Berührungsgefühl, Gelenk-Lage-Gefühl und die Pyramidenbahnen

re Bahnen dem Kleinhirn zugeleitet. Von welch erheblicher Bedeutung diese unbewußte Information über die Gelenklage ist, zeigt sich an der Friedreich-Ataxie, einem Leiden, bei dem die hochgradige Ataxie des Patienten auf einer Degeneration der spinozerebellaren Bahnen beruht.

c) Vibrationsgefühl. Diese künstlich hervorgerufene sensorische Modalität ist hinsichtlich der Leitungsbahnen noch ungeklärt. Viele Jahre lang hat man die Hinterstränge für die Leitungsbahnen gehalten, in den jüngst vergangenen Jahren wurden erhebliche Zweifel an dieser Vorstellung wach, und viele Befunde sprechen jetzt dafür, daß die Leitung in mehreren, verschiedenen Bahnen vor sich geht. So kann man heute eine Beeinträchtigung des Vibrationsgefühls nicht mehr als einen spezifischen Hinweis auf Hinterstrangschäden ansehen.

d) Schmerz- und Temperaturempfindung. Traditionsgemäß werden Schmerz- und Temperaturgefühl gemeinsam, gleichsam als Ganzes betrachtet und abgehandelt, obgleich nur eine der verschiedenen Schmerzbahnen auch das Temperaturgefühl leiten kann. Schmerz wird in zwei Bahnen geleitet: 1. in Schnellbahnen, die unmittelbare, sofortige und genaue Wahrnehmung eines schmerzhaften Reizes zulassen und 2. in langsam leitenden, multisynaptischen Bahnen, die im zentralen Grau des Rückenmarks hochsteigen. Diese letzteren Schaltrelais sind zwar noch ungenügend geklärt, haben aber große Bedeutung für einige schwere und schmerzhafte klinische Störungen, zu denen die Kausalgie gehört, ein Schmerz, der die Folge einer peripheren Nervenläsion sein kann. Die klassische Schmerzbahn ist der laterale spinothalamische Trakt. Er führt auch Leitungsbahnen für die Temperaturempfindung mit sich. Afferente Schmerzbahnen verlaufen nach ihrem Eintritt in das Rückenmark in diesem Trakt 2–3 Segmente nach oben, bevor sie vor dem Zentralkanal das Mark durchqueren. Das kann zu Fehldeutungen klinischer Zeichen führen; z. B. kann eine Läsion in Höhe von Th 3 nur Fasern affizieren, die aus der Höhe von Th 6 stammen – also drei Segmente niedriger –, so daß die Höhenlage einer Läsion möglicherweise falsch bestimmt wird. Beim Querverlauf durch das Mark werden die in der niedrigsten Höhenlage eintretenden Fasern zunehmend lateralwärts abgedrängt, da mehr und mehr weiter oben eintretende Fasern quer durch das Mark herüberkommen. Fasern aus dem lateralen spinothalamischen Trakt können dann nach Durchquerung des Marks wieder in die zentrale graue Substanz zurücklaufen. Hierdurch erklären sich Mißerfolge der chirurgischen Durchtrennung des spinothalamischen Traktes, die mit dem Ziel vorgenommen wurde, Schmerzen der kontralateralen Körperseite, besonders Schmerzen vom tiefen viszeralen Typ, zu blokkieren. Ausschaltung solcher Schmerzen gelingt nur mittels vollkommener Durchtrennung des Marks; es ist klar, daß ein derartiger Eingriff keine praktikable Therapie ist! In dieser Bahn wird auch das Temperaturgefühl geleitet, doch bestehen gewisse Zweifel daran, daß die topographische Anatomie der Temperaturfasern identisch mit der der Schmerzfasern ist. Bei Schädigungen des Traktes stimmen die Höhenlagen für Schmerz- und Temperaturempfindungsschäden nicht immer überein.

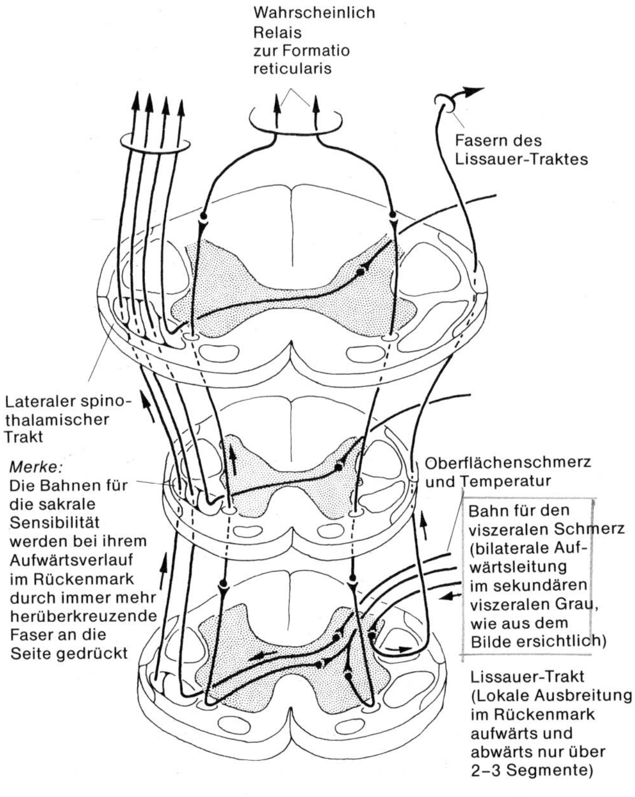

Abb. 13.2. Schmerzbahnen

Die Symptome der Rückenmarkerkrankungen

Schädigung der motorischen Bahnen

Läsionen des unteren motorischen Neurons führen zu Muskelschwund und Schwäche der zugeordneten Muskelgruppen. Bei einer Rückenmarkschädigung werden die örtlichen motorischen Einheiten, Zellansammlungen im ventralen Vorderhornabschnitt der grauen Substanz, affiziert. Ob dies klinisch erkennbar ist oder nicht, hängt von der Lage des Schadens ab. Liegt die Schädigung in Höhe von Th 6, so wird der Patient selbst leicht die Schwäche und den Schwund der kleinen Handmuskeln erkennen können, und bei einem L-5-Schaden kann das Hängen des Fußes kaum der Aufmerksamkeit entgehen, doch werden in fast allen anderen Höhenlagen lokalisierte Schäden meist nicht von dem Patienten sondern nur von einem besonders sorgfältig vorgehenden Untersucher entdeckt werden können. So kann es schwierig oder unmöglich sein, Faszikulieren der Abdominal- und Interkostalmuskeln wahrzunehmen. Grob verallgemeinert läßt sich sagen, daß eine vom Patienten nicht bemerkte Läsion des zweiten Motoneurons vom Untersucher herausgefunden werden kann, und daß das Umgekehrte für eine Läsion des ersten Motoneurons gilt, bei welcher der Patient, lange bevor vom Kliniker irgendetwas Abnormes erkannt werden könnte, die Symptome selbst bemerkt.

Eine Schädigung des ersten Motoneurons ist gewöhnlich verantwortlich für die ersten Symptome einer Rückenmarkläsion, insbesondere einer Rükkenmarkkompression. Als erstes Symptom tritt eine Steifheit der Beine ein, dem Patienten oft bemerkbar als eine Neigung zum Stolpern über geringe Unebenheiten des Bodens und als eine Unfähigkeit zum Gehen auf rauhem unebenem Untergrund. Beim Versuch, schnell zu gehen oder zu rennen, kommen diese Schwierigkeiten noch deutlicher zum Ausdruck. In England gebrauchen Patienten oft den Ausdruck „tripping over matchsticks" (= über Streichhölzer stolpern), wenn sie dieses Symptom beschreiben wollen. Immer schwieriger wird es dann, Treppen zu bewältigen, weil Hüftbeugung und Dorsalflexion der Füße geschwächt sind. Beim Heruntertreten von einer Stufe oder Bordschwelle kann spontaner Fußklonus auftreten, verursacht durch die Spastizität der Plantarflexoren. Mancher Patient wird sagen, daß sein Fuß „zittere". Schließlich wird es für jeden sichtbar werden, daß der Patient die Füße nachzieht und daß er eigenartig steifbeinig geht, immer wieder stolpert und die Kuppen seiner Schuhe abwetzt. Der ganze Symptomenkomplex kann sich bei einer durch Neoplasma verursachten Rückenmarkkompression innerhalb von Tagen bis zu seinem vollem Ausmaß entwickeln; er kann sich aber auch langsam, über ein bis zwei Jahre ausbilden im Falle einer zervikalen Spondylose oder jenes degenerativen Geschehens, das unter der Bezeichnung progressive zervikale Myelopathie bekannt ist. Nur zu oft werden die Frühsymptome der Rückenmarkkompression oder einer degenerativen Rückenmarkerkrankung als normale „Alterserscheinungen" oder als „Arthritis" fehlgedeutet.

Es muß betont werden, daß die Symptome einer Läsion des ersten Motoneurons lange vor dem Zeitpunkt auftreten können, da definitive klinische Hinweise auf die Krankheit zu entdecken sind. Es ist höchst gefährlich, an solche Symptome vorschnelle Erklärungen zu knüpfen; stattdessen sollte man den Patienten unter genauer Beobachtung halten, bis die Situation – entweder durch Besserung oder durch Entwicklung physischer Zeichen – geklärt ist.

Symptome der Schädigung motorischer Bahnen

Über die Läsionen des zweiten Motoneurons werden Kap. 16, 18 und 19 Auskunft geben. Hier soll nur ein Punkt herausgestellt werden, nämlich daß Läsion des zweiten Motoneurons Schwund und Schwäche der zugehörigen Muskeln und Verschwinden der örtlichen Reflexe verursacht. Ein Beispiel: Wenn ein Patient mit Rückenmarkkompression eine beidseitige Beinschwäche hat, die auf einer Läsion des ersten Motoneurons beruht, und wenn sich bei der Untersuchung ergibt, daß der Trizeps auf einer Seite atrophisch und paretisch ist und der Trizepsreflex fehlt, so ist es sehr wahrscheinlich, daß die kompressive Läsion bei C 7 liegt.

Läsionen des ersten Motoneurons rufen die Zeichen eines „Pyramidenschadens" hervor. Die zweifelhafte Genauigkeit dieses Terminus ist bereits erwähnt worden, doch ist er für klinische Zwecke eine nützliche Abkürzung, mit der eine Konstellation von Zeichen und Symptomen ausgedrückt wird. Diese Zeichen kommen meist kombiniert vor, und in einer Folge von Reflex- und Tonusveränderungen und sich entwickelnder Schwäche spezifischer Muskelgruppen.

In den Frühstadien sind die Reflexe unterhalb der Höhe der Läsion gesteigert. Oft ist die Bewertung dieses Befundes nicht leicht, da eine besondere Lebhaftigkeit von Reflexen auch auf Ängstlichkeit beruhen kann. Bei sehr ängstlichen Patienten können sogar einige klonusartige Schläge vorkommen, wodurch sich die Schwierigkeit der Beurteilung erhöht. Um in der Annahme, daß eine Pyramidenbahnläsion vorliegen könne, sicher zu gehen, muß man die Bauchdecken- und Fußsohlenreflexe prüfen. Nach Ansicht des Autors sind dies nun zwei neurologische Zeichen, die am schwierigsten auszulösen und zu interpretieren sind.

Die Bauchdeckenreflexe sind Hautreflexe, auszulösen durch sanftes Bestreichen der Bauchhaut und Beobachtung der Kontraktion der darunter befindlichen Muskeln. In einfachen Worten: Diese Reflexe sind ausgelöscht bei einer Läsion des oberen Motoneurons, die oberhalb von Th 9 liegt. Es ist oft schwierig oder praktisch unmöglich, sie auszulösen bei Personen mit besonders fettreichen Bauchdekken, bei Multiparae oder an Bauchdecken mit multiplen Narben. So kann ein Fehlen der Bauchdeckenreflexe nur bei jungen, schlanken Personen mit narbenfreiem Abdomen als pathologisch angesehen werden. Die Bauchdeckenreflexe sind am besten brauchbar als Kreuzprobe bei Verdacht auf ein Babinski-Zeichen. Ein Beispiel: Ist der rechte Fußsohlenreflex bei einem Patienten verdächtig auf einen Babinski und fehlen die rechten Bauchdeckenreflexe, während die linken sich leicht auslösen lassen, so ist dies ein sicherer Hinweis auf eine Pyramidenbahnläsion, die die kortikospinale Bahn auf der rechten Seite betrifft.

Oft wird von den Fußsohlenreflexen unrichtigerweise als den „Babinskis" gesprochen. Das Babinski-Zeichen ist die pathologische Extension des großen Zehs bei Bestreichen der Fußsohle. Ein „negatives" Babinski-Zeichen gibt es nicht. In neurologischen Diskussionen wird der Babinski öfter als „up-going toe" (= heraufgehender Zeh) bezeichnet. Es ist nicht leicht, dieses Symptom korrekt auszulösen. Es wird gesagt, daß ein geschickter Neurologe den großen Zeh nach Belieben zur Aufwärts- und Abwärtsbewegung bringen kann, und das ist sicher wahr – wenn der Untersucher nicht ganz ehrlich sein will! Wird die sehr empfindliche Fußsohle gereizt, so wird der große Zeh immer eine Beugebewegung machen, und das ganze Bein wird angezogen. Wird der Stimulus an der äußeren Fußsohlenseite heraufgeführt und läßt man ihn dann die Beugeseite irgendeines der Zehen, besonders die des großen Zehs, berühren, so wird eine Extension des großen Zehs hervorgerufen, die ein Babinski-Zeichen vortäuschen kann (s. Abb. 13.3.). Die korrekte Art, den Babinski auszulösen, ist die, daß man mit sanftem, mäßigem Druck an der lateralen Grenze der Fußsohle entlangstreicht und dann quer über den Fußballen weiter und zur Seite weg, *ohne* die Zehen zu berühren. Die normale Reaktion hierauf ist eine Flexion des großen Zehs, eine abnorme Reaktion (ein Babinski-Zeichen) dagegen ist Extension des großen Zehs. Was die anderen Zehen tun, ist nicht wichtig; auch ohne daß man sich um deren Bewegungen kümmert, ist es im allgemeinen schwierig genug zu sehen, in welche Richtung sich der große Zeh bewegt. Zudem kommt es auf die *erste* Bewegung des großen Zehs an; bei Patienten mit überaus empfindlichen Füßen folgt auf die initiale normale Beugereaktion rasch eine Extension aller Zehen mit Zurückweichen des ganzen Beines.

Diese Schwierigkeiten wurden hier so ausführlich besprochen, weil viele glauben, daß eine extensorische Plantarreaktion bei einer neurologischen Krankheit ein sehr ominöses Zeichen sei und daß eine flexorische Plantarreaktion eine neurologische Krankheit eigentlich ausschließe. Beides ist nicht richtig; wenn man die Schwierigkeit der zuverlässigen Ausführung des Tests bedenkt, so ist klar, daß die Gefahr der Fehldeutung bei dieser Untersuchung groß ist.

Wenn sich die oben aufgeführten Zeichen eingestellt haben, verstärkt sich der Tonus in den affizierten Gliedern – im klinischen Sprachgebrauch: die Glieder werden „spastisch". Damit ist gemeint, daß der passiven Bewegung in den Gliedern ein verstärkter Widerstand begegnet. Auch hier ist die Bewertung schwierig bei sehr verspannten oder älteren Patienten. Besonders den Älteren fällt es recht schwer, die Muskeln zu entspannen, und oft versuchen sie, die Beine zu bewegen, um dem Untersucher zu helfen. Das kann die Tonusprüfung und -beurteilung zu einem schweren Stück Arbeit, ja kann sie oft ganz unmöglich machen. Je mehr man den Patienten zum Entspannen auffordert, desto mehr leistet er dem Untersucher Widerstand! Ein

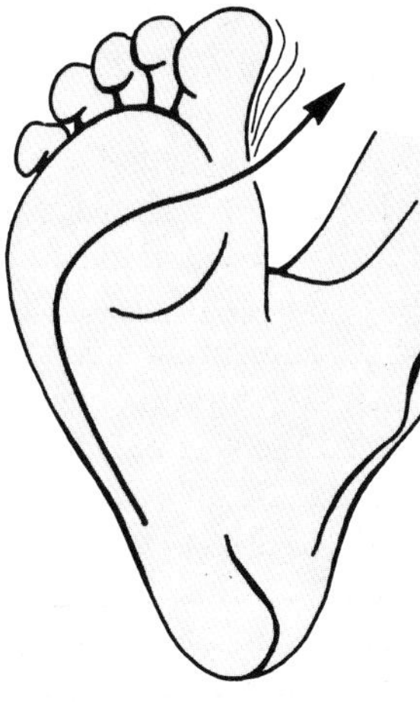

Der Reiz soll am Fußsohlenrand heraufgeführt werden, ohne daß dabei die Beugefalte der Zehen berührt wird. Der große Zeh darf überhaupt nicht berührt werden. Bei der „klassischen" Reaktion bewegt sich der große Zeh nach oben in dem Augenblick, in dem der Stimulus den Fuß verläßt

Abb. 13.3. Der Babinski-Reflex

nützlicher Trick ist, während man sich mit dem Patienten unterhält, das Bein sehr sanft von einer Seite zur anderen zu rollen, wobei man eine Hand unter dem Knie des Patienten liegen läßt; und wenn das Bein frei hin- und herrollt, hebt man das Knie rasch nach oben. Am Bein einer normalen Personen wird dann eine passive Kniebeugung eintreten. Ein etwas spastisches Bein wird sich stoßartig steif in die Luft bewegen. Am Arm prüft man den Tonus so, daß man die Hand des Patienten wie zu einem Händedruck faßt und dann sanft Beuge- und Streckbewegungen im Ellbogen und Handgelenk ausführt. Oft ist eine Tonusvermehrung leichter am Arm als am Bein zu erkennen.

Der Tonus ist verstärkt in den Muskeln, die kräftig geblieben sind; an den Armen sind dies die Schulteradduktoren, die Ellbogen-, die Hand- und die Fingerflexoren. Der äußerste Ausdruck dieser Tonusvermehrung ist der steife, flektierte Arm mit Beugekontraktion an Handwurzel und Hand, wie man es bei Patienten mit chronischer Spastizität sieht. Im Bein sind die Hüft- und die Knieextensoren sowie die Plantarflexoren der Füße affiziert; es kommen eine steife Beinstreckung und Zwangsplantarflexion des Fußes zustande.

In einem gewissen Stadium der Entwicklung einer Pyramidenbahnläsion tritt Schwäche auf. Das Geheimnis einer neurologischen Untersuchung in diesen Frühstadien ist, zu wissen, wo man nach den Zeichen der Schwäche zu suchen hat. Nichtneurologen begnügen sich meist damit, den Händedruck und die Quadrizepsmuskeln zu prüfen und nehmen, wenn dabei keine Schwäche zu entdecken ist, an, daß die Kraft normal sei. Bei allen neurologischen Krankheiten sind es gerade diese zwei Funktionen, bei denen es am *wenigsten* wahrscheinlich ist, daß sie in den Frühstadien affiziert werden. Bei pyramidalen Läsionen findet sich die Schwäche in den Extensorengruppen des Arms und den Flexorengruppen am Bein. Das kann man sich leicht daran merken, daß man sich einen Kranken mit einer spastischen Hemiparese bildhaft vorstellt: mit gebeugtem Arm und gestrecktem Bein, eine Haltung, die durch die *starken* Muskelgruppen aufrechterhalten wird. Ein brauchbarer Screeningtest zur Bestimmung der Pyramidenfunktion ist die Prüfung der Fähigkeit des Patienten, mit beidseitig gestreckten Armen in der Luft Klavier zu spielen und dann die Zehen zu bewegen. Schon früh wird sich bei pyramidalem motorischem Defizit eine Verlangsamung dieser Bewegungen erkennen lassen. Die Stärke der Arme sollte dann getestet werden; es ist wichtig, die Aufmerksamkeit auf Bewegungen und nicht auf einzelne Muskeln zu richten. Die korrekte Art der Prüfung jeder Gruppe ist in Kap. 16 und 17 dargestellt. Bei der Prüfung des Armes werden sich schwach erweisen: Schulterabduktion, Ellbogenextension, Handextension und Fingerabduktion (Auffächerung der Finger). Am Bein wird sich Schwäche der Hüftflexoren, der Kniebeuger und der Dorsalflexoren des Fußes finden.

Der Gang des Patienten wird zunehmend abnorm. Zuerst wird der eine oder andere Fuß zunehmend mehr auf dem Boden entlang schleifen, dann wird das Bein nachschleppen und versteift, bis der Patient schließlich kaum ein Bein am anderen vorbeibewegen kann.

Schädigung der sensorischen Bahnen

Radikuläre oder Wurzelsymptome kommen in Zusammenhang mit oder auf der Stufe bzw. Höhe einer Rückenmarkläsion vor allem bei denjenigen Krankheiten vor, welche die dorsalen Wurzeln affizieren. Diese Symptome sind sehr wichtig, da sie die Höhe des Krankheitsprozesses oft sehr genau anzeigen. Kommen sie an den Armen oder Beinen vor, so werden sie ohne weiteres bemerkt, wenn sie aber in den thorakalen Dermatomen vorkommen, so wird diese Möglichkeit oft ganz außer acht gelassen bzw. vergessen. Krankheiten des Herzens und der Atemwege oder intraabdominelle Leiden werden vermutet, und so können ernste diagnostische Irrtümer zustande kommen. Die Beschwerden des Patienten können sehr verschiedenartig sein: vom dumpfen Ziehen bis zu schwersten Schmerzen wie bei Messerstichen, vom Gefühl glühender Wärme bis zum Gefühl, sie hätten eine eiskalte um das betroffene Gebiet gespannte Bandage am Körper, können bei den Kranken alle Übergänge der Empfindungsstörungen vorhanden sein. Manchmal wird ein Weh oder eine Überempfindlichkeit in der affizierten Region beschrieben, die der Patient so ausdrückt: „Die Haut fühlt sich so an, als werde sie mit Sandpapier bearbeitet.“ Der zur Diagnose wichtige Schlüssel ist die Feststellung, daß der Schmerz im Verlauf eines identifizierbaren Dermatoms vom Rücken nach vorn herum zieht. Die Erkennung der Situation sollte durch die Beschreibung und die Lokalisation der Schmerzen möglich sein.

Ein Schaden der zentralen Bahnen äußert sich ebenso in typischen, aber variablen Symptomen. Durch Schädigung der Hinterstränge entsteht eine Parästhesie von der Art eines feinen Prickelns an den Extremitäten unterhalb der Höhe der Läsion. Manchmal ist die Qualität dieses Gefühls ähnlich dem, das man bei der Berührung einer elektrischen Schreibmaschine hat, oder dem Vibrieren, das man beim Stehen auf dem Deck eines Schiffes verspüren kann. Schädigung der Hinterstränge scheint auch verantwortlich für die wohlbekannten „Bandgefühle", die der Patient etwa damit beschreibt, er habe das Gefühl, als würde eine kalte Bandage eng um seinen Brustkorb oder seinen Bauch gezogen oder auch um die Knie oder um die Fußknöchel bzw. die Gelenke. Bei ebenfalls hierher gehörenden Störungen des Berührungs- und Lagegefühls glaubt der Patient, seine Haut sei zu eng oder sei bedeckt mit einer dicken Lage von Baumwolle oder sei in einen Gipsverband eingeschlossen.

Schädigungen der spinothalamischen Bahnen verursachen ganz andersartige und höchst unangenehme Symptome. Das früheste Symptom ist ein sehr tiefer, schlecht lokalisierbarer bohrender, nagender Schmerz. Es wird verglichen mit dem Gefühl, als trete einem jemand vor das Schienbein, als werde das Fleisch von den Knochen heruntergerissen, als lägen die Knochen im Feuer oder als würden Eisstückchen in das Bein gestoßen. Das sind ganz typische Beschreibungen, und doch, gerade weil sie einen gleichsam bizarren Charakter haben, werden die Patienten nicht selten für Simulanten gehalten. Es sind oft die ersten Symptome eines primären Rückenmarktumors, und die durchschnittliche Frist zur Diagnosestellung beträgt von ihrem Auftreten an oft mehr als 4 Jahre, was großenteils darauf beruht, daß an die Möglichkeit einer organischen Ursache nicht gedacht oder diese nicht erkannt wurde.

Oberflächliche spinothalamische Anomalien können auch vorkommen. Es kann sein, daß der Patient ein Gefühl beschreibt, als spüre er warmes oder eiskaltes Wasser über die Oberfläche eines Gliedes laufen oder als sei das ganze Glied in einen Eisblock verwandelt. Selten wird die Klage vorgebracht, daß eine Körpergegend „taub" geworden sei. Patienten, die diesen Ausdruck anwenden, meinen oft das Gefühl der Schwere in einem schwach gewordenen Körperglied. Das ist ein beschreibender Ausdruck, den man nicht als Indiz eines sensorischen Schadens annehmen darf, ehe man sorgfältig mit dem Patienten besprochen hat, was er mit dem Ausdruck gemeint hat, und ehe man, falls das notwendig erscheint, eine sorgfältige Untersuchung auf Gefühlseinbuße vorgenommen hat. Das am häufigsten vorkommende Beispiel sehen wir beim Bell-Phänomen. Hier handelt es sich um eine rein motorische Lähmung an einer Gesichtsseite, dennoch wird der Patient oft sagen, die Gesichtsseite sei „taub". Er meint damit das Steifheitsgefühl in dieser Gesichtsseite.

Zeichen der Schädigung sensorischer Bahnen

Einige feinere Punkte der Sensibilitätsprüfung werden im nächsten Kapitel über klinische Störungen des Rückenmarks besprochen. Hier wollen wir uns nur auf einige allgemeine Punkte beschränken.

Da es zwei sensorische Bahnen gibt, ist es selten von Wert, eine beiläufige Untersuchung vorzunehmen vom Typ: „Können Sie fühlen, daß ich Ihr Bein berühre?" – Wer so vorgeht, kann ebenso gut ganz auf eine Sensibilitätsprüfung verzichten. Es ist lohnend, sich daran zu erinnern, daß bei Patienten mit sensorischen Symptomen meist keine sensorischen Zeichen auffindbar sind, wogegen bei Patienten ohne motorische Symptome motorische Zeichen oft festgestellt werden können. Es ist daher unwahrscheinlich, daß sich bei einem Patienten, der keine sensorischen Symptome aufweist, sensorische Zeichen werden auffinden lassen. Allerdings gibt es wichtige Ausnahmen von dieser Regel.

Will man eine Schmerztestung vornehmen, so denke man daran, daß es wirklich wichtig ist, auf Schmerzempfindung (und nichts anders!) zu testen. Bei speziell das Schmerzgefühl betreffenden nosologischen Vorkommnissen ist das Gefühl für Berührung erhalten. So kann es vorkommen, daß Patienten, die keine Ahnung davon haben, daß ihnen in ausgedehnten Arealen das Schmerzgefühl abhanden gekommen ist, erst dann diesen Schmerzgefühlsverlust bemerken, wenn sie sich zufällig eine Schnitt- oder Verbrennungsverletzung zuziehen. Während der Testung muß der Patient auf *beides* achtgeben: auf die Berührung mit der Nadel *und* auf den durch den Nadelstich verursachten Schmerz. Exakte Prüfung des Temperaturgefühls ist als Routinemaßnahme eigentlich unmöglich, sie ist aber auch selten nötig, da bei Patienten mit normaler Schmerzempfindung auch das Temperaturgefühl normal ist.

Die Prüfung auf Vibrationsgefühl ist klinisch nur von beschränktem Wert, nicht nur deswegen, weil anatomisch Ungewißheit über die hier involvierten Bahnen besteht, sondern auch weil bei den meisten über 60 Jahre alten Menschen eine Herabsetzung des Vibrationsgefühls bis zu Kniehöhe konstatierbar ist. Eigentlich ist die Testung auf Vibrationsgefühl nur von Wert bei jungen Personen mit Verdacht auf multiple Sklerose, bei der oft ein Verlust des Vibrationsgefühls festgestellt werden kann, und bei allen Patienten, bei denen man eine periphere Neuropathie vermutet. Bei peripherer Neuropathie kann die Beeinträchtigung des Vibrationsgefühls eine der ersten Modalitäten sensorischer Störungen sein (s. Kap. 16).

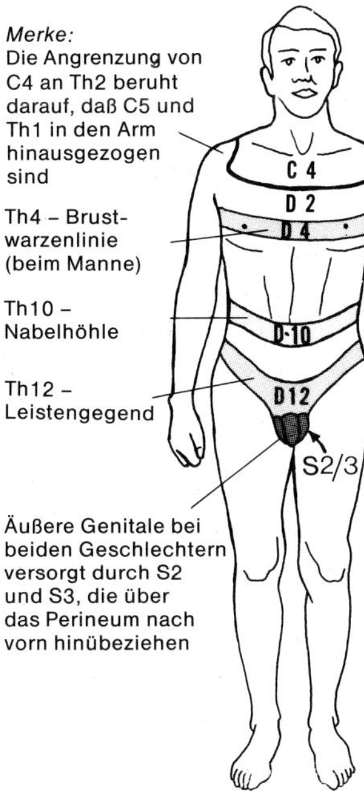

Abb. 13.4. Diagramm: Die normalen Dermatome (vgl. auch Abb. 13.5)

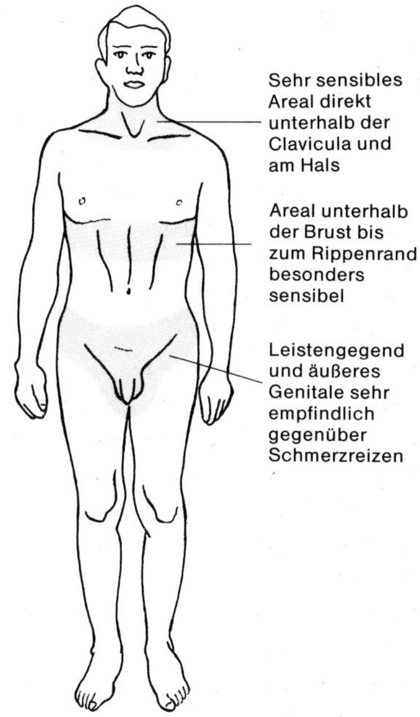

Abb. 13.5. Diagramm: Zonen, die „physiologisch" besonders sensibel sind

Die Lagegefühlsprüfung ist ein rasch ausführbarer und brauchbarer Test bei der Untersuchung der Hinterstrangfunktionen. Die Technik ist sehr wichtig. Man muß das terminale Interphalangealgelenk des zu testenden Fingers oder Zehs von der Seite her festhalten, ebenso die Finger- bzw. Zehenspitze. Falsch ist es, die Finger- oder Zehenspitze am Nagel oder an der Finger- oder Zehenkuppe zu halten, denn dadurch würde man einen Druck-Zug-Stimulus ausüben, der dem Patienten die Richtung der Bewegung erkennbar machen würde. Hält man den Finger oder Zeh von der Seite her fest, so kann *nur* die Gelenkbewegung verspürt werden. Es ist gewöhnlich praktisch nützlich, den Patienten zunächst den Vorgang des Tests selbst sehen zu lassen und erst dann – nach Augenschluß des Patienten oder bei abgewendetem Blick – den Test in vorgeschriebener Form durchzuführen. An den Fingern sollten normalerweise sehr kleine Bewegungen (Spielweite innerhalb 1–2 mm) und an den Zehen Bewegungen mit einem Ausschlag von 3–4 mm von dem Prüfling erkannt werden. Bei schweren Störungen dieser Gefühlsmodalität können von den Patienten selbst Bewegungen in den Hand- und Fußwurzelgelenken nicht erkannt werden.

Zum Schluß noch eine Bemerkung über die Sensibilitätsstufen bzw. die Höhenlagen in ihren Grenzen. Wie in späteren Abschnitten dargelegt werden wird, ist es wichtig, die Grenz- oder Höhenlinie der Sensibilität zu erfassen, unterhalb derer die Hautsensibilität beeinträchtigt ist. Das kann man aber nur dann tun, wenn man über eine gute Kenntnis der verschiedenen „physiologischen" Höhenlagen verfügt, innerhalb deren eine Veränderung der Sensibilität normalerweise vorhanden ist. Diese Areale sind in Abb. 13.5. angegeben. Sie finden sich in der Leistengegend, der Rippenrandgegend und direkt unterhalb des Schlüsselbeins. Man kann die Übergangsgrenzen zu diesen physiologischerweise etwas übersensiblen Arealen leicht für die Grenzen normaler Sensibilitätsdermatome halten, wie sie in Abb. 13.4. dargestellt sind.

Kapitel 14

Metabolische, infektiöse und vaskuläre Störungen

In vielen Lehrbüchern nehmen bei der Besprechung von Rückenmarkleiden solche Krankheiten wie die Tabes dorsalis oder die funikuläre Myelose einen zentralen Platz ein. Diese Erkrankungen sind selten. Wollte man ihnen heute ein ganzes Kapitel widmen, so würde das nun nicht mehr repräsentativ sein für ihr zahlenmäßiges Vorkommen und für die Vertrautheit des Autors mit ihnen. So wollen wir im vorliegenden Kapitel die Rückenmarkleiden nach Maßgabe ihrer klinischen Bedeutung und in der entsprechenden Reihenfolge abhandeln. Sicher ist die Rükkenmarkerkrankung, die man am häufigsten antrifft, die noch ziemlich unzureichend geklärte progressive zervikale Myelopathie, die in einigen Fällen auf zervikaler Spondylose beruht. Rückenmarkläsionen durch frakturbedingte Dislokation von Wirbelsäulenanteilen sollen in Kap. 23 besprochen werden.

Progressive zervikale Myelopathie

Diese Krankheit kommt bei beiden Geschlechtern vor, meist bei Menschen zwischen 30 und 70 Jahren. Die Diagnose ist eigentlich eine negative. Sie ist das Etikett für Patienten, bei denen das klinische Bild an eine Druckläsion des zervikalen Rückenmarks denken läßt, bei denen aber myelographisch nichts Abnormes festzustellen ist und bei denen weder die Anamnese noch Veränderungen des Liquors für die Diagnose einer multiplen Sklerose sprechen. Gelegentlich kommt es aber vor, daß bei solchen Patienten im weiteren Verlauf andere Krankheitsmanifestationen hinzutreten, die die Annahme einer milden Form der multiplen Sklerose nahelegen, auch kann es sich bei Kranken in höheren Altersgruppen um eine abortive oder lokalisierte Form der Entmarkung der Medulla spinalis handeln.

Im typischen Falle kommt der Patient zur klinischen Behandlung mit den Symptomen einer milden oder mäßig schweren Paraparese. Sensorische Symptome liegen meist nicht vor, auch ist die Blasenfunktion nicht gestört. Diese Zeichen beschränken sich oft auf das motorische System. Im allgemeinen sind sämtliche Reflexe lebhaft; das Babinski-Zeichen ist beiderseits positiv. Der Parese ist auf die Beine beschränkt. Sind die Arme überhaupt beteiligt, so nur spät und in geringem Grade. Bei den älteren Patienten dieser Gruppe kann ein zusätzlicher Befund und in einigen Fällen das einzige sensorische Zeichen der Verlust des Vibrationsgefühls an den Knien sein.

Diagnostisch steht die Frage nach der Rolle der zervikalen Spondylose im Vordergrund. In der Gruppe der Patienten höheren Alters ist bei etwa der Hälfte der Fälle eine mäßige zervikale Spondylose zu erwarten. Die Frage, ob dieser Grad der Veränderung bereits eine Rolle in der Pathogenese spielt, ist strittig. Daß eine zervikale Spondylose eine Halsmarkkompression verursachen kann, ist kaum zweifelhaft, und bei jedem Patienten, bei dem sich ein kompletter Stopp bei der Myelographie findet, ist eine druckentlastende chirurgische Intervention indiziert und wirkt sich gelegentlich günstig aus. Bei geringen Graden von Spondylose hilft die Operation meist jedoch nicht. Es ist wohl im allgemeinen in solchen Fällen wichtiger, zunächst an eine Fehldiagnose zu denken, statt dem Eingriff den Mißerfolg anzulasten. Es gibt auch keinen überzeugenden Beweis, daß eine Halsstütze bzw. eine Halskrawatte einen günstigen Einfluß bei diesen Patienten hat, es scheint sogar, daß in vielen Fällen die durch die Paraparese gegebenen Schwierigkeiten des Patienten durch diese therapeutischen Maßnahmen noch vermehrt werden. Der Autor vertritt die Meinung, daß immer eine Myelographie durchgeführt werden sollte. Die Gründe dafür seien durch die folgenden zwei Fallberichte exemplifiziert.

Fallbericht

Ein 53jähriger Mann erkrankte an einer im Laufe von 2 Jahren langsam fortschreitenden Paraparese. Zeichen, die auf eine außerhalb des Rückenmarks lokalisierte Schädigung des Nervensystems hätten hindeuten können, waren nicht vorhanden. Seine HWS-Übersichtsröntgenaufnahmen waren normal. Die Myelographie, zu der man sich nur zögernd und mit erheblichem Vorbehalt entschlossen hatte, ergab einen kompletten spinalen Stopp bei C 7, beruhend auf einem Neurofibrom. Chirurgische Therapie führte zur Symptomfreiheit.

Fallbericht

Eine 58jährige Frau war in der neurologischen Klinik nahezu 3 Jahre lang beobachtet worden als Fall von zervikaler Spondylose mit Myelopathie. Bei einer Routinedurchsicht wurde die Spondylose anhand der HWS-Aufnahmen als relativ milde angesehen. Die Zeichen bestanden aus spastischer Tetraparese mit feinem lateralem Nystagmus und einem sehr lebhaften Masseterreflex. Nun wurde eine sehr hoch sitzende Markkompression vermutet. Mittels einer Myelographie wurde ein Meningeom im Foramen magnum entdeckt.

Aufgrund klinischer Merkmale allein ist es selbst dem erfahrensten Kliniker *nicht* möglich, eine Rückenmarkkompression sicher auszuschließen. So ist die Myelographie obligatorisch, selbst wenn schließlich nur das ziemlich unbefriedigende Etikett „progressive zervikale Myelopathie“ das Ergebnis ist. (Myelopathie, die auf zervikaler Spondylose beruht, wird mit größerer Ausführlichkeit im nächsten Kapitel besprochen werden.)

Multiple Sklerose (Abb. 14.1.)

In Europa und in Nordamerika ist eine weitere häufige Ursache von Rückenmarkerkrankung die multiple Sklerose (MS). Wie bei Fällen von progressiver zervikaler Myelopathie kann das klinische Bild ununterscheidbar von dem Bild einer Rückenmarkkompression sein, und oft ist diagnostisch ein myelographischer Ausschluß dieser Möglichkeit notwendig. Der Entschluß zur Myelographie fällt aber stets schwer, denn zweifellos kann sie bei Patienten mit MS gelegentlich eine rasche und verheerende Verschlechterung des Krankheitsprozesses auslösen. Doch können demgegenüber manchmal die Folgen der Unterlassung einer Myelographie gleichermaßen tragisch sein. Es befanden sich einmal in einer neurologischen Krankenstation 3 paraplegische Patienten mit beträchtlichen Dekubitalgeschwüren. Bei allen war eine MS diagnostiziert worden, und man hatte bei keinem eine Myelographie durchgeführt. Später ergab sich bei allen, daß eine Kompressionsschädigung des Rückenmarks vorlag. Zur Zeit der Entdeckung der Läsion waren die Patienten leider bereits inoperabel. Manche Neurologen würden hier die Auffassung äußern, daß Liquoruntersuchungen doch das adäquate Verfahren zur Klärung solcher Fälle seien; der Liquorbefund kann aber nur bei etwa 20% der Patienten für die Diagnose MS aussagekräftig sein, und die Liquoruntersuchungsergebnisse, einschließlich manometrischer Befunde, sind bei vielen Patienten normal, eine Tatsache, die die Liquoruntersuchung hier nicht als Ausschlußdiagnostikum verwendbar erscheinen läßt. So ist es wohl am besten, bei Fällen, in denen Rückenmarkkompression eine mögliche Diagnose ist, bei der Entscheidung zum diagnostischen Vorgehen die Risiken einer Myelographie hintanzustellen.

Drei Typen der Markschädigung lassen sich bei der MS am klinischen Erscheinungsbild unterscheiden. In der Reihenfolge der Schwere des klinischen Bildes sind diese

a) der „neuropathische“ Typ,
b) der subakute Markkompressionstyp,
c) die akute Querschnittsmyelitis.

a) „Neuropathischer“ Typ. Vorherrschend sind bei diesem Typ sensorische Symptome in Form feiner, kribbelnder, prickelnder Parästhesien, die spontan oder durch Berührung provoziert auftreten. Sie gleichen den Symptomen bei Beginn einer peripheren Neuropathie. Hypästhesie bzw. Taubheitsgefühl ist minimal. Die Patienten geben kein richtiges Taubheitsgefühl an, sondern meinen, daß das Kribbeln oder Prickeln ihr normales Berührungsgefühl nur überdecke bzw. auslösche. Bei Berührungen durch den Untersucher haben sie oft Schwierigkeiten, genau zu beschreiben, was an ihrem Gefühl eigentlich abnorm ist. So sagen sie etwa, daß sie zwar die Berührung fühlen, aber so, als ob sich eine Schicht

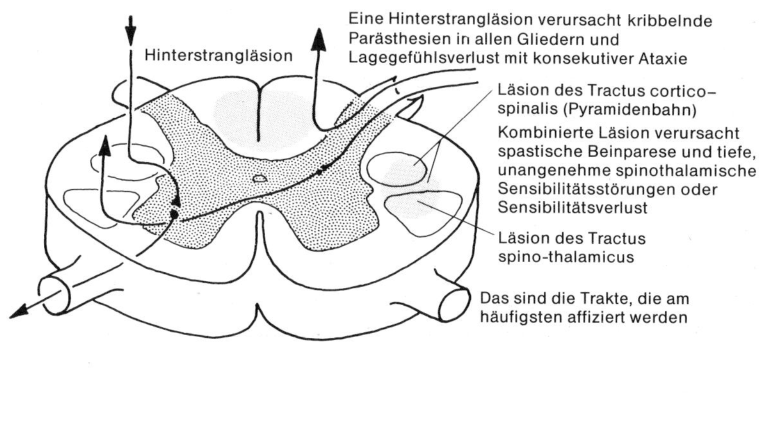

Abb. 14.1. Multiple Sklerose

Watte zwischen der Berührung und der Haut befinde. Gewöhnlich sind diese Gefühle auf die distalen Bereiche der Arme und Beine beschränkt, die periorale Region ist nicht involviert. Das ist ein differentialdiagnostisch wichtiger Punkt bei der Unterscheidung zwischen einer MS dieses Typs und hyperventilationsbedingten Symptomen (s. Kap. 22). In manchen Fällen gesellen sich zu diesen Symptomen andere angedeutete, für Rückenmarkschädigung sprechende Zeichen wie Miktionsstörungen oder eine Beinsteifigkeit. Sehr oft ist das Bild ein rein sensorisches. Oft bietet den Schlüssel zur Diagnose dann das Reflexverhalten. Patienten mit peripheren Mißempfindungen dieses Typs werden, wenn es sich bei ihnen um eine periphere Neuropathie handelt, eine Abschwächung oder ein Fehlen der Reflexe aufweisen, außerdem gewöhnlich einen deutlichen peripheren Sensibilitätsverlust. Bei MS sind die Reflexe nicht nur erhalten, sondern fast ausnahmslos gesteigert. Die Bauchdeckenreflexe sind bei ihnen oft nicht auslösbar, und die Fußsohlenreflexe sind extensorisch (Babinski-Zeichen), selbst bei den Patienten ohne eindeutige motorische Symptome. Besteht irgendein sicherer Sensibilitätsausfall, so ist es dann meist der Verlust des Vibrationsgefühls bis zur Höhe des Rippenrandes. Sehr lehrreich sind auch, und bei dieser Art von Störung wichtig, die Angaben der Patienten über ihre Gefühle, ihr Befinden, ihren Zustand. Nach Meinung des Autors ist in der Differentialdiagnose das Hyperventilationssyndrom besonders wichtig. Es kommt bei ängstlichen Kranken vor, führt zu prickelnden Parästhesien und infolge der Ängstlichkeit meist zu lebhaften Reflexausschlägen. Pathologische Zeichen finden sich nicht, und die Patienten klagen oft über Kribbeln und Taubheitsgefühl in der Umgebung des Mundes. Patienten, die Presseberichte über multiple Sklerose gelesen haben, werden oft ängstlich und produzieren prompt diese Symptome, wodurch sich ihre Vorstellung, von dieser Krankheit befallen zu sein, noch verstärkt: Prognostisch ist dieser MS-Typ günstig, und obwohl diese Symptome sich über Monate halten können, gehen sie dann doch gewöhnlich folgenlos zurück; allerdings tendieren motorische Symptome, wenn vorhanden, zur Persistenz. Das Bild ist sehr häufig dasjenige unter den MS-Bildern, das man bei jüngeren Menschen sieht – Altersgruppen von 18 bis 30 Jahren – und es ist oft kennzeichnend für den Anfang der Krankheit.

b) Subakuter Markkompressionstyp. Dieses Bild ähnelt sehr dem der progressiven zervikalen Myelopathie, und es besteht Grund zu dem Verdacht, daß es sich in einzelnen Fällen der letzteren Krankheit in Wirklichkeit um Varianten der MS handeln könnte, die die Gruppe höherer Altersjahrgänge betrifft. Bei einigen Patienten, die MS-Zeichen in anderen Bezirken des Zentralnervensystems aufweisen, und bei denen sich in der Anamnese frühere Schübe der Erkrankung finden, stellt sich eine langsam zunehmende Verschlechterung des Gehens ein, bei der oft zunächst nur ein Bein, später dann beide Beine betroffen sind. Diese Gangverschlechterung zieht sich über einen Zeitraum von Monaten bis Jahren hin. Sensorische Symptome sind nur in geringer Zahl festzustellen, und der Kern des Gesamtbildes ist eine asymmetrische progressive spastische Paraparese. Bei anamnestischem Fehlen früherer Schübe von MS ist eine Myelographie indiziert. Ist man darauf angewiesen, rein klinisch zur Diagnose zu kommen, so *sollten* die Vorgeschichte und die Hinweise auf frühere MS-Schübe *entscheidend sein.* Es ist nicht ausreichend, sich an einem angedeuteten Nystagmus oder einer fraglichen Abblassung der Papille aufzuhalten oder sich mit solchen Symptomen zu begnügen. Bei dieser Gruppe von Patienten scheint die Myelographie nicht besonders riskant zu sein, und gerade diese etwas ältere Altersgruppe (30–50 Jahre) wird eher von anderen Läsionen betroffen, die in diesen Jahrgängen häufiger auftreten. Die Möglichkeit, einem schweren Irrtum anheimzufallen, ist bei diesem MS-Typ am größten. Oft führt die unaufhaltsame Progression dieses besonderen klinischen Bildes zur Invalidität und schließlich zum Fortleben im Rollstuhl; allerdings können bei solchen MS-Fällen 4–5 Jahre vergehen, ehe sich das Stadium einer erheblichen Behinderung voll entwickelt hat.

c) Akute Myelitis transversa (Querschnittsmyelitis). In jeder Weise ist dieser MS-Typ der schwierigste und stellt die ernsteste Ausprägung der Rückenmarkentmarkung dar. Das klinische Bild entspricht dem des akuten Querschnittsyndroms. Der Beginn ist abrupt und verbunden mit einem spinalen Schock. Es tritt eine schlaffe Lähmung der unteren Extremitäten und Harnretention ein. Gewöhnlich ist eine sensorische Grenze aufzeigbar. Das Einsetzen des Zustands ist gekennzeichnet durch heftigste Schmerzen rund um das Abdomen und die Brust in der Höhe der Läsion. So schlimm können diese Schmerzen sein, daß ein Myokardinfarktbild oder eine intraabdominale Katastrophe, ein „akutes Abdomen“, vorgetäuscht werden. Dieses Geschehen ereignet sich wenige Stunden nach Eintreten der Paraplegie. Tritt das Vorkommnis bei einem Fall von bekannter MS auf und ist, beispielsweise, in der Vorgeschichte eine retrobulbäre Neuritis bekannt, so erübrigt sich eine Myelographie. Handelt es sich jedoch um die erste Episode einer MS, so *muß* eine Myelographie *unverzüglich* vorgenommen werden, und *wenn* das Bild auf einer Kompressionsläsion beruht, so ist sofortige chirurgische Intervention indiziert, selbst bei schlechter Prognose. Allerdings ist die Myelographie gerade bei diesem MS-Typ mit den größten Risiken belastet. Eine bestürzende Verschlimmerung des klinischen Bildes mit Einbeziehung anderer Areale des Nervensystems tritt in den auf die Myelographie folgenden Stunden ein, wenn eine auf MS beruhende akute Myelitis transversa die Diagnose ist.

Bei einigen Kranken, besonders Kindern, kann die akute Myelitis transversa verbunden sein mit bilateraler retrobulbärer Neuritis, die verzögert auftreten kann. Diese Kombination ist bekannt unter der Bezeichnung Devic-Krankheit. Es scheint sich um eine Subvariante der MS zu handeln, bei welcher weitere Schübe höchst ungewöhnlich sind und Rückbildung der Symptomatik in bemerkenswert hohem Grade die Regel ist.

Motoneuron Krankheit (Abb. 14.2.)

Diese Krankheit kann mannigfaltige klinische Bilder hervorrufen, da bei ihr sowohl die Vorderhornzellen als auch die ersten (oberen) motorischen Neurone affiziert sein können. So steht bei einigen Patienten die Symptomatik einer Läsion der zweiten motorischen Neurone ganz und gar im Vordergrund, während sich bei anderen das reine Bild einer oberen Motoneuronläsion entwickelt: eine spastische Paraparese, also ein Bild wie bei einer Rückenmarkkompressionsschädigung. Bei der klassischen Variante der Krankheit liegen Läsionen sowohl der ersten als auch der zweiten Motoneurone vor, und es entsteht das Bild der *myatrophischen Lateralsklerose.* Im typischen Falle werden bei diesem Prozeß zuerst die Hände betroffen, an denen sich fortschreitende Muskelatrophien und Paresen einstellen, während sich an den Beinen eine mäßige spastische Paraparese findet. Das Bild kann weitgehend Krankheitsbefunde bei zervikaler Spondylose vortäuschen, und da es sich um eine Krankheit der älteren Altersgruppen handelt, ergeben sich bei gleichzeitig nachgewiesener zervikaler Spondylose oft diagnostische Probleme. In manchen Fällen, bei denen gleichzeitig lumbale und zervikale Spondylose vorliegt, können durch diese verursachte radikuläre Symptome und Gebiete mit Sensibilitätsverlust an den Beinen oder Händen in Erscheinung treten, die zu weiterer diagnostischer Konfusion Anlaß geben. Da die Krankheit eine absolut infauste Prognose hat, ist es von größter Wichtigkeit, andere diagnostische Möglichkeiten auszuschließen und, wenn möglich, elektromyographische Untersuchungen zur genaueren Diagnosestellung heranzuziehen.

Familiäre spastische Paraplegie (spastische Spinalparalyse)

Dieser relativ seltene Zustand wird entweder dominant oder rezessiv vererbt. Bei der rezessiven Variante beginnt die Krankheit meist etwas später (Beginn im Alter von etwa 7–10 Jahren) und nimmt einen schweren Verlauf. Beim dominanten Typ setzt sie aber oft erst nach dem 20. Lebensjahr ein und verläuft benigne. Selbst die Krankheitsfälle mit Beginn in der Kindheit neigen, wenn sie der dominantvererblichen Gruppe angehören, zu langsamerem Verlauf. Grundsätzlich ist die Krankheit progredient und beginnt an den Beinen. Die Arme werden spät und in relativ geringem Maße befallen. Eine signifikante Blasenbeteiligung ist ungewöhnlich und würde erheblich gegen die Diagnose sprechen. Die Krankheit wird zwar „Paraplegie" genannt, doch beherrscht „Spastik" das Bild. Die Kraft des Patienten ist oft fast normal, doch behindert die grobe Spasti-

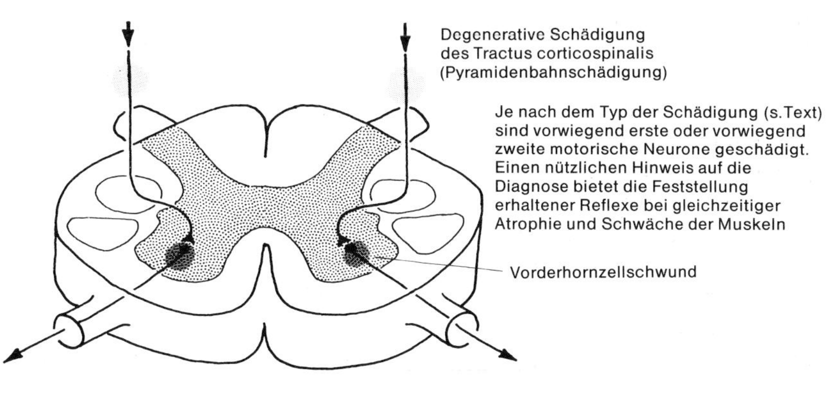

Abb. 14.2.
Erkrankung motorischer Neurone

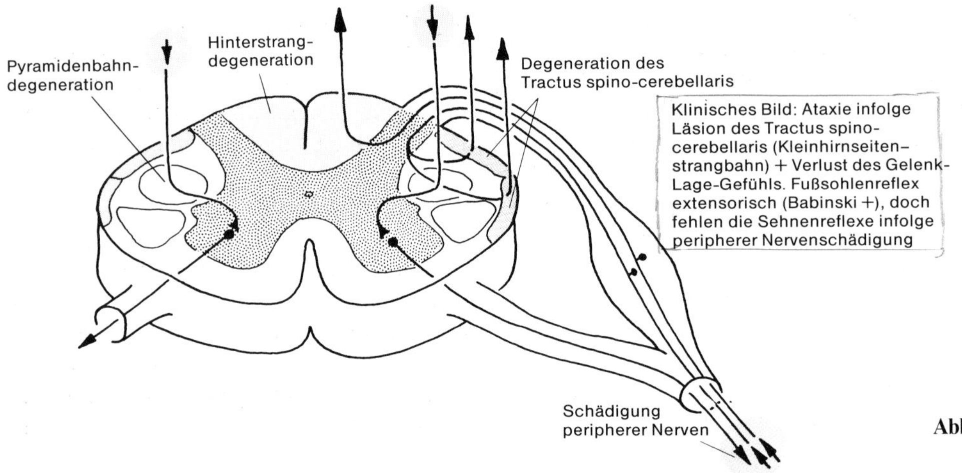

Abb. 14.3. Friedreich-Ataxie

zität der Extensoren erheblich. Nicht nur sind die Beine rigide, adduziert und plantar-flexiert, sondern die aktiven Muskeln haben auch die Spastizität bei der Bewegung der Glieder zu überwinden; so ergibt sich ein sehr eigentümlicher, schleppender Gang, bei dem es oft so aussieht, als sei der Patient drauf und dran, nach vorn zu purzeln bei seinem Bemühen, ein Bein vor das andere zu ziehen. Die Reflexe sind sehr lebhaft, doch können sie infolge der hochgradigen Spastizität bei einigen Patienten überhaupt nicht ausgelöst werden und werden dann fälschlich als fehlend registriert. Der Babinski ist stark positiv, oft drückt der extendierte große Zeh vorn in den Schuh des Patienten ein Loch, weil die Extension sogar in der Ruhe dauernd vorhanden ist. Die Bauchdeckenreflexe pflegen erhalten zu bleiben; dieses Merkmal in Verbindung mit normaler Blasenfunktion ist ein recht sicherer Hinweis darauf, daß die betreffende spastische Paraplegie zum familiären Typ gehört. Sensibilitätsverlust kommt vor, ist aber im allgemeinen ein Spätsymptom und tritt fast stets in der Form des Gelenk-Lage-Gefühlsverlusts auf. Nur wenige Patienten werden zu Rollstuhlfällen, die meisten schaffen es, mit ihren schweren Behinderungen fertig zu werden, gehen einem Beruf oder normaler Haushaltsführung nach, und zwar über die längste Zeit ihres Lebens.

Friedreich-Ataxie (Abb. 14.3.)

Vollständigkeitshalber muß die Friedreich-Ataxie hier erwähnt werden, obgleich bei ihr auch ausgedehnte Schädigung peripherer Nerven und Hirnstammbahnen vorkommt. Die Krankheit ist eine familiäre und wird meist rezessiv vererbt.

In einer einschlägigen Familie ist der Zeitpunkt des Krankheitsbeginns gewöhnlich konstant und liegt in der Zeit vom 8. bis zum 16. Lebensjahr. Meist ist in der betreffenden Familie die Art des klinischen Bildes ebenfalls konstant, wogegen es sonst große Verschiedenartigkeiten zeigen kann. Bei der Geburt kann sich ein hoher Fußrücken mit Hammerzehen finden. Bekannt ist dieser Fuß unter Der Bezeichnung „Friedreich-Fuß". Er findet sich manchmal in Familien, die *keine* Fälle von ausgeprägter Friedreich-Ataxie aufweisen. Man sieht ihn dann oft als „forme fruste" der Krankheit an. Die pathologischen Läsionen haben eine beträchtliche Streuungsbreite und Vielfalt. Es gehören zu ihnen auch Schädigungen der spinozerebellaren Bahnen, die das Kleinhirn der Lagegefühlsinformationen berauben und die Ataxie verursachen, welche ein konstantes Merkmal der Krankheit ist. Die zweite Schädigung, die das Krankheitsbild mit-beherrschende physische Zeichen zur Folge hat, ist die der peripheren Nerven. Totales Fehlen der Reflexe (Areflexie) ist ein konstanter Befund. Wahrscheinlich aufgrund der Schädigung der kortikospinalen Bahnen ist der Babinski meist positiv. Die Reflexe können jedoch sonst im allgemeinen nicht lebhaft werden, weil sie durch die peripheren Nervenschädigungen beseitigt werden. Dies ist einer der verschiedenen Zustände, bei denen Kombination von Babinski und Fehlen der Reflexe beobachtet wird.

Funikuläre Myelose (subakute kombinierte Rückenmarkdegeneration) (Abb. 14.4.)

Dies ist eine Stoffwechselerkrankung, die auf Vitamin-B_{12}-Mangel und/oder Folat-Intoxikation be-

(2)

ruht. Vor Einführung der Leber- oder Vitamin-B_{12}-Therapie war sie eine häufige Komplikation der perniziösen Anämie. Sie ist in neuerer Zeit aber mit Verbreitung der Früherkennung und Behandlung der Perniciosa zur Seltenheit geworden. Dennoch finden sich Patienten mit diesem Zustand in den neurologischen Kliniken ein, und bei der Differentialdiagnose von Rückenmarkschädigungen hat man stets auch die Möglichkeit dieses Leidens in Betracht zu ziehen. Jedoch stehen die beim Frühbild dieser Erkrankung dominierenden Symptome fast mit Sicherheit eher in Zusammenhang mit Periphernervenschädigungen als mit Rückenmarkschädigung. In der Symptomatologie sind die erste Manifestation funktionsstörung, die in Zusammenhang steht mit dem Ausfall der Blasenreflexe und des Gefühls des Patienten für die Blasenfüllung. Die Miktionsschwierigkeiten sind in Kap. 15 besprochen. Besonders wirkungsvoll wird der Rückenmarkschaden durch Vitamin-B_{12}-Therapie nicht beeinflußt, und wenn anstelle des B_{12} Folsäure gegeben wird, kann sich sogar eine schwere Verschlimmerung einstellen. So ist es wesentlich, den Zustand zu diagnostizieren, bevor es zu signifikanter Markschädigung gekommen ist, und es sollten routinemäßig bei jedem Patienten mit peripheren Parästhesien und fehlenden Reflexen B_{12}-Untersuchungen durchgeführt werden. Man beachte, daß dieses wieder ein Zustand ist, bei

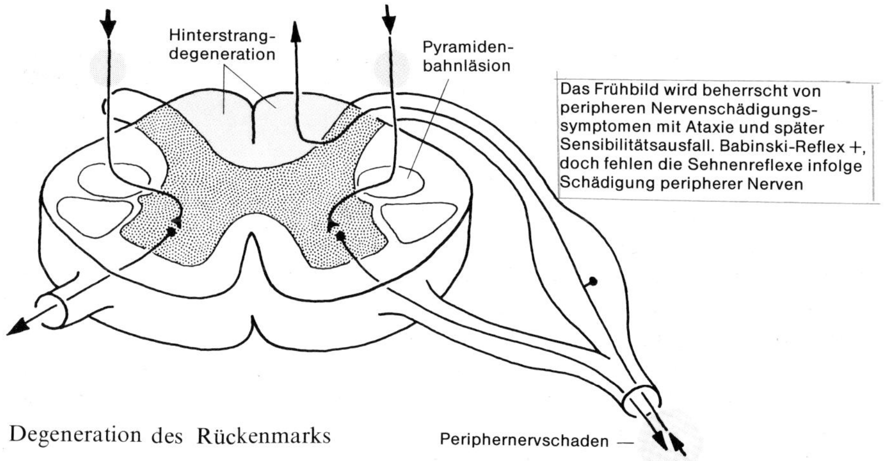

Abb. 14.4. Subakute kombinierte Degeneration des Rückenmarks

des Leidens feine prickelnde periphere Parästhesien. Zu diesem Zeitpunkt sprechen die Symptome auch im allgemeinen auf Vitamin-B_{12}-Therapie an. Das hauptsächliche motorische Zeichen ist der Reflexverlust. Dieser kann nicht auf Hinterstrangschaden beruhen; es wird angenommen, daß er auf die gleichzeitig vorhandene Schädigung peripherer Nerven zurückgeht. Das erste Anzeichen einer Rückenmarkschädigung ist das Erscheinen des Babinski-Zeichens.

Wie im Falle der Friedreich-Ataxie kann die Läsion des oberen Motoneurons nicht lebhafte Reflexe verursachen, weil die Reflexe durch den Periphernervschaden ausgelöscht sind. In einem Fall mit voll ausgeprägtem Krankheitsbild hat die Degeneration der kortikospinalen Trakte und der Hinterstränge eine Paraplegie zur Folge, hinzu kommt periphere Schwäche und hochgradige Ataxie, die auf Verlust des Gelenk-Lage-Gefühls beruht. Ferner kommt es zu erheblichen Schwierigkeiten durch die Blasen-dem Areflexie in Kombination mit Babinski-Zeichen auftritt. Paradoxerweise mehren sich Hinweise darauf, daß ein identisches klinisches Bild bei Folatmangel zustande kommen kann.

Tabes dorsalis (Abb. 14.5.)

Diese klassische neurologische Krankheit ist sehr selten geworden, was zweifellos eine Folge besserer epidemiologischer Kontrolle und wirkungsvoller Therapie der Syphilis ist. Die Beziehungen zwischen Tabes und Syphilis stehen außer Zweifel, doch ist deren Art noch nicht mit letzter Klarheit erkannt. Spirochäten sind in den dorsalen Wurzeln und den dorsalen Rückenmarkabschnitten nicht nachgewiesen worden, und die Krankheit tritt im typischen Falle etwa 10–20 Jahre nach der Primärinfektion auf, oft zu einer Zeit, in der allem Anschein nach die Lues des Patienten „ausgebrannt“ ist. Oft fand man in der

Zeit, in der es noch keine Nachweismöglichkeiten für spezifische, gegen Treponemen gerichtete Antikörper gab, bei Tabes negative Ergebnisse der serologischen Tests. Die Krankheit befällt am Beginn die dorsalen Wurzeln, darauf folgt eine Schädigung der Hinterstränge. Die Schmerzfasern scheinen besonders vulnerabel zu sein; die klassischen blitzartigen Schmerzen bei der Tabes, die als ein Gefühl wie bei einem elektrischen Schlag beschrieben werden, meist im Ausbreitungsgebiet des Ischiasnervs, beruhen wahrscheinlich auf der Schädigung dieser Bahnen. Später kommt es zum Verlust des Tiefenschmerzgefühls. Bei Quetschung der Achillessehne oder der Hoden verspürt der Patient keinen Schmerz keln oder bei geschlossenen Augen und ist die Grundlage für einen der klassischen Tests der Neurologie, den

Romberg-Versuch. Ein mit geschlossenen Augen stehender Mensch schwankt ganz leicht, was den Effekt hat, den Zufluß sensorischer Reize in das Kleinhirn zu verstärken. Bei Kleinhirnerkrankung verstärkt sich dieses Schwanken in erheblichem Maße; der Patient schwankt wild nach beiden Seiten, fällt aber nicht hin. Bei grobem Verlust der Sensibilität steht der Patient mit geöffneten Augen vollkommen stabil, fällt aber bei Augenschluß zu Boden, da er nun jeglichen sensorischen Reizzustromes beraubt ist.

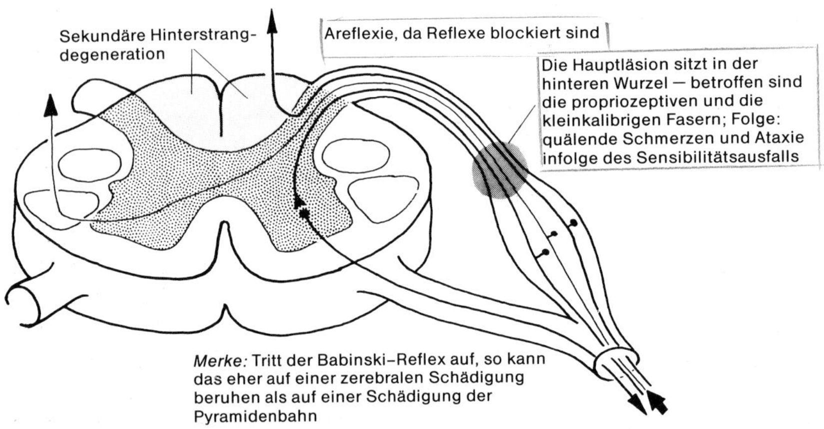

Abb. 14.5. Tabes dorsalis

mehr. Bei weiterem Fortschreiten der Wurzelschädigung wird der Reflexbogen unterbrochen, die Reflexe erlöschen. Dies führt zu erheblicher Hypotonie der Muskulatur. Die Kombination hochgradiger Muskelhypotonie, die exzessive Ausschläge bei der Gelenkbewegung möglich macht, mit Verlust der Tiefenschmerzempfindung, wird als verantwortlich für das Krankheitsbild der sog. „Charcot-Gelenke“ angesehen: vollkommen schmerzlose Zerstörungen der Knie- und Fußgelenke, auch Dislokationen in diesen Gelenken. In den späteren Krankheitsstadien führt die sekundäre schwere Degeneration der Hinterstränge zum vollständigen Verlust des Lagegefühls. Der Patient merkt nicht mehr, daß seine Füße den Boden berühren, und hat das Gefühl, als laufe er auf Watte. Er entwickelt einen hoch-schrittigen, sog. „Steppergang“, durch den er zu vermeiden versucht, beim Gehen nach vorn zu fallen, und er hat kein Gefühl für die Stellung oder Lage seiner Beine. Dieser Zustand verschlimmert sich im Dunkeln

Der Romberg-Test ist daher eigentlich mehr ein Test auf Hinterstrangerkrankung als auf Kleinhirnerkrankung.

Bei der Mehrzahl der Tabes-dorsalis-Kranken finden sich weitere Störungen an anderen Stellen. So haben alle Tabiker Argyll-Robertson-Pupillen, viele auch Optikusatrophie und Ausfall des peripheren Gesichtsfeldes. Schädigung des oberen motorischen Neurons zeigt sich durch das Babinski-Zeichen (es sei nochmals gesagt, daß die Reflexe nicht lebhaft werden können, weil sie durch die Schädigung der hinteren Wurzeln zum Erlöschen gebracht werden). Ist ein Babinski-Reflex vorhanden, nimmt man das Vorhandensein eines Schadens der langen Bahnen an, und der Zustand wird dann als Taboparese bezeichnet. Das ist der dritte Zustand, bei dem diese Kombination von Fehlen der Reflexe mit positivem Babinski vorhanden ist.

Myelopathie durch Strahlenschädigung

Dies ist ein Thema von beträchtlicher und zunehmender Bedeutung. Rückenmarkschädigung kommt fast ausschließlich als Folge einer Bestrahlung des Thorax vor, besonders der Bronchien oder des Ösophagus, in zweiter Linie bei den kleineren Strahlendosen, die bei der Bestrahlung mediastinaler Lymphknoten (bei Hodgkin-Krankheit) angewendet werden. Bessere Techniken mit Rotationsmethoden können kaum die das Rückenmark treffende Strahlendosis reduzieren, wenn der Ösophagus bestrahlt wird, da das Rückenmark in diesem Falle im Zentrum der Strahlenwirkung liegt. Die kritische Dosis kann bei nur 18 Gy (= 1800 rad) liegen. Charakteristischerweise beträgt die Latenzzeit bis zum Erscheinen der Symptome der Markschädigung 9–18 Monate. Im Vordergrund stehen sensible Störungen, spinothalamischer Sensibilitätsverlust verbunden mit leichter spastischer Parese. Das Bild läßt sich schwer unterscheiden von dem einer sich rasch entwickelnden Rückenmarkkompressionsschädigung durch Metastasen, es sei denn, daß sensorische Symptome frühzeitig das Bild beherrschen, was für einen Rückenmarkkompressionsschaden, wie wir weiter unten besprechen werden, ungewöhnlich ist. Hierin können wir also einen wichtigen Schlüssel zur Diagnose „Myelopathie durch Strahlenschädigung" erblicken. Die Unterscheidung zwischen den beiden Möglichkeiten ist aber höchst wichtig, da man bei der Annahme einer Metastase am Rückenmark mittels daraufhin durchgeführter weiterer Bestrahlung noch schwereren Schaden anrichten würde, falls tatsächlich bereits eine Strahlenmyelopathie vorläge.

Nun müssen wir die wichtigen Unterschiede bedenken, die zwischen den eben aufgeführten Krankheiten einerseits und den eigentlichen Tumoren des Rückenmarks und den Rückenmarkkompressionsschädigungen zu beachten sind.

1. Rückenmarkkompression

Diese kann verursacht werden durch Läsionen der Nervenwurzeln, der Rückenmarkhüllen, des extraduralen Fettgewebes oder durch pathologische Veränderungen der Columna vertebralis. In diesem Stadium der Besprechung sollen zunächst nur die Besonderheiten der Vorgeschichte und die klinischen Zeichen erörtert werden, die darauf hindeuten, daß der Patient an einer Rückenmarkkompression leidet.

Das besonders zu betonende Merkmal einer Rückenmarkkompression ist das dominierende Bild – ausgedrückt durch Zeichen und Symptome – einer Schädigung der motorischen Bahnen. Warum das so ist, ist nicht ganz geklärt, es mag aber mit der Eigenart der Blutversorgung des Rückenmarks zusammenhängen und insbesondere mit dem venösen Blutabfluß. Genauere Einzelheiten darüber s. weiter unten in diesem Kapitel. Grundsätzlich kann schon hier gesagt werden, daß Störungen des venösen Abflusses zu Ödem und Verschlechterung der kapillären Zirkulation in der besonders durchfeuchteten Rückenmarkzone führen, und zu dieser Zone gehören auch die kortikospinalen Bahnen. Zu den Frühsymptomen einer solchen Störung gehören leichte spastische Paraparesen. Der Patient klagt über ein leichtes Nachschleppen der Füße beim Gehen und Schweregefühl in den Beinen, wie im vorigen Kapitel beschrieben. In manchen Fällen kann sich die Entwicklung dieser Symptome über einige Monate hinziehen, in akuten Fällen treten sie innerhalb von Stunden, gelegentlich aber auch ganz plötzlich auf. Treten sensorische Störungen oder Miktionsstörungen hinzu, so ist das ein Anzeichen dafür, daß die Schädigung irreversibel ist. Erschwerung der Harnentleerung oder vollkommene Harnsperre kann ganz plötzlich auftreten und ist in den meisten Fällen ein Indiz für eine rasche Verschlechterung des Zustands. Auch die als ominöses Zeichen zu bewertenden sensorischen Störungen können sich innerhalb von Stunden ausbilden oder langsam im Laufe von Tagen. Sie können beginnen als kribbelndes Gefühl in den Fußsohlen und können sich dann nach aufwärts ausbreiten. Wie auch immer sich die Gefühlsveränderung entwickelt, es wäre unklug, nicht sofort den Dingen auf den Grund zu gehen, um vielleicht noch Abhilfe schaffen zu können.

Zusammenfassend ist zu sagen: Rückenmarkkompressionssymptomatik wird im Frühstadium beherrscht durch motorische Symptome und Zeichen, und wenn sensorische Merkmale auftreten, so kündigt sich damit eine Phase rapider Verschlechterung des Zustands an, die schließlich in einen irreversiblen Dauerschaden des Rückenmarks übergehen kann. Der klinische Verlauf und die Zeichen in den verschiedenen Stadien des Prozesses sind in Abb. 14.6. zusammengefaßt dargestellt.

2. Rückenmarktumoren

Die klinischen Zeichen und die Vorgeschichte einer im Rückenmark selbst liegenden Läsion sind ganz anders als die einer Rückenmarkkompression. Das anatomische Merkmal, das hier den Ablauf der Vor-

° Brown-Séquard (halbseitige Unterbrechung des RM): u.a. kontralateral Schmerz und Temperatursinn hochgradig ↓

Merke: In dieser Zeichnung ist zwar die Entwicklung einer sensorischen Störung dargestellt, doch muß betont werden, daß in den meisten Fällen motorische Zeichen das klinische Bild beherrschen

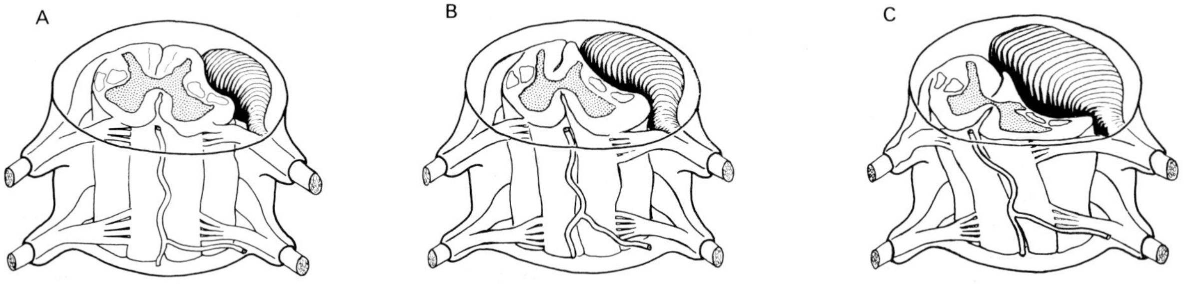

A: Dargestellt ist ein Neurofibrom der linken dorsalen Wurzel Th 9

Die Reizung der Wurzel verursacht radikuläre Schmerzen bei Th 9

B: Jetzt ist es zu einer erheblichen Distorsion des Rückenmarks gekommen; ausgesprochener Sensibilitätsverlust in der Wurzelzone und im kontralateralen spinothalamischen Ausbreitungsgebiet

C: Das Endstadium der Rückenmarkskompression ist erreicht. Totale Lähmung der Beine mit rasch aufsteigender Anästhesie

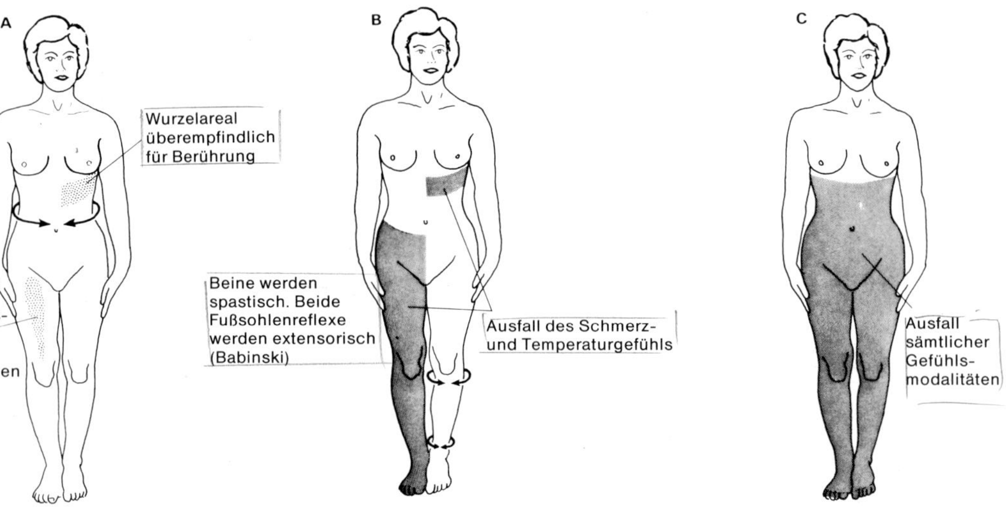

A:
Der radikuläre Schmerz kann sich bei Husten verstärken.
Gefühl fester, kalter Bandagen um das Abdomen.
Tiefsitzender Schmerz im kontralateralen Bein.
Es kommt vor, daß kein Sensibilitätsausfall feststellbar ist.
Reflexe an den Beinen lebhaft.
Fußsohlenreflex kann extensorisch sein (Babinski)
Miktionsstörungen können auftreten

B:
Wurzelareal jetzt taub (gefühllos)
Gefühl bandartiger Umschnürungen der Beine
Im kontralateralen Bein kann das Gefühl „anders" sein
Partielles Brown-Séquard-Syndrom °
Radikulärer Sensibilitäsausfall
Ausfall des Schmerz- und Temperaturgefühls im kontralateralen Bein (eine gewisse Verminderung des Lagegefühls auf derselben Seite kann vorkommen)
Beine jetzt spastisch und schwach
Reflexe lebhaft. Fußsohlenreflexe extensorisch (Babinski)
Deutliche Sphinkterstörung kommt vor

C:
Finalstadium: kann akut auftreten nach langdauerndem Stadium A und B, kann aber auch innerhalb von Stunden sich aus dem Stadium A entwickeln
Gefühlsausfall für *alle* Modalitäten bis hinauf zur Höhe der Läsion
In der initialen Schockphase: schlaffe, areflektorische Lähmung
Oberhalb der Höhe des Querschnitts sind die Reflexe oft *gesteigert*

Abb. 14.6 a–c. Rückenmarkkompression (dargestellt ist ein Herd bei Th 9 links)

gänge beherrscht, ist der Verlauf der Schmerz- und Temperaturleitungsbahnen im zentralen Rückenmark. Das sind die Fasern, die in den Frühstadien solcher Prozesse am ehesten geschädigt werden. Eine inmitten des Marks liegende Läsion (Ependymom, Gliom oder syringomyelitische Höhle) wird initial Schmerz- und Temperaturleitungsfasern reizen und angreifen an ihren Kreuzungsstellen im Mark, aber *nur* in Höhe der Läsion.

In diesem Stadium kann es nicht zu einer Schädigung der langen Bahnen kommen, sondern es tritt ein schmales Segment von Schmerz- und Tempera-

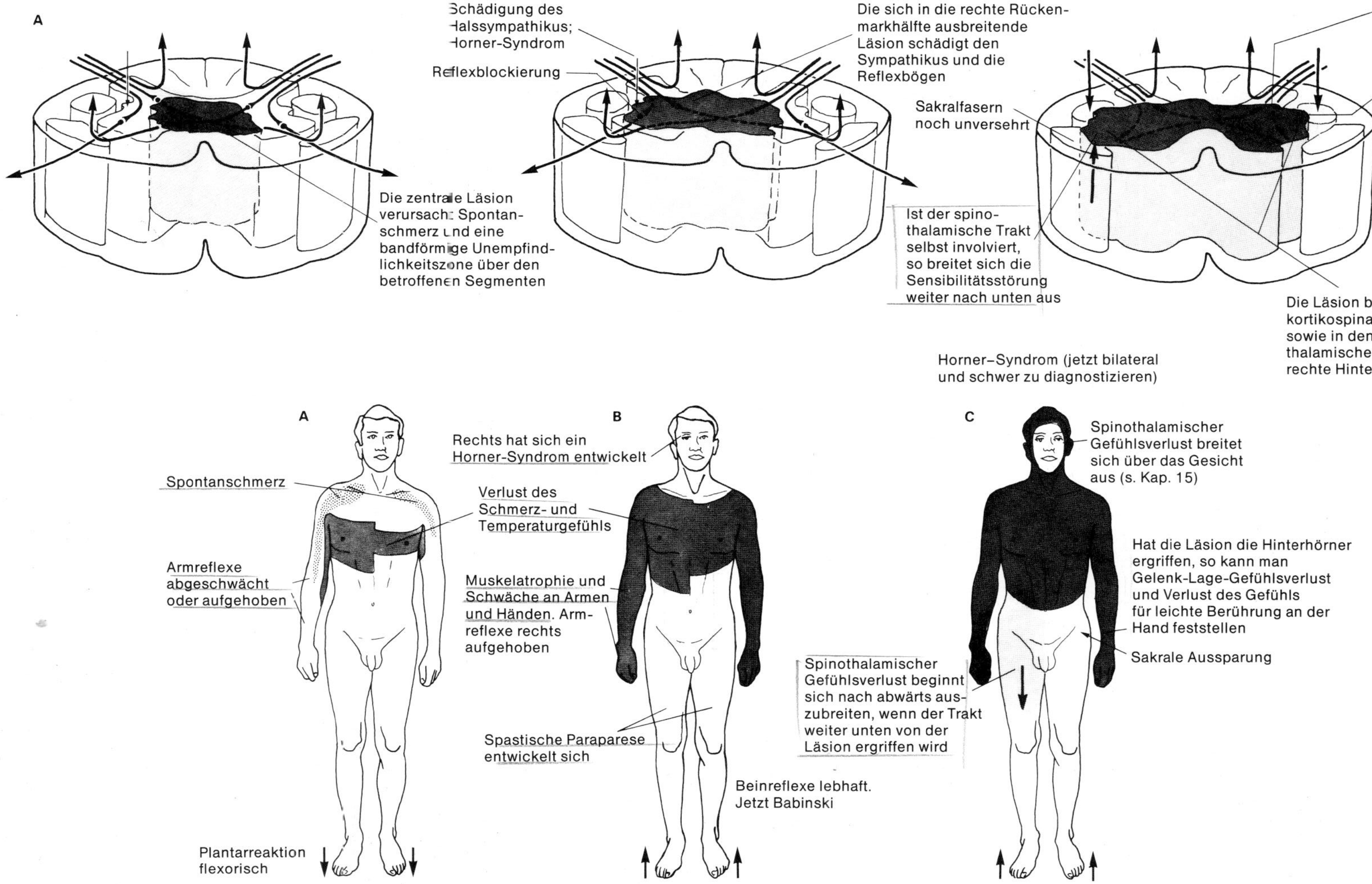

Abb. 14.7 a–c. Die Entwicklung einer zentralen Rückenmarkläsion

turgefühlsverlust auf. Der Schmerz ist vom tiefen spinothalamischen Typ, der Gefühlsverlust kann jedoch erst dann entdeckt werden, wenn eine sorgfältige Testung der Schmerzempfindung vorgenommen wird. Gelegentlich fällt einem Patienten zufällig der Sensibilitätsverlust dadurch auf, daß er keinen Schmerz empfindet, wenn ihm eine brennende Zigarette auf die Haut fällt, oder wenn er beim Baden im warmen Wasser an einer bestimmten Hautstelle die Temperaturänderung nicht wahrnimmt.

Später, wenn die Läsion sich lateral ausbreitet, wird der Reflexbogen blockiert, und die Reflexe verschwinden. Was den Patienten selbst betrifft, ruft das selten irgendwelche besonderen Symptome hervor, der Arzt aber sollte jeden Patienten mit spinothalamischen Symptomen besonders sorgfältig hinsichtlich des Reflexverhaltens durchuntersuchen. Dabei kommen nur solche Läsionen in Betracht, welche die Standardreflexbögen für die Arme und Beine affizieren. Am Halsmark wird in diesem Stadium der Sympathikus betroffen sein können, und es stellt sich ein uni- oder bilaterales Horner-Syndrom ein. Erstreckt sich die Läsion auf die Vorderhirnzellen, tritt Muskelatrophie und -schwäche ein, besonders typisch ist der Befall der kleinen Muskeln der Hand. Die Lokalisation dieser neuen Zeichen wird vom Sitz der Läsion abhängen. Liegt der Schaden im mittleren Thorakalmark, so wird der Patient Schwund und Schwäche einzelner Interkostalmuskeln kaum bemerken, man sollte jedoch unbedingt bei einem Patienten mit spinothalamischen Symptomen in der Thorakalregion nach diesen Zeichen suchen. Erst wenn das Rückenmark sich ausdehnt, werden die langen Bahnen involviert. Bis dahin können Jahre vergehen. Es erscheinen dann bilaterale Pyramidenzeichen mit lebhaften Reflexen an den Beinen und einem Babinski-Zeichen. Es kann auch der innere Teil des spinothalamischen Trakts geschädigt werden, was absteigenden spinothalamischen Gefühlsverlust zur Folge hat. In den letzten Stadien des Prozesses bleiben nur noch die peripheren Fasern unversehrt, in denen das Gefühl aus der Sakralregion geleitet wird, und nun tritt bei dem Patienten die sensorische Sakralaussparung ein, ein seltenes, aber diagnostisch bezeichnendes Merkmal einer dem Rückenmark selbst angehörenden Läsion. Sehr resistent gegenüber Infiltration durch Tumorgewebe sind die Hinterstränge, und im allgemeinen sind Hinterstrangzeichen ein Spätmerkmal eigentlicher Rückenmarkläsionen. Die Aufeinanderfolge und die anatomischen Korrelationen der Zeichen in den verschiedenen Stadien des Prozesses sind in Abb. 14.7. dargestellt.

Die Blutversorgung des Rückenmarks
(Abb. 14.8.)

Das Rückenmark wird nicht durch segmental angeordnete Arterien oder von einem in bzw. an ihm der Länge nach herablaufenden Gefäß versorgt. In der Transversalebene ist die Verteilung der Blutzufuhr ziemlich gleichmäßig. Das zentrale Areal wird versorgt durch die Arteriae sulci (bzw. sulcales), die aus jeder der beiden Seiten der Arteria spinalis anterior entspringen, die im ventralen Sulcus des Rükkenmarks liegt. Die Arteria spinalis anterior gibt auch zirkumferenzielle Äste ab, die, an der Oberfläche des Rückenmarks einen Plexus bildend, mit Zweigen der Arteriae spinales posteriores anastomosieren und gemeinsam mit diesen die Peripherie des Marks versorgen. Die paarigen posterioren Spinalarterien breiten sich in Form eines Plexus über den Hintersträngen aus, die sie mit Blut versorgen. Die Arteriae spinales posteriores sind weniger klar definiert als die Arteria spinalis anterior, obwohl auch diese manchmal unvollständig ist und sich gelegentlich an unteren dorsalen Rückenmarkbereichen plötzlich verliert, um weiter oben als ein neues Gefäß wieder zu erscheinen.

Zwar können diese kleinen Gefäße durch Krankheitsprozesse wie Syphilis, Diabetes, Arteriitis und

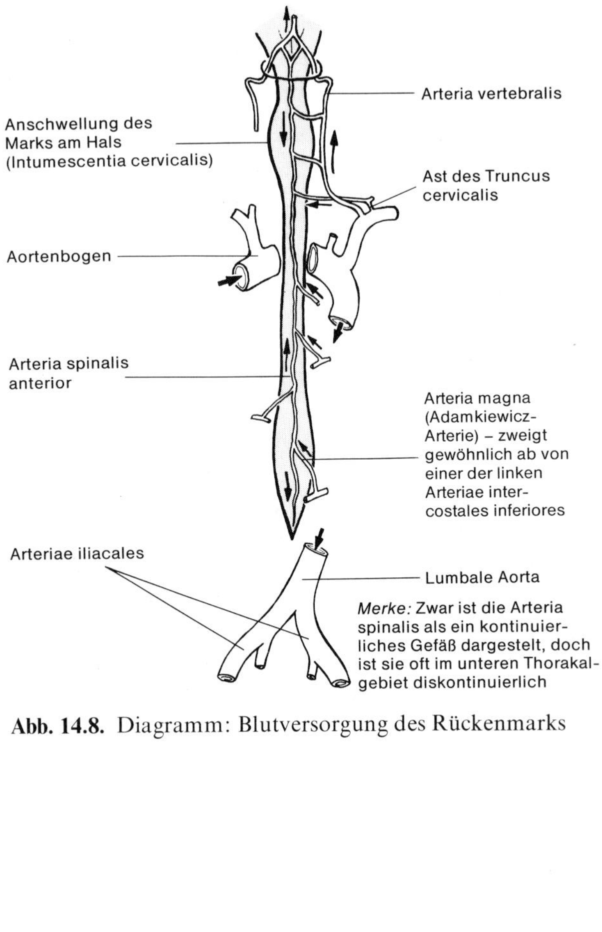

Abb. 14.8. Diagramm: Blutversorgung des Rückenmarks

Arteriosklerose affiziert werden, doch werden klinische Störungen der Rückenmarkdurchblutung gewöhnlich durch Erkrankungen der größeren Versorgungsgefäße verursacht, welche die von ihnen gespeisten kleineren Gefäße an verschiedenen Stellen ihres Verlaufs ergänzend wieder auffüllen können, wenn diese Störungen erleiden.

Die Arteria spinalis anterior entspringt aus den Arteriae vertebrales dort, wo diese sich gegenüber dem Zahn des Epistropheus zu einem Einzelgefäß vereinigen, und wird zusätzlich gespeist durch ein ziemlich konstant vorhandenes, dem Truncus thyreocervicalis entstammendes Gefäß, welches in den Spinalkanal in Höhe der Wurzeln C 3 oder C 4 eintritt. Dieses Gefäß kann bei chirurgischen Eingriffen am Hals lädiert werden. Der obere Abschnitt der Arteria spinalis anterior versorgt das Mark nach abwärts bis etwa zur Höhe von Th 4.

Das dorsale Rückenmarksegment der Arterie wird durch einen variablen Zweig einer der Interkostalarterien versorgt, aber das Hauptspeisungsgefäß ist die Arteria magna (Adamkiewicz-Arterie). Diese entspringt bei 75% der Patienten aus Interkostalarterien in Höhe von Th 10, Th 11 oder Th 12. Sie ist leicht Beschädigungen ausgesetzt bei Thoraxoperationen, Sympathektomie, Nephrektomie, Nebennierenexploration, lumbaler Aortographie und Interkostalnervenblockierungen. Wird das Gefäß bei solchen Prozeduren geschädigt, so kann es zu einer Infarzierung der gesamten Intumescentia lumbalis des Rükkenmarks sowie des thorakalen Rückenmarks bis zur mittleren Rückenhöhe kommen. Das terminale Rückenmark und die Nervenwurzeln der Cauda equina erhalten ihre Blutversorgung durch ein variables Gefäß, das in den Spinalkanal im Bereich einer der oberen lumbalen Wurzeln eintritt.

Vaskuläre Syndrome

Vorstehend sind die chirurgischen Ursachen vaskulär bedingter Rückenmarkerkrankungen aufgeführt worden.

Unter den internistischen Ursachen finden sich vor allem atheromatöse Gefäßveränderungen, und zwar besonders an den Vertebralarterien. Tritt dort ein solcher Schaden auf, so wird die anteriore Spinalarterie an ihrem Ursprung verschlossen und das Ergebnis ist: Infarkt des zentralen Rückenmarks (s. Kap. 11).

In jeder Höhe des Rückenmarks sind Diabetes mellitus, Syphilis, alle Arten von Koagulopathien, embolische Vorgänge (subakute bakterielle Endokarditis, Vorhofflimmern, Myokardinfarkt), dissezierende Aortenaneurysmen, intravaskuläre Gasblasen bei Druckfallkrankheit und Sichelzellerkrankung beachtenswerte Ursachen für Okklusionen arterieller Blutzufuhrgefäße des jeweiligen Versorgungsgebietes. Wird bei irgendeinem dieser Prozesse die Arteria magna verschlossen, so findet sich die Höhe der Läsion im allgemeinen zwischen Th 4 und Th 6. Die gesamte anteriore Rückenmarkhälfte wird infarziert, und das entstehende klinische Bild ist dann: akute schlaffe Paraplegie mit Harnsperre, spinothalamischer Sensibilitätsverlust bis zur Höhe der Läsion, all dies aber bei vollständiger Intaktheit des Lage- und Berührungsgefühls. Oft ist eine Begleiterscheinung des Beginns dieser Störungen ein lokaler Rükkenschmerz.

Die lumbalen Speisungsgefäße können involviert werden bei Bandscheibenläsionen bei Patienten mit kongenital verengtem Lumbalkanal, derart, daß das Syndrom der „Claudicatio intermittens caudae equinae" entsteht. Bei diesem Zustand treten radikuläre Schmerzen und Schwäche bei Anstrengungen auf, die aber schnell verschwinden, wenn der Patient Ruhelage einnimmt. Meist wird dieser Zustand durch dekompressive Laminektomie behoben.

Weniger leicht kann es vorkommen, daß durch den Verschluß der Arteria spinalis posterior klassische Symptome hervorgerufen werden, weil dieses Gefäß Teil eines Plexus ist und kein konstantes Versorgungsgebiet hat.

Zweifellos sind die Auswirkungen einer Kompression des Rückenmarks initial durch vaskuläre Faktoren verursacht, und es ist wahrscheinlich, daß die Beeinträchtigung des venösen Abflusses zu Rückstauungsdruck und kapillärer Stase führt. Diese Vorgänge wirken sich am stärksten aus im Wasserscheidengebiet und den zentralen Rückenmarkbezirken (s. Abb. 14.9.). Damit würde sich auch die Tatsache erklären, daß das klinische Frühbild beherrscht wird von Anzeichen für eine Schädigung des Tractus cortico-spinalis.

Es gibt noch einige andere, aber seltene vaskuläre Läsionen, die das Rückenmark affizieren können.

1. Rückenmarkangiome, gewöhnlich im unteren mittleren dorsalen Abschnitt des Rückenmarks zu finden, können zu wiederholten Attacken von Paraparese mit schweren Rückenschmerzen führen. Bei sorgfältiger Untersuchung kann sich an der Rückenhaut ein Angiom auffinden lassen.

2. Teleangiektasien des Rückenmarks können Blutungen in der Rückenmarksubstanz oder spinale Subarachnoidblutung mit Kompression des Marks verursachen.

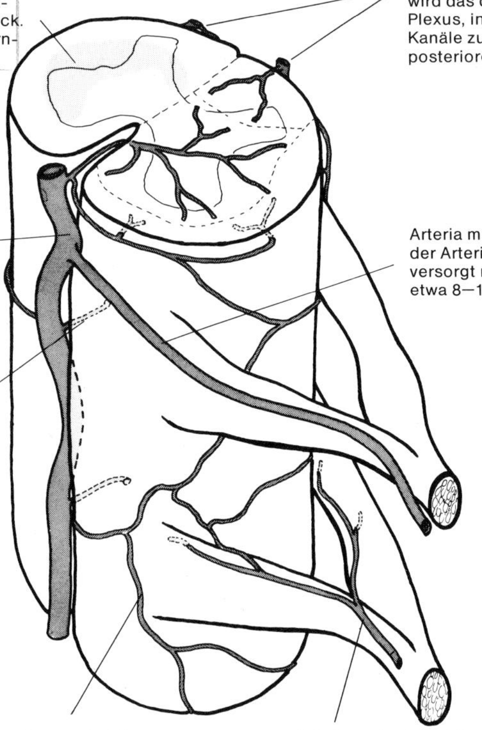

Abb. 14.9. Diagramm: Segmentale Blutversorgung des Rückenmarks

3. Aortenkoarktation (Aorthenisthmusstenose) ist manchmal mit sehr starker Erweiterung des mittleren thorakalen Versorgungsgefäßes verbunden, die im Falle besonders starker Ausprägung zur Kompression des Rückenmarks führen kann.

4. Hämangioblastome des Rückenmarks sind dichte vaskuläre Tumoren, sitzen gewöhnlich im oberen dorsalen Rückenmark, oft zusammenhängend mit einer Syringomyeliehöhle. Meist finden sie sich bei Patienten, die auch retinale und zerebellare Hämangioblastome haben (Hippel-Krankheit).

5. Vertebrale Hämangiome sind vaskuläre Fehlbildungen in Wirbelkörpern oder -bögen. Sie können Wirbelzusammenbruch verursachen und aufgrund erheblicher Verdickung des Wirbelbogens zum Bild eines extraduralen raumfordernden Herdes führen.

Differentialdiagnostisch ist an Malignommetastasen zu denken, weil diese Fehlbildungen im allgemeinen im Erwachsenenalter Symptome hervorrufen; auch können die Erscheinungsbilder auf den Röntgenaufnahmen den Verdacht auf osteolytische oder osteosklerotische Metastasen nahelegen.

Kapitel 15

Die Beziehungen zwischen Rückenmark und Wirbelsäule

Entwicklungsgeschichte der Anatomie des Nervensystems

In den Frühstadien der Entwicklung des Embryos differenziert sich die ovale auf dem Dottersack liegende Scheibe in eine obere ektodermale und eine untere entodermale, vom Dottersack abgeleitete Schicht. Durch Verdickung der oberen Gewebsschicht längs der Mittellinie bildet sich die Neuralplatte, während sich aus der unteren Schicht die Chorda dorsalis formt (Abb. 15.1.). Fehlentwicklungen der Chorda können für einige Wirbelfehlbildungen verantwortlich sein: fehlende, verschmolzene oder mißgebildete Wirbel. Das einzige Residuum der Chorda dorsalis beim Erwachsenen sind die Nuclei pulposi der Zwischenwirbelscheiben. Beim Embryo erstreckt sich die Chorda von der Gegend der Fossa pituitaria (Türkensattel) bis zum Sakrum. Aus Überbleibseln der Chorda können beiderseits der Mittellinie maligne Chordome entstehen, Tumoren, die lediglich im unteren Os occipitale oder im Sakrum auftreten.

Die seitlichen Ränder der Neuralplatte richten sich auf, wodurch sich nach oben die Neuralwülste, unten die Neuralfalten bilden. Durch Auswanderung von Gewebe aus den Neuralwülsten entstehen später die Spinalganglien und das autonome Nervensystem. Aus Residuen dieses Gewebes leiten sich im Kindesalter auftretende extradurale maligne Ganglioneurome ab. Zwischen den Neuralwülsten bzw. -leisten entsteht die Neuralrinne. In der dritten Embryonalwoche erscheinen neben der sich vertiefenden und abrundenden Neuralrinne sich entwikkelnde Somiten (Ursegmente) mesodermalen Ursprungs. Nun erfolgt der dorsale Verschluß der Neuralrinne durch Verschmelzung der Neuralwülste, wodurch das Neuralrohr längs der Mittelline entsteht (Abb. 15.1. (b) und (c)).

Dieser Prozeß beginnt in der Zervikalregion und findet seinen Abschluß zuerst am Kopfende des Rohrs, im Bereich des Neuroporus anterior, am 23. Tag; am Neuroporus posterior, dem unteren Ende des Rohres, verschließt sich das Rohr am 25. Tag. Jedweder teratogene Faktor, der in diesem Entwicklungsstadium zur Auswirkung kommt, kann Defekte an den Abschlußstellen des Neuralrohrs verursachen. Der typischste derartige Defekt ist die Spina bifida. Bei diesen Vorkommnissen wird mit großer Wahrscheinlichkeit auch zu gleicher Zeit der Verschluß des Neuralrohrs am Kopfende affiziert. So erklärt sich das gemeinsame Vorkommen einer Spina bifida mit einem Hydrozephalus, der durch Entwicklungsanomalien im Bereich der hinteren Schädelgrube verursacht ist.

Ist der Abschluß des Neuralrohrs vollendet, so beginnt die Ausbildung der Wirbelkörper und -bögen in der Umgebung der Chorda (Abb. 15.1. (d)). Bleibt die neurale Entwicklung unvollständig, so können sich die Wirbel nicht normal entwickeln; über defekten Stellen der Neuralrohrwand fehlen dann die Wirbelbögen. Freilich gibt es auch knöcherne Defekte ohne neurologische Schäden, wie das Beispiel der Spina bifida occulta zeigt, die bei ungefähr 25% der Bevölkerung vorkommt. Bei normaler Entwicklung kommt es nie zur vollkommenen Ausbildung von Bögen an den Kreuzbeinwirbeln 4 und 5 und am Steißbeinwirbel 1. Demgegenüber können abnorme Veränderungen des weichen Rückenmarkgewebes ohne knöcherne Anomalien vorkommen. Die Hirnentwicklung tritt in ein kritisches Stadium nach vollendetem Abschluß des Neuralrohrs, und zwar bei der Entwicklung der Brücke und des 4. Ventrikels. Das Primär- und Primitivhirn ist ein in zwei Abschnitten unterteilter Tubus, das Vorder- und das Endhirn, abgeteilt durch die mesenzephale und zervikale Flexur. Im nächsten Entwicklungsstadium bildet sich auf dem Rücken des Endhirns eine transversale Flexur aus, und das führt zu einem Effekt, der dem beim Knicken eines dicken Gumirohrs ähnelt: das Endhirn flacht sich ab und weitet sich gleichzeitig zu einem rhomboiden Gebilde aus, das zum 4. Ventrikel wird (Abb. 15.1. (e) und (f)). Eine dünne Membran überdacht dieses Areal. In dieser Membran entsteht in der 7. Woche eine Perforation, durch die der normale Fluß des Liquor cerebro-spinalis gewährleistet wird. Bleibt die Membran intakt, so bildet sich ein Zustand heraus, der als Dandy-

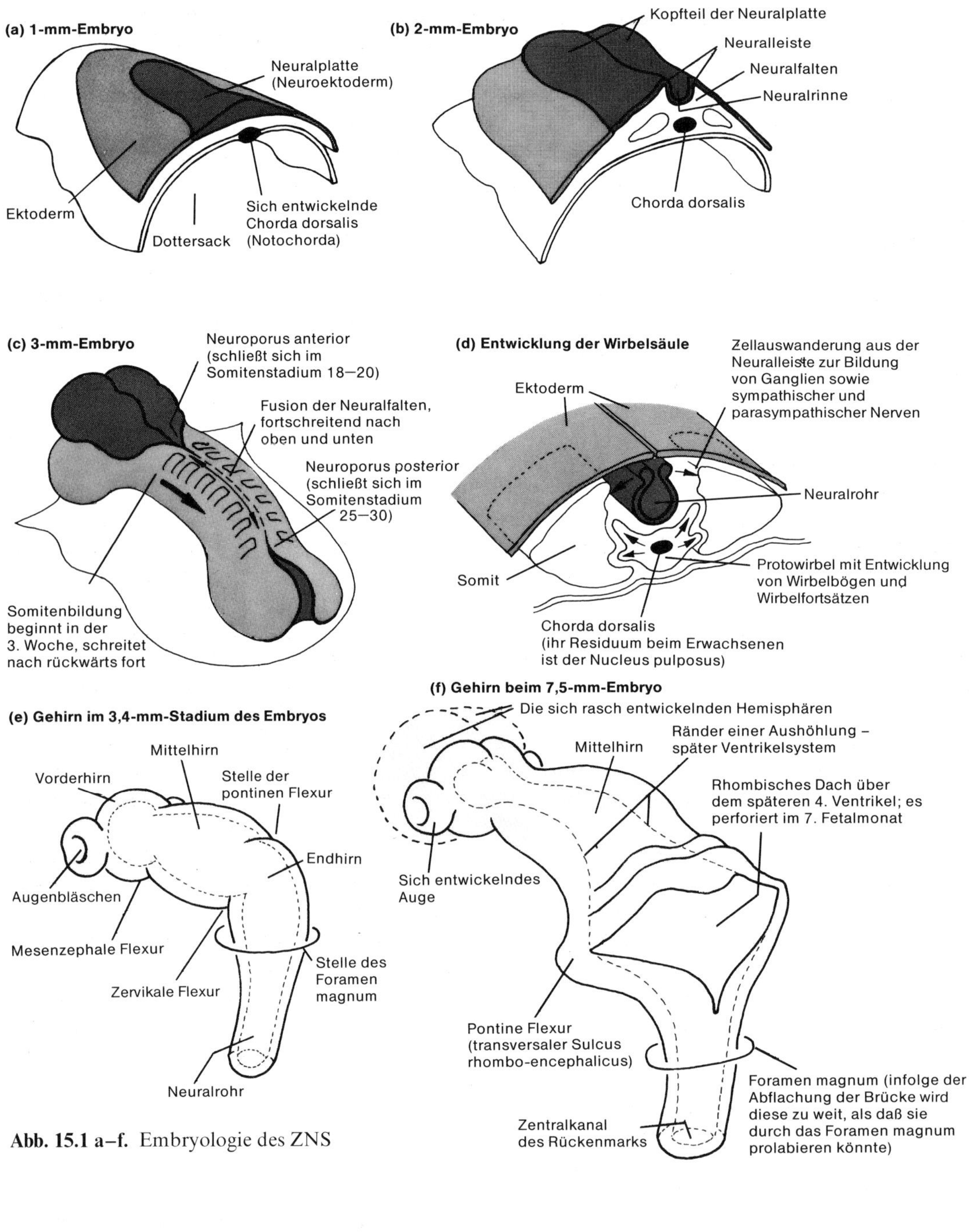

Abb. 15.1 a–f. Embryologie des ZNS

Walker-Syndrom bekannt ist, bei dem die hintere Schädelgrube durch einen übermäßig großen zystischen 4. Ventrikel ausgefüllt ist. Entwickelt sich die hintere Flexur nicht regelmäßig (Sulcus rhombo-encephalicus) – und man erinnere sich daran, daß sie sich normalerweise gleichzeitig mit dem Verschluß des Neuralrohrs bildet –, so bleibt die Brücke lang und dünn. Zudem ist dann die Entwicklung des Kleinhirns, das aus der vorderen Lippe der Flexur entsteht, ebenfalls gestört. Das Ergebnis ist, daß – wenn sich die Hemisphären in der 9.–12. fetalen Entwicklungswoche rasch ausbreiten – die unterentwickelte Brücke, die Medulla oblongata und das Kleinhirn in den Zervikalkanal hineingedrückt werden und daß sich die Gesamtlage dann durch Verlagerung und Abknickung des 4. Ventrikels mit Liquorblockade und Hydrozephalus verschlimmert. Fast immer ist dieser unter dem Namen Arnold-

Chiari-Syndrom bekannte Zustand verbunden mit einer ausgeprägten Spina bifida, was an einen gemeinsamen ätiologischen Faktor denken läßt, der in der 4. Entwicklungswoche zur Wirkung gelangt. Die betroffenen Kinder sterben gewöhnlich in den ersten Lebensmonaten.

In diesem Stadium der Entwicklung ist bei normalem Ablauf der Vorgänge das Rückenmark noch ein dünnwandiges Rohr. Sobald der 4. Ventrikel sich öffnet, sinkt der Liquordruck im Lumen, und es kommt gleichlaufend mit Gliawanderung zur Vergrößerung der Trakte, bis der Zentralkanal – im Erwachsenenalter – kaum noch sichtbar ist. Ist der normale Liquorfluß *nicht* zustande gekommen, so bekommt das Kind bei Ausbildung der oben beschriebenen Anomalien fast immer auch einen großen syringomyelitischen Hohlraum im Halsmark. Es ist vor kurzem festgestellt worden, daß viele Patienten mit den Zeichen der Syringomyelie im Erwachsenenalter eine geringe Ausbildung der Chiari-Mißbildung aufweisen, die bei langjährigem Bestehen zu einer übermäßigen Füllung des vergrößerten Zentralkanals mit Liquor führt. Chirurgische Druckentlastung kann sich hier günstig auswirken und den pathologischen Zustand sogar zur Rückbildung bringen. Dieses ist einer der bedeutendsten Fortschritte in der Neurologie der jüngst vergangenen Jahre.

Eine weitere Besonderheit der ZNS-Entwicklung, die zu langdauernden neurologischen Störungen führen kann, betrifft die Länge des Rückenmarks. Anfänglich sind die Längen des Rückenmarks und des Wirbelkanals gleich, doch im Laufe der Weiterentwicklung des Fetus übertrifft die rasche Verlängerung der Wirbelsäule das Wachstum des Rückenmarks, und zur Zeit der Geburt befindet sich das Ende des Rückenmarks in der Höhe des 3. Lendenwirbels. Die lumbalen und sakralen Wurzeln sind in den Wirbelkanal heraufgezogen und bilden dort die Cauda equina. Während der Kindheit wird das Rükkenmark noch weiter heraufgezogen, bis es mit seinem unteren Ende im 8. Lebensjahr des Kindes die untere Grenze von L 1 erreicht hat. Gewisse Entwicklungsanomalien knöcherner oder fibröser Strukturen im Bereich des Lumbalkanals können das Hötersteigen des Rückenmarks hemmen oder verhindern, wodurch ein progressives Cauda-equina-Syndrom entsteht. Es kommt vor, daß sich bei solchen Gegebenheiten röntgenologisch nichts Abnormes feststellen läßt; dann ist eine eingehende weitere Untersuchung notwendig zum Ausschluß einer haltestrickartigen Hinderungsstelle am Rückenmark bei einem Kind mit Cauda-equina-Syndrom fortschreitenden Charakters.

Solche Mißbildungen sind relativ selten, doch sie verursachen erhebliche klinische und ethische Probleme. Anomalien in der Lumbalgegend reichen von einfachen Hautläsionen – wie behaartes Muttermal, dermalen Sinus, Teleangiektasien oder subkutanen Lipomen – bis zu schweren Defekten, wie z.B. doppeltes, durch einen knöchernen Sporn getrenntes Rückenmark, fixierter Konus, intradurales Lipom oder Dermoid und/oder eine voll ausgebildete Spina bifida. Vertebrale Defekte allein können fast ohne Konsequenzen sein, aber ein darunter liegender Defekt im weichen Gewebe sollte stets den Verdacht erwecken, daß bei dieser Situation neurologische Probleme auftreten könnten. Schwere Defekte in der Zervikalregion sind meist tödlich. Fusionierte Halswirbel (Klippel-Feil-Syndrom) kommen gewöhnlich im Zusammenhang mit einer familiären Vorgeschichte von Kurzhals und niedrigem Haaransatz vor und können schwere, früh eintretende degenerative Wirbelveränderungen im Zervikalbereich zur Folge haben. Ein dermaler Sinus in der Haaransatzlinie kann zu rekurrierenden Attacken von Meningitis führen. Am Foramen magnum kann die Fehlentwicklung des ersten Halswirbels und der Schädelbasis zur basalen Invagination und damit zu Druckschädigung der Zirkulation in der Medulla und dem Endhirn führen, was ein klinisches Bild hervorruft, das einen Tumor in der Fossa posterior, einen hochsitzenden Halstumor oder transitorische ischämische Anfälle im Hirnstammbereich vortäuschen kann. Bei all diesen klinischen Gegebenheiten sind sorgfältige Röntgenuntersuchungen des Foramen magnum indiziert.

Es ist wichtig zu erkennen, daß, obwohl viele dieser Anomalien kongenitale Fehlbildungen sind, die Symptome erst spät, im mittleren oder fortgeschrittenen Lebensalter, in Erscheinung treten können. Dafür ist vielleicht das beste Beispiel die Syringomyelie.

Syringomyelie

Diese Krankheit haben wir bereits in Kap. 13 im Zusammenhang mit den klinischen Zeichen einer expansiven Läsion im Halsmark erwähnt. In einem vorhergehenden Abschnitt wurde auf die erst in letzter Zeit gemachte Entdeckung hingewiesen, daß die ballonartige Ausweitung des Zentralkanals der Wirbelsäule in der Mehrzahl der Fälle mit Fehlbildungen am Foramen magnum verbunden ist. Meist handelt es sich dabei um geringe Grade von Arnold-Chiari-Mißbildung, bei der die Kleinhirntonsillen im posterioren Teil des Foramen magnum liegen (s. Abb. 15.2.B.). Bei solchen Patienten kommt es immer wieder vor, daß durch plötzliche Drucksteigerung bei Husten oder Pressen die Kleinhirntonsillen in das Foramen magnum gedrängt werden und daß dabei die Liquordruckerhöhung in den Zentralkanal weitergeleitet wird, statt sich durch Ausbreitung im spinalen Liquorraum verringern zu können.

Gelegentlich entwickelt sich bei einem Patienten eine akute Syringomyelie während eines Hustens oder Niesens. Durch einen druckentlastenden chirurgischen Eingriff am Foramen magnum occipitale kann die akute Notlage behoben *und* der klinische Status des Kranken gebessert werden. Zur Klärung des Charakters der Läsion bedarf es einer myelographischen Untersuchung, denn nicht immer liegen Knochenanomalien vor. Falls außer der symmetrischen Erweiterung des Zentralkanals weitere, ihm benachbarte und mit ihm verbundene Höhlenbildungen vorhanden sind, können asymmetrische Krankheitszeichen entstehen. Ungeklärt ist, warum die Höhlenbildung in der Höhe von C 7 bis Th 1 beginnt. Vielleicht kann sich das Rückenmark im Bereich der Intumescentia cervicalis leichter ausdehnen. Die am Rückenmark sich bei den Höhlenbildungen abspielenden Veränderungen ließen sich vielleicht mit denen an einem Ballon mit einzelnen besonders dehnbaren Abschnitten vergleichen, an denen sich bei Luftfüllung des Ballons entsprechende Ausballungen bilden. Bei Ausbreitung der Läsion nach oben bis zur Gegend des 4. Ventrikels entwickelt sich ein als Syringobulbie bezeichneter Zustand. Der Gefühlsverlust ergreift höhere Bezirke und breitet sich, wenn die kreuzenden Schmerzfasern aus dem absteigenden Trakt des Hirnnervs V affiziert werden, von C 3 nach C 2 und weiter nach vorn über das Gesicht bis zur Form eines Balaklawa-Helms* aus. In Abb. 15.3. ist das im einzelnen dargestellt. Die als erste betroffenen Hirnnervenkerne sind die des Hypoglossus am Boden des Kanals unterhalb des Obex**. Bei dieser Schädigung kommt es zu bilateraler Atrophie und Parese der Zunge. Tritt eine Zerreißung vestibulärer afferenter Fasern aus den Halsmuskeln hinzu, so findet sich zur Zeit der Ausbreitung des Gefühlsverlustes über das Gesicht auch ein Nystagmus.

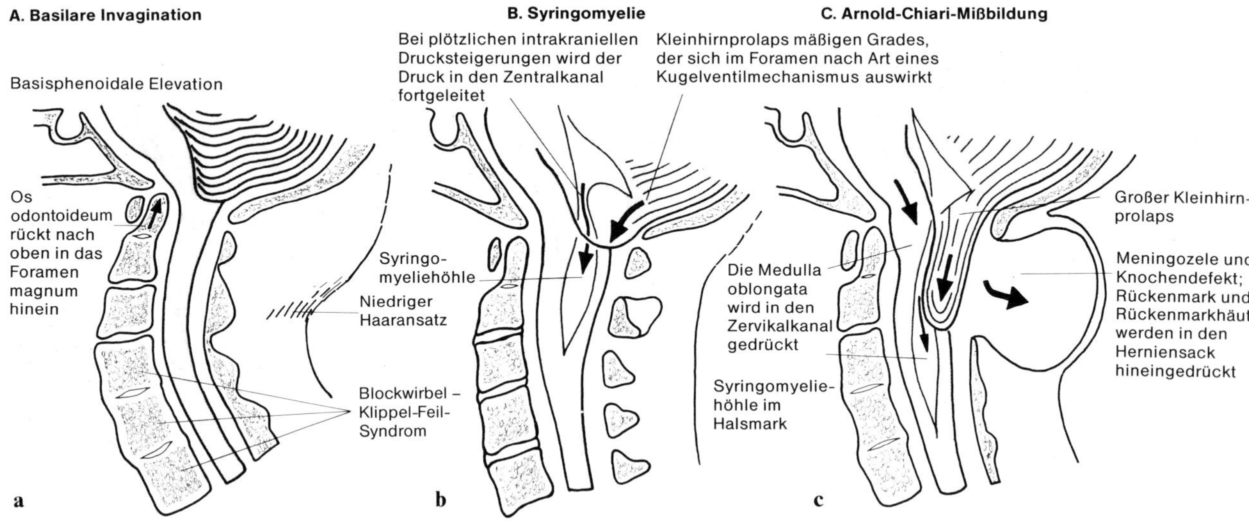

Abb. 15.2 a–c. Einige der am häufigsten vorkommenden Anomalien am Foramen magnum

Es handelt sich hierbei um eine klassische neurologische Störung, und doch wird oft eine Fehldiagnose gestellt. Hierfür ist die Hauptursache die, daß das Hautgefühl für Oberflächenberührung *normal* ist, und daß die hier vorliegende Gefühlsaufhebung nur dann vom Untersucher registriert wird, wenn er gezielt und sorgfältig auf *Schmerz*empfindung an den Armen, dem oberen Thorax, dem Hinterkopf und am Gesicht untersucht. Meist sind die Verdachtsdiagnosen: multiple Sklerose, Motoneuronkrankheit und zervikale Spondylose.

---

* Helm der engl. Reiter (?) in der Schlacht von Balaklawa (1854). (Anm. d. Übers.)

** Lat. obex = Riegel; eine kleine Querleiste an der Dorsalseite der Oblongata am hinteren Ende des 4. Ventrikels. (Anm. d. Übers.)

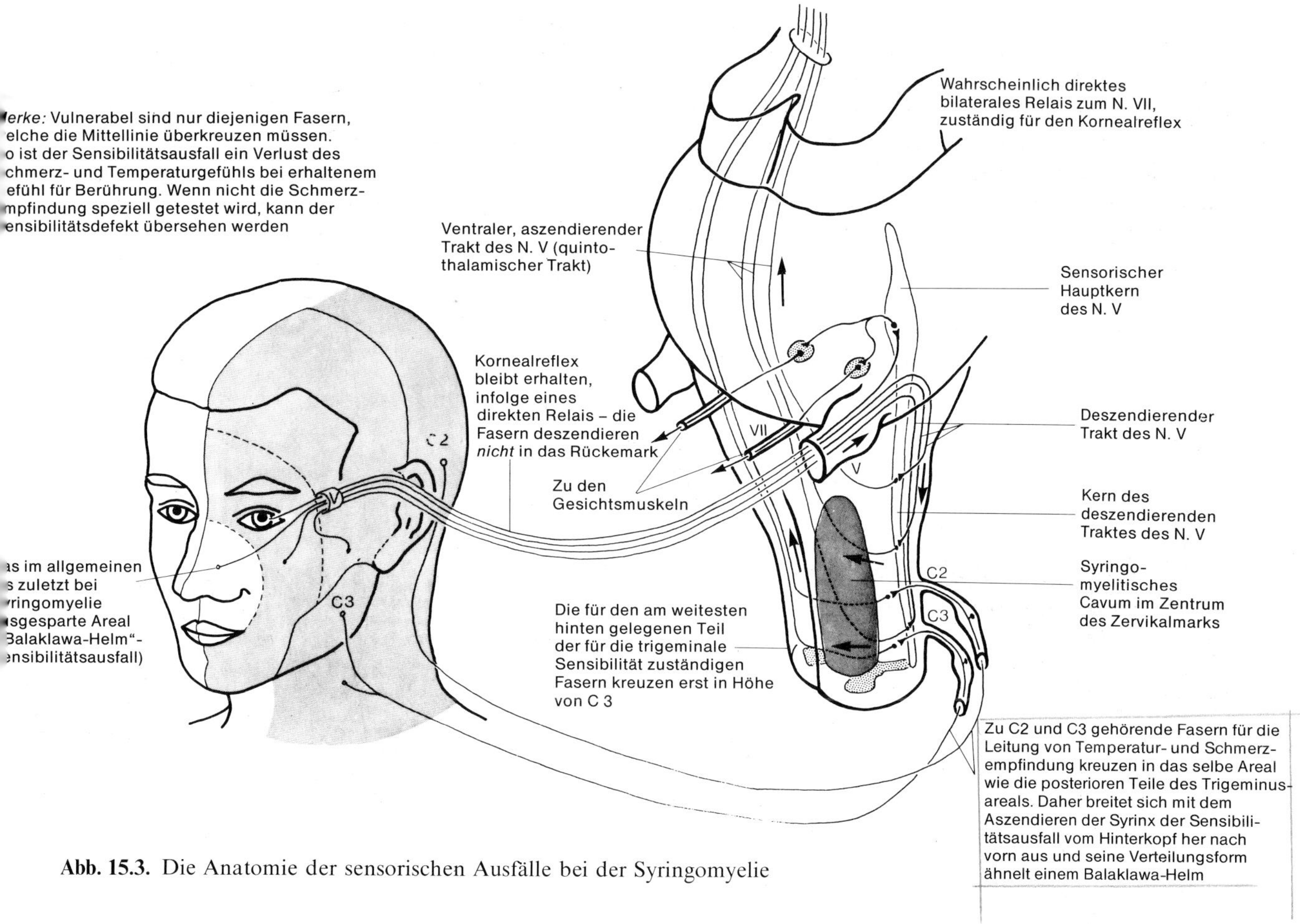

Abb. 15.3. Die Anatomie der sensorischen Ausfälle bei der Syringomyelie

Halswirbelsäule und zervikale Spondylose

Wirbelerkrankungen in den Halsregion können das Rückenmark und die Nervenwurzeln in Mitleidenschaft ziehen. Zum Verständnis der pathogenetischen Vorgänge und der durch zervikale Spondylose verursachten neurologischen Syndrome ist es erforderlich, sich eine Reihe von anatomischen Besonderheiten in dieser Region zu vergegenwärtigen (Abb. 15.4. und 15.5.).

1. In seinem Halsabschnitt weist das Rückenmark eine leichte Verdickung auf. Der Wirbelkanal ist eng. Die Größe seines Sagittaldurchmessers variiert gewöhnlich zwischen 15 und 20 mm. Beträgt sie weniger als 13 mm, so kann es schon bei ganz geringen Graden von Spondylose zu einer Kompression des Rückenmarks kommen.

2. Die Wurzel C 1 tritt *oberhalb* des ersten Halswirbels aus. So treten auch die anderen Wurzeln oberhalb der korrespondierenden folgenden Wirbel aus; die C-6-Wurzel tritt demnach im Zwischenwirbelraum C 5/6 heraus. (Man vergleiche das mit dem Befund bei den Lumbalwurzeln.)

3. Spondylosis cervicalis entsteht durch Bandscheibendegeneration und -protrusion mit reaktivem überschüssigem Wachstum des Knochens benachbarter Wirbel. Diese Knochenappositionen bilden im Verein mit herausgetretenem Bandscheibenmaterial die spondylotischen Barren bzw. Kanten, die das Rückenmark komprimieren können.

4. Diese Veränderungen nehmen das stärkste Ausmaß an bei C 5/6, C 6/7 und C 4/5. In den zugehörigen Gelenken erfolgt das Gros der Bewegungen. Das Atlanto-okzipital-Gelenk läßt nur Nickbewegungen zu, und C 7/Th 1 ist durch den Thoraxkäfig immobilisiert.

5. Die Halswirbelsäulenbewegung stellt große Anforderungen an das Halsmark. Bei Vorwärtsbewegung vergrößert sich die Länge des Wirbelkanals um 2 cm, und das Rückenmark muß sich entsprechend

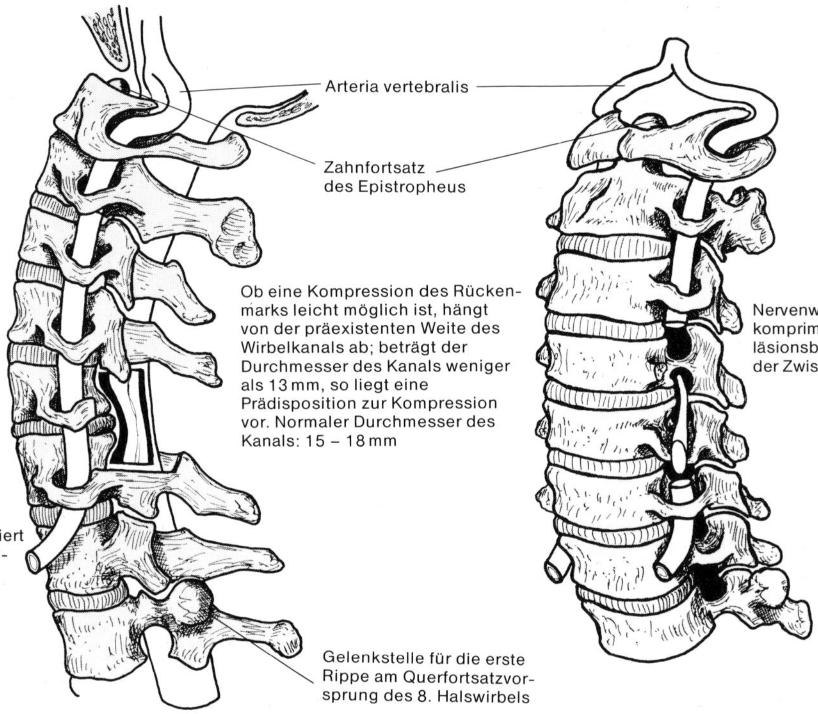

Abb. 15.4. Seitenansicht der Halswirbelsäule

strecken. Diese Markstreckung ist wahrscheinlich verantwortlich für die transitorischen Marksymptome, die als Lhermitte-Zeichen (in den USA als „barber's chair sign" = „Barbierstuhlzeichen") bekannt sind. Es handelt sich dabei um ein Prickeln oder Stechen in allen vier Extremitäten oder um Gefühle nach Art elektrischer Schläge, die am Rücken hinablaufen. Diese Mißempfindungen werden durch Halsbeugung ausgelöst, wenn das Rückenmark durch multiple Sklerose, zervikale Spondylose oder durch andere pathologische Prozesse beeinträchtigt ist. Bei übermäßiger Halsextension bzw. Hyperreklination des Kopfes verkürzt sich der Spinalkanal, und das Rückenmark buckelt sich nach vorn aus. In dieser Position kann es zwischen einer spondylotischen Barre und dem Ligamentum flavum gequetscht werden (Abb. 15.5. rechts).

6. Das Rückenmark hat nicht genug Bewegungsfreiheit, um mit diesen schädigenden Einwirkungen fertig zu werden, denn es ist durch die nach vorn gerichteten Nervenwurzeln vorn festgehalten und andererseits am Ausweichen nach rückwärts durch das Ligamentum denticulatum auf jeder Seite gehindert.

Klinische Merkmale der zervikalen Spondylose (Abb. 15.6.)

Zwei klinische Syndrome können gleichzeitig bei einem Patienten vorkommen, es sind dies radikuläre Syndrome am Hals und eine zervikale Kompressionsmyelopathie.

Die zervikalen Wurzelsyndrome. Die am meisten affizierten Wurzeln sind der Häufigkeitsreihenfolge nach: C 6, C 7 und C 5. Die Wurzeln C 3, C 4 und Th 1 sind selten betroffen, so daß man, bevor man einen durch Spondylose bedingten Schaden an diesen Wurzeln annimmt, andere mögliche Ursachen der Schädigung sorgfältig ausschließen muß. Die klinischen Details der einzelnen radikulären Läsionen werden ausführlich in Kap. 16 beschrieben. Hier genüge zunächst der Hinweis darauf, daß der Schmerz im Bereich der affizierten Wurzeln gewöhnlich im Zusammenhang mit Bewegungen des Halses auftritt, beim Erwachen schlimmer als sonst ist und oft besonders durch ungewöhnliche Stellungsveränderungen des Halses, z. B. beim Anstreichen einer Zimmerdecke, provoziert wird. Es sollte versucht wer-

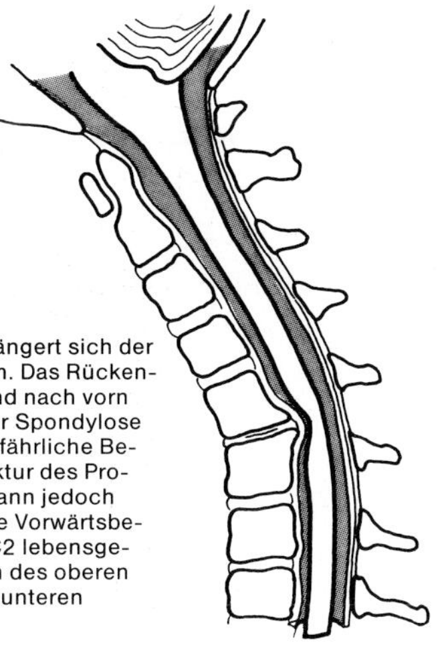

Abb. 15.5. Seitenansicht der Halswirbelsäule bei Vorwärtsflexion

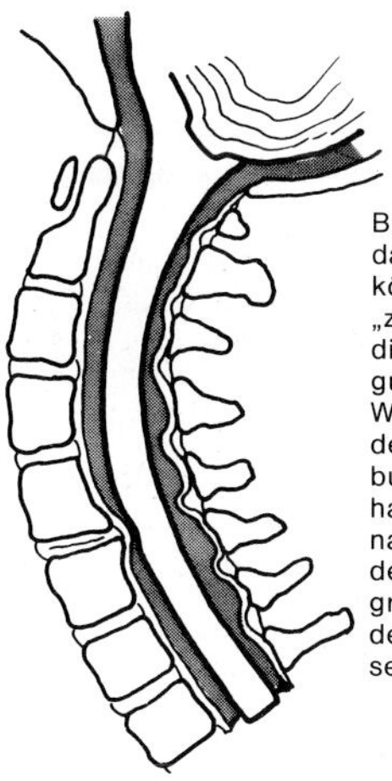

Abb. 15.6. Gezeigt werden die Auswirkungen der zervikalen Spondylose auf das Rückenmark und die Halswurzeln

den, die geschädigte Wurzel möglichst davor zu schützen, daß sie zu oft und zu stark durch das Foramen intervertebrale hinein- oder hinausgezogen wird. Ein weicher Kragen ist hierzu am dienlichsten. Mit einer milden physischen Zwangswirkung erinnert er den Patienten daran, daß er seinen Hals nicht unvorsichtig bewegen soll. Meist lassen bei dieser Kragenbehandlung die Symptome innerhalb weniger Wochen nach oder verschwinden – u. U. jahrelang – gänzlich, wenn besonders provozierende Bewegungen vermieden werden.

Kompressive zervikale Myelopathie. Glücklicherweise ist dieser Krankheitszustand nicht so häufig wie die Wurzelsyndrome. Die Patienten, die wahrscheinlich infolge einer kongenital anormal engen Anlage des Spinalkanals zu dieser Kompressionsschädigung des Marks prädisponiert sind, bieten gewöhnlich das Symptomenbild einer progressiven spastischen Paraparese. Obwohl in der Vorgeschichte keine Wurzelsymptome feststellbar zu sein brauchen, wird der Untersucher häufig finden, daß die Bizeps- und Radiusperiostreflexe (C 5 und C 6) fehlen, und daß der Trizepsreflex (C 7) lebhaft ist. Das deutet darauf hin, daß das Rückenmark und die Wurzel am C-5/6-Zwischenraum komprimiert sind, und diese Kombination ist fast pathognomonisch für eine durch eine zervikale Spondylose bedingte Markkompression.

Die Myelographie ist hier stets indiziert, desgleichen meist auch ein druckentlastender chirurgischer Eingriff, obgleich er nicht ohne Risiko ist und eine Besserung des Zustandes damit nicht garantiert werden kann. Oft wird auch das Tragen einer Krawatte empfohlen, die aber allem Anschein nach nur dann Besserung bringt, wenn Wurzelschmerzen vorhanden sind.

Eine mehr oder weniger stark ausgebildete zervikale Spondylose findet sich auf den Halsröntgenbildern so vieler Personen mittleren Alters, daß aufgrund dieses Befundes die Diagnose eines spondylosebedingten zervikalen Wurzel- oder Markschadens nicht ohne weiteres gestellt werden kann. Oft genug kann auch durch den myelographischen Befund eine Kompression nicht erwiesen werden; es stellt sich dann nicht selten eine multiple Sklerose oder eine Erkrankung motorischer Neurone heraus. Wiederum wird auch gelegentlich ein unerwartetes Neurofibrom oder Meningeom entdeckt. Wie schon oben erörtert, ist es also notwendig, Patienten, bei denen die Diagnose „zervikale Spondylose, verbunden mit neurologischen Komplikationen" angenommen wird, unter laufender Beobachtung zu halten.

Lendenwirbelsäule und lumbale Bandscheibenschäden

Der wichtigste anatomische Unterschied zwischen Hals- und Lendenwirbelsäule ist der, daß das Rükkenmark in Höhe der unteren Grenze des 1. Lendenwirbels endet. Lumbale Bandscheibenläsionen können daher lediglich radikuläre Syndrome verursachen. Eine Läsion, die unterhalb des 1. Lendenwirbels liegt, kann *nicht* eine spastische Paraparese hervorrufen. Da es 8 Zervikalwurzeln gibt und nur 7 Zervikalwirbel, ändert sich von Th 1 an abwärts das Verhältnis der Wurzeln zu den Zwischenwirbelräumen. Daher treten die lumbalenWurzeln *unterhalb*

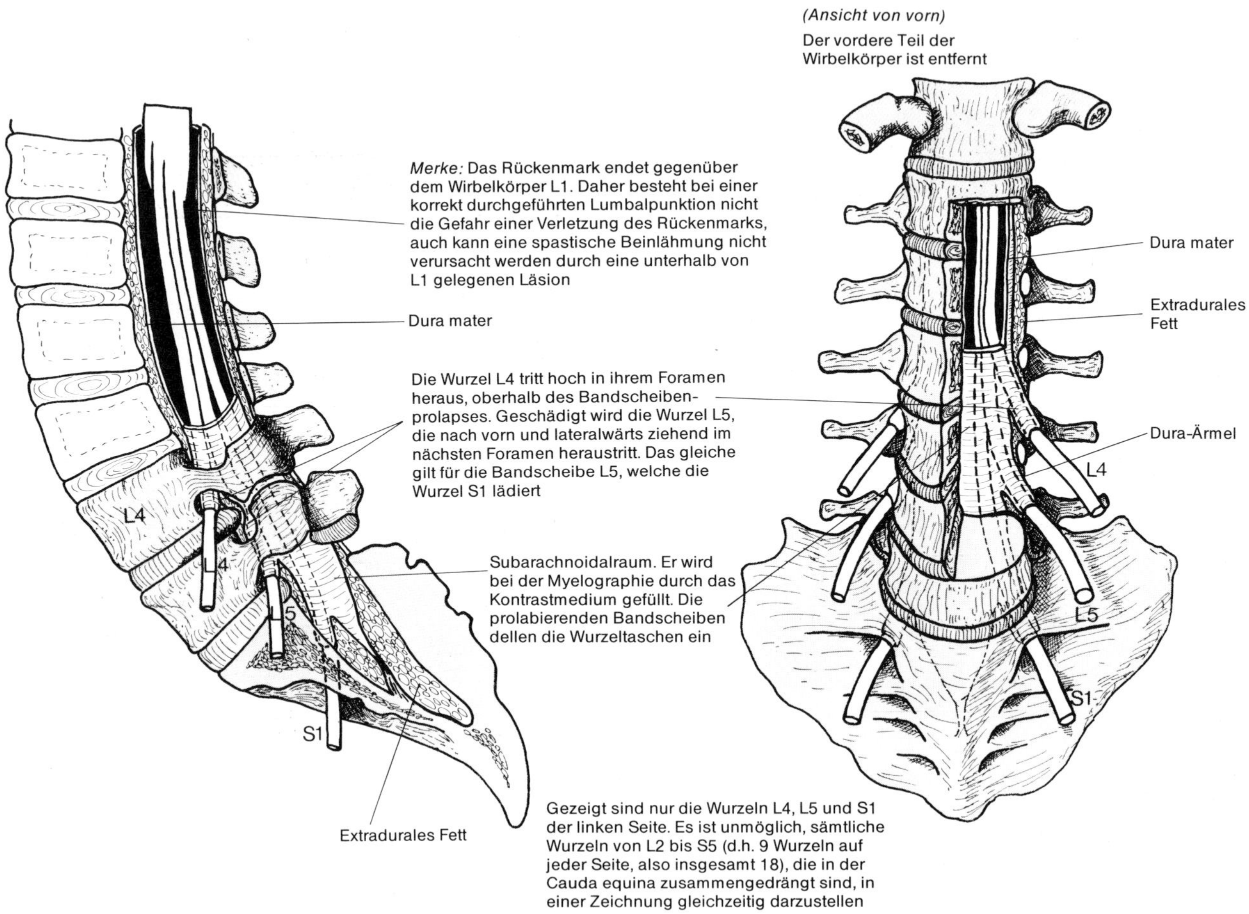

Abb. 15.7. Die Lendenwirbelsäule und die Cauda equina (Ansicht von der Seite)

der zugehörigen Wirbel heraus, so z. B. die Wurzel L 4 im Zwischenwirbelraum L 4/5. Es folgt ferner aus dieser Verschiebung des Verhältnisses Wurzel : Wirbel, daß eine Bandscheibenläsion eine Wurzel an jeder Stelle zwischen ihrem Ursprung am Rükkenmark und ihrem Austrittsforamen schädigen kann; so könnte z. B. die S-1-Wurzel an irgendeiner Stelle ihres 15 cm langen intraspinalen Verlaufs geschädigt werden. Zum Glück kommt es aber in der Mehrzahl der Fälle zu einer anatomisch klar definierten Lokalisation des Schadens.

Einzeln liegende Wurzeln sind am ehesten direkt oberhalb ihres Austrittsforamens vulnerabel, da sie an dieser Stelle jeweils die am meisten vorn und am meisten lateral gelagerten Wurzeln im Spinalkanal sind und somit unmittelbar in der Austrittsbahn des lateralen Zwischenwirbelscheibenprolapses liegen, wie aus Abb. 15.7. und 15.8. ersichtlich ist. Die Wurzel tritt sehr hoch aus ihrem Foramen heraus, meist oberhalb eines Discus intervertebralis, welcher in seinen eigenen Zwischenwirbelraum prolabiert. Daher schädigt er diejenigen Wurzel, die zu dem nächst tieferen Zwischenwirbelraum herabzieht. So wird eine Diskushernie bei L 4/5 die L-5-Wurzel verletzen und die Diskushernie bei L 5/S 1 die S-1-Wurzel.

Diese anatomischen Besonderheiten müssen genau beachtet werden, wenn man einen Patienten mit lumbalen oder sakralen Bandscheibenhernien untersucht. Falsch negative Myelogrammbefunde kommen vor, besonders bei Diskushernien im Zwischenwirbelraum L 5/S 1. Falsch positive Myelogramme sind meist das Ergebnis einer Überbewertung einer Bandscheibenvorwölbung. Besonders wichtig ist, daß, wenn sich bei einem Patienten mit S-1-Wurzelsymptomen im Myelogramm keine Bandscheibenläsion bei L 5/S 1 zeigt, das Kontrastmittel (Myodil) mindestens bis zur Höhe von Th 10 hinaufgeleitet werden muß, bevor man mit Sicherheit die Aussage treffen kann, daß *keine* Läsion an der Wurzel vorliegt. Ein Neurofibrom an der L-2-Wurzel kann wegen der anatomischen Besonderheiten der Cauda

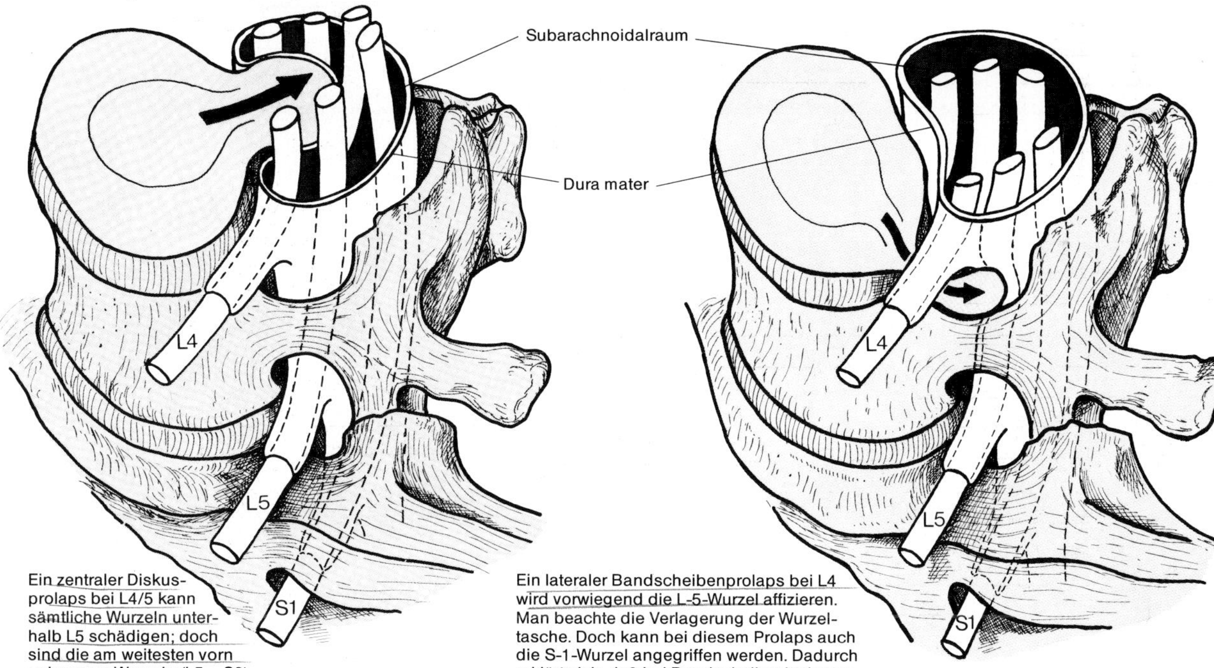

Abb. 15.8. Diagramm: Auswirkungen eines zentralen Bandscheibenprolapses; rechts: Diagramm: Auswirkungen eines lateralen Bandscheibenprolapses

equina der Symptomatik nach leicht als eine Läsion der Wurzel S 1 fehlgedeutet werden.

Ferner sind die Häufigkeitszahlen von Diskusläsionen in verschiedenen Höhenlagen zu beachten. Läsionen, welche die Wurzeln L 5 und S 1 betreffen, machen 95% aller Bandscheibenläsionen aus. Läsionen, die L 2, L 3 und L 4 Wurzeln affizieren, kommen nur in in etwa 5% der Fälle vor, und die meisten von diesen wiederum sind die bei L 4 gelegenen. Hieraus folgt, daß Läsionen der Wurzeln L 2 und L 3 nur höchst selten als Ergebnis eines Bandscheibenschadens angesehen werden können und bei ihnen dringend Untersuchungen nach einer anderen Ursache indiziert sind. Wir unterscheiden 4 Arten von Syndromen, die durch obere lumbale Wurzelläsionen infolge von Bandscheibenschäden entstehen können:

Schmerz am vorderen Oberschenkel. Vorderer Oberschenkelschmerz mit Atrophie des Quadrizeps und Fehlen des Patellarsehnenreflexes wird durch radikuläre Schäden bei L 3 und L 4 verursacht. *Ungewöhnlich* ist es, daß diesem Bild eine Bandscheibenläsion zugrundeliegt; Metastasen eines Prostatakarzinoms und diabetische Myatrophie sind diejenigen Hauptursachen, die ausgeschlossen werden müssen.

Schmerz am unteren Rücken ohne radikuläre Symptome. Man verläßt sich so sehr auf radikuläre Symptome am Bein, daß man gar nicht an einen Bandscheibenschaden denkt, wenn solche Symptome fehlen. Es kommt aber vor, daß gelegentlich Läsionen in Höhe von L 3/4 schwere lokale Rückenschmerzen verursachen können ohne radikuläre Schmerzen. In der Vorgeschichte ist das ominöse Zeichen der Ruheschmerz. Ist der Rückenschmerz bei Nacht oder beim Liegen besonders stark, so ist die Wahrscheinlichkeit groß, daß ein ernstes schweres Leiden zugrundeliegt.

Das Ischiassyndrom. Auf diese Situation haben wir bereits bei der Besprechung des Neurofibroms hingewiesen. Es kann vorkommen, daß eine Bandscheibenläsion in Höhe des Zwischenwirbelraums L 2/3 keinen zugehörigen Wurzelschaden verursacht, sondern einen Schmerz in der Ausbreitung von L 5 oder S 1. Das gibt uns Anlaß, noch einmal die Notwendigkeit einer kompletten myelographischen Exploration dieses Areals, und zwar mit Hinaufführung der

Kontrastmitteldarstellung bis zum unteren Rückenmarkende, zu betonen.

Akutes Cauda-equina-Syndrom. Ein akuter Bandscheibenprolaps in Höhe von L 2/3 kann bilaterale multiple Wurzelläsionen hervorrufen. Der Patient klagt über schwere Schmerzen in beiden Beinen, schlaffe Lähmung beider Beine und Harnretention. Hier liegt eine chirurgische Notlage vor; die unverzügliche Exploration der Cauda equina ist indiziert.

Ein anderes, seltenes, aber erwähnenswertes Vorkommnis ist das als „Claudicatio caudae equinae" bezeichnete Syndrom. Der Patient klagt darüber, daß er beim Laufen Wurzelschmerzen und Beinschwäche bekommt, meist mit Hängen des Fußes. Diese Symptome verschwinden rasch bei Ruhelage. Meist beruht das Syndrom auf einer Kombination von Diskusläsion und kongenital zu eng angelegter lumbaler Theka, die eine ausreichende Blutzufuhr zum Rückenmark bei dessen gesteigerter Aktivität verhindert. Die Situation ähnelt der bei Vorliegen eines zu engen Zervikalkanals, der die Betroffenen zu einer Kompressionsschädigung des Rückenmarks bei zervikaler Spondylose prädisponiert.

Cauda-equina-Läsionen

Eine Läsion im Spinalkanal kann in jeder Höhe unterhalb des Wirbels Th 10 ein Cauda-equina-Syndrom hervorrufen. Oft wird angenommen, daß zur Cauda equina nur die Nervenwurzeln im Sakrum gehören. Zu ihr gehören jedoch auch das Ende des Rückenmarks, alle Spinalwurzeln von Th 12 bis S 5 und das Filum terminale, das fibröse Band, das sich von der Spitze des Rückenmarks bis zu seiner Verbindungsstelle mit dem Sakrum erstreckt (s. Abb. 15.7.).

Cauda-equina-Läsionen im Kindesalter

Die Embryologie der Wirbelsäule wurde bereits besprochen, auch wurden die verschiedenen Entwicklungsdefekte erwähnt, die in der Lumbo-sakral-Region vorkommen. Wichtig ist, im Gedächtnis zu behalten, daß *Bandscheibenläsionen* bis zum 15. Lebensjahr äußerst selten sind.

1. Symptome, die von Geburt an vorhanden sind. *Spina bifida occulta.* Viele Patienten mit einer Spina bifida occulta bleiben lebenslang symptomfrei, doch können mit ihr verbundene zusätzliche Entwicklungsanomalien zu Störungen führen. So finden sich progressiver Muskelschwund und Muskelschwäche besonders bei L 4, L 5 und S 1. Erste krankhafte Manifestationen sind oft Fehlen der Achillessehnenreflexe und trophische Veränderungen an den Füßen, die sich oft zuerst durch rekurrierende Frostbeulen bemerkbar machen. Das Bild kann in diesem Stadium statisch bleiben, zum Ausschluß einer Progredienz ist es aber wichtig, die Kinder bis zum 7. Lebensjahr sorgfältig zu beobachten.

Spina bifida cystica. Schwere Wirbelsäulendefekte verbinden sich mit verschiedenen Graden neuraler Anomalien. Zu diesen gehören Meningenprolapse (Meningozele), Säcke, die Teile des terminalen Rückenmarks und Nervenwurzeln enthalten (Myelomeningozele), und ein Klumpen fehlgebildeten Nervengewebes, frei an der Oberfläche liegend (Myelozele). Die beiden letzteren Vorkommnisse sind oft verbunden mit einer Arnold-Chiari-Mißbildung. Anfänglicher chirurgischer Enthusiasmus hinsichtlich der Erfolge aktiver Behandlung ist jetzt gedämpft angesichts des ethischen Dilemmas, in das alle Beteiligten geraten, wenn die schwer behinderten Überlebenden das Erwachsenenalter erreicht haben. Auf dieses traurige und emotionsbelastende Thema näher einzugehen, würde den Rahmen unseres Textes überschreiten.

2. Symptome in späteren Kindesalter. Leichtere Entwicklungsstörungen brauchen nach der Geburt zunächst noch keine Behinderung zu verursachen, doch können sich im Laufe der ersten 5 Lebensjahre Störungen ergeben, wenn das Rückenmark höher steigt und sich dadurch streckt. Manchmal treten Zeichen oder Symptome erst bei Beginn des Erwachsenenalters auf. Stellen sich irgendwelche Schwächeerscheinungen, Taubheitsgefühl, trophische Störungen oder verschiedene abnorme Größen- oder Formveränderungen der Füße ein, so sollte das Anlaß zu sorgfältigen Untersuchungen sein. Möglicherweise macht Progredienz der Symptome chirurgische Maßnahmen erforderlich,selbst wenn myelographisch nichts Abnormes zu erfassen war; ein bis zum Äußersten gezerrtes Rückenmark braucht im Myelogramm noch keine abnormen Zeichen zu zeigen.

Das Auftreten von Schmerzen ist ungewöhnlich in der Symptomatik der Cauda-equina-Syndrome im Kindesalter. Tritt Schmerz auf, so sollte jedenfalls sorgfältig nach Hinweisen auf ein primäres Malignom im Wirbelsäulen- oder Sakrumbereich gesucht oder ein retroperitoneales Malignom ausgeschlossen werden, auch sollte an die Möglichkeit der von einem Medulloblastom ausgehenden Metastasierung in die lumbale Theka gedacht werden.

Fallbericht

Ein 16jähriger Junge bekam während einer Campingfahrt zur Osterzeit bei sehr schlechtem Wetter eine „Erkältung". Verfrüht wieder daheim eintreffend sah er sehr blaß aus, hatte leichtes Fieber, große Schmerzen am unteren Rücken und Schmerzen im rechten Oberschenkel. In den folgenden Wochen nahm sein Körpergewicht ab. Die Hauptsymptome besserten sich nicht. Bei der Untersuchung machte er den Eindruck eines Schwerkranken. Hepatosplenomegalie oder Lymphadenopathie fanden sich nicht. Der linke Achillessehnenreflex fehlte. Die weiteren Untersuchungen zielten auf den Ausschluß einer malignen Erkrankung. Es stellte sich eine akute lymphatische Leukämie heraus. Symptomremission trat nach Einsatz geeigneter Chemotherapie ein.

Cauda-equina-Läsionen bei Erwachsenen

Wir unterscheiden drei hauptsächliche klinische Bilder.

a) Das laterale Cauda-equina-Syndrom (Abb. 15.9.). Die häufigste Ursache des lateralen Cauda-equina-Syndroms ist ein Neurofibrom. Selten kann eine hochsitzende Bandscheibenläsion die Ursache sein. Zu den Symptomen gehören Schmerzen am vorderen Oberschenkel, Quadrizepsatrophie, Fußinversionsschwäche (L-4-Wurzelläsion) und Fehlen des Patellarsehnenreflexes. Sitzt die Läsion sehr hoch und seitlich am Endteil des Rückenmarks, können auch Pyramidenzeichen *unterhalb* der Läsion auftreten, der Achillessehnenreflex kann dann sehr lebhaft sein, ein Fuklonus und ein Babinski-Zeichen können auslösbar sein. Tritt in dieser Situation eine Sphinkterstörung auf, so beruht sie wahrscheinlich auf einer Rückenmarkkompression.

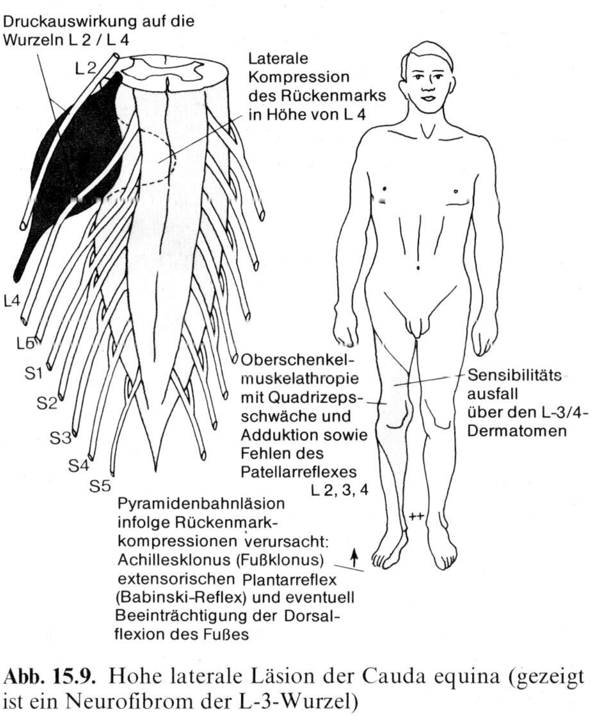

Abb. 15.9. Hohe laterale Läsion der Cauda equina (gezeigt ist ein Neurofibrom der L-3-Wurzel)

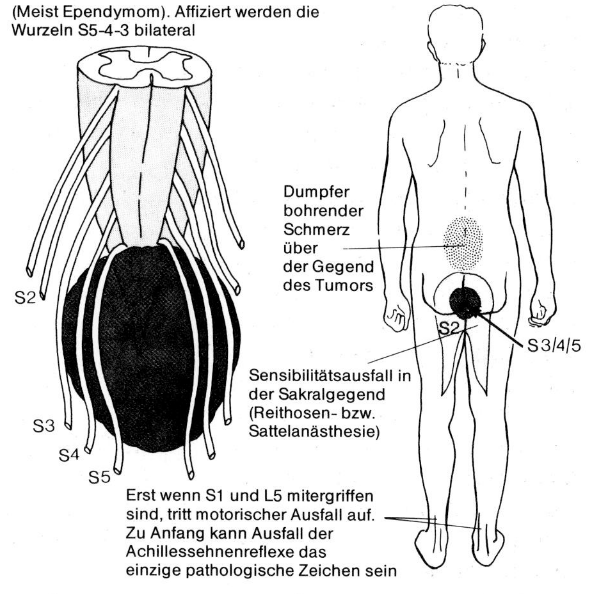

Abb. 15.10. Mittellinien-(Conus)Läsion der Cauda equina

b) Mittelinien-Cauda-equina-Läsion von innen (Abb. 15.10.). Diese Läsion wird auch als „Conusläsion" bezeichnet. Die üblichen Ursachen sind ein Ependymom, ein Dermoidtumor oder ein Lipom am Endteil des Rückenmarks. Die Wurzeln werden von innen her geschädigt, und zwar S 5 → S 4 → S 3 und so weiter. Initialsymptome sind: Schmerzen im Rektum und am Genitale, Miktionsstörungen und Potenzverlust. Ausgesprochene physische Zeichen sind nicht festzustellen, *sofern* man *nicht* sorgfältig die Sensibilität im perianalen Bereich und den Analreflex prüft. Im weiteren Verlauf fallen die Achillessehnenreflexe aus, und die Muskelgruppen L 5 und S 1 werden paretisch. Im Falle eines Ependymoms kann der Patient, 5 Jahre *bevor* andere Symptome oder Zeichen auftreten, dumpfe Rückenschmerzen haben.

Eine wichtige benigne Ursache für Rektalschmerzen, an die man denken muß, ist das benigne, aber sehr quälende Syndrom der Proctalgia fugax. Es kommt bei beiden Geschlechtern in jedem Lebensalter vor, scheint aber bei Männern häufiger zu sein. Die hauptsächlich nachts eintretenden Anfälle können mit Erektion oder Ejakulation einhergehen. Der Schmerz besteht in einem Gefühl, als werde das

Rektum heftig umklammert, etwa 5 cm oberhalb des Analringes. Im typischen Falle dauert ein solcher Anfall 15–20 min bis zum Abklingen. Druck nach unten kann den Schmerz manchmal etwas lindern. Es wird angenommen, daß die Ursache dieser Anfälle Krämpfe des Musculus levator ani sind.

c) Von außen einwirkende Mittellinienläsionen der Cauda equina. Hauptkennzeichen dieses Zustands sind bilaterale lumbale und sakrale Wurzelläsionen. Radikuläre Schmerzen in ungewöhnlichen Dermatomen (L 2 oder 3, oder S 2 oder 3) sollten mit großem Mißtrauen angesehen werden, aber Schmerzen in L 4, L 5 oder S 1 können ohne weiteres einfachen Bandscheibenschäden zugeschrieben werden. Schwere, durch gewöhnliche Maßnahmen nicht zu behebende Schmerzen und die Aufdeckung neurologischer Zeichen verweisen auf eine Indikation für eine Myelographie, mit der nicht nur eine Bandscheibenläsion bestätigt, sondern vor allem ein andersartiger pathologischer Prozeß ausgeschlossen werden soll. Beim Erwachsenen sind diese andersartigen Vorkommnisse meist sehr gefährlicher Art. Es können vorliegen: primäre Kreuzbeintumoren (Chordome), Metastasen eines Malignoms (insbesondere eines Karzinoms der Prostata), Retikulose, Leukämie oder direkte Aussaat bzw. Keime von malignen ZNS-Geschwülsten, vor allem von Medulloblastomen, Ependymomen oder Pinealomen.

Fallbericht

Eine 20jährige Frau kam zur Notaufnahme wegen seit einem Monat bestehender Kopfschmerzen und Papillenödem. In der Vorgeschichte der letzten 5 Jahre fand sich ein radikulärer S-1-Schmerz, der bisher auf einen Bandscheibenschaden zurückgeführt worden war. Bei der Untersuchung fand sich außer dem Papillenödem Nackensteifheit, positiver Kernig-Test und Fehlen des Achillessehnenreflexes links. Ein Ependymom mit spinaler Subarachnoidalblutung wurde vermutet, es fand sich aber bei der Operation ein piloides Astrozytom mit Anzeichen für eine kürzlich eingetretene Blutung. Dieser Fall unterstreicht die Gefahr, bei einer 15jährigen Patientin einen Bandscheibenschaden zu diagnostizieren und macht den erstaunlich langsamen klinischen Verlauf solcher Läsionen deutlich.

Schmerzen im unteren Rücken und Beinschmerzen verschiedener Art gehören zwar zu den häufigsten Anlässen für Krankenhauseinweisungen, doch kann die Wichtigkeit anamnestischer Nachforschungen nach *ungewöhnlichen* Vorkommnissen im Krankheitsverlauf sowie die Wichtigkeit *gründlicher* neurologischer Untersuchung nicht genug betont werden.

Tumoren und das Rückenmark

Nachdem die Beziehungen zwischen Rückenmark und Wirbelsäule in anatomischer Hinsicht eingehend beschrieben worden sind, soll im folgenden das Thema „Tumoren und Rückenmark“ abgehandelt werden. Dieser Stoff wird erst an dieser Stelle besprochen, weil vom Standpunkt der Untersuchungen und der pathologischen Gegebenheiten die Beziehungen zwischen Tumoren und der Wirbelsäule von herausragender Bedeutung sind. Des weiteren liefert die Beziehung einer Geschwulst zum Rückenmark und dessen Häuten oft einen aufklärenden und wichtigen präoperativen Hinweis hinsichtlich der Pathologie und ist für die Wahl und Art des chirurgischen Vorgehens von nicht unerheblicher Bedeutung. Wie so oft bei neurologischen Krankheiten haben wir Rückenmarktumoren im Kindesalter getrennt von denen bei Erwachsenen zu besprechen, weil es ausgesprochene Verschiedenheiten der pathologischen Möglichkeiten bei verschiedenen Altersgruppen gibt und für gewisse Geschwülste auch eine deutlich unterschiedliche Häufigkeit des Vorkommens bei verschiedenen Geschlechtern besteht. Wie wir bei Hirntumoren gesehen haben, besteht auch bei Rückenmarktumoren ein signifikantes Risiko, daß es sich bei ihnen um Metastasen eines anderswo lokalisierten Primärneoplasmas handelt. Bei Kindern sind 50% der Rückenmarkgeschwülste metastatischer Natur. Gewöhnlich gehen sie, meist in direkter Ausbreitung, von retroperitonealen Neuroblastomen, von Ganglioneuromen und Sarkomen aus. Bei Erwachsenen beträgt der Anteil der metastatisch entstandenen Rückenmarktumoren etwa 20–30% aller Rückenmarkgeschwülste. Bei der Mehrzahl von diesen handelt es sich um Absiedlungen von Mammakarzinomen bei Frauen (68%) und Prostatakarzinomen bei Männern (40%). Unter den anderen Primärtumoren sind die der Lunge mit 25%, die der Thyreoidea mit 15%, Uterus und Cervix mit 10% vertreten, und unter den übrigen primären bösartigen Erkrankungen mit Geschwulstcharakter, bei denen der Befall des Rückenmarks oft per continuitatem geschieht, sind besonders die Hodgkin-Krankheit und das multiple Myelom (Plasmozytom) hervorzuheben.

Bei all diesen Vorkommnissen werden oft einfache Röntgenbilder entscheidende Hinweise entweder auf die Primärläsion oder auf Knochenbeteiligung ergeben, und in vielen Fällen lassen Veränderungen in Röntgenübersichtsaufnahmen bereits Vermutungen über den Sitz des primären Herdes zu.

Folgende Tumoren werden in beiden Gruppen unterschieden: extradurale, intradural/extramedulläre und intramedulläre (wenn sie tatsächlich in der Marksubstanz liegen).

Dermoidzysten: stets sakrokokzygeal; meist verbunden mit Spina bifida; Alter der Patienten: 15–20 Jahre.

Kindesalter	Extradural	50%	Neuroblastome, Ganglioneurome, Sarkome
	Intradural	10%	Meningeome, Neurofibrome, Lipome, Angiome
	Intramedullär	40%	Ependymome, epidermoide Tumoren
Erwachsenenalter (ausschließlich Metastasen)	Extradural	20%	Chordome, Sarkome
	Intradural	60%	Meningeome, Neurofibrome
	Intramedullär	20%	Gliome, Ependymome

Zeigt ein Patient Symptome und Zeichen, die auf Läsion des Rückenmarks hindeuten (s. Kap. 13), so sollte die klinische Auswertung aller Befunde zunächst zu einer Entscheidung darüber führen, ob es sich um einen intramedullären Markprozeß oder um eine (extra- oder intradurale) Kompressionsläsion des Marks handelt. Aus dem Alter, dem Geschlecht des Patienten und dem Sitz des Herdes kann auf die wahrscheinliche Natur des Prozesses geschlossen werden, doch sind letztlich operative Diagnostik und Histologie unumgänglich.

Als diagnostische Leitpunkte mögen folgende kurze Angaben zu den verschiedenen Tumorarten dienen:

Neurofibrome: Geschlechterverteilung ausgewogen; 30–50 Jahre; 60% oberhalb L 1, verursachen spastische Paraparesen, 30% unterhalb von L 1, verursachen radikuläre Schmerzen und täuschen einen Bandscheibenschaden vor (16% dieser Geschwülste sind Sarkome).

Meningeome: Geschlechterverhältnis weiblich : männlich = 9 : 1; fast stets im mittleren Rücken (Th 3–Th 6), selten im Foramen magnum, an dieser Stelle Verhältnis weiblich : männlich 2 : 1.

Ependymome: männlich : weiblich = 2 : 1; Durchschnittsalter der Betroffenen: 30 Jahre; entweder intramedullär in Höhe C 6–Th 2 (Syringomyelie vortäuschend) oder am Filum terminale (zentrales Cauda-equina-Syndrom). Sehr häufig ist gleichzeitig Syringomyelie-Höhlenbildung vorhanden, wodurch der Tumor viel umfangreicher erscheinen kann als er tatsächlich ist.

Gliome: Geschlechterverhältnis ausgewogen. Durchschnittsalter 35–45 Jahre; Vorkommen fast stets im Halsmark.

Chordome: Vorherrschen beim männlichen Geschlecht; 80% sakrokokzygeal; 12% im Keilbein. Merkmale: erhebliche Knochendestruktion und Schmerzen.

Gefäßgeschwülste des Rückenmarks wurden in Kap. 14 besprochen.

Die Untersuchung bei spinalen Tumoren

Im Vordergrund steht zunächst die allgemeine körperliche Untersuchung des Patienten und die Röntgenuntersuchung des Thorax zum Ausschluß eines Primärneoplasmas. Besonders wichtig ist die rektale Untersuchung bei Männern im Hinblick auf die Möglichkeit eines Prostatakrebses. Fehlen fokale Symptome oder Zeichen, die einen Hinweis auf die Höhenlage des Tumors geben könnten, so muß, *wenn* das klinische Bild das einer spastischen Paraparese ist, die Halswirbelsäule – einschließlich Foramen magnum – röntgenologisch untersucht werden, desgleichen die Rückenwirbelsaule einschließlich L 1.

Besteht das klinische Bild aus Schmerzen im unteren Rücken, lumbalen radikulären Schmerzen und gemischten oberen und unteren Zeichen einer Schädigung motorischer Neuronen an den Beinen, so ist vom röntgenologischen Standpunkt die Untersuchung der Gegend Th 10–L 3 besonders wichtig.

Sind die ersten Symptome rektale oder genitale Schmerzen, so sollte das Kreuzbein in die Röntgenuntersuchungen eingeschlossen werden. Es ist aber auch zu betonen, daß Röntgenaufnahmen bis hinauf zu Th 10 notwendig sind.

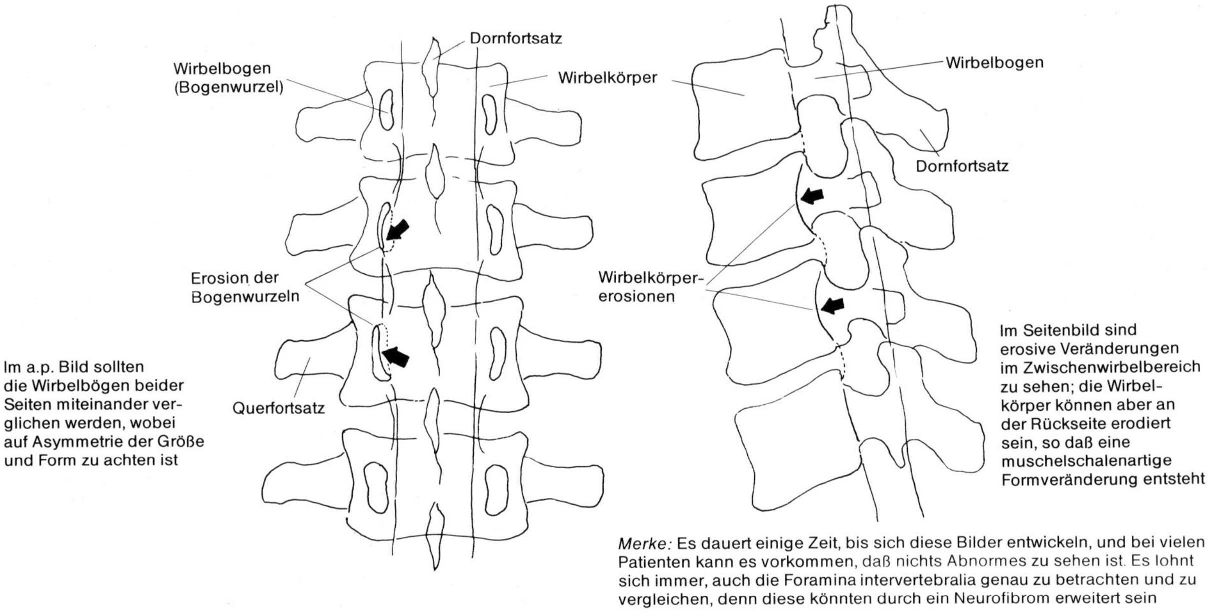

Abb. 15.11. Veränderungen auf Röntgenübersichtsaufnahmen bei intraspinalen Tumoren

Die korrekte Untersuchung schließt auch ein Myelogramm ein, das in den meisten Krankenhäusern leicht durchgeführt werden kann. Zu einem Myelogramm sollte man sich aber *nur dann* entschließen, wenn neurochirurgische Hilfsmöglichkeiten in nächster Nähe gegeben sind, und unter *keinen* Umständen sollte eine einfache Lumbalpunktion vorgenommen werden. Der Grund für diesen Rat ist der, daß zu der Zeit, wo Rückenmarkkompressionszeichen evident sind, eine höchst riskante hämodynamische Situation vorliegen kann; und diese Situation kann durch Lumbalpunktion oder Myelographie, insbesondere wenn bei der Lumbalpunktion ein Queckenstedt-Versuch durchgeführt wird, zu einer derartig gefährlichen Verschlechterung der Lage führen, daß neurochirurgische Hilfe unmittelbar erforderlich wird. Außerdem kann durch die einfache Lumbalpunktion nicht nur die klinische Situation verschlechtert werden, sondern auch für mehrere darauf folgende Tage eine Myelographie unmöglich gemacht werden. Bei einzelnen Patienten ist es auch notwendig, das Kontrastmittel (Myodil) mittels Zisternenpunktion zu instillieren, um die obere Begrenzung eines den Kanal vollständig blockierenden Tumors zu ermitteln. Diese Untersuchung darf nur in einer neurochirurgischen Abteilung unmittelbar vor einem operativen Eingriff durchgeführt werden.

Die Übersichtsdarstellung und das myelographische Bild der verschiedenen Tumorarten sind aus Abb. 15.11. und 15.12. zu ersehen.

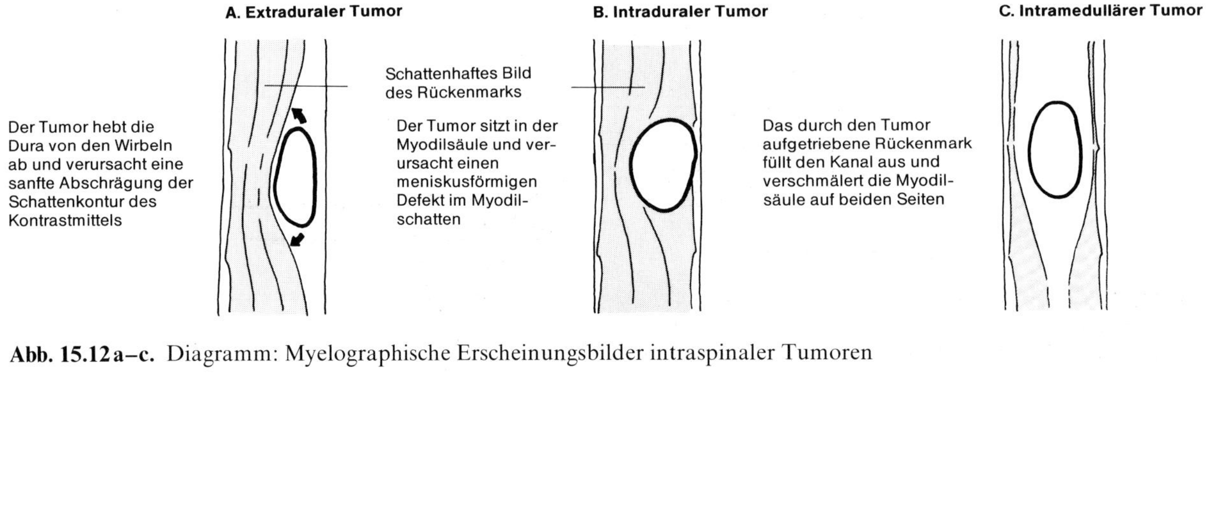

Abb. 15.12a–c. Diagramm: Myelographische Erscheinungsbilder intraspinaler Tumoren

Miktion und neurologische Krankheit
(Abb. 15.13.)

Miktionsstörungen kommen bei Rückenmarkleiden und Läsionen der Cauda equina häufig vor, es besteht daher Veranlassung, an dieser Stelle auf diese Störungen einzugehen. Die normale Anatomie und Physiologie der Miktion sind noch nicht völlig geklärt, daher ist es nicht verwunderlich, daß die Auffassungen über die Zusammenhänge zwischen Krankheiten und Miktionsstörungen noch recht spekulativ sind. Männer sind gegenüber Frauen in bezug auf solche Störungen erheblich im Vorteil, sowohl hinsichtlich der Länge der Harnröhre als auch durch das Vorhandensein eines zusätzlichen Sphinktermechanismus für den Harnblasenverschluß und zur Kontraktion der Urethra während der Erektion und Ejakulation. Bei beiden Geschlechtern ist kein zuverlässiger interner Sphinktermechanismus vorhanden; in bestimmter Weise angeordnete glatte Muskulatur hält im Zusammenhang mit Verdichtung elastischen Gewebes in Form einer sphinkter-

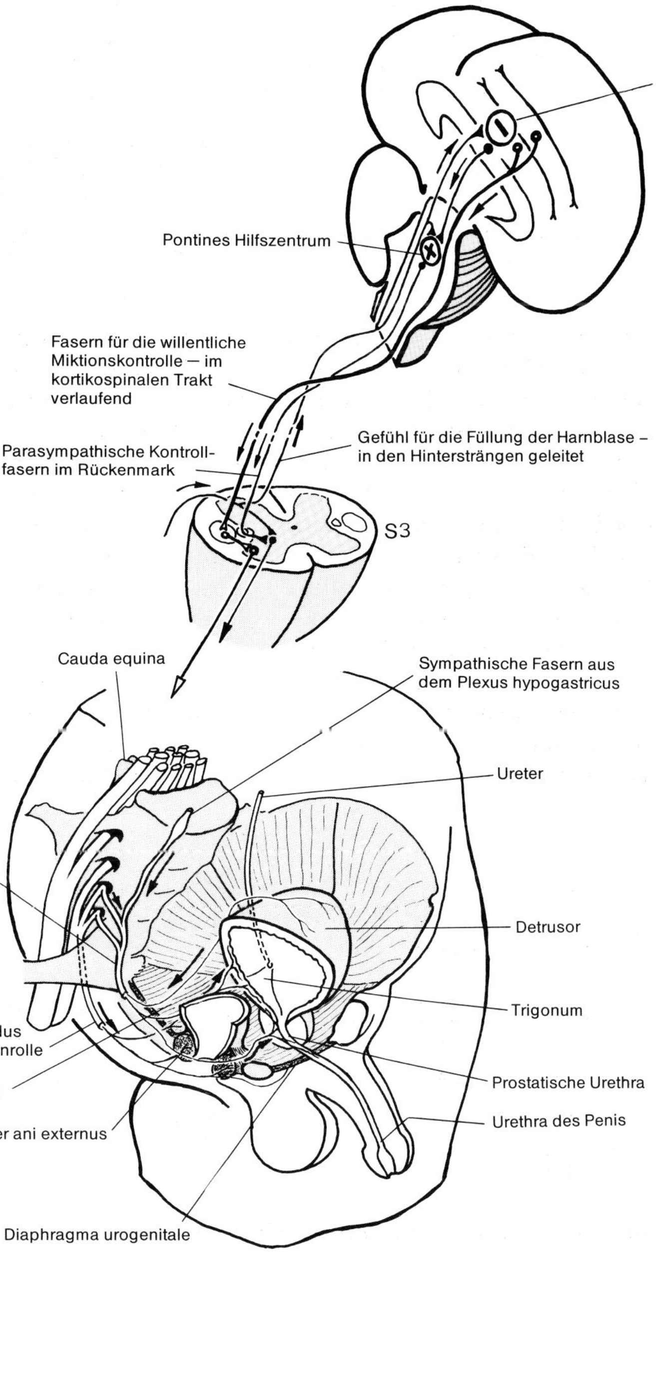

Abb. 15.13. Schematisches Diagramm: Neurale Kontrolle der Miktion

artig wirkenden Aktion die Urethra in kollabiertem Zustand verschlossen. Wichtig ist der Winkel, in dem die Harnblase zur Urethra steht, und bei beiden Geschlechtern aus rein mechanischen Gründen eine Änderung der Blasenstellung einen gewissen Einfluß auf die Blasenfunktion haben, z. B. im Fall einer Kippung der Harnblase nach vorn infolge übermäßiger Stuhlansammlung im Enddarm oder wenn die Blase bei Absinken des Beckenbodens zurücksackt. All diese Möglichkeiten müssen bei der Beurteilung von Blasenentleerungsstörungen in Erwägung gezogen werden und nach ihrem Vorhandensein muß gesucht werden. Im Bereich des Diaphragma urogenitale befindet sich auch ein der Willenskontrolle unterliegender echter externer Sphinktermuskel. Dieser Muskel ist aber nicht imstande, unwillkürlichen Harnabgang völlig zu verhindern, ein Faktum, das Examensprüflingen wohlbekannt ist!

In Abb. 15.13. ist die Anatomie der Harnblase und des Beckens schematisch dargestellt. Es ist wichtig, zu beachten, daß ein Teil der Harnröhre *im* Abdomen liegt und somit demselben von außen einwirkenden Druckmechanismus unterliegt wie die Harnblase selbst, so daß es da keine Unterschiede in der Beeinflussung etwa durch Husten oder Niesen gibt.

Die neutrale Kontrolle der Harnblase ist äußerst kompliziert. Zum Verständnis krankhafter Blasenfunktion sind folgende Details wesentlich:

1. Grundsätzlich ist die Harnblase ein hohler Beutel aus glatter Muskulatur, die Rezeptoren für Streckungseinflüsse enthält und sich unter Einfluß parasympathischer Nerven zusammenzieht. Darauf basiert der autonome Dehnungsreflex.

2. Dieser parasympathische Reflex ist gebunden an die Wurzeln S 3 und das S-3-Segment des Rükkenmarks. Die sympathische Versorgungsbahn geht vom hypogastrischer Plexus aus in das Becken hinunter. Sie spielt aber keine bestimmte Rolle bei der Miktion, obwohl sympathische Endpunkte sowohl am Detrusor wie an der Urethra nachgewiesen worden sind und pharmakologische Hinweise dafür erbracht wurden, daß im Bereich der Urethra der Sympathikus vielleicht für den urethralen Spinktermechanismus von Bedeutung ist.

3. Die Rezeptoren für Dehnungsreize senden Impulse aus, die proportional der Ausdehnung der Blase und dem Gewicht des in ihr enthaltenen Harnes sind. Damit hängt zusammen, daß die Aktivität dieser Impulse beim Liegen geringer ist als beim aufrechten Stand, und so erklärt sich auch die Tatsache, daß beim morgendlichen Aufstehen sich alsbald ein Drang zur Harnentleerung einstellt. Auch jede Infektion oder Entzündung der Harnblasenwand erhöht die Sensitivität der Dehnungsreizrezeptoren. Reize am Perineum und am Analkanal wirken der Harnentleerung entgegen.

4. Der zugrundeliegende sakrale Reflexbogen kontrolliert die Miktion in der Kindheit, im Greisenalter bei Bewußtlosigkeitszuständen und bei Folgen verschiedener Läsionen des Nervensystems.

5. Die vom Willen beeinflußbaren Mechanismen sind: Unterdrückung bedingter Reflexe, Willenskontrolle über hypothalamische und pontine Fazilitationszentren und direkte physische Kontrolle über den ziemlich schwachen externen Sphinkter und den Beckenboden. All diese Kontrolleinflüsse gehen aus von einem Areal im zweiten Frontalgyrus, und die hauptsächlichen deszendierenden Bahnen liegen in den kortikospinalen oder benachbarten Trakten. Das erklärt das frühzeitige Auftreten von Störungen der Miktionsbeherrschung bei Patienten mit Rükkenmarkkompressionsschäden.

Zum geregelten Ablauf der Miktion gehört komplette Relaxation des Willenseinflusses; der Sphinkter externus und der Beckenboden entspannen sich, und die lokalen Reflexe kommen zur Auswirkung. Die Kontraktion des Detrusors öffnet durch Zugwirkung den Blasenhals; der (relativ schwache) M. sphincter internus ist gehemmt; durch gleichzeitige Wirkung einer Blaseninnendruckerhöhung und der Schwerkraft fließt der Harn nach außen. Ist der Harnabfluß zusätzlich durch irgendeine mechanische Obstruktion beeinträchtigt, so kann die Schwierigkeit der Entleerung vielleicht durch willentliches Bauchpressen (Bauchmuskelanspannung und gleichzeitiger Valsava-Versuch) überwunden werden.

Das sind die Hauptursachen eines Zustands, der als „Miktionssynkope“ bezeichnet wird (s. Kap. 22).

Neurologische Störungen

Vier Haupttypen neurologisch bedingter Harnblasenstörungen sind zu unterscheiden:

1. Die enthemmte Harnblase. Dieser Zustand beruht auf einer Läsion im 2. frontalen Gyrus. Zu solchen Läsionen gehören Frontallappentumoren, parasagittale Meningeome und Aneurysmen der Arteria communicans anterior. Auch bei Demenz kommt Blasenenthemmung vor; wie bereits früher erwähnt, sollte man, wenn eine Demenz mit einer Miktionsstörung *beginnt*, sorgfältig eine frontale lokale Läsion ausschließen.

Merkmale dieser Harnblasenstörung sind:

Harndrang schon bei geringem Harngehalt in der Blase.

Plötzliche, unkontrollierbare Blasenentleerung.

Kein Restharn.

Ist gleichzeitig eine Beeinträchtigung der intellektuellen Funktionen vorhanden, so kann es vorkommen, daß solche Patienten bedenkenlos überall ihren Harn entleeren.

2. Die „spinale Harnblase". Dieser Zustand ist eine Folge von Rückenmarkschädigung durch Trauma, Rückenmarktumoren oder multiple Sklerose.

Merkmale:

Die Betroffenen nehmen die Füllung der Harnblase nicht mehr wahr, diese kann aber Schweißausbruch und Blässe, Flexorenspasmen und Blutdrucksteigerung bis zu beträchtlicher Höhe hervorrufen.

Die Blase entleert sich plötzlich, reflexartig. Die Blasenentleerung kann unvollständig sein, doch kann sie durch Training und suprapubische Druckmassagen weitgehend gefördert werden.

Die Blase ist spastisch und faßt nur ein kleines Harnvolumen (weniger als 250 ml).

3. Die autonome Blase. Eine autonome Blase resultiert aus einer Schädigung der motorischen, zum Nervensystem gehörenden Komponenten der Cauda equina oder des Beckens. Dieses Vorkommnis kann auf Cauda-equina-Läsionen beruhen, ferner durch chirurgische Eingriffe im Becken, durch pelvine maligne Neoplasmen entstehen oder im Zusammenhang mit Spina bifida oder lumbalen Bandscheibenläsionen auftreten.

Merkmale dieses Zustands sind:

Harninkontinenz mit kontinuierlichem Harntröpfeln.

Restharn von beträchtlicher Menge mit hohem Infektrisiko.

Verlust des Gefühls, daß die Blase gefüllt ist.

Taubheitsgefühl in der Dammgegend und Verlust der sexuellen Funktionen.

4. Die sensible Blase. Obgleich die Merkmale dieses Krankheitszustandes ähnlich denen der autonomen Blase sind, ist es schwierig, hier eine anatomische Erklärung für die Symptome zu finden. Verschiedene Krankheiten können der Störung zugrundeliegen: Tabes dorsalis, subakute kombinierte Degeneration des Rückenmarks, multiple Sklerose und Diabetes mellitus. Das hervorstechende Merkmal ist Verlust des Gefühls für die Füllung der Harnblase, kombiniert mit Fehlen des spinalen Reflexes. Das führt zu einer massiven Harnretention.

Die Merkmale sind:

Retention großer Harnmengen mit Abtröpfeln von Harn. Restharnmengen bis zu mehreren Litern mit hohem Infektrisiko. Der Harn kann mit erheblicher Anstrengung entleert werden, die Entleerung bleibt aber immer unvollständig.

Bei der Erhebung der Krankheitsvorgeschichte sind die Hauptfragen, die dem Patienten mit Verdacht auf neurologisch bedingte Blasenstörung gestellt werden müssen:

Fühlen Sie, wenn Ihre Harnblase gefüllt ist?

Fühlen Sie es, wenn Urin ausfließt?

Können Sie den Ausfluß des Harns mitten im Strahl stoppen?

Läuft kontinuierlich etwas Harn ab oder fließen plötzlich größere Mengen von Harn ab?

Besteht irgendeine Störung im Mastdarm oder Beschwerden dort?

Besteht Potenzschwäche oder Potenzverlust (beim Mann)?

Haben Sie ein Taubheitsgefühl in der Gegend des Dammes?

Basierend auf dem Typ der Dysfunktion müssen dann die weitere Anamneseerhebung und die folgende Untersuchung darauf ausgerichtet werden, daß neurologische Krankheiten, die den beschriebenen Störungen zugrundeliegen könnten, erfaßt oder ausgeschlossen werden können.

In der Behandlung neurologisch bedingter Blasenstörungen steht man vor außerordentlichen Schwierigkeiten. Manchmal können sich bei Inkontinenz anticholinergische Medikamente, wie etwa Emepronium-bromid oder Imipramin als hilfreich erweisen. Wenn eine medikamentöse Behandlung versagt, sind verschiedene Nervenresektionen, Harnumlenkung oder die Anlage einer Kunstblase in Betracht zu ziehen. Die häufigste Lösung, Dauerkatheterisierung, ist zwar in vielen Fällen hilfreich, ist aber mit dem ernsten oder potentiell sogar lebensgefährlichen Risiko einer Infektion behaftet. Bei manchen weiblichen Patienten kann die Urethra durch die Katheterisierung schließlich so weit werden, daß durch den Katheter das Harnabträufeln nicht mehr verhindert werden kann. Die Schwere des Leidens und das damit verbundene Elend des Kranken ist bei einer

Blasendysfunktion nach neurologischen Störungen ein großes und oft unlösbares Problem in der neurologischen Behandlung solcher Patienten.

Potenzstörungen

Zwar können perianale Gefühlsstörungen, Gefühlsverlust in dieser Gegend oder Harninkontinenz beide Geschlechter gleichermaßen hart belasten, doch ist eine große zusätzliche, angstbelastete Frustration beim Manne eine hinzutretende Impotenz. Nicht selten führt die Impotenz bei Patienten mit chronischen Nervenstörungen zur Ehescheidung.

Zur Sexualfunktion beim Manne gehören Erektion und Ejakulation. Beide Funktionen sind durch autonome Reflexe gesteuert, und trotzdem spielen für den Ablauf dieser Funktionen in erheblichem Maße psychische Einflüsse eine Rolle, ferner können Besonderheiten der deszendierenden Rückenmarkleitungsbahnen und der endokrine Status das Geschehen ungünstig beeinflussen und eine Anzahl von Ursachen für eine Impotenz in sich schließen, die nicht immer leicht zu erklären sind.

1. Zum Zustandekommen einer Erektion ist ein bestimmter psychischer Status notwendig und die Intaktheit des Reflexbogens bei S 2/3. In diesem Stadium spielt der Sympathikus eine mindere Rolle. Jedoch ist für das Ingangkommen und die Aufrechterhaltung der Erektion ein starker sensorischer Stimulus notwendig, der von der Glans penis und der ihr benachbarten Haut ausgeht, und da diese Stimulierung vor allem durch das S-2-Dermatom verläuft, steht ein Sensibilitätsschwund in dieser Gegend gewöhnlich mit einer Schädigung des Reflexbogens selbst in Zusammenhang.

Maligne Zellinfiltrationen der S-2/3-Wurzeln, gewöhnlich ausgehend von malignen Lymphomen oder Leukämien können zu einer konstant bestehenbleibenden schmerzhaften Erektion (Dauererektion, Priapismus) führen.

2. Ejakulation wird primär durch den Sympathikus über die L-1-Wurzel kontrolliert und durch den hypogastrischen Plexus, der vor dem ersten Lendenwirbelkörper liegt. Bis zu einem gewissen Grade ist willentliche Unterdrückung bzw. Verhinderung der Erektion und bis zu einem gewissen Grade auch willentliche Förderung der Ejakulation in den Finalstadien des Ablaufs möglich. Der initiale Reflex, unter Sympathikuskontrolle, führt zur Beförderung des Samens aus den Samenbläschen in der prostatischen Urethra und zur Kontraktion des Blasenhalses zwecks Verhinderung von Samenreflux in die Harnblase. Dann wird der Samen durch klonische Kontraktionen der Musculi bulbo-cavernosus und ischiocavernosus in Längsrichtung durch die Urethra befördert. Diese Finalphase des Ejakulationsablaufs steht bis zu einem gewissen Grade unter Willenskontrolle.

Ursachen des Verlustes der Potenz

1. Seelische Störungen. Angstzustände, Depression und Psychosen können Impotenz verursachen. In neuerer Zeit wurde auch erkannt, daß Impotenz ein Frühsymptom eines Schläfenlappentumors sein kann, und da solche Tumoren auch mit Persönlichkeitsveränderungen einhergehen können, besteht hier die Gefahr einer Fehldiagnose. Ein nützlicher Hinweis auf die Intaktheit der Reflexmechanismen ist die Angabe in der Vorgeschichte, daß der Patient normale Morgenerektionen hat oder daß außerehelicher Sexualverkehr stattfand.

2. Spinale Rückenmarkläsionen. Spinale Rückenmarkkompression, Querschnittsläsion, multiple Sklerose, Tabes dorsalis und subakute kombinierte Rückenmarkdegeneration können sämtlich Ursachen von Impotenz sein. In vielen Fällen kann die exakte Ursache des Versagens nicht geklärt werden. Nach spinaler Rückenmarkquerschnittsläsion (Transsektion) kann ohne weiteres eine Reflexerektion auftreten, obwohl kortikal keine Empfindung aufgenommen wird und von daher keine Einflüsse auf das Geschehen einwirken. Eine Ejakulation kommt in dieser Situation nicht zustande.

3. Cauda-equina-Läsion. Cauda-equina-Läsionen neigen dazu, die Erektion zu affizieren durch eine Kombination von penilem Sensibilitätsverlust und direkter Schädigung des Reflexbogens. In dieser Situation kann tropfenweise Ausfluß von Samen zustande kommen. Ursachen von Cauda-equina-Läsionen sind in einem früheren Abschnitt dieses Kapitels besprochen.

4. Autonome Nervenläsionen. Autonome Neuropathie kommt vor bei Diabetes mellitus, chronischer Neuropathie aus verschiedenen anderen Ursachen (s. Kap. 17) und als ein wichtiger Teil des Shy-Drager-Syndroms (s. Kap. 12). Impotenz ist in diesen Fällen im allgemeinen verbunden mit Miktionsstörung und orthostatischer Hypotension.

Die sympathische Nervenversorgung selbst kann durch Crushfrakturen des L-1-Wirbels verletzt, ferner vorsätzlich ausgeschaltet werden durch chirurgische Exstirpation, die aus therapeutischen Gründen bei vaskulärer Erkrankung vorgenommen wird. In beiden Fällen kann normale Erektionsfähigkeit erhalten bleiben, doch ist Ejakulation nicht oder nur unvollständig möglich. Ganglion-blockierende Agenzien blockieren ebenfalls sowohl die Erektion als auch die Ejakulation, aber neuere antihypertensive Agenzien, die auf adrenergische Nervenendigungen wirken, können – ohne die Erektionsfähigkeit zu beeinträchtigen – zum Ausbleiben der Ejakulation führen.

5. Endokrine Störungen. Bei zahlreichen endokrinen Erkrankungen mit deutlichen klinischen Zeichen kommt Impotenz vor. Vom neurologischen Standpunkt aus gesehen ist die wichtigste Ursache, an die zu denken ist, Panhypopituitarismus, hervorgerufen durch einen Tumor der Hypophyse (Glandula pituitaria). Beim Manne ist das erste Symptom in allen Fällen ein Versagen der Sexualfunktionen bzw. ein Rückgang derselben, manchmal mehrere Jahre vor Auftreten von Gesichtsfelddefekten oder Kopfschmerzen (s. Kap. 3). Der Patient selbst kommt selten auf dieses Symptom zu sprechen, wenn er nicht ausdrücklich danach gefragt wird. Gewöhnlich erwähnt die Ehefrau diese Schwierigkeit beiläufig, etwa mit den Worten „Er ist seit längerer Zeit nicht mehr er selbst". Die Behaarung und das Gewebe der Haut sowie die Größe der Testes sollten sorgfältig geprüft werden, ferner die Gesichtsfelder, und röntgenologisch sollte bei Patienten dieser Art eine eingehende Untersuchung der Fossa pituitaria (Sella, Türkensattel) erfolgen.

In den meisten endokrinologischen Abteilungen stehen alle Möglichkeiten zur vollen Durchuntersuchung auf subklinische endokrine Dysfunktion zur Verfügung, und diese Durchuntersuchung ist bei allen impotenten Patienten zu empfehlen, bei denen keine psychologischen Gründe oder neurologischen Krankheiten zu vermuten sind.

Kapitel 16

Periphere Neuropathie und Krankheiten des zweiten motorischen Neurons

Die klassischen Zeichen von Läsionen des zweiten motorischen Neurons sind Atrophie und Schwäche von Muskeln sowie Verlust von Reflexen. Diese Zeichen können verbunden sein mit anderen Phänomenen wie Muskelkrämpfen, Muskelschmerzen bei körperlicher Belastung, leichte Ermüdbarkeit und Faszikulation. Diese zusätzlichen Merkmale können Indizien sein für spezifische nosologische Entitäten wie Erkrankung motorischer Neurone oder Myasthenia gravis. Leider können alle oder ein jedes dieser Symptome auch vorkommen bei *jeder* Störung, die die unteren motorischen Neurone an irgendeiner Stelle ihres Verlaufs von der ventralen Vorderhornzelle bis zur Muskelendplatte angreift.

Je nach der zugrundeliegenden Erkrankung variieren die Symptome und Zeichen einer Neuropathie erheblich. Manchmal wird das Bild beherrscht von sensorischen Symptomen, von leichter Parästhesie bis zu schweren Schmerzen reichend. Die sensorische Beeinträchtigung kann sich von leichtem Taubheitsgefühl mit Hypersensitivität gegenüber schmerzhaften Reizen bis zu schwerem Ausfall der Schmerzperzeption erstrecken. Bei anderen Fällen wiederum sind motorische Störungen vorherrschend, manchmal so weitgehend, daß sensorische Phänomene fast völlig fehlen. Das einzige konstante physische Zeichen ist Herabsetzung oder vollständiges Fehlen der Reflexe. Stark verallgemeinernd darf man sagen: Wenn ein Patient normale Reflexe hat, so ist es unwahrscheinlich, daß eine periphere Neuropathie bei ihm vorliegt.

Diese Symptome und Zeichen müssen in jedem einzelnen Fall äußerst kritisch ausgewertet werden, und man sei stets der wichtigen Tatsache eingedenk, daß es ganz unmöglich sein kann, auf der Basis rein klinischer Befunde zwischen Nerven- und Muskelerkrankungen zu unterscheiden.

Die Phänomene bei Erkrankung des peripheren Nervensystems

Muskelatrophie

Muskelatrophie findet sich bei allen Störungen des unteren motorischen Neurons und bei allen Muskelerkrankungen, mit Ausnahme der Pseudohypertrophie und der Hypertrophie, die eine sekundäre Erscheinung bei der Myotonie ist (s. Kap. 19).

Mit zunehmendem Alter und bei jedem generellen Gewichtsverlust nimmt die Muskelmasse ab. In beiden Fällen kann die Vitalität und Zähigkeit der Muskeln herabgesetzt sein, jedoch wird die Muskelstärke *nicht* affiziert. Selbst sehr zart erscheinende Patienten sollten in der Lage sein, einen vollen Krafteffekt in jedem Muskel zu erzielen. Wird der Muskel wiederholt angestrengt in Tätigkeit gesetzt, so wird sich rasch Ermüdung einstellen, und dann kommt der Verdacht auf, daß eine Myasthenia gravis vorliegen könnte, aber in den meisten Fällen wird diese Diagnose sich ausschließen lassen, wenn sich keine Schwäche der Augenmuskeln und der bulbären Muskeln feststellen läßt.

In manchen Muskeln kommt es bei Nichtgebrauch sehr rasch zur Atrophie. Das beste Beispiel hierfür ist der Quadrizeps, der oft schon innerhalb von Tagen einen erheblichen Schwund erkennen läßt bei Patienten, die Bettruhe einhalten müssen. Dabei ist der Muskel in dieser Situation nicht schwach. Es ist wichtig, sich zu merken, daß Muskelschwund *nicht* unbedingt mit Muskelschwäche verbunden sein muß und daß insbesondere bei Inaktivitätsatrophie eines Muskels sich vor allem die Ausdauer des Muskels verschlechtert und nicht seine Kraft.

Muskelschwäche

Patienten mit Schmerzen fällt die Kooperation bei Muskelprüfungen schwer. Ihre Mitarbeit ist bei dem Test aber wichtig, und die meisten Patienten zeigen ihre Bereitschaft dazu, sich einer maximalen Anstrengung zu unterziehen, obwohl ihnen diese Leistung große Schmerzen bereitet. Patienten, die beim Test auf Muskelkraft absolut nicht mitarbeiten wollen, sind meist solche, die an einem nicht organisch bedingten Schmerzsyndrom leiden. Schwäche in den Beinen bei unerträglichen Rückenschmerzen ist ein häufiges Merkmal depressiver Schmerzsyndrome am unteren Rücken, und die Schwäche betrifft in solchen Fällen *alle* Muskelgruppen. Findet sich eine Muskelschwäche bei Kranken mit organischen Bandscheibenprozessen, so wird diese auf Muskeln beschränkt sein, die von einer Wurzel aus innerviert werden (etwa L 5 oder S 1).

Nicht organisch bedingte Schwäche wird gelegentlich beschrieben als eine Schwäche des „Nachgebens" bzw. „Nachlassens". Das ist aber ein schlechter Ausdruck, da jede Muskelschwäche dazu führt, daß der Muskel bei Belastung bzw. Anstrengung „nachgibt" oder „nachläßt". Doch ist bei nicht organisch bedingter Schwäche eine typische Variabilität des Muskelverhaltens vorhanden, die sich dem vom Untersucher eingesetzten Widerstand je nach dessen Stärke anpaßt. Verringert der Untersucher nach kurzer Verzögerung plötzlich seinen Widerstand, so beendet der Patient seine Muskelanstrengung und „gibt nach". Oft ist auch das, was der Patient bei der Muskelkraftprüfung leistet, in deutlicher Weise verschieden von seinen „gewöhnlichen" Muskelleistungen, wenn er in die Klinik geht, sich entkleidet und sich auf den Untersuchungstisch legt. Es kommt auch bei nicht organisch bedingter allgemeiner Muskelschwäche vor, daß man bemerkt, wenn man die Muskelkontraktion des Patienten an seinem „schwachen" Muskel prüft und gleichzeitig dabei die antagonistischen Muskeln palpierend prüft, wie der Patient jedesmal, wenn er seinen schwachen Muskel zu kontrahieren versucht, gleichzeitig die antagonistischen Muskeln anspannt. Außerdem werden einem das Murren, Stöhnen und Grimassieren sowie Versteifungen am ganzen Körper bei den Prüfungen des Patienten auffallen, ganz im Gegensatz zu den ruhig durchgeführten, aber ergebnislosen Anstrengungen des organisch gelähmten Patienten während der Muskelprüfung.

Verlust der Reflexe

Bei vielen normalen Menschen können die Reflexe gering sein oder fehlen. Solche Patienten erinnern sich oft daran, daß bei früheren körperlichen Untersuchungen ihre Reflexe öfter, auch mit Verstärkungsmanövern geprüft wurden und daß ihnen gesagt wurde, sie hätten keine Reflexe. Ausfall der Reflexe bei vorher normalem Reflexverhalten ist jedoch ein sehr wichtiges Zeichen. Totaler Reflexausfall ist ein Merkmal peripherer Neuropathie und kommt oft vor bei Patienten mit Muskelkrankheiten. Fehlen isolierter, einzelner Reflexe deutet auf eine Affektion der Nervenwurzel oder des Periphernervs hin, in denen die betreffende Reflexbahn verläuft (s. Kap. 16 und 17).

Muskelkrämpfe

Muskelkrämpfe sind ein häufiges Vorkommnis. Gewöhnlich treten sie auf, wenn ein schon verkürzter Muskel sich kontrahiert, z. B. die kleinen Fußmuskeln dann, wenn der Fuß bereits durch das Gewicht der Bettdecke in Beugestellung gedrückt wird. Salzverlust oder eine Hypokalzämie können zu Krämpfen disponieren, doch meist unter besonderen klimatischen Umständen oder in Verbindung mit Krankheiten. Die Mehrzahl der Patienten mit Krämpfen haben *keine* Elektrolytstörung oder irgendeine physische Erkrankung; es handelt sich bei ihnen um ein physiologisches Phänomen. Zwar kommen Muskelkrämpfe nicht selten bei Erkrankungen motorischer Neurone vor, man sollte aber, wenn keine anderen Zeichen auf solche Erkrankungen hindeuten, diese Diagnose fallenlassen.

Muskelschmerz bei Anstrengung

Muskelschmerz während oder als Folge einer Anstrengung ist meist das Ergebnis ungewohnter Aktivität. Die Grundlage des Trainings bei jedem Sport oder jeder Aktivität ist das Bemühen, den Muskelschmerz zu reduzieren oder sein Auftreten hinauszuschieben. Der häufigste Typ wird gemeinhin als „Shin-splints" bezeichnet. Darunter versteht man einen heftigen Schmerz im Musculus tibialis anterior nach ungewohnter Aktivität. Manchmal ist die Schwellung des Muskels in seinem ihm zur Verfügung stehenden Körperabschnitt so stark, daß ischämische Veränderungen auftreten und chirurgische Druckentlastung notwendig wird.

Faszikulation

Spontane Kontraktion von Gruppen von Muskelfasern werden als Faszikulationen bezeichnet. Meist ist das eine physiologische Veränderung, die als Folge einer übermäßigen Anstrengung des Muskels auftritt.

Meist tritt die Erscheinung bei athletischen Patienten dann auf, wenn sie längere Zeit sportlich nicht mehr tätig gewesen sind. Besonders fällt das Phänomen an untergeordneten Muskeln auf, z. B. im Wadenbereich. Bei Erkrankungen der motorischen Neuronen kommt es zwar vor, ist aber *nicht* spezifisch für diese Zustände und kann bei jeder Krankheit des zweiten motorischen Neurons auftreten. Wenn keine anderen Zeichen, z. B. Muskelschwund oder Muskelschwäche an dem faszikulierenden Muskel festzustellen sind, so ist es unwahrscheinlich, daß das Faszikulieren von besonderer Bedeutung ist. Ärzten, die an ihren eigenen Muskeln Faszikulation bemerken, muß man eindringlich zureden, bevor sie die Versicherung akzeptieren, daß sie *nicht* an einer Erkrankung motorischer Neurone leiden.

Sensorische Symptome

Im Kontext der Besprechung von Krankheiten des peripheren Nervensystems haben wir uns mit symmetrischen sensorischen Symptomen zu befassen. Meist beginnen diese an den Beinen, selten affizieren sie die Hände, es sei denn, die Beinsymptome haben bereits die Höhe des Knies erreicht. Diese Symptome bestehen aus *unaufhörlichen* feinen kribbelnden Parästhesien mit gleichzeitigem Taubheitsgefühl; dabei ist es aber oft schwierig, irgendeinen tatsächlichen Sensibilitätsverlust festzustellen. Diese besonderen Gefühlsvarianten können sich in warmem Wasser verstärken, auch können sie beim aufrechten Stehen stärker werden, eine komplette Rückbildung findet aber nicht statt. Bei Patienten mit *intermittierenden* peripheren Parästhesien handelt es sich fast immer um Angstzustände mit Hyperventilation (s. Kap. 23). Ähnliche *permanente* Symptome sehen wir bei multipler Sklerose, und hier läßt sich am besten aufgrund des Reflexstatus eine Unterscheidung treffen. Sind die Reflexe gut auslösbar oder besonders lebhaft, so ist die wahrscheinliche Diagnose: multiple Sklerose. Fehlen die Reflexe oder sind sie vermindert, so kann die Ursache eine periphere Neuropathie sein. Wenn sich das Prickeln zentralwärts ausbreitet, so folgt „auf seiner Spur" das Taubheitsgefühl, dessen Ausbreitungsgebiet wie ein „Handschuh" oder „Strumpf" begrenzt erscheint. Dies ist nun wieder eine zu beträchtlichen Mißverständnissen Anlaß gebende Ausdrucksweise, da sie auch bei der Beschreibung nicht organischer Sensibilitätsausfälle oft gebraucht wird, obwohl ja bei organisch bedingten Sensibilitätsveränderungen derselbe Verteilungstyp des sensorischen Defizits zustande kommt. Es gibt aber zwei Unterscheidungsmerkmale: Bei nicht organischen Defekten ist eine scharfe Grenzlinie zwischen dem Gefühlsausfall und dem Gebiet mit normaler Sensibilität feststellbar, bei organischen Sensibilitätsveränderungen hingegen ist die Abgrenzung zwischen Normalgebiet und krankhaft veränderter Zone unscharf, und es gibt eine Intermediärzone „etwas veränderten" Gefühls; sie erstreckt sich über mehrere Zentimeter. Der andere Unterschied ist: Bei organisch bedingter Sensibilitätsstörung ist es ungewöhnlich, daß alle Gefühlsmodalitäten gleichzeitig affiziert sind; meist läßt sich feststellen, daß einige Modalitäten der Sensibilität erhalten bleiben. Bei nicht organisch bedingten Sensibilitätsstörungen geben die Patienten einen *totalen* Ausfall sämtlicher Gefühlsmodalitäten an.

In der weiteren Besprechung sollen zwei Gruppen von Erkrankungen unterschieden werden, diejenigen, welche die Vorderhornzellen betreffen, und diejenigen, bei denen sowohl die motorischen als auch die sensorischen Nervenfasern in Mitleidenschaft gezogen sind.

Vorderhornzellkrankheiten

Hier handelt es sich um eine Gruppe von Krankheiten genetischen, infektiösen oder toxischen Ursprungs, die häufig zum Tode führen.

1. Erbkrankheiten der Vorderhornzellen des Rückenmarks

Zu dieser Kategorie sind 3 oder möglicherweise sogar 4 Zustände zu rechnen, wenn wir die Tatsache mit berücksichtigen, daß sich bei 5–10% der Patienten mit Schädigungen der motorischen Neuronen in der Familienvorgeschichte derartige Leiden nachweisen lassen.

a) Werdnig-Hoffmann-Krankheit. Diese tödliche Krankheit wird autosomal rezessiv vererbt. Sie beginnt in utero und endet gewöhnlich innerhalb des ersten Lebensjahres mit dem Tode. Von Geburt an ist das Kind hypotonisch und hat Schwierigkeiten bei der Nahrungsaufnahme. Die motorische Entwicklung ist schlecht; das Kind kann den Kopf nicht heben, die Arme hängen schlaff herab. Die Feststellung von Muskelatrophien und Faszikulationen kann infolge starker Entwicklung des subkutanen Fettgewebes schwierig sein, jedoch bieten plötzliche Zuckungen der Finger und Zehen Hinweise darauf, daß diese Phänomene durch Zugwirkungen faszikulierender Muskeln hervorgerufen werden.

Die Gesichts- und Zungenmuskulatur bleibt oft ausgespart, doch frühzeitig kommt es zu Lähmungen der Atemmuskulatur, deren erhebliche Ausprägung schließlich bei den meisten Patienten den Tod herbeiführt.

An den Einziehungen der Interkostalräume bei der Einatmung des Kindes kann man oft schon die Atemmuskellähmung erkennen.

b) Intermediärform der Werdnig-Hoffmann-Krankheit. Die Entwicklung von Kindern mit diesem Leiden verläuft im 1. Lebensjahr normal. In der Zeit, in der das Kind eigentlich anfangen sollte zu laufen, fällt dann Beinschwäche auf. In geringem Grade können auch die Arme betroffen sein. Zum Unterschied von der klassischen Form der Krankheit sind hier als auffallende Zeichen Atrophie der Zunge und Faszikulation festzustellen. Die Krankheit scheint aber die Neigung zu haben, zum Stillstand zu kommen; die Kinder können, wenn keine Beteiligung der Atemmuskulatur an den Lähmungen hinzutritt, am Leben bleiben. Es ist nicht bekannt, ob diese Krankheit nur eine Variante der Werdnig-Hoffmann-Krankheit oder ein selbständiges, durch Veränderung eines anderen Gens entstandenes Leiden ist.

c) Kugelberg-Welander-Syndrom. Unter den erblichen Krankheiten motorischer Neurone hat diese den mildesten Verlauf. Bei manchen Fällen tritt die Symptomatik erst im Erwachsenenalter in Erscheinung. Die Schwäche ist am ausgesprochensten im Beckengürtel, und so wird nicht selten die Fehldiagnose einer Beckengürtelmyopathie gestellt. Die Prognose ist relativ gut. Die Kranken sind beim Gehen etwas behindert und haben auch eine gewisse Schwäche der Schultergürtelmuskulatur. Bulbäre Muskeln sind nur selten an dem Prozeß beteiligt. Auch ist nicht bekannt, ob eine selbstständige, genetisch bedingte Krankheit oder eine gutartige Abart der Werdnig-Hoffmann-Krankheit vorliegt.

d) Erkrankung der motorischen Neurone vom Typ der progressiven Muskelatrophie. Krankheit motorischer Neurone in der klassischen Form einer Kombination von Schädigung der kortikospinalen Bahnen und der Vorderhornzellen ist in Kap. 14 besprochen worden. Im vorliegenden Abschnitt soll die Aufmerksamkeit auf die Spielart der Erkrankung gerichtet werden, bei der primär die Vorderhornzellen affiziert sind und bei der ohne Zeichen einer Schädigung der langen Bahnen eine progressive Schwäche und Atrophie der Muskeln bei langsamerem, doch schließlich zum Tode führenden Verlauf die Hauptsymptome sind. Der Krankheitsprozeß beginnt meist in den Beinen, besonders an den vorderen Muskeln und kann anfänglich fälschlich für Lähmung des Nervus peronaeus gehalten werden. Die Reflexe bleiben gewöhnlich intakt, somit ist eine Periphernervenerkrankung ausgeschlossen. 5% der Fälle sind erblich bedingt, und man hat geltend gemacht, daß die Malignität des Verlaufs bei diesen Patienten stark abgeschwächt ist.

2. Infektiöse Vorderhornzellenerkrankung (Poliomyelitis anterior acuta)

Die anteriore Poliomyelitis ist seit der Einführung der in den 50er Jahren entwickelten Impfung eine seltene Krankheit geworden. Vor dieser Zeit kamen jährlich Epidemien aseptischer Meningitis vor, bei denen in 1% der Verläufe das Bild der paralytischen, potentiell lebensgefährlichen Poliomyelitis entstand. Man sprach ursprünglich auch von „Kinderlähmung", aber das war eine Ausdrucksweise, die an der Tatsache vorbeiging, daß auch sehr viele Erwachsene erkrankten, bei denen im Vergleich mit betroffenen Kindern die Krankheit öfter mit dem Tode endete.

Im Zusammenhang hiermit sei der persönliche Eindruck des Autors erwähnt, daß man in früherer Zeit dazu neigte, *jede* Art Lähmung in der Kindheit „Polio" zu nennen. Er hat eine große Zahl von Patienten gesehen mit pathologischen Zuständen, die von zerebraler Lähmung und Spina bifida bis zur Friedreich-Ataxie reichten, Patienten, deren Familienangehörigen gesagt worden war, daß sie eine „Polio" gehabt hätten. Bei jedem Patienten mit einer derartigen Vorgeschichte scheint es mir eine kluge Vorsichtsmaßregel zu sein, die physischen Zeichen besonders sorgfältig zu revidieren. Bei typischen Fällen „alter Polio" finden sich Gruppen schwer atrophischer Muskeln mit Reflexverlust, ferner häufig vasomotorisch bedingte Veränderungen in dem affizierten Glied: schweißige Haut, Schwellung, violette Verfärbung. Sind Ataxie und Sensibilitätsverlust vorhanden *oder* sind die Reflexe intakt, trifft die Diagnose „alte Polio" *nicht* zu!

Bei Nicht-Immunisierten kommt die Krankheit immer noch vor, und sie bleibt ein beachtliches Risiko für ungeimpfte Touristen in tropischen Gebieten und Gebieten mit unterentwickelten sanitären Verhältnissen.

Eingeleitet wird die Poliomyelitis durch eine influenzaartige Krankheit mit milden gastrointestinalen Störungen; dann erscheint Meningismus mit Kopfschmerzen und Nackensteifigkeit. Ist das paralytische Stadium erreicht, werden die affizierten Muskeln außerordentlich schmerzhaft, sehr bald schwach und ziemlich rasch atrophisch. Die lokalen

Reflexe fallen aus. Im Liquor findet sich mäßig Pleozytose. Auf alle Fälle sollten Möglichkeiten zur assistierten Atmung verfügbar sein. Selbst bei schweren generalisierten Lähmungen kommt es oft zu erfreulich guter Rückbildung. Es wurde vermutet, daß bei Personen, die eine Poliomyelitis durchgemacht haben, das Risiko, von einer Motoneuronerkrankung betroffen zu werden, größer sei als bei anderen Personen. Diese Annahme ist immer noch sehr umstritten. Glücklicherweise werden wohl solche Überlegungen mit dem Rückgang des Vorkommens der Erkrankung bald nur noch von akademischem Interesse sein.

3. Toxische Vorderhornzellerkrankung

Zum Glück ist kein Arzneimittel bekannt, das Vorderhornzellschädigung verursacht, doch kann dies mindestens eine chemische Substanz: das Tri-orthokresyl-Phosphat. Durch dieses Gift kam es in den letzten 50 Jahren zu zwei tragischen Ausbrüchen dieser Krankheit. Das erste Unglück entstand bei der Substanz als Abortivum in den USA, wo sie unter der Bezeichnung „Jamaika-Ginger" bekannt geworden war. Der zweite, kürzere Zeit zurückliegende Ausbruch entstand als Folge der mißbräuchlichen Verwendung von Flugzeugöl, das damals in Marokko als „Bratöl" verkauft wurde. Es kam zu einer Vergiftungsepidemie, nach der bei vielen der Überlebenden schwere Körperbehinderungen zurückblieben.

Die zweite Art toxischer Verursachung von Vorderhornzellschäden mit dem Bilde einer „polio-ähnlichen" Krankheit ist die „Zeckenlähmung" („tick paralysis"). Diese entsteht durch ein Gift, das von einer in die Haut – gewöhnlich am Kopf oder Hals – eingedrungenen Zecke ausgeschieden wird. Diese besondere Zeckenart kommt vor in den Rocky Mountains (USA und Kanada), ferner in Südafrika, Australien, Europa, einschließlich der Balkanstaaten, sowie in der UdSSR. Innerhalb von Tagen nach Eintritt der Zecken in die Haut kommt es zu Fieber, Delirien, Gesichtsparästhesien und Schluckstörungen. Dann folgen rasch aufsteigende Lähmungen, die, wenn die Zecken nicht gefunden und eliminiert werden, zum tödlichen Ausgang der Krankheit führen können.

4. Elektrischer Schock und Vorderhornzellerkrankung

In neuerer Zeit wurde erkannt, daß sich bei Überlebenden besonders schwerer Stromschläge ein akuter Schaden in dem betroffenen Rückenmarkbereich entwickelt. Da der Elektroschlag oft den Arm betrifft und der Strom durch diesen und den gegenseitigen Arm oder das Bein zur Erde verläuft, wird das Rükkenmark in der Höhe von C 6, C 5 oder C 7 am stärksten affiziert. Im Gebiet dieser motorischen Einheiten kommt es dann innerhalb von Monaten zu fortschreitenden Atrophien und Lähmungen sowie Symptomen und Zeichen, die von einer Motoneuronkrankheit nicht unterscheidbar sind. Zwar kommt der Prozeß gewöhnlich zum Stillstand, doch sind die eingetretenen Schäden von Dauer.

Periphere Neuropathie

Läsionen, die einzelne Nervenwurzeln und periphere Nerven affizieren, sind in Kap. 16 und 17 besprochen. Der folgende Abschnitt ist diffusen Schädigungen peripherer Nerven gewidmet, und zwar bei erblichen, infektbedingten, metabolischen, toxischen und anderen (malignen) Erkrankungen.

Im Baby- und Kindesalter können Neuropathien bewirken, daß die normalen Entwicklungsstufen der Motorik nicht erreicht werden, daß Unbeholfenheit und Gangabnormitäten eintreten. Selten klagen die betroffenen Kinder über periphere Parästhesien, die sonst ein klassisches Symptom der Neuropathie sind. Da Kinder mit peripheren Nervenschäden keine subjektiven Symptome haben, wird in zahlreichen Fällen diagnostisch an Muskeldystrophie gedacht.

Beim Erwachsenen ist die Diagnose leichter zu stellen angesichts der typischen Symptome: periphere Parästhesien, Sensibilitätsverlust und Unbeholfenheit, die gewöhnlich auf eine Mischung von leichter Minderung der Geschicklichkeit und Beeinträchtigung der Sensibilität beruht. Aber auch bei ihnen bleibt die Ätiologie der Erkrankung oft unklar.

Sehr wichtig ist in allen Altersgruppen die sorgfältige Prüfung der Familiengeschichte. Manchmal findet sich dieselbe Erkrankung bei mehreren Familienmitgliedern, nur unterschiedlich ausgewiesen durch voneinander abweichende Diagnosen. Bestehen irgendwelche Unklarheiten, so wird es sich manchmal lohnen, auch andere Familienmitglieder zu untersuchen, um zu eruieren, ob ein Erbleiden vorliegt oder nicht. Zur Vorgeschichte gehört auch die Erkundung aller Medikamente, die in den letztvergangenen zwei Jahren verwendet wurden, irgendwelcher chemischer Stoffe, mit denen der Patient vielleicht Berührung gehabt hat, sowie die Art der Nahrung; desgleichen sollte festgestellt werden, ob der Patient schon einmal operiert wurde und ob Alkoholeinwirkung in Betracht kommt.

1. Erbliche periphere Neuropathien

Peronäale Muskelatrophie (Charcot-Marie-Tooth-Krankheit). Die Krankheit kann dominant oder rezessiv vererbt sein und kann in jedem Alter physische Veränderungen hervorrufen. Im typischen Falle zeigt sich zuerst Atrophie und Schwäche der peronäalen Muskeln, wodurch es zu einem Hängefuß und zum Hohlfuß kommt. Später entsteht eine Beinformveränderung, die als „Storchenbein" oder „Champagnerglasbein" bezeichnet worden ist, da nun auch die Wadenmuskulatur und die Oberschenkelmuskulatur im distalen Drittel atrophiert. Das Vibrationsgefühl ist vermindert, und später kann auch eine gewisse Verschlechterung des Lagegefühls eintreten. Motorische Behinderungen stehen jedoch immer weit stärker im Vordergrund der Symptomatik als die sensorischen Defekte. Bei besonders schweren Erkrankungsfällen können auch die distale Vorderarmmuskulatur und die kleinen Handmuskeln atrophieren. Die Reflexe fehlen, und bei etwa 25% der Fälle läßt sich eine gewisse Verdickung peripherer Nerven erkennen.

Hypertrophische periphere Neuropathie (Déjerine-Sottas-Krankheit). Bei dieser Form peripherer Neuropathie, bei der die Symptomatik sich in der Adoleszenz oder im Erwachsenenalter entwickeln kann, werden im Verlauf des Leidens schließlich auch die Kranialnerven in die Erkrankung einbezogen. Deutliche Verdickung der involvierten Nerven ist ein auffallendes Merkmal des krankhaften Prozesses, oft zuerst feststellbar an den supraklavikulären Nerven oder den Hautnerven am Fußrücken. Am Ende zeigen alle peripheren Nerven Verdickung bis zum Zweifachen der üblichen Stärke. In seltenen Fällen kann Verdickung von Nervenwurzeln im Spinalkanal zu Rückenmarkkompression führen.

Friedreich-Ataxie. Diese hereditäre Krankheit wurde schon in Kap. 14 beschrieben, da hauptsächlich Rückenmarkbahnen von ihr betroffen werden, jedoch ist ihr konstantes Merkmal die diffuse periphere Neuropathie mit Areflexie, ein Merkmal, das Teil eines Spektrums erblicher Erkrankungen zu sein scheint, zu dem auch die oben besprochenen Krankheiten gehören.

Bei all den hier aufgeführten Krankheiten können die betroffenen, aber auch die nicht von der Krankheit befallenen Familienmitglieder von der Kindheit an einen Hohlfuß haben und somit Schwierigkeiten, passendes Schuhwerk zu bekommen.

Erbliche sensorische Neuropathie. Diese Erbkrankheit affiziert fast spezifisch die Schmerzempfindung, in geringem Grade andere Gefühlsmodalitäten, besonders im Bereich der Beine. Bei der zugrundeliegenden Schädigung scheint es sich um ein degeneratives, sehr langsam fortschreitendes Geschehen in den dorsalen Wurzelganglien zu handeln. In der Symptomatik stehen im Vordergrund: rekurrierende schmerzlose Traumata und Ulzerationen der Füße, später progrediente, äußerst deformierende Arthropathien an den Beinen (Charcot-Gelenke).

Erbliche ataxische Neuropathie (Refsum-Syndrom). Dieses ist eine seltene Störung, bestehend aus einer Kombination von Kleinhirnschädigung, peripherer Neuropathie, Taubheit und Retinitis pigmentosa. Der Phytansäuregehalt des Serums (Hexadekansäure) ist deutlich erhöht, aber die Zusammenhänge zwischen diesem abnormen chemischen Befund und der Krankheit sind – wie bei so vielen metabolischen Störungen – noch nicht geklärt.

Neuropathie bei Amyloidose. Es gibt drei Arten von Neuropathie bei Amyloidose. Die erste Art wurde fast ausschließlich an Patienten portugiesischer Abstammung beobachtet. Es handelt sich dabei um eine quälende, unaufhaltsam fortschreitende und schließlich tödliche Polyneuropathie, die, an den Beinen beginnend, in der 3. Lebensdekade auftritt und sich dann über etwa 10 Jahre erstreckt. Die zweite Art wurde bei Schweizer Familien beobachtet. Es ist eine leichtere Erkrankungsform, meist an den Armen beginnend, mit einem Syndrom nach Art des Karpaltunnelsyndroms. Dabei kommen häufig Glaskörpertrübungen vor. Die dritte Form ist nicht erblich determiniert, sondern kommt sporadisch vor. Sie wurde seit Einführung der Peripher-nervenbiopsien in die Routineuntersuchung häufiger beobachtet.

Polyneuropathien bei Hypolipoproteinämien. Man kennt zwei Arten von Neuropathien, die mit Störungen im Lipoproteinhaushalt verbunden sind: die Tangier-Krankheit und das Bassen-Kornzweig-Syndrom. Bei beiden ist das Serumcholesterin stark erniedrigt (< 80 mg%). Bei der Tangier-Krankheit fehlt praktisch das Betalipoprotein im Serum, und in den stark vergrößerten Tonsillen finden sich massive Ablagerungen von Cholesterin. Zum Bassen-Kornzweig-Syndrom gehören Malabsorption sowie Akanthozyten (rote Zellen mit Tentakeln; Stechapfelform der Erythrozyten) im Serum, während Betalipoprotein ebenfalls fehlt.

Zerebrale Lipoidosen. Einige degenerative Hirnerkrankungen, bei denen abnorme Lipide im Cerebrum abgelagert werden (metachromatische Leukodystrophie, Krabbe-Leukodystrophie) rufen zugleich auch eine periphere Neuropathie hervor. Messungen der Nervenleitungsgeschwindigkeit und Nervenbiopsien können oft zur Bestätigung der Diagnose führen, ohne daß man auf Hirnbiopsie zurückzugreifen braucht.

Bei allen erblichen Neuropathien finden sich Zeichen peripherer Neuropathie, unter denen Reflexverlust hervorzuheben ist. Zur routinemäßigen Untersuchung aller Patienten mit Neuropathie sollten gehören: sorgfältige Erhebung der Familienvorgeschichte, Palpation der peripheren Nerven, Augenuntersuchung auf Glaskörpertrübungen und Retinitis pigmentosa sowie Tonsillenuntersuchung. Zu den Laboruntersuchungen sollten gehören: Blutausstrich, Serumcholesterin- und Lipoproteinbestimmung sowie Bestimmung des Phytansäureserumspiegels.

Bei genetisch verankerten und metabolischen Neuropathien ist ein häufiger Befund die deutliche Verlangsamung der Nervenleitungsgeschwindigkeit; sie kann absinken bis auf etwa 10–20 m/s (normal 38 m/s und mehr). Zwar kann auch bei anderen Arten von Neuropathie die Nervenleitungsgeschwindigkeit geringer als bei Normalpersonen sein, doch ist, mit Ausnahme des Guillain-Barré-Syndroms, ein so starkes Absinken eine Seltenheit.

2. Metabolisch getriggerte Neuropathie (Akute intermittierende Porphyrie)

Diese seltene und potentiell tödliche Krankheit beruht auf einer Hämoglobinstoffwechselstörung. Akute Anfälle können spontan auftreten, werden aber besonders häufig getriggert durch gewisse Medikamente, die in Tabelle 16.1. aufgelistet sind. Der Anfallsbeginn ist gewöhnlich gekennzeichnet durch Erbrechen und heftige Leibschmerzen, wird häufig fehldiagnostiziert als „akutes Abdomen" und dann evtl. verschlimmert durch Barbituratanästhesie oder dem Patienten verabreichte Sulfonamide. Die Krankheit ergreift das Nervensystem, es kommt zu akuter Psychose oder rapide fortschreitender Neuropathie oder einer Kombination von beiden. Die Schwäche kann an den proximalen Muskeln besonders ausgeprägt sein, ebenso kann der Sensibilitätsverlust proximal betonter sein als peripher („Badeanzug"-Verteilung). Wenn diese eher „nicht-organischen" Zeichen mit psychiatrischen Komplikationen verbunden sind, so ist verständlich, daß die Krankheit fälschlich für Hysterie gehalten werden kann. Bei *allen* Patienten mit *irgendwelchen* zentralnervösen Störungen sollte eine sorgfältige Medikamentenanamnese erhoben werden. Es kann sein, daß die

Tabelle 16.1. Medikamente, die Porphyrieattacken provozieren

Barbiturate	Dichlosalphenazon
Sulfonamide	Glutethimid (Doriden)
Alpha-methyl-dopa	Phenylbutazon
Laevodopa	Östrogene
Griseofulvin	

Arzneimittelanamnese einer Familie erst aufgerollt wird, wenn der erste Fall in dieser Familie entdeckt wird. Bei umfassender anamnestischer Überprüfung der Familie können dann andere ihrer Mitglieder herausgefunden werden, die anfallsgefährdet erscheinen, aber bisher noch *keine* Anfälle erlitten haben, obwohl sie möglicherweise provokative Medikamente einnahmen.

Die Diagnose wird gestellt durch den Nachweis von Porphobilinogen und Delta-amino-Laevulin-Säure in übermäßiger Menge im Harn. Wenn Porphobilinogene dem Licht und der Oxydation ausgesetzt werden, bilden sich Porphyrine, die tief rot gefärbt sind. Diese Farbe kann sich im aufgehobenen Harn erst nach mehreren Stunden zeigen.

Die Behandlung soll eine unterstützende Wirkung haben; obgleich bei der Seltenheit der Fälle keine sichere statistische Beweisführung erbracht werden kann, herrscht doch Übereinstimmung darüber, daß Chlorpromazin als Therapeutikum zu empfehlen ist, weil dadurch möglicherweise die Leberfunktion günstig beeinflußt wird.

3. Infektiöse Neuropathien

Es gibt vier Neuropathien, die in Beziehung stehen zu pathogenen Mikroorganismen. Bei Lepra handelt es sich um einen direkten Befall der Nerven durch den Erreger, bei der diphtherischen Neuropathie verursacht das Diphtheriegift die Krankheit, beim Guillain-Barré-Syndrom handelt es sich möglicherweise um eine abnorme Immunreaktion auf virale Infektionen, und beim Botulismus werden die von den Bazillen produzierten Toxine vom Organismus mit der Nahrung aufgenommen.

Lepra. Im Weltmaßstab scheint Lepra eine der wichtigsten Ursachen peripherer Neuropathie zu sein. In Europa ist sie ein seltenes Leiden, aber in Afrika und im mittleren Osten ist sie endemisch. Die Infektiosität ist nicht groß, Touristen werden sich eine Lepra kaum zuziehen, jedoch sind ausländische Arbeiter, die in diesen Gegenden der Welt längere Zeit leben, bis zu einem gewissen Grade gefährdet. Die Nerven werden direkt infiziert. Über den ganzen Körper verteilt erscheinen Flecken, besonders aber an den Extremitäten und im Gesicht treten fleckförmige Areale herabgesetzter Sensibilität mit Taubheitsgefühl auf. Bei Farbigen wird in diesen Arealen die Haut blaß. Die Hauptnervenstränge werden dicker und druckempfindlich, so daß die schleichend fortschreitende diffuse Neuropathie durch plötzliche Drucklähmungen besonders vulnerabler Nerven (Nervi ulnaris, Nervi peronaei) verschlimmert wird.

Es entsteht das Bild einer „Mononeuritis multiplex" (andere Ursachen einer solchen sind Diabetes mellitus und Polyarteriitis nodosa). Schmerz- und Temperaturempfindung sind spezifisch beeinträchtigt, es entstehen schwere trophische Veränderungen, Ulzerationen und Nekrosen der Glieder. Ein Patient des Autors hatte seine Neuropathie bemerkt, als er seine Hand in der Tür eines Kraftfahrzeugs eingeklemmt hatte. Das Einklemmungstrauma verlief vollkommen schmerzlos, später am selben Tage konnte er die verletzte Hand in ein Feuer halten, ohne daß Schmerzen auftraten. Die Wirkung auf die Verwundung war aber verheerend. Bis zu diesem Tage war er symptomfrei gewesen.

Diphtherie. Infolge der allgemein üblichen Impfung ist die Krankheit in den meisten zivilisierten Ländern zur Seltenheit geworden. Ab und zu kommen noch Ausbrüche vor, die zeigen, daß die Krankheit nach wie vor sehr ernst ist und bei Kindern oft zum Tode führt. Die Neuropathie tritt bei den meisten Patienten in Form einer Akkomodations- und Gaumensegellähmung, häufig in der 3. Krankheitswoche, in Erscheinung. Zu jeder Zeit bis zu 2 Monaten nach Krankheitsbeginn kann in explosiver Form eine rasch aszendierende Neuropathie auftreten, die sogar zu Atemschwierigkeiten führen kann. Unter Intensivbehandlung ist meist ein günstiger Ausgang zu erwarten, jedoch wird die Besserung oft durch eine Myokarditis verzögert und erschwert.

Guillain-Barré-Syndrom. Man nimmt an, daß dieses Syndrom durch verschiedene infektiöse Prozesse ausgelöst werden kann. Oft tritt es auf dem Boden von Infekten der Atemwege oder des Darmes auf. Bei der infektiösen Mononukleose (Drüsenfieber) findet man es als besondere Komplikation in wenigen Fällen. Manchmal tritt es in Verbindung mit einem okkulten malignen Neoplasma auf. Personen jeden Lebensalters können betroffen sein. Die klinischen Befunde können sehr unterschiedlich sein; nicht selten kann das Bild sogar den Verdacht auf Hysterie erwecken. Erstes Symptom sind oft periphere schmerzhafte Parästhesien, doch selten sind dabei sichere sensorische Befunde zu erheben. Ganz plötzlich kann eine motorische Schwäche auftreten. Diese kann manchmal innerhalb von 30 min ein bedenkliches Ausmaß annehmen. Typischer ist aber bei akuten Fällen eine Entwicklungszeit der zunehmenden Muskelschwäche von 12–48 h. Oft ist die Schwäche in den proximalen Muskeln am stärksten ausgeprägt. So kann der Patient nicht mehr sitzen oder stehen zu einer Zeit, in der die Kraft der peripheren Muskeln ganz normal ist. Gerade diese Symptomkombination kann den Gedanken an Hysterie nahelegen. Der diagnostische Leitbefund ist das totale Fehlen von Reflexen, selbst schon in einem Stadium, in dem die Lähmung noch nicht generalisiert ist. Nicht ungewöhnlich ist auch bilaterale Gesichtslähmung, die leicht zu übersehen ist, wenn nicht routinemäßig Backenaufblasen, Lippenspitzen und Augenschluß getestet werden. Wenn vorhanden, ist die Gesichtslähmung praktisch eines der Leitsymptome der Guillain-Barré-Erkrankung, jedenfalls tritt sie bei anderen Arten der Polyneuropathie extrem selten auf.

Bei etwa 25% der Patienten entstehen erhebliche Atemschwierigkeiten. Aus der Mortalitätsrate von 10% kann man die potentielle Gefährlichkeit dieser Krankheit ablesen. Die Patienten müssen in eine Abteilung überwiesen werden, die über apparative Atemhilfen verfügt. Innerhalb einer Stunde kann sich die Symptomatik dramatisch verschlimmern. Ist die Diagnose einmal gestellt, so sollte die Überweisung unverzüglich erfolgen.

Im Liquor findet sich eine Eiweißvermehrung, allerdings kann dieser Befund manchmal erst nach einigen Tagen auftreten. In den akuten Stadien einer schweren Attacke können sich einige Lymphozyten im Liquor finden; es kommt dann vor, daß zunächst andere diagnostische Möglichkeiten erwogen werden, z.B. Poliomyelitis.

Das Guillain-Barré-Syndrom ist eines der wenigen Vorkommnisse, das der Autor als einen akuten neurologischen Notfall ansieht, es wird aber oft nachlässig behandelt und als etwas Benignes angese-

s. S 184

hen – eine Einschätzung von Ärzten, denen nur gelegentlich ein Einzelfall mit mildem Verlauf und relativ rascher Besserung begegnet.

Eine ganz andersartige Variante des Guillain-Barré-Syndroms zeigt einen langsamen, sich oft über mehrere Wochen hinziehenden, dann jahrelang persistierenden oder auch allmählich bis zu schwerer Behinderung des Patienten fortschreitenden Krankheitsprozeß, der sich in manchen Fällen durch Steroidgaben günstig beeinflussen läßt. Bei der akuten Verlaufsart kann ACTH von einem gewissen Nutzen sein. Bei der chronischen Verlaufsart konnte der Autor mit dem Einsatz zytotoxischer Medikamente in zwei Fällen einen beachtlichen Behandlungserfolg verbuchen.

Botulismus. Es handelt sich um eine akute Neuropathie mit hoher Letalität. Sie ist die Folge der Ingestion von in Konservendosen oder anderswie konservierten Nahrungsmitteln. Die Krankheit tritt bei einer Gruppe von Menschen, welche die mit Clostridium botulinum infizierte Nahrung zu sich genommen haben, innerhalb von 3–4 h nach der Mahlzeit ein. Die akuten Symptome sind: Pupillenerweiterung, Diplopie, verwaschene Sprache und Schluckschwierigkeiten. Es folgt eine rasch aufsteigende Lähmung. Um noch im Kreislauf befindliches Toxin zu blockieren, sollte so bald wie möglich Botulismus-Antitoxin in einer Menge von 50 000 E i.v. injiziert werden. Ferner sollte dafür gesorgt werden, daß notfalls Reanimationsmaßnahmen ergriffen werden können. Das Toxin blockiert die Acetylcholinfreisetzung an der neuromuskulären Verbindungsstelle. Daher ähnelt das klinische Initialbild dem bei Myasthenia gravis; die sehr rasche Verschlechterung des allgemeinen Zustands sollte jedoch an die eher noch ernstere Diagnose „Botulismus“ denken lassen.

4. Toxische Neuropathien

Eine große Zahl von Drogen bzw. Medikamenten und Chemikalien, insbesondere Schwermetalle und Benzolderivate, können Schädigungen peripherer Nerven verursachen. Daher sollte bei Patienten mit peripheren Neuropathien ein Teil der Routinebefragung der sorgfältigen Erkundung eventueller Drogenzufuhr bzw. Medikamenteneinnahme und der möglichen Einwirkung von Chemikalien gelten. Es wird manchmal schwierig sein, etwas zu eruieren über Schädigung durch Schwermetalle, besonders Blei und Arsen, und industriell verwendeter organischer Lösungsmittel. Wenn möglich, sollten in diesen Fällen auch Betriebsärzte befragt werden.

5. Verschiedene weitere Neuropathien

Hier sollen einige wichtige allgemeine Krankheitszustände aufgeführt werden, Alkoholismus, Nierenkrankheiten und maligne Prozesse – Zustände, bei denen nicht immer exakt zu klären ist, ob und in welcher Weise die Neuropathie mit der zugrundeliegenden Krankheit selbst oder mit gegen die Erkrankung eingesetzten Medikamenten in kausalem Zusammenhang steht. Die einzelnen Affektionen sollen jeweils voneinander getrennt besprochen werden.

Alkoholische periphere Neuropathie. Weltweit ist Alkohol eine häufige Ursache peripherer Neuropathie, doch zumindest in Großbritannien ist er es nicht. Umstritten ist, ob die Neuropathie eine Folge direkter Einwirkung des Alkohols ist oder ob sie auf einem sekundären Mangel an Vitamin B_1 beruht. Zwar ist letzterer allein schon ausreichend, um eine Neuropathie entstehen zu lassen, die der Alkoholneuropathie klinisch ähnelt, doch spricht eine alkoholische Neuropathie nicht so prompt auf B_1-Behandlung an wie die reine B_1-Mangel-Neuropathie, selbst wenn dem Patienten gleichzeitig mit der B_1-Zufuhr Alkohol entzogen wird. Gewöhnlich ist die Alkoholneuropathie sehr schmerzhaft. Es treten Spontanschmerzen in den Beinen und Händen und ausgesprochene Überempfindlichkeit gegen leichte Berührung oder Schmerzreize auf. Der Patient kann die Berührung der Füße durch die Bettdecke nicht ertragen, auch hat er beim Auftreten der Füße auf den Boden ein unerträgliches Schmerzgefühl. Diese neuropathischen Symptome sprechen gewöhnlich innerhalb von Tagen auf die Therapie mit Vitamin B_1 an. Bei schweren Fällen können symmetrische Muskelschwäche und -hypotrophie mit Reflexverlust vorkommen, auch kann die Wiederherstellung Jahre auf sich warten lassen, selbst bei adäquater Vitaminsubstitution und Alkoholabstinenz.

Diabetische periphere Neuropathie. In Großbritannien ist der Diabetes wohl die häufigste Ursache von Neuropathien. Das Nervenleiden kann auftreten beim klassischen Adoleszentendiabetes, tritt aber häufiger beim Diabetes der Erwachsenen auf und steht dabei oft im Vordergrund der Symptomatik. Klinisch finden sich gewöhnlich periphere Parästhesien – Prickeln, Kribbeln, Brennen – mit gleichzeitigem Reflexverlust. Meist bleibt die Neuropathie relativ milde und hält sich in Grenzen. Bei schweren Fällen kann sich ein ausgesprochener Schwund des Gefühls für Schmerz einstellen und zur Ausbildung von Charcot-Gelenken Anlaß geben, besonders im Knöchelbereich.

Die Art des Zusammenhangs mit dem Diabetes mellitus ist nicht völlig geklärt. Als kausaler Faktor ist wohl eine Ischämie – aufgrund von Schäden an kleinen Blutgefäßen – in Betracht zu ziehen. Periphere Nerven sind gegenüber Druckeinwirkung sehr empfindlich, und häufig entsteht, ausgehend von multiplen Drucklähmungen, das Bild einer „Mononeuritis multiplex". Bei Diabetikern sind besonders anfällig für Spontaninfarkte die äußeren Augennerven (s. Kap. 5) und der Nervus femoralis (s. Kap. 17).

Auch die autonomen Nerven können involviert werden, wodurch es unter anderem zu Impotenz und zu orthostatischer Hypotonie kommen kann. Nicht gesichert ist, ob und in welcher Weise eine Schädigung des autonomen Nervensystems eine Rolle spielt bei den intermittierenden und nächtlichen Diarrhöen von Diabetikern, über die verschiedentlich berichtet worden ist (s. auch Kap. 26). Einige diabetische Nervenaffektionen verursachen Schmerzen, besonders die, welche den Nervus femoralis betreffen (diabetische Amyotrophie); bei der Mehrzahl der Diabetiker ist die Neuropathie symptomatologisch allerdings zweitrangig.

Ischämische periphere Neuropathie. Die wahrscheinliche Rolle der Nervenischämie wurde oben angesprochen. Viele 70–80 Jahre alte Patienten klagen über Parästhesien (Kribbeln, Prickeln, Brennen) der Füße, besonders im warmen Bett oder beim Stehen. Diese Mißempfindungen können einhergehen mit ausgesprochener Abstumpfung des Gefühls für Berührung an den Füßen. Mit an Sicherheit grenzender Wahrscheinlichkeit beruht diese Gefühlsschädigung auf einer Ernährungsstörung der Haut, die sich vorwiegend an den kutanen Nervenfasern und den Nervenendigungen in der Haut auswirkt. Eine wirksame Behandlung gibt es nicht.

Neuropathie bei chronischer Niereninsuffizienz. Chronische Niereninsuffizienz verursacht periphere Neuropathie. Es mag sein, daß in früherer Zeit manche Fälle auf einer Schädigung durch Nitrofurantoin (Furadantin) beruhten, doch hat man seinerzeit auch immer daran gedacht, daß die Nervenschädigung auf der Grundstörung, der Urämie, beruhen könne. Letzteres war wohl die zutreffende Erklärung; es hat sich nämlich seit der Einführung der chronischen Nierendialyse bei Patienten, die *keine* antibakteriellen Mittel einnahmen, gezeigt, daß auch sie eine periphere Neuropathie bekamen. In einigen Zentren werden routinemäßig Untersuchungen der Nervenleitungsgeschwindigkeit durchgeführt und als eine der Methoden angewendet, mit deren Hilfe die Effektivität der Dialyse überprüft werden kann.

6. Neuropathie in Verbindung mit Malignomen

Gemischt sensorische und motorische Neuropathie kommt in Verbindung mit nicht-metastasierenden malignen Krankheitsprozessen vor, ist aber in dieser Verbindung extrem selten und in solchen Fällen meist eine Begleiterscheinung des Bronchialkarzinoms (und so gut wie keiner anderen malignen Neoplasie). Maligne Lymphome aller Typen können dasselbe Bild verursachen. Dabei handelt es sich in manchen Fällen um direkte Infiltration der Nerven mit dem lymphathischen Fremdgewebe. Die Beurteilung der Neuropathien bei diesen und ähnlichen malignen Neoplasien hat sich dadurch erschwert, daß das Vincristin, ein zytotoxisches Medikament, einen ausgesprochenen neurotoxischen Effekt aufweist und bei etwa der Hälfte der mit ihm behandelten Patienten eine periphere Neuropathie hervorruft.

Ein Arzt, der einen Patienten mit einer Neuropathie untersucht, ist verpflichtet, nach der Möglichkeit des Vorliegens eines Malignoms oder eines malignen Lymphoms oder einer malignen lympathischen Systemerkrankung bei diesem Patienten nachzugehen. So sollte zu den Untersuchungen außer einer Thoraxröntgenuntersuchung auch eine Prüfung des Blutausstrichs gehören. Doch ist es nicht notwendig, eine ausführliche radiologische Untersuchung des Darms oder der Nieren vorzunehmen; die Chance, einen Tumor in diesen Körperregionen zu finden, ist minimal.

Selbst wenn ein primäres Karzinom gefunden wird, ist doch erfahrungsgemäß nicht zu erwarten, daß durch die Beseitigung dieser Geschwulst auch die Neuropathie beseitigt werden wird; gewöhnlich verschlimmert sich die Neuropathie weiter, und nur in ganz seltenen Fällen läßt sich eine wirkliche Besserung feststellen.

Elektromyographie und Untersuchung der Nervenleitungsgeschwindigkeit

Zu den nützlichsten diagnostischen Methoden in der Neurologie gehören die Untersuchung der elektrischen Aktivität des ruhenden und des sich kontrahierenden Skeletmuskels sowie die Messung der Leitungsgeschwindigkeit der Erregung im Nerven.

Die experimentellen Studien mit dieser Technik haben zu einer vollkommenen Neueinschätzung der neuromuskulären Krankheiten geführt, und das Elektromyogramm (EMG) kann heute in der klinischen Diagnostik unter Umständen schwere diagnostische Fehlurteile verhüten. EMG und Untersuchung der Nervenleitungsgeschwindigkeit (NLG) sind für die Diagnostik und das weitere ärztliche Vorgehen bei Patienten mit Erkrankungen der peripheren Nerven und der Muskeln unentbehrlich geworden. Zwar lassen sich diese Techniken nur durch praktische Erfahrung erlernen, doch ist es lohnend, die Terminologie der EMG-Befundberichte kennenzulernen, wie wir sie unten beschreiben wollen. Die allgemeinen Prinzipien der NLG-Messung und ihre Anwendung auf bestimmte Situationen sind zu ersehen aus Abb. 16.2. und 16.3.

Elektromyographie

Bei dieser Untersuchung werden bipolare Nadelelektroden in den Muskel eingesetzt. Die elektrischen Potentiale im Muskel werden auf einem Oszilloskop während des Nadelstiches beobachtet, am ruhenden Muskel und beim Ablauf der vollen Muskelkontraktion. Die Auswahl des zu prüfenden Muskels richtet sich nach der klinischen Diagnose. Im allgemeinen prüft man lieber nur leicht affizierte Muskeln als besonders schwer befallene, weil in den letzteren möglicherweise nur noch so wenige überlebende Muskelfibrillen vorhanden sind, daß die EMG-Befunde verwirrend ausfallen können (s. Abb. 16.1.).

1. Denervation (Abb. 16.1A.). Ist infolge Erkrankung von Vorderhornzellen, Nervenwurzeln oder Peri-

Abb. 16.1 a

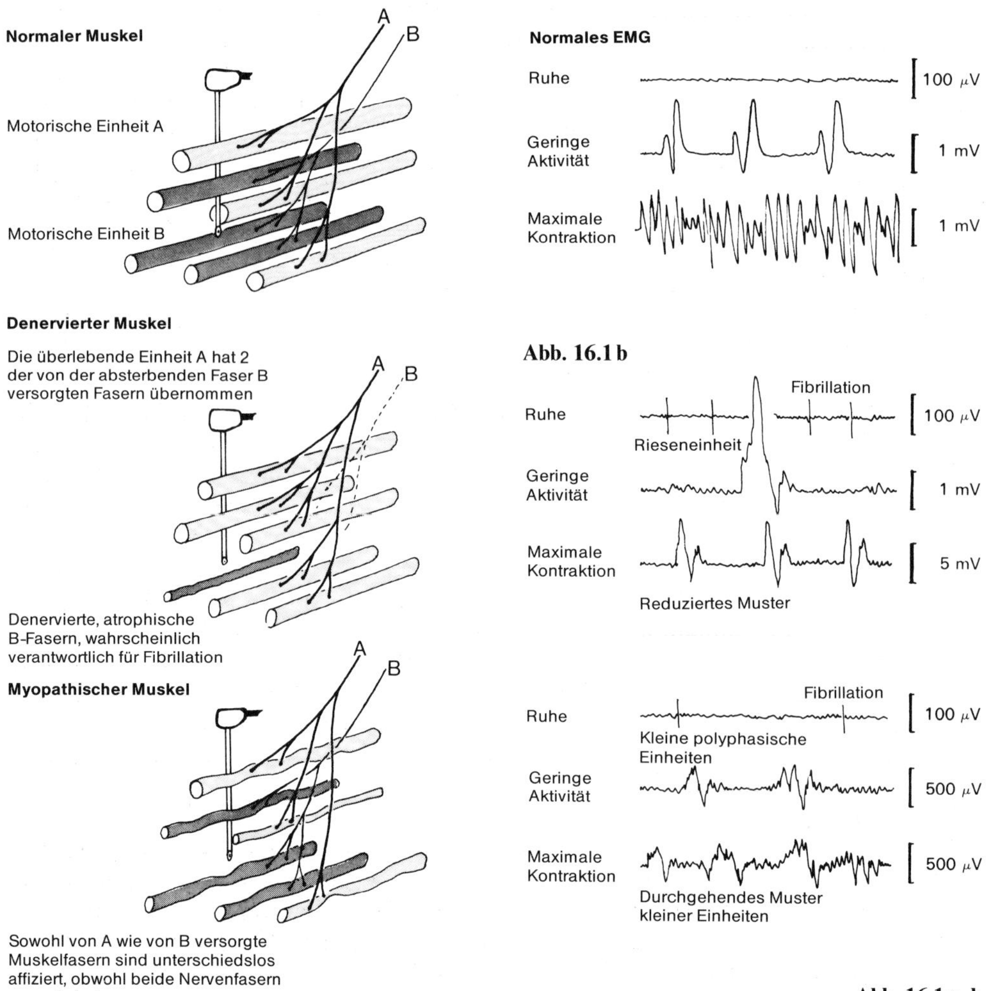

Abb. 16.1 a, b

phernerven die nervliche Versorgung eines Muskels geschädigt, so ist der Muskel „denerviert“, und die zugehörigen EMG-Befunde sind unter der Bezeichnung „chronische partielle Denervation“ bekannt.

Jede Vorderhornzelle und ihr Axon versorgt eine Gruppe von Muskelfasern, deren Gesamtheit als „motorische Einheit“ bezeichnet wird. Das bedeutet, daß durch Schädigung einer Vorderhornzelle oder ihres Axons eine einzelne und fest umgrenzte Gruppe von Muskelfasern außer Funktion gesetzt wird. Es konnte gezeigt werden, daß überlebende Neurone zur Zweigbildung und zur Versorgung angrenzender denervierter Muskelfasern befähigt sind und damit die Menge überlebender Einheiten vergrößern können. Diese Grundveränderungen führen zu den folgenden EMG-Befunden am denervierten Muskel:

a) Denervierte Muskelfasern sind verstärkt reizbar und zeigen spontane elektrische Aktivität. Beim Nadeleinstich ergeben sich anstelle der normalerweise kurzen Verletzungspotentiale stark verlängerte Potentiale (verstärkte insertionale Aktivität), die sich manchmal noch in Ausbrüchen geringer Frequenz und Amplitude fortsetzen können (ein pseudomyotonischer Kurvenablauf).

b) Bei Nadelstillstand im ruhenden Muskel können transitorisch Alterationen der Muskelmembranpotentiale von 50–200 μV und äußerst kurzer Dauer vorkommen. Das sind „Fibrillationspotentiale“. Gelegentlich können sie länger anhalten und monophasisch sein, sie werden dann als positive „scharfe Wellen“ bezeichnet. Zuckungen der gesamten motorischen Einheit führen zu „Faszikulationspotentialen“; es handelt sich um Kontraktionen, die mit bloßem Auge erkennbar sind und im klinischen Sprachgebrauch unkorrekt als „Fibrillieren“ des Muskels bezeichnet werden. Es handelt sich dabei nicht unbedingt um krankhafte Erscheinungen.

c) Nachdem man die Ruheaktivität beobachtet hat, läßt man den Patienten den Muskel sanft kontrahieren, während der Untersucher die Nadel stillhält. Es werden die individuellen Einheiten untersucht. Die normale motorische Einheit bringt ein bi- oder triphasisches Potential von 2 mV in einem der kleinen Hand- oder Fußmuskeln hervor. Ist eine Einheit dadurch vergrößert worden, daß ihre Nervenfaser mittels Ausbildung von Verzweigungen benachbarte Muskelfasern zusätzlich inkorporiert hat, so geschieht zweierlei: die Dauer und Amplitude der Aktionspotentiale ist vergrößert, es entsteht ein riesiges polyphasisches Potential, oft von 5–10 mV in den Fußmuskeln und 15 mV in den kleinen Handmuskeln. Man spricht von „Rieseneinheiten“.

d) Man läßt nunmehr den Patienten seinen Muskel so stark wie möglich gegen Widerstand anspannen. Im normalen Muskel ergibt sich eine kontinuierliche Aktivität, die Aktionspontentiale der einzelnen Einheiten sind nicht mehr isoliert zu erkennen, da immer wieder neu hinzutretende Einheiten aktiv einspringen. Dieser Kurvenablauf ist bekannt als das „Interferenzmuster“ bei starker Willkürinnervation. Beim denervierten Muskel erscheinen Unterbrechungen im Ablaufmuster als Zeichen der früheren Position einer geschädigten Einheit in Abfolge der Potentiale; die überlebenden Einheiten sind oft groß und polyphasisch. Aus ihrem gleichartigen Aussehen läßt sich darauf schließen, daß es sich hier immer um *dieselbe* „Rieseneinheit“ handelt, die sich in regelmäßigen Intervallen wiederholt. Man spricht von einem „reduzierten Interferenzmuster“.

Diese Befunde können fleckförmig sein; bei manchen Krankheiten scheinen die am schnellsten leitenden Fasern am ehesten affiziert zu sein, so daß die Maximalbefunde einer Denervation sich an der Peripherie des Muskels feststellen lassen. Dies ist ein besonderes Merkmal von Motoneuronerkrankung.

Es muß betont werden, daß diese Befunde nur einen Hinweis darauf geben, daß eine Nervenfaser- oder eine Vorderhornzellschädigung vorliegt; hinsichtlich der Höhe des Sitzes der Schädigung können sich Hinweise aus den klinischen Besonderheiten und aus den NLG-Befunden ergeben. Der Befund der „chronischen partiellen Denervation“ ist *nicht* automatisch als Beweis für Vorhornzellerkrankungen zu betrachten.

2. Myopathische Veränderungen (Abb. 16.1B.). Ist der Muskel erkrankt, so liegt eine ganz andere Situation vor. Der Krankheitsprozess affiziert sämtliche oder einige Muskelfasern in zufälliger Weise ohne Bezug auf einzelne motorische Einheiten. Die einzige Ausnahme bildet die Polymyositis, bei welcher die Veränderungen außerordentlich fleckförmig verstreut sein können, so daß man genötigt ist, bis in die volle Tiefe des Muskels hinein an mehreren Stellen Prüfungen vorzunehmen, bis sich ein Areal entdekken läßt, das in typischer Weise geschädigt ist.

Bei Muskelerkrankung finden sich die folgenden Merkmale:

a) Geschädigte Muskelfasern, insbesondere bei nekrotisierenden Myopathien, wie z.B. der Polymyositis und der Pompé-Krankheit (s. Kap. 17) (bei welcher die Glykogenspeicherstörung sowohl die Muskelfaser wie auch die Vorderhornzelle affiziert), können verstärkt reizbar sein und Fibrillationen zeigen, was zur fälschlichen Annahme einer Denervation Anlaß geben kann.

b) Da der Prozeß oft fleckförmig in Einzelfasern verteilt auftritt, kommt es entlang der Faser zur Verzögerung oder Blockierung der Leitung, so daß die Einheit jeweils zersplittert und verkleinert wird. Das Endergebnis ist ein kleines (200–500 μV) polyphasisches Aktionspotential. Da ein Teil aller Einheiten überlebt, findet sich gewöhnlich ein volles Interferenzmuster; die kleinen polyphasischen Potentiale produzieren jedoch ein sehr charakteristisches „Knattern" im Lautsprecher des EMG-Verstärkers.

c) Besteht bei der Muskelkrankheit eine Myotonie, so sind die prolongierten Entladungen, die die typische Steifheit der Muskeln produzieren, im Lautsprecher hörbar als heulende Geräusche, an- und abschwellend, bei Potentialausbrüchen, die als „Sturzkampfbombergeräusche" beschrieben worden sind, die aber nach Meinung des Autors exakter und zeitgemäßer bezeichnet werden können als die heulend-hochtönenden, lärmenden Geräusche japanischer Motorradmaschinen. Diese Ausbrüche lagern sich oft übereinander im Gegensatz zu den kurzen „pseudo-myotonischen" Abläufen, die durch Bewegung der Elektronennadel in reizbaren partiell denervierten Muskeln provoziert werden.

d) Die EMG-Techniken haben in der Diagnostik der Myasthenia gravis nur einen beschränkten Platz, da diejenigen Muskeln, die bei dieser Krankheit in typischen Fällen besonders betroffen sind, oft für diese Untersuchung unzugänglich sind.

Nervenleitungsuntersuchungen

1. Die Grunderfordernisse für Leitungsuntersuchungen an motorischen Nerven sind die, daß ein geeigneter Muskel verfügbar ist und daß sein Versorgungsnerv an zwei Punkten seines Verlaufes stimuliert werden kann. Die bei Stimulierung an einer dem Muskel am nächsten liegenden Stelle erhobene Zeit wird als distale Latenz bezeichnet. Sie setzt sich zusammen aus der Laufzeit des Impulses durch den Nerv, der Verzögerungszeit an der Endplatte und der Ingangsetzung der Muskelkontraktion. Wird nun der Nerv an einer weiter aufwärts gelegenen Stelle stimuliert, erhält man eine zweite Latenzzeit, und die Differenz zwischen dieser und der distalen Zeit stellt ein genaues Maß dar für die Zeit, die der Impuls braucht, um eine bekannte Streckenlänge des Nervs zu durcheilen. Auf diese Weise läßt sich also leicht die Nervenleitungsgeschwindigkeit in m/s errechnen. Man hat für alle Nerven, die auf diese Art untersucht werden konnten, sehr sorgfältig die Leitungszeiten registrieren bzw. dokumentieren können. Zu diesen Nerven gehören der N. medianus und der Ulnaris am Arm sowie der N. peronaeus und der Tibialis am Bein. Nerven wie der Radialis und der Femoralis können verwertbar nur an *einer* Stelle stimuliert werden; es kann bei diesen Nerven lediglich die Latenzzeit bis zur Kontraktion des zugehörigen Muskels gemessen werden.

Allgemein läßt sich sagen: Wenn an einem denervierten Muskel gezeigt werden kann, daß die verantwortliche Läsion oberhalb des proximalen Stimulus liegt, ist diese Läsion wahrscheinlich in der Nervenwurzel oder in der Vorderhornzelle des Rückenmarks lokalisiert.

Die Anlagestellen der Elektroden und die Leitungsgeschwindigkeiten für den Arm und die Beine sind in Abb. 16.2. und 16.3. gezeigt.

2. Nervenaktionspotentiale können auf zweierlei Weise gemessen werden: orthodromisch oder antidromisch. Vorbedingung ist, daß der zu untersuchende Nerv genügend hautnah liegt, um mittels einer Oberflächenelektrode erfaßt zu werden, oder daß seine Lage anatomisch so konstant ist, daß eine Nadelelektrode an einer ihm dicht benachbarten Stelle eingesetzt werden kann. Aktionspotentiale des Medianus und Ulnaris können an der Handwurzel gewonnen werden durch Stimulierung der Interdigitalnerven der zugehörigen Finger. Recht schwierig ist es, Nervenaktionspotentiale am Bein zu gewinnen. Die Techniken sind ersichtlich aus den Abbildungen 16.2. und 16.3.

3. Bei Fällen von Druckschädigung des Ulnaris am Ellbogen oder des Peronealnerven am Fibulaköpfchen bzw. Fibulahals zeigt sich bei manchen Patienten *keine* Verlangsamung der Erregungsleitung durch das geschädigte Areal. Ein sehr nützlicher Hilfstest ist die Untersuchung der Höhe der Muskelaktionspotentiale. Unter Anwendung stärkstmöglichen Reizes wird an Handwurzel oder Fußknöchel das volle, durch den Stimulus hervorgerufene Muskelpotential gemessen. Sodann wird der Nerv direkt unter dem Ellbogen oder am Fibulahals stimuliert. Normalerweise ist eine leichte Verringerung des Potentials um etwa 10% das Ergebnis. Nun wird der Nerv oberhalb des Ellbogens oder in der Kniekehle stimuliert. Dabei wird oft ein erheblicher Potentialsturz festgestellt, der anzeigt, daß in den geschädigten Segmenten etwa 50–75% der Fasern *nicht* funktionieren, selbst bei normaler Leitungsgeschwindigkeit in den überlebenden Fasern (s. Abb. 16.2. und 16.3.). Mit dieser Technik kann die tatsächliche

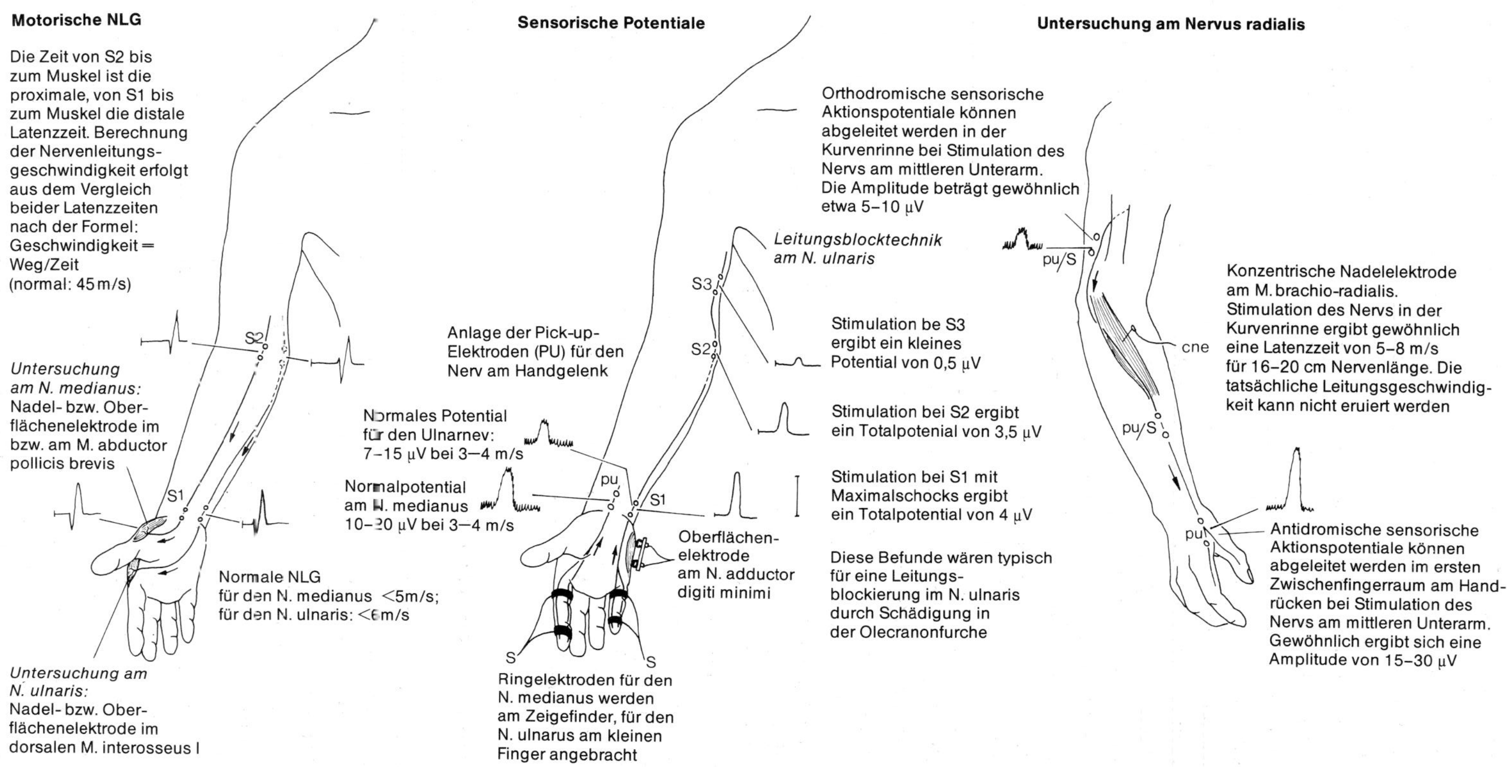

Abb. 16.2. NLG-Untersuchungen am Arm

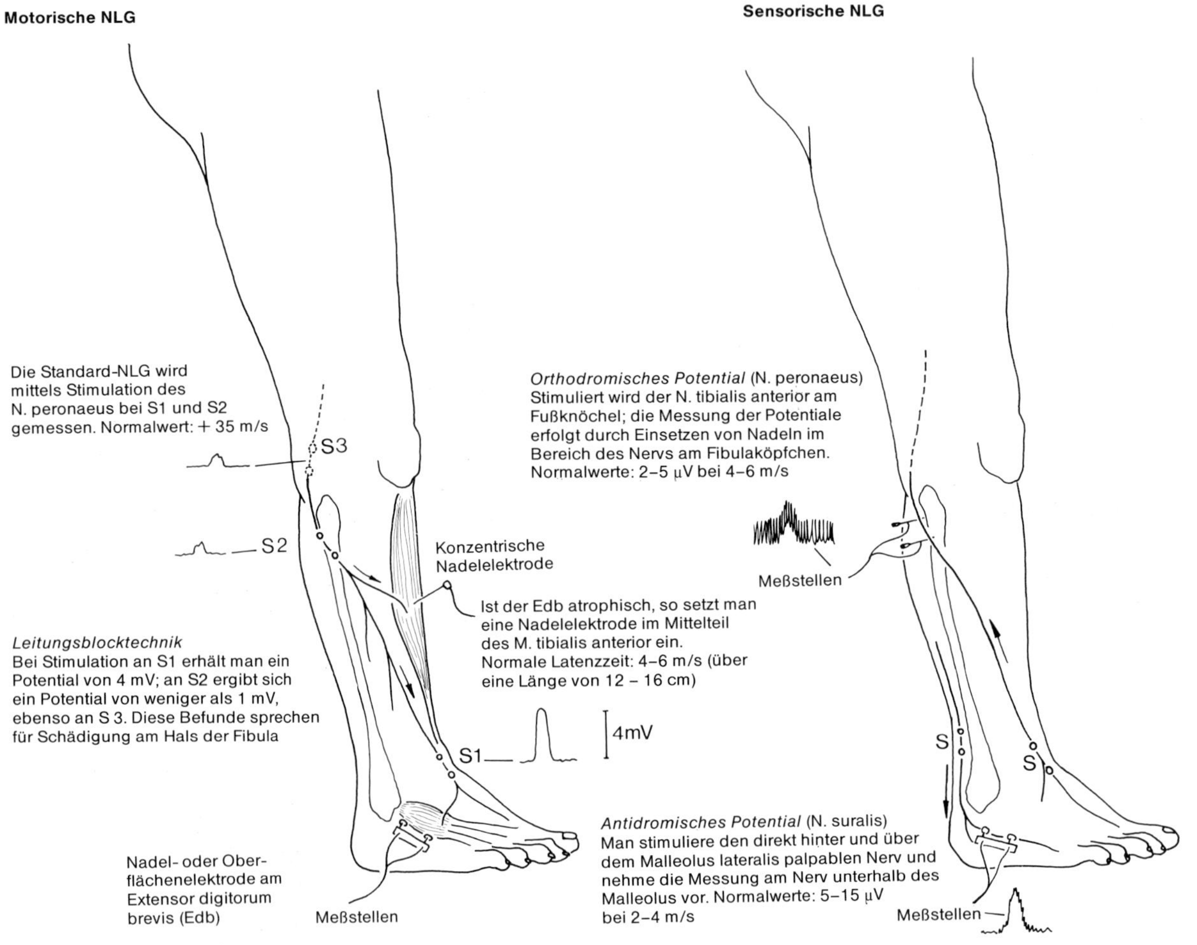

Abb. 16.3. NLG-Untersuchungen am Bein

Höhe des Schadens an einer Stelle ausfindig gemacht werden, an der der Nerv fast unerregbar ist.

Eine Standarduntersuchung für alle Patienten, die zum EMG oder zur NLG-Untersuchung überwiesen werden, gibt es nicht. In jedem Falle ist das klinische Problem zu überdenken und in Rechnung zu stellen; die verschiedenen Muskeluntersuchungen und die Muskelauswahl sind in Kombination mit den Nervenuntersuchungen, jeweils an die klinische Situation angepaßt, durchzuführen.

Kapitel 17

Krankheiten der Muskeln und der Muskelendplatte

An den Muskeln können sich zahlreiche erbliche, degenerative, metabolische und toxische Störungen abspielen. Es besteht hier eine ausgesprochene Ähnlichkeit mit den Erkrankungen peripherer Nerven insofern, als eine große Zahl von Störungen nur eine beschränkte Gruppe von Symptomen und Zeichen hervorbringt. Die Differentialdiagnose fußt auf der sorgfältig erhobenen Familienvorgeschichte, der genauen Feststellung des Ausmaßes und der Verteilung der Muskelanomalien und der Kenntnis aller diagnostischen Möglichkeiten.

1. Muskeldystrophie und andere Muskelerkrankungen

Bei der Muskeldystrophie handelt es sich um eine erbliche Degeneration verschiedener Muskelgruppen, die nach einer Periode anscheinend normaler Muskelentwicklung und Muskelfunktion beginnt. Bei einzelnen Arten der Erkrankung zögert sich der Beginn bis zum Erwachsenenalter hinaus. Obgleich das Leiden noch immer für eine primäre Muskelerkrankung gehalten wird, lassen doch klinische und

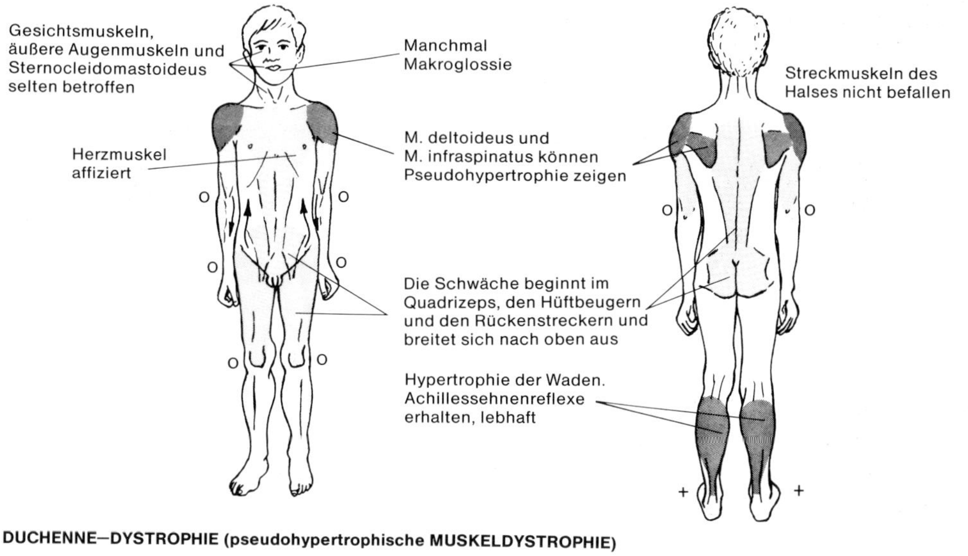

DUCHENNE–DYSTROPHIE (pseudohypertrophische MUSKELDYSTROPHIE)

1. Erblich, rezessiv, an das männliche Geschlecht gebunden (sehr selten wurde über weibliche Fälle berichtet).
2. Beginn im Alter von 3–10 Jahren.
3. Abortive Fälle kommen nicht vor. Die meisten Patienten sterben innerhalb von 10 Jahren nach Krankheitsbeginn.
4. Beginn an den proximalen Beinmuskeln (besonders Quadrizeps) und den unteren Rumpfmuskeln; später Befall der Schultergürtelmuskulartur und Ausbreitung peripherwärts. Kontrakturen bilden sich frühzeitig aus und sind schwer.
5. Wichtiges Frühzeichen u.a. Reflexverlust. Ausgenommen ist der Achillessehnenreflex. Er bleibt meist erhalten, und sein Erhaltenbleiben läßt eine Neuropathie ausschließen.
6. Zwerchfell, Halsmuskel, äußere Augenmuskeln und Gesichtsmuskeln sind nur sehr selten betroffen.
7. Weitere Merkmale: Makroglossie bei manchen Fällen und Pseudohypertrophie, gewöhnlich an den Waden, gelegentlich aber auch am Deltoideus und Infraspinatus.
8. Substanzverlust der Knochen, Skoliose, pathologische Frakturen, Fettinfiltration der Herzmuskulatur. Infektionen der Atemwege und der Hezzbefall sind als letale Komplikationen wichtig.
9. Bei 30 % der Patienten ist der Intelligenzquotient <75.
10. Krankheitsträger können durch Enzymuntersuchungen oder Untersuchung mittels EMG entdeckt werden. Die anfangs sehr hohen Enzymwerte sinken später zur Norm ab, wenn sich schwere Muskelatrophien ausgebildet haben.

Abb. 17.1. Klinische Merkmale der Duchenne-Dystrophie

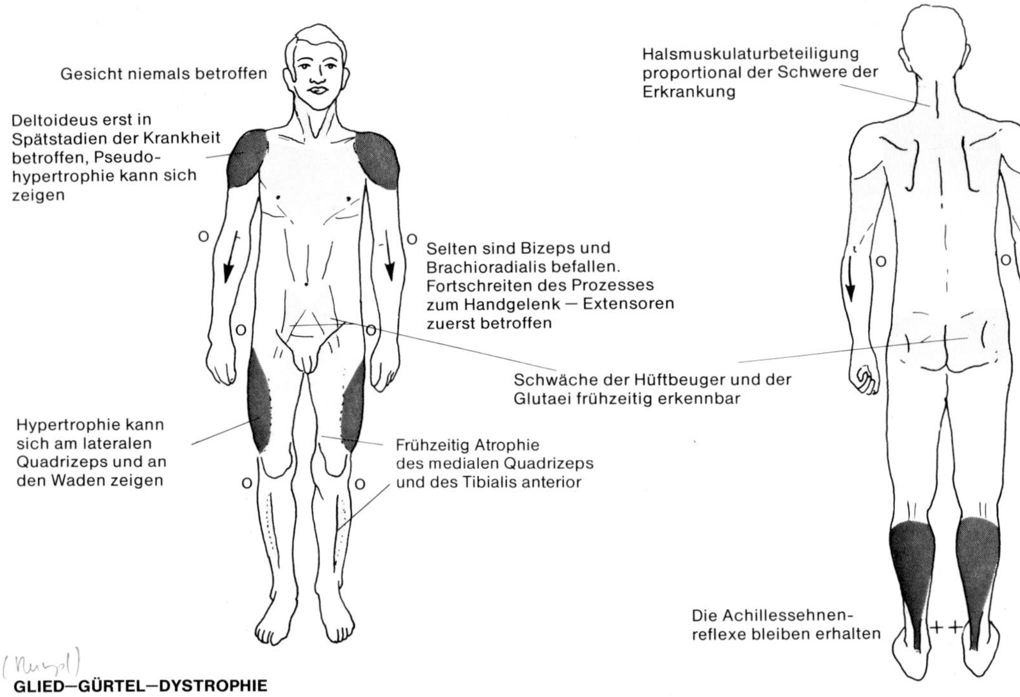

GLIED–GÜRTEL–DYSTROPHIE

1. Beide Geschlechter werden befallen. Die Erkrankung ist erblich, autosomal, rezessiv, manchmal dominant. In einzelnen Fällen sporadisches Auftreten.
2. Beginn zwischen dem 10. und 30. Lebensjahr.
3. Es kommen abortive Fälle vor, die ein unvollständiges Erscheinungsbild mit hauptsächlichem Befallensein des Becken- und Schultergürtels aufweisen.
4. Die Krankheit kann entweder im Becken- oder im Schultergürtel beginnen und auf diese Gebiete beschränkt bleiben, oder es können auch Jahre bis zu weiterem Fortschreiten vergehen. Bei Spätfällen finden sich erhebliche Muskelatrophien und Muskelschwächen, Kontrakrturen sind meist nicht vorhanden.
5. Proximale Reflexe oft abgeschwächt oder negativ, doch sind, wie bei der Duchenne-Dystrophie, die Achillessehnenreflexe im allgemeinen bis zu den Spätstadien der Krankheit erhalten.
6. Äußerst selten ist das Herz beteiligt; auch sind die Gesichtsmuskeln, wenn überhaupt, nur gering betroffen.
7. An den Waden und am Deltoideus kann es zu Pseudohypertrophie kommen, besonders auffallend ist diese am lateralen Wuadrizeps. Gleichzeitig tritt oft frühzeitige und schwere Atrophie am medialen Oberschenkel auf.
8. Keine besonderen Komplikationen, keine Verkürzung der Lebensdauer.
9. Intelligenz normal.
10. Serumenzymwerte leicht erhöht oder normal.

Abb. 17.2. Klinische Merkmale der Glied-Gürtel-Dystrophie

elektrophysiologische Hinweise an eine neurogene Komponente bei der Entstehung der Krankheit denken. Eine eingehende Diskussion der kontroversen Ansichten würde den Rahmen des vorliegenden Textes sprengen.

Obgleich klinische Merkmale der Krankheit eine ziemlich sichere Diagnosestellung erlauben, sind doch zur weiteren Sicherung verschiedene spezielle Untersuchungen durchzuführen, zu denen elektrophysiologische Tests und eine Muskelbiopsie gehören. Einwandfreie Sicherung der Diagnose ist zu prognostischen Zwecken und zur genetischen Beratung unerläßlich. Gelegentlich begegnen uns Patienten, bei denen eine infauste Prognose gestellt worden war, bei denen sich aber später zeigen ließ, daß es sich bei ihrer Krankheit um eine benigne Form der Myopathie oder um eine Neuropathie handelt, wie z. B. das Kugelberg-Welander-Syndrom.

Zu den Muskeldystrophien gehören folgende nosologische Einheiten: * (Gutachten und Mu., S. 450)

a) Duchenne-Muskeldystrophie:
   1. An das männliche Geschlecht gebundene Krankheit mit dominanter Vererbung;
   2. nicht geschlechtsgebundene, autosomal-rezessive Erbkrankheit bei männlichen und weiblichen Personen.
b) Becker-Kiener-Muskeldystrophie:
   Eine milde, geschlechtsgebundene Form der Muskeldystrophie bei Männern.

* DYSTROPHISCHE MYOPATHIEN
a) Dystrophia musculorum progressiva
- Typ I (fazioskapulohumerale Form)
- Typ II (Rumpfgürtelform)
- Typ III (x-chromosomale Beckengürtelform)
a) maligne Duchenne-Typ b) benigne Becker-Typ
b) Dystrophische Myotonie (Curschmann-Steinert)
c) Andere muskeldystrophische Prozesse
a) Augenmuskeldystrophie b) kongenitale Muskeldystrophie c) distale Formen

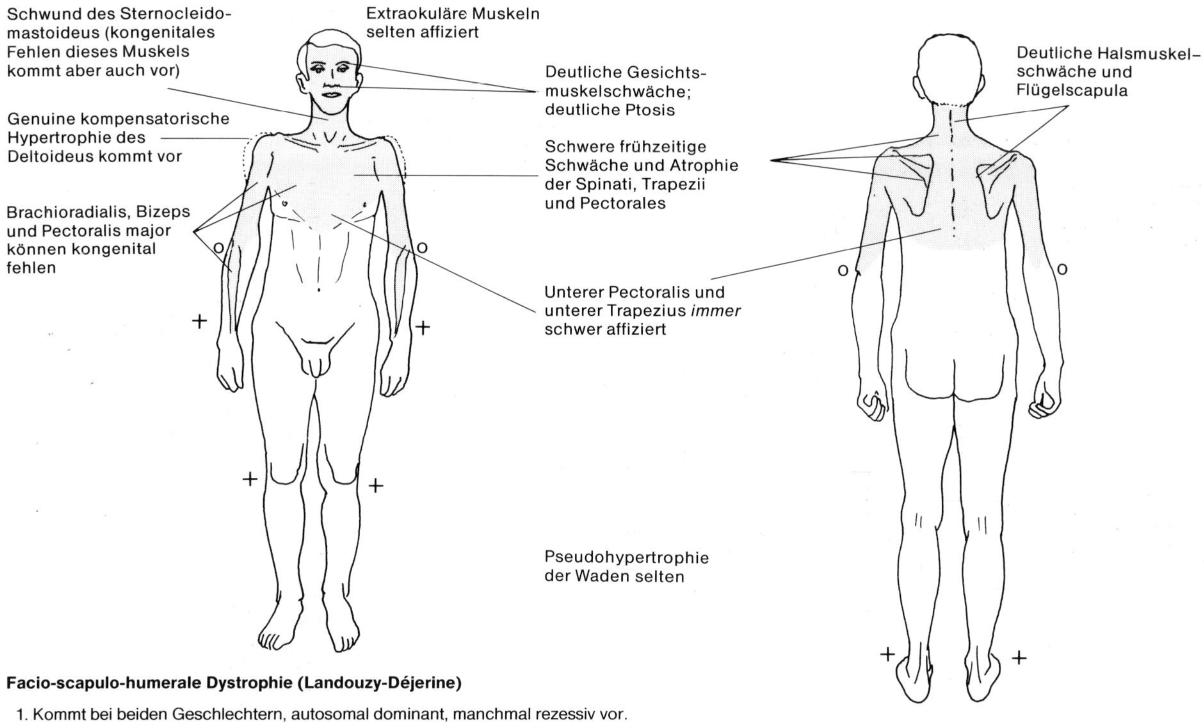

Facio-scapulo-humerale Dystrophie (Landouzy-Déjerine)

1. Kommt bei beiden Geschlechtern, autosomal dominant, manchmal rezessiv vor.
2. Vorkommen bei allen Jahrgängen zwischen dem 10. und 40. Lebensjahr.
3. Leichte abortive Fälle häufig. Bei Geschwistern oder Eltern eines Patienten findet sich oft Gesichtsmuskelschwäche.
4. Beginn der Muskelschwäche im Gesicht, sodann Befall des Schultergürtels mit besonderem Betroffensein der unteren Trapezii und Pectorales sowie des Trizeps und Bizeps. Selten ist der Beckengürtel signifikant involviert, und wenn, dann sehr spät. Kontrakturen sehr selten.
5. Reflexe nur am Bizeps und Trizeps beeinträchtigt. Fortschreiten der Krankheit sehr langsam. Leistungseinschränkung relativ gering.
6. Pseudohypertrophie selten; Deltoidei oft duch echte Hypertrophie vergrößert als Kompensation für den Ausfall anderer, schwächerer Muskeln.
7. Besondere Merkmale: Kongenitales Fehlen des Pectoralis, Bizeps oder Brachioradialis. Gelegentlich ist der Tibialis anterior der einzige involvierte Muskel außerhalb des Schultergürtels.
8. Lebensdauer normal.
9. Intelligenz normal.
10. Serumenzymwerte im allgemeinen normal.

Abb. 17.3. Klinische Merkmale der facio-scapulo-humeralen Dystrophie

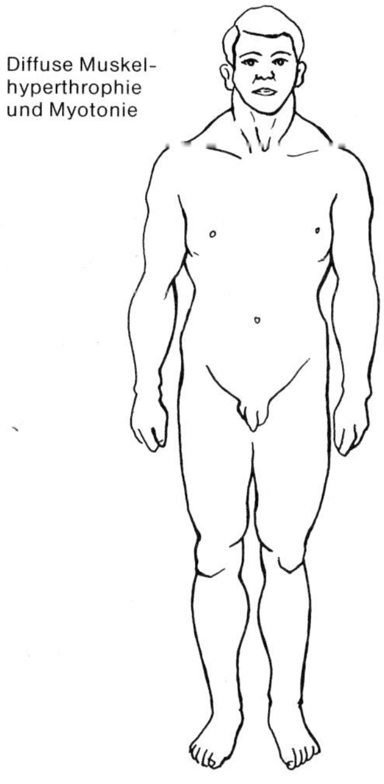

MYOTONIA CONGENITA (Thomsen-Krankheit)

1. Beide Geschlechter betroffen. Vererblich, autosomal dominant.
2. Die Myotonie besteht von Geburt an, zuerst erkennbar an einem besonderen Schrei, Schwierigkeiten bei der Nahrungsaufnahme oder Unfähigkeit, die Augen wieder zu öffnen, wenn das Gesicht gewaschen wird.
3. Muskelhypertrophie wird deutlich in der zweiten Dekade, doch sind die athletischen Leistungen dürftig infolge Langsamkeit und Steifigkeit der Bewegungen. Sind die Bewegungen erst einmal in Gang gesetzt, so verringert sich die Steifigkeit, und einige Patienten können dann sogar an Langstreckenläufen teilnehmen. Da sich bei Kälte die Myotonie erheblich verschlimmert, ist den Patienten Freiluftsport im Winter, etwa Fußball, praktisch unmöglich.
4. Die Muskelhypertrophie ist die Folge fast ständig vor sich gehender unwillkürlicher isometrischer Muskelaktivität.
5. Im Alter bessert sich die Myotonie. Auf Procainamid oder Chinidin spricht sie gut an. Die Patienten sollten einer Heimbeschäftigung nachgehen. Ein Patient des Autors war Glaser. Im Winter war ihm diese Arbeit nicht möglich: Wollte er eine Glasscheibe einsetzen, konnte er sie zum Erstaunen seiner Arbeitskameraden nicht wieder loslassen!
6. Pathologische Begleitsymptome sind nicht vorhanden, und die Krankheit hat keinen ungünstigen Einfluß auf die Lebenserwartung.

Abb. 17.4. Myotonia congenita (Thomsen-Krankheit)

c) Glied-Gürtel-Dystrophie:
 1. pelvifemoraler Typ (Leyden-Moebius);
 2. scapulohumerale Dystrophie (Erb).
d) Fazio-scapulo-humerale Dystrophie (Landouzy-Déjerine).
e) Dystrophia myotonica (Steinert-Curschmann-Krankheit).
f) Myotonia congenita (Thomsen-Krankheit).
g) Okuläre Dystrophien.

Allgemeine klinische Merkmale der muskulären Dystrophie:

1. Meist findet sich eine positive Familiengeschichte. Es ist immer ratsam, sich daran zu erinnern, daß Familiengeschichten unzuverlässig sein können oder daß es oft unmöglich ist, überhaupt eine zu erhalten. Nur einer *positiven* Familiengeschichte ist Bedeutung beizumessen.

2. Die Verteilung und die Aufeinanderfolge der Muskelschäden wird sehr vom Typ der Atrophie abhängen. Die entsprechenden Merkmale bilden die Basis der Klassifikationen der muskulären Atrophien (s. Abb. 17.1.–17.5.).

3. Bei muskulärer Dystrophie werden die Muskeln schwach, *bevor* eine signifikante Atrophie bemerkbar wird. Das beruht darauf, daß die degenerierenden Fasern oft durch Fett ersetzt werden und so die Muskeln sogar hypertrophisch erscheinen können. Solche Muskeln fühlen sich teigig oder krapfenartig an. Der Ablauf des Geschehens ist umgekehrt wie bei neuralen Krankheiten, bei denen die Atrophie rascher fortschreitet als die Schwäche.

4. Oft sind die Eigenreflexe abgeschwächt oder verschwinden bereits während des frühen Verlaufs der Muskeldystrophie und lange bevor die Muskeln signifikant atrophisch sind. Das ist eines der Merk-

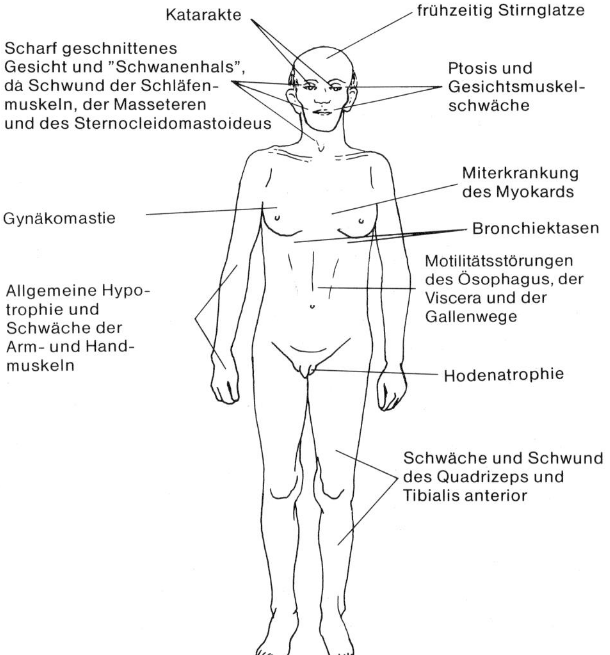

DYSTROPHIA MYOTONICA (myotonische muskuläre Dystrophie)

1. Vorkommen bei beiden Geschlechtern. Vererblich, in den meisten Fällen autosomal dominant.
2. Beginn in jedem Lebensalter, auch kongenital, meist aber zwischen dem 20. und 30. Lebensjahr.
3. Der allgemeine Eindruck ist, daß die Krankheit eine inkomplette Penetranz hat, und man hat postuliert, daß Katarakte bei einer vorhergehenden Generation eine minimale Erscheinungsart der Erkrankung seien. Hinsichtlich des Auftretens bei aufeinanderfolgenden Generationen bestehen noch erhebliche Meinungsverschiedenheiten.
4. Zu Beginn kann sich die Krankheit ausdrücken durch Muskelschwäche oder Myotonie oder eine Kombination beider. Die Schwierigkeit, nach aktiver Kontraktion die Muskeln wieder erschlaffen zu lassen, etwa einen Handgriff wieder zu lösen, macht sich besonders bei Feinarbeiten störend bemerkbar, ebenso behindert das Symptom bloßer Schwäche des Muskels bei manuellen Arbeiten. Bei einigen Patienten mit Beinschwäche sind hervorstechende Symptome die Schwierigkeit, einen Ball zu treten oder eine besondere Art des plötzlichen Hinfallens infolge der Schwäche des Quadrizeps. In den meisten Fällen sind die Armbeuger myotonisch, während die Streckmuskeln nur einfach schwach sind.
5. Es gibt zahlreiche zusätzliche Hinweise zur Diagnose. Genannt seien: Stirnglatze (bei Frauen meist durch eine Perücke getarnt), schlaffer Gesichtsausdruck und Ptosis, deutlicher Masseter- und Temporalisschwund, der das Gesicht eingefallen erscheinen läßt, Katarakte und Dysarthrie infolge Myotonie der Zunge. Besonderes Frühsymptom: Schwund des Sternocleidomastoideus bis zum völligen Verschwinden dieses Muskels; dadurch Hebung des Kopfes vom Bettkissen sehr erschwert. Durch die Verdünnung des Halses entsteht das Bild des „Schwanenhalses". Bei Beklopfen der Zunge mit der Kante eines Spatels oder Beklopfen des Daumenballens bleibt lange eine tonische Muskelkontraktion sichtbar.
6. Zu den zahlreichen weiteren Anomalien gehören Gynäkomastie, Hodenatrophie, Herzstörungen, Bewegungsstörungen des gesamten Magen-Darm-Kanals und der Gallenwege. Häufig kommt es infolge der muskulären Störungen zu Infektionen der Atemwege. Viele Patienten haben einen niedrigen Intelligenzquotienten, und manchmal entwickelt sich im Laufe der Erkrankung eine Demenz.
7. Die Diagnose ist im allgemeinen unverkennbar aufgrund klinischer Zeichen, außerdem sind die EMG-Veränderungen bei Myotonie in fast jedem Muskel leicht feststellbar.

DISTALE SPÄTDYSTROPHIE

1. Männer erkranken häufiger als Frauen. In Schweden vorkommende, autosomal dominant vererbliche Art der Dystrophie. Außerhalb Schwedens wird das Leiden nur sehr selten beobachtet und zeigt sich dann nur sporadisch.
2. Beginn zwischen dem 40. und 50. Lebensjahr.
3. Im Laufe von 15 Jahren schreitet die Erkrankung fort bis zu einem mittleren Behinderungsgrad.
4. Erste Veränderungen an den kleinen Handmuskeln und am Bein. Dann weitere Ausbreitung proximalwärts. Beteiligung der Glied-Gürtel-Region jedoch sehr selten. Die Beinveränderungen ähneln denen bei der Charcot-Marie-Tooth-Krankheit, die durch Gefühlsverlust gekennzeichnet ist.
5. Besondere Begleitmerkmale sind nicht vorhanden.

Abb. 17.5. Klinische Merkmale der Dystrophie myotonica

male, das zum Verdacht auf eine neurogene Komponente bei dieser Krankheit Anlaß geben sollte.

5. Im Endstadium der Muskeldystrophie kann eine klinische Diagnosestellung unmöglich sein, da ausgedehnte Muskelatrophien, Schwäche und Reflexverlust ebensogut eine diffuse neurogene Krankheit signalisieren könnten.

Die Reihenfolge und Verteilung der Schwäche bei den verschiedenen Muskeldystrophietypen sind in Abb. 17.1.–17.5. aufgezeigt, die übrigen Merkmale finden sich in den Legenden zu jedem Diagramm.

2. Kongenitale Myopathien

Viele Jahre lang ist der Ausdruck „schlaffes Kind" zur Bezeichnung einer Gruppe von Muskelstörungen gebräulich gewesen, bei denen die Kinder einen schlaffen Tonus bei langsam-träger motorischer Aktivität und retardierter Entwicklung hatten. Die Behinderungen können so erheblich sein, daß ein Nichtüberleben des Kindes zu befürchten ist. Für diesen Zustand kann eine ziemlich große Zahl von Störungen verantwortlich sein. In einigen Fällen ist das Bild lediglich der Hinweis auf einen schweren Hirnschaden, weil Spastizität und choreoathetoide Bewegungen sich *nicht* vor Ende des 1.–2. Lebensjahres entwickeln. Die Werdnig-Hoffmann-Krankheit kann schon bei der Geburt so schwer sein, daß eine schlaffe Lähmung von Anfang an vorhanden ist.

Eine andere Ursache des Syndroms des „schlaffen Kindes" kann die „Dystrophia myotonica" sein; diese beginnt aber gewöhnlich erst in der 2.–3. Lebensdekade.

Einige weitere Störungen sind zu erwähnen, die allem Anschein nach auf einem myopathischen Prozeß beruhen, teils benignen Charakters mit bloßer Retardierung der motorischen Entwicklung, teils mit Progressivität der Myopathie. Muskelbioptische Befunde, einschließlich elektronenmikroskopischer Ergebnisse führten zur Aufdeckung verschiedener pathologischer Bilder. Vier Varianten der kongenitalen Myopathie sind identifiziert worden:

1. „Central core disease" (zentrale Kernkrankheit, abnorme Struktur und Muskelenzymschwund in den zentralen Teilen der Muskelfibrillen).

2. Nemalinstabmyopathie (fadenähnliche Strukturen in den Muskelfibrillen).

3. Myotubuläre Myopathie (die Muskelfibrillen haben tubuläre Struktur, ähnlich dem fetalen Muskel).

4. Kongenitale Disproportion der Fasertypen (das Zahlenverhältnis zwischen Muskelfasern vom Typ 1 und Typ 2 ist abnorm).

All diese Veränderungen verursachen eine langsam fortschreitende proximale Schwäche, meist stärker an den Beinen. Die Nemalinstabmyopathie ist verbunden mit Kyphoskoliose, Pes cavus und einem dünnen langen Gesicht. Beim myotubulären Typ können die extraokulären Muskeln mit ergriffen sein, und auch hier findet sich in einigen Fällen ein dünnes langes Gesicht. Bei kongenitaler Fasertypdisproportion kommt es zu schwerer schlaffer Muskelschwäche, bei der es leicht zur Fehldiagnose „Werdnig-Hoffmann-Krankheit" kommen kann. Auch bei dieser letzteren Krankheit kommt es in 1–2 Jahren zu einer gewissen Besserung, und die meisten Patienten mit diesem Leiden erreichen das Erwachsenenalter.

3. Metabolische Myopathie

Eine ausführliche Besprechung des Muskelstoffwechsels würde den Rahmen dieses Textes überschreiten. Der Kürze halber wird die Besprechung auf einige allgemeine Angaben beschränkt werden, die zum besseren Verständnis der verschiedenen Typen der Myopathie – eine Vorstellung von den biochemischen Funktionen der Muskeln vermitteln sollen.

Drei für den geregelten Ablauf des Stoffwechsels wichtige Punkte sind hervorzuheben:

1. Der Proteinstoffwechsel muß normal sein, um die Funktionstüchtigkeit der kontraktilen Proteine zu gewährleisten.

Bei einigen endokrinen Myopathien können abnorme Veränderungen der kontraktilen Proteine zur Entstehung der Muskelschwäche beitragen.

2. Der Ablauf der Energieerzeugung im Muskel muß intakt sein. Grundsätzlich bedeutet das, daß die Glukoseverfügbarkeit und die Wege des Glykogenstoffwechsels normal sein müssen. Einige Muskelstörungen beruhen entweder auf Beeinträchtigung der Glukoseassimiliation oder Störung der Glykogenstoffwechselbahn durch Enzymmangel.

3. Normaler Kalium-, Natrium- und Kalziumstoffwechsel sind zur Aufrechterhaltung der Membranruhepotentiale und beim kontraktilen Mechanismus für die Herbeiführung und Beendigung der Kontraktion von entscheidener Bedeutung.

Die Stoffwechselbahnen und die Beziehungen zwischen den entsprechenden metabolischen Aktivitäten sind in Abb. 17.6. zusammengestellt.

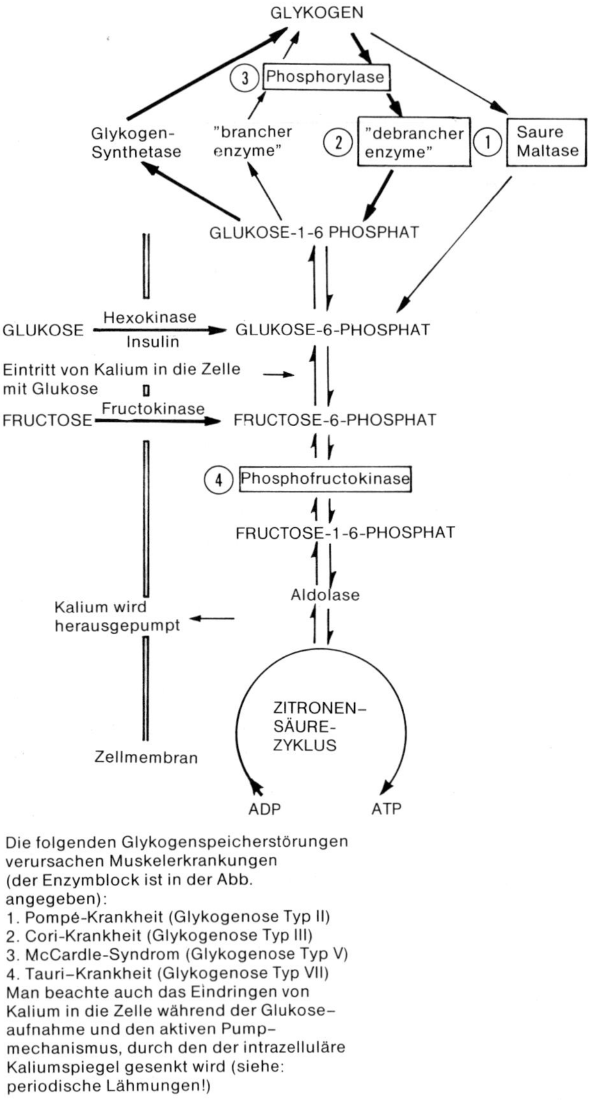

Abb. 17.6. Glukose-Glykogen-Stoffwechsel im Muskel

Bei den metabolischen Myopathien kommt es meist zu fortschreitender chronischer Muskelschwäche, doch sind für die Initialstadien plötzlich während und nach einer Anstrengung auftretende transitorische Muskelparesen typisch. Die charakteristische Vorgeschichte dieser akuten Episoden kann oft differentialdiagnostisch ausschlaggebend sein.

Muskelerkrankung aufgrund abnormer Veränderungen im Glykogenstoffwechsel

Nur 4 von den 7 bekannten Glykogenspeicherstörungen sind mit Muskelerkrankungen verbunden.

1. Pompé-Krankheit (Glykogenose Typ II). Das ist eine unaufhaltsam zum Tode führende Erkrankung im Kindesalter. Erst in den letzten Jahren wurden einzelne Fälle einer milden Form dieser Störung bei Erwachsenen festgestellt. Bei der kindlichen Form sind Herz, Leber, Nieren und selbst das Zentralnervensystem am Krankheitsprozeß beteiligt. Herzinsuffizienz oder Muskelschwäche können die ersten Zeichen der Krankheit sein. Die neurologischen Auswirkungen sind schwer von der Werdnig-Hoffmann-Krankheit zu unterscheiden; bei beiden Erkrankungen zeigt das Elektromyogramm ausgeprägtes Muskelfibrillieren, ein Hinweis auf Erkrankung der Vorderhornzellen oder Denervation. Man nimmt an, daß dabei eine koexistente Zellinfiltration der Vorderhörner eine ursächliche Rolle spielt. Die klinischen diagnostischen Schlüsselzeichen sind der Herzschaden und oft eine sehr große Zunge. Diese beiden Befunde kommen nicht bei der Werdnig-Hoffmann-Krankheit vor. Die Makroglossie könnte allerdings an Kretinismus denken lassen.

2. Debranching-Enzym-Krankheit (Begrenzungsdextrinose) (Glykogenose Typ III). Bei dieser Spielart betrifft die Hauptinfiltration und der Hauptschaden die Leber mit dem Ergebnis einer Hypoglykämie. In der Kindheit findet sich eine mäßige Myopathie mit Hyptonie. Im Erwachsenenalter sind wenige Fälle festgestellt worden, deren klinisches Erscheinungsbild am Beginn leicht mit einer Motoneuronkrankheit verwechselt werden kann.

3. Myophosphorylasemangel (McArdle-Sydrom) (Glykogenose Typ V). Dieser krankhafte Prozeß äußert sich an den Skeletmuskeln. Nur bei Anstrengung macht sich die Störung bemerkbar, da der Defekt zur Blockierung der Glykogen-Glukose-Konversion führt. Dem Enzym kommt keine Rolle in der Glykogensynthese zu, und daher findet sich nur ein minimaler Überschuß von Glykogen im Muskel. Die Störung führt zu leichter Ermüdbarkeit und starken Muskelkrämpfen mit Abbau von Muskeleiweißen und damit verbundener Myoglobinurie. Wie bei allen metabolischen Muskelstörungen (s. weiter unten) besteht bei den Patienten eine Tendenz zur später im Leben sich entwickelnden, bleibenden Gürtelmuskelschwäche. Die Krankheit wird autosomal rezessiv vererbt. Der klassische Test bei der Untersuchung ist Betätigung der Unterarmmuskulatur bei gleichzeitiger Manschettenkompression des Armes mit Auslösung der Ischämie der sich bewegenden Muskeln. Diese Situation ruft Verstärkung der anaeroben Glykolyse hervor, und der Muskel verfällt schnell in einen schweren Krampfzustand. Aus dem bewegten Teil des Armes entnommenes venöses Blut des Blutlactatwertes, und elektromyographische Ableitung aus den im Krampf befindlichen Muskeln ergibt elektrische Ruhe – das Gegenteil des Befundes bei normalem Muskelkrampf.

Die Störung ist äußerst selten. Nur wenige Neurologen haben mehr als 2 oder 3 Beispiele dieses Zustands gesehen.

4. Phosphofructokinasemangel (Tarui-Krankheit) (Glykogenose Typ VII). Die klinischen Details dieser Krankheit sind praktisch identisch mit dem McArdle-Syndrom, doch ist bei dieser Störung die Blokkade in der Glykogen-Glukose-Stoffwechselbahn mehrere Stufen tiefer lokalisiert (s. Abb. 17.6.).

4. Muskelkrankheit aufgrund abnormen Kaliumstoffwechsels

Diese Zustände sind bekannt als die periodischen Lähmungen und sind verbunden mit Veränderungen der Serumkaliumspiegel. Der Defekt ist jedoch wahrscheinlich eine Störung der Muskelmembranpermeabilität. Die Serumkaliumschwankungen sind ein Ausdruck übermäßiger Aufnahme von Kalium in den Muskel oder zu großen Kaliumverlustes des Muskels. Es gibt drei Typen von Erkrankung.

1. Familiäre hypokaliämische periodische Lähmung. Die autosomal dominant vererbliche Krankheit befällt häufiger Männer als Frauen. Im Alter von 10–20 Jahren wird sie manifest und neigt dann ab dem 35. Lebensjahr zur Remission. Im typischen Falle ereignen sich die Anfälle nach Ruhe, gewöhnlich beim morgendlichen Erwachen. Sie treten besonders dann ein, wenn der Patient am vorhergehenden Abend eine sehr kohlenhydratreiche Mahlzeit eingenommen oder sich starken körperlichen Anstrengungen unterzogen hat. Es ist anzunehmen, daß während der starken Glukoseaufnahme, die auf eine Mahlzeit oder auf eine körperliche Belastung folgt, übermäßig viel Kalium in die Muskeln abwandert. Dabei fällt das Serumkalium ab, und es tritt eine Schwäche bei einem Spiegel von 3,5 mval/l und maximal bei 2,5 mval/l ein, was darauf hindeutet, daß es wohl mehr das hohe intrazelluläre Kalium ist, welches die Schwäche hervorruft als dieser Kaliumblutspiegelabfall. Äußerst ungewöhnlich ist es, daß ein Patient während eines Anfalls stirbt, da das Zwerchfell, die Atemmuskulatur und die Augenmuskeln normalerweise nicht in die Störung einbezogen sind.

Das liegt daran, daß die kontinuierliche Aktivität dieser Muskeln auch im Schlaf das Kalium aus den Zellen herauspumpt. Das ist ein weiteres Indiz dafür, daß das intrazelluläre Kalium für die Entstehung der Schwäche ausschlaggebend ist. Die Anfälle dauern gewöhnlich 8–24 h.

Durch Gabe von 10 mg Kaliumchlorid, gelöst in Wasser, durch orale Zufuhr von 10 g Kalium, gelöst in Wasser, läßt sich der Anfall mildern.

2. Adynamia episodica hereditaria (Gamstorp-Krankheit). Diese Krankheit ist charakterisiert durch plötzliches Auftreten von Schwächen etwa 30 min nach körperlicher Anstrengung. Wenn der Patient, sobald er das Einsetzen der Steifheit und Schwäche spürt, die körperliche Belastung fortsetzt, kann er die Symptome zwar hinauszögern, doch ist der Anfall danach umso schlimmer. Besonders die proximalen Muskeln sind betroffen, sie werden steif, ihr Tonus erhöht sich. Die Anfälle beginnen im Alter von 5–15 Jahren und tendieren zur Remission nach dem 20. Lebensjahr. Jeder Anfall dauert 20 min–2 h. Nach Verschwinden der eigentlichen Krankheit entsteht oft eine chronische proximale Myopathie.

Wahrscheinlich beruht die Schwäche auf Freisetzung von Kalium aus dem Muskel, sie tritt nämlich auf, wenn der Serumkaliumspiegel nur 5 mval/l beträgt. Bei Patienten mit Kaliumretention tritt sie *nicht* auf bevor ein Serumspiegel von 8 mval/l erreicht ist.

Die Anfälle können verhütet werden durch Gaben von Acetazolamid (Diamox) 50–100 mg täglich, und akute Anfälle können beendet werden durch i.v. Injektion von 1–2 g Calciumchlorid.

3. Normokaliämische periodische Lähmung. Diese sehr seltene Störung kommt bei Kindern im Alter von 2–10 Jahren vor. Sie ist gekennzeichnet durch Anfälle von schlaffer Quadriplegie, die plötzlich einsetzen und 1–2 Wochen dauern können. Manchmal sprechen sie auf Natriumchlorid an und können verhindert werden durch Gaben von Salzretention fördernden Steroiden wie Fluorocortison. Die Beziehung dieser Störung zum Kaliumstoffwechsel ist nicht geklärt.

5. Sekundäre metabolische und endokrine Myopathien

Einige Eigentümlichkeiten der endokrinen Myopathie beruhen auf gleichzeitig bestehenden Elektrolytstörungen, so daß die Probleme, die hier zur Diskussion stehen, sich teilweise überlagern.

° Carbenoxolon: Verbesserung der Menge und Qualität des Magenschleims

Elektrolytstörungen

Einige Störungen des Natriumstoffwechsels führen zum Vorherrschen zerebraler Symptome im klinischen Bilde. Störungen geringeren Grades sind ein mitbeteiligter kausaler Faktor bei der Entstehung von Muskelschwäche bei Nebennierenerkrankungen. (Wird später besprochen.)

Hypokaliämie. Hypokaliämie von weniger als 2,5 mval/l verursacht schwere schlaffe Tetraplegie. Die häufigsten Ursachen sind:

Conn-Syndrom (Aldosteron ausscheidender Nebennierentumor),

Nierenkrankheit (Fanconi-Syndrom, renale tubuläre Acidose),

Kaliumverlust durch Enteritis und schwere Diarrhö,

übermäßige diuretische Therapie (Thiaziddiuretika),

Carbonoxolontherapie (Extractum liquiritiae, bei Magenulkus angewendet).

Sofortige Bestimmung des Serumkaliumgehalts ist bei *jedem* Patienten mit akuter oder subakuter schlaffer Paraparese indiziert. Bei einem Patienten wurde die Diagnose „Conn-Syndrom" erst gestellt, nachdem man bei seinem *dritten* Lähmungsanfall auf den Gedanken kam, daß die Diagnose „Paralytische Poliomyelitis" unwahrscheinlich sei!

Hyperkaliämie. Hyperkaliämie von mehr als 7 mval/l verursacht eine schwere aufsteigende Quadriplegie, die ein Guillain-Barré-Syndrom vortäuschen kann. Nur selten sind auch extraokuläre Muskeln affiziert. Häufigste Ursachen sind:

Niereninsuffizienz,

übermäßige Zufuhr von Kaliumsalzen in i.v. Infusionen,

Aldosteronantagonisten (Spironolactone).

Bei diesen Patienten ist das Risiko, daß der kardiotoxische Effekt der Hyperkaliämie den Tod des Patienten herbeiführt, größer als das Risiko des Auftretens einer Lähmung.

Hypokalzämie. Chronische Hypokalzämie verursacht tetanische Anfälle und Muskelschwäche. Im Kindesalter können Krämpfe, Papillenödem und Kalzifikationen in den Basalganglien vorkommen. Hypokalzämie sollte sorgfältig ausgeschlossen werden bei jedem jugendlichen Patienten, bei dem sich Katarakte entwickeln.

Zu den Ursachen gehören primärer oder sekundärer Hypoparathyreoidismus, Nierenerkrankung oder Harnumleitungsprozeduren, Mangelernährung oder Vitamin-D-Mangel.

Hyperkalzämie. Hyperkalzämie kann überraschende zerebrale Funktionsstörungen oder akut einsetzende Psychosen auslösen. Bei langsamerem Anfangsverlauf kommt es zu schwerer, aber wechselnder Schwäche proximaler Muskeln. Da gleichzeitig die Eigenreflexe recht lebhaft werden, kann der Gedanke aufkommen, daß eine Erkrankung motorischer Neurone vorliege.

Die häufigste Ursache ist ein primärer Hyperparathyreoidismus aufgrund eines Parathyreoideaadenoms. Auch bei Neoplasmen mit osteolytischen Metastasen oder glegentlich bei einem nicht metastasierenden Tumor kann Hyperkalzämie eintreten. Besonders das multiple Myelom verursacht diffuse Knochenzerstörung und Hyperkalzämie. Andere mögliche Ursachen sind Sarkoidose, übermäßige Zufuhr von Vitamin D, Milchalkalisyndrom und idiopathische Hyperkalzämie bei Kleinkindern.

Endokrine Krankheiten

Schilddrüsenerkrankungen. Auf mehrere Weisen kann die Glandula thyreoidea mit Muskelstörungen zusammenhängen.

Myasthenia gravis ist oft verbunden mit Thyreotoxikose (bei 10% der Fälle); eine Routineuntersuchung der Schilddrüse ist bei allen Patienten mit Myasthenia gravis indiziert.

Hypokaliämische periodische Lähmung in Verbindung mit Thyreotoxikose kommt besonders häufig bei Japanern vor, aber auch in anderen ethnischen Gruppen.

Eine besonders häufige Komplikation ist thyreotoxische Myopathie mit bevorzugtem Befall der Schultergürtel- (Spinati, Deltoideus und Trizeps) oder der Beckengürtelmuskulatur (Hüftflexoren, Quadrizeps). Oft kommen diese Myopathien als die einzige *offene* Manifestation der Krankheit, und besonders häufig bei Männern, vor (obgleich Thyreotoxikosen dreimal häufiger bei Frauen als bei Männern auftreten). Der Schlüssel zu dieser Diagnose ist das Verhalten der Reflexe, die oft sehr lebhaft sind. Das Bild ähnelt in dieser Hinsicht der hyperkalzämischen Myopathie.

Erkrankung extraokulärer Muskeln bei Thyreotoxikose ist in Kap. 5 beschrieben.

Das Myxödem verursacht eine Schwäche proximaler Muskeln als Teilsymptom der allgemeinen Verlangsamung, aber die eindrucksvollere, sich manchmal dramatisch äußernde neurologische Komplikation des Myxödems ist die Kleinhirndegeneration (s. Kap. 11). Schwäche proximaler Muskeln kommt auch bei Kretins vor.

Nebennierenerkrankung. Beim Cushing-Syndrom kommt eine sehr auffallende Atrophie und Schwäche der Beckengürtel- und Oberschenkelmuskeln vor. Ein ähnliches Bild entsteht aufgrund der Therapie mit fluoridierten Steroiden, besonders Triamcinolon.

Bei Morbus Addison sind ein integraler Teil der Krankheit allgemeine Lethargie, Muskelkrämpfe und Muskelschwäche. Ursache ist gewöhnlich Hyponaträmie.

Das Conn-Syndrom mit hypokaliämischer Muskelschwäche ist bereits oben besprochen worden.

Erkrankung der Parathyreoidea. Die Auswirkungen parathyreoider Erkrankung auf die Muskulatur sind bereits in dem Abschnitt über den Calciumstoffwechsel beschrieben worden.

6. Muskelerkrankung durch Drogen- bzw. Arzneimitteleinwirkung

Vier im allgemeinen Gebrauch befindliche Medikamente können Muskelstörungen verursachen. Carbeonoxolon (Liquiritiaextrakt), verwendet bei Ulcus pepticum, und Thiazid-Diuretika verursachen beide Kaliumverlust und können daher akute schwere Muskelschwäche verursachen.

Alle steroidhaltigen Mittel, besonders fluoridierte Steroide und Chloroquin können progressive proximale Myopathie verursachen. Selbst Steroide unter Okklusivverbänden können allgemeine toxische Wirkungen haben, die sich in Muskelschwund und Schwäche an den Körperstellen unterhalb des Verbandes äußern.

In den letzten 2 Jahren wurde in der Behandlung des Gelenkrheumatismus und der psoriatischen Arthropathie zunehmend häufig Penicillamin verwendet. In den letzten Monaten wurden Beispiele publiziert sowohl von myasthenischen Syndromen wie auch von Polymyositis, die durch dieses Medikament verursacht waren. Der Autor hatte einen Patienten mit anticholinesteraseempfindlicher Schwäche und Polymyositis, der mehr als 1 Jahr lang Penicillamin einnahm. Auch bei diesem Patienten kann eine Schädigung durch Penicillamin vermutet werden.

7. Entzündliche Muskelerkrankungen

Muskeln sind gegenüber Infektionen bemerkenswert resistent, und mit Ausnahme der Gasgangrän, verursacht durch Clostridium Welchii, ist eine bakterielle Infektion der Muskulatur selten. Sarkoidose kann leichte oder schwere Muskelerkrankung hervorrufen, jedoch darf in Anbetracht der Seltenheit dieser Komplikation hier auf Besprechung im einzelnen verzichtet werden, zumal nicht in allen Fällen von Sarkoidose sichergestellt werden kann, daß es sich um einen infektionsbedingten Prozeß handelt. Für die Muskelentzündung bei Viruskrankheiten bietet die Bornholm-Krankheit ein Beispiel (epidemische Pleurodynie). Die allgemeine Myalgie und Mattigkeit bei Influenza kann manchmal den Gedanken an eine akute Poliomyelitis aufkommen lassen. Sehr selten in Großbritannien ist die Infestation mit Trichinella spiralis (Trichinose, besonders die extraokulären Muskeln befallend) und Taenia solium. Bei letzterer kann es zur Zystizerkose kommen, bei der sich im allgemeinen asymptomatische Zysten in den Rumpfmuskeln von Patienten finden, die akzidentell zum Zwischenwirt im Lebenszyklus des Schweinebandwurms geworden sind. Bei der Zystizerkose kommen auch zerebrale Zysten vor, die epileptische Anfälle auslösen können; einfache Röntgenaufnahmen der Rumpfmuskulatur zur Darstellung von Verkalkungen an den Zysten sind von Wichtigkeit zur Stützung der Diagnose.

Muskelempfindlichkeit, schwere Schmerzen und tiefes quälendes Brennen, reißende Schmerzen in den Muskeln, die oft von den Patienten mit den Worten beschrieben werden: „. . . als würde mir das Fleisch von den Knochen abgezogen", sind die Hauptsymptome einer merkwürdigen Erkrankung, die als „Polymyalgia rheumatica" bezeichnet wird. Die BSR ist deutlich beschleunigt, und ein fast sofortiges Ansprechen auf Indometacin oder Stereoidgaben stützt die Diagnose. Die Beziehungen dieses Leidens zur rheumatoiden Arthritis sind unbestimmt, aber ein besonderes Merkmal ist, daß etwa 40% der betroffenen Patienten an Arteriitis temporalis erkranken. Die wichtigste entzündliche Muskelkrankheit ist die Polymyositis.

Polymyositis

Die Bedeutung dieser Krankheit liegt nicht nur in den Muskelbeschwerden und den sich daraus ergebenden, manchmal erheblichen Schwierigkeiten, sondern auch in der Möglichkeit, daß ihr besonders ernste Krankheiten zurgrundeliegen. Es wurden einige komplizierte Einteilungen aufgestellt, basierend auf verschiedenen Kriterien, wie Lebensalter und Typ der zugrundeliegenden Krankheit (auch Neoplasma malignum) Kollagenose, Gefäßleiden oder Sjögren-Syndrom.

Aber hier wie bei allen neurologischen Störungen liegt die Schwierigkeit für den Anfänger nicht in der Klassifikation, sondern zunächst und vor allem in der Erkennung der Krankheit. Polymyositis teilt mit der Porphyrie und dem Guillain-Barré-Syndrom die Besonderheit, daß sie leicht als funktionelle Störung oder Hysterie fehldiagnostiziert wird. Einige der Schwierigkeiten ergeben sich aus dem Namen und den üblichen Beschreibungen, die zu der Annahme verführen, die Diagnose sei meist daraus ersichtlich, daß die Muskeln sehr empfindlich und geschwächt seien. Leider trifft das nicht zu; nicht einmal die Hälfte der Patienten hat nachweisbare Muskelempfindlichkeit, und die Schwäche kann sich lediglich darin kundtun, daß sich der Patient ziemlich matt fühlt und rasch ermüdet; das sind Symptome, die leicht als Ausdruck einer Depression oder eines Angstsyndroms fehlgedeutet werden können.

Allgemeine klinische Merkmale. 1. Das gewöhnlich zuerst sich darbietende Symptom ist eine meist den Beckengürtel betreffende Muskelschwäche, die dazu führt, daß der Patient Schwierigkeiten beim Treppensteigen oder beim Sicherheben von einem Stuhl hat.

2. Als nächstes folgt eine Schultergürtelschwäche mit Schwierigkeiten beim Waschen des Gesichts, beim Bürsten der Haare sowie beim Herausheben von Gegenständen aus Regalen. Nackenmuskelschwäche und Dysphagie sind ebenfalls häufig in diesem Stadium, dagegen sind Gesichtsmuskelschwäche und Schwäche der extraokulären Muskeln eine große Seltenheit (ein wichtiges Unterscheidungsmerkmal gegenüber der Myasthenie).

3. Schmerz und Empfindlichkeit der affizierten Muskeln wird von weniger als der Hälfte der Patienten verspürt, und wenn, dann fast ausschließlich in der Schultergürtelmuskulatur.

4. Allgemeinsymptome wie Gewichtsverlust, Anorexie, Fieber und Abgespanntheit findet sich häufiger bei der kindlichen Polyomyositis.

5. Atrophie der affizierten Muskeln tritt erst spät und in milder Form ein; es ist stets schwer, in der plumpen Muskulatur des Beckenbereichs Atrophien zu entdecken.

6. In etwa 25% der Fälle finden sich Hinweise auf Kollagenose oder eine Gefäßerkrankung wie das Raynaud-Phänomen, Arthralgie, Pneumonitis und Nierenschäden.

7. Die Eigenreflexe bleiben bis in die Spätstadien des Krankheitsverlaufs erhalten.

8. Die Kombination mit Hautveränderungen und ihre Signifikanz hängt vom Alter des Patienten ab. Das Syndrom wird Dermatomyositis genannt. Die Hauteffloreszenzen bestehen aus einem lilafarbenen Ausschlag an den Wangen und Augenlidern, ferner verdickt und rötet sich die Haut über den interphalangealen Gelenken.

9. Im Kindesalter tritt die Erkrankung gewöhnlich unter dem Bild einer Dermatomyositis auf. In dieser Altersgruppe liegen ihr *niemals* maligne Erkrankungen zugrunde. Sehr häufig sind bei Kindern aber allgemeine Krankheitssymptome, außerdem kann das Leiden verbunden sein mit Darmperforation, Darmverschluß und Calciumablagerungen in der Haut und Subkutis.

10. Im Erwachsenenalter weist nur die Hälfte der Patienten Hautveränderungen auf, aber das erhebliche Risiko einer zugrundeliegenden malignen Erkrankung beschränkt sich fast ausschließlich auf diese Gruppe. Auch sind Geschlechtsunterschiede bemerkenswert: Jenseits des 50. Lebensjahres findet sich bei 70% der Männer mit Dermatomyositis, daß der Erkrankung ein Malignom zugrundeliegt; bei Frauen beträgt der Prozentsatz nur 25%. Bei diesen Malignomen handelt es sich um Magen-, Brust-, Bronchial- und Ovarialneoplasmen. Bei 30% der Dermatomyositiden handelt es sich um Darmneoplasmen, und – im Gegensatz zu den Verhältnissen bei peripheren Neuropathien – *ist* bei Patienten über 50 Jahre Dermatomyositis (wenn sich bei ihnen kein Lungen- oder Brusttumor hat feststellen lassen) eine eingehende, umfassende Untersuchung des Magen-Darm-Kanals *indiziert*.

Fallbericht

Ein 58 Jahre alter Mann kehrte nach längerem Auslandsaufenthalt zu seiner Familie zurück. Er berichtete, daß sich im Laufe von 2 Jahre eine langsam zunehmende allgemeine körperliche Leistungsschwäche entwickelt habe. Man habe das auf eine Depression – nach dem Tode seiner Frau – zurückgeführt; er sei mit Antidepressiva behandelt worden. Bei seiner Ankunft machte er einen recht schwachen, schwunglosen Eindruck und hatte einen persistierenden Husten mit reichlich wässerigem Sputum. Die Untersuchung ergab, daß ein Parkinsonismus vorlag. Überraschend war der Befund einer starken Schwäche und Atrophie der proximalen Muskeln. Die Lungenröntgenaufnahme zeigte ein kavernisiertes Karzinom im rechten Oberlappen. Im Elektromyogramm fanden sich Zeichen, die zu einer Polymyositis paßten. Auf Laevo-Dopa und Prednisontherapie sprach er gut an, starb aber dann wenige Wochen später im Verlauf einer Bestrahlungsbehandlung.

Hier handelte es sich fast mit Sicherheit um einen malignombedingte Polymyositis, obgleich das gute Ansprechen auf Steroidtherapie ungewöhnlich war.

Bei allen Gruppen kann man versuchen, mit Steroiden zu behandeln. Ein guter Erfolg ist zu erwarten im Kindesalter und bei idiopathischer Polymyositis der mittleren Erwachsenenjahrgänge. Kein Erfolg ist zu erwarten bei Fällen mit zugrundliegenden malignen Erkrankungen. Im Kindesalter kann zur Dermatomyositis ein myasthenisches Syndrom hinzutreten. Ein Tensilontest ist in solchen Fällen indiziert, wenn der klinische Zustand des Kindes sich verschlechtert oder wechselhaft ist.

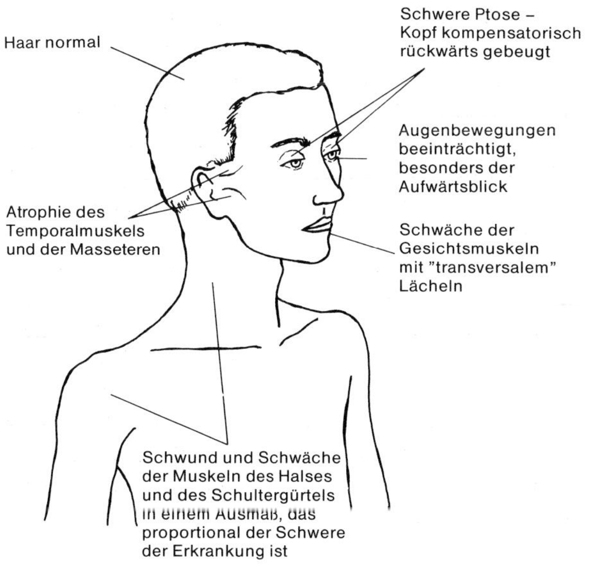

PROGRESSIVE OKULÄRE MYOPATHIE (einschließlich okulopharyngeale Muskeldystrophie)

1. Beide Geschlechter werden befallen. Dominante Vererbbarkeit. Sporadisches Auftreten kommt vor.
2. Ptosis allein oder Ptosis mit Augenbewegungsstörungen und Gesichtsmuskelschwäche, und in etwa 25% der Fälle Beteiligung des Schultergürtels.
3. Dysphagie bei 50% der Fälle. Für diese Fallgruppe wurde die Bezeichnung okulopharyngeale Muskeldystrophie vorgeschlagen.
4. In einigen Familien kommt Retinitis pigmentosa dabei vor, ferner Sehstörungen, endokrine Anomalien, Herzbeteiligung und Anomalien des Kleinhirns. Bei einigen Patienten lassen elektrische und histologische Untersuchungsbefunde eher an neuropathische als an myopathische Veränderungen denken.
5. Möglicherweise ist die Erkrankung zwischen die muskulären Atrophien und die metabolischen Neuropathien, wie etwa die Refsum-Krankheit, einzuordnen. Klinisch muß sie von der Dystrophia myotonica unterschieden werden.

Abb. 17.7. Klinische Merkmale der progressiven okulären Myopathie

8. Myasthenia gravis und myasthenische Syndrome

Wie viele Krankheiten ist die *klassische* Myasthenia leicht zu diagnostizieren; doch wie bei anderen Krankheiten kann es sehr schwer sein, die ersten Symptome zu erkennen; bei der Myasthenie liegt das daran, daß ihre ersten typischen Merkmale – Wechselhaftigkeit und leichte Ermüdbarkeit – *nicht* immer deutlich in Erscheinung treten; der Patient kann zum Arzt kommen mit einer fixierten leichten Ptosis oder Augenbewegungsstörungen; man kann diese Zeichen dann leicht für die Folge einer inkompletten Augennervenlähmung halten. Sind die Bulbusmuskeln von einer nicht veränderlichen Schwäche befallen, so kann der Verdacht auf eine Motoneuronerkrankung oder einen vaskulären Hirnstamminsult entstehen. Auf der anderen Seite können schwere Anfälle von Diplopie oder Dysarthrie in so kurzen Intervallen auftreten, daß ein Lähmungsschielen oder eine transitorische ischämische Hirnstammattacke in Erwägung gezogen werden kann. Schließlich ist da das Problem des Tensilontests. Eine Grundvoraussetzung für den Test ist ein meßbarer Grad von Schwäche an einem spezifischen Muskel, der leicht beobachtet werden kann; oft ist das nicht möglich, auch kann es vorkommen, daß in den Frühstadien der Störung myasthenische Muskeln nicht auf Tensilon oder auf längere Zeit wirksame Anticholinesterasen, die zur klinischen Probe gegeben werden, reagieren. Ein Patient des Autors sprach 10 Wochen lang nicht auf Tensilon oder Prostigmin an. Ganz plötzlich wurden dann die affizierten bulbären Muskeln tensilon-ansprechbar und eine gute therapeutische Beeinflussung wurde möglich.

Es wurde bereits darauf hingewiesen, daß eine wechselnde Ptosis eines der Augenlider oder eine wechselnde Diplopie die häufigsten augenfälligen Symptome sind, auf die dann sehr bald eine Schwäche beim Kauen, Dysarthrie oder Schluckschwierigkeiten folgen. In schweren Fällen kann eine Atemschwierigkeit auftreten, doch besteht die übliche Indikation zur Tracheotomie bei der Behandlung einer Myasthenie darin, die Luftwege (bei schwerer Beeinträchtigung der Schluckfähigkeit) vor der Aspiration von Nahrung zu schützen. Symptome an den Gliedern sind ein spätes und relativ nebensächliches Symptom bei der Mehrzahl der Myastheniker. Daß die Reflexe sich ändern, ist ungewöhnlich; ist es der Fall, so sind sie eher lebhafter als normal. Die Arzneimittelbehandlung der Myasthenie ist in Kap. 24

besprochen. Myasthenie kann transitorisch bei 10% der Kinder myasthenischer Mütter auftreten. Haben die Mütter in der Zeit der Wehen große Dosen von Cholinesteraseblockern bekommen, so kann das Kind mit einer cholinergischen Blockade geboren werden. Allerdings ist dieses Vorkommnis selten, denn im allgemeinen neigt die Myasthenie während einer Gravidität zur Besserung.

Myasthenie kommt im Kindesalter recht selten vor. Sie geht – ganz anders als die Myasthenie im Erwachsenenalter – mit starker allgemeiner Schwäche einher. Ansonsten ähneln die klinischen Merkmale denen der Myasthenie bei Erwachsenen. Myasthenie bei Kindern hat gute Aussicht auf spontane Remission. Wie oben erwähnt, kann in dieser Altersgruppe Dermatomyositis die Krankheit komplizieren. Bei Erwachsenen mit langdauernder, unter guter Behandlung stehender Myasthenie kann zu dem einfachen Krankheitsbild eine „myasthenische Myopathie" hinzutreten, wobei es dann in den meisten Fällen zu progressiver Atrophie der am stärksten befallenen Muskeln mit einer Verminderung des Ansprechens auf anticholinergische Medikamente kommt.

In allen Fällen sollte Thyreotoxikose ausgeschlossen werden. Sie kommt bei 10% der Männer und 20% der Frauen mit Myasthenia gravis vor. Röntgenologische Routine- und Spezialuntersuchungen auf Thymustumor sind indiziert, vor allem bei jugendlichen Patienten mit schwerer Myasthenie, bei denen die Möglichkeit einer Thymektomie als Behandlungsmaßnahme erwogen wird.

Myasthenisches Syndrom. Dieser Zustand ist bekannt unter der Bezeichnung Lambert-Eaton-Syndrom. Häufig ist bei dieser Art der Myasthenie die Verbindung mit einem kleinzelligen Karzinom („oat cell carcinoma") der Lunge. Die Schwäche betrifft hauptsächlich die proximale Becken- und Schultergürtelmuskulatur. Auch Hals- und Rumpfmuskeln sind betroffen, aber eine Beteiligung der Augenmuskeln oder bulbärer Muskeln ist ungewöhnlich. Im Unterschied zur Myasthenia gravis kommt es bei der Muskelaktivität eher zur Verstärkung der Muskelkraft als zur Intensivierung der Muskelschwäche.

Die Patienten sprechen manchmal günstig auf Guanidinhydrochlorid an. Man nimmt an, daß dieses durch Freisetzung von Acetylcholin an der motorischen Endplatte wirkt. Bei der Hälfte der Kranken ist zur Zeit der Diagnosestellung das Malignom bereits zu erkennen, doch sind sorgfältige Kontrolluntersuchungen *aller* Fälle in dieser Richtung notwendig, denn man sieht doch oft, daß das Auftreten des Syndroms der Entdeckung eines zugrundeliegenden Malignoms mehrere Jahre vorausgehen kann.

Kapitel 18

Diagnose der Wurzel- und Nervenläsionen des Armes

Die meisten klinischen Studenten und viele Ärzte machen ungern den Versuch, bei Nervenwurzel- oder pheripheren Nervenläsionen am Arm eine genaue Diagnose zu stellen, da ihre anatomischen Kenntnisse dazu nicht ausreichen. Weit verbreitet ist auch die falsche Vorstellung, daß Plexusschäden eine häufige Ursache von Nervenerkrankungen der Arme seien. Die Anatomie des Brachialplexus ist abschreckend genug, um jeden zu entmutigen, der einem Patienten mit Verdacht auf Plexusläsion begegnet! Tatsächlich sind Plexusläsionen in den meisten zivilisierten Ländern etwas recht seltenes; die Häufigkeit ihres Auftretens ist proportional dem vorsätzlichen oder zufälligen Mißbrauch von Schußwaffen und Messern. Es gibt nur wenige Krankheitsprozesse, die primär den Brachialplexus befallen.

In diesem Kapitel sollen die anatomischen und klinischen Unterschiede zwischen Nervenwurzel- und peripheren Nervenläsionen miteinander verglichen und gegeneinander abgehoben werden. Zusätzlich bringt ein Schlußabschnitt über Plexusläsionen ein vom funktionellen Gesichtspunkt aus entworfenes spezielles Diagramm des Brachialplexus.

Das klinische Problem kann im allgemeinen auf die Überlegung der Frage reduziert werden: Ist die Schwäche oder der Schmerz in dem Gebiet einer

Tabelle 18.1. Vergleichende Angaben zu Wurzelläsionen am Arm

Wurzeln	C 5	C 6	C 7	C 8	Th 1
Sensorisches Versorgungsgebiet	Oberarm lateral	Unterarm lateral, einschließlich Daumen	Über dem Trizeps Mittlerer Unterarm Mittelfinger	Medialer Unterarm einschließlich kleinem Finger	Axilla und abwärts bis zum Olecranon
Sensorische Ausfälle	Wie oben	Wie oben	Mittelfinger	Wie oben	Wie oben
Bereich des Schmerzes	Wie oben und medialer Scapularand	Wie oben, besonders Daumen und Zeigefinger	Wie oben, und medialer Scapularand	Wie oben	Tiefer Schmerz in der Schulter, in der Axilla und abwärts bis zum Olecranon
Reflexbogen	Bizepsreflex	Supinatorreflex („Radius-Periost-Reflex“)	Trizepsreflex	Fingerreflex (Trömner-Reflex)	–
Motorische Ausfälle	Deltoideus Supraspinatus Infraspinatus Rhomboidei	Bizeps Brachioradialis Brachialis (Pronatoren und Supinatoren des Unterarmes)	Latissimus dorsi Pectoralis major Trizeps Handstrecker Handbeuger	Fingerbeuger Fingerstrecker Flexor carpi ulnaris (bei manchen Patienten Thenarmuskeln)	Alle kleinen Handmuskeln (bei einigen Patienten Thenarmuskeln via C 8)
Verursachende Läsionen	Brachiale Neuritis,Zervikale Spondylose. Abriß des oberen Plexus (Plexus brachialis)	Zervikale Spondylose Akute Bandscheibenläsionen	Akute Bandscheibenläsionen Zervikale Spondylose	Selten bei Bandscheibenläsionen oder Spondylose	Halsrippe „Outletsyndrome“ Pancoast-Tumor Karzinommetastasen in tiefen Halslymphknoten

Tabelle 18.2. Vergleichende Angaben zu Nervenläsionen am Arm

Nerven	Axillaris	Musculocutaneus	Radialis	Medianus	Ulnaris
Sensorisches Versorgungsgebiet	Über dem Deltoideus	Lateraler Unterarm bis Handwurzel	Lateraler dorsaler Unterarm und Rücken des Daumens und Zeigefingers	Laterale Handfläche und laterale Finger	Mediale Handfläche und kleiner Finger, mediale Hälfte des Ringfingers
Sensorische Ausfälle	Kleiner Bezirk über dem Deltoideus	Lateraler Unterarm	Rücken des Daumens und des Zeigefingers (wenn überhaupt)	Wie oben	Wie oben, doch oft keine Ausfälle
Bereich des Schmerzes	Über der Kuppe der Schulter	Lateraler Unterarm	Rücken des Daumens und des Zeigefingers	Daumen, Zeige- und Mittelfinger. Oft Ausbreitung über den Unterarm	Die vom N. ulnaris versorgten Finger und die Handfläche distal vom Handgelenk. Schmerz zuweilen längs des Verlaufs des Nervs
Reflexbogen	–	Bizepsreflex	Trizeps- und Supinatorreflex	Fingerreflex (Flexor digitorum sublimis)	–
Motorische Ausfälle	Deltoideus (Teres minor nicht auswertbar)	Bizeps Brachialis (Coracobrachialisschwäche nicht erkennbar)	Trizeps Handextensoren Fingerextensoren Brachioradialis Supinator am Unterarm	Handflexoren Lange Fingerflexoren (Daumen, Zeige- und Mittelfinger) Pronatoren des Unterarms. Abductor pollicis brevis	Alle kleinen Handmuskeln, außer dem Abductor pollicis brevis. Flexor carpi ulnaris. Lange Flexoren des Ring- und des kleinen Fingers
Verursachende Läsionen	Fraktur des Humerushalses Schulterdislokation Tiefe i.m. Injektionen	Sehr selten geschädigt	„Krückenlähmung". „Samstag-nacht-Lähmung" Humerusfraktur im Supinator	Karpaltunnelsyndrom Direktes Handwurzeltrauma	Ellbogen: Trauma, Bettruhe, frakturiertes Olecranon Handgelenk: lokales Trauma, Ganglion am Handgelenk

einzigen Nervenwurzel oder einem einzigen peripheren Nerv oder einem von dessen Zweigen zuzuordnen? Die endgültige Diagnose hängt gewöhnlich von einer sehr sorgfältigen Bewertung der Veränderungen am motorischen System ab, da am Arm motorische Befunde sehr viel zuverlässiger als sensorische Befunde sind, aus Gründen, die später besprochen werden sollen. Aus diesem Grund auch sind die vergleichenden Tabellen 18.1. und 18.2. auf der Grundlage der motorischen Versorgungsanteile des Armes ausgearbeitet; sie zeigen, wie man durch Prüfung von 10 Bewegungsarten – von seltenen Ausnahmefällen abgesehen – praktisch bei allen einschlägigen Patienten die Information gewinnen kann, die zu einer akkurat lokalisierenden Diagnose benötigt werden.

Die besonders gefährdeten Areale der Nervenversorgung des Armes

Den gesamten Verlauf der den Arm versorgenden Wurzeln und peripheren Nerven zeigt Abb. 18.1.; es sind diejenigen Areale besonders herausgestellt, bei denen die Beziehungen von neuralen Strukturen zu Knochen oder Muskeln zu traumatischer Schädigung prädisponieren können. Man beachte, daß der

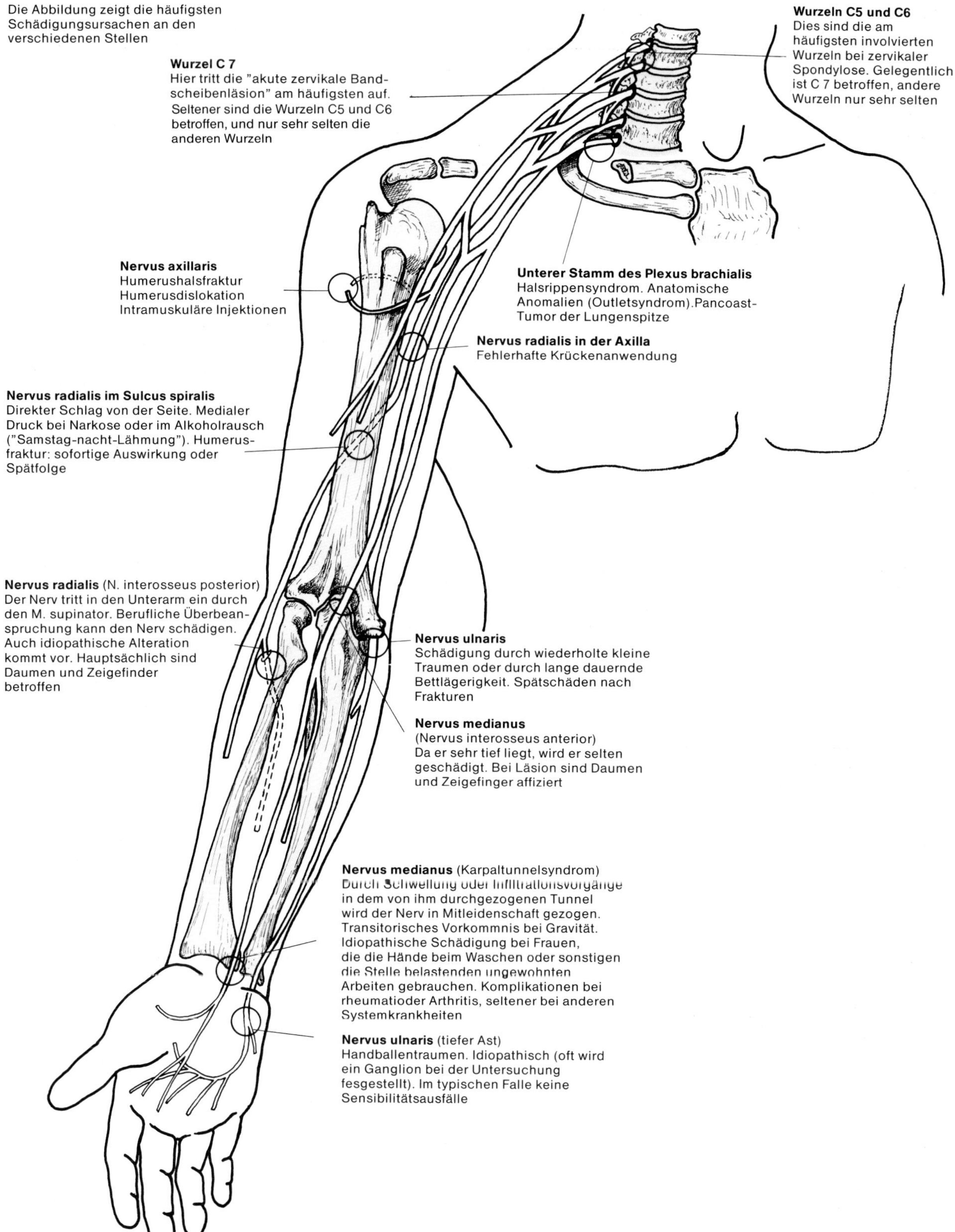

Abb. 18.1. Nervenversorgung des Armes – wichtige klinische Bezüge

Radialnerv an 3 Stellen seines Verlaufs Verletzungen ausgesetzt ist, der Ulnarnerv an 2 Stellen, und der Nervus medianus nur an der Handwurzel. Obwohl das so ist, sind die peripheren Läsionen, denen man am häufigsten begegnet, Mediannervenschädigungen an der Handwurzel und Ulnarisschädigungen am Ellbogen. Unter den Zervikalwurzeln sind es die Wurzeln bei C 5 und C 6, die am häufigsten durch zervikale Spondylosis, und die Wurzeln von C 7, die am häufigsten durch akute Bandscheibenläsionen beeinträchtigt werden. Es ist ungewöhnlich, daß oberhalb oder unterhalb dieser Stellen liegende Wurzeln in Mitleidenschaft gezogen werden. Eine Schädigung der C-2/3- oder C-8- und der Th-1-Wurzeln sollte zu sorgfältigem Überdenken anderer diagnostischer Möglichkeiten Anlaß geben. Schädigung der Th-1-Wurzel ist gewöhnlich eine Folge veränderter anatomischer Verhältnisse an der apikalen Pleura, die auf eine Halsrippe oder auf neoplastische Wucherungen in den oberen Lungenabschnitten zurückgehen.

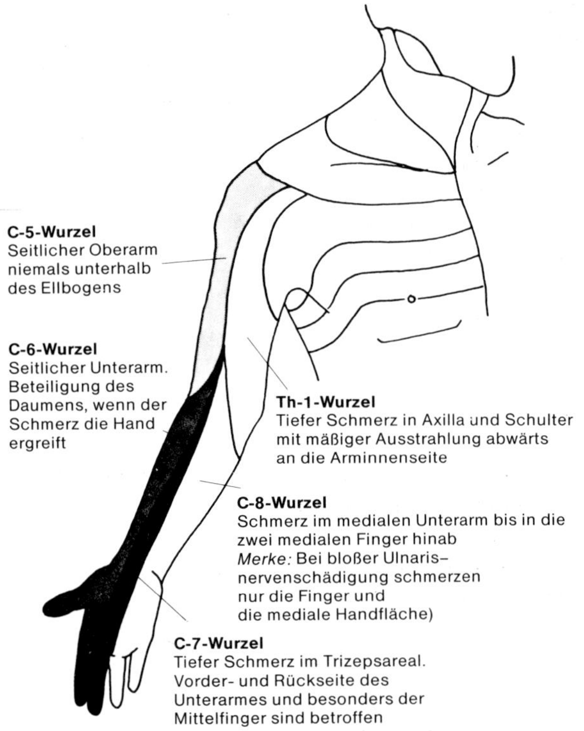

Abb. 18.2. Verteilung von radikulären Schmerzen und Parästhesien

Klinische Auswertung sensorischer Symptome und Zeichen

Die Unzuverlässigkeit sensorischer Phänomene an den Armen wurde bereits erwähnt. Wahrscheinlich beruht sie auf der komplexen zentralen Repräsentation dieser Gliedmaßen und erheblichen Überlappungen der peripheren Nervenversorgungsterritorien. Wurzelschmerzen erstrecken sich von kribbelnden Parästhesien mit gut lokalisierbarer Ausbreitung bis zu sehr schweren Schmerzen, die der Patient nicht genau lokalisieren kann (s. Abb. 18.2.). Individuelle Wurzelirritation verursacht Schmerzen in folgenden Ausbreitungsgebieten:

C-5-Wurzelschmerz breitet sich über die Schulter und den lateralen Arm aus und greift nicht über den Ellbogen hinaus. Ein bestätigender diagnostischer Schlüssel ist oft ein anhaltender Schmerz, der sich an der medialen Schulterblattgrenze herunterzieht. Dieser Schulterschmerz kann zwar auch bei C-6- und C-7-Wurzelreizung vorkommen, doch ist das weitaus seltener.

C-6-Wurzelschmerz ist ein tiefer Dauerschmerz im Bizeps, der sich auf den lateralen Unterarm ausbreitet und auch Daumen und Zeigefinger sowohl an der palmaren wie an der dorsalen Seite befällt.

Der C-7-Wurzelschmerz ist kennzeichnenderweise diffus, denn die C-7-Wurzel versorgt das Armknochenperiost mit langer kutaner Ausstrahlung nach

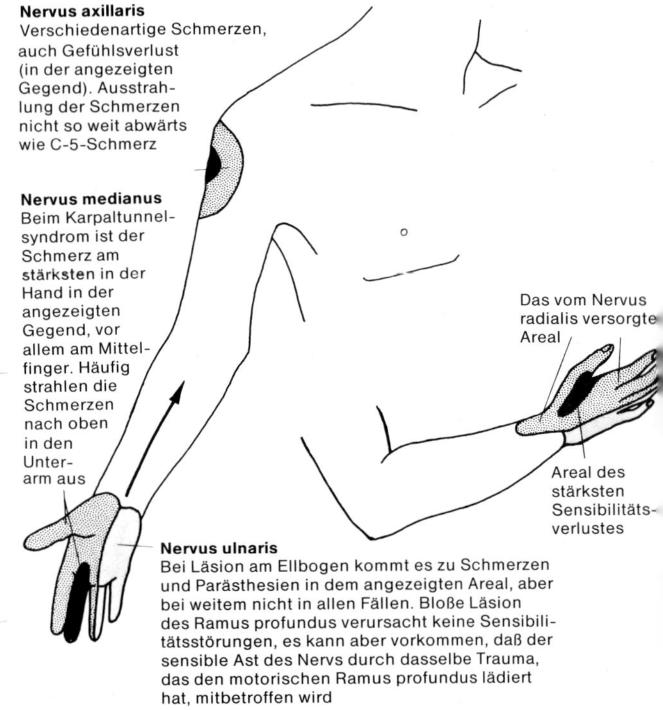

Abb. 18.3. Verteilung von Schmerzen und Parästhesien bei Läsionen peripherer Nerven

unten im Mittelgebiet der Vorder- und Rückseite des Armes. Der Trizeps ist von einem tiefen Schmerz befallen, der auf der Vorder- und Rückseite des Unterarmes abwärts zieht mit Ausstrahlung besonders in den Mittelfinger, aber auch oft in Zeigefinger und kleinen Finger. Ist ein C-7-Wurzelschmerz besonders schwer, so klagen die Patienten oft über ein schmerzhaftes Brennen im *gesamten* Arm.

Relativ ungewöhnlich ist C-8-Wurzelschmerz. Er strahlt von der Gegend direkt unterhalb des Olecranons bis hinab zu den kleinen Fingern. Th-1-Wurzelirritation verursacht ein tiefes Schmerzgefühl im Schultergelenk, der Axilla und gelegentlich weiter abwärts an der medialen Seite des Armes entlang bis zum Olecranon.

Hinsichtlich der sensorischen Symptome infolge Beteiligung peripherer Nerven ist folgendes zu bedenken (s. Abb. 18.3.):

1. Das Areal, für das der N. radialis zuständig ist, wird so beträchtlich von den Versorgungsgebieten anderer Nerven überlappt, daß deutliche Sensibilitätsausfälle ganz ungewöhnlich sind und die sensorischen Symptome sich auf leichtes Kribbeln über dem Rücken des Daumens und Zeigefinger beschränken können.

2. Aus rein anatomischen Gründen würde man bei Kompression des N. medianus an der Handwurzel Schmerzen lediglich in der lateralen Handfläche und an dreieinhalb Fingern erwarten. Tatsächlich aber klagen viele Patienten mit Karpaltunnelsyndrom über einen am zentralen Unterarm bis zum Ellbogen herausziehenden Schmerz, der auch noch weiter hinauf bis zur Schulter ziehen kann. Viele Patienten geben an, daß auch der kleine Finger wehtut, wenn der Schmerz seinen Höhepunkt erreicht hat. Die Ursachen hierfür sind nicht genau bekannt, man kann aber doch mit Sicherheit annehmen, daß die Schmerzen in allen Fingern der Hand mit der großen Zahl sympathischer Nervenfasern zu den Blutgefäßen der Hand zusammenhängen, die fast ausschließlich im N. medianus geleitet werden. Darauf beruht es wahrscheinlich auch, daß die meisten Patienten mit Schmerzen in *sämtlichen* Fingern auf der Höhe des Schmerzanfalls ein Abblassen der geschwollen erscheinenden Finger aufweisen, ganz ähnlich wie beim Raynaud-Phänomen. Bei den meisten Patienten mit Beteiligung des N. medianus und des N. ulnaris in der Peripherie können sich entsprechende Sensibilitätsstörungen finden. Der Test auf Zweipunktdiskrimination an den Fingern ist eine besonders brauchbare Prüfung zur Erfassung minimaler sensibler Ausfälle. Man vergesse aber nicht, daß in vielen Fällen eine erhebliche Kompression des N. medianus oder ulnaris vorkommen kann, ohne daß irgendwelche sensorischen Symptome oder pathologische Befunde bei der Sensibilitätsprüfung vorhanden sein müssen. Diese Besonderheit kann die Diagnose in manchen Fällen recht schwierig machen.

Selbst bei außergewöhnlich starkem Schmerz ist es im Falle einer Wuzelbeteiligung nur selten möglich, irgendeinen definitiven Sensibilitätsverlust zu dokumentieren; falls sich einer feststellen läßt, so ist es unmöglich, daß dieser Sensibilitätsverlust das gesamte von der betreffenden Wurzel versorgte anatomische Gebiet überzieht. So kann z. B. im Falle einer C-6-Schädigung eine gewisse Taubheit vielleicht über dem Rücken des Daumens oder des Zeigefingers festgestellt werden, obgleich das von dieser Wurzel versorgte Gebiet am Unterarm keine Gefühlsabweichungen aufweisen kann. Allgemein ist festzuhalten, daß man einen Armschmerz (ganz gleich unter welchen Umständen er auch aufgetreten sein mag), bei dem sich kein Sensibilitätsverlust nachweisen läßt, *nicht* einfach als „funktionell" ansehen sollte. Aufgrund dieser Besonderheiten sind motorische Befunde und Zeichen besonders wichtig.

Klinische Auswertung von Feststellungen über die motorischen Funktionen am Arm

Es ist für diagnostische Zwecke wichtig, einmal die Multiplizität der Wurzeln außer acht zu lassen, die zur Formierung individueller Nerven beitragen, besonders der Radial- und Mediannerven. Man vergegenwärtige sich stattdessen die Tatsache, daß jede Bewegung des Armes fast ausschließlich von einer einzigen Wurzel aus kontrolliert wird. Es ist nicht einmal notwendig, sich an alle Muskeln zu erinnern, die zu dieser Bewegung beitragen. Man gelangt dann zu der ausschließlichen Überlegung: „Welcher Nerv ist in der Wurzel zu dieser oder jener Muskelgruppe enthalten?"

So gibt es für jede Grundbewegung des Armes einen Wurzelwert und einen Periphernervwert. Diese beiden werden jeweils in Abb. 18.4. und 18.5. gezeigt. Folglich kommt auch jedem Reflex am Arm ein radikulärer und ein Periphernervwert bzw. -anteil zu. Der Leser wird bemerken, daß die traditionellen Methoden der Armfunktionsprüfung, der Händedruck und die Opposition von Daumen und kleinem Finger, nicht in den Abbildungen enthalten sind. Bei der Durchführung dieser Bewegungen sind mehrere Muskelgruppen, multiple Nerven und multiple Wurzeln involviert, daher ist ihr diagnostischer

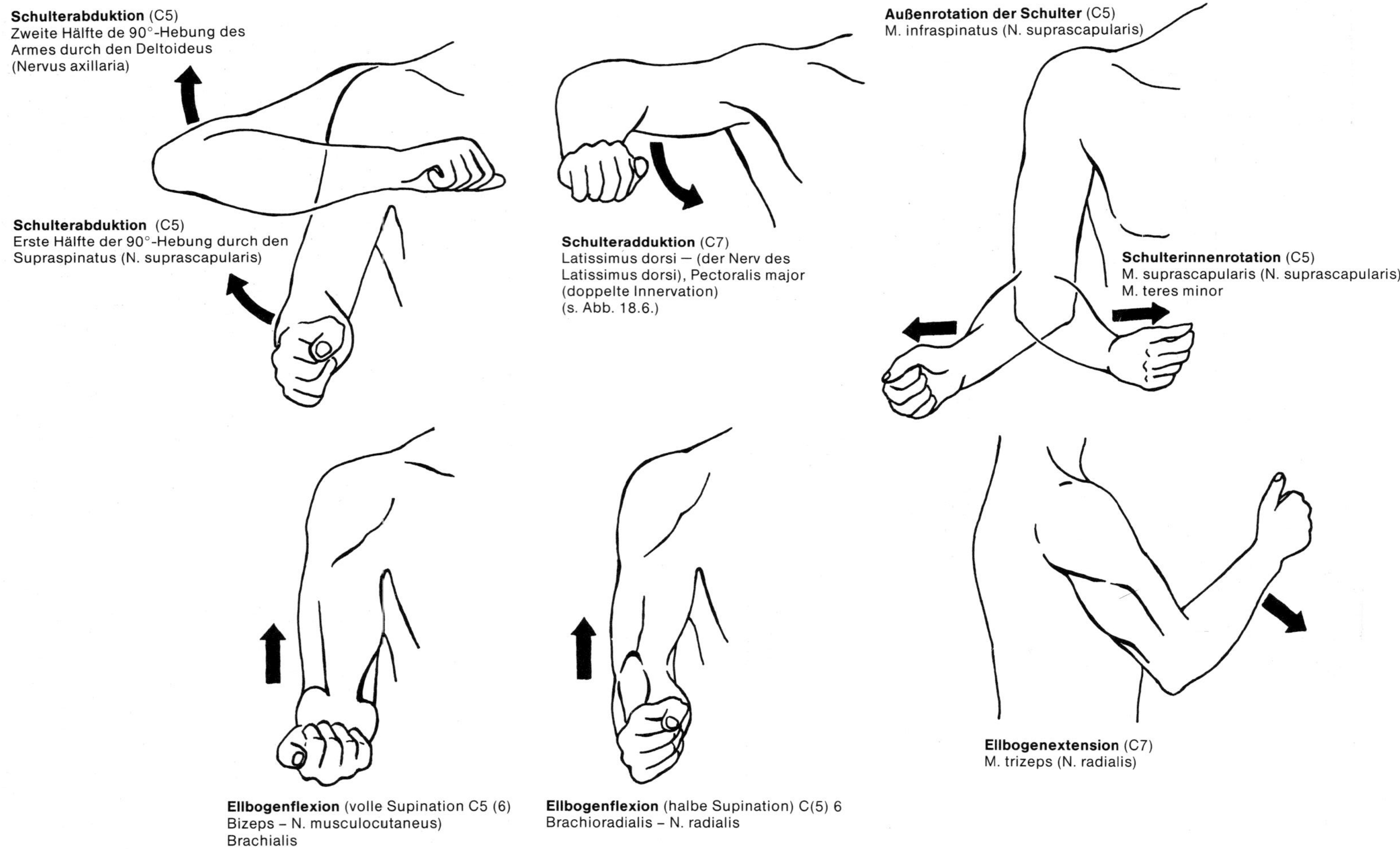

Abb. 18.4. Schulter- und Armbewegungen

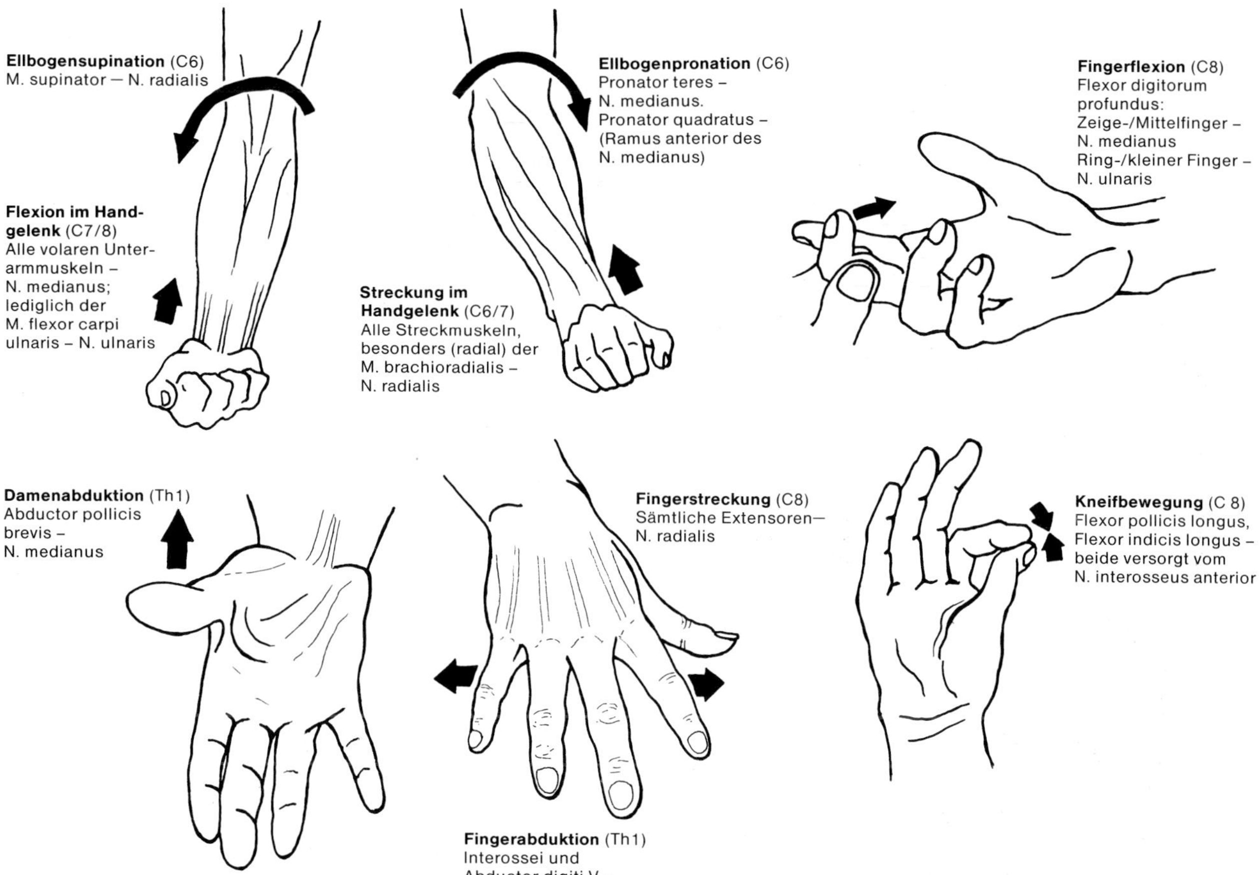

Abb. 18.5. Unterarm- und Handbewegungen

Wert vom Aspekt der Differenzierung von Wurzeln- und Nervenläsionen fast gleich Null.

Einige Punkte, die bei der Testung der motorischen Funktionen des Arms beachtet werden müssen, seien besonders betont:

1. Bei einer C-5-Wurzelläsion wird die Schulterabduktion in ihrem gesamten Ausmaß bis 180° geschwächt werden. Eine Läsion des N. axillaris, die nur den Musculus deltoideus affiziert, wird nur die zweiten 90° der Abduktionsbewegung des Arms schwächen. Das darf indessen nicht verwechselt werden mit dem Syndrom der „gefrorenen Schulter", wobei dieser letzte 90°-Anteil der Bewegung infolge schwerer Schmerzen gehemmt wird.

2. Bei einer C-6-Wurzelläsion wird die Ellbogenflexion geschwächt, und zwar sowohl in der Supinationsstellung des Unterarms (Bizeps und M. brachialis) als auch in halber Supinationsstellung (M. brachioradialis). Bei einer Läsion des Nervus musculocutaneus (ein höchst seltenes Vorkommnis) würden nur die Musculi biceps und brachialis geschwächt sein. Eine Läsion des N. radialis würde nur zur Schwächung des M. brachioradialis führen (sofern es sich um die Armflexion handelt).

3. Bei C-7-Wurzelläsion sind geschwächt: Adduktion in der Schulter sowie Ellbogen- und Handwurzelextension, weil die C-7-Wurzel sowohl zum N. radialis als auch N. medianus gehört. Andererseits kann durch eine Radialnervenläsion die Schulteradduktion oder Handwurzelextension nicht affiziert werden, sie wird aber zusätzlich den M. brachioradialis mit affizieren. Die klinische Untersuchung zwischen C-7-Wurzelläsion und einer Läsion des N. radialis ist klinisch sehr wichtig.

4. Eine C-8-Wurzelläsion (relativ selten) wird Schwäche der langen Extensoren und Flexoren der Finger (und manche würden hinzufügen: auch der kleinen Handmuskeln) verursachen. Das in Klammern erwähnte Merkmal ist recht umstritten. Es scheint, daß bei einigen Patienten auch von der C-8-Wurzel aus Beiträge zur Innervation der kleinen Handmuskeln kommen, aber bei der Mehrzahl der

Patienten werden sie fast ausschließlich von der Th-1-Wurzel aus innerviert.

5. Eine Th-1-Wurzelläsion verursacht Schwund (Atrophie) und Schwäche *aller* kleinen Handmuskeln. Eine Läsion des N. ulnaris führt ebenfalls zur Parese der kleinen Handwurzeln, läßt aber den M. abductor pollicis brevis aus, der aus der Th-1-Wurzel, aber via N. medianus, versorgt wird. Leider werden bei etwa 2–3% aller sonst normalen Personen *alle* kleinen Handmuskeln durch den N. ulnaris innerviert. Das ist eine beachtliche diagnostische Falle, denn da nun bei solchen Fällen eine Atrophie *sämtlicher* kleiner Handmuskeln auftritt, kann irrtümlicherweise eine Th-1-Wurzelschädigung oder, noch fehlerhafter und ernster, eine Krankheit des motorischen Neurons diagnostiziert werden, während doch der Patient lediglich eine Läsion des N. ulnaris hat. Es muß daran erinnert werden, daß dieses nur eine diagnostische Hilfe sein soll. Einige Bewegungen sind nicht einmal erwähnt worden. Das geschah aber allein deswegen, weil ihre Berücksichtigung die Darstellung kompliziert hätte, ohne den diagnostischen Wert des Beschriebenen signifikant zu vergrößern. Die hier gebotenen Informationen werden bei der Mehrzahl der Fälle für eine praktische zuverlässige diagnostische Grundbeurteilung ausreichen. Zur Ergänzung sollen nunmehr die verschiedenen klinischen Vorkommnisse besprochen werden, an die man zu denken hat, wenn die Anamnese und die Untersuchung eine gewisse Vorstellung über die Diagnose vermittelt haben.

Klinik der Vorkommnisse, die Wurzel- und Nervenschädigungen im Armbereich verursachen können

Wurzelsyndrome durch Zerrung, Abriß, Drucktrauma

Bei diesen Vorkommnissen ergeben sich nur selten differentialdiagnostische Schwierigkeiten, da das ursächliche Trauma meist nur zu offensichtlich ist.

Folgende zwei Hauptsyndrome sind zu unterscheiden:

1. Lähmung vom Typ Erb-Duchenne, beruhend auf Rißverletzung der C-5- und C-6-Wurzeln. Gewöhnlich kommt es zu dieser Läsion durch starke Druckwirkung auf die Schulter, etwa bei Motorradunfällen oder beim Neugeborenen während einer Zangenentbindung, wenn die Schultern noch festsitzen und der Kopf mit der Zange zu stark gezogen wird. Das funktionelle Resultat ist: Der Arm kann in der Schulter nicht abduziert und im Ellenbogen nicht gebeugt werden, hängt also ohne Beugungsfähigkeit lahm seitlich herunter und kann nicht in eine funktionell nützliche Stellung gebracht werden, wobei die Funktion der Hand indes nicht beeinträchtigt ist.

2. Der zweite Lähmungstyp ist die Klumpke-Lähmung, die auftritt, wenn die Wurzeln Th 1 und C 8 durch Zerrung, Riß oder Druck geschädigt sind. Dies kommt vor, wenn der Betroffene hinfällt und beim Stürzen noch nach einem Halt greift, wobei der Arm nach oben gezogen wird, während der Körper noch weiter fällt. Ähnliches kann eintreten, wenn der Arm in eine Maschine eingeklemmt wird. Bei diesem Vorkommnis sind alle wesentlichen Handmuskeln und die langen Fingerextensoren und -flexoren gelähmt, so daß die Hand keine nützlichen Funktionen mehr ausüben kann, wobei der Arm aber in normaler Weise in jede gewünschte Position gebracht werden kann. Bei beiden Lähmungstypen können als Komplikation nach dem Trauma schwere kausalgische Schmerzen an dem lokalen Läsionstrauma hinzutreten und zurückbleiben.

Wurzelläsionen durch zervikale Spondylose

Im einzelnen sind diese Läsionen bereits in Kap. 15 besprochen. Sie sollen hier nur kurz erwähnt werden. Wie bereits bemerkt, sind die zwei Wurzeln, die am ehesten affiziert werden, C 5 und C 6. Das ergibt eine diagnostisch bezeichnende Kombination von Reflexveränderungen. Herabgesetzt oder nicht mehr auslösbar sind gewöhnlich die Bizeps- oder Supinatorreflexe, die über die C-5- und C-6-Wurzeln geleitet werden. Dagegen ist der Trizepsreflex bei typischen Fällen gewöhnlich ganz auffallend verstärkt. Das liegt daran, daß durch den Lokalschaden an den Spinalwurzeln in Höhe von C 5 und C 6 der Reflexbogen blockiert ist und daß durch die Spinalkanalverengung in dieser Höhe eine gewisse komprimierende Wirkung auf das Rückenmark ausgeübt wird, was sich wiederum – im Sinne einer Steigerung – auf den Trizepsreflex auswirkt, dessen Reflexbogen in Höhe von C 7 direkt unter der Höhe der Kompressionsstelle verläuft. Es gibt aber auch Fälle, bei denen an beiden Armen alle drei Reflexe ausfallen. Wie schon erwähnt, sind Wurzelläsionen außerhalb C 5, 6 und 7 relativ selten; sind andere Wurzeln an dem klinischen Bilde beteiligt, so denke man auch an andere diagnostische Möglichkeiten der Verursachung. Zervikale Spondylose ist eine physiologische

Alterserscheinung, und es ist sehr gefährlich, Wurzelläsionen oder fortschreitende Zervikalmarksymptome einfach auf eine Spondylose zu schieben, nur weil Übersichtsröntgenbilder eine solche Spondylose erkennen lassen. In den meisten Fällen sind genauere Untersuchungen indiziert.

Akute zervikale Bandscheibenläsionen

Diese Läsionen sind relativ ungewöhnliche Vorkommnisse verglichen mit dem sehr häufigen Vorkommen lumbaler Bandscheibenprozesse. Es lassen sich zwei Hauptgruppen unterscheiden.

1. Vorkommen bei sonst normaler Wirbelsäule, meist infolge einer beim Sport erlittenen Verletzung bei jungen Personen. Der Schaden ist meist streng einseitig. Der Patient hat sehr starke Halsschmerzen, die (als radikuläre Schmerzen) ein für die betreffende Wurzel typisches Ausbreitungsgebiet haben. Die von der betreffenden Nervenwurzel aus innervierten Muskeln können, müssen aber nicht, paretisch sein. Von diesen traumatischen Schäden ist am häufigsten die C-7-Wurzel betroffen.

2. Der zweite Läsionstyp kommt bei Personen vor, die bereits eine Spondylosis cervicalis haben. Bei solchen Personen kann eine plötzliche Beugung oder Reklination des Halses, z. B. bei einem Auffahrunfall, akute Wurzelsymptome auslösen oder sogar zu schwerwiegender Rückenmarkschädigung führen. Die Wurzelsymptome sind oft doppelseitig, multiple Wurzeln können betroffen sein, und der Rückenmarkschaden kann so schwer sein, daß eine akute Tetraparese auftritt. Die potentielle Gefährlichkeit selbst relativ gering erscheinender Traumen der Halswirbelsäule bei bereits vorhandener schwerer Spondylose kann nicht genug betont werden.

Fallbericht

Einem 72 Jahre alten Mann waren barbiturathaltige Schlaftabletten verordnet worden. Unter dem Einfluß des Mittels stürzte er auf einer Treppe, worauf eine Tetraparese eintrat. Es fanden sich die typischen Zeichen einer Wurzelläsion in Höhe von C 5 und C 6, geringe spastische Paraparese ohne Sensibilitätsausfälle. Die Röntgenaufnahmen der Halswirbelsäule zeigten grobe spondylotische Veränderungen mit starker Einengung des Vertebralkanals bei C 4/5. Trotz sorgfältiger Versorgung verstarb der Patient 6 Tage nach dem Unfall an Bronchopneumonie.

Brachiale Neuritis (Serumneuritis, neuralgische Amyotrophie)

Dieser klassische neurologische Krankheitszustand wurde ursprünglich zurückgeführt auf Seruminjektionen in den Musculus deltoideus, die zu immunisatorischen Zwecken verabreicht wurden. Nicht ein direktes Trauma des peripheren Nervs dieser Region liegt der Störung zugrunde, sondern, so wird angenommen, ein entzündlicher Prozeß, der sich in den Wurzeln entwickelt. Im typischen Falle treten sehr heftige Schmerzen im C-5-Dermatom, dann nach 2–3 Tagen Hypotrophie und Schwäche aller von den Wurzeln C 5 und C 6 aus innervierten Muskeln auf. In besonders schweren Fällen können auch der Sternocleidomastoideus und der obere Trizeps und von C 7 aus innervierte Muskeln ergriffen werden. Manchmal tritt der Zustand bilateral simultan auf. Im allgemeinen ist die Prognose außerordentlich gut. Fälle, bei denen innerhalb von 5–6 Wochen eine deutliche Besserung feststellbar ist, kommen in 3–6 Monaten meist zur vollen Ausheilung. Bei denjenigen Patienten, bei denen Besserungszeichen erst nach mehreren Monaten erkennbar sind, kann es 1½–2 Jahre dauern, bis gute Rückbildung der Symptomatik erreicht ist, doch ist sie oft unvollständig. Das kommt vor allem bei Patienten mit schwerer gleichzeitig bestehender zervikaler Spondylose vor.

Das Halsrippensyndrom

Vor 20 Jahren enthielten die (engl. bzw. anglo-amerikanischen) Lehrbücher ganze Kapitel, die sog. „Outletsyndromen" gewidmet waren. Zu jener Zeit waren das Halswirbelsäulensyndrom (HWS-Syndrom) und das Karpaltunnelsyndrom noch nicht als nosologische Entitäten erkannt. Mit der Anerkennung dieser beiden Vorkommnisse sind die Outletsyndrome praktisch völlig aus dem diagnostischen Repertoire verschwunden. Als einziges unzweideutiges Überbleibsel besteht noch das Halsrippensyndrom und zu diesem dürfen wir noch den Symptomenkomplex hinzufügen, der auftritt, wenn eine normale erste Rippe durch eine Thoraxdistorsion aufwärts verlagert ist. Hierzu kommt es bei Patienten mit thorakaler Skoliose oder als Folge von artefiziellem Pneumothorax oder einer Thorakoplastik. Die auftretenden Symptome beruhen teils auf neuralen, teils auf vaskulären Schädigungen.

Das neurale Bild ist höchst interessant. Auf sensorischem Gebiet findet sich ein tiefer, bohrender Schmerz in der Axilla, der an der ulnaren Armseite oft bis in die Hand hinunterzieht; mit anderen Worten: ein Schmerz, der die Gegend von C 8 bis Th 1 einschließt. Die motorischen Zeichen andererseits sind beherrscht durch einen Th-1-Wurzelschaden, und zwar vor allem durch eine Schädigung derjenigen Fasern, die nur den Musculus abductor pollicis brevis, nicht die anderen kleinen Handmuskeln versorgen. So entsteht eine Situation, bei der der Hauptschmerz in den vom N. ulnaris innervierten Muskeln sitzt, jedoch der Muskelschwund und die Schwäche des Muskels hauptsächlich in dem vom N. medianus versorgten M. abductor pollicis brevis ausgeprägt sind. Wegen dieses Syndroms wird bei vielen Patienten eine Dekompression des N. medianus an der Handwurzel vorgenommen, obgleich eine sorgfältige Auswertung der sensorischen Symptomatik die Diagnose eines Karpaltunnelsyndroms hätte unhaltbar machen müssen. Elektromyographisch kann die Situation leicht geklärt werden. Als „elektromyographisches Syndrom" findet sich bei solchen Kranken: Denervation des M. abducutor pollicis brevis bei normalem Aktionspotential des N. medianus mit normalen ulnar-innervierten Muskeln an der Hand, doch fehlendes Aktionspotential im N. ulnaris an der Handwurzel. Allein aufgrund eines solchen elektromyographischen Befundes lohnt es sich, die unteren Wurzeln des Brachialplexus am Hals zu explorieren, selbst wenn auf einfachen Röntgenaufnahmen keine Halsrippe zu sehen ist. Bei dieser Schädigung kann sich nämlich auch der Befund abnormer, die Schädigung verursachender fibröser Bänder bei der chirurgischen Exploration vorfinden.

Das vaskuläre Syndrom ergibt sich dadurch, daß es mit der Aufwärtsverlagerung der Rippe auch zu einer Hochverlagerung der Axillararterie kommt, durch die eine lokale Stenosierung des Gefäßes mit dem Risiko der Ausbildung einer poststenotischen Dilatation entsteht. An der Innenwand des dilatierten Gefäßes kann sich ein Thrombus bilden. Teilchen des Thrombus können sich loslösen und mit dem Blutstrom in der Brachialarterie den Arm hinunter in die Hand gelangen. Diese embolischen Episoden verursachen dann ein dem Raynaud-Phänomen ähnliches Syndrom. Es treten schließlich ischämische Veränderungen an den Fingern auf. Zwar brauchen bei dieser Situation keine neurologischen Phänomene feststellbar zu sein, es kann aber trotzdem die irrtümliche Diagnose „Karpaltunnelsyndrom" gestellt werden, wenn der Patient zur Vorgeschichte wiederholte Attacken schwerer Schmerzen in der Hand, verbunden mit Blaßwerden und Schwellung der Finger angibt.

Es sei nochmals gesagt: Der Begriff der Outletsyndrome in den älteren Lehrbüchern ist von zweifelhaftem Wert. Der Autor hat in 15 Jahren nicht einen einzigen Fall zu Gesicht bekommen, bei dem eine chirurgisch gesicherte Wurzelläsion am Hals durch eine einfache Muskelverlagerung verursacht gewesen wäre. Eine Halsrippe oder ein abnormes fibröses Band, gekoppelt mit einem ungewöhnlich langen Processus transversus des 7. Halswirbels, scheinen die einzigen anzuerkennenden Ursachen eines sog. Outletsyndroms.

Läsionen des Nervus radialis

In der Axilla wird der N. radialis oft geschädigt durch unkorrekte Krückenanwendung, wobei der Patient zuviel Gewicht auf die Achselhöhle verlagert. Es sollte aber auch bedacht werden, daß bei richtiger Krückenanwendung, wenn das Gewicht auf dem Ansatz der Hand, liegt, der tiefe Palmarzweig des N. ulnaris geschädigt werden kann!

Axilläre Radialnervenschädigung führt gewöhnlich zu Schwäche der durch den N. radialis versorgten Muskeln: Trizeps, Handwurzelstrecker, Fingerextensoren und Brachioradialis.

Zu Schädigungen weiter unten kann es auf zweierlei Weise kommen: erstens durch direkte Traumatisierung des Radialnervs in der Spiralfurche (Sulcus lateralis) des Oberarms. Das kann zufällig geschehen oder absichtlich hervorgerufen werden, z. B. bei der Schuljungenrauferei, wenn der Oberarm an seiner lateralen Seite stark gequetscht bzw. eingedrückt wird, so daß es zu einer akuten Hängehand („Fallhand") kommt. Ähnlich kann der Nerv auf der medialen Seite des Oberarmes geschädigt werden bei einer „Samstag-nacht-Lähmung". Diese tritt auf bei betrunkenen oder stark sedierten Personen, die eingeschlafen sind mit über einem Stuhlrücken oder einer Bettkante hängendem Arm. Auch kann der Nerv in Frakturen des mittleren Humerusschaftes involviert sein, entweder akut bei Eintritt des Bruches oder später, bei exzessiver Kallusbildung. Meist entsteht dabei kein Dauerschaden, obgleich es zunächst so scheinen kann, als sei die Nervenlähmung progressiv. Nur selten ist eine chirurgische Exploration des Nervs notwendig. Läsionen in der Höhe der Humerusmitte beeinträchtigen den Trizeps meist nicht, die Schwäche beschränkt sich auf die proximalen Handheber, den Brachioradialis und die Fingerstrecker. Schädigung des Nervs in der Axilla oder am progressiven Abschnitt des Oberarms hat, selbst wenn Schmerz, Kribbeln oder Taubheitsgefühl im kutanen Ausbreitungsgebiet des Nervs auftreten, nur sehr selten einen sicher nachweisbaren Sensibilitätsverlust zur Folge, da die benachbarten Ausbreitungszonen der Nervi ulnaris und medianus weitgehend auf dieses Gebiet übergreifen. Wird doch irgendein Sensibilitätsverlust festgestellt, so betrifft er meist Daumen- und Zeigefingerrücken. Der motorische Endast des N. radialis ist der N. interosseus posterior, und dieser gelangt in den Unterarm, indem er durch den M. supinator hindurchzieht. Die Schädigung dieses Nervs verursacht eine Schwäche der Handextensoren, insbesondere die Streckmuskeln von Zeigefinger und Daumen. Diese Schädigung kann idiopathisch oder als Folge des ungewohnten Gebrauchs eines Schraubenziehers auftreten. Schädigungen des Nervs an dieser Stelle sind auch beschrieben worden als Folge einer besonderen Kraftprobenspielart („Indian bar wrestling"), bei der die Gegner, einander gegenübersitzend, mit dem Ellbogen auf der Tischkante mit aller Kraft einer des anderen Hand bzw. Unterarm zurückzuzwingen versuchen; oder bei Orchesterdirigenten als eine wohl ziemlich einzigartige Berufsschädigung. Vermutlich ist in diesen Fällen die direkte Einzwängung des Nervs durch den sich anspannenden Supinatormuskel die Ursache der Läsion.

In älteren Lehrbüchern wird vermerkt, daß Bleivergiftung in spezifischer Weise den N. interosseus posterior lädiert. Es mag wohl sein, daß in den erwähnten Fällen aufgrund von Bleivergiftung eine Prädispostion des Nervs für Schädigungen vorlag, doch es ist ebenso wahrscheinlich, daß bei Malern bzw. Anstreichern eine Überanstrengung des M. supinator zugrundelag, die zur Lokalisierung des Schadens gerade an diesem Nerv geführt hat.

Läsionen des Nervus ulnaris

Wie leicht der Ulnaris am Ellbogen eine Schädigung erleiden kann, ist wohl fast jedem bekannt durch die allgemeine Erfahrung des Gefühls beim Schlag gegen den „Musikantenknochen". Weniger allgemein bekannt ist, daß Ulnarislähmungen aufgrund oft wiederholter Trivialtraumen dieser Art entstehen können. Einfache Änderung der persönlichen Lebensweise, wie z. B. der Gebrauch eines modernen Stuhls mit hölzernen Armlehnen anstelle eines weichen Lehnstuhls können zum schleichenden Beginn einer Ulnarisparese führen. Autofahren mit Aufliegen eines Arms auf der Fensterkante der Wagentür ist eine andere häufig vorkommende Ursache dieses Typs der Ulnarisschädigung. Lange Zeit ans Bett gefesselte Patienten gebrauchen die Ellbogen dazu, sich im Bett herumzuschieben; die Folge ist nicht selten eine schleichende Entwicklung einer bilateralen Ulnarislähmung. Idiopathisch kommt die Läsion bei Frauen vor, die am Ellbogen einen größeren Tragewinkel als Männer haben und bei denen häufige Beugung und Streckung des Armes eher als bei Männern zur Zerrung des Nervs um das Olecranon führen kann. Eine Variante dieser anatomischen Gegebenheit führt zu dem Zustand, der als „ulnare Spätlähmung" bekannt ist. Ein Patient dieser Art hat wohl fast immer eine suprakondyläre Fraktur des Humerus in der Kindheit erlitten, die eine leichte Deformität am Ellbogen nach sich gezogen hat. Im Laufe der Jahre entwickelt sich dadurch eine schleichende Ulnarisparese, und manchmal wird diese erst nach 20 oder 30 Jahren bemerkt. Bei Fällen von schleichender Nervenschädigung fehlen auffallend oft sensorische Phänomene. Obgleich man Kribbeln und Taubheitsgefühl in den ulnaris-versorgten Fingern erwarten würde, kann völliges Fehlen sensorischer Symptome selbst bei schwerem und sogar komplettem Verlust der motorischen Funktion ulnaris-innervierter Muskeln vorkommen. Wenn man sich vergegenwärtigt, daß bei 2–3% aller Menschen *sämtliche* kleinen Handmuskeln vom Ulnaris innerviert werden, dann besteht die gute Möglichkeit, daß bei einem Patienten, der lediglich an einer einfachen schmerzlosen Ulnarisparese leidet, die Diagnose einer Motoneuronerkrankung gestellt werden kann. Theoretisch sollte man meinen, daß Läsionen am Ellbogen Schwäche des Flexor carpi ulnaris und des medialen Teils des Flexor digitorum profundus hervorrufen. Aus noch weitgehend ungeklärtem Grunde ist es jedoch ganz ungewöhnlich, daß diese Muskeln affiziert werden; und noch weniger verständlich erscheint die Tatsache, daß Schädigungen des Nervs am Ellbogen in spezifischer Weise Fasern zu affizieren scheinen, die zur Innervation des ersten dorsalen Musculus interosseus bestimmt sind. So kann es vorkommen, daß der Patient eine deutliche Schwäche und Atrophie des ersten dorsalen Interosseusmuskels bei fast kompletter Aussparung des Abduktors des kleinen Fingers hat. In dieser Situation kommt der Verdacht auf, daß eine Ulnarisläsion an der Handwurzel vorliegt, doch ist das selten der Fall. An der Handwurzel teilt sich der Nerv in einen oberflächlichen sensiblen und einen tiefen motorischen Ast. Wiederholtes Handwurzeltrauma (Handwurzelgebrauch beim Autotürenschließen, Gebrauch bestimmter Schlüssel bei Drehbankarbeiten) preßt den Nerv gegen die Karpalknochen. Das führt gewöhnlich zu Atrophie und Schwäche aller ulnaris-innervierten kleinen Handmuskeln bei Fehlen sensorischer Beteiligung. Auch hier wird in den Fällen die Fehldiagnose „Motoneuronkrankheit" gestellt werden, bei denen eine total-ulnaris-innervierte Hand vorliegt und Schwäche und Atrophie *aller* in der Hand befindlichen Muskeln festgestellt werden kann. Gelegentlich kann der Nerv an der Handwurzel auch durch ein Ganglion affiziert werden, das sich am Handgelenk entwickelt; ist in solchen Fällen kein Trauma an dieser Stelle in der Vorgeschichte zu eruieren, so lohnt es sich, zum Ausschluß dieser Möglichkeit den Nerv zu explorieren. Allgemein kann gesagt werden: Sind sämtliche in der Hand befindlichen Muskeln bei einer Schädigung involviert, so sollte rechtzeitig eine chirurgische Exploration vorgenommen und der Versuch einer Druckentlastung des Nervs unternommen werden, denn bei weiterem Bestehen der Atrophie und Aufschieben chirurgischer Intervention sind die Endergebnisse sehr unbefriedigend.

Läsion des Nervus medianus

Der Medianus ist gegen Trauma im Arm selbst gut geschützt. Nur selten kann der N. interosseus anterior, der vom Medianus direkt unterhalb des Ellbogens abgeht, bei Unterarmbrüchen oder Dislokation am Ellbogen geschädigt werden. Läsion dieses Nervs (Kiloh-Nevin-Syndrom) verursacht eine Schwäche der langen Beuger von Daumen und Zeigefinger. Der Nerv ist aber im Karpaltunnel äußerst vulnerabel; wahrscheinlich ist die häufigste Läsion peripherer Nerven, der man begegnen kann, das Karpaltunnelsyndrom. Man kann kaum verstehen, daß es möglich war, daß dieser Zustand zum ersten Mal in den 1940er Jahren erkannt und daß er erst Mitte der 50er Jahre auf eine sichere elektrophysiologische Grundlage gestellt wurde. Es ist lehrreich, sich daran zu erinnern, daß einige Ärzte die Existenz dieses Zustands eine ganze Dekade lang nach seiner Erstbeschreibung bestritten und darauf bestanden, daß alle Schmerzen in der Hand auf „Outletsyndromen" beruhten. Ein auffallendes klinisches Merkmal des Karpaltunnelsyndroms ist, daß der Schmerz besonders heftig in der Nacht ist. Im typischen Falle wacht der Patient in der Nacht mit schweren Schmerzen im medianus-innervierten Teil der Hand auf; dann läßt sich ziemlich leicht eine Erleichterung des Schmerzes durch Ausschwingen des Arms oder durch Beuge- und Streckbewegungen in der Handwurzel erzielen. Diese beiden Kennzeichen sind wichtige diagnostische Schlüssel, und wie atypisch auch immer die Beschreibung des Schmerzes sein mag, so muß doch ein Nachtschmerz im Arm so lange als durch ein Karpaltunnelsyndrom verursacht angesehen werden, bis ein Gegenbeweis vorliegt. Auf der anderen Seite ist ein Schmerz, der hauptsächlich beim morgendlichen Erwachen da ist, meist verursacht durch Reizung von Zervikalwurzeln durch Spondylose. Die Besonderheiten der sensorischen Symptome beim Karpaltunnelsyndrom sind schon im Einleitungsteil dieses Kapitels herausgestellt worden.

Sensorische Zeichen können sehr ausgeprägt sein bei totalem Gefühlsausfall im medianus-innervierten Handbereich oder können normal sein trotz sehr heftiger Schmerzen. Motorische Beteiligung ist im allgemeinen beschränkt auf den Abductor pollicis brevis, da die anderen Muskeln, die der Medianus versorgt, außerdem noch eine Innervation durch den Ulnaris haben, also doppelt versorgt sind, oder leicht durch die langen Unterarmmuskeln funktionell ersetzt werden können; meist kann nur die Atrophie und Schwäche des Abductor pollicis brevis leicht und überzeugend demonstriert werden.

Vom klinischen Standpunkt ist es ausreichend, den Abductor pollicis brevis korrekt zu testen, wie in Abb. 18.5. gezeigt, und sich dann Sicherheit darüber zu verschaffen, daß die ulnaris-innervierten Muskeln normal funktionieren.

Läsion des Nervus thoracicus longus

Zu besonderen Problemen am Arm gibt dieser lange dünne Nerv Anlaß, der einen einzelnen, aber wichtigen Muskel versorgt, den M. serratus anterior. Dieser Muskel hält normalerweise die Scapula flach gegen den Rücken und stabilisiert das Schultergelenk bei Armabduktion.

Patienten fällt auf, daß sie den Arm auf der affizierten Seiten nicht gestreckt hochhalten können und Schwierigkeiten beim Haarekämmen und beim Ankleiden haben. Angehörige bemerken das auffallende Abstehen des Schulterblattes vom Rücken.

Besondere Ursachen für das Versagen dieses Nervs gibt es nicht. Fälle, die der Autor in letzter Zeit sah, ereigneten sich nach Holzhacken, nach Kälteeinfluß und als Folge einer Episode neuralgischer Amyotrophie. Die Wiederherstellung scheint langsam und unvollständig vor sich zu gehen.

Die diagnostischen Fragen zum Thema Wurzel- und Nervenläsionen am Arm sind umrissen worden. Die große Disparität zwischen dem, was tatsächlich passiert und was vom Standpunkt der reinen Anatomie aus passieren sollte, ist betont worden. Eine vereinfachte Methode, die Armbefunde unter Berücksichtigung dieser besonderen Umstände auszuwerten, ist angegeben worden. In den meisten Fällen können elektrodiagnostische Untersuchungen von großem Wert sein. Technische Einzelheiten und die zu erwartenden Ergebnisse sind in Kap. 16 beschrieben.

Läsionen des Brachialplexus

Wie in der Einleitung zu diesem Kapitel bereits erwähnt, sind Prozesse, bei denen der Brachialplexus geschädigt wird, selten. Am häufigsten sind die traumatischen Schädigungen; die einzige nicht-traumatisch verursachte, manchmal diagnostisch etwas schwierige Schädigung des Plexus ist die durch Achselhöhlenbestrahlung bei Mammakarzinom verursachte, und dabei ist gewöhnlich die Entscheidung nicht immer ganz leicht, ob der Plexus wirklich nur durch die Bestrahlung geschädigt wurde oder ob vielleicht axilläre Metastasen die Schadensursache sind, bei denen ja dann noch größere Strahlendosen verabreicht werden müßten. Nach den Erfahrungen des Autors lassen sich 4 Hauptlokalisationen der Plexusschädigung herausstellen, denen ziemlich typische klinische Bilder entsprechen (s. Abb. 18.6.).

a) Läsionen am oberen Truncus. Schädigung dieses Areals, welcher der am meisten an der Oberfläche liegenden Teil des Plexus ist, kommt oft bei Stich- oder Schußverletzungen am Hals vor. C 5 und C 6 sind zerstört; der Patient hat folgende Symptome: Taubheitsgefühl am seitlichen Arm, Unterarm und Hand mit Verlust der Abduktionsfähigkeit, ferner

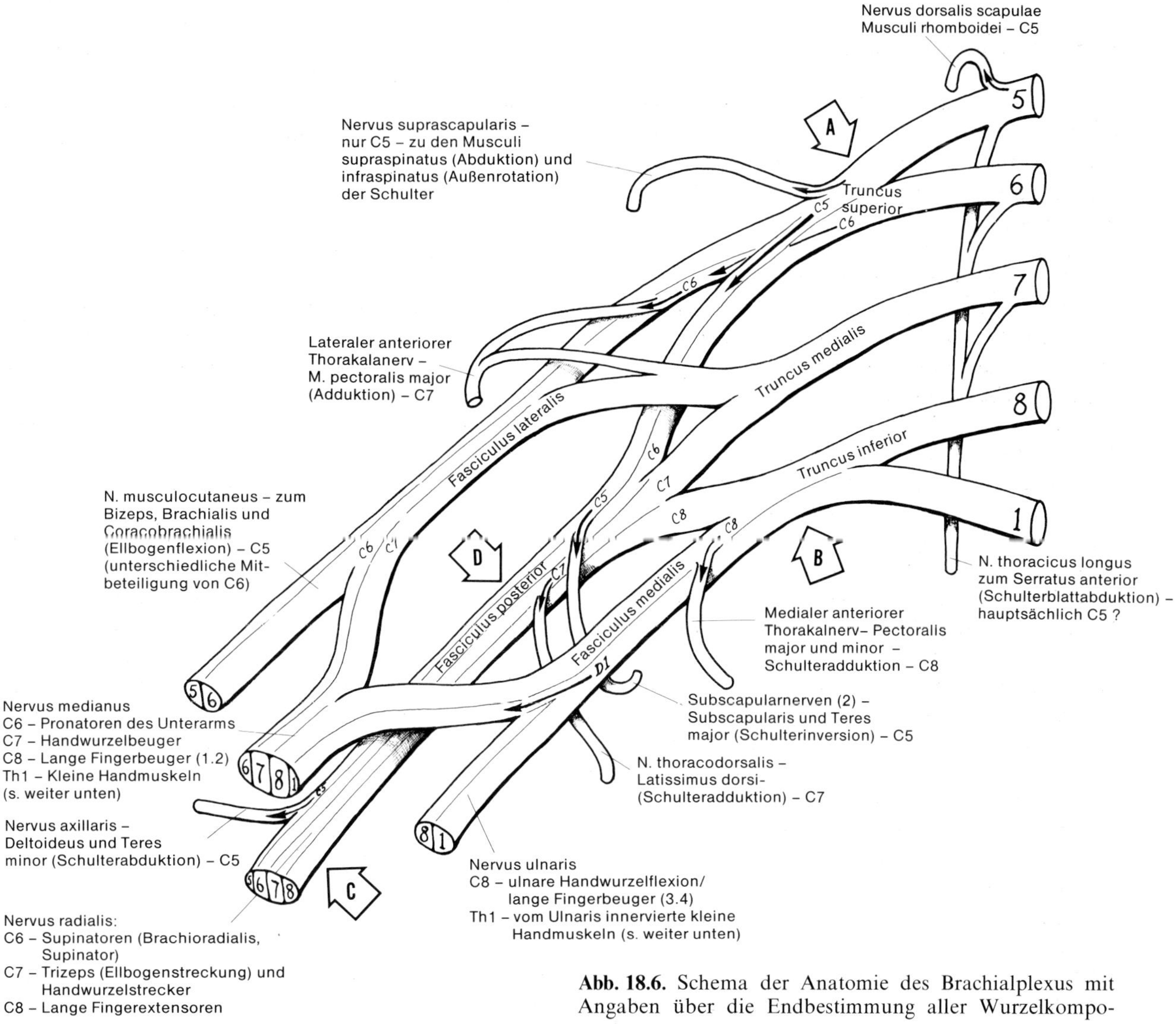

Abb. 18.6. Schema der Anatomie des Brachialplexus mit Angaben über die Endbestimmung aller Wurzelkomponenten

der Innen- und Außenrotation der Schulter, der Armbeugung im Ellbogengelenk und der Handhebung im Handgelenk aufgrund der Schwäche des M. extensor carpi radialis longus et brevis. Die Bizeps- und Supinatorreflexe fehlen. Zu beachten ist, daß die distal von den Wurzeln liegende Läsion die Musculi rhomboidei ausspart, die von einem Zweig der C-5-Wurzel innerviert werden, und daß auch der M. serratus anterior nicht betroffen wird, den Zweige aus den Wurzeln C 5, C 6 und C 7 versorgen.

b) Läsionen des unteren Truncus. Die Schädigung an dieser Stelle des Plexus ist z. T. bereits in Zusammenhang mit dem Halsrippensyndrom erörtert worden. An dieser Stelle wird der Plexus auch angegriffen durch Lungenspitzenkarzinome, die durch die Pleura hindurchwachsen (Pancoast-Tumoren), ferner durch Metastasen von malignen Neoplasmen in den Lymphknoten der Achselhöhlen, bei Karzinom der Brust oder anderer Körperregionen. Das klinische Bild zeigt: Schmerzen, Taubheitsgefühl, ausstrahlend in die mediale Oberarm- und Unterarmseite bis hinunter zu den kleinen und den Ringfingern. Es kommt dann zur Parese der Fingerflexoren und -extensoren und der kleinen Handmuskeln. Diese Muskelschwäche betrifft, wie schon oben erwähnt, meist besonders stark und als ersten Muskel den M. abductor pollicis brevis. Es kann auch zu einer gewissen Atrophie und Schwäche des M. pectoralis major kommen, aber dieser Muskel hat eine doppelte Innervation, und so ist er nicht immer mit beteiligt.

c) Läsion des Nervus radialis in der Axilla. Diese Schädigung wurde bereits als die „Krückenschädigung" des Nervs an der unteren Achsel erwähnt, sie wird auch durch Stichwunden und neoplastische Achsellymphknotenveränderungen verursacht. Klinisch findet man eine komplette Radialislähmung einschließlich Trizepsparese.

d) Läsionen des Fasciculus posterior des Brachialplexus. Sie entstehen nach den Erfahrungen des Autors durch Schußverwundungen mit Kleinkaliberschußwaffen und bei nicht sehr großer Geschoßfluggeschwindigkeit. Die Kugel durchdringt die Plexusregion und stößt auf die Oberfläche der Scapula, und dabei scheint es am ehesten zu einer Schädigung des posterioren Fasciculus des Plexus kommen zu können. Oft ist das klinische Bild ein transitorisches; Wiederherstellung ist später zu erwarten. Die Diagnose ist nicht schwer: Die Störung besteht zur Hauptsache aus einer Radialisparese kombiniert mit einer Axillarisläsion. Der Patient kann daher den Arm im Ellbogen nicht strecken, Hand und Finger nicht strecken, und aufgrund einer Deltoideusparese den Arm im Schultergelenk nicht über die ersten 90° hinaus heben.

Strahlenschädigung des Brachialplexus

Patienten, die eine Strahlenbehandlung der Lymphknoten in der Nähe des Plexus zur Prophylaxe gegen Metastasen bei Brustkarzinom durchgemacht haben, sind am Plexus geschädigt, und zwar an der C-7-Wurzel, geringfügiger an C 6 und C 8. Rasch setzen Taubheitsgefühl und Schwäche ein und steigern sich in wenigen Wochen. Schmerzen treten dabei nicht auf, und das ist ein recht wichtiger Punkt in der differentialdiagnostischen Abgrenzung gegenüber maligner Zellinfiltration des Plexus. Ergibt sich bei 3wöchiger Beobachtung, daß der Zustand statisch ist, so kann man annehmen, daß die Veränderungen lediglich Ausdruck einer Strahlenschädigung sind und nicht auf Krebsentwicklung beruhen. Sorgfältige Beobachtung ist jedoch erforderlich.

Kapitel 19

Diagnose der Wurzel- und Nervenläsionen am Bein

Im vorigen Kapitel wurden die den Arm affizierenden Wurzel- und Nervenläsionen besprochen. Dabei wurden drei Punkte betont:

1. Anatomische Gegebenheiten: Lagerung einiger Nerven an Knochen oder Muskeln in fibrösen Tunneln bedingt erhöhte Vulnerabilität dieser Nerven.
2. Sich der anatomischen Erklärung entziehende, absonderliche sensible Störungen lassen die sensorische Symptomatik öfter als diagnostisch unzuverlässig erscheinen.
3. Demgegenüber besteht diagnostische Zuverlässigkeit motorischer Zeichen (Reflexabweichungen, Muskelparese) bei der Bestimmung von Nerven- und Wurzelschäden.

Was nun die Situation am Bein betrifft, so können wir einige bemerkenswerte Unterschiede feststellen:

1. Mit Ausnahme des Nervus peronaeus am Collum fibulae sind die peripheren Nerven sehr viel weniger vulnerabel und werden, verglichen mit den Armnerven, selten verletzt.
2. Bei Wurzelerkrankung geben sensible Symptome sehr zuverlässige Hinweise darauf, welche Wurzel affiziert ist. So läßt sich bei zwei häufigen Läsionen peripherer Nerven, nämlich des N. cutaneus femoris lateralis und des N. peronaeus, die Diagnose leicht stellen, weil der Schmerz bzw. das Mißgefühl akkurat in dem anatomisch zugehörigen Areal lokalisiert ist.
3. Bei Affektionen der lumbalen und sakralen Wurzeln sind motorische Zeichen im allgemeinen diagnostisch höchst unzuverlässig, da die meisten Muskeln ihre nervliche Versorgung aus zwei Wurzeln beziehen, wodurch die Feststellung einer Atrophie oder Muskelschwäche sehr erschwert wird.

Des weiteren müssen an dieser Stelle mehrere anatomische Besonderheiten hervorgehoben werden. Sämtliche das Bein versorgenden Nervenwurzeln entspringen aus dem Rückenmark oberhalb der Wirbelhöhe L 1, und jede Wurzel verläuft zunächst einige cm innerhalb des Spinalkanals, bevor sie ihr Austrittsforamen erreicht. Daher kann man verständlicherweise selbst bei Vorhandensein von Zeichen der Schädigung einer einzelnen Wurzel nicht sicher sein, in welcher Höhe im Spinalkanal die Läsion sich befindet; so könnte z. B. die Wurzel L 5 an irgendeiner Stelle ihrer mehr als 15 cm betragenden intraduralen Verlaufsstrecke verletzt sein. Zwar kommt praktisch am häufigsten eine Schädigung in Höhe des Austrittsforamens vor, vor allem durch Bandscheibenläsion bedingt, doch wenn keine lokale Läsion demonstrierbar ist, kann man diagnostischen Irrtümern anheimfallen, sofern nicht an die Möglichkeit gedacht wird, daß die geschädigte Stelle höher liegt.

Die Probleme der Diagnostik intraduraler Läsionen lumbaler und sakraler Wurzeln sind im Abschnitt über Cauda-equina-Schäden in Kap. 15 erörtert worden. Auch der Terminus „Ischias" bedarf einer Erläuterung. Man muß sich darüber klar sein, daß „Ischias" ein Symptom und keine Krankheit ist. Ischias beruht *nicht* ausnahmslos auf einem Bandscheibenschaden und kann das charakteristische Symptom einer *ernsten* intrapelvinen Krankheit sein. Die kutane Ausbreitung des Ischiasnervs erstreckt sich nicht auf die obere Rückseite des Oberschenkels oder auf das Gesäß. Ischias bedeutet Beinschmerz und ist nichts Spezifisches.

Anatomische Daten zur Nervenversorgung des Beins

Die obersten Abschnitte des nervalen Versorgungsapparates des Beins gehen hervor aus L 2, L 3 und L 4 und treten aus dem Wirbelkanal dicht unterhalb der Zwerchfellhöhe aus, um dann in die Ursprungfasern des Musculus psoas einzutreten (s. Abb. 19.1.). Aus diesen 3 Wurzeln formiert sich der Plexus lumbalis, und die Zweige dieses Plexus müssen die Vorderseite des Beins erreichen. Mit diesem Ziel zieht der erste Zweig, der N. cutaneus femoris lateralis, um den Beckenrand und tritt dann unter dem lateralen Teil des Leistenbandes aus dem Becken heraus. Der Nervus femoralis bleibt auf der lateralen Seite des M. psoas und zieht mit diesem Muskel zusammen unter dem Leistenband hindurch in den vorderen Teil des Oberschenkels. Infolge seiner Lage auf

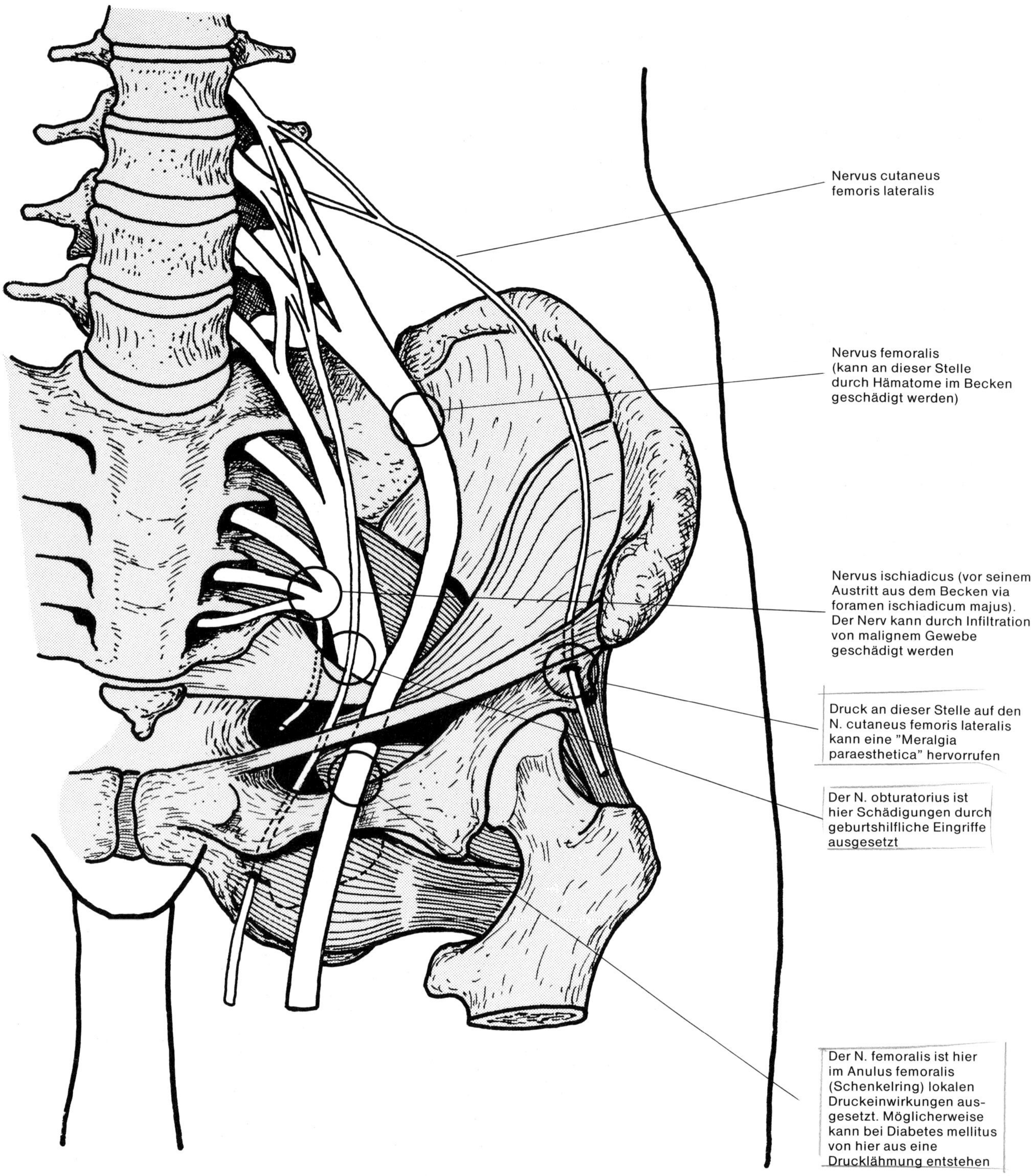

Abb. 19.1. Vorderansicht der Beckenhöhle mit Darstellung der das Bein versorgenden Nerven

der medialen Seite des Psoasmuskels kommt der N. obturatorius vor seinem Austritt aus dem Foramen obturatum aus dem Becken in enge nachbarschaftliche Lage zum Uterus und ist an dieser Stelle seines intrapelvinen Verlaufsabschnitts Schädigungen durch gynäkologische bzw. geburtshelferische Eingriffe ausgesetzt. Der Lumbalplexus versorgt die Hüftflexoren, Oberschenkeladduktoren, Kniestrekker, die Haut des anterioren, medialen und lateralen Oberschenkels und via Nervus saphenus (Ast des N. femoralis) einen langen, sich an der medialen Beinseite herabziehenden Hautstreifen, der schließlich auch die mediale Fußknöchelregion einschließt.

Die übrigen Teile des Beins werden durch den Sakralplexus versorgt, welcher sich aus den Wurzeln L 4, L 5, S 1 und S 2 zusammensetzt. Er formiert sich über dem Sacro-iliacal-Gelenk und verläßt unmittelbar darauf das Becken auf dem Wege durch das Foramen ischiadicum majus. Seine Hauptäste, die Nervi glutaeales, der N. ischiadicus und der N. cutaneus posterior des Oberschenkels liegen dann direkt hinter dem Hüftgelenk. So erklärt sich, daß Frakturen des oberen Femurs, besonders wenn sie das Acetabulum involvieren, eine erhebliche Gefährdung dieser Nerven darstellen. Die Nerven sind auch beträchtlich exponiert gegenüber fehlplazierten intramuskulären Injektionen in das Gesäß. Die korrekte Injektionsstelle ist aus Abb. 19.2. ersichtlich.

Der N. ischiadicus bildet sich aus zwei deutlich voneinander abgesetzten Komponenten: dem N. peronaeus und dem N. tibialis (lateraler Poplitealnerv und medialer Poplitealnerv). Wenn ein Trauma auf den gesamten Nerv einwirkt, so ist die Möglichkeit, daß der N. peronaeus dabei einen Schaden erleidet, größer als die, daß der N. tibialis lädiert wird. Warum das so ist, ist bisher nicht völlig geklärt. Die klinische Bedeutung dieser Besonderheit ist aber erheblich. Nach der Aufteilung in einzelne individuelle Nerven im unteren Oberschenkelgebiet bleibt der N. tibialis in der Tiefe und wird sehr selten geschädigt (Abb. 19.3.). Der N. peronaeus jedoch, der zu den vorderen und lateralen Compartments des Beines Zugang gewinnen muß, wird auf diesem Wege beim Entlangziehen am Caput und Collum fibulae besonders vulnerabel. Seine anschließende Teilung in mehrere Äste ist für die Praxis nur von geringer Bedeutung, da Schädigungen des Nervs unterhalb des Fibulahalses sehr selten vorkommen. Die zu den Zehen ziehenden terminalen Zweige des N. tibialis sind gegen Trauma empfindlich an den Stellen, an

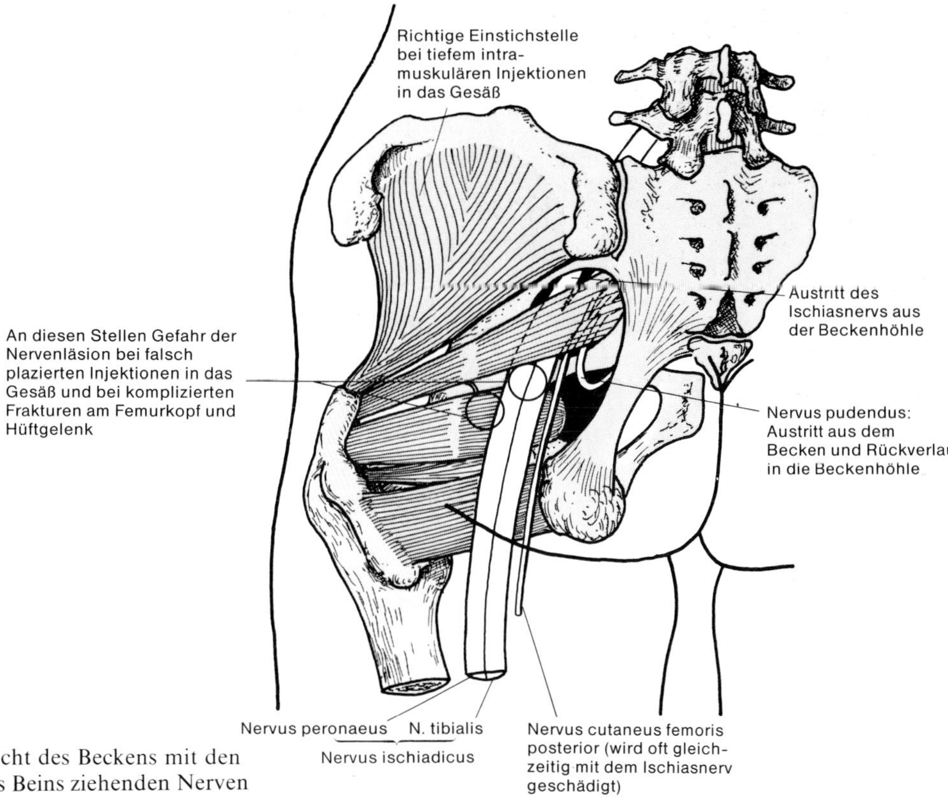

Abb. 19.2. Dorsale Ansicht des Beckens mit den zum posterioren Teil des Beins ziehenden Nerven

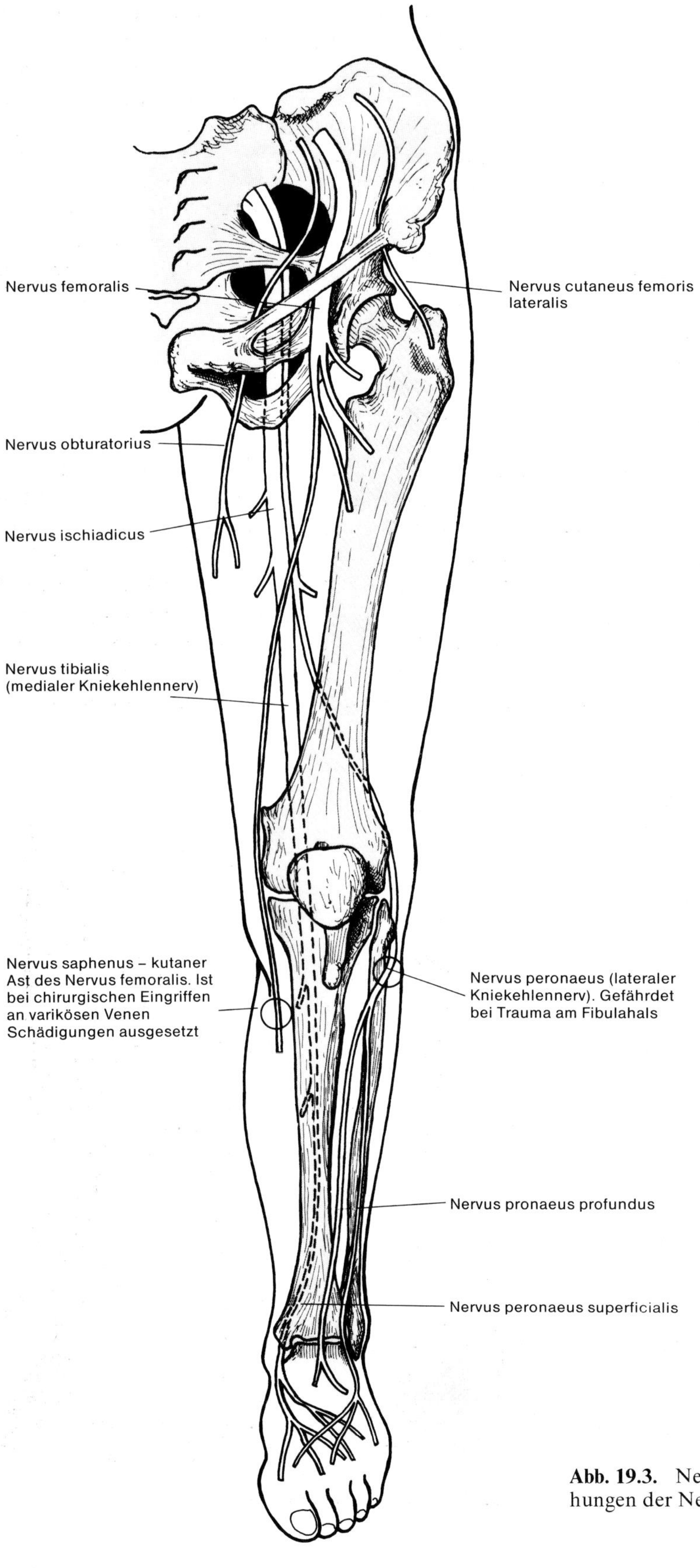

Abb. 19.3. Nervliche Versorgung des Beines, Lagebeziehungen der Nerven zu den Knochen

denen sie unter den Köpfen der Metatarsalknochen liegen. Hier führt eine Schädigung zu der als Morton-Metatarsalgie bekannte Symptomatik.

Klinisch wichtige Merkmale der sensorischen Versorgung des Beins

Die periphere Nervenversorgung

Das vom N. cutaneus femoris lateralis versorgte Gebiet am Oberschenkel ist in Abb. 19.5. dargestellt; zu beachten ist, daß das Areal die Oberschenkelmittellinie nicht überschreitet. Man vergleiche dieses Gebiet mit dem Areal, das von der Wurzel L 2 versorgt wird, dargestellt in Abb. 19.4. Des weiteren beachte man den lang ausgezogenen Hautstreifen, der vom N. saphenus, einem Ast des N. femoralis, versorgt wird. Das ist wichtig, denn ein Sensibilitätsverlust durch Verletzung des Ischiasnervs kann nicht einen kompletten strumpfförmigen Sensibilitätsausfall unterhalb des Knies zur Folge haben; man sollte in solchen Fällen stets nach einem Bezirk erhalten gebliebener Sensibilität an der medialen Seite des Beins suchen. Der N. ischiadicus selbst versorgt nur einen relativ kleinen Bezirk der Haut des Beins. Wenn nicht gleichzeitig mit dem N. ischiadicus auch der N. cutaneus femoris posterior verletzt ist, wird sich bei dem Patienten im Bereich der Rückseite des Oberschenkels kein Taubheitsgefühl finden. Eine Peronäuslähmung am Fibulaköpfchen ähnelt einer Radialislähmung, da sie ein Herabhängen des Fußes verursacht und da auch bei ihr ein Sensibilitätsverlust relativ ungewöhnlich ist. Das bei Vorhandensein eines sensiblen Ausfalls betroffene Gebiet ist in Abb. 19.5. dargestellt.

Die radikuläre Versorgung

Bei Betrachtung der Abb. 19.4. beachte man, daß die Ausbreitung der lumbalen Wurzeln L 2, L 3 und L 4 eine spiralenförmige Anordnung aufweist. Die Spiralstreifen überziehen die Vorderseite des Oberschenkels, um schließlich an der medialen Seite des Beines hinabzuziehen. Demgegenüber zeigt die Anordnung der Hautnervenversorgungsareale in diesem Gebiet ein geradlinig nach oben und unten gerichtetes Verteilungsmuster am Oberschenkel. Be-

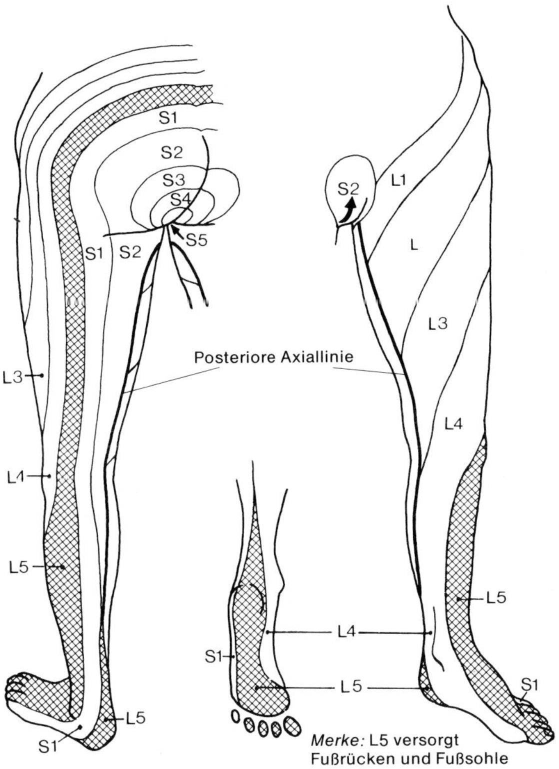

Abb. 19.4. Hautverteilung der Nervenwurzeln am Bein

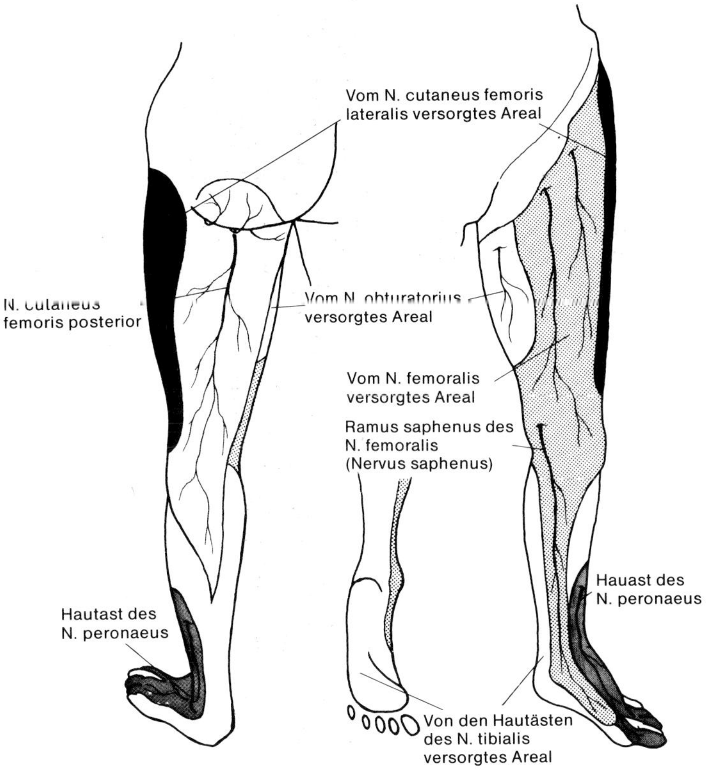

Abb. 19.5. Hautnerven des Beines

denkt man, wie selten Bandscheibenläsionen oberhalb des Niveaus von L 4 vorkommen, so leuchtet sogleich ein, daß Schmerzen an der Vorderseite des Oberschenkels *nicht* auf Bandscheibenprozesse bezogen werden sollten. Dieser Punkt ist weiter ausgeführt im Abschnitt über die Cauda-equina-Läsionen in Kap. 15. Die am weitesten oben lokalisierte Wurzel, die bei Bandscheibenprozessen affiziert werden kann, ist die Wurzel L 4, und selbst das ereignet sich nur relativ selten. Der dabei entstehende Schmerz läuft quer über die Vorderseite des Knies und dann weiter an der Medialseite des Beins abwärts bis zum Malleolus medialis. Die Wurzel L 5 ist die am häufigsten bei Bandscheibenprozessen affizierte Wurzel. In typischen Fällen zieht der Schmerz quer über das Gesäß, sodann an der dorsalen Seite des Oberschenkels hinab und weiter abwärts an der lateralen Unterschenkelseite und über die dorsalen und ventralen Abschnitte des Fußes. Ein Schmerz im großen Zeh scheint besonders typisch für L-5-Läsionen zu sein. Die S-1-Wurzelreizung verursacht Schmerzen, welche – wie die radikulären L-5-Schmerzen – an der Rückseite des Beins hinabziehen, um am Fuße schließlich nur die laterale Seite zu affizieren. Bei beiden Fällen sind nur ausnahmsweise deutliche Sensibilitätsausfälle zu konstatieren; allerdings findet sich gelegentlich eine geringe Sensibilitätsabschwächung am Fußrücken bei der L-5-Wurzelläsion und hinter dem Malleolus lateralis bei einer S-1-Wurzelläsion. Die unteren Sakralwurzeln S 2 und S 5 versorgen die Haut der posterioren Innenseite des Oberschenkels, die Gesäßinnenseite und das Genitale. Sensibilitätsprüfungen in all diesen Arealen sollten sorgfältig bei allen Patienten durchgeführt werden, die über Schmerzen in der Rückseite des Oberschenkels oder am Genitale klagen, und bei Patienten mit Sphinkterstörungen.

Klinisch wichtige Merkmale der motorischen Versorgung des Beins

Die korrekten Methoden der Prüfung der Beinbewegungen und die jeweils zugehörigen Wurzeln und Nerven sind aus Abb. 19.6. und 19.7. ersichtlich.

Die periphere Nervenversorgung

Der N. femoralis ist teilweise zuständig für die Hüftflexion, da er den M. iliacus innerviert, und ist voll zuständig für die Kniestreckung, da er den Quadriceps innerviert. Eine den Femoralnerv in Mitleidenschaft ziehende Läsion im Becken führt zur Schwächung der Hüftbeugung und der Kniestreckung. Unglücklicherweise stören Läsionen im Bauchraum oft direkt die Psoaskontraktion und machen die Hüftbeugung so schmerzhaft für den Patienten, daß er sie gar nicht erst versucht. Jedoch liegt, wenn der M. psoas schwach ist oder der Versuch, ihn zu gebrauchen, starke Schmerzen hervorruft, ein ziemlich sicherer Hinweis darauf vor, daß die Läsion, die zu der Femoralnervenlähmung geführt hat, intraabdominal ist, so daß vom streng praktischen Aspekt keine besonderen Unterscheidungen hinsichtlich der Ursache für die Hüftbeugungsschwäche mehr nötig sind. Der N. obturatorius versorgt den M. obturator externus (Seitwärtsrotation des Oberschenkels) und die Oberschenkeladduktoren. Seine Funktion kann einfach dadurch getestet werden, daß man prüft, ob der Patient gegen Widerstand die Beine geschlossen halten kann.

Der N. peronaeus versorgt einen Teil des M. biceps femoris (lateraler Kniebeugemuskel), die Muskeln der anterioren und lateralen Compartments des Beins und den Extensor digitorum brevis des Fußrückens. Das ist der kleine Muskel, den man direkt unter und vor dem lateralen Malleolus ausmachen kann, wenn die Zehen nach oben flektiert werden.

Der N. tibialis versorgt den Hauptteil der Kniebeugemuskeln, die Muskeln des posterioren Compartments des Beins und all die kleinen Fußmuskeln mit Ausnahme des Extensor digitorum brevis.

Die Wurzelversorgung

Die L-2-Wurzel ist hauptsächlich zuständig für die Hüftflexion. Knieextension gehört gewöhnlich nicht dazu, obwohl im allgemeinen angegeben wird, daß der M. quadriceps Innervationsbeiträge von L2, L 3 und L 4 bekommt. L-3-Wurzelläsionen verursachen eine beiderseitige Kniestreckschwäche und eine Oberschenkeladduktionsschwäche; vom klinischen Standpunkt aus scheint die Hauptinnervation für die Motorik der Adduktorenmuskulatur und des Quadrizeps vor allem von der L-3-Wurzel zu kommen.

L-4-Wurzelläsionen, obwohl sie Schwächung oder Fehlen des Kniesehnenreflexes hervorrufen, scheinen selten zu einer Schwäche des M. quadriceps zu führen. Klinisch gesehen scheint ihre Hauptbedeutung für die Quadrizepsfunktion darin zu liegen, daß sie den Reflexbogenschluß gewährleisten. Der wichtige Punkt bei der L-4-Funktion ist, daß L 4 die ausschließliche Wurzelversorgung zur Fußinversion

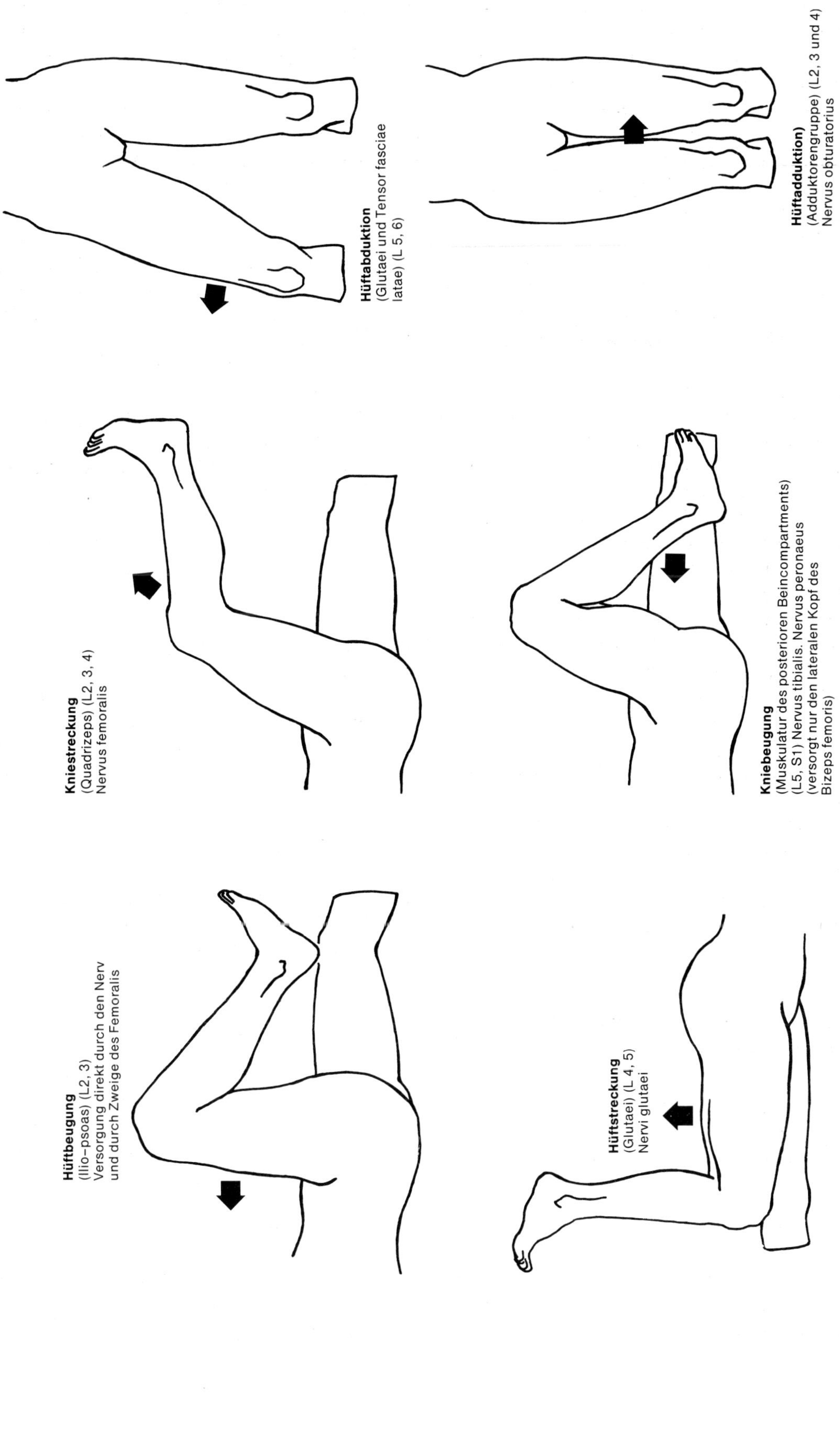

Abb. 19.6. Beinbewegungen

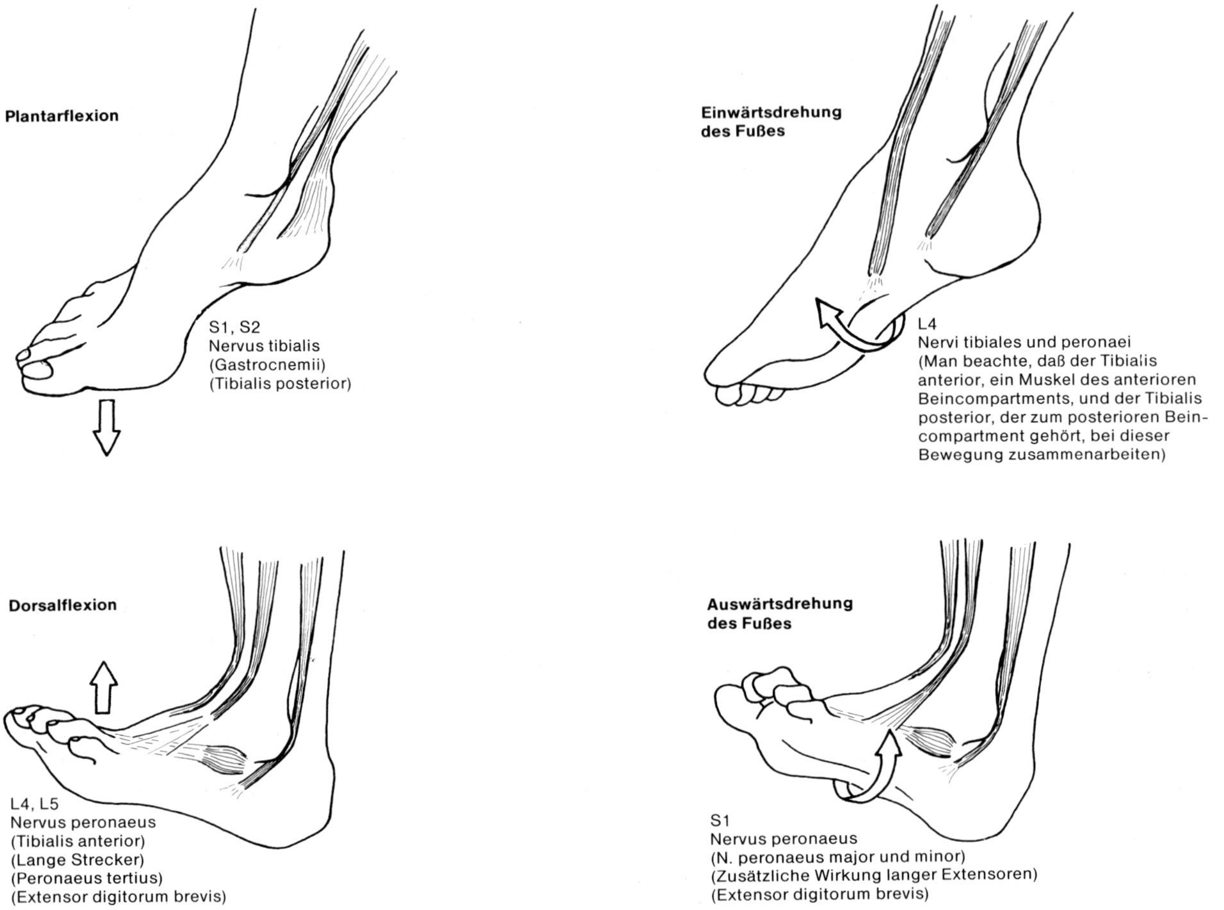

Abb. 19.7. Fußbewegungen

darstellt (Tibialis anterior im anterioren und Tibialis posterior im posterioren Beincompartment). Der Beitrag der L-4-Wurzel zur Funktion dieser Muskeln kommt über den N. peronealis sowie tibialis. So erklärt es sich, daß bei einer L-4-Läsion zwar eine leichte Schwäche der Dorsalflexion und der Plantarflexion des Fußes vorhanden sein kann, ganz deutlich aber eine Schwäche der Fußinversion festzustellen ist. Ein Patient mit einer bilateralen L-4-Wurzelläsion hat einen recht merkwürdigen Gang: die Füße schlagen flach auf den Boden auf wie bei extremer Plattfüßigkeit.

Ist bei einer L-5-Wurzelläsion überhaupt irgendeine Schwäche eruierbar, so ist sie vor allem bemerkbar in den Zehextensoren, besonders im Extensor des großen Zehs. Weil sowohl L 4 und S 1 zur Innervation der Muskeln, die für die Plantarflexion und Dorsalflexion des Fußes verantwortlich sind, beitragen, ist es ungewöhnlich, daß man irgendeine Schwäche in diesen Bewegungen entdeckt. Die Wurzeln L 4 und L 5 tragen zur Nervenversorgung der Glutäalmuskeln bei. Eine Schwäche und Atrophie in diesen mächtigen und sich erheblich vorwölbenden Muskeln festzustellen, kann manchmal sehr schwierig sein. In Fällen einer Läsion der Wurzel S 1 fehlt im allgemeinen der Achillessehnenreflex. Auch hier ist die Muskelschwäche oft sehr schwer zu entdecken. Als Prüfbewegung eignet sich am besten die Eversion (Auswärtswendung) des Fußes. Bei schwerer S-1-Läsion kann die Plantarflexion abgeschwächt und eine Schwäche der Kniebeuger feststellbar sein. Die Kniebeugemuskeln bieten dieselben Probleme wie die Glutaei: auch sie sind so große und kraftvolle Muskeln, daß es schwierig ist, in Frühstadien von S-1-Läsionen eine Schwäche und einen Schwund an ihnen zu entdecken.

Wenn man die Kraft in den Beinen bei einem Patienten untersucht, der an Rücken- und Leibschmerzen leidet, so darf man nicht außer acht lassen, daß Einschränkung der forcierten Bewegung auf dem

Schmerzeinfluß beruhen kann. Allgemein kann man aber sagen, daß, wenn der Patient zu einer maximalen Anstrengung – so unangenehm sie auch bei seinen Schmerzen sein möge – ermutigt wird, sich bei der Muskeluntersuchung wenigstens herausfinden läßt, ob die Kraft normal ist oder nicht. Die meisten Patienten werden sich dieser Anstrengung unterziehen, wenn ihnen erklärt wird, wie wichtig diese Prüfung für die Diagnose ist. Es sollte nicht angehen, daß bei Patienten mit Beinschmerzen auf die Prüfung der Motorik verzichtet wird mit der Begründung, sie sei „wegen Schmerzen nicht durchführbar". Bei einer unvollständigen Untersuchung können einem wichtige lokalisatorische Hinweise entgehen.

Bei Nerven- und Nervenwurzelläsionen am Bein auftretende besondere klinische Störungen

Meralgia paraesthetica (lateraler Hautnerv des Oberschenkels)

Bei dieser häufigen Störung findet sich ein eigentümliches, taubes, kribbelndes Gefühl am oberen lateralen Oberschenkel. Gelegentlich bemerken es die (männlichen) Betroffenen, wenn sie die Hand in die Hosentasche stecken, weil damit die eigenartige Empfindung hervorgerufen wird. Meist kommt der Zustand bei adipösen Patienten vor, die stark an Gewicht verloren haben (– es gibt übrigens die Hypothese, daß die vordere Bauchwand beim Herabsacken durch starken Zug den Nerv schädigt), er kommt aber auch spontan aus ungeklärter Ursache vor. Der Autor sah das Leiden in zwei Fällen bei jungen Männern, kurz nachdem eine junge Dame auf ihrem Schoß gesessen hatte! In vielen Fällen verschwindet die Störung ohne besondere Therapie, und man sollte mindestens 3 Monate auf eine solche Spontanheilung warten, ehe man an chirurgische Maßnahmen denkt.

Läsionen des Femoralnervs

Der Femoralnerv kann im oberen Abdomen geschädigt werden durch primäre oder sekundäre Einwirkungen von Neoplasmen oder bei Psoasabszessen. Im unteren Abdomen kann er durch intrapelvine Hämatome geschädigt werden. Auch kann eine Läsion durch Trauma eintreten bei arterieller Katheterisierung oder bei einem Aneurysma der Arteria fe-

Tabelle 19.1. Vergleichende Angaben zu Wurzelläsionen am Bein

Wurzeln	L 2	L 3	L 4	L 5	S 1
Sensorisches Versorgungsgebiet	Oberer Teil des Oberschenkels	Unterer Teil des Oberschenkels	Knie bis Malleolus medialis	Laterales Bein bis Fußrücken und Fußsohle	Hinter dem Malleolus lateralis bis zum lateralen Fuß
Sensorische Ausfälle	Oft keine	Oft keine	Bein, medial	Fußrücken	Hinter dem Malleolus lateralis
Schmerzbereich	Oberschenkel	Oberschenkel	Bis hinab zum Malleolus medialis	Rückseite des Oberschenkels, laterale Wade, Fußrücken	Rückseite des Oberschenkels und der Wade, lateraler Fuß
Reflexbogen	–	Adduktorenreflex	Kniesehnenreflex (PSR)	–	Achillessehnenreflex (ASR)
Motorische Ausfälle	Hüftflexion Adduktion des Oberschenkels	Knieextension	Inversion des Fußes selten Quadricepsschwäche	Dorsalflexion von Zehen und Fuß (letzteres auch L 4)	Plantarflexion und Eversion des Fußes
Verursachende Läsionen (in der Reihenfolge der Häufigkeit)	Neurofibrom Meningeom Neoplasien Bandscheibenschäden (sehr selten; mit Ausnahme von L 4 ist die Häufigkeit gegenüber der Gesamtheit der verursachenden Läsionen geringer als 5%)			Bandscheibenschäden Malignommetastasen Neurofibrom Meningeom	

Tabelle 19.2. Vergleichende Angaben zu Nervenläsionen am Bein

Nerven	Obturatorius	Femoralis	Ischiasnerv	
			Nervus peronaeus	Nervus tibialis
Sensorisches Versorgungsgebiet	Mediale Oberfläche des Oberschenkels	Anteromediale Oberfläche des Oberschenkels und des Beins bis zum Malleolus medialis	Vorderseite des Beins, der Fußwurzel und des Fußes (Fußrücken)	Rückseite des Beins, Fußsohle und laterale Fußgrenze
Sensibilitätsverlust	Oft keiner	Gewöhnlich anatomisch	Meist nur Fußrücken	Fußsohle
Schmerzgebiet	Medialer Oberschenkel	Vorderseite des Oberschenkels und mediales Bein	Meist kein Schmerz	Meist kein Schmerz
Reflexbogen	Adduktorenreflex *	Kniesehnenreflex (PSR)	–	Achillessehnenreflex (ASR)
Motorische Ausfälle	Adduktion des Oberschenkels	Knieextension	Dorsiflexion, Inversion und Eversion des Fußes (+ lateraler Biceps femoris)	Plantarflexion und Inversion des Fußes (+ medialer M. biceps femoris)
Verursachende Läsionen	Neoplasmen des Beckens Schwangerschaft	Diabetes mellitus Schenkelhernie Femoralarterienaneurysma Neoplasmen im posterioren Abdomen Psoasabszeß	Drucklähmung am Fibulahals Hüftfrakturdislokation Penetrierendes Gesäßtrauma Falsch plazierte Injektion	Verletzung selten, selbst im Gesäß. Der N. peronaeus ist vulnerabler

* Adduktion der Beine durch Schlag auf den Condylus medialis femoris. (Anm. d. Übers.)

moralis. Bei Diabetikern besteht eine besondere Neigung zur Entwicklung einer Neuropathie des Nervus femoralis. Es wird dann manchmal von der Garlandschen diabetischen Amyotrophie gesprochen. Dieses Leiden ist charakterisiert durch sehr starke Schmerzen am vorderen Oberschenkel, die dann auf der medialen Seite des Beins bis zum medialen Malleolus hinunterziehen können. Innerhalb weniger Tage oder Wochen nach Einsetzen dieser Schmerzen, die so schlimm sein können, daß Narkotika eingesetzt werden müssen, entwickelt sich plötzlich ein starker Schwund des Quadrizeps mit großer Schwäche dieses Muskels, so daß der Patient nicht mehr gehen kann. Wenn es so weit gekommen ist, lassen die Schmerzen meist nach. Dann tritt fast immer eine Besserung ein, obwohl 4–6 Monate bis zu den ersten Anzeichen eines Besserungsprozesses vergehen können. Gelegentlich scheint nicht der Nerv selbst affiziert zu sein, sondern die Wurzeln L 2, L 3 und L 4, so daß das klinische Bild eine Atrophie und Schwäche auch der Hüftflexoren einschließt. Mit Ausnahme dieser Vorkommnisse bei Diabetikern sind Läsionen des Femoralnervs etwas sehr Seltenes.

Läsionen des Ischiasnervs

Der Nerv kann im Becken direkt von Neoplasmen des Rektums oder Urogenitaltraktes aus geschädigt werden. In den späteren Stadien der Schwangerschaft kann er Druckschädigungen erleiden. In der Gesäßregion gehören zu den häufigsten Ursachen von Ischiasnervschädigungen komplizierte Hüftfrakturen, penetrierende Traumen, insbesondere Schuß- oder Stichverletzungen, und unvorschriftsmäßig durchgeführte, tiefe intramuskuläre Injektionen. Wie schon oben bemerkt, ist es eine Besonderheit einer Schädigung in dieser Gegend, daß bei allen Arten solcher Traumen die Wahrscheinlichkeit einer Schädigung des N. pernonaeus 6mal größer ist als die des N. tibialis, auch wenn das Trauma den ganzen Nervenstamm betrifft. Die praktische Bedeutung dieser Tatsache mag das folgende Beispiel zeigen.

Bei einem Patienten mit schwerer Unfallschädigung der Hüfte erschien anfangs eine ausführliche allgemeinere Untersuchung nicht durchführbar; man entschloß sich zu sofortiger operativer Behandlung unter Eröffnung des Hüftgelenks. Erst später entdeckte man, daß der Fuß des Patienten herunterhing. In einem derartigen Fall erhebt sich dann die Frage: Ist diese Lähmung Folge einer Druckschädigung des N. peronaeus bei dem chirurgischen Eingriff; ist sie durch den anschließenden (drückenden) Gipsverband entstanden; oder war der Nerv schon primär bei dem Trauma selbst oder bei den chirurgischen Maßnahmen verletzt worden?

Sehr wichtig sind die Unterschiede hinsichtlich der Prognose, sowohl was die Zeit bis zur Wiederherstellung betrifft wie auch den Grad der möglichen endgültigen Besserung. Vom klinischen Aspekt aus hat sich dem Autor als nützliches Zeichen die Hypotrophie und Schwäche des M. biceps femoris erwiesen. Dieser Muskel ist der Teil der Kniebeugemuskeln, der vom N. peronaeus versorgt und durch eine Peronäusnervenläsion am Fibulaköpfchen nicht affiziert wird. Im übrigen lassen sich die Kniebeugersehnenreflexe durch Beklopfen der beiden für den medialen und den lateralen Kniebeugemuskelapparat zuständigen Sehnen auslösen; bei der hier besprochenen Situation ist der Reflex an der lateralen Sehne nicht auslösbar.

Besonders verheerend können sich intramuskuläre Injektionen auswirken, bei denen fälschlicherweise der N. ischiadicus getroffen worden ist. Denn bei diesen Fehlinjektionen kommt es nicht nur zur Lähmung der Dorsal- und Plantarflexion des Fußes, sondern es entstehen – oft zurückbleibende – schwere kausalgische Schmerzen, die dem Patienten das Tragen von Beinschienen (zur Kompensation der Fußlähmung) unmöglich machen.

Läsionen der Nervus peronaeus

Dies sind wohl die häufigsten Nervenläsionen am Bein. Sie beruhen auf Druck- oder Kompressionsschädigung des Nervs am Fibulaköpfchen. Bei ganz normalen Personen können sie als Folge eines scharfen Schlags auf den Nerv oder durch langdauerndes Sitzen mit überkreuzten Beinen vorkommen. Es sollte jedoch in allen Fälle Sorge getragen werden, andere mögliche Gründe für eine Fehlernährung des Nervs nicht zu übersehen. In Großbritannien ist vielleicht die häufigste Ursache der Diabetes; aber auch die Polyarteriitis nodosa und andere vaskuläre Kollagenkrankheiten, wie z. B. rheumatoide Arthritis, sollten ausgeschlossen werden. Immer können in diesen Situationen auch andere periphere Nerven eine Druckschädigung erleiden, besonders der Ulnaris. Treten multiple Lähmungen einschlägigen Charakters auf, spricht man von Mononeuritis multiplex. In bestimmten Gegenden der Welt ist Lepra die häufigste Ursache solcher Schädigungen. Druckschädigung des N. peronaeus kann bei Bettruhe auftreten, insbesondere aufgrund eines Gipsverbandes des Beins bei Patienten, die einen starken Gewichtsverlust erlitten haben. Der Patient klagt dann über Unfähigkeit, den Fuß zu heben oder nach auswärts zu drehen. Bei den meisten ist nur geringer oder gar kein Sensibilitätsverlust festzustellen. Wichtig ist, den Zustand von einer schmerzfreien L-5-Wurzelläsion zu unterscheiden; das kann aber höchst schwierig sein, es sei denn, man könne Schwäche oder Atrophie der Wadenmuskeln feststellen. In dieser Situation ist die Elektromyographie eine sehr wichtige Hilfe.

Nervenschädigungen der Beine sind relativ selten verglichen mit denen, die am Arm auftreten können. Radikuläre Läsionen kommen weit häufiger vor und stehen oft in Zusammenhang mit ernsten intrapelvinen Erkrankungen oder einem Bauchleiden. Ganz falsch und höchst gefährlich ist es, Beinschmerzen einfach auf einen Bandscheibenschaden zu schieben. Man muß ein klares Verständnis der Anatomie der lumbalen und sakralen Nervenwurzeln haben, um sich die ominösen pathologischen Möglichkeiten in ihren klinischen Auswirkungen vergegenwärtigen zu können. Nach den Erfahrungen des Autors ist das einzige sehr ominöse Symptom bei einem Patienten mit in die Beine ausstrahlenden Schmerzen, daß sie am schlimmsten bei Ruhelage sind, besonders während der nächtlichen Bettruhe. Dies steht in deutlichem Kontrast zum Bandscheibenläsionsschmerz, der besonders wirkungsvoll durch Ruhe gelindert wird.

Kapitel 20

Kopfschmerz

Zahlreiche Lehrbücher für Studenten enthalten lange Klassifikationen der Ursachen von Kopfschmerzen, die zu der Annahme verleiten könnten, die Differentialdiagnose sei eine bloße Formsache.

Mit der einzigen Ausnahme der wirklich klassischen Fälle von Migräne ist diese Annahme jedoch keineswegs gerechtfertigt. Die ätiologischen Faktoren und auch einige klinische Merkmale verschiedener Kopfschmerzarten überlagern sich oft so weitgehend, daß die Differentialdiagnose äußerst schwierig werden kann. Nicht selten werden uns z. B. Patienten, die tatsächlich an Migräne leiden, als „diagnostisches Problem" zugewiesen, weil ihr Kopfschmerz nicht frontal, nicht einseitig und nicht klopfend ist. Freilich kommen diese Besonderheiten bei der klassischen Migräne vor; sie sind aber nicht eine Conditio sine qua non für die Diagnose „Migräne". Was die ätiologischen Faktoren betrifft, so ist eine besondere Schwierigkeit die Abschätzung der Rolle, die seelischer Spannungsdruck bei einem individuellen Falle spielt. Daraus, daß ein Patient unter Spannungsdruck steht, folgt nicht automatisch, daß sein Kopfschmerz ein „Spannungskopfschmerz" ist. Migräne wird oft durch Spannungsdruck ausgelöst, und wohl jeder Patient, der eine Anzahl schwerer Migräneanfälle durchlitten hat, wird früher oder später in den Zustand allgemeinen Spannungsdrucks geraten. Die vorschnelle Diagnose „Spannungskopfschmerz" kann dazu führen, daß solche Patienten langzeitig erfolglos mit Tranquillizern behandelt werden statt mit Ergotamintabletten, die ihnen möglicherweise Erleichterung bringen würden. Auch zwischen Patienten mit Kopfschmerzen und Gesichtsschmerzen bestehen Ähnlichkeiten der diagnostischen Möglichkeiten und der ätiologisch in Betracht kommenden Faktoren. Daher sei dem Leser empfohlen, dieses und das folgende Kapitel nacheinander zu lesen.

Allgemeines zum Thema „Kopfschmerzen"

Eine weit verbreitete Fehlvorstellung, nicht nur bei der allgemeinen Bevölkerung, ist die, daß die häufigste Ursache von Kopfschmerzen Augenüberanstrengung oder Nasennebenhöhlenerkrankungen seien. Nur wenige Kopfschmerzpatienten, die dem Neurologen zugewiesen werden, sind nicht vorher bereits einer Augenuntersuchung unterzogen worden, und bei vielen wurden die Nasennebenhöhlen bereits röntgenologisch untersucht.

Refraktionsanomalien führen dann zu Schmerzen in den Augen und in ihrer Umgebung, wenn die Augen ungewöhnlich lange und bei schlechter Beleuchtung benutzt werden, sie können aber *nicht* Ursache von Kopfschmerzen sein, die zu einer Zeit auftreten, in der die Augen nicht zum Lesen oder zu sonstiger Naharbeit benutzt werden. Manchmal werden Wochen mit Augenuntersuchungen und Versorgung des Patienten mit einer Brille versäumt, bis sich dann herausstellt, daß sich bei Gebrauch der neuen Augengläser die Kopfschmerzen nicht bessern.

Manche Patienten klagen über „Nasennebenhöhlenkopfschmerzen", die sie schon ihr Leben lang hätten, und doch ergibt sich bei genauer Befragung gewöhnlich die für Migräne typische Anamnese. Sinuserkrankung verursacht Schmerzen in den betroffenen Sinus. Der Schmerz kann zwar in andere Gesichts- oder Kopfareale fortgeleitet sein, doch ist als Ursprungsschmerz der Schmerz in dem betreffenden Sinus identifizierbar. Die Annahme, daß chronische, *subklinische* Sinuserkrankung rekurrierende schwere Kopfschmerzen über Dekaden hinweg hervorrufen kann, ist nicht länger haltbar.

Oft wird auch der Ausdruck „gewöhnliche Kopfschmerzen" von Patienten gebraucht. Gemeint sind wohl Kopfschmerzen, die nicht oft auftraten und meist nicht lange anhielten, so daß die Beeinträchtigung den Patienten noch nicht veranlaßte, zum Arzt zu gehen. In solchen Fällen darf die Diagnose nicht einfach akzeptiert werden; es ist wesentlich, solchen Kopfschmerzen auf den Grund zu gehen.

Die Möglichkeit, daß ein Kopfschmerz eine sehr ernst zu nehmende Ursache hat, steht *nicht* in direkter Beziehung zur Schwere des Kopfschmerzes. Tatsächlich sind die allerschwersten Kopfschmerzen meist durch Migräne verursacht, hingegen klagen viele Patienten mit einem Hirntumor nur über einen „dumpfen" und „duseligen" Kopf, und auch dies nur bei direkter Befragung. Nicht oft veranlaßt der Kopfschmerz selbst den Patienten dazu, einen Arzt aufzusuchen.

Röntgenaufnahmen des Schädels machen auf den Patienten zwar großen Eindruck, helfen aber selten bei der Kopfschmerzuntersuchung. Die Bilder können beschränkt werden auf eine a. p.- und eine Seitenaufnahme; oft kann man auch ohne diese Untersuchung auskommen, wenn die Diagnose sich klinisch klären läßt. Ein normaler Schädelröntgenbefund schließt nichts aus. Die wichtigste Untersuchung eines Kopfschmerzkranken ist die Anamnese.

Migräne

Aus den einführenden Darlegungen wird der Leser wohl ersehen haben, welch großen Wert wir auf die Erkennung der Migräne legen. Wir messen der Migräne oder ihren Varianten deshalb besonderes Gewicht zu, weil es sich bei der Mehrzahl der Patienten, die wegen Kopfschmerzen in die Klinik kommen, um eben dieses Leiden handelt.

Daß die Diagnose manchmal schwierig ist, mag an besonderen Eigentümlichkeiten des Kopfschmerzes in den betreffenden Fällen liegen; eine Verkennung der Situation läßt sich wohl nicht immer vermeiden; doch beruhen solche Fehlbeurteilungen nicht selten auf der unkritischen Hinnahme der Angabe des Kranken, er habe immer nur an „Nebenhöhlen-" oder an „gewöhnlichem Kopfschmerz" gelitten. Ein offenbar erst im Alter von 55 Jahren eintretender Kopfschmerz mag ein diagnostisches Problem darstellen, jedoch ist bei einem – unter dem Bild einer lebenslangen, bisher als „Nebenhöhlenleiden" bezeichneten Migräne – zur Untersuchung kommenden Kopfschmerz die Diagnose leicht. Ein weiterer Irrtum ist der, als Ursache eines Kopfschmerzes Spannungsdruck anzunehmen bei Patienten, bei denen Spannungsdruck eine sekundäre Erscheinung des Kopfschmerzleidens ist. Mag auch der Spannungsdruck eine Behandlung mit Valium veranlassen, so wird diese Therapie doch nicht erfolgreich sein bei Fällen, in denen Migräne vorliegt, wie auch zusätzlich verordnete einfache Analgetika den einer Spannung zugrundeliegenden Kopfschmerz *nicht* beheben werden. Bei der Mehrzahl der an Migräne Leidenden werden die Schmerzen durch einfache Analgetika und selbst durch Narkotika *nicht* signifikant gelindert.

Eine selten betonte Eigentümlichkeit der Migräne ist die Tendenz der Anfälle, beim morgendlichen Erwachen einzusetzen, und zwar besonders an Wochenenden. Ursachen hierfür sind oft Entspannung und Ausschlafenkönnen. Beides könnte vermieden werden durch Fortsetzung der üblichen Arbeit an den Wochenenden. Eine extreme Ausprägung dieser Attacken einer Relaxationsmigräne zeigt sich darin, daß manche Patienten nur während der Ferien Kopfschmerzen bekommen!

Sitz der Kopfschmerzen (Abb. 20.1., 20.2. und 20.3.)

Die klassische Migräne ist frontal-temporal lokalisiert und meist einseitig. Bei diesem Sitz der Kopfschmerzen dürfte es kaum schwierig sein, die Diagnose zu stellen.

Ein so wie in Abb. 20.2. gelagerter Kopfschmerz ist diagnostisch besonders schwer zu beurteilen. Es wird dann so sehr auf die Verspannung der Nackenmuskeln geachtet und vermutet, daß diese für einen „Spannungskopfschmerz" verantwortlich ist, daß überhaupt ein okzipitaler Kopfschmerz auf einen Spannungsdruck bezogen wird. Tatsächlich ist es jedoch so, daß zahlreiche sonst typische Migräneanfälle im Okzipitalbereich ihr Ausgangsareal haben und von dort aus erst zum „klassischen" Stirnsitz aus-

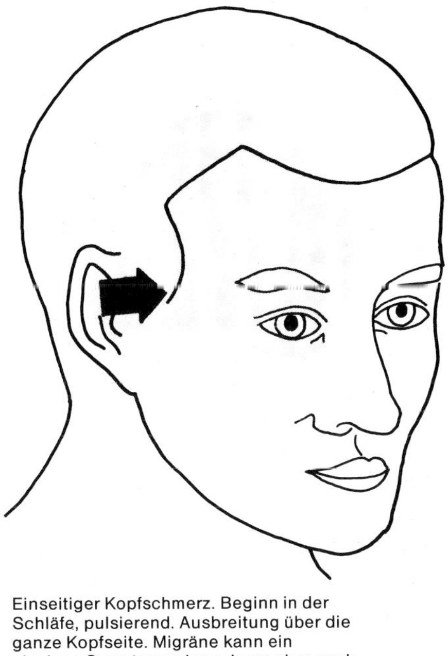

Einseitiger Kopfschmerz. Beginn in der Schläfe, pulsierend. Ausbreitung über die ganze Kopfseite. Migräne kann ein einziges Symptom zeigen, kann aber auch polysymptomatisch verlaufen. Meist bleibt der Schmerz streng unilateral, kann aber öfter auch doppelseitig sein. Nach 30 min bis zu mehreren Stunden sistiert er spontan

Abb. 20.1. Klassische Migräne (Hemikranie)

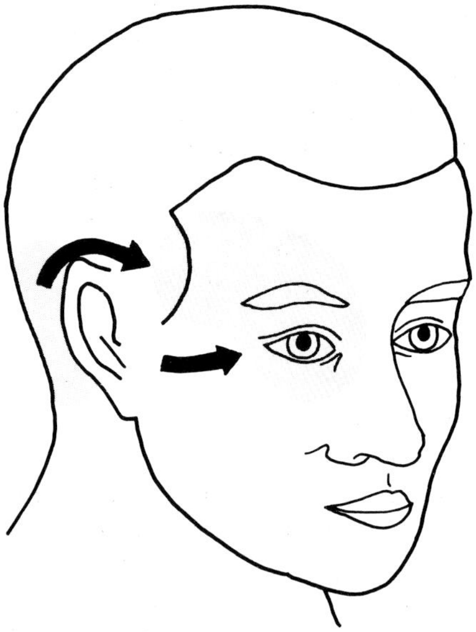

Das ist der Migränetyp, der am häufigsten zu Krankenhauseinweisungen führt. Beginn weniger dramatisch. Häufig dumpfer Schmerz in der Hinterhauptsgegend, der sich nach vorn, um die Schläfe oder in die Tiefe der Gegend hinter dem Auge ausbreitet. Ein dumpfes, schmerzhaftes Gefühl, als berste etwas hinter dem Auge, ist ein wichtiger diagnostischer Hinweis. Auch bilateral kann dieser Schmerz auftreten, doch ist er auf einer Seite meist stärker als auf der anderen

Abb. 20.2. Okzipital-orbitale Migräne

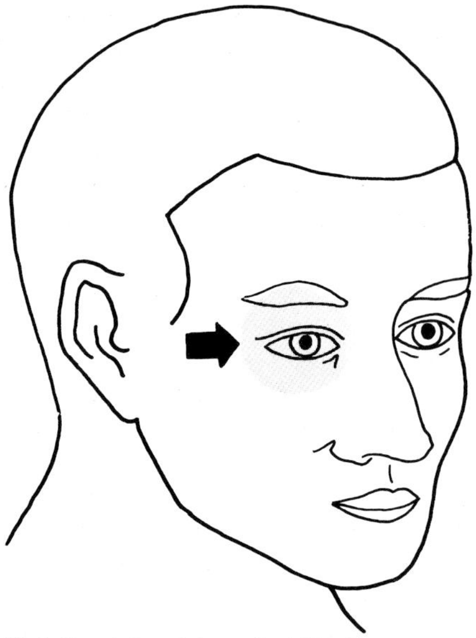

Hierbei handelt es sich um eine Variante der migränoiden Neuralgie. Der Schmerz hat dumpfen, persistierenden Charakter und sitzt hinter dem Auge. Manchmal hat der Patient ein Gefühl, als werde eine Nadel in die Tiefe hinter sein Auge gestochen. Fotophobie ist eine häufige Begleiterscheinung. Lichteinwirkung oder rasche Bewegung verstärkt den Schmerz. Der Autor ist der Meinung, daß dieser Schmerz die häufigste Variante derjenigen vaskulär bedingten Schmerzen ist, die mit der Einnahme antikonzeptioneller Pillen zusammenhängen

Abb. 20.3. Orbitale Migräne

strahlen. Die in Abb. 20.2. gezeigte Variante ist weniger typisch und läßt die Diagnose schwierig erscheinen. Hier beginnt der Schmerz am unteren Hinterkopf und strahlt aus zur Schläfe nach vorn oder tief hinab hinter das Auge. Meist ist er bilateral, eine Seite kann aber schwerer betroffen sein als die andere. Bei besonders vehementen Schmerzen drückt der Kranke beide Hände an seine Schläfen und gibt das Gefühl eines „Berstens" in dieser Region an. Klopfgefühl kann fehlen oder nur tief im Auge verspürt werden; durch Anstrengungen oder helles Licht kann es provoziert werden.

Die 3. Variante (Abb. 20.3.) wird oft als Nebenhöhlenerkrankung beschrieben. Der Schmerz beschränkt sich im wesentlichen auf eine Region tief hinter dem Auge. Er kann doppelseitig sein und durch helles Licht verstärkt werden. Er zieht sich mehr oder weniger kontinuierlich über Wochen hin mit zeitweisen Verschlimmerungen. Im allgemeinen wird er als migränoide Neuralgie bezeichnet. Er stellt sich oft bei Patienten ein, die eine Migränevorgeschichte haben, und tritt häufiger bei Frauen als bei Männern auf (anders als der Clusterkopfschmerz, der fast ausschließlich bei Männern beobachtet wird). Dieser Kopfschmerztyp scheint besonders bei den Frauen vorzukommen, die die Antibabypille einnehmen. Solche Patientinnen klagen oft darüber, daß sie das Gefühl haben, als werde ihnen eine rotglühende Nadel hinter dem Auge hineingestoßen. Bei jeder jungen Frau, die solche Kopfschmerzen hat, muß an die Möglichkeit eines Zusammenhangs mit der Einnahme der Pille gedacht werden.

Schmerztyp

Es ist wichtig, kurz zu erwähnen, daß, obwohl – wie bekannt – klopfender Schmerz für Migräne typisch ist, die Diagnose einer Migräne von diesem Merkmal nicht abhängt. Selbst bei klassischer Migräne kann Klopfen oder Hämmern nur zu Beginn der Kopfschmerzentwicklung vorhanden sein, während der voll ausgebildete Schmerz dann mehr oder weniger konstant ist. Bei der 2. und 3. Variante ist Pochen oder Klopfen gewöhnlich kein hervortretendes

Merkmal; hervorgehoben werden muß jedoch der tiefliegende, berstende Schmerz im Auge, da er nicht nur in diesen Fällen ein diagnostisches Leitzeichen ist, sondern weil er oft auch in Fällen fazialer Migränesyndrome, die im nächsten Kapitel besprochen werden, eine diagnostische Klärung bringen kann.

Nach Ansicht des Autors sind diese eigentümlichen prickelnden Empfindungen, die ein Patient mit dem Gefühl verglich, es sei in seinem Auge ein Bündel von Brennesseln, praktisch ein sehr gutes Migränediagnostikum. Sie kommen nämlich bei allen Varianten der Migräne vor; man muß allerdings bei der Anamneseerhebung gezielte, spezifische Fragen stellen, um den Patienten daran zu erinnern, daß er diese Mißempfindungen hatte oder hat. Zunächst aber fragt man den Patienten am besten danach, ob er irgendwelche besonderen Empfindungen oder Gefühle im Auge gehabt habe, wobei spezifische Suggestionen zu vermeiden sind. Die Beschreibung des Patienten selbst ist dann so charakteristisch, daß, wie atypisch auch immer der Rest der Anamnese sein möge, die Diagnose „Migräne“ gesichert ist.

Begleitsymptome

In Beschreibungen der klassischen Migräne wird großes Gewicht gelegt auf alarmierende Prodrome, wie z. B. Zickzacklinien oder Kreise, die an die Grundrisse von Burgen oder Befestigungsanlagen erinnern. Das sind aber keinesfalls allgemein vorkommende Begleiterscheinungen des Kopfschmerzes. Obgleich man ihr Auftreten zu Beginn des Anfalls erwartet, wenn die Blutgefäße sich im Spasmus befinden, so treten sie doch auch oft während des voll ausgeprägten Kopfschmerzes auf. Die vielleicht häufigsten visuellen Symptome sind Photophobie (Lichtscheu) und eine leichte schleierartige Verschwommenheit des Sehens. Einige Patienten klagen darüber, daß helles Licht ihre Kopfschmerzen verursache, und berufliche Arbeit unter heller künstlicher Beleuchtung (Neonröhren) sowie Autofahren bei hellem Sonnenschein werden öfters als spezifische Provokationsfaktoren angeführt.

Die Mehrzahl der Patienten hat während des Anfalls eine starke Nausea, jedoch ist heftiges Erbrechen ein ungewöhnliches und oft nur einmaliges Vorkommnis. Es ist sogar eine nützliche allgemeine Regel, bei Auftreten von Erbrechen als neuem Symptom bei Attacken an die Möglichkeit einer ernsteren Erkrankung zu denken. Ist *keine* frühere Migränevorgeschichte feststellbar, so sollte ein kürzlich eingetretener Kopfschmerz, der von Erbrechen begleitet ist, als verdächtig angesehen werden, daß ihm ein Tumor in der hinteren Schädelgrube zugrundeliegen könnte, wenn keine gewichtigen Gründe gegen eine solche Vermutung sprechen.

Äußerste Reizbarkeit, Geräuschempfindlichkeit und Angstgefühl sind in mehr oder weniger starkem Grade bei allen Anfällen vorhanden, und die Patienten sind bestrebt, sich in einem dunklen, geräuschfreien Raum aufzuhalten.

Andere wichtige Varianten

Migräne im Kindesalter. Anfälle von Blässe, Nausea und Erbrechen mit gelegentlichen Klagen über verschwommenes Sehen, sog. „abdominelle Migräne“, kommen gewöhnlich in der Kindheit vor. Bei Kindern unter 10 Jahren sind Klagen über Kopfschmerz ungewöhnlich.

Ausnahmsweise können gelegentlich 5 Jahre alte Kinder bemerkenswert genaue Beschreibungen ihrer Anfälle geben, sofern die Eltern das erlauben. Ein kleiner Junge nannte seine Anfälle „Kopfweh mit Farben“, andere Kinder sprechen von „taumeligem Kopf“ oder „Schmerz über dem Auge“. Elterliche Angaben darüber, daß das Kind blaß, teilnahmslos und schläfrig sei, lassen kaum Zweifel an der Diagnose Migräne aufkommen. Wie beim Erwachsenen können die Anfälle durch Anstrengung hervorgerufen werden, und manche sportlich besonders aktiven Kinder, die große Freude an Spielen und Leibesübungen haben, werden durch das Einsetzen solcher Anfälle in ihrer Ausbildung schwer gestört. Anders als im Erwachsenenalter sind die Anfälle aber außerordentlich kurz, dauern meist nur 15–20 min mit dann rasch einsetzender Erholung und totalem Verschwinden.

In den früheren Teenagerjahren kommt eine Variante vor, die als „basilare Migräne“ bezeichnet worden ist. Bei ihr wird das Bild beherrscht durch Attacken von Hirnstammischämie. Ein 13jähriger Junge aus der Praxis des Autors hatte 5 Episoden von Teichopsie (blitzartiges Flimmern) durchgemacht, gefolgt von jeweils fast 30 min dauernder Hemianopsie und Tetraplegie. Diese Anfälle waren 2 Jahre lang ab und zu aufgetreten. Jedesmal folgte dem Anfall eine typische Migränesymptomatik, und zwischen den ischämischen Attacken waren typische Migräneanfälle vorgekommen.

Clusterkopfschmerz (Abb. 20.4.). Dieses Syndrom ist in verschiedener Weise sogar noch charakteristischer

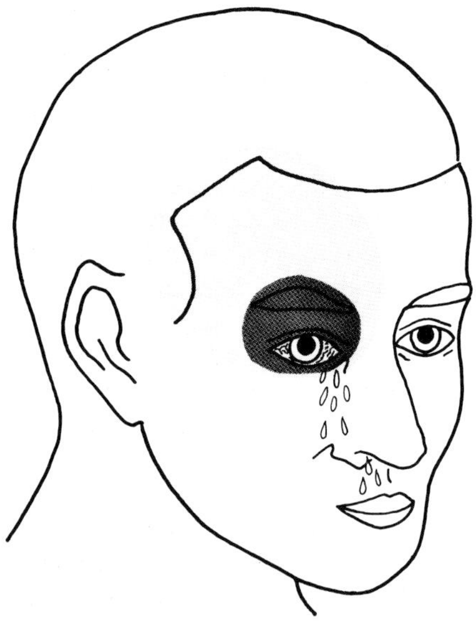

Fast ausschließlich eine Erkrankung der Männer mittleren Lebensalters. Oft keine Migräneanamnese.
Die meist nachts auftretenden Anfälle dauern 30 min – 2 h. Der folternd-quälende Schmerz sitzt im und am Auge. Auge blutunterlaufen; Nase verstopft. Das Auge kann tränen, die Nase kann laufen. Diese Symptome können besonders durch Alkoholgenuß zwischen den Anfällen ausgelöst werden. Die „haufenweise“ auftretenden Anfälle können sich über 6–12 Wochen hinziehen und alljährlich etwa in derselben Jahreszeit einsetzen. Sehr gutes Ansprechen auf Ergotamin

Abb. 20.4. Clusterkopfschmerz (migränoide Neuralgie)

als die klassische Migräne, wird aber trotzdem oft fehldiagnostiziert. Es betrifft fast ausschließlich Männer mittleren Lebensalters, die gewöhnlich *keine* Migränevorgeschichte aufweisen. Die streng unilateralen Schmerzen sitzen an der Stirn. Dabei besteht ein besonders heftiger Schmerz im Auge, der sogar starke Männer zum Weinen bringen kann. Das affizierte Auge ist blutunterlaufen und tränt während des ganzen Anfalls. Die Nase ist verstopft, kongestioniert, und es kommt zu Sekretabfluß aus dem Nasenlumen.

Das vielleicht kennzeichnendste Merkmal der Attacken ist, daß sie ausschließlich nachts auftreten. Durch die etwa 30 min–2 h dauernden Anfälle wird der Patient aus dem Schlaf geweckt. In einer Nacht können mehrere Anfälle auftreten; am Tage kommen sie nur höchst selten vor. Viele Patienten geben an, daß die Anfälle durch Alkoholgenuß provoziert werden. Eine Anfallsserie kann sich über 6–12 Wochen erstrecken und kann zur selben Zeit alljährlich wiederkehren. Gelegentlich dauern die Häufungen (engl. „cluster“ = Haufen; daher die Bezeichnung des Syndroms) der Attacken länger. Der Autor hat Fälle beobachtet, bei denen sich die Anfälle über 14 bzw. 26 Monate hingezogen haben, ehe die geeignete Behandlung angesetzt wurde. Oft wird bei diesen Patienten der Verdacht auf intrakranielle Aneurysmen geäußert, doch sind wegweisend zur Diagnose die Periodizität der Symptome und die relative Kürze der einzelnen Schmerzepisoden.

„Status migraenosus“. Dieser Zustand kann am besten als chronische milde Migräne bezeichnet werden. Die Verteilung des Schmerzes ähnelt der in Abb. 20.3. dargestellten. Meist leitet eine Streßsituation eine Krankheitsepisode ein; wenn der Patient zur Beobachtung kommt, ist dieser initiale Streß aber seit kurzem vergangen, und an seine Stelle ist der Kopfschmerz getreten! Manchmal spricht man von diesem Kopfschmerz als von einem „Spannungskopfschmerz“. Wir möchten hier noch einmal betonen, daß es wichtig ist, solche Patienten sowohl mit Antimigränemitteln als auch mit spannungslindernden Medikamenten zu behandeln.

Ferner ist bei dieser Patientengruppe wichtig, daß dem Patienten versichert wird, er leide nicht an einem Hirntumor. Diese Patienten wagen nämlich nicht, ihre Sorge oder Angst zu äußern, die doch gerade bei ihnen ein konstantes Phänomen ist; so lohnt es sich also, ausdrücklich zu betonen, daß bei den Untersuchungen an die Tumormöglichkeit gedacht wurde, daß sie aber ausgeschlossen worden sei.

Überanstrengungsmigräne. Das ist eine selten erörterte, aber recht häufige Migränevariante von einer gewissen Bedeutung. Fast immer wird sie als Subarachnoidalblutung fehldiagnostiziert. Sie kann bei jeder Art von Anstrengung vorkommen, wird aber besonders häufig während des Geschlechtsverkehrs bemerkt. Es ist meist eine typische Migräne, die mit explosiver Plötzlichkeit beim Orgasmus oder kurz danach eintritt. Sie kann bei beiden Partnern auftreten; dem Autor sind zwei Fälle begegnet, bei denen die Kopfschmerzen gleichzeitig bei beiden Partnern einsetzen. Kommt der Patient in eine Klinik, so wird meist sogleich eine Lumbalpunktion vorgenommen, zwecks Ausschluß einer SaB. Oft genug kann man versichern, daß es sich nicht um eine „Kleinblutung“ gehandelt habe, wenn der Kopfschmerz am folgenden Tage vollkommen verschwunden ist. Über einen ähnlichen Kopfschmerz bei professionellen Fußballspielern (als Folge von Kopfstößen) ist vor einiger Zeit berichtet worden.

Migräne mit Vertigo. Manchmal steht bei einer mit Erbrechen einhergehenden Migräne das Symptom Schwindel so stark im Vordergrund des Erscheinungsbildes, daß der Kopfschmerz übersehen wird. Bei derartigen Fällen kann die Bedeutung der Anamnese nicht genug betont werden. Eine 53jährige Frau wurde uns wegen Attacken hochgradigen Schwindels zur Untersuchung zugewiesen. Diese Anfälle traten meist während der Bettruhe auf. Der Anfall endete mit generalisierten klopfenden Kopfschmerzen. Anamnestisch ergab sich, daß die Kranke seit ihrem 14. Lebensjahr an Migräne litt. Diese war *stets* mit Schwindel verbunden. Die jetzt vorkommenden Anfälle unterschieden sich von den früheren nur dadurch, daß der Schwindel heftiger war als die Kopfschmerzen. Durch prophylaktische Gaben von Antimigränemitteln ließen sich die Beschwerden vollständig beseitigen (s. auch Kap. 6).

Behandlung der Migräne

Mit einfachen Analgetika ist bei Migräne therapeutisch wenig oder gar nichts auszurichten. Die Patienten geben zwar an, eine Erleichterung zu verspüren, bei genauerer Befragung läßt sich das aber nicht konkretisieren. Wirksame Analgetika lindern die Beschwerden innerhalb von 30 min. Patienten mit Migräne können im Laufe weniger Stunden 6–8 Aspirin schlucken, und wenn dann der Kopfschmerz endlich nachläßt, schreiben sie das irrtümlich der Wirkung der Tabletten zu. Opiate sollten nicht verwendet werden. Unbeschadet der offensichtlichen Wirkungspotenzierung erbringen sie keine Kopfschmerzerleichterung und verschlimmern sogar die Misere des Patienten durch Auslösung von Erbrechen. Hat sich der Kopfschmerz zu seiner Höhe entwickelt, ist parenteral verabreichtes Ergotamin selten wirksam und darüber hinaus mit einem gewissen Risiko belastet. Kann der Patient zum Schlafen gebracht werden, und sei es nur für 30 min, so kann dadurch oft die Attacke beendet werden. Der Autor bevorzugt bei einer akuten, ausgebildeten Attacke intramuskuläre Injektion von 50 mg Promethazin (Atosil), ein Mittel, das nicht nur sediert, sondern auch ein gut wirksames Antiemetikum ist.

Hat der Patient isolierte Attacken mit erkennbaren Prodromen, so eignen sich zur Therapie die oral einzunehmenden Ergotaminstandardpräparate, vorausgesetzt sie werden so bald wie möglich nach dem Einsetzen der ersten Symptome eingenommen. Hat sich der Kopfschmerz erst einmal fest etabliert, so ist die Wahrscheinlichkeit nicht groß, daß er auf irgendein Medikament anspricht. Ist eines der Merkmale des Anfalls Erbrechen, so kann ein Präparat hilfreich sein, das ein Antiemetikum enthält, oder man kann in solchen Fällen Ergotamin auch als Suppositorium verabreichen. Ist auch nur eine geringe Nausea vorhanden, so ist es sehr unwahrscheinlich, daß zu kauende oder im Munde aufzulösende Präparate dieses Mittels toleriert werden, da das Ergotamin einen sehr unangenehmen Geschmack hat.

Bei mehrmals wöchentlich auftretenden Anfällen sollte eine präventive Therapie versucht werden. Dazu eignen sich – mit jeweils höherer Effektivität – : Clonidin (Catapresan) 0,15 mg 1–2mal tgl. 1 Tbl., Bellergal 2mal tgl. 1 Dragée oder Methysergid-maleat (Deseril), anfangs ½, später 1 Retard-Tbl. tgl. (als Versuch). Man sollte sich aber über die langzeitlichen Risiken des letzten Präparats im klaren sein und sie sorgfältig bedenken, bevor man das Mittel einsetzt.

Bei der Migränevariante, die als „Status migraenosus" bekannt ist, läßt sich jedes der oben erwähnten Prophylaktika, verbunden mit einem Tranquilizer wie etwa Valium (Diazepam), verwenden.

Da der Kopfschmerz bei diesem Zustand praktisch ein Dauerkopfschmerz ist, ist es kaum sinnvoll, hier zur Behandlung Ergotaminstandardpräparate anzuwenden.

Clusterkopfschmerz spricht ausgezeichnet auf Ergotamin an, und zur auslaufenden Therapie ist ein Ergotaminzäpfchen manchmal die einzige noch nötige Behandlungsmaßnahme. Kommt man damit dennoch nicht zurecht, oder treten trotz des am Abend vorher verabreichten Ergotaminsuppositoriums weitere Anfälle während des folgenden Tages auf, so ist Methysergid-maleat (Deseril) das Mittel der Wahl. Da die Länge der Clusterkopfschmerzattacken autogen beschränkt ist, braucht man sich um die Risiken einer langzeitigen Anwendung dieses Medikaments keine Gedanken zu machen. Um frühzeitige Rückfälle zu vermeiden, sollte die Behandlung *nach* der letzten Schmerzepisode noch 2 Wochen fortgesetzt werden.

Weitere Einzelheiten über die Anwendung von Antimigränemitteln finden sich in Kap. 24.

Bei durch die Antibabypille verursachten Kopfschmerzen sollte der Patientin geraten werden, die Pille nicht mehr einzunehmen. Fast in allen Fällen, in denen die Pilleneinnahme tatsächlich die Kopfschmerzen verursacht hat, verschwinden diese vollständig innerhalb von 2 Wochen nach Absetzen der Pille.

Im Hinblick auf mögliche Zusammenhänge des pilleninduzierten Kopfschmerzes mit vaskulär bedingten Zwischenfällen, die bei Patientinnen auftreten können, die die Pille einnehmen, scheint es ratsam zu sein, die Anwendung von Ergotamin bei jeder Art solcher Fälle zu vermeiden.

Es gibt so viele Agentien, die für die Behandlung der Migräne auf dem Markt sind, daß es eine entsprechend große Zahl verschiedener Therapiemöglichkeiten bei dieser Krankheit gibt. Die oben umrissenen Methoden werden vom Autor persönlich bevorzugt. Auf jeden Fall sollte dem Patienten nicht verschwiegen werden, daß selbst bei Anwendung der für den entsprechenden Fall passenden Medikamente keine Garantie für eine Schmerzbesserung oder Heilung gegeben werden kann. Wenn es hoch kommt, können nur bei etwa der Hälfte der Patienten die Anfälle erleichtert oder behoben werden. Hilft Ergotamin bei irgendeinem Kopfschmerz nicht, so kann man das nicht als Beweis dafür ansehen, daß es sich in dem betreffenden Fall nicht um eine Migräne handelt.

Spannungskopfschmerz (Abb. 20.5.)

Der typische Spannungskopfschmerz ist ein Kopfweh, das – mit einem Enge- und Gespanntheitsgefühl in den subokzipitalen Muskeln beginnend – sich über die Kuppe des Kopfes ausbreitet. Jedoch haben schon viele mit diesen „Spannungsdruckbeschwerden" ins Krankenhaus eingelieferte Patienten auf spannungslösende Tranquilizertherapie nicht angesprochen. Meist sind bei solchen Fällen noch zusätzliche Symptome vorhanden: Schwindelgefühl, Konzentrationsmangel und tief hinter den Augen sitzende Schmerzen. Nach Ansicht des Autors stellen diese Fälle Grenzfälle zwischen Spannungskopfschmerz und Spannungsmigräne dar; so lohnt es sich im allgemeinen, zusätzlich zu den Tranquilizern Antimigränemittel bzw. Migräneprophylaktika einzusetzen, auch wenn die vaskuläre Komponente im Krankheitsbild nur minimal zu sein scheint. Besonders der tiefe Augenschmerz scheint diese Fälle als solche herauszustellen, die sich für dieses therapeutische Kombinationsregime eignen.

Oft ist es nötig, den Patienten zu versichern, daß sie keinen Hirntumor haben. Manchmal sind sie deshalb so ängstlich, weil ein „Freund" ihnen mitgeteilt hat, daß er jemanden gekannt habe, der genau dieselbe Art Kopfschmerz gehabt habe und gestorben sei!

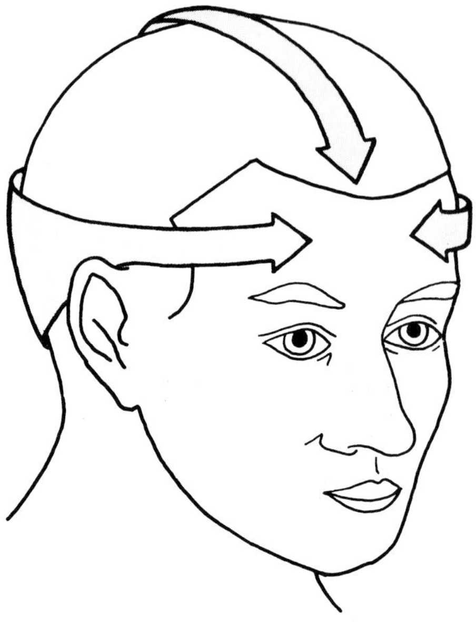

Vermutlich entsteht dieser Schmerz durch Spasmen in der Kopfhaut und den subokzipitalen Muskeln. Man nimmt an, daß diese Muskeln verkrampfungsempfindlich sind, doch sind genauere Erhebungen und Aussagen hierüber schwierig. Ein wichtiger diagnostischer Schlüssel ist meist die Angabe des Kranken, er fühle ein beengendes Band um den Kopf, oder seine Kopfhaut sei zu eng. Das steht im Gegensatz zu dem Gefühl des „Berstens" des Kopfes, das Migränepatienten angeben. Diese Patienten mit Spannungskopfschmerz sind meist ausgesprochen ängstlich. Sie sprechen gut auf Therapie mit milde wirkenden Tranquilizern an

Abb. 20.5. Spannungskopfschmerz (Muskelkontraktionskopfschmerz)

Psychogene Kopfschmerzen (Abb. 20.6.)

Der Ausdruck „psychotische" bzw. psychogene Kopfschmerzen ist nicht sehr glücklich gewählt, denn diese Patienten sind nicht im üblichen Sinne des Wortes „psychotisch". Ihre Symptome sind bemerkenswert gleichbleibend. Es besteht ein Schmerz im Kopfe, meist an einer eng umschriebenen Stelle, manchmal nicht größer als ein Pfennigstück, oft vom Patienten mit einer Fingerspitze bezeichnet. Die Beschreibung dieser Empfindung hat oft einen gewissen paranoiden Beiklang. Häufig kommen Ausdrücke vor wie: „Ich kann den Klumpen ganz genau im Schädel fühlen", oder: „Es fühlt sich an, als kröchen Würmer im Kopf herum", oder: „Es scheint mir, als verfaule der Knochen". Beruhigt man die Patienten, so wird einem entgegnet: „Gut, ich weiß, daß *Sie*

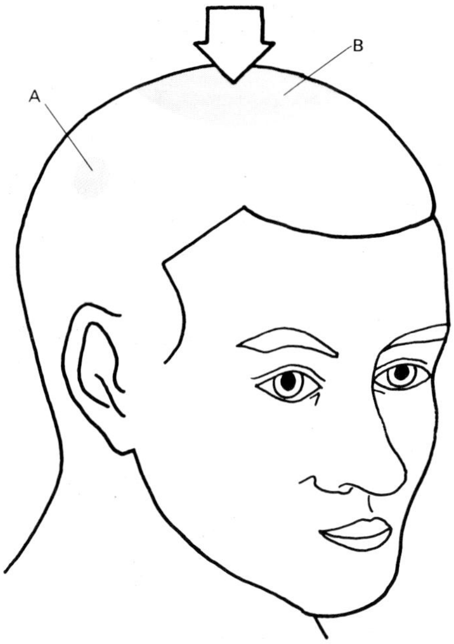

(A) Der Patient gibt an, an einer einzelnen Stelle des Kopfes absonderliche Mißgefühle zu empfinden, etwa: „Der Knochen wird schlecht", oder: „Würmer kriechen unter die Haut". Der Untersucher wird gebeten, einen Vorsprung zu betasten der sich an dieser Kopfstelle gebildet habe und der immer größer werde. Gewöhnlich läßt sich aber lediglich eine normale Schädelvorwölbung feststellen. Durch die Palpation und weitere Untersuchungen und die Versicherung, daß nichts Abnormes vorliege, läßt sich der Patient jedoch nicht beruhigen. Durch Antidepressiva kann eine gewisse Linderung der Beschwerden, aber keine völlige Beseitigung des Schmerzes erzielt werden. Wenn ein Patient angibt, er könne den Sitz des Schmerzes mit einem einzelnen Finger genau lokalisieren, so muß das stets den Verdacht auf ein psychogene Symptomatik hervorrufen
(B) Ein hartnäckiges Druckgefühl über dem Scheitel ist typisch für einfachen depressiven Kopfschmerz

Abb. 20.6. Psychogener Kopfschmerz

nichts finden können, aber *ich* weiß, daß da etwas ist." Regelmäßig wird der Untersucher aufgefordert, das Gebilde am Kopf zu tasten, dort, wo es über der Schmerzstelle liegen müsse; der Patient selbst und oft auch sein Ehepartner werden versichern, daß an manchen Abenden vorübergehend ein „Klumpen" auftrete, der so groß wie ein Hühnerei sei. Gern unterziehen sich Patienten wiederholten Kontrastmitteluntersuchungen, wenn sich jemand findet, der zu ihrer Durchführung bereit ist, aber sie sind nicht beruhigt, wenn die Tests negativ ausfallen. Man sieht zuweilen Patienten, die diese Art von Kopfschmerz 30 Jahre oder länger haben, und man gewinnt den Eindruck, daß keiner von ihnen je geheilt worden ist.

Druckkopfschmerz

Für den Druckkopfschmerz ist typisch, daß er beim Erwachen auftritt, beim Bücken oder Husten sich verstärkt, ein „berstendes" Gefühl im Kopf hervorruft und auf Analgetika nicht anspricht. Die Diagnose kann aber aufgrund dieser Symptome bzw. Angaben nicht ohne weiteres gestellt werden, da all diese Merkmale auch bei Migräne vorkommen. Viele dieser Patienten werden nach allen Richtungen ausgiebig durchuntersucht und nichts Besonderes wird gefunden. Kopfschmerzen, die bei Husten auftreten, erfüllen einzelne der Kriterien, aber sorgfältige klinische Überlegungen sollten doch zunächst angestellt werden, ehe man umfangreiche spezielle Untersuchungen durchführt. Wer viele Patienten mit Kopfschmerzen beobachtet hat, ist immer wieder durch die Tatsache beeindruckt, daß nur sehr wenige Kopfschmerzpatienten ein manifestes, ernstes Leiden haben. Demgegenüber ist bei Patienten, die eine Hirngeschwulst haben, oft erst bei direkter Befragung herauszubekommen, daß sie seit einigen Wochen ein „duseliges" Gefühl im Kopf hätten, das morgens auftrete. Im allgemeinen suchen diese Hirntumorpatienten einen Arzt wegen eines anderen, auffallenderen neurologischen Symptoms auf, um sich Rat zu holen.

Man kann sich nur damit trösten, daß bei all denen, deren einziges Symptom Kopfschmerzen sind, sich nur ganz selten einmal ein Hirntumor als Ursache herausstellt. Bei über 400 Kopfschmerzpatienten, die der Autor in den letzten 14 Monaten sah, wurde nur bei 2 ein Hirntumor diagnostiziert. Und in einem weit größeren Übersichtsbericht aus der Literatur ergab sich bei einer Serie von 1600 Fällen nur 1 Hirntumorfall. Das soll nun nicht besagen, daß Wachsamkeit nicht das Wichtigste sei, aber es bedeutet doch für die Patienten eine große Erleichterung, wenn sie wissen, daß Hirngeschwülste *nicht* die häufigste Ursache von Kopfschmerzen sind.

Arteriitis temporalis (Abb. 20.7.)

Eigentlich ist der Name für dieses Syndrom unglücklich gewählt, denn er vermittelt den fälschlichen An-

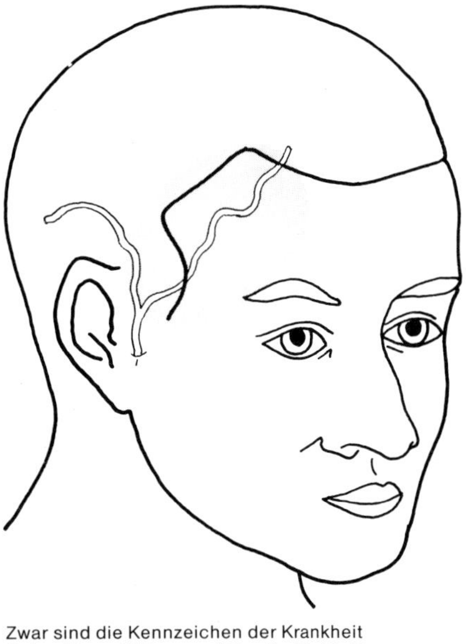

Zwar sind die Kennzeichen der Krankheit Schwellung, Rötung und Empfindlichkeit der Arteria temporalis sowie Kopfschmerz in ihrem Ausbreitungsgebiet, doch sind das nur die Zeichen bei klassischen Fällen. Auch ein diffuser Kopfschmerz kann das Zeichen dieser Krankheit sein. Es kann auch die Okzipitalarterie betroffen sein, und es kann sich ein entsprechendes Bild der Empfindlichkeit und Schwellung ergeben. Die Patienten sind fast ausnahmslos über 60 Jahre alt. Dieses Merkmal sollte dazu verhelfen, migränoide Neuralgien oder faciale Migränesyndrome auszuschließen. Diagnostische Leitbefunde sind: allgemeine Hinfälligkeit und auffallend hohe Blutsenkungsgeschwindigkeit

Abb. 20.7. Arteriitis temporalis

schein, als sei die Arteria temporalis das einzige bei diesem Leiden betroffene Gefäß. Der typische Fall ist der, daß ein älterer Patient (immer über 60 Jahre) an einer offensichtlichen geschwollenen Schläfenarterie Schmerzen und Druckempfindlichkeit hat, und zwar uni- oder bilateral. Die anderen Arterien der Kopfoberfläche können ebenfalls beteiligt sein, und wenn dabei auch einmal Hinterkopfschmerz mit lokaler Druckempfindlichkeit auftritt, so kann leicht fälschlich die Diagnose „Spannungskopfschmerz" gestellt werden. Zwar kommt die Erkrankung selten vor, doch tut man gut daran, bei jedem Fall von Kopfschmerzen, bei dem der Patient das 60. Lebensjahr überschritten hat, so lange anzunehmen, daß eine Arteriitis temporalis vorliegen könnte, bis eine andere Diagnose gesichert ist. Für praktische Zwekke ist als erste ausschlußdiagnostische Maßnahme die Prüfung der Blutsenkungsgeschwindigkeit erfolgreich verwendbar. Liegt eine BSG-Beschleunigung vor, ist eine bioptische Untersuchung nach Aufnahme in die Klinik erforderlich, insbesondere im Hinblick auf das hohe Erblindungsrisiko bei der Arteriitis temporalis, wenn keine Steroidbehandlung durchgeführt wird. Außer dem lokalen Schmerz beschreiben die Kranken häufig ein generalisiertes dumpfes Kopfweh oder einen tiefen, „brennenden" Kopfschmerz. Bei manchen Fällen wird die Krankheit nur dann erkannt, wenn man bei älteren Personen mit solchen Kopfschmerzen stets einen starken Verdacht auf dieses Leiden aufrechterhält. Hinweise sind die Tendenz dieser Kopfschmerzen, bei Nacht besonders heftig zu werden, und das häufig gleichzeitige Vorkommen von Anorexie und allgemeiner Malaise. Einige Patienten (in verschiedenen Beobachtungsserien bis zu 30%) geben anamnestisch sehr quälende, reißende oder brennende Gliederschmerzen an, oft stärker in den Muskeln als in den Gelenken. Diese sog. „Polymyalgia rheumatica" bedarf u. U. der Steroidtherapie.

Posttraumatische Kopfschmerzen

Diese Art von Kopfschmerzen wird als letzte angeführt, weil ihre Merkmale viele der bereits diskutierten Punkte lediglich unterstreichen. Es lassen sich deutlich 3 Varianten voneinander abgrenzen. Bei Patienten, die schwere Traumata mit Frakturen und chirurgischer Intervention durchgemacht haben, ist das Auftreten schwerer Kopfschmerzen nichts Überraschendes. Diese Schmerzen sind intermittierend und sind schwer. Bis zu einem gewissen Grade werden sie durch einfache Analgetika verringert. Die oft vorhandene lokale Empfindlichkeit in der Region der Verletzung läßt sich in geeigneten Fällen bessern durch lokale Injektion anästhesierender Mittel.

Patienten mit weniger schweren Traumen, z. B. nur trivialer Kopfverletzung, können chronische Kopfschmerzen bekommen. Bei einem Teil solcher Patienten ist dieses Kopfweh dem Spannungskopfschmerz ähnlich und hängt wohl mit den Streßfaktoren zusammen, im Rahmen derer der Unfall überhaupt zustande kam oder mit den Faktoren, die aus den Möglichkeiten der Kompensierung der Schädigung resultierten. Bei anderen Patienten lassen sich die Kopfschmerzen leicht als Migräne identifizieren, und diese posttraumatisch auftretende Migräne findet sich auch bei Patienten, in deren Vorgeschichte vor dem Unfall keine Kopfschmerzen dieser Art zu verzeichnen sind. Diese Kranken sprechen auf Ergotamin an.

Als Beispiel für die Komplexität posttraumatischer Kopfschmerzen und auch, um nochmals zu er-

Tabelle 20.1 Fragebogenauswertung zur Kopfschmerzdiagnostik

Kopfschmerz	Migräne			Spannung	Psychogen	Druck	Arteriitis Temporalis
	Klassisch	Atypisch	Cluster				
Alter und Geschlecht	Jedes Alter, beide Geschlechter	Mittleres Lebensalter, Frauen > Männer	Fast ausschließlich Männer, 30 – 50 Jahre	Beide Geschlechter, jedes Alter	Beide Geschlechter, mittleres Alter	Keine spezifischen Merkmale	Beide Geschlechter, über 60 Jahre
Lokalisation	Frontal, unilateral	Frontotemporal oder okzipital, oft bilateral	Streng frontal und im Auge	Um den ganzen Kopf herum	Lokal oft schmerzhafte Stelle oder Druck auf dem Scheitel	Dumpfer Schmerz; Gefühl, als berste der ganze Kopf	An der Oberfläche, gewöhnlich einseitig
Ausprägung	Pochend	Dumpfes Weh, stechender Schmerz im Auge	Heftiger, bohrender Schmerz im Auge	Enges Band	Schweres Gewicht oben auf dem Kopf	Sehr tiefer Schmerz	Brennender Charakter
Besondere Merkmale	Pulsierender Schmerz	Obgleich bilateral, heftigster Schmerz hinter einem Auge	Blutunterlaufenes Auge mit Tränenfluß und Rhinorrhö	Verschlimmerung bei Streß	Kontinuierlicher, lähmender Schmerz	Keine	Verbunden mit Empfindlichkeit der Kopfhaut
Zeitliche Verteilung	Oft beim Erwachen und am Wochenende	Beim Erwachen oder später am Tage	Fast ausschließlich nachts, pünktlich einsetzend	Verschlimmerung gegen Tagesende	Andauernd, ständig vorhanden	Meist beim Erwachen, gegen Mittag Besserung	Nachts meist besonders starker Schmerz
Verschlimmernde Faktoren	Meist keine, bei einigen Patienten Alkohol	Helles Licht, Lärm, Spannung	Alkohol	Streß, Sorge, Angst vor Krebs	Keine	Bücken, Husten, Niesen	Berührung der empfindlichen Stelle, Bürsten der Haare
Günstig wirkende Faktoren	Ruhe, dunkler Raum, Ergotamin, Schlaf	Ruhe, dunkles Zimmer, medikamentöse Prophylaxe	Keine; Anfälle von 20 min bis zu 2 Std	Tranquilizer, Ferien	AntidepressivaBesserung beim Stehen	Gutes Ansprechen auf Steroide	
Begleitstörungen	Visuelle Phänomene, Nausea, Erbrechen	Dumpfer, persistenter Schmerz	Keine	Andere Zeichen von Angst	Gewichtsabnahme, Jammern, Schlaflosigkeit	Erbrechen, verschwommenes Sehen	Gewichtsabnahme, allgemeine Abgespanntheit, Myalgien

kennen, wie wichtig es ist, zunächst den *Typ des Kopfschmerzes* genau festzustellen, bevor irgendein Urteil über die Ätiologie abgegeben wird, dürfte der folgende Fall für den Leser von Interesse sein.

Fallbericht

Ein 32 Jahre alter amerikanischer Lastwagenfahrer erlitt eine schwere Verletzung bei dem bekanntermaßen nicht ungefährlichen Unternehmen des Radwechsels an einem 40-t-Laster. Verkehrte Bolzen wurden entfernt, und der äußere Rand des Rades flog dem Patienten ins Gesicht und vor die Brust. Sein Gesicht wurde dabei so stark zurückgestoßen, daß die Maxillae unter die Schädelbasis gerieten. Sein Thorax wurde durch die Crushverletzung „in eine Angströhre verwandelt" (engl. „stove in"), wie sich die amerikanischen Chirurgen so treffend in ihrem Befundbericht ausdrückten. Durch ausgedehnte maxillo-fazial-chirurgische Maßnahmen wurde sein Gesicht bis zu einem gewissen Grade wiederhergestellt. 9 Monate später kam er zur Untersuchung wegen unaufhörlicher unerträglicher Kopfschmerzen. Es war nicht verwunderlich, daß der Kopfschmerz bifrontal und kontinuierlich war und auf 4 stdl. gegebenes Demerol (ein synthetisches Narkotikum) nicht ansprach. In der Schmerzanamnese fiel besonders auf, daß in der Tiefe der Augen ein dumpfes Wehgefühl empfunden wurde und Fotophobie vorhanden war. Trotz der offensichtlichen Schwere des bekannten Gesichtstraumas wurde die Diagnose gestellt: „Migränevariante eines posttraumatischen Kopfschmerzes". Man hatte den Fahrer bereits seit einiger Zeit in Verdacht, daß er ein Drückeberger sei oder unter einem Druck stehe in Anbetracht der Tatsache, daß die Schuld an dem Unfall bei ihm lag, da er beim Radwechsel einen Fehler gemacht hatte, daß er wahrscheinlich keine Entschädigung bekommen würde und daß er bereits Schulden von mehreren Tausend Dollar für Arztrechnungen hatte. Trotz all dieser zusätzlichen Faktoren war er schmerzfrei innerhalb 24 h nach Einleitung einer Therapie mit Ergotamin, und das blieb auch 3 Monate lang so, bis er aus der weiteren Beobachtung verschwand.

Posttraumatische Kopfschmerzen und posttraumatische Syndrome werden in weiteren Einzelheiten in Kap. 23 abgehandelt. Abschließend sei gesagt, daß die Vorgeschichte der wichtigste, wenn nicht der *einzige* Punkt bei einem Kopfschmerzpatienten ist, der von entscheidender Bedeutung ist. Ein systematisches ärztliches Vorgehen auf der Grundlage dieser Erkenntnis sollte man bei jedem einzelnen Patienten einhalten, damit wichtige Einzelheiten nicht übersehen werden.

Kapitel 21

Gesichtsschmerz

Im vorigen Kapitel wurde das Problem des Kopfschmerzes abgehandelt und dabei besonders die differentialdiagnostische Relevanz der Anamnese betont. Auch bei der Gesichtsschmerzdiagnostik ist die Vorgeschichte wichtig; hier finden sich – im Unterschied zum Kopfschmerz – bei mehreren Zuständen, die Gesichtsschmerzen verursachen, bestimmte Eigentümlichkeiten in der Vorgeschichte, die für das betreffende Krankheitsbild fast immer „typisch" sind. Das gilt vor allem für die Trigeminusneuralgie. Leider sind einige Fehlvorstellungen über Gesichtsschmerzen verbreitet, darunter besonders die, daß es sich bei jedem nicht sicher als Trigeminusneuralgie identifizierbaren Gesichtsschmerz um einen „atypischen Gesichtsschmerz" handele. In Wirklichkeit ist aber ein „atypischer Gesichtsschmerz" hinsichtlich der Vorgeschichte genauso „typisch" wie der Schmerz bei Trigeminusneuralgie. Auch das unterstreicht den hohen Rang der Anamnese. Für die Diagnose „Kopfschmerz" ist es nicht notwendig, daß die schmerzenden Areale streng begrenzt sind. Ein Kopfschmerz kann sich bis auf den Hals oder weit über das Gebiet ausbreiten, ohne sich an das anatomische Substrat zu halten. Für die Beurteilung des Gesichtsschmerzes ist jedoch eine genaue Kenntnis der Anatomie des V. Hirnnervs unabdinglich; Abb. 21.1 liefert die dafür benötigten Informationen.

Im Zusammenhang mit Gesichts- und Kopfschmerzen ist eine kurze Besprechung der Rolle von Zahn- und Sinus- bzw. Nasennebenhöhlenerkrankungen erforderlich. Ein erkrankter Oberkieferzahn kann gleichseitige Kopfschmerzen hervorrufen, die nicht in direkter Kontinuität mit dem Schmerz in dem Zahn stehen. Ein erkrankter Unterkieferzahn kann erhebliche Schmerzen im Bereich des Mandibularastes des Nervs hervorrufen, einschließlich Schmerzen in der Tiefe des gleichseitigen Ohrs. In beiden Fällen – das muß betont werden – wird das Bild beherrscht von dem Schmerz in dem kranken Zahn, so daß es nicht schwierig ist festzustellen, daß der Schmerz von dem Zahn herrührt. Ähnlich ist die Lage bei Sinuserkrankungen. Experimentell konnte gezeigt werden, daß die Auskleidung der Sinus relativ wenig schmerzempfindlich ist und daß der starke Schmerz bei Sinuskrankheiten vorwiegend von der Kongestion der Nasenschleimhaut herrührt. Diese

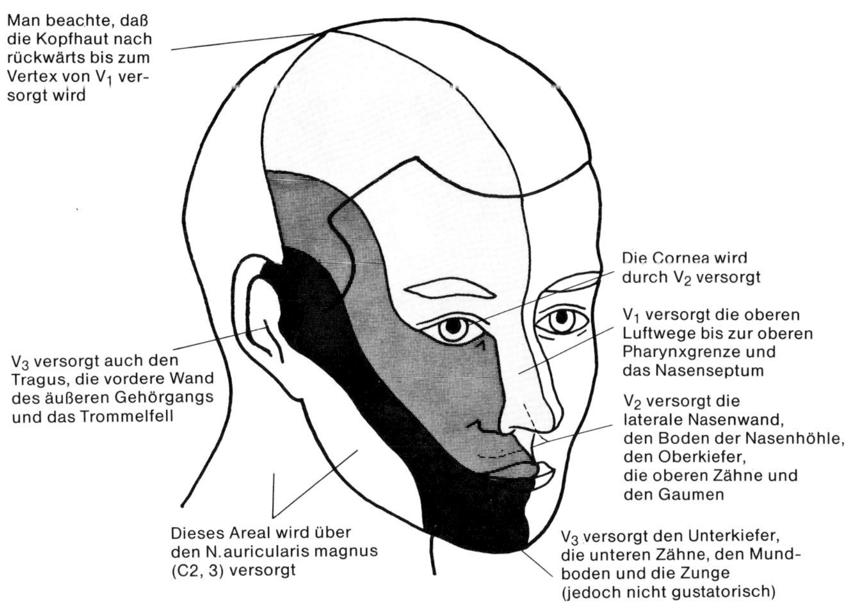

Abb. 21.1. Versorgung des Gesichts durch den N. trigeminus

führt zu deutlichen Symptomen wie Nasenverstopfung und Sekretabsonderung aus der Nase, die ein diagnostischer Fingerzeig sind. Das heißt, daß bei Fehlen dieser Symptome in Fällen von anfallsweise auftretenden Gesichtsschmerzen nicht automatisch nach krankhaften Nasennebenhöhlenveränderungen gesucht zu werden braucht, wie das meist geschieht.

Aufgrund der Voraussetzung, daß so etwas wie chronische subklinische Sinusinfektion Gesichtsschmerzen verursachen könne, sind verschiedene ätiologische Hypothesen aufgestellt worden. Am weitesten verbreitet ist die, daß verschiedene autonome Nerven und Ganglien durch solche Infektionen „gereizt" würden und sich daher Schmerz einstelle. Nosologische Einheiten wie Gesichtsneuralgie, Ziliarneuralgie, sphenopalatinale Neuralgie und Felsenbeinneuralgie wurden beschrieben, und eine Anzahl chirurgischer Eingriffe zur Ausschaltung der schmerzverursachenden Nerven wurden ausgearbeitet. All diese Zustände werden heute als Variante der Gesichtsmigräne angesehen, und wir können der Aufzählung noch den Clusterkopfschmerz und das Sluder-Syndrom hinzufügen. Da diese Zustände zu anfallsweisem Auftreten mit langen Remissionen neigen, erklären sich scheinbare Erfolge chirurgischer Eingriffe. Kritische Auswertungen der Ergebnisse dieser Behandlungsmethoden haben die angeblichen Erfolge nicht bestätigen können.

Obgleich sowohl das Krankheitsbild der Gesichtsmigräne als auch die Tatsache anerkannt ist, daß „atypischer Gesichtsschmerz" psychisch bedingt sein kann, muß man feststellen, daß immer noch viele Patienten mit chronischen Gesichtsschmerzen ausgedehnten Prozeduren an den Zähnen und Nasennebenhöhlen unterzogen werden, was zeigt, wie langlebig die erwähnten ungesicherten Theorien über die Gesichtsschmerzen sind und daß der Glaube an sie nicht auf die Laien beschränkt ist.

Die Anatomie des fünften Hirnnervs (Abb. 21.1.)

Die zentrale Repräsentation des Nervus V ist äußerst komplex. Sie ist beschrieben in Kap. 15. Die exakte periphere Verteilung dieses Nervs ist von einiger Bedeutung. Die wichtigen Punkte sind folgende:

1. Nach oben reicht das von N. V versorgte Gebiet bis hinauf zum Vertex, und eine Linie, die vom Scheitelpunkt herab bis zur oberen Grenze des Ohres gezogen wird, stellt die posteriore Begrenzung des Gebietes dar.

2. Die untere Grenze dieses Gebiets ist nicht die Linie der Unterkieferkante, sondern die im Bild gezeigte Linie. Man beachte die große Region, die von den Zervikalwurzeln versorgt wird; sie bezieht den Kieferwinkel und einen seitlichen Teil der Wange mit ein.

3. Die Grenzen zwischen den 3 Abschnitten sind nicht horizontal gelagert, sondern ziehen sich hinauf zur Schläfe, wie aus der Abb. ersichtlich ist. Das große Areal an der Schläfe, das vom mandibulären Versorgungsteil erfaßt wird, erklärt, daß Zahnschmerz im Unterkiefer bis in diese Gegend ausstrahlen kann, wie einleitend bemerkt worden ist.

4. Die Verteilung auf die Schleimhautmembranen der Nasenhöhle und die Mundhöhle ist in dem Diagramm aufgezeigt. Es muß darauf aufmerksam gemacht werden, daß Schmerzen im Innern der Nase und in der Zunge bei Trigeminusneuralgie nicht nur auftreten *können*, sondern auch tatsächlich auftreten. Die Geschmacksempfindung der Zunge wird im lingualen Zweig des mandibulären Abschnitts geleitet, aber die Fasern – aus der Chorda tympani – vereinigen sich mit dem Nerv so weit peripher, daß sie bei Läsionen des N. V selten affiziert werden.

5. Der 2. (maxillare) und der 3. (mandibuläre) Verteilungsabschnitt des Nervs liegen nach seinem Austritt aus der Schädelbasis in den weichen Geweben des Nasopharynx und können bei eventuellen neoplastischen Prozessen in diesem Gebiet besonders leicht mit ergriffen werden (s. auch Kap. 6).

Trigeminusneuralgie (Tic douloureux)

Ganz zu Recht wird die Tatsache sehr betont, daß der Schmerz bei diesem Zustand niemals die Grenze des Trigeminusgebietes überschreitet. Es wird aber nicht genügend beachtet, daß es ungewöhnlich ist, daß der Schmerz zu irgendeiner Zeit einen *ganzen* Abschnitt oder etwa sogar das gesamte Ausbreitungsgebiet des Nervs ergreift. Auch lohnt es sich, hier darauf hinzuweisen, daß der Abschnitt 1 (das ophthalmische Ausbreitungsgebiet) nur in 5% der Fälle befallen ist. Der praktische Punkt, der sich aus all dem ergibt, ist der, daß Tic douloureux eine der am wenigsten wahrscheinlichen Ursachen eines Schmerzes in den Augen oder am vorderen Kopf ist.

Der Hauptschmerz findet sich in zwei Zonen, und zwar in der Mund-Nase-Zone (etwa 60% der Fälle) und der Nase-Augen-Zone (etwa 30% der Fälle). Bei Schmerzen in der Mund-Nase-Zone (Abb. 21.2.) breitet sich der Schmerz von der Gegend des unte-

Dies ist die Verteilung des Schmerzens in fast 60% der Fälle

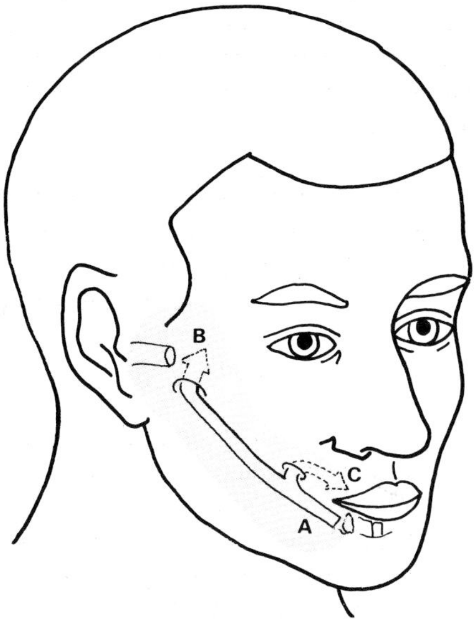

Der Schmerz strahlt aus von A nach B. Es handelt sich um ein Tiefenschmerzgefühl. Beim Höhepunkt des Schmerzes kann auch C involviert sein. Seltener schießt der Schmerz von B aus nach A oder C hinüber.
Die hauptsächlichen Triggerfaktoren sind: Kauen, Lächeln oder die Wirkung kalter oder heißer Getränke im Mund.
Der ophthalmische Abschnitt (V_1) ist in weniger als 5% der Fälle beteiligt.

Abb. 21.2. Trigeminusneuralgie im Mund-Ohr-Bereich

ren Dens caninus nach hinten aus zu einer Stelle, wo er tief im Ohr gefühlt wird (weniger häufig ist Schmerzausbreitung vom Ohr zum Kiefer). Sehr häufig verbreitet sich der Schmerz auch, das Kiefergelenk umziehend, wie in der Abb. zu sehen ist, in den Oberkiefer, und damit befindet er sich dann auf der Linie, die den Abschnitt 2 des Nervs gegen den Abschnitt 3 abgrenzt, ist also nicht mehr nur auf den 3. Abschnitt beschränkt. Die zweite, naso-orbitale, Zone (Abb. 21.3.) wird charakteristischerweise von einem Schmerz befallen, der vom Nasenflügel zur inneren oder äußeren Orbitalgegend hinaufschießt. Das Auge selbst ist nicht in den Schmerz mit einbezogen, kann jedoch von dem Schmerz umgeben sein. Oft sagen die Patienten, daß das Gefühl dieses Schmerzes so sei, als ob ihnen ein „rotglühend heißer Feuerhaken" die Nase hinauf gedrückt werde. Eigentlich kann man sich nur aus solchen Beschreibungen von der Unerträglichkeit dieses Schmerzes eine Vorstellung machen. Es ist also zu beachten, daß der Schmerz in Abschnitt 2 beginnt, aber sich in den Abschnitt 1 hinein ausweitet bis zu den Augenbrauen hinauf. Sehr selten überschreitet er die Augenbrauen. Beim Höhepunkt des Schmerzes fällt es dem Patienten schwer, den Schmerz exakt zu lokalisieren, aber die initialen Schmerzstiche und -stöße betreffen die oben beschriebenen Zonen und können im allgemeinen gut lokalisiert werden.

Der Schmerz des Tic douloureux hat ebenfalls besondere Charakteristika. Er beginnt als ein Gefühl wie „Elektrizität", „glühend heiße Nadeln" oder „glühend heiße Geschosse wie Maschinengewehrfeuer" in der betroffenen Zone. Das weitet sich alles zu einem reißenden, *tief* im Gesicht gefühlten Schmerz, der auf die beschriebenen Zonen beschränkt ist. Wenige Sekunden später tritt eine Wandlung ein zu einem sehr unangenehmen, ziehenden Weh oder einer brennenden Mißempfindung. Dieser Schmerz ist kein ganz anhaltender, allerdings können auf dem Höhepunkt eines besonders heftigen Anfalls die einzelnen Schmerzepisoden ineinander übergehen, so daß der Patient eigentlich nie völlig schmerzfrei ist. Die Dauer der Attacken kann unterschiedlich sein; es kann eine Attacke auf die andere in Abständen von wenigen Minuten folgen, es können auch nur 1 oder 2 Attacken pro Tag auftreten. Die Frequenz steht gewöhnlich in einer gewissen Beziehung zu der mehr oder weniger großen Leichtigkeit, mit der die Anfälle „getriggert"

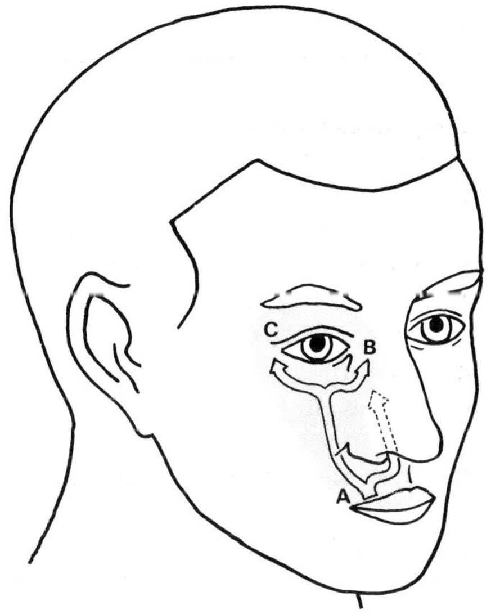

Der Schmerz strahlt von A aus (oberer Eckzahn) in die Augengegend nach B und/oder C. Die Areae B und C können auch „Triggerpunkte" sein.
Haupttriggerpunkte für die Schmerzausbreitung sind die Nasenflügel, das äußere Oberlippendrittel und kalte oder heiße Flüssigkeiten im Mund.

Abb. 21.3. Nasal-orbitale Trigeminusneuralgie. Dies ist die Verteilung bei 30% der Fälle

werden können. Und das ist die dritte Besonderheit des Krankheitsgeschehens.

Anfälle der Mund-Ohr-Zone werden gewöhnlich getriggert durch den Gebrauch der Kiefer. Kauen, Lächeln, Gähnen oder Berührung der unteren Eckzähne durch kalte oder heiße Flüssigkeiten sind häufige Provokationsfaktoren. Hautreize sind nur selten triggernde Faktoren. Der Schmerz in der naso-orbitalen Zone wird im typischen Falle provoziert durch die wohlbekannten kutanen Triggerpunkte. Diese liegen an der alaren Seite der Nasenöffnung, am äußeren Drittel der Oberlippe und am medialen Augenbrauenende. Heiße und kalte Flüssigkeiten im Mund sind auch wirkungsvolle Reize, ferner Schnauben und ein Versuch, die Zähne zu putzen.

Auf dem Höhepunkt einer sehr schweren Attacke von Tic douloureux kann die Übererregbarkeit so groß sein, daß Zugluft am Gesicht, Augenbewegung, ein Stolpern oder ein plötzliches Geräusch ausreichen können zur Provokation eines Schmerzausbruches. Es ist unmöglich, Patienten in diesem Zustand zu untersuchen, das unwillkürliche heftige Zurückschrecken bei jedem Versuch der Annäherung an die affizierte Seite des Gesichts ist fast ein Beweis für die Diagnose, wie auch das verstörte, ungepflegte Erscheinungsbild des Patienten, das auf die Unfähigkeit sich zu waschen, zu rasieren oder sich die Zähne zu putzen zurückzuführen ist.

Die natürliche Entwicklung des Krankheitsgeschehens geht dahin, daß die Frequenz der Attacken zunimmt, wenngleich anfangs zwischen den einzelnen Episoden symptomfreie Perioden von Monaten oder Jahren liegen. Dieses Faktum ist von wesentlicher Bedeutung für die therapeutische Planung bei diesem Krankheitszustand. Eine ausführliche Diskussion der Therapie liegt jenseits des Rahmens dieser Darstellung, doch sind einige besondere Punkte herauszustellen, die den Gebrauch von Carbamazepin (Tegretal) betreffen. Zwar ist in allen Fällen ein kurzzeitiger Einsatz dieses Medikaments indiziert, um die Beschwerden des Patienten so rasch wie möglich zu beheben. Nachteilig wirkt sich das Präparat im Langzeitgebrauch bei jungen Patienten aus. Bei einer Besserung durch das Präparat kann eine ordentliche Untersuchung des Trigeminus durchgeführt werden, die bei schweren Anfällen sonst unmöglich wäre. Sind die Symptome des Patienten erst beherrscht, so kann man in eine eingehende Diskussion über die beste Behandlungsmethode des betreffenden Falles eintreten. Der Autor möchte eine Anfangsdosis von nur 100 mg empfehlen. Viele, besonders die sehr alten Patienten neigen unter der Behandlung zu Vertigo und Erbrechen. Das ist noch ein erheblich verschlimmernder Faktor für den Patienten, insbesondere wenn die Dosis zur Schmerzlinderung nicht ausreichte. Man kann einige Tage lang höher dosieren und bis zu 200 mg als einmalige Tagesdosis geben. Eine noch höhere Dosis wird sicher Nebenwirkungen verursachen, doch wenn sie die Schmerzen wegbringt, mögen solche Nebenwirkungen zu verkraften sein. Auf das Medikament sprechen 80% der Kranken günstig an. Vor ihrer Einführung war Epanutin (Dilantin U.S.P.) von einigem Wert. Unter den Patienten des Autors waren einige, bei denen Epanutin wirkungsvoller war als Tegretal. Die Symptomatik und Erkennung des Tic douloureux wurde schon einmal in Kap. 6 beschrieben.

Atypischer Gesichtsschmerz (Abb. 21.4.)

Analog zu den zwei psychologisch determinierten Kopfschmerztypen gibt es zwei Arten von Gesichtsschmerzen. Das sind die Zustände, die als atypischer Gesichtsschmerz und als psychogener Gesichtsschmerz bezeichnet werden.

Atypischer Gesichtsschmerz wird gewöhnlich – in erster Linie – fehldiagnostiziert als Zahn- oder Na-

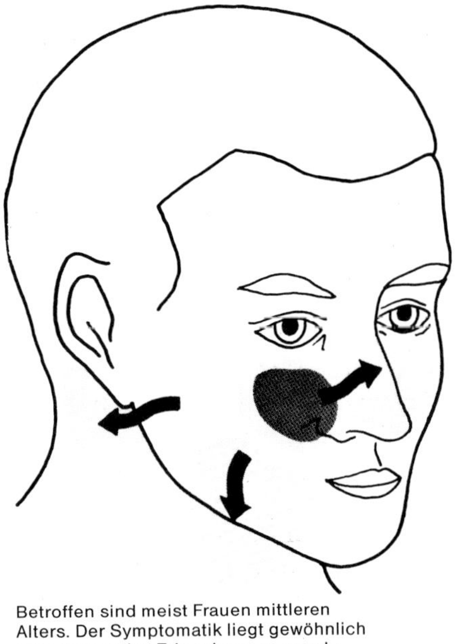

Betroffen sind meist Frauen mittleren Alters. Der Symptomatik liegt gewöhnlich eine depressive Erkrankung zugrunde. Der Schmerz beginnt meist im Oberkiefer und breitet sich dann bald zur anderen Seite sowie nach abwärts und rückwärts bis hinter das Ohr aus, schließlich zum Hals hinab. Manchmal schmerzt die gesamte Kopfhälfte

Abb. 21.4. Atypischer Gesichtsschmerz

sennebenhöhlenschmerz, und viele Patienten sind zu dem Zeitpunkt, da ein Neurologe konsultiert wird, bereits zahnlos. Der Irrtum beruht darauf, daß das erste Symptom fast immer Schmerz in der Gegend eines oder beider Oberkiefer ist. Der Schmerz wird beschrieben als tief, brennend und kontinuierlich. Stichartiger Schmerzbeginn, wie bei Tic douloureux, kommt nicht vor. Obwohl die Patienten darauf beharren, daß der Schmerz unerträglich schwer sei, paßt ihre Stimmungslage oft nicht zu dieser Behauptung, und ihr Gesichtsausdruck ist ein völlig anderer als der eines Patienten mit Tic douloureux. Der Schmerz strahlt in drei Richtungen aus, wie in der Abb. angegeben: rückwärts bis hinter das Ohr, zum Hals hinunter und hinüber zur gegenüberliegenden Oberkieferregion. Alle diese Arten von Schmerzausstrahlung lassen ohne weiteres einen Tic douloureux ausschließen. Und da der Schmerz das antomische Versorgungsgebiet des Trigeminus überschreitet, sollte eigentlich jeder Verdacht auf eine organische Ursache überhaupt fortfallen. Der Schmerz kann sogar den ganzen Kopf befallen und den Hals auf beiden Seiten; ein Patient klagte sogar über Ausstrahlen der Schmerzen in die Glieder. Im allgemeinen ist zu beobachten, daß bei zunehmender Dauer des Krankheitsverlaufs auch die Verteilung und Ausbreitung der Schmerzen immer seltsamere Formen annimmt. Da manche Patienten erst nach einigen Jahren zu einem Neurologen kommen, können zu dieser Zeit auch wieder frische Symptome vorhanden sein. Oft sind bei der Beschreibung der Schmerzen in diesem Stadium wahnhafte Obertöne bemerkbar, so klagt der Patient etwa darüber, daß seine „Knochen verfaulen", oder er berichtet über starke Schwellungen des Gesichts, die vorübergehend aufgetreten seien. Die Patienten *drücken* ihre Hände oft fest an das Gesicht, im Gegensatz zum Verhalten von Patienten mit Tic, die ihr Gesicht abschirmen und Berührungen sehr sorgfältig vermeiden.

Psychisch bedinger Gesichtsschmerz kann sich nun als eine zusätzliche Komplikation bei diesem Zustand einstellen (so wie ein psychogener Kopfschmerz zu einem Spannungskopfschmerz hinzutreten kann) oder kann auch akut in reiner Form vorkommen. In solchen Fällen ist der Schmerz auf ein isoliertes Areal beschränkt – bevorzugter Sitz ist die Zunge – und frühzeitig erscheinen wahnhafte Beschwerden. Zu dem wie üblich geklagten Schmerz und dem Fehlen von Schwellungen oder Farbveränderungen der Zunge gesellt sich oft eine Krebsphobie.

Bei atypischem Gesichtsschmerz kann – wenn die Diagnose richtig und früh gestellt wurde – ein gutes Ansprechen des Patienten auf eine Behandlung mit Kombinationen von Tranquilizern und Antidepressiva erreicht werden. Haben sich bereits wahnhafte Obertöne in den Klagen bemerkbar gemacht, so sind die Chancen einer signifikanten günstigen Symptombeeinflussung praktisch gleich Null. Dasselbe gilt für psychogene Gesichtsschmerzen, doch ist in diesem Falle ein Mißerfolg der Behandlung nicht einer Verzögerung der Überweisung des Patienten an einen Neurologen zuzuschreiben. Der Versuchung, eine chirurgische Gesichtsdenervation bei Patienten mit pychogenem Gesichtsschmerz zu empfehlen, darf keinesfalls nachgegeben werden. Entweder bleibt der Schmerz durch eine solche Maßnahme unbeeinflußt, oder es tritt an seine Stelle das höchst quälende organische Symptom der Anästhesia dolorosa – ein schmerzhaftes Taubheitsgefühl in dem denervierten Areal.

Faziale Migränesyndrome (Abb. 21.5.)

Wir haben bereits über die vielen, mit besonderen Eponymen belegten und autonomen Neuralgien berichtet, die – als Variante der Migräne – das Gesicht affizieren. Zu ihnen zählt der Clusterkopfschmerz, dessen besondere Merkmale eine Kongestion der Nasenschleimhaut und ein tiefsitzender Augenschmerz sind. Er wurde im vorigen Kapitel besprochen. Patienten mit Varianten der Gesichtsmigräne sollten ebenfalls danach gefragt werden, ob sie bei ihren Episoden von Gesichtsschmerzen Augenschmerz oder Nasenverstopfung gehabt haben. Unter diesen Vorkommnissen hebt sich besonders das Sluder-Syndrom, das allerdings selten ist, durch seine charakteristische Symptomatologie heraus. Der Schmerz dieser Kranken wird als ein dumpfer berstender Schmerz, gelegentlich von klopfendem Charakter, beschrieben. Er ist entweder in der Gegend der Nasenbasis oder am Processus mastoideus oder an beiden Stellen zugleich lokalisiert. Meist ist hiermit auch ein tief innen hinter dem Auge sitzender Schmerz verbunden. Mit wechselnder Häufigkeit kommt es – wie beim Clusterkopfschmerz – zu einer Nasenschleimhautschwellung. Treten dieselben Schmerzen im Gebiet der Temporalarterie auf und gehen sie einher mit sichtbarer Schwellung und mit Druckempfindlichkeit des Gefäßes, so kann diese Symptomatik – wenn man nicht das Alter des Patienten bei der Diagnostik berücksichtigt – zur Fehldiagnose „Arteriitis temporalis" führen. Die Karotidodynie, ein episodischer, klopfender Schmerz am Hals, beruht wahrscheinlich auf

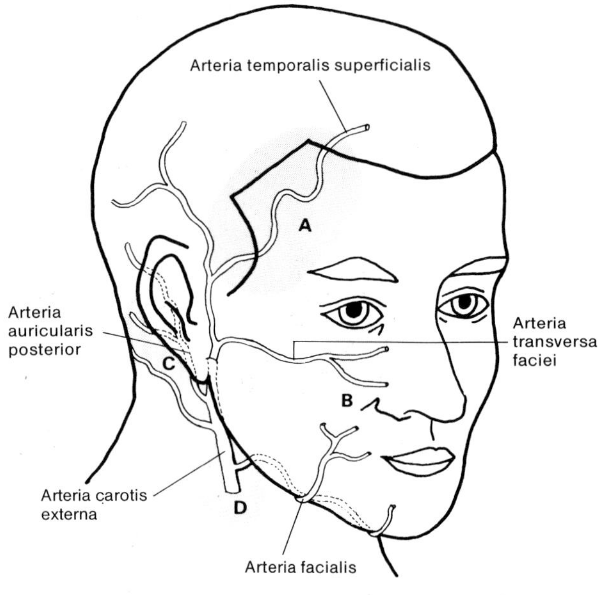

A Eine Situation wie bei Arteriitis temporalis. Das Gefäß kann sichtbar ödematös und sehr druckempfindlich sein.
B Sluder-Schmerz der unteren Kopfhälfte: Schmerz an der Nasenwurzel, meist verbunden mit Verschwellung des Naseninneren und tiefsitzendem Augenschmerz
C Schmerz im Mastoid: eine Variante des Sluder-Kopfschmerzes, kann kombiniert sein mit Schmerzen bei B
D Karotidodynie: pochender Schmerz in der Region des Hauptgefäßes (s. Text)

Abb. 21.5. Faziale Migränesyndrome

einer Schwellung und Druckempfindlichkeit der Arteria carotis. Geringer Druck auf das Gefäß löst Schmerzen aus, doch kann fester Druck die Symptomatik zum Verschwinden bringen. Bei sämtlichen fazialen Migränesyndromen sind die wichtigsten Schlüssel zur Diagnose: retro-orbitaler Schmerz von stechendem Charakter oder dumpfes Gefuhl des Berstens im Mastoid. Diese Syndrome kommen bei beiden Geschlechtern vor, hauptsächlich in der Altersgruppe der 25–45jährigen. Ergotamin kann eine gewisse Linderung der Schmerzen bringen; Methysergid-maleat (Deseril) ist sehr gut wirksam: mit diesem Mittel läßt sich eine Serie von Anfällen beenden.

Postherpetische Neuralgie (Abb. 21.6.)

Dieser Krankheitszustand ist selten ein diagnostisches Problem, da die zugrundeliegende Herpesläsion im allgemeinen klar vor Augen liegt. Beim Herpes zoster vergehen gewöhnlich 3–5 Tage nach Einsetzen des Initialschmerzes bis zur Eruption der Bläschen, und in dieser Zeit ist der Krankheitszustand tatsächlich ein diagnostisches Problem. So kann bei älteren Personen der Anfangsschmerz an der Stirn beim Herpes ophthalmicus eine Arteriitis temporalis vortäuschen. Die Blutsenkungsgeschwindigkeit ist da diagnostisch nicht besonders hilfreich; bei mehreren Fällen aus dem Beobachtungskreis des Autors war sie beschleunigt, obgleich sich dann ein Herpes zoster herausstellte. Tägliche Untersuchung auf eventuell aufschießende Bläschen scheint das richtige Vorgehen bei solchen fraglichen Fällen zu sein, wenn keine offensichtlich verdickte und druckempfindliche Temporalarterie palpabel ist. Wenn die Blasen erscheinen, kann der Schmerz nachlassen. Wenn er nicht zurückgeht, so setze man kräftig wirksame Analgetika zur Behandlung ein; es besteht nämlich erheblicher Grund zu der Annahme, daß unzureichende Schmerzdämpfung in diesem Stadium in gewisser Weise zu nachfolgender Entwicklung eines postherpetischen Neuralgiesyndroms prädisponiert. Da die Patienten oft allein und einsam sind, hat wahrscheinlich in solchen Fällen die Gabe von Antidepressiva, kombiniert mit Analgetika gewisse Vorteile zur Verhinderung einer reaktiven Depres-

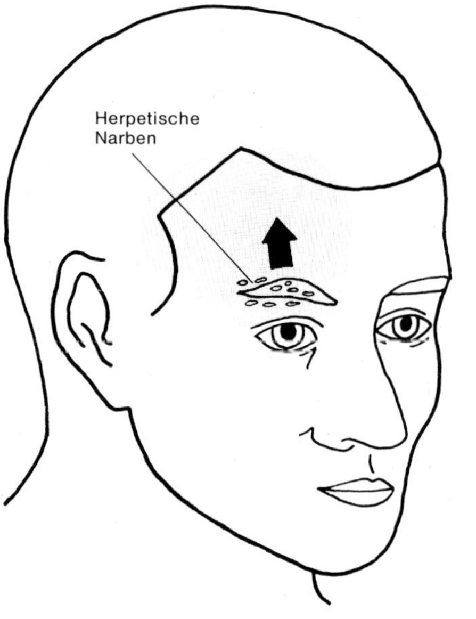

Am häufigsten sind ältere Personen befallen. Häufigstes Vorkommen im Anschluß an ein Herpes im Ausbreitungs-gebiet des ersten Trigeminusastes (Nervus ophthalmicus). Zwar betreffen die Schmerzen die gesamte Zone, doch sind sie besonders stark im Bereich des Auges und der Augenbrauen.
Die dünnen, weißen papierähnlichen Narben sind gefühllos. Schmerzhaft ist die intakte Haut zwischen den Narben. Der Schmerz ist kontinuierlich und brennend und wird als besonders heftig empfunden bei Berührung der Augenbrauen oder beim Bürsten der Haare. Meist klingt das Krankheitsgeschehen spontan ab.

Abb. 21.6. Postherpetische Neuralgie

sion. Tritt eine solche ein, so wird aus dem Schmerz eine dumpfe brennende Gefühlsveränderung kontinuierlichen Charakters mit Exazerbationen bei Berührung der Augenbrauen oder beim Bürsten der Haare. Nicht die Narben sind dabei empfindlich, sondern die zwischen den Narben liegende normale Haut. Die Narben sind gefühllos. Im Laufe von 12–18 Monaten kann eine Remission des Schmerzes eintreten, doch ist das keineswegs sicher; die Patienten mit persistierenden Schmerzen stellen ein beklagenswertes, ja erschreckendes therapeutisches Problem dar. Die Selbstmordziffer ist in der Gruppe dieser Fälle hoch. Wenn eine sonstige effektive Therapie nicht verfügbar ist, kann die Anwendung von Narkotika notwendig werden. Manchmal reagiert der Patient noch nach Jahren solchen Leidens auf eine Kombination von Imipramin (Tofranil) 3mal tgl. 25 mg und Phenytoin (Citrullamon, Epanutin, Phenhydan, Zentropil) 3mal tgl. 100 mg, selbst wenn die Anwendung der Narkotika erfolglos geblieben war.

Costen-Syndrom

(temporomandibuläre Osteoarthritis bzw. -arthrosis) (Abb. 21.7.)

Dieses Syndrom verursacht Schmerzen im Kiefergelenk, die am stärksten beim Kauen sind und in einzelnen Fällen nur beim Kauen auftreten. Das Gelenk ist gewöhnlich bei der Palpation druckempfindlich; allerdings kann der falsche Eindruck dabei entstehen, daß es sich um eine Druckempfindlichkeit der Temporalarterie handele. Der Schmerz kann nach vorn ausstrahlen, zum Gesicht und auch aufwärts zum Schläfenmuskel. Der Zustand kann durch prothetische Maßnahmen gebessert werden (z. B. kann ein Überbiß beseitigt oder verringert werden). Ähnlich wie bei Zahnleiden und bei Nebenhöhlenerkrankungen können diagnostische Irrtümer entstehen, wenn angenommen wird, die Gelenkaffektion könne Gesichtsschmerzen auslösen, ohne daß das Gelenk selbst schmerzt. Aufgrund einer derartigen Fehlvorstellung werden Patienten mit atypischen Gesichtsschmerzen und den Migränegesichtsschmerzsyndromen oft verdächtigt, ein Costen-Syndrom zu haben!

Andere Ursachen von Gesichtsschmerz

Die Arteriitis temporalis ist zwar schon mehrere Male erwähnt worden, doch müssen wir hier noch

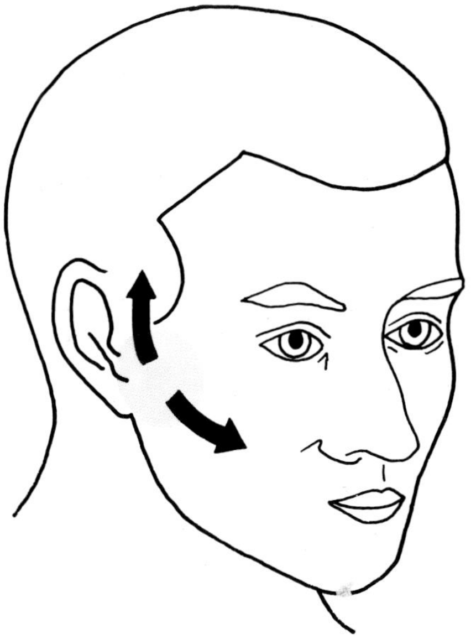

Zentrum des Ausbreitung des Schmerzes ist das Kiefergelenk. Von dort strahlt der Schmerz über das Gesicht und nach oben in den Schläfenmuskel aus.
Das Gelenk ist druckempfindlich, und durch Kauen oder durch Öffnen des Mundes wird der Schmerz provoziert Wird der Mund geschlossen gehalten, das Gelenk nicht bewegt, so verschwindet der Schmerz fast völlig

Abb. 21.7. Costensyndrom (temporomandibuläre Arthritis)

eine Besonderheit hinzufügen, nämlich Fälle, bei denen Arterien der Kaumuskeln und der Zunge in den Prozeß einbezogen sind. In solchen Fällen kann der Patient eine „Claudicatio intermittens" der Masseteren oder der Zunge haben. Das Alter des Patienten gibt einen Hinweis auf diese Diagnose; sie muß in Betracht gezogen werden bei allen Patienten mit Kopf- und Gesichtsschmerzen, die älter als 60 Jahre sind.

Gelegentlich kann ein Angina-pectoris-Schmerz bis zum Hals und Unterkiefer nach oben ausstrahlen, zusätzlich zu seiner üblichen Ausstrahlung abwärts in die Arme.

Fallbericht

Wir untersuchten eine 73 Jahre alte Dame mit schweren doppelseitigen Ober- und Unterkieferschmerzen, die beim Laufen, besonders an kalten Tagen, auftraten. Kurz nach Einsetzen der Schmerzen stellte sich ein beengendes Schmerzgefühl in der Brust ein; der besonders arge Kieferschmerz bedrängte sie aber am meisten. Kardiologische Konsiliaruntersuchung bestätigte unsere Diagnose: In die Kiefer fortgeleiteter Herzschmerz.

Maligne Erkrankungen an der Schädelbasis, oft infolge Ausbreitung eines Karzinoms des Nasopharynx, tendieren dazu, den N. V zu befallen. Schmerz

Tabelle 21.1. Fragebogenauswertung zum Gesichtsschmerz

Schmerztyp	Trigeminusneuralgie	Atypischer Gesichtsschmerz	Migräne Gesichtsschmerz	Postherpetische Neuralgie	Costensyndrom
Alter/ Geschlecht	Männl.: weibl. = 3 : 1	Weibl. > männl. Alter 30–50 Jahre	Jedes Alter betroffen; männl. > weibl.	Besonders alte Frauen, häufiger als Männer; meist über 70 Jahre	Ältere Frauen
Sitz	Re. > li (5 : 1) Unterkiefer → Ohren Unterlippe → Nase. Auge. Streng einseitig	Kiefergebiet, gesamtes Gesicht, oft auch andere Seite	Kann überall sitzen, doch ist diagnostisch ausschlaggebend tiefer Augenschmerz oder ein Gefühl, als sei der Processus mastoideus geschwollen	Ausbreitungsgebiet von V 1. Meist besonders heftiger Schmerz in der Augenbrauengegend	Kiefergelenk oder direkt vor dem Kiefergelenk
Art	Schmerz, wie von heißen Nadeln (für Sekunden) gefolgt von schweren Schmerzen	Wird beschrieben als kontinuierlicher, unerträglicher Schmerz	Klopfend, pulsierend. Augentränen und konjunktivale Kongestion können vorkommen	Sehr heftiger Dauerschmerz	Der quälende Schmerz im Gelenk strahlt nach vorn aus
Besonderheiten	Einseitigkeit des Schmerzes. Vorkommen in isolierten Attacken	Schmerz ausgedehnt, bilateral, andauernd, schlafstörend	Sporadisch auftretende Attacken mit zwischenzeitlich schmerzfreien Pausen	Areal zwischen den weißen Herpesnarben empfindlich	Der Sitz am Kiefergelenk und die Besonderheit, daß der Schmerz nur beim Essen auftritt
Verschlimmernde Faktoren	Heiße, kalte Flüssigkeiten im Mund. Naseschnauben, Kauen, Lächeln, Sprechen	Keine; doch werden nach vielen Befragungen manchmal Triggermechanismen angegeben	Alkohol	Berührung der betroffenen Areale Kalter Zug	Kauen Gähnen
Günstig wirkende Faktoren	Tegretal (Carbamezepin) Epanutin (Dilantin U.S.P) (Diphenylhydantoin) Chirurgische Behandlung	Antidepressiva	Ergotaminderivate. Methysergidmaleat (Deseril G.B.) (Sansert U.S.P.)	Epanutin (Dilantin U.S.P.) (Diphenylhydantoin) Antidepressiva, wenn notwendig Narkotika	Bißkorrektur Chirurgische Behandlung

im Versorgungsgebiet des 2. oder 3. Astes oder ein Areal von Taubheitsgefühl am Gesicht sollte an Nasopharynxkarzinom denken lassen, wenn keine anderen Ursachen nachweisbar sind.

Bei Tumoren im Kleinhirnbrückenwinkel kann eine radikuläre Schädigung des N. V nicht ausbleiben. Dann kann das Bild eines Tic douloureux entstehen, doch ist das recht ungewöhnlich. Sorgfältige Untersuchung wird in solchen Fällen noch andere Zeichen aufdecken, die zur Diagnose „Tic douloureux" nicht passen, z. B. Abschwächung des Kornealreflexes. Indessen ist Tic douloureux als Komplikation bei zwei pathologischen Veränderungen in dieser Gegend bekannt; bei Paget-Krankheit und bei Impressionen an der Schädelbasis infolge seniler Osteoporose. Beide verändern die anatomische

Struktur der Felsenbeinspitze, wodurch die Trigeminuswurzel irritiert werden kann. Infolge Schädigung des 1. Astes des N. V durch Dilatation der Arteria carotis im Sinus cavernosus kommt es zu schweren Stirn- und Augenschmerzen. Lassen sich dabei Lähmungen extraokulärer Nerven und ein blutunterlaufenes Auge feststellen, so ist die Diagnose klar. Dieses Ereignis tritt vornehmlich bei älteren Frauen mit arteriellem Hypertonus ein (s. Kap. 5).

Was die in diesem Kapitel besprochenen Krankheiten betrifft, so gründet sich ihre Diagnose ganz und gar – mit Ausnahme der Blutsenkungsgeschwindigkeit – auf die Vorgeschichte. Es bedarf keiner sonstigen speziellen Untersuchungen zur Gewinnung diagnostischer Indizien. Es gibt gegenüber der gründlichen Erhebung der Vorgeschichte *keine* Alternative, die dafür erforderliche Zeit – ob 1/2 h oder mehr – muß man sich nehmen.

Kapitel 22

Anfallsweise auftretende Bewußtseinsstörungen

Die Überschrift dieses Kapitels wurde vorsätzlich so weit gefaßt, um das Faktum zu betonen, daß Bewußtseinsverlust nicht gleichbedeutend mit Epilepsie ist. Für den Patienten bedeutet die Diagnose „Epilepsie" einen schwerwiegenden Eingriff in seine beruflichen und allgemein-sozialen Aktivitäten; so kann z. B. das Verbot, ein Fahrzeug zu steuern, für ihn Arbeitslosigkeit bedeuten. In einigen Ländern gibt es noch Gesetze, die einem Epileptiker verbieten, zu heiraten und Kinder zu haben, Gesetze, die auf altertümlichen Vorstellungen über die Ursachen und die Natur der Fallsucht beruhen. Angesichts der Restriktionen, die einem Epileptiker auferlegt werden und die er zu akzeptieren hat, sind die tragischen Konsequenzen einer nicht zutreffenden Epilepsiediagnose augenfällig. Viele Patienten werden völlig unnötigerweise mit Antikrampfmedikamenten behandelt, nur weil die Vorgeschichte und das EEG falsch interpretiert worden sind. Nur zu oft wird in Fällen, die dem Kliniker unklar bleiben, dem EEG die diagnostische Entscheidungsfähigkeit zugesprochen, obwohl die elektroenzephalographischen Irrtumsmöglichkeiten ebenso groß sind wie die des klinischen Diagnostikers. Die Diagnose *muß* fest auf der Vorgeschichte begründet und hierzu auch jede Zeugenaussage, die verfügbar ist, berücksichtigt worden sein. Jede denkbare Anstrengung lohnt sich, Augenzeugen eines Anfalls befragen zu können. Ein Ferngespräch oder selbst Einzelheiten in einem Brief, der besondere Fragen beantwortet, können die Diagnose entscheidend ändern.

Die Epilepsie ist ein umfängliches Thema. Sie soll hier nur im Hinblick auf die einigermaßen klassischen, identifizierbaren Anfälle abgehandelt werden. Für Grenzfälle wird empfohlen, sich mehr an die Beurteilung eines Neurologen zu halten als an einen EEG-Befund. Die verschiedenen diagnostischen Möglichkeiten werden detaillierter besprochen als es für neurologische Lehrbücher üblich ist; die alternativen Beurteilungen liegen ja auf dem Gebiet der Allgemeinmedizin, und hier sollte man manches auch ohne Rekurs auf neurologische Beratung diagnostizieren.

Epileptische Phänomene

Wir unterscheiden drei Hauptgruppen epileptischer Phänomene: Petit-mal-Anfälle, Temporallappenanfälle und die Grand-mal-Epilepsie. Oft werden diese Termini fehlinterpretiert, und daraus können schwere diagnostische Irrtümer entstehen (s. medikamentöse Epilepsiebehandlung, Kap. 24). Der wichtigste Irrtum beruht auf dem allgemeinen Glauben, daß „Petit mal" wörtlich übersetzt werden müsse und daß mit diesem Ausdrucke *jede* kurze Attacke oder jede Attacke, bei der der Kranke zu Boden fällt, aber nicht krampft oder nicht inkontinent wird, gemeint sei.

Petit mal

Dies ist die einzige ganz leicht identifizierbare und konstante Variante der Epilepsie. Die Anfälle beginnen meist in der Kindheit, in den Altersstufen von 5–10 Jahren. Sehr selten setzen sie jenseits des 20. Lebensjahres ein. Sie dauern etwa 3–20 s und bestehen aus einer kurzen Aufhebung des Bewußtseins. Die einzige motorische Auffälligkeit können einige flatternde Augenlidschläge oder ein Zucken der Hände sein. Das Gesicht kann einen völlig normalen Ausdruck behalten, auch ändert sich seine Farbe nicht. Am Ende der Episode tritt kein Verwirrtheitszustand auf, und das Kind nimmt die Unterhaltung oder das Spiel wieder auf, als ob nichts besonderes geschehen sei. Meist weiß es überhaupt nicht, daß sich ein Anfall ereignet hat. Wenn es sich dessen bewußt wird, dann nur aufgrund der Reaktion von Augenzeugen, aus deren Verhalten das Kind spürt, das etwas mit ihm geschehen ist. Bei den Anfällen ist im EEG eine Spike-waves-aktivität mit 2–3 Ausschlägen/s zu finden, die diagnostisch eindeutig ist. Das Fehlen dieser spike waves ist *kein* Beweis gegen die Diagnose; das ist die zweite Ursache für eine Fehldiagnose. Bei jedem Epilepsiepatienten ist das häufigste Epilepsiezeichen im EEG eine kurzdauernde Spike-waves-aktivität im EEG. Eine solche Kurvenveränderung bedeutet *nur* dann, daß ein Petit mal vorliegt, *wenn* der EEG-Techniker *gleichzeitig* mit den spike waves den Ablauf eines Anfalls beobachten konnte. Nicht-Neurologen machen oft beim Lesen eines EEG-Befundes diesen ernsten Deutungsfehler. Er ist schwerwiegend wegen der damit verbundenen therapeutischen Probleme (s. Kap. 24).

Temporallappenanfälle

Die Ursprungsstelle zahlreicher epileptischer Phänomene liegt im Temporallappen. Kurze Episoden dieser besonderen Art werden oft fälschlich als „Petit mal" angesehen. Es gibt aber zahlreiche Merkmale, anhand deren sich diese „kleineren" Temporallappenattacken identifizieren lassen.

Bei Kindern macht die Differenzierung gewisse Schwierigkeiten, doch werden sich bei sorgfältiger Prüfung der Vorgeschichte die folgenden Fingerzeige ergeben. Das Kind wird blaß und erscheint leidend. Es kann über Bauchweh klagen oder läuft nur unruhig umher und zur Mutter hin, an deren Beinen es sich erschreckt festhält. Es kann aber nicht beschreiben, was mit ihm geschieht. Die Episode kann einige Minuten dauern. Im Anschluß an den Anfall ist das Kind oft noch etwas benommen.Ältere Patienten verspüren ein vom Epigastrium aufsteigendes Mißgefühl. Auf dieses folgen Blässe, schmatzende oder kauende Lippenbewegungen und eine „zombieartige"* komplexe Aktivitätsstörung. Der Patient äußert wiederholt zusammenhanglose Sätze, ein normales Gespräch mit ihm ist nicht möglich. Nach dem Ende der Attacke fühlt sich der Patient verwirrt, „ausgewaschen" oder schläfrig. Für die Zeit der Bewußtlosigkeit besteht eine Amnesie. Infolge der Amnesie und der komplexen motorischen Aktivität kann sich der Patient nach Abklingen des Anfalls in einem ganz anderen Raum wieder finden, oder, wenn der Anfall sich auf der Straße ereignet hat, ein ganzes Stück abseits des ursprünglich eingeschlagenen Weges. Manchmal enden diese Temporallappen- oder „psychomotorischen" Anfälle in einer größeren Krampfattacke.

Grand mal

Diese Episoden werden meist als solche erkannt. Eine der Varianten, die schwer von einer Ohnmacht zu unterscheiden sind, ist der sog. akinetische Krampfanfall. Bei diesen Episoden fällt der Patient plötzlich und hart zu Boden, wobei er sich oft am Kopf oder am Gesicht eine Verletzung zuzieht. Nach einer kurzen Starre-Episode kommt er wieder zu sich. Das Fehlen von Prodromen und die Verletzung sind gut verwendbare Hinweise auf die Diagnose „Epilepsie". Größere, klassische Anfälle mit tonisch-klonischen Bewegungen lassen kaum Zweifel an der Diagnose aufkommen. Sie dauern 2–5 min. Nach dem Anfall ist der Patient verwirrt und benommen und hat Kopfschmerzen. Glücklicherweise ereignen sich solche Anfälle nur selten auf der Straße, bei den meisten Patienten treten sie bei Bettruhe oder beim Erwachen oder kurz nach dem Erwachen auf. Daher sehen auch die Neurologen erstaunlicherweise selten einen echten epileptischen Anfall, woraus sich erklärt, daß sie als Zeuge eines Anfalls in der Klinik sofort bezweifeln, ob es sich dabei um einen organisch bedingten handelt!

Zwar nimmt man an, daß eine Incontinentia urinae et alvi diagnostisch für Epilepsie sprechen, doch können sie auch bei anderen Arten von Bewußtlosigkeit, einschließlich der einfachen Ohnmachtsanfälle auftreten. Diese Symptome sind sorgfältig zu beobachten. Bei weniger als der Hälfte der Epilepsiekranken tritt Inkontinenz bei einem Anfall auf, und bei verhältnismäßig wenigen Epileptikern kommt es jemals zu einer ernsten Verletzung.

Bei einem Patienten, der mit der Diagnose „Epilepsie" einem Neurologen zugewiesen wird, ist die Chance, daß den Anfällen ein Hirntumor zugrundeliegt, *nicht* groß. Das soll nicht heißen, daß selten an die Möglichkeit eines Hirntumors gedacht wird, sondern nur die Tatsache unterstreichen, daß lediglich 1% aller Epilepsievorkommen auf einem Hirntumor beruhen. Selbst bei Patienten der für Hirntumoren anfälligsten Altersgruppe der 45–55jährigen haben prospektive Studien ergeben, daß nur 10% dieser Gruppe – mit Erstanfall in dieser Dekade – an einem Hirntumor erkrankt sind.

Bei Hirntumoren können sich epileptische Anfälle in allen Altersgruppen zeigen. Der Autor sah 2 Fälle dieser Kategorie bei Kindern unter 15 Jahren, bei denen es sich um Gliome handelte. Die Zahlen für Hirntumorrisiko bewegen sich von 0,02% für die Jahrgänge unter 15 Jahren bis zu 10% bei den 50jährigen. Sorgfältige Anamneseerhebungen und körperliche Untersuchungen sind wichtig für die Erfassung von Tumorverdachtsfällen. In jeder Altersgruppe sollten sehr sorgfältig registriert werden: fokaler Beginn, Schwäche und Benommenheit nach dem Anfall und fokale EEG-Anomalien. Indessen kommen bei Kindern fokale Attacken, fokale EEG-Befunde und eine postiktale Lähmung – sog. Todd-Lähmung

* Vgl. Anm. S. 126.

– so oft vor, daß diese Befunde in dieser Altersgruppe nur eine sehr geringe Signifikanz haben. Beim Erwachsenen hat *jede* Schwäche nach dem Anfall eine ominöse Bedeutung; der Ausdruck Todd-Lähmung sollte in dieser Altersgruppe nicht verwendet werden, da er Benignität impliziert. Findet sich beim Erwachsenen zusätzlich zu der Schwäche ein Fokalbefund im EEG, so ist vollständige Durchuntersuchung indiziert. Nicht-Neurologen sind dann gewöhnlich ganz glücklich, wenn Hirnscanning und Angiographie keine krankhaft abnormen Befunde ergeben haben. Der Neurologe ist nicht glücklich – „Einmal ein Tumorverdacht, immer ein Tumorverdacht" ist eine nützliche Regel. Ziemlich oft entwickeln sich bei den Patienten etwa 5–15 Jahre später persistierende neurologische Zeichen, und eine erneute Durchuntersuchung führt zur Feststellung eines Tumors, der schon seit Beginn der Anfälle vorhanden war. Mancher würde das als ein diagnostisches Versagen beurteilen; denkt man aber an die möglichen Konsequenzen hirnchirurgischer Eingriffe, so muß man doch sagen, daß es einem Patienten zum Vorteil gereicht, wenn er seinen Tumor 15 Jahre hat verheimlichen können! Chirurgische Zugänglichkeit des Krankheitsherdes und die möglicherweise durch den Eingriff entstehenden physischen Defekte beherrschen in diesen Fällen die Operation, *nicht* die bloße Feststellung, daß ein Tumor vorliegt. Eine Vorstellung, die nicht durch publizierte Daten gerechtfertigt ist, ist die, daß die Therapieresistenz einer Epilepsie ein Indiz für einen Tumor sei. Mit Sicherheit ist das nicht der Fall; es ist eine Erfahrungstatsache, daß eine tumorbedingte Epilepsie oft auf medikamentöse Behandlung gut anspricht. Eine Ausnahme bilden hier nur die Stirnhirntumoren, die tendenziell einen Status epilepticus verursachen (s. Kap. 19).

Synkopale Attacken

Bei einem Patienten, der einen Bewußtlosigkeitsanfall gehabt hat (umgangssprachlich auch „Blackout" genannt) kommen differentialdiagnostisch zunächst in Betracht: synkopale Attacke, vasovagale Attacke oder einfache Ohnmacht. Eine sorgfältig erhobene Anamnese wird leicht die Diagnose klären. Der Anfall ereignet sich oft beim Stehen, wie es denn überhaupt sehr ungewöhnlich ist, daß eine Ohnmacht in irgendeiner anderen Körperstellung auftritt. Heiße, stickige Räume, ein heißes Bad oder schwere Bauchschmerzen können zu einem plötzlichen Blutdruckabfall prädisponieren. Synkopale Attacken scheinen besonders bei jungen Frauen und oft im Zusammenhang mit der Monatsblutung vorzukommen. In viktorianischer Zeit war „In-Ohnmacht-Fallen" ein üblicher Bestandteil des täglichen Lebens der Frauen, jedenfalls nach zeitgenössischen Romanen zu urteilen. Bei Männern ist Ohnmacht fast stets mit emotionalem Druck verbunden, z. B. Examensdruck, drohende Scheidung etc. In einigen Fällen kann eine Ohnmacht unter bestimmten Umständen fast schlagartig eintreten. Zu diesen Situationen gehören: der Anblick von Blut, schwere schockartige seelische Erregung oder extreme Furcht. Waren solche Umstände vorhanden, so läßt das fast automatisch vermuten, daß bei dem Anfall eine einfache Ohnmacht vorgelegen hat. Bei typischeren Ohnmachtsanfällen wird das Hauptgeschehen durch eine prodromale Zustandsveränderung eingeleitet, die als „Ohnmachtsgefühl" beschrieben wird. Es besteht aus Hunger, Kältegefühl mit Gänsehaut, „Schwundgefühl" im Kopf, Blaßwerden und Schwitzen. Eine Art Schwindelgefühl mit dem Eindruck, alle Geräusche würden immer lauter, ist dann gewöhnlich das Präludium zum Schwinden des Bewußtseins. Dieses tritt oft dann ein, wenn der Patient in dieser Prodromalphase unvorsichtigerweise sich dazu aufrafft, „frische Luft zu schnappen". Fast so rasch wie der Patient zu Boden gefallen ist, kehrt bei wieder einsetzender zerebraler Blutzirkulation sein Bewußtsein zurück. Versucht er, gleich danach aufzustehen, kann erneut ein Bewußtlosigkeitsanfall auftreten. In Rückenlage kommt Ohnmacht nur bei wenigen seltenen krankhaften Zuständen vor. Zu diesen gehören: diabetische autonome Neuropathie, Tabes dorsalis, Shy-Drager-Syndrom (autonome Neuropathie und Parkinsonismus), spätes Stadium einer Gravidität und Zustand nach schwerem Blutverlust. Manchmal führt zerebrale Anoxie bei Ohnmacht zu einem epileptischen Anfall, besonders wenn der Patient in aufrechter Stellung gehalten und dadurch am Zu-Boden-Sinken gehindert wird. Es steht außer Zweifel, daß sich mit steigendem Alter das Risiko vergrößert, daß eine einfache synkopale Attacke in einem epileptischen Anfall endet. Das erklärt sich wahrscheinlich damit, daß das Gehirn des älteren Menschen eine Periode zerebraler Anoxie, welche die Ursache des Bewußtseinsverlusts ist, schlechter verträgt. In dieser Situation ist es am besten, die Diagnose zurückzustellen, desgleichen die Verordnung von Antikonvulsiva, denn bei solchen Anfällen handelt es sich gewöhnlich um isolierte Episoden. Bei einer Ohnmacht kann der Patient sich manchmal eine Verletzung zuziehen, selbst in den häufig vorkommenden Fällen, bei denen die Warnung durch ein prolongiertes Vorstadium vor zu großer Heftigkeit des Zu-Boden-Fallens schützt. Auch kann es, wenn der Patient im Augenblick des Anfalls eine gefüllte Harnblase hatte, zu Harnabgang kommen.

Ein EEG hilft selten weiter in dieser Situation. Viele Neurologen ordnen kein EEG an, wenn sie sicher sind, daß ein Ohnmachtsanfall vorlag, u. a. deswegen, weil auch bei 20% nicht-epileptischer Patienten abnorme Veränderungen im EEG gefunden werden, und weil solche Befunde zu diagnostischer Konfusion führen können. Es ist am besten, sich in diesen Fällen auf das klinische Urteil zu verlassen und weitere Entwicklungen abzuwarten. In allen Fällen, in denen ein Patient, sei es ein Kind oder sei es ein Erwachsener, eine Serie von synkopalen Attacken hat, ist die häufigste Ursache eine Streßsituation, und stets sollte in der Exploration auf diese Möglichkeit Gewicht gelegt werden.

Spezielle Typen synkopaler Attacken. Es gibt drei besondere Varietäten synkopaler Attacken, die besonders bei älteren Männern vorkommen. Es sind dies das Karotis-Sinus-Syndrom (Karotis-Sinus-Hypersensitivität, auch bekannt als vasodepressorische Synkope), ferner die Hustensynkope und die Miktionssynkope. Karotis-Sinus-Hypersensitivität verursacht plötzlichen Verlust des Bewußtseins, sobald der Kranke die Seite des Halses berührt. Die Ohnmacht kann auch bei Kopfdrehung, beim Tragen eines zu engen Kragens oder beim Rasieren auftreten. Es kann leicht zu einer anderen Vermutungsdiagnose kommen, etwa Thrombose der Karotis, oder ischämische vertebrobasiläre Attacken. Hustensynkope tritt ein am Ende einer protrahierten Folge von Hustenstößen und ist im Effekt einem prolongierten Valsalva-Versuch gleichzusetzen, bei dem ja ebenfalls eine Beeinträchtigung des venösen Rückflusses und eine Verringerung des kardialen Outputs zustande kommt. Miktionssynkope ist eine unangenehme und gefährliche Symptomatik. Der Anfall tritt meist auf, wenn der Patient aus dem warmen Bett aufsteht, um Urin zu lassen. Beim Stehen und gegen eine hypertrophische Prostata andrückend vollführt der Patient praktisch das Valsalva-Manöver. Man hat auch daran gedacht, daß die Ursache des Anfalls ein durch plötzliche Entleerung der Blase ausgelöster Reflexeffekt sein könnte. Wie dem auch sei, die Synkope ist das Resultat, und in einer Toilette oder einem Baderaum kann sie sich verheerend auswirken. Was als Ohnmacht anfing, kann als ernste Kopfverletzung enden mit der zusätzlichen beunruhigenden Möglichkeit, daß der Patient einen Krampf oder einen CVI erlitten hat. Ältere Männer mit Nykturie sollten in sitzender Stellung Wasser lassen!

Hyperventilationsattacken

Diese Episoden werden auch Hyperventilationssynkopen genannt, obwohl es ungewöhnlich ist, daß der Patient bei diesen Vorkommnissen das Bewußtsein verliert. Das Sehen wird verwaschen oder kann in Form eines „Blackouts" aussetzen, aber tatsächliche Ohnmacht ist selten. Diese Episoden sind in den USA wohlbekannt, in England werden sie selten diagnostiziert. Viele ängstliche Patienten, die uns wegen „Schwindelgefühls" zugewiesen werden, leiden an diesen Zuständen. Es handelt sich gewöhnlich um Angst. Bei einer großen Zahl solcher Fälle werden die Episoden durch eine phobische Situation provoziert. Eine Patientin bekam jedesmal einen Anfall, wenn sie eine Straße überqueren mußte, auf der ihre Mutter zu Boden geschlagen und getötet worden war.

Die Zustände kommen fast ausschließlich bei Frauen vor, und zwar so häufig in Einkaufszentren, daß der Autor sie jetzt „Supermarktsyndrom" nennt. In typischen Fällen setzt die Episode beim Stehen in einer Schlange vor der Kasse ein. Viele berichten, daß sie dann entweder alles in die Regale zurückstellen oder einfach ihren Korb stehen lassen und aus dem Geschäft hinauseilen. Bei vielen der an verschiedenen phobischen Zuständen leidenden Frauen wirkt es sich günstig aus, wenn ihnen der Mechanismus ihrer „phobischen" Attacken erklärt wird, auch bei manchen Frauen, die schon eine ineffektive Psychotherapie hinter sich haben. Obgleich das bestimmende Element dieser Anfälle Angst ist, sollten die Schwere und die erschreckende Natur der physischen Symptome nicht unterschätzt werden. Nur dann kann das Zustandsbild zur vollen Entwicklung kommen, wenn in einer Angstsituation der Blutspiegel der Katecholamine erhöht ist. Allein durch Hyperventilation läßt sich ein voll ausgeprägter Anfall nicht reproduzieren. Der Patient fühlt sich heiß und beklommen und empfindet seine Umgebung als bedrückend. Freunde erteilen den Rat, tief zu atmen. Dabei intensiviert sich ein Gefühl der Leere im Kopf und es wächst die Furcht des Patienten, das Bewußtsein zu verlieren. Mit zunehmender Alkalisierung des Blutes fällt der Spiegel des ionisierten Calciums, wodurch feine prickelnde Mißgefühle in den Gliedern und in der Umgebung des Mundes entstehen. Die Muskeln werden schwach; die Patienten gebrauchen fast immer den Ausdruck: „Meine Beine werden zu Gelee". In diesem Stadium ermüden die Brustmuskeln, fangen an zu schmerzen, und die Situation kompliziert sich durch die Angst der Betroffenen, keine Luft mehr zu bekommen. Die Patienten sagen, sie hätten das Gefühl, ihre Brust sei in einer Zwinge, und sie könnten nicht mehr tief genug atmen. Zu diesem Zeitpunkt verursacht das Absinken der CO_2-Spannung zerebrale Gefäßspasmen mit Zunahme des Gefühls der Leere im Kopf (jedoch *nicht* Schwindel) und Augenflimmern und schließlich das Gefühl des Schwarzwerdens vor den Augen. Die klassische tetanische Handstellung wird gewöhnlich als diagnostisches Merkmal des Zustands abgebildet. Tatsächlich bekommen aber überraschend wenige Patienten eine Tetanie (typische Karpopedalspasmen sind selten); das mag einer der Gründe dafür sein, daß die Diagnose so oft falsch gestellt wird.

Bei einigen Fällen von chronischem leichtem Angstgefühl wird ein Steady state erreicht, in welchem sich der (die) Kranke, wann immer sich seine (ihre) Angst steigert, nur leicht taumelig fühlt. Wie wichtig es ist, diese Gruppe von Patienten zu sondern von der Patientengruppe mit Vertigo, ist in Kap. 7 besprochen worden. Treten periphere Parästhesien zu diesem Taumelgefühl hinzu, so kann leicht fälschlich eine multiple Sklerose vermutet werden. Kürzlich waren in einem Zeitungsartikel die Erfahrungen mit MS und seine Symptome beschrieben. In den darauf folgenden 6 Wochen kamen 12 Patienten mit typischem Hyperventilationssyndrom zur Beobachtung. Alle hatten den Artikel gelesen und waren überzeugt, eine MS zu haben. Erhebliche Überredungskünste waren erforderlich, um bei allen die Symptome vollständig zum Verschwinden zu bringen.

Ein recht gefährlicher Schuljungentrick besteht aus der Kombination des in Hockstellung durchgeführten Valsava-Manövers mit forcierter Hyperventilation. Dieses Vorgehen führt zu Bewußtseinsverlust, auch tritt infolge der metabolischen und anoxischen Schadenswirkungen in einzelnen Fällen dabei ein epileptischer Anfall auf.

Bei der EEG-Untersuchung ist eine der besten Methoden, einen abnormen Befund zu akzentuieren, daß man den Patienten 2–3 min hyperventilieren läßt. Manchmal kann ein epileptischer Anfall dadurch ausgelöst werden. Es kann sein, daß bei einzelnen Epileptikern, die betonen, daß ihre Anfälle in Zusammenhang mit Streßsituationen stehen, ebenfalls dieser prädisponierende Faktor bei der Entstehung ihrer Anfälle eine Rolle spielt.

Drop attacks (Hinfall-Attacken)

Auch dies ist ein Zustand, der fast ausnahmslos bei Frauen vorkommt und zwar in allen Altersstufen, hauptsächlich aber bei älteren Personen. Die Ätiologie ist nicht geklärt; daß vaskuläre Störungen im Hirnstamm die Ursache seien, ist keineswegs erwiesen. Typisch ist, daß der Anfall ohne Vorwarnung eintritt, und fast immer beim Gehen. Bei der Beschreibung sagen die Patienten oft, es sei so, „als ob einem jemand mit der Handkante einen Schlag von hinten in die Knie versetzt". Kein Taumelgefühl, keine Verwirrtheit, keine Bewußtseinsbeeinträchtigung. Knie und Nase werden oft angeschlagen, doch kann der Patient sogleich wieder aufstehen, ohne Risiko einer erneuten Attacke. Der Patient fühlt sich erheblich verstört. Diese Anfälle können relativ oft einige Wochen oder Monate lang sich wiederholen und dann ausbleiben, oder sie können einige Jahre lang sehr selten, bei manchen Patienten nur einmal im Jahr, auftreten. Eine zuverlässige Therapie gibt es nicht. Immerhin berechtigen die bisherigen Kenntnisse über den natürlichen Verlauf dieser eigenartigen Störung durchaus dazu, dem Patienten zu versichern, daß diese Anfälle keine ominöse Bedeutung haben und schließlich von selber verschwinden würden. Es sind zwar ähnliche Episoden bei Patienten mit Tumoren des Corpus pineale und bei intraventrikulären Zysten beschrieben worden, doch fand sich unter den einschlägigen Patienten des Autors noch keiner mit einer zugrundeliegenden zerebralen Läsion.

Vaskulär bedingte zerebrale Erkrankung

Zwar ist die Auffassung verbreitet, daß bei älteren Personen kleine „Schlaganfälle" die Ursache kurzer Episoden von Bewußtlosigkeit seien, doch ist das kaum erwiesen. Tatsächlich tritt Bewußtlosigkeit bei einem CVI nur in Fällen ein, bei denen massive zerebrale Blutungen oder Embolien vorliegen. Daß ein „kleiner Schlag" ohne feststellbare Folgen für das Auftreten von Bewußtlosigkeit ursächlich in Betracht kommen könnte, ist unwahrscheinlich. Die Mehrzahl der Patienten, die einen Insult durchgemacht haben und nicht aphasisch geworden sind, können den Hergang des Geschehens in allen Einzelheiten beschreiben. Man sollte daher seine Aufmerksamkeit auf die anderen Ursachen für Bewußtseinsverlust bei älteren Menschen richten und die nichtssagende Diagnose „kleiner Schlaganfall" vermeiden.

Transitorische globale Amnesie

Hierbei handelt es sich um einen weiteren seltenen und befremdlichen Zustand, der bei Personen mittleren Alters und bei beiden Geschlechtern vorkommt. Für die Zeit der Anfallsepisoden, die sich über wenige Minuten bis zu vielen Stunden erstrekken, bleibt eine totale Amnesie bei dem Patienten zurück, der sich dem äußeren Anschein nach während der Anfälle völlig normal verhalten kann.

Fallbericht

Ein 56jähriger Patient des Autors hatte im Spritzlackverfahren sein Auto mit einer anderen Farbe versehen und hatte diese Arbeit während eines Anfalls beendet. Am Tage darauf erkannte er seinen Wagen infolge der Farbänderung nicht wieder.

Fallbericht

Eine 52 Jahre alte Hausfrau empfing ihren Mann an der Tür, richtete ihm sein Abendessen und verbrachte einen normalen Abend mit ihm. Am nächsten Morgen konnte sie sich an nichts erinnern, was seit dem Augenblick der Öffnung der Wohnungstür vor sich gegangen war. In dieser gesamten Zeit hatte ihr Mann nichts Abnormes an ihrem Verhalten bemerkt. Sie hatte eine schwere Hypertonie.

Bei der Mehrzahl von Patienten dieser Art ist kein Krankheitsprozeß nachweisbar. Als Erklärung für solche Vorkommnisse wurde erwogen, daß bilaterale ischämische Vorgänge im Temporallappenbereich vorgelegen haben könnten; es ist auch über zwei Patienten berichtet worden, bei denen nach ihrem Tode bei autoptischer Untersuchung ein Temporallappeninfarkt zutage kam. Bei einigen Fallberichten aus früherer Zeit war das Syndrom beim Baden im Meer eingetreten. Demgegenüber sind zahlreiche andere Fälle derartiger Attacken beschrieben worden, bei denen der Anfall unter normalen Umständen zustande kam. Die Mehrzahl der Berichte betreffen Patienten, die nur eine einzige Attacke hatten.

Differentialdiagnostisch kommt vor allem in Betracht: Anfall bei Temporallappenepilepsie. Wie bereits früher bemerkt wurde, können Patienten während eines epileptischen Anfalls eine scheinbar absichtsvolle bzw. überlegte Aktivität entfalten. Eine Patientin des Autors holte ihre Kinder mit dem Auto von der Schule ab, konnte sich aber dann an die weiteren Geschehnisse über einen Zeitraum von 2 h überhaupt nicht mehr erinnern. Weitere Anfälle und Untersuchungen ließen keine Zweifel mehr darüber aufkommen, daß es sich um prolongierte Temporallappenattacken handelte.

Migräne und Bewußtseinsverlust

Neuerdings besteht wieder ein sehr viel lebhafteres Interesse für Anfälle, bei denen Bewußtseinsstörungen im Zusammenhang mit Migräne auftreten. Es gibt da 3 Varianten: einen der Narkolepsie ähnelnden pathologischen Schläfrigkeitszustand, synkopale Episoden von längerer Dauer, die möglicherweise auf Spasmen der Arteria basilaris mit Hirnstammischämie beruhen und Epilepsie. Migräne und Epilepsie sind zwar ziemlich häufige Vorkommnisse, doch ließ sich in einigen Beobachtungsreihen von Migränefällen eine Häufigkeit des Auftretens von Epilepsie von etwa 10% dieser Fälle nachweisen – gegenüber einem Epilepsievorkommen von 0,8% bei der allgemeinen Bevölkerung. Allerdings ist es sicher, daß bei vielen Patienten die auf dem Höhepunkt eines Migräneanfalls ohnmächtig werden, nicht der mindeste Verdacht auf einen epileptischen Anfall gegeben ist. Die Möglichkeit des Vorkommens von Epilepsie in Verbindung mit Migräne sollte stets bei solchen Kranken in Erwägung gezogen werden, die sowohl Kopfschmerzen als auch anfallsweise auftretenden Bewußtseinsverlust haben. Manchmal sieht man epileptische Patienten, die nur ein einziges Mal einen Anfall auf dem Höhepunkt einer Migräneattacke erlitten haben.

Ménière-Krankheit und Bewußtseinsverlust

Bei der Erstbeschreibung des Syndroms, das seinen Namen trägt, hat Ménière einen „Ohnmachtszustand" als Teil des typischen Anfalls angegeben. Zwar ist es schon durch das starke Schwindelgefühl verständlich, daß die Patienten hinfallen können, doch scheinen etliche Patienten tatsächlich während des Anfalls das Bewußtsein zu verlieren. In solchen Fällen muß die Unterscheidung getroffen werden zwischen einem Anfall von Temporallappenepilepsie, dem ein Schwindelzustand vorausgeht (eine seltene aber wohlbekannte Variante) und einer auf Störung der Basilararterie mit Vertigo und Bewußtseinsverlust beruhenden Migräne. Die typischen Gehörphänomene, die mit einem Ménière-Anfall einhergehen, liefern einen wichtigen Schlüssel zur Diagnose (s. Kap. 6).

Narkolepsie und Kataplexie

Diese beiden miteinander verwandten Störungen sind selten. Manchmal treten sie in Verbindung mit zwei anderen Symptomen auf, nämlich mit einer Schlaflähmung und mit hypnagogischen Halluzinationen bei einem ausgeprägten Narkolepsiesyndrom. Meistens tritt Narkolepsie als ein isoliertes Phänomen auf. Der Patient wird plötzlich von einem unwiderstehlichen Schlafdrang überwältigt und gibt dem Drang nach. Das kann manchmal selbst beim Steuern eines Automobils geschehen. Etwas derartiges kann zwar jederzeit auftreten, doch wird es am ehesten unter Umständen vorkommen, die auch bei normalen Personen einen Schläfrigkeitszustand hervorrufen, z. B. in einem stickigen Raum, während einer besonders langweiligen Vorlesung oder nach einer schweren Mahlzeit. Der Zustand scheint im Grunde mehr so etwas wie eine Übertreibung eines normalen Ereignisses zu sein als ein Krankheitssymptom. Kataplexie kann allein oder verbunden mit Narkolepsie auftreten. Plötzliche Geräusche, Gelächter oder Schock können dazu führen, daß der Patient plötzlich eine Lähmung bekommt und ohne das Bewußtsein zu verlieren zu Boden fällt. Nach überraschendem Einschlafen, das sich auch bei normalen Menschen ereignen kann, ist der Betreffende dann beim Erwachen absolut nicht mehr imstande, sich zu bewegen. Das kann nur Sekunden lang anhalten und scheint doch eine Ewigkeit zu dauern. Hypnagogische Halluzinationen sind sehr lebhafte furchterregende Träume, die bei einem Zustand des Patienten auftreten, in dem er nicht sicher ist, ob er sich im Wachzustand befindet oder noch schläft. Etwas derartiges kann sich mehrmals wöchentlich ereignen und den Patienten sehr stark beunruhigen, doch wird dieser Teil der Krankengeschichte oft lange verheimlicht – bis der Untersucher besonders nach „Träumen“ fragt.

Herzkrankheit

Hört das Herz länger als wenige Sekunden auf zu schlagen, tritt Bewußtlosigkeit ein. Am häufigsten ereignet sich das bei Adams-Stokes-Anfällen, die bei Patienten mit komplettem Herzblock auftreten. Der sehr langsam schlagende denervierte Ventrikel kann plötzlich 5–30 s lang zu schlagen aufhören mit dem Ergebnis, daß plötzlich – ohne Vorwarnung – das Bewußtsein aussetzt, so daß der Patient überhaupt nicht mehr weiß, was vor sich gegangen ist.

Fallbericht

Ein sehr adipöser Mann mittleren Alters wurde nach einem Sturz von einer Leiter in die Klinik aufgenommen. Er wußte nicht, wie es zu diesem Vorfall gekommen war. Während der Anamneseerhebung hatte er 6 Adams-Stokes-Anfälle. Nach Beendigung eines jeden Anfalls entschuldigte er sich, daß er „abgefallen“ sei. Es handelte sich um einen totalen Herzblock, der durch einen kürzlich durchgemachten stummen Herzinfarkt verursacht war.

Bei derartigen Anfällen verliert der Patient plötzlich das Bewußtsein und wird sehr blaß. Im weiteren Verlauf des Anfalls stellt sich rasch zunehmende Zyanose ein. Schließlich fängt das Herz wieder zu schlagen an, der Patient errötet und gewinnt plötzlich sein Bewußtsein wieder zurück.

Patienten mit Herzklappenerkrankungen, insbesondere mit Aortenstenose, neigen besonders zu synkopalen Attacken. In einigen Fällen liegen dem Geschehen paroxysmale Arrhythmien zugrunde, und bei allen Fällen von Synkopen, selbst solchen, bei denen dem ersten Anschein nach vasovagale Episoden angenommen werden könnten, sind sorgfältige Herzuntersuchungen unumgänglich.

Hypoglykämie

Es finden sich zwar in zahlreichen Lehrbüchern besondere Tabellen zur Differentialdiagnose zwischen diabetischem und hypoglykämischem Koma, doch ist die Unterscheidung zwischen diesen beiden Zuständen im allgemeinen nicht schwierig. Hypoglykämie setzt meist wirklich „synkopal“ ein, während das diabetische Koma sich langsam zunehmend im Verlauf von Stunden entwickelt. Die Ursachen eines hypoglykämischen Schocks sind meist Überdosierung von Insulin oder unzureichende Kohlenhydratzufuhr bei einem als Diabetiker bekannten Patienten. Primäre Hypoglykämie wird zwar öfters angenommen, ist aber äußerst selten. Bei hypoglykämisch werdenden Patienten sind die Prodromalsymptome den Prodromen eines synkopalen Anfalls sehr ähnlich. (In beiden Fällen werden die Symptome verursacht durch Adrenalinfreisetzung in Reaktion auf Blutdruck- bzw. Blutzuckerabfall.) Indessen finden wir in der prämonitorischen Phase der Hypoglykämie oft eine Persönlichkeitsveränderung, häufig von aggressivem Charakter. Die Aggressivität kann sich bis zur Mordlust steigern. Zunehmende Blässe, Schwitzen und schließlich Gähnen sind diagnostisch wegweisende physische Zeichen. Daher sollte bei jedem Patienten, der krankhaft schläfrig ist und stän-

Tabelle 22.1. Differentialdiagnose der Varianten epileptischer Anfälle

	Petit mal	Temporallappen-epilepsie	Grand mal	Akinetisches Grand Mal
Alter	5–15 Jahre	Jedes Alter	Jedes Alter	Jedes Alter
Beginn	Plötzlich	Prolongierte Prodrome	Sehr kurze Aura (wenn überhaupt vorhanden)	Keine Prodrome
Dauer	5–20 s	5 s bis Stunden oder Tage	2–5 min	1–2 min
Anfallstyp	Kurzdauernder Bewußtseinsverlust	Prolongierte Verhaltensstörung, die in einem größeren Anfall kulminieren kann	Starreperiode mit Zyanose (tonische Phase), dann generalisierte Krämpfe (klonische Phase), dann Schlaf	Plötzliches Hinfallen (ohne Aura). Anfall sehr kurz. Geringe oder gar keine Zuckungen, jedoch hohes Verletzungsrisiko
Merkmale im Gesicht	Augenlider können „flattern“; „Tagträumen“	Blässe. Ängstlich verstörter Gesichtsausdruck. Schmatzende oder kauende Bewegungen	Bewußtlosigkeit, Augen nach oben oder zur Seite gedreht	Keine besonderen Merkmale
Glieder	Leichte zuckende Armbewegungen (das ist aber ungewöhnlich)	Ziemlich schwerfällige, „zombiartige“ Bewegungsaktivität oder Herumfingern an der Kleidung	Generalisierte Krämpfe; (zu beachten ist: fokales Krampfen zu Beginn des Anfalles)	Initiale Starre, dann vollkommene Ruhelage
Ende des Anfalls	Abrupt. Kein folgender Verwirrtheitszustand	Verwirrt und amnestisch	Verwirrt, benommen, Kopfschmerz	Oft heftige Kopfschmerzen
Kontinenz	Sehr selten Inkontinenz	Selten inkontinent	Gelegentlich Inkontinenz	Gelegentlich Inkontinenz
EEG	Ausnahmslos abnormer und diagnostisch verwertbarer Befund	Oft normal, Sphenoidalableitung kann diagnostisch ergiebig sein	Normal bei 40% der Patienten	Oft normal

dig gähnt, der Blutzuckerwert bestimmt werden. Ist der Patient erst bewußtlos geworden, besteht das Risiko eines epileptischen Anfalls; sofortige intravenöse Glukoseinjektion ist indiziert. Das Risiko eines Hirnschadens ist beträchtlich, jede Minute zählt. Trotz adäquater Substitutionstherapie kann es im Falle prolongierten Komas und besonders dann, wenn ein epileptischer Anfall aufgetreten ist, mehrere Stunden dauern, bis der Patient wieder aus der Bewußtlosigkeit erwacht. Ist die Verdachtsdiagnose gestellt und scheint die Aufnahme in eine Klinik sich zu verzögern, so muß Glukose oder Glukagon intravenös gegeben werden, selbst wenn dadurch die genaue Bestätigung der Diagnose unmöglich gemacht werden kann. Die erheblichen Gefahren, die eine länger dauernde Hyopglykämie mit sich bringt, können nicht genug betont werden.

Fallbericht

Eine 22jährige wurde uns wegen häufiger synkopaler Anfälle überwiesen. Vier Jahre lang war sie wegen Komas in mehreren Krankenhäusern zur Aufnahme gekommen. Im Laufe der Zeit hatte sich bei ihr eine spastische Dysarthrie und spastische Tetraparese herausgebildet. Während eines Anfalls betrug der Blutzuckerwert 8 mg%. Bei keiner ihrer früheren Klinikeinweisungen hatte man den Blutzuckerwert bestimmt. Es lag bei ihr, wie sich schließlich herausstellte, ein Inselzelltumor vor.

Tabelle 22.2 Differentialdiagnose nicht-epileptischer Anfälle

	Vasovagal	Hyperventilation	„Drop attacks“	Adams-Stokes-Anfälle	Hypoglykämie
Alter/Geschlecht	Jugendliche beider Geschlechter Frauen > Männer	Ältere Frauen	Bei beiden Geschlechtern alle Altersklassen	Alle Altersstufen beider Geschlechter	
Prodromale Symptome	Stickiges Hitzegefühl, Schwitzen, verschwommenes Sehen. Gefühl nahender Ohnmacht. Von fernher tönende Geräusche	Prolongiertes Taumelgefühl, Prickelgefühl, Parästhesien an den Gliedern und in der Mundgegend. „Weiche Beine“	Prodrome fehlen. Typisch ist plötzliches schlagartiges Auftreten des Anfalls	Keine Prodrome	Persönlichkeitsveränderung, Verwirrtheitszustand. Reißendes Hungergefühl, Schwitzen, Gähnen
Bewußtsein	Kurzer Bewußtseinsschwund	Selten bewußtlos	Bewußtsein nicht gestört	Bewußtlosigkeit	Bewußtseinsverlust
Dauer des Anfalls	Sekunden	Oft stundenlange Dauer der Symptomatik. *Jedoch:* selten Bewußtseinsschwund	Sekunden	Bis zu 30 s oder bis zum Zustand der Lebensgefährdung	Minuten bis Stunden, wenn die Diagnose nicht gestellt wird
Farbänderungen	Starke Blässe	Blässe	Normale Farbe	Initial Blässe. Während des Anfalls Zyanose. Bei Erholung Rotwerden	Blässe, Schweiß
Restitution	Rasch eintretend, dabei Übelkeitsgefühl	Erholung langsam (infolge Erschöpfung?)	Rasch und vollständig	Rasch und vollständig	Langsam, dabei Verwirrtheit
Anfallsprovozierende Faktoren	Angst, Schmerzen, insbesondere viszerale Schmerzen, Blutverlust, Hitze	Angst und phobische Zustände	Nicht bekannt. Fast immer treten die Attacken beim Gehen auf	Totaler Herzblock mit ventrikulärer Automatik	Zu hohe Insulindosis, Blutzuckersenkende Medikation. Inselzelltumor. Retroperitoneales Syndrom
Krampf-Risiko	Gering. Bei älteren Personen kann es zu einem Krampfanfall kommen	Bei epileptischen Patienten mäßiges Krampfrisiko	Kein Krampfrisiko	Hohes Krampfrisiko aufgrund zerebraler Anoxie	Hohes Krampfrisiko, auch ist die Restitutionsphase oft prolongiert
Besondere Anfallstypen	Miktionssynkope, Hustensynkope, Karotis-Sinus-Hypersensitivität	„Supermarkt-Syndrom“			

Bei jedem bewußtlosen Patienten sollten sofort die Untersuchungen des Blutes auf Zucker und auf Drogen bzw. Medikamente durchgeführt werden, so klar die klinische Diagnose auch zu sein scheint.

Fallbericht

Ein 30 Jahre alter Verwaltungsbeamter kollabierte an einem Briefkasten. Beim Eintreffen eines Rettungswagens war er bereits tot. Schon im Ambulanzwagen wurden Reanimationsmaßnahmen ergriffen. Eingehende Untersuchungen zur Ergründung der Ursache des Zusammenbruchs wurden durchgeführt. Drei Tage später traf die Mitteilung ein, daß er Selbstmord begangen habe: sie stand in dem Brief, den er an seinen Bruder gerichtet und direkt vor dem Kollaps in den Kasten eingeworfen hatte. Zu keiner Zeit war die Möglichkeit einer Drogenüberdosis in Betracht gezogen worden. Der Patient starb trotz Intensivbehandlung an irreversibler Hirnschädigung.

Ein Anfall von Bewußtseinsstörung ist eine der häufigsten Ursachen der Einweisung eines Patienten in eine neurologische Klinik zur Untersuchung. Fast immer sind keine physischen Zeichen zwischen den Anfällen feststellbar, und das EEG liefert nicht immer diagnostisch verwertbare Informationen. Die Diagnose beruht somit auf der Anamnese und auf Augenzeugenberichten. Der einweisende Arzt könnte sehr hilfreich zu den Untersuchungen beitragen, wenn er sich um die Auffindung und Befragung von Augenzeugen bemühen und wenn möglich veranlassen würde, daß einer von ihnen mit in die Klinik kommt.

Kapitel 23

Trauma und Nervensystem

Kopfverletzungen und ihre Komplikationen

Unfälle mit Kopfverletzungen bei Kindern und jungen Erwachsenen gewinnen zunehmend an Bedeutung als Todes- und Krankheitsursache. Die Komplikationen und Folgen von Kopfverletzungen stellen uns vor viele Probleme der Behandlung. In einigen Fällen müssen die Betroffenen lebenslang überwacht und/oder betreut werden.

Da viele dieser Unfälle sich ereignen, wenn der Patient in den Ferien sich gefährlichen Arten des Zeitvertreibs hingibt, oder bei Straßenverkehrsunfällen, kann es sein, daß der erstbehandelnde Arzt keine spezielle Erfahrung in der Primärbehandlung solcher Fälle hat. Bis der Patient schließlich in die Hände des Facharztes gelangt, beschäftigen sich manchmal eine Reihe von Ärzten mit ihm; gerade die Kontinuität der ärztlichen Beobachtung und Betreuung aber ist ganz besonders wichtig für die rechtzeitige Erkennung einer unheilvollen Entwicklung der Schädigung und ihrer Auswirkungen. Zum Schluß kommt der Patient vielleicht über viele Hunderte von Kilometern zu seinem Hausarzt zurück. Tritt dann in der Folge ein epileptischer Anfall bei ihm auf, so ist es schwer, die Signifikanz oder Bedeutung dieses Ereignisses zu beurteilen, wenn kein genauerer umfassender Bericht über den ursprünglichen Erstbefund und den Unfallhergang vorliegt oder beschaffbar ist. Ereignete sich der Unfall auf der Fahrt im Ausland, so kann es überhaupt unmöglich sein, exakte Detailangaben zu bekommen.

In diesem Kapitel sollen Kopfverletzungen beim Kind und im Erwachsenenalter getrennt besprochen werden, weil wichtige Unterschiede im klinischen Bild, im Verlauf und Ausgang bestehen. In allen Altersgruppen ist als Wichtigstes in der Behandlung mit Kopfverletzungen hervorzuheben: die Freihaltung der Atemwege und die Verhinderung von Hypoxie. Selbst leichte Hypoxie vergrößert das Risiko der Hirnschwellung und kann zu unnötiger neurochirurgischer Intervention führen.

Wesentlich sind ferner sorgfältige Überwachung und Regelung der Flüssigkeitszufuhr und des Salzstoffwechsels. Hypernaträmie und (weniger häufig) Hyponaträmie können Stoffwechselschwierigkeiten zur Folge haben, die das Hirnödem verschlimmern. Bei Patienten mit ausgedehnten zusätzlichen Verletzungen an anderen Körperstellen, besonders mit Frakturen der langen Knochen, können Verschlimmerungen der zerebralen Situation auf Fettembolie hinweisen.

Von der Frakturstelle her in das Blut gelangendes Fett kann sowohl pulmonale wie zerebrale Gefäße blockieren und Hypoxie oder direkte Hirnschädigung verursachen. Beim nicht bewußtlosen Patienten sind wichtige diagnostische Schlüssel in dieser Hinsicht: Verwirrtheitszustand, Harninkontinenz und manchmal Petechien der Augenbindehäute oder der Haut des oberen Brustkorbs. Das Syndrom bildet sich meist innerhalb einer Zeit von 3 Tagen nach dem Unfall aus, und zwar überraschend plötzlich. Die einzig nützliche Behandlung ist das Vorgehen gegen die Hypoxie mittels hyperbarer O_2-Therapie, sofern sich das ermöglichen läßt. Tritt Koma ein, so erhöht sich die Wahrscheinlichkeit des letalen Ausgangs (Letalitätsrate 80%); ist der Patient lediglich verwirrt, so beträgt die Sterblichkeitsrate 15%.

Kopfverletzungen im Kindesalter

Bei etwa 15% der Kinder, die in chirurgische Stationen aufgenommen werden, sind Kopfverletzungen der Einweisungsgrund. Zwei wichtige Besonderheiten von Kopfverletzungen im Kindesalter sind hervorzuheben:

1. Unmittelbar nach der Verletzung können Kinder schwerer krank erscheinen als Erwachsene. Schon geringe Traumen können zu Benommenheit, Verwirrtheitszustand und Erbrechen führen, ohne daß unbedingt besonders ernste Komplikationen vorhanden sein müssen. Auf jeden Fall aber ist fortlaufende Beobachtung unerläßlich.

2. Die Erholungsmöglichkeit nach schwerer kraniozerebraler Verletzung ist bei Kindern erheblich größer als bei Erwachsenen.

Zusätzlich zu den üblichen Ursachen von Kopfverletzungen in allen Altersgruppen gibt es beim Kinde besondere Risiken für ein Kopftrauma. Es seien angeführt: Sturz von Balkons hochgelegener Wohnungen, Sturz von Karussels oder Schaukeln, und – wie man neuerdings zunehmend erkennt – : Verletzungen, die dem Kind von den Eltern zugefügt werden. Eine andere Art potentiell tödlicher Verletzungen, die übersehen werden können, ist der Typ der penetrierenden Läsionen im Orbitalbereich, etwa durch eine Stricknadel, spitze Stöcke oder Bleistifte. Es kommt vor, daß nur eine kleine Lazeration der Haut oder ein Holzsplitterchen die Eintrittsstelle eines Verletzungsgegenstandes markiert, dessen Bahn durch den Schädel und die Dura bis in das Hirn führt. Bei dieser Art von Verletzungen kommt häufig keine Bewußtlosigkeit vor, und die Schwere der ursprünglichen Läsion wird erst offenbar, wenn nach einigen Tagen eine Meningitis oder ein Hirnabszeß in Erscheinung tritt.

Leicht kommt es bei kindlichen Hirnverletzungen zu einer Hirnschwellung, die rasch zu Benommenheit und Verwirrtheitszustand führt. Hier muß sorgfältig geprüft werden, ob nicht eine intrakranielle Blutung vorliegt; entsprechende röntgenologische Kontrastuntersuchungen können erforderlich werden, wenn Verdachtszeichen für die Entwicklung einer Herdschädigung des Hirns erkennbar werden.

Bei Kindern kommt es sehr leicht zu epileptischen Anfällen. Im Anschluß an Kopfverletzungen, die schwer genug sind, um zu Bewußtlosigkeit zu führen, kann schon innerhalb von Minuten nach dem Trauma ein Anfall auftreten. In dieser Situation gibt es zwei Gefahren: Entweder wird die Kopfverletzung für schwerer gehalten als sie wirklich ist und der postiktale Zustand wird fälschlich als Folge einer Hirnschwellung angesehen, oder aber die Gesamtsituation wird für einen Anfall oder dessen Folgen gehalten und sich enwickelnde Komplikationen der nicht richtig erkannten Kopfverletzung werden übersehen. Das Kind, von dem man annimmt, es „schlafe sich gesund", kann in ein Koma abgleiten.

Die anscheinende Schwere einer Verletzung – soweit sie z. B. nach der Höhe des Sturzes u. ä. zu beurteilen ist – steht nicht in einer zuverlässigen Relation zum Grad des Komplikationsrisikos. Der elastische knöchere Schädel des Kindes frakturiert nicht so leicht wie der Erwachsenenschädel, Schädelfrakturen kommen folglich beim Kind seltener vor als beim Erwachsenen. Doch kann gelegentlich selbst ein geringer Stoß, ohne eine Bewußtlosigkeit zur Folge zu haben, Ursache einer Schädelfraktur sein, die ein tödliches extradurales Hämatom nach sich zieht, während dieselbe Verletzung bei einem anderen Kinde unmittelbar zu großer Besorgnis Anlaß geben kann, weil das Kind benommen wird und erbricht. Und dieses Kind kann sich in wenigen Tagen völlig erholt haben. Die Regeln für Aufnahme in die Klinik und Beobachtung sind dieselben wie beim Erwachsenen.

Alle Kinder, bei denen es zu Bewußtseinsverlust gekommen ist, müssen in die Klinik aufgenommen werden. Eine Schädelfraktur (Röntgenaufnahmen sollten nach jeder in irgendeiner Weise als schwer erscheinenden Verletzung gemacht werden) oder die Möglichkeit des Vorliegens einer Stichverletzung erfordern klinische Aufnahme, ob nun das Kind bewußtlos ist oder nicht. Es sollten auch andere ernste Verletzungen, etwa solche der Halswirbelsäule, des Thorax oder der Bauchorgane ausgeschlossen werden. Sehr wichtig ist es, sich daran zu erinnern, daß selbst beim Kind Kopfverletzungen *selten* einen traumatischen Schock auslösen. Liegt eine Pulsbeschleunigung vor, ein Blutdruckabfall oder eine Beschleunigung der Atmungsfrequenz, so sind das Hinweise auf eine Läsion an anderer Stelle; es sollten dann ausgeschlossen werden: Leberverletzung oder Ruptur von Niere oder Milz. Die einzige Ausnahme von dieser Regel bildet ein massiver Blutverlust nach schwerer Lazeration der Kopfhaut. Das Kind, dessen klinischer Zustand sich infolge der Kopfverletzung verschlechtert, bekommt eine Bradykardie, eine Blutdrucksteigerung und eine Verlangsamung der Atemfrequenz.

In jedem Fall von Kopfverletzung ist es wichtig, daß der erste Arzt, der das Kind sieht, die Bewußtseinslage feststellt und notiert. Dazu kann die Feststellung gehören, ob das Kind Fragen beantworten kann; allerdings können das Alter und der emotionelle Zustand des Kindes dieses Kriterium als gegenstandslos erscheinen lassen. Die Aufgewecktheit bzw. Lebhaftigkeit des Kindes, seine Responsivität gegenüber Stimmreizen bzw. Schmerzeinflüssen, Reaktionslosigkeit gegenüber beiden Arten von Einflüssen oder auch der Grad der Bewußtseinsminderung (Lidreflexe, Kornealreflex) sollten klar notiert werden. Die Termini: stuporös, semikomatös, eingetrübt oder bewußtlos sagen bei verschiedenen Menschen Verschiedenes aus und sind unzuverlässig, wenn verschiedene Ärzte nacheinander die Beurteilung des Patienten vornehmen. Da die Veränderung der Responsivität des Kindes das wichtigste Zeichen einer drohenden Gefahr ist, kann die Wichtigkeit klarer Notizen hierüber nicht genug betont werden. Ist das Kind benommen, so sollte man versuchen, es alle 15 min aufzuwecken oder jedenfalls festzustellen, ob es nicht komatös wird. Einige Kinder haben eine Periode der Verwirrtheit und gesteigerter Reizbarkeit, bevor sie bewußtlos werden; das sollte als ominöses Zeichen gewertet werden, selbst wenn das Kind in dieser Zeit aktiver als vorher zu sein scheint.

Zur nächstwichtigen Gruppe objektiver Zeichen gehören: Größe, Symmetrie und Reaktivität der Pupillen und die Fähigkeit des Kindes, alle Glieder zu bewegen. Zwar sind Blutdrucksteigerung, periodische Atmung und Pulsverlangsamung die klassischen Zeichen intrakranieller Drucksteigerung, sie zeigen aber eher an, daß ein präterminaler Zustand vorliegt, als daß eine Beherrschung der Situation noch möglich ist. Die Zunahme der Benommenheit oder ein Rückfall in die Bewußtlosigkeit, Pupillenerweiterung auf einer Seite oder eine sich entwickelnde Hemiparese fordern zu unverzüglichem Eingreifen auf. (Pathophysiologische Einzelheiten werden später besprochen). Hat das Kind vor der Verschlechterung das Bewußtsein wieder erlangt, so ist die wahrscheinlichste Ursache des Zustands ein akutes extradurales Hämatom (Abb. 23.1.). Ist auf der Röntgenaufnahme eine Frakturlinie über der Temporalgrube zu erkennen so ist die Diagnose fast sicher. Frühzeitige Erkennung und Behandlung sollte eine vollständige unkomplizierte Heilung erwarten lassen. Nicht ganz so hoffnungsvoll ist die Situation, wenn das Kind nicht wieder zum Bewußtsein gekommen ist und sich dann die Zeichen entwickelt haben. Dann ist es wahrscheinlich, daß eine schwere Hirnlazeration mit akutem subduralem Hämatom vorliegt. Die schwere zugrundeliegende Schädigung des Hirns ist für den schlechten Ausgang verantwortlich, der selbst dann zu erwarten ist, wenn die Blutansammlungen entfernt werden konnten.

Auch nach einer anscheinend komplikationslosen Kopfverletzung mit prolongierter Bewußtlosigkeit wird das Kind eine Periode von Verwirrtheit durchmachen. Die Erholung wird beschleunigt, wenn die Eltern des Kindes in dieser Zeit bei ihm sind; fremde Gesichter in einem fremden Gebäude würden die Verwirrtheit verschlimmern und diese Periode für das Kind quälender machen.

Spätere Folgen

1. Chronisches subdurales Hämatom (Abb. 23.2.). Ebenso wie bei Erwachsenen kann in den auf die Kopfverletzung folgenden Wochen sich ein subdurales Hämatom bilden. Jede Verschlimmerung der Lernleistungen, Kopfschmerzen, Schläfrigkeit, Gangunsicherheit, Doppeltsehen, Erbrechen sollten den Verdacht darauf wecken. Beim Kleinkind ist Erbrechen ein bemerkenswertes Frühzeichen, und meist sind dann gespannte Fontanellen feststellbar. Beim älteren Kind sind die Symptome nicht so stark aus-

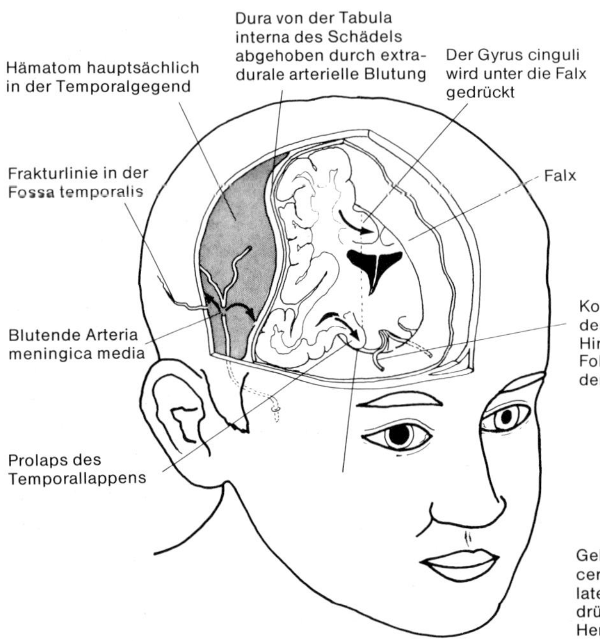

Abb. 23.1. Akutes epidurales Hämatom

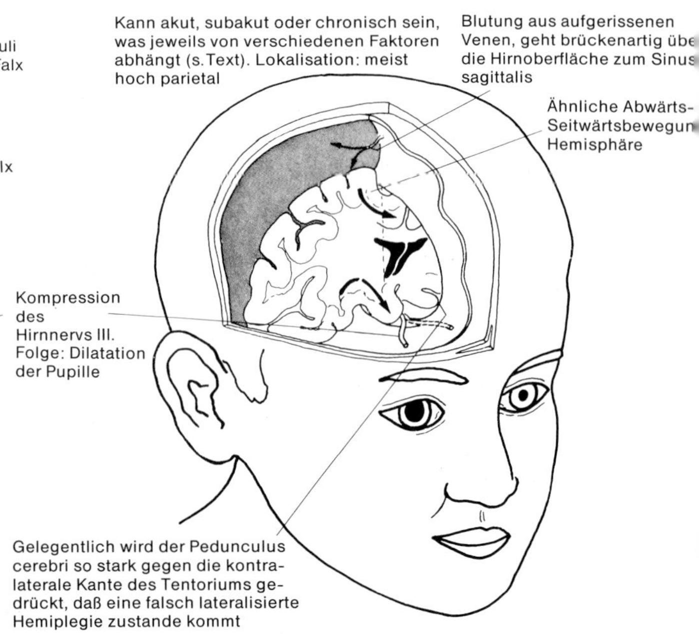

Abb. 23.2. Subdurales Hämatom

geprägt, man muß besonders bedenken, daß Kinder Kopfschmerzen nicht so zu bemerken scheinen und sich nicht so über sie beklagen wie das Erwachsene zu tun pflegen. In diesen Fällen kann sich auch bei Nichtvorhandensein von Fontanellen, die sich vorwölben könnten, der Kopf ausdehnen; entweder erweitern sich dabei die Schädelnähte oder es bildet sich eine Vorwölbung am Schädel, gewöhnlich in der Temporalgrubengegend über dem Hämatom.

Fallbericht

Ein 12jähriger Junge fiel aus einer Höhe von etwa 3,50 m auf Betonboden. Er wußte nichts von Bewußtseinsverlust, doch konnte er sich daran erinnern, daß er mit dem Kopf aufschlug. Seinen Eltern erzählte er nichts davon. Nach einigen Wochen klagte er über Sehschwäche und leichte Kopfschmerzen. Er verneinte die Frage nach Schläfrigkeitsgefühl. Ein Rückgang seiner Schulleistungen hatte sich nicht gezeigt. Bei der Untersuchung fand sich eine Vorwölbung am Schädel oberhalb des linken Ohrs, doppelseitiges ausgeprägtes Papillenödem und eine rechtsseitige Hyperreflexie. Es lag ein sehr großes subdurales Hämatom in der rechten Fossa temporalis vor.

2. Posttraumatische Epilepsie. Obgleich unmittelbar auf ein Trauma folgende Anfälle bei Kindern öfter vorkommen als bei Erwachsenen, ist bei ihnen das Langzeitrisiko einer posttraumatischen Epilepsie nicht größer, ja scheint sogar nach einigen veröffentlichten Fallübersichten eher geringer zu sein als bei den Erwachsenen. Sofort sich an das Trauma anschließende Krampfanfälle können ein erhöhtes Risiko weiterer Anfälle implizieren, doch sind in vielen Fällen solche Frühattacken ohne Signifikanz für die Langzeitprognose. Man kann sogar sagen: Je später nach der Kopfverletzung der erste Anfall auftritt, desto wahrscheinlicher ist es, daß sich bei dem Kind noch weitere Anfälle einstellen werden. In den meisten Fällen ereignet sich der erste Anfall innerhalb von 18 Monaten nach der Verletzung. Selbst wenn in der akuten Phase der Verletzung kein Anfall auftrat, so ist doch die Gefahr, daß es im weiteren Verlauf zu Anfällen kommt, sehr erheblich, wenn die Fraktur die Impression von Knochenteilen verursachte oder ein Hämatom nach sich zog, das ausgeräumt werden muß (besonders ein akutes subdurales Hämatom), oder wenn sich bei einer penetrierenden Verletzung eine Infektion entwickelt hat. Bei Kindern, die in diese Kategorie fallen, ist es wahrscheinlich in manchen Fällen ratsam, für die Dauer der ersten 2 Jahre nach der Verletzung prophylaktisch Antikonvulsiva zu verordnen.

3. Postkommotionelle (postkonkussionelle) Syndrome und Verhaltensstörungen. Das wohlbekannte postkonkussionelle Syndrom der Erwachsenen ist erfreulicherweise kein typisches Merkmal der Kopfverletzungen bei Kindern. Bei diesen ist allerdings eine ähnliche Besonderheit festzustellen, nämlich daß diejenigen Kinder, die nach einer Kopfverletzung Verhaltensabweichungen zeigen, im allgemeinen solche Störungen schon nach relativ leichten Verletzungen bekommen. Genauere Feststellungen ergeben dann oft, daß das prämorbide Verhalten dieser Kinder schon abnorme Auffälligkeiten gezeigt hatte. Oft haben überhaupt erst besondere Vorfälle zu der Kopfverletzung geführt, deren Eigenart den Verdacht erweckt, daß das betreffende Kind seinem Verhalten nach kein „normales" Kind ist. Gewöhnlich sind die häuslichen Umstände unbefriedigend, so daß auch in der Behandlung solcher Kinder erhebliche Schwierigkeiten bestehen. Auf der anderen Seite kann auch übermäßige Fürsorglichkeit von Eltern und Lehrern die Lage des Kindes erschweren – wenn es etwa zu lange von der Schule ferngehalten wird oder an der Wiederaufnahme normaler Aktivitäten, besonders in Spiel und Sport, gehindert wird. Vor allem dieser letztere Fehler tut dem Kinde nicht gut; es versteht diese zu große Vorsicht nicht, weil gerade sportliche Spiele eine gewisse Erholung und Erleichterung in einer Schularbeitswoche bringen. Man sollte ihm so bald wie möglich nach dem Unfall die Wiederaufnahme seiner normalen Aktivitäten erlauben. Selbst nach einem schweren Kopftrauma ist in diesem Lebensalter die Wahrscheinlichkeit einer Wiederherstellung sehr groß. Die Erholung wird aber durch unnötige, dem Kinde auferlegte Restriktionen erschwert.

Kopfverletzungen beim Erwachsenen

Da sich die Mehrzahl dieser Kopfverletzungen bei Unfällen im Straßenverkehr oder in Industriebetrieben ereignen, ist es von großer Bedeutung, daß sorgfältige und umfassende ärztliche Berichte für gerichtsmedizinische Zwecke angefertigt werden. Ist der Verunglückte bei Bewußtsein, so sollten bei der ersten Untersuchung auch der Geruchssinn, das Sehvermögen, das Gesichtsfeld (im Konfrontationsverfahren) und das Gehör geprüft werden. Einschränkungen oder Verlust des einen oder anderen dieser Sinnesvermögen kommen oft genug vor, um es gerechtfertigt und wertvoll erscheinen zu lassen, daß unmittelbar nach dem Unfall diese Sinne geprüft werden. Leider enthält die Befundaufnahme bei der Erstuntersuchung meist keine besonderen Feststellungen darüber, daß diese Funktionen getestet und für normal befunden wurden. Hat der Patient getrunken, ist es sehr gefährlich, Benommenheit, Verwirrtheit oder Ataxie einfach allein auf den Alkoholgenuß zu beziehen.

Fallbericht

Ein 38jähriger, als Epileptiker bekannter Mann ging am Freitag abend aus, um zu trinken. Gewöhnlich bekam er bei diesen Ausgängen einen mäßigen Rausch, was oft einen epileptischen Anfall mit sich brachte. Eines Abends, als er mit seinem Bruder nach Hause kam, bekam er auf der Treppe einen epileptischen Anfall und fiel 2–3 m in den Flur hinunter. Sein Bruder brachte ihn, wie das schon öfter geschehen war, ins Bett, damit er dort seinen Rausch ausschlafen könne. Erst als er ihn am Morgen nicht aufwecken konnte, war er beunruhigt. Die Pupillen des Patienten waren stark erweitert, asymmetrisch und lichtstarr. Beide Beine waren spastisch, und es fand sich beiderseits ein positiver Babinski-Reflex. Über dem Scheitel ließ sich eine Fraktur palpatorisch nachweisen. Es handelte sich bei dem Zustand nicht einfach um eine Folge eines epileptischen Anfalls oder um einen bloßen Zustand nach Alkoholrausch sondern um große beidseitige extradurale Hämatome.

Sehr wichtig ist es auch, sich daran zu erinnern, daß aufgrund von Veränderungen der Gerinnungsmechanismen beim schweren Trinker ein stark erhöhtes Risiko besteht, daß sich nach einem Kopftrauma subakute oder chronische subdurale Hämatome ausbilden.

Die Auswertung der Befunde bei einem Erwachsenen, der eine Kopfverletzung erlitten hat, ist identisch mit der bei einem Kinde. Da beim Erwachsenen gewöhnlich schwere Traumen vorliegen, ist es ganz besonders wichtig, Begleitverletzungen der Halswirbelsäule, des Thorax und der Bauchorgane auszuschließen. Wie beim Kinde kann ein traumatischer Schock nur selten einer Kopfverletzung allein zugeschrieben werden, es sei denn, daß massive Kopfhautblutung eingetreten war.

Man betont bei der Beurteilung der Schwere einer Verletzung meist sehr das Vorhandensein einer retrograden Amnesie (wenn der Patient wieder zum Bewußtsein gekommen ist). Ist der Patient im Alkoholrausch oder hat er vor der Verletzung einen Anfall gehabt, so wird natürlich sein Urteils- und Erinnerungsvermögen für die Zeit vor dem Unfall getrübt sein. Außerdem ist zu wenig bekannt, daß eine retrograde Amnesie selbst nach schweren Kopfverletzungen nur ausnahmsweise länger als wenige Sekunden oder einige Minuten dauert. Behauptet ein Patient, eine sehr langdauernde retrograde Amnesie zu haben, dann ist der Verdacht groß, daß diese Amnesie keine organische Ursache hat. Eher läßt sich aus dem Andauern einer posttraumatischen Amnesie auf die Schwere einer Verletzung schließen. Für die Periode der Bewußtlosigkeit besteht vollständige Amnesie, relative Amnesie besteht dann für die Periode des Verwirrtheitszustandes nach der Erholung. Die posttraumatische Amnesie endet, wenn sich bei dem Patienten wieder ein kontinuierliches Erinnerungsvermögen etabliert hat. Die Dauer dieser Zeitspanne, die sich auf mehrere Wochen belaufen kann, gibt einige Hinweise auf die Schwere der Verletzung.

Hat der Patient das Bewußtsein zum Zeitpunkt seiner Krankenhausaufnahme wieder erlangt, so kann er voll vigil oder verwirrt sein, unruhig und äußerst reizbar. Für den letzteren Zustand können verantwortlich sein: Alkoholeinwirkung, postiktaler Zustand, schmerzhafte Verletzungen an anderen Stellen oder eine stark gefüllte Harnblase. Es kann für jeden äußerst schwierig sein, den Patienten in dieser Verfassung zu beruhigen, doch sollte man sich nicht verleiten lassen, ihm Sedierungsmittel zu verabreichen. Es dürfen keine Medikamente eingesetzt werden, die die Bewußtseinslage oder die Pupillenreaktionen verändern können. In diesem Zusammenhang ist nicht zu vergessen, daß keine Mydriatika eingeträufelt werden dürfen, zur Erleichterung der Untersuchung des Augenhintergrundes auf Papillenödem. Abgesehen davon, daß das Vorhandensein eines Papillenödems sehr unwahrscheinlich ist, sind auch deshalb mydriatisch wirkende Tropfen nicht erlaubt, weil sie die Erkennung einer sich entwickelnden Pupillendilatation bei Tentoriumschlitzeinklemmung verhindern würden; auch könnte, wenn über die Verabreichung von Augentropfen nichts in den Krankenpapieren vermerkt ist, der Befund einer Mydriasis zu einer unnötigen chirurgischen Intervention Anlaß geben. In Abb. 23.1. und 23.2. sieht man eine Pupillenvergrößerung rechts. In beiden Fällen drückt eine Ansammlung geronnenen Blutes die Hemisphäre auf die andere Seite hinüber und dann abwärts. Der mittlere Teil des Temporallappens wird zwischen dem Hirnstamm und der Kante des Tentorium cerebelli hinuntergedrängt, wobei es zu einer Distorsion des III. Hirnnervs kommt. Bei der Mehrzahl der Fälle führt dieses Geschehen zu einer Puppillenerweiterung auf der Seite der Blutansammlung.

Gleichzeitig wird auch der Hirnstamm zur anderen Seite hinüber gedrängt und gegen die harte Kante des Tentoriums gedrückt. Dadurch entsteht eine

Schädigung des Pedunculus cerebri mit der Folge einer Hemiparese auf der homolateralen Seite, d. h. auf der Seite des Blutergusses. Wenn der Patient in Lebensgefahr schwebt und die Möglichkeit einer Angiographie nicht besteht, wird man mit großer Wahrscheinlichkeit durch ein Bohrloch das Hämatom auf der Seite der erweiterten Pupille erreichen. Hierin zeigt sich die große Bedeutung der Pupillenreaktionen bei der Beobachtung von Patienten mit Kopfverletzungen.

Von weniger unmittelbarer Bedeutung, aber sehr wichtig für die weitere Untersuchung des Patienten ist die Untersuchung des Trommelfells auf einen Riß, auf ausfließendes Blut und/oder Liquorrhö oder auf Blut im Mittelohr hinter dem intakten Trommelfell. Bei gleichzeitigem Nasenbluten ist Ausfließen von Liquor aus der Nase weniger leicht festzustellen. Weitere Befunde sind: subkonjunktivale Blutung, die sich am Auge bis hinter die sichtbare Bindehautgrenze ausdehnt, und Bluterguß über dem Mastoid, der erst im Laufe einiger Tage erscheinen kann. All diese Zeichen sind Indizien für Schädelbasisfrakturen. Es kann schwierig sein, solche Frakturen röntgenologisch zu erfassen, aber die Röntgenaufnahmen des Schädels sollten auch aufmerksam geprüft werden auf a) Flüssigkeitsspiegel in den Sinus, besonders den ethmoidalen und sphenoidalen Sinus, oder b) auf intrakranielle Luft. Beide Befunde zeigen eine Schädelbasisfraktur mit Durariß an. Das größte Risiko in dieser Situation ist das Eindringen einer Infektion in das Schädelinnere durch die Frakturlinie via Sinus oder Mittelohr.

In den ersten, auf eine Kopfverletzung folgenden Stunden können epileptische Anfälle auftreten. Das braucht aber nicht unbedingt ein Indiz dafür zu sein, daß sich bei dem Patienten eine posttraumatische Epilepsie einstellen wird (s. unten).

Die Hauptgefahr in den ersten 48 h ist die Entwicklung eines akuten extraduralen Hämatoms. Dieses Risiko beschränkt sich praktisch auf die Patienten, bei denen nachweislich eine Schläfenbeinfraktur vorliegt, die die Arteria meningea media kreuzt. Eine über den Vertex verlaufende Fraktur kann den oberen Sagittalsinus aufreißen, die dadurch entstehende Blutung kann die Dura abheben und zu einem akuten extraduralen Hämatom am Vertex führen. In beiden Fällen ist die Diagnose nicht schwer, wenn der Patient sein Bewußtsein wieder erlangt, dann aber – nach diesem sog. „luziden" Intervall – von neuem benommen wird. Schwierigkeiten entstehen, wenn der Patient *nicht* aus der Bewußtlosigkeit erwacht und sein Zustand sich ständig verschlechtert. Ursachen hierfür können schwere Hirnlazeration und Hirnödem sein. In solchen Fällen müssen exploratorische Bohrlöcher angelegt werden.

Besondere Komplikationen und Schwierigkeiten ergeben sich bei Schädelbasisfrakturen mit Beteiligung des Felsenbeins. Derartige Frakturen finden sich bei 30% aller Kopfverletzungen. Selbst bei Patienten ohne nachweisliche Fraktur des Knochens können die in ihm enthaltenen Strukturen Schädigungen erleiden. So kann das Corti-Organ durch stumpfes Felsenbeintrauma versehrt werden, wobei eine transitorische Taubheit entstehen kann. Der Vestibularapparat wird weniger leicht geschädigt, doch scheinen viele Fälle von sog. benignem Lageschwindel in Beziehung zu leichteren Kopftraumen zu stehen. Bei diesem Zustand tritt vorübergehendes Schwindelgefühl bei Veränderungen der Kopfstellung auf, besonders bei Rückwärtslagerung des Kopfes auf ein Kissen. Dieses Symptom kann bis zu 18 Monaten nach dem Kopftrauma persistieren, verliert sich dann aber schließlich.

Felsenbeinfrakturen kommen in zwei Richtungen vor. Schläge aus der temporoparietalen oder frontotemporalen Richtung verursachen besonders longitudinale Frakturen, die sich über die Mittellinie hinaus in die gegenseitige mittlere Schädelgrube erstrecken und manchmal einen lebensgefährlichen Karotidenriß verursachen (Abb. 23.3.). Sie können auch zu Trommelfellriß oder Dislokation der Gehörknöchelchen führen. Auch wenn die Frakturlinie sich auf die Felsenbeinspitze erstreckt, werden die Hirnnerven V und VI nur sehr selten klinisch involviert; aber bei etwa 25% der Patienten mit dieser Frakturart kommt es zu einer Lähmung des VII. Hirnnervs. Auch ohne Therapie irgendwelcher Art erfolgt bei 75 bis 90% dieser Patienten volle Wiederherstellung. Kürzlich hat sich zeigen lassen, daß sich durch Anwendung von ACTH die Prognose noch verbessern läßt. Setzt die Lähmung erst einige Tage nach dem Trauma ein, ist die Prognose in jedem Fall sehr gut. Die akute Gehörknöchelchenschädigung und das Blut und der Liquor in der Paukenhöhle verursachen eine Leitungsschwerhörigkeit, die besserungsfähig sein sollte. Die durch Erschütterung des Corti-Organs entstehende Empfindungsschwerhörigkeit zeigt sich in ihrem vollen Ausmaß erst später.

Schläge auf den Hinterkopf verursachen Frakturen des Hinterhauptknochens, die über das Foramen magnum und weiter aufwärts transversal über das Felsenbein ziehen (Abb. 23.4.). Diese Frakturen zerstören die Schnecke und den vestibularen Apparat. Manchmal wird auch die eine oder andere dieser Funktionen ausgespart. Die bei dieser Verletzung auftretenden Schwindelzustände verschwinden in-

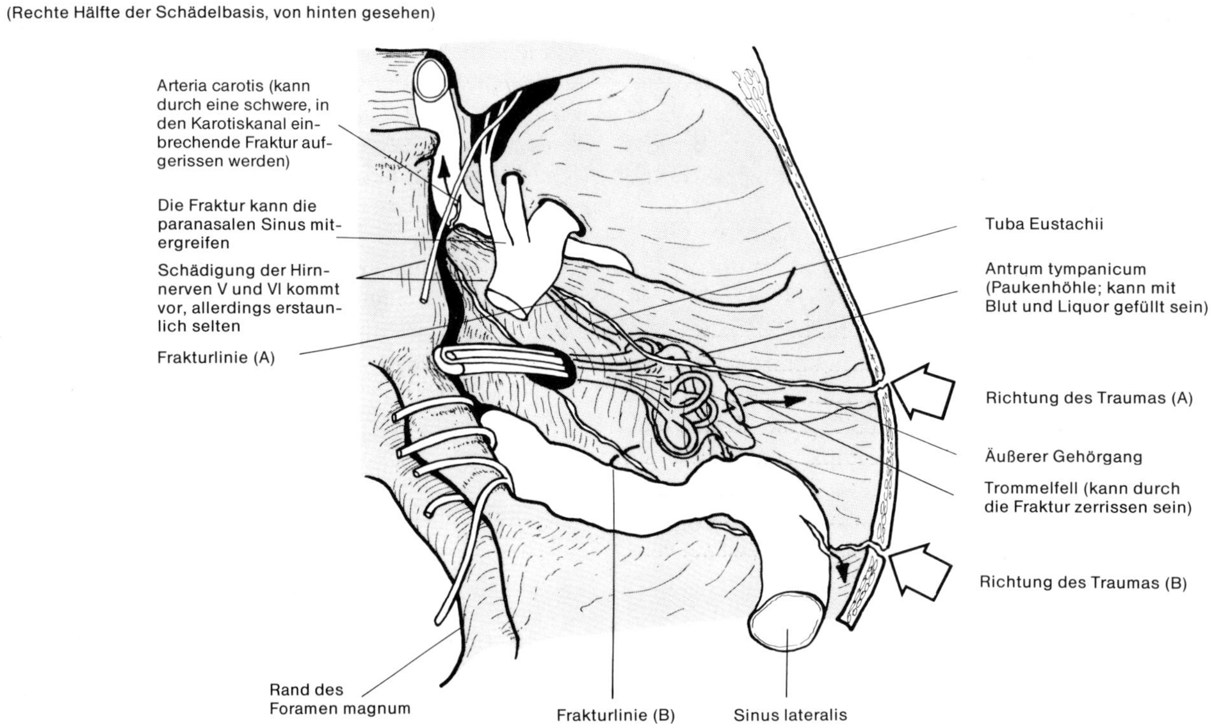

Abb. 23.3. Longitudinale Frakturen des Felsenbeins

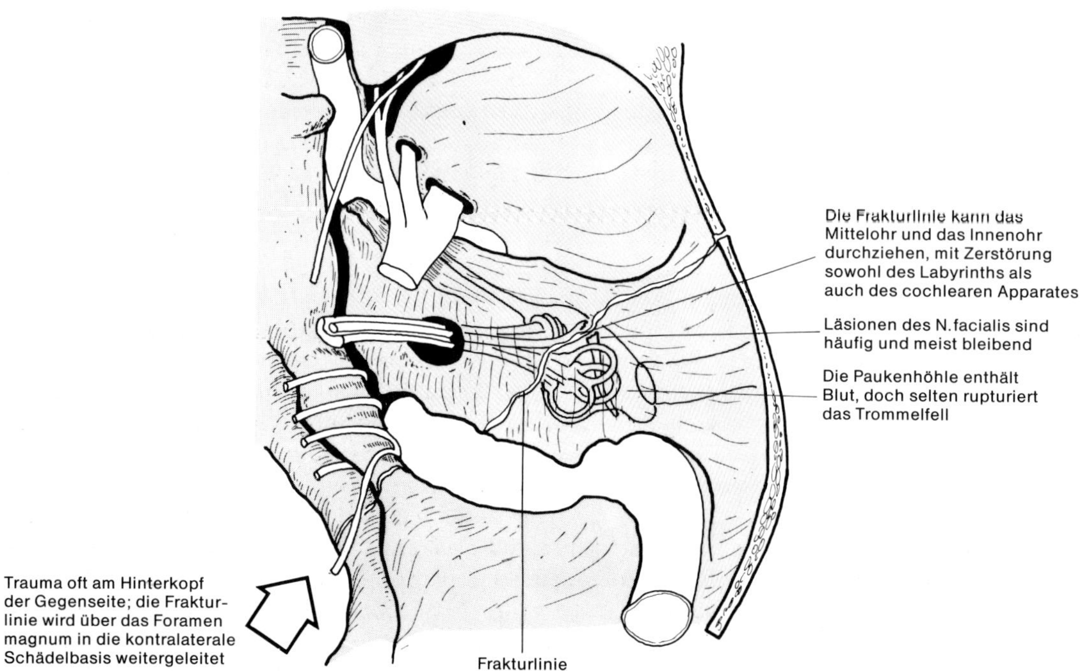

Abb. 23.4. Transversale Felsenbeinfraktur

nerhalb von 3–12 Wochen. Der bei diesen Frakturen auch oft geschädigte N. facialis erholt sich nur sehr selten. Das Trommelfell bleibt in der Regel unversehrt. Gelegentlich entstehen durch Schädigung des Foramen jugulare Lähmungen unterer Hirnnerven. Das ist allerdings ein relativ seltenes Vorkommnis, führen doch diese Frakturen fast ausschließlich zum Tode.

Unter den Langzeitrisiken der Schädelbasisfrakturen rangiert die Meningitis an erster Stelle – ganz gleich, welches die Frühstörungen des Patienten im Anschluß an die Fraktur gewesen sind, z. B. Verlust des Riechvermögens, Schwerhörigkeit oder Vertigo. Die Meningitis ist eine schwere Gefahr. In den Zeiten vor Einführung der Antibiotika starben 7% der Patienten an ihr. Das Meningitisrisiko bleibt über viele Jahre bestehen und ist ein Rückfallrisiko. Läßt sich der Durariß auffinden, so ist chirurgischer Verschluß derselben indiziert.

Spätfolgen

1. Chronisches subdurales Hämatom. Dieses pathologische Vorkommnis wird hier als erstes besprochen, *nicht* weil es die häufigste Komplikation *ist*, sondern weil es die am häufigsten in *Verdacht* gezogene Kopfverletzungskomplikation ist. Subdurale Hämatome können akut, subakut oder chronisch sein. Akute subdurale Hämatome bilden sich über Hirnlazerationen. Ihre Prognose ist sehr dubiös sowohl hinsichtlich schwerer bleibender Behinderung als auch quoad vitam. Subakute subdurale Hämatome kommen innerhalb weniger Wochen nach der ursprünglichen Verletzung vor und entwickeln sich unter typischem Fortschreiten der Symptomatik. Zu dieser zählen: Kopfschmerzen, zunehmende Benommenheit, Verwirrtheitszustand und schließlich die Zeichen der tentorialen Herniation. Gewöhnlich wird die Diagnose nahegelegt durch ein kurze Zeit vorher durchgemachtes Trauma und den klinischen Verlauf, und zwar auch dann, wenn das klinische Bild kein klassisches ist. Die Diagnose wird erst problematisch beim chronischen subduralen Hämatom. Ein solches kann auf ein Schädeltrauma folgen, doch ist der Zusammenhang ziemlich unbestimmt. Da es sich oft um ältere Patienten oder Alkoholiker handelt, kann es oft schwierig sein, überhaupt ein Trauma in der Vorgeschichte sicherzustellen. Es kann sich im Laufe von Wochen ein leichter Verwirrtheitszustand entwickeln, und wenn eine leichte Hemiparese hinzutritt, so wird das Bild leicht für eine „zerebrale Gefäßstörung" oder einen „kleinen Insult" gehalten. Ein typisches klinisches Bild gibt es da nicht. Jeder Patient mit fortschreitender intellektueller Beeinträchtigung oder mit langsamer Entwicklung von Zeichen, die an einen Schlaganfall denken lassen können, sollte den Verdacht erwekken, daß es sich bei ihm um ein Subduralhämatom handeln könnte.

Fallbericht

Ein 67jähriger Mann befand sich im Krankenhaus zur Durchuntersuchung auf Magenulcus. Am Tage nach einer Barium-Kontrastmitteluntersuchung wurde an ihm eine rechte Fazialisschwäche bemerkt, und bei weiterer Untersuchung stellte sich eine rechtsseitige Hemiparese heraus, die über Nacht eingetreten war. Im Liquor fand sich eine Eiweißvermehrung. Er gab an, daß er vor 7 Jahren von einem Wagen überfahren worden und anschließend bewußtlos gewesen sei. Die genauere Untersuchung ergab ein sehr großes chronisches subdurales Hämatom links. Bei der Operation fand sich, daß die Kapsel des Hämatoms gut 1 cm dick war. Unklar blieb, warum bei einer Läsion, die offenbar seit vielen Jahren dieselbe Größe hatte, jetzt plötzlich physische Zeichen auftraten. Wäre diese Symptomatik nicht im Krankenhaus aufgetreten, hätte man sicher einen leichten Schlaganfall diagnostiziert.

Die typische Lage dieser Hämatome zeigt Abb. 23.2. Das Leck ist ein unter geringem Druck stehendes Heraussickern venösen Blutes, ausgehend von einem Riß in Venen, die von der Hirnrinde zum Sagittalsinus laufen. Warum es solche Variationen im zeitlichen Entwicklungsablauf der einzelnen Typen solcher Hämatome gibt und welches die Mechanismen sind, durch die sich die verschiedenen Arten des Inhalts der Hämatome erklären ließen – von Blut bis zu einer dünnen, gelblichen Flüssigkeit beim chronischen Typ – ist unbekannt. Bei letzterem Befund spricht man oft von „subduralen Hygromen", da Hinweise auf eine frühere Blutung minimal sind oder ganz fehlen.

2. Das postkontusionelle Syndrom. Hierbei handelt es sich um diejenige Komplikation nach Kopfverletzungen, die am häufigsten zur Einweisung des Kranken in die neurologische Klinik führt und unausweichlich die Frage stellen läßt: Hat der Patient ein subdurales Hämatom?

Das Syndrom besteht aus einer Trias von Symptomen: Kopfschmerz, Schwindel und Konzentrationsschwierigkeit. Das Kopfweh wird beschrieben als kontinuierlicher brennender Schmerz oder als ein Band- oder Druckgefühl auf dem Kopf. Die Beschreibung ähnelt der bei Druckkopfschmerzen. Es steigert sich bei Geräuschen, bei Lärm, Ermüdung, geistiger Anstrengung und bei dem Versuch, die Arbeit wieder aufzunehmen. Das Schwindelgefühl wird nicht von einem Drehgefühl begleitet, es ist mehr ein Gefühl der Schwerelosigkeit des Kopfes. Provoziert wird es durch aufrechtes Stehen, plötzliche Körperdrehungen, überhaupt durch jede abrupte Bewegung. Die Konzentrationserschwerung hindert den Patienten am Arbeiten. Sie wird oft auf den Kopfschmerz zurückgeführt.

Wie bereits früher erwähnt, trifft man dieses Syndrom bei Kindern nicht an, und es kommt auch nicht häufig nach schweren Kopfverletzungen vor. Gewöhnlich ist es eine Folge leichter Kopftraumen ohne Verlust des Bewußtseins. Beobachtungen an diensttuenden Personen haben gezeigt, daß sich die Symptome am besten durch frühzeitige Wiederaufnahme des vollen Dienstes bessern lassen. Da viele im Dienst durchgemachte Unfälle mit einschlägigen Folgen einen Prozeß nach sich ziehen, sträuben sich die Patienten gegen die Wiederaufnahme des Dienstes, und sie werden in dieser Haltung von Angehörigen und anderen Beratern bestärkt oder sogar zu ihr verleitet. Die meisten Studien über diese Patienten haben ergeben, daß die prämorbide Wesensart des Patienten für die Entwicklung dieses Syndroms eine besondere Rolle spielt, und daß hypochondrische und depressive Persönlichkeitszüge dabei von symptomatischer Bedeutung sind. Bei einigen Fällen spielen auch hysterische Züge hinein. Der Zustand hat keine bekannte pathologische Grundlage, sondern ist lediglich ein Komplex verschiedener, Arbeitsunfähigkeit verursachender Symptome bei Personen mit gewissen prämorbiden Wesenseigentümlichkeiten.

3. Posttraumatische Epilepsie. Hat ein Patient verschiedene Verletzungen erlitten, bei denen die Schädeldura involviert war (penetrierende Verletzungen), so liegt das Risiko einer posttraumatischen Epilepsie zwischen 30 und 60%. Es ist noch höher, wenn die Verletzung zentrale Teile des Gehirns in der frontotemporalen Region betraf. Bei geschlossenen Schädelfrakturen (kein Frakturnachweis) beträgt das Risiko etwa 5%. Liegen Hinweise auf eine Lazeration des Hirns vor und sind fokale neurologische Ausfälle vorhanden, so ist mit einem Risiko von 50% zu rechnen. Bei allen Fällen haben die Anfälle die Tendenz, im Laufe der Zeit seltener zu werden; die Aussicht auf eine Remission ist aber geringer, je länger die Zeit zwischen dem Unfall und dem erstmaligen Auftreten eines Anfalls gewesen ist. Hat der Patient gegen Ende des zweiten Jahres nach dem Trauma noch keinen Anfall erlitten, so ist es zunehmend unwahrscheinlicher, daß er überhaupt noch einen Anfall bekommt. Die gebräuchlichen Antikonvulsiva sind wirksam, doch kann die therapeutische Beherrschung der Anfälle schwierig werden, wenn außer der Epilepsie Persönlichkeitsstörungen bei dem Patienten bestehen. Diese Patienten neigen dazu, den Arzt nicht regelmäßig aufzusuchen und nehmen die Medikamente nicht regelmäßig ein.

Patienten mit Persönlichkeitsstörungen nach Kopftrauma sind gewöhnlich aggressiv und neigen zu Wahnideen, so daß es schwierig ist, ihnen zu helfen. Wie bei den Kindern (s. oben) ist es nicht unwahrscheinlich, daß bei vielen solcher Fälle schon die prämorbide Persönlichkeit des Kranken abnorm war und daß die Trinkgewohnheiten, Streitlust und Aggressionsausbrüche gegenüber Familienangehörigen nur Auswüchse früherer Verhaltensweisen dieser Art sind. Da diese Störungen bei einem Patienten oft gleichzeitig mit einer posttraumatischen Epilepsie bestehen, wird vielfach fälschlich angenommen, daß das Fehlverhalten auf einem postepileptischen Verwirrtheitszustand beruhe und daß es sogar ein Teil des Anfalls selbst sei. Bei genauer Befragung werden aber die meisten Patienten zugeben, daß sie keinen epileptischen Anfall haben, wenn ihre Aggressionsausbrüche vorkommen.

Traumatische Rückenmarkverletzungen

Die Hals- und Lendenwirbelsäule sind zwar die am wenigsten gestützten Teile der Wirbelsäule, doch liegt in ihrer Beweglichkeit ein gewisser Schutz vor Schaden. Die Mehrzahl schwerer Wirbelsäulenschäden betrifft die dorsale Region, besonders zwischen Th 6 und Th 12. Wenn nicht pathologische abnorme Veränderungen der Wirbel vorliegen (Osteoporose infolge von Steroidtherapie, Neoplasmen, Metastasen), bedarf es erheblicher Krafteinwirkung zur Frakturierung der Wirbelsäule. Diese Kraft kann entweder eine kompressiv wirkende sein, z. B. bei Fall aus der Höhe auf die Füße oder durch Hyperflexion einwirken, z. B. beim Fall einer größeren Gewichtsmasse auf den Rücken. Die zur Frakturierung erforderliche Kraft ist so groß, daß diese Frakturen mit Rückenmarkdurchtrennung verbunden sind. Die seltenen Halswirbelsäulenverletzungen sind diejenigen Wirbelsäulenläsionen, bei denen die meisten Frühtodesfälle vorkommen, und zwar infolge von Atemlähmung.

Halswirbelsäulenverletzungen

1. Die Mechanismen und Folgen von Halswirbelsäulenfrakturen sind ersichtlich aus Abb. 23.5. und 23.6. Sie können, wie man sieht, auf Vorderkopf- und Hinterkopftraumen beruhen.

2. Axiale Atlasdislokation kann auch bei Patienten mit rheumatoider Arthritis vorkommen, aufgrund degenerativer Schäden des Bänderapparates oder absorptiver Verwitterung bzw. Auflösung des Zahnfortsatzes des Epistropheus. Letztere ereignet sich gewöhnlich, aber nicht immer, wenn die betroffenen Patienten unter Steroidmedikation stehen.

3. Ereignen sich atlantoaxiale Dislokationen im Kindesalter, so können sie eine ungewöhnlich verspätet eintretende Myelopathie nach sich ziehen. Oft handelt es sich bei der Verletzungsursache um einen Sturz von einer Schaukel. Es kann eine akute transitorische Tetraparese von weniger als 30 min Dauer auftreten mit anschließender völliger Rückbildung. Etwa 20 Jahre später bekommt der Patient eine progressive Tetraparese mit akut punktuellen Verschlimmerungsepisoden bei Beugung des Halses, bei Niesen oder bei einem Schlag auf den Rücken. Das beruht mutmaßlich auf wiederholter leichter traumatischer Schädigung durch die Gleitdislokation bei der Halsbeugung (die anatomischen Gegebenheiten im Bereich des Foramen magnum zeigt Abb. 23.7.)

Fallbericht

Ein 38 Jahre alter Mann wurde wegen zunehmender Gangunbeholfenheit eingewiesen. Er litt an einer gewissen Beeinträchtigung des Sehens aufgrund retrolentaler Fibroplasie. Im Alter von 4 Jahren war er von einer Schaukel gefallen. Danach war er etwa 20 min lang bewußtlos und vollkommen gelähmt gewesen. Nach der Wiederherstellung war er vollkommen taub. Es wurde an beidseitige Schläfenbeinfrakturen gedacht. Sonst war er bis zu einem Zeitpunkt von 4 Jahren vor der Einweisung gesund. Von dieser Zeit an entwickelten sich Steifheit der Glieder und Unbeholfenheit der Bewegungen. Er spielte häufig „touch football" (das amerikanische Spiel), und dabei fanden seine Spielkameraden heraus, daß er beim Rennen mit dem Ball am besten gestoppt werden konnte durch einen kurzen, schubartigen Stoß in die Mitte des Rückens, der dazu führte, daß er den Ball fallen ließ und selbst, an allen 4 Gliedern gelähmt (tetraplegisch), auf den Rücken fiel. Diese Tetraplegie war passager. Aber es waren diese wiederholten Insulte, die dann schließlich zur Ausbildung einer spastischen, bei der Einweisung festgestellten Tetraparese führten, welche auf einer atlantoaxialen Gleitdislokation beruhte.

4. Frakturen der mittleren Halswirbelsäule auf der Höhe von C 3/4 sind potentiell ernster, weil hier weniger Ausweichraum für das Rückenmark bei Schlageinwirkung besteht. So ist das Risiko einer Atemlähmung in dieser Gegend am größten. Wirbelfragmente brechen hier leichter heraus und komprimieren das Mark; und Frakturen von Wirbelquerfortsätzen können die Arteria vertebralis lädieren. Hierdurch können Hirnstammzeichen oder weitere Gefäßschädigungen unterhalb der Höhe der Fraktur entstehen (s. Blutversorgung des Rückenmarks, Kap. 14).

Klinische Bilder

Im klinischen Bild der Schädigung, in welcher Höhe sie auch lokalisiert sei, dominieren anfangs der spinale Schock und eine totale schlaffe Lähmung unterhalb der Läsionshöhe. In diesem Stadium erbringen die sensorischen Befunde die besten Aussagen über Ausmaß und Schwere des Schadens. Sobald das Rückenmark sich erholt (die Natur des Spinalschocks ist bisher *nicht* bekannt), kehrt der Tonus in den Gliedern unterhalb der Läsion zurück. Das Ausmaß des lokalen Schadens erweist sich an der residualen Schwäche und dem Schwund der Muskeln, die dann allmählich offensichtlich werden.

Nehmen wir eine Fraktur der mittleren HWS als ein Beispiel: Akut tritt eine schlaffe Tetraparese ein, doch kann der Patient noch einen Anschein von Bewegungsfähigkeit der Füße erkennen lassen sowie eine noch vorhandene Empfindung für Nadelstiche in den sakralen Dermatomen. Das Bild ist typisch für das sog. „zentrale Rückenmarksyndrom", dessen Zeichen dem Erscheinungsbild eines fortgeschrittenen Falles von Syringomyelie ziemlich ähnlich sind. Im weiteren Verlauf bessert sich die Kraft in den Streckmuskelgruppen der Beine, und die Reflexe werden lebhaft. An den Fingern kann sich eine gewisse Bewegungsfähigkeit wieder einstellen, doch werden die Atrophie und Schwäche der von C 4, C 5 und C 6 versorgten Muskeln bestehen bleiben. Die Sensibilität neigt zur Besserung, doch bleibt meist eine leichte Herabsetzung des Lagegefühls der Füße zurück.

Therapie

Solange der neurologische Befund gleichbleibend ist oder Zeichen der Besserung zeigt, ist die Behandlung darauf ausgerichtet, eine Reduktion der frakturbedingten Dislokation zu erhalten durch Schädeleinstellungen mittels Tastzirkel und Gewichtseinwirkungen, die die Normalstellung der frakturierten

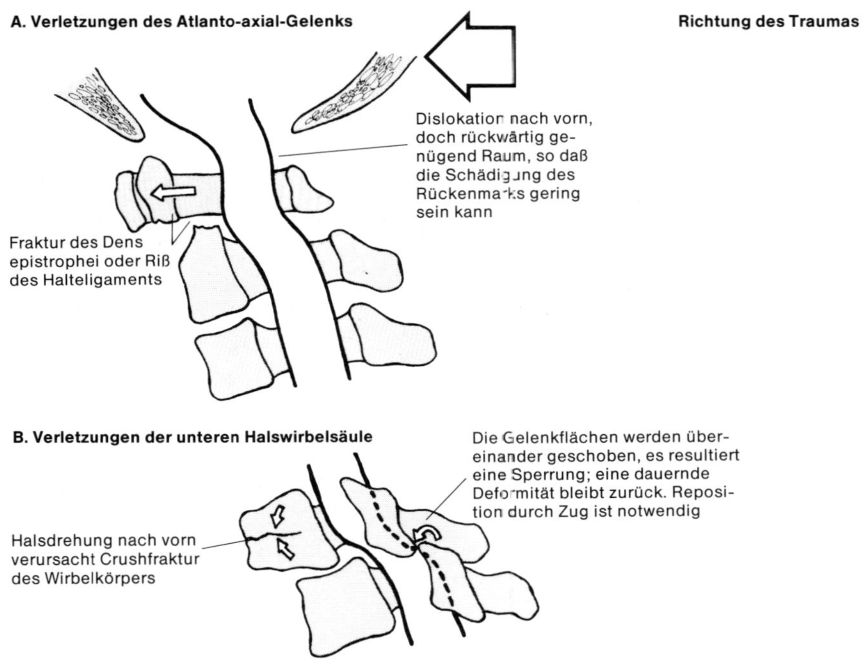

Abb. 23.5 a, b. Diagramm des Mechanismus bei Halswirbelverletzungen

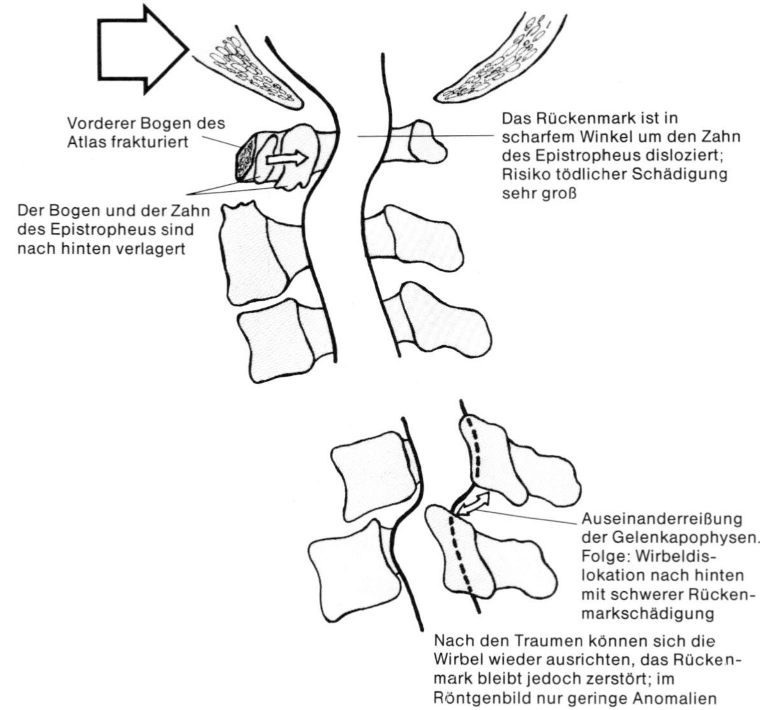

Abb. 23.6. Richtung des Traumas

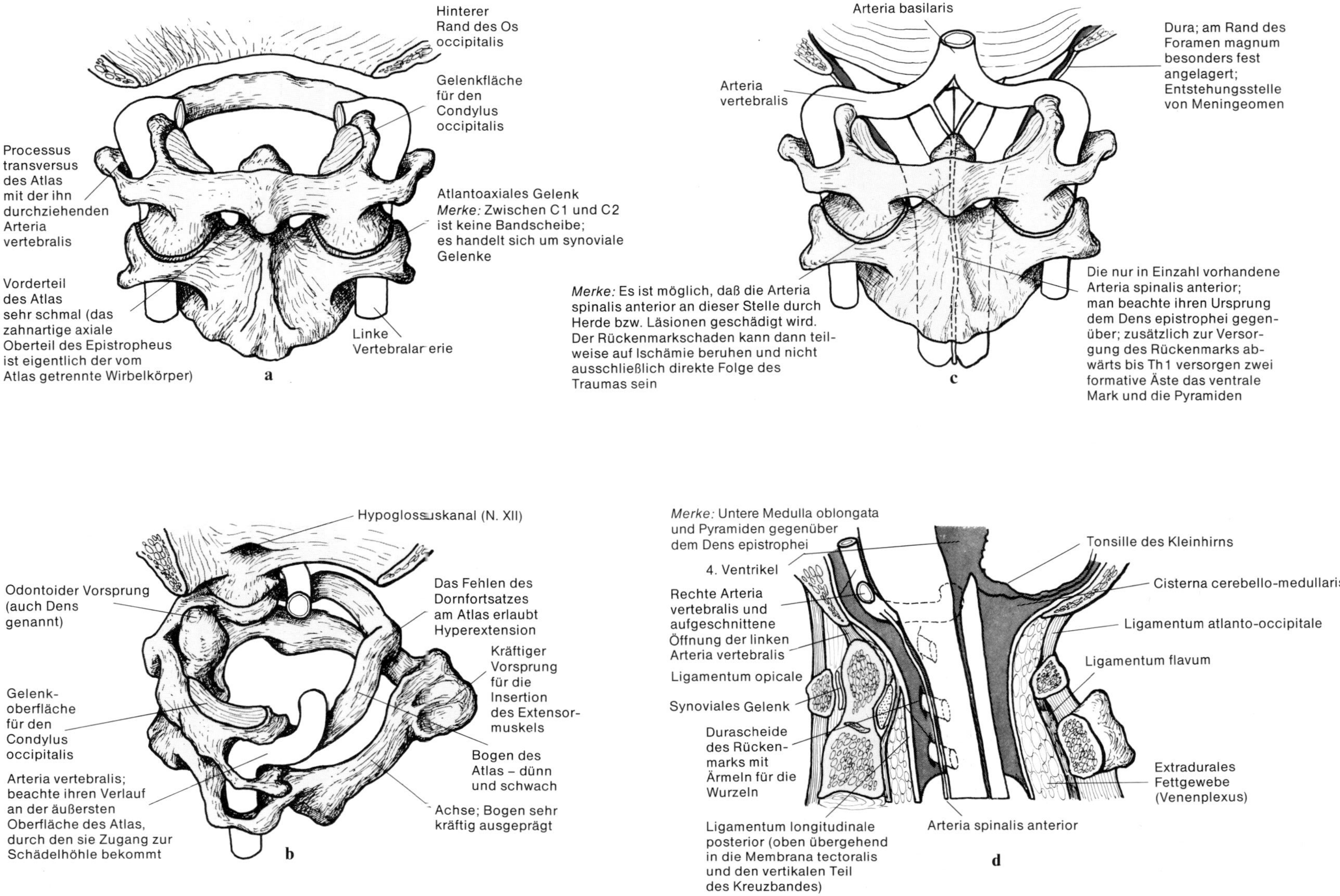
Hinterer Rand des Os occipitalis
Gelenkfläche für den Condylus occipitalis
Processus transversus des Atlas mit der ihn durchziehenden Arteria vertebralis
Atlantoaxiales Gelenk
Merke: Zwischen C1 und C2 ist keine Bandscheibe; es handelt sich um synoviale Gelenke
Vorderteil des Atlas sehr schmal (das zahnartige axiale Oberteil des Epistropheus ist eigentlich der vom Atlas getrennte Wirbelkörper)
Linke Vertebralarterie
a
Arteria basilaris
Arteria vertebralis
Dura; am Rand des Foramen magnum besonders fest angelagert; Entstehungsstelle von Meningeomen
Merke: Es ist möglich, daß die Arteria spinalis anterior an dieser Stelle durch Herde bzw. Läsionen geschädigt wird. Der Rückenmarkschaden kann dann teilweise auf Ischämie beruhen und nicht ausschließlich direkte Folge des Traumas sein
Die nur in Einzahl vorhandene Arteria spinalis anterior; man beachte ihren Ursprung dem Dens epistrophei gegenüber; zusätzlich zur Versorgung des Rückenmarks abwärts bis Th1 versorgen zwei formative Äste das ventrale Mark und die Pyramiden
c
Hypoglossuskanal (N. XII)
Odontoider Vorsprung (auch Dens genannt)
Das Fehlen des Dornfortsatzes am Atlas erlaubt Hyperextension
Kräftiger Vorsprung für die Insertion des Extensormuskels
Gelenkoberfläche für den Condylus occipitalis
Bogen des Atlas – dünn und schwach
Arteria vertebralis; beachte ihren Verlauf an der äußersten Oberfläche des Atlas, durch den sie Zugang zur Schädelhöhle bekommt
Achse; Bogen sehr kräftig ausgeprägt
b
Merke: Untere Medulla oblongata und Pyramiden gegenüber dem Dens epistrophei
4. Ventrikel
Rechte Arteria vertebralis und aufgeschnittene Öffnung der linken Arteria vertebralis
Ligamentum opicale
Synoviales Gelenk
Durascheide des Rückenmarks mit Ärmeln für die Wurzeln
Ligamentum longitudinale posterior (oben übergehend in die Membrana tectoralis und den vertikalen Teil des Kreuzbandes)
Tonsille des Kleinhirns
Cisterna cerebello-medullaris
Ligamentum atlanto-occipitale
Ligamentum flavum
Extradurales Fettgewebe (Venenplexus)
Arteria spinalis anterior
d

Abb. 23.7 a–d.

Knochenteile aufrechterhalten. Bleibt die Ausrichtung der Frakturteile unstabil nach Ablauf von 6 Wochen, kann Fixation notwendig werden. Die Hauptindikationen für eine chirurgische Intervention sind: Progression der neurologischen Zeichen oder röntgenologische Zeichen dafür, daß immer noch ein Wirbelkörper oder Wirbelbogenfragment trotz Reduktionsmaßnahmen das Rückenmark komprimiert.

Thorakolumbale Verletzungen

Einfache Crushfrakturen der oberen Lendenwirbel sind bei älteren Patienten nichts Ungewöhnliches, und eine Crush- oder Stauchungsfraktur mit Rükkenmarkkompression kann das hervorstechende Symptom eines malignen Prozesses sein, besonders einer von der Prostata ausgehenden Metastasierung. Zusammenbruchsfrakturen können auch während der tonischen Phase eines großen epileptischen Anfalls zustande kommen. In den meisten Fällen entsteht keine Schädigung des Rückenmarks; außer symptomatischer Behandlung sind keine besonderen therapeutischen Maßnahmen nötig.

Bei schwerer Frakturdislokation der Wirbel mit kompletter Durchtrennung von Ligamenten und Frakturen der Gelenkfacetten kommt es zu totaler Rückenmarkzerstörung. In der Zeit bis der Patient das Krankenhaus erreicht, wird die unstabile Fraktur sich spontan eingerichtet haben. In diesen Fällen ist der Schaden des Rückenmarks komplett und irreversibel, und das therapeutische Ziel muß sein: Vorgehen gegen eine Harninfektion und Dekubitus in der Zeit, in der man auf eine Besserung des reflektorischen Tonus wartet. Entscheidend dafür, ob der Patient eine Paraplegie der Extensoren oder der Flexoren bekommt, ist die Ermittlung und Aufrechterhaltung der richtigen Lage des Patienten während der pflegerischen Betreuung. Unter rehabilitatorischem Aspekt hat die Lagerung zur Besserung der Extensorenkraft den Vorrang.

Frakturdislokationen durch eine Schädigung unterhalb der Höhe von L 1 schädigen die Cauda equina, und da es sich dabei um Periphernervschaden handelt, besteht eine erhebliche Aussicht auf Besserung bzw. Rückbildung. Komplette Reduktion ist notwendig; zur Vermeidung weiterer Schädigung der Cauda equina kann operative Fixierung der frakturierten Teile erforderlich werden.

Spätkomplikationen

In den letzten Jahren wurde zunehmend klar, daß ein Syringomyeliesyndrom Spinalmarktraumen komplizieren kann. Im typischen Falle tritt eine Veränderung des bis dahin statischen neurologischen Befundes nach einem Zeitraum von 1–15 Jahren auf. Erstes Symptom sind gewöhnlich Schmerzen oberhalb der Läsionsstelle. In der Folge entwickeln sich Zeichen einer Schädigung des zweiten motorischen Neurons in demselben Areal. Myelographische Befunde und chirurgische Exploration haben ergeben, daß diesem Syndrom eine syringomyelitische Höhlung zugrunde liegt, die sich von der geschädigten Stelle aus entwickelt und ausbreitet. Man hat jetzt auch nachgewiesen, daß ein ähnliches Syndrom scheinbar trivialen Traumen folgen kann, die besonders das Halsmark betroffen haben.

Kapitel 24

Arzneimittelinteraktionen und -nebenwirkungen in der Neurologie

Wie nicht anders zu erwarten, können viele der in Behandlung neurologischer Störungen verwendeten Medikamente neurologische Nebeneffekte aufweisen. Einige dieser Nebenwirkungen sind nur Ausweitungen des therapeutischen Effekts, aber in anderen Fällen werden ernste neue neurologische Phänomene hervorgerufen.

Viele Medikamente, die zur Behandlung nichtneurologischer Krankheiten in Gebrauch sind, produzieren neurologische Nebenwirkungen, die fälschlich für neurologische Komplikationen der Grundkrankheit gehalten werden können. Es kommt vor, daß gewisse Medikamente die Störung, gegen die sie eingesetzt werden, verschlimmern. So ist zum Beispiel nicht allgemein bekannt, daß Antikonvulsiva in toxischen Dosen Krampfanfälle hervorrufen können, bei nicht sachgemäßer Anwendung sogar in therapeutischen Dosen.

Um zu vermeiden, daß aus diesem Kapitel eine verwirrende Liste von Komplikationen wird, wollen wir uns zunächst den speziellen Problemen zuwenden, vor denen man bei der Behandlung neurologischer Störungen steht, und dann die neurologischen Komplikationen erörtern, die bei Medikamenten mit gleichartigen bzw. einander ähnlichen therapeutischen Indikationen sich ereignen können.

Zwei Tabellen sollen in den Text aufgenommen werden. Eine soll die Gruppen von Medikamenten enthalten, bei denen man Nebeneffekten begegnen kann (Tabelle 24.2.), die andere soll die spezifischen neurologischen Komplikationen zeigen nebst einer Liste derjenigen Medikamente, die für sie verantwortlich gemacht werden könnten (Tabelle 24.1.).

Diese Listen sind einigermaßen umfassend, doch lassen sich weitere Medikamente ausfindig machen, die ähnliche Nebenwirkungen haben; man sollte stets die Möglichkeit im Auge behalten, daß die Symptome eines Patienten medikamentenbedingt sein könnten. Daher ist ein wichtiger Teil der Anamnese eine vollständige Liste *aller* Medikamente, die der Patient in den vorangegangenen Jahren eingenommen hat, und man sollte nicht vergessen, daß einige Patienten, die jahrelang ein Medikament eingenommen haben, vollkommen ahnungslos darüber sind, daß es sich um eine Droge handelt, da es ihnen eine tägliche Gewohnheit geworden ist, die Substanz zu schlucken. Man ist immer wieder erstaunt darüber, daß ein Patient, der sich dagegen sträubt, eine verordnete „Arznei" einzunehmen, mit Freuden täglich 8 oder mehr Aspirintabletten schluckt oder jahrelang Tag für Tag analgetische Kombinationstabletten einnimmt im festen Glauben an das Vorurteil, daß alles, was ohne Rezept erhältlich ist, keine „Droge" sein kann. Die Pressepublikationen über das Drogenproblem haben es auch mit sich gebracht, daß es schwierig ist, ältere Patienten zu irgendeiner Medikation zu überreden, da sie Angst haben, drogenabhängig oder süchtig zu werden, daß alle Ärzte hinsichtlich der Arzneimittelnebenwirkungen vollkommen unwissend sind.

Es gibt zahlreiche Publikationen und soziologische Übersichten über die Häufigkeit der Nichteinnahme verordneter Medikamente und darüber, daß Patienten die verordneten Tabletten in die Toilette oder in den Ausguß verschwinden lassen, sobald sie vom Arztbesuch nach Hause gekommen sind! Das ist kein Fehler der Patienten, sondern ist dem Arzt zuzuschreiben, der dem Patienten nicht erklärt hat, welchen Sinn und Zweck die Verschreibung des betreffenden Medikaments hat und welche zu erwartenden Wirkungen gegen die Symptome bzw. welche möglichen Nebenwirkungen es hat. Die Notwendigkeit des zweiten Teils der Erklärung ist umstritten, aber selbst geringe und voraussehbare Nebeneffekte können bei einem besonders ängstlichen Patienten zum eigenmächtigen Absetzen des Mittels führen. Und der Patient, der doch schließlich die Person ist, die das Mittel gebrauchen soll, empfindet es als selbstverständlich und vernünftig, daß er über alle Nebenwirkungsmöglichkeiten und die Wirkungsart des Mittels voll informiert wird. Es muß allerdings eingestanden werden, daß selbst die eingehendste Erklärung auf taube Ohren stoßen kann. Der Autor wird nie vergessen, mit welchem Gesichtsausdruck ein mexikanoamerikanischer Patient die Klinik verließ, nachdem ihm wegen der Schwierigkeit der sprachlichen Verständigung die korrekte

Tabelle 24.1 Neurologische Symptome und verursachende Medikamente

Periphere Neuropathie:	Thalidomid Nitrofurantoin Isoniazid Vincristin/Vinblastin Imipramin (Tofranil) Amitriptylin
Akute Muskelschwäche:	Diuretika → Kaliumverlust Carbenoxolon (Biogastrone) → Kaliumverlust Neomycin → Muskelblockierungseffekt Penicillamin → myasthenisches Syndrom
Chronische Muskelschwäche:	Steroide (insbesondere fluoridierte Steroide) Chloroquin
Epileptische Krampfanfälle:	Antikonvulsiva Sedativa (besonders Meprobamat) Triptylin Phenothiazin Amphetamin Mono-amino-Oxydase-Hemmer (MAO-Hemmer) Amantadin-Hydrochlorid Cycloserin
Kopfschmerzen:	Indomethazin MAO-Hemmer Übermäßige Dosen von Ergotamin Antikonzeptionelle Pille A-Hypervitaminose
Depression:	Diazepam (Valium) Chlordiazepoxid (Librium) Reserpin Antikonzeptionelle Pille Clonidin-Hydrochlorid
Verwirrtheitszustände und Hypomanie:	Anti-Parkinson-Medikamente Steroide Überdosierung von Penicillin und Cephalosporin (Vorstadium von Enzephalopathie und Koma)
Parkinsonismus:	Reserpin Phenothiazine Trizyklische Antidepressiva (selten) Lithiumcarbonat
Dystonische Reaktionen:	Phenothiazine (besonders aus der antiemetischen Gruppe) Metoclopramid (Paspertin) L-Dopa
Sehstörungen:	Trizyklische Antidepressiva MAO-Hemmer Streptomycin Chloramphenicol Isoniazid Chloroquin Ethambutol Antikonzeptionelle Pille

Anwendung von Ergotaminsuppositorien pantomimisch erklärt worden war.

Manchmal muß der Patient ausdrücklich gebeten werden, unangenehme Nebenwirkungen der Therapie in Kauf zu nehmen, um in den Genuß der günstigen Wirkung eines Medikaments zu kommen. Vielleicht ist das beste Beispiel dafür, daß in der Zeit kurz nach Einführung der L-Dopa-Behandlung der Patient Nausea, Erbrechen, Obstipation und Blutdruckabfall beim Stehen mehrere Wochen lang er-

Tabelle 24.2. Neurologische Nebenwirkungen von Arzneimittelgruppen

Antikonvulsiva	Verursachen Krampfanfälle in toxischen Dosen Grand-mal-Mittel verschlimmern Petit-mal (besonders Diphenylhydantoin) Zerebellare Störungen bei akuter oder chronischer Überdosierung (im Falle von Diphenylhydantoin können die Störungen auch bleibende sein) Rekurrierende Verwirrtheitszustände
Sedativa	Sucht Entzugsanfälle (besonders bei Meprobamat) Rekurrierende Verwirrtheitsepisoden
Antidepressiva	Triptyline Verschwommenes Sehen/Glaukom/Harnretention Hypertonie/Hyperpyrexie/Herzrhythmusstörungen/bei akuter Überdosierung Krampfanfälle Periphere Neuropathie Mono-amino-Oxydase-Hemmer (MAO-Hemmer) Kopfschmerzen Verwirrtheitszustand Epileptische Anfälle Retrobulbäre Neuritis Subarachnoidalblutung (bei Ingestion tyraminhaltiger Nahrung)
Tranquilizer	Parkinson-Syndrom (bei prolongierter Anwendung hoher Dosen) Akute dystonische und dyskinetische Reaktionen (akute allergische Reaktionen) Chronische faziale Dyskinesien Okulogyre Krisen Epileptische Anfälle
Anti-Parkinson-Mittel	Mundtrockenheit/verschwommenes Sehen/Harnretention Akuter Verwirrtheitszustand mit optischen Halluzinationen Paranoide Psychose Choreiforme Bewegungen Amantadin verursacht Knöchelödem und einen schuppenden roten Hautausschlag an den Beinen, der als Livedo reticularis bezeichnet wird
Antibiotika	Nitrofurantoin: Periphere Neuropathie Penicillin und Cephalosporine: Enzephalopathie; Epileptische Anfälle Streptomycin, Neomycin, Colomycin: Schädigung des N. VIII; Retrobulbäre Neuritis; Neuromuskuläre Blockade Antituberkulosemittel: Ethambutol: Sehstörung, besonders Grünsehen gestört Isoniazid: Retrobulbäre Neuritis; Periphere Neuropathie; Epileptische Anfälle
Antiarthritische Arzneimittel	Steroide: Toxische Psychose Intrakraniale Drucksteigerung Proximale Myopathie Wirbelzusammenbruch mit Rückenmarkkompression Dislokation des Processus odontoideus Indomethacin: Kopfschmerzen Chloroquin: Netzhautschädigung Veränderungen der Linse Proximale Myopathie Penicillamin: Myasthenisches Syndrom Polymyositis

tragen mußte, bevor irgendeine Besserung der Parkinson-Symptome bemerkbar wurde. Die sedativen Effekte antikonvulsiver Mittel sind ein anderes gutes Beispiel, denn die anfängliche Sedierung läßt nach, wenn der Patient die Behandlung weiterführt, und daß er das tut, wird dadurch erreicht, daß er voll und ganz von der Notwendigkeit des Durchhaltens überzeugt ist und davon, daß die Nebeneffekte im Laufe der Therapie sich verringern oder ganz verschwinden werden.

Allgemeines über die toxische Wirkung von Drogen und Medikamenten

1. Jede Droge enthält toxischen Wirkstoff, dessen Stärke von der Quantität abhängig ist und je nach Patient unterschiedliche Effekte hat.

2. Das Alter des Patienten hat einen Einfluß auf das Risiko eines unerwarteten toxischen Effektes. Bekannt sind die Gefahren der Chloramphenicolanwendung im Kindesalter, ebenso bekannt ist, daß das Risiko einer Schädigung des N. VIII durch Streptomycin sich mit zunehmendem Lebensalter erhöht.

3. Hat der Patient einen Nierenschaden, so können mit normalen Dosen eines Medikaments toxische Blutspiegel erreicht werden. Dieses Risiko ist vor allem bei der antibiotischen Therapie ein besonders zu beachtendes Problem.

4. Ähnliche Nebeneffekte zweier Medikamente können sich – bei Verabreichung in einem Kombinationspräparat – summieren. Dieses Risiko spielt eine erhebliche Rolle bei der Therapie der Krampfleiden mit Kombinationen von Antikonvulsiva, insbesondere bei Patienten, bei denen starke Sedierung erforderlich ist.

5. Die Möglichkeit, daß der metabolische Effekt eines Medikaments die Wirkung eines anderen verändert, sollte stets bedacht werden. Ein Beispiel: erhöhte toxische Wirkung von Digitalispräparaten infolge Hypokaliämie, die ihrerseits durch Diuretikagaben entstanden ist.

6. Unter Patienten gibt es manchmal individuelle Unterschiede in der Fähigkeit, bestimmte Medikamente zu metabolisieren, die auf ererbten Enzymdefekten beruhen. Hierbei kann Sensitivität gegenüber Isoniazid und Diphenylhydantoin (Epanutin oder Dilantin U.S.P.) vorkommen.

7. Ein Medikament kann den metabolischen Abbau eines anderen stören. Phenylbutazon (Butazolidin) kann den Metabolismus von Tolbutamid (Rastinon) blockieren, was u. U. zu hypoglykämischen Reaktionen führt. Cumarin-Antikoagulanzien und Sultiam (Ospolot) blockieren den Metabolismus von Diphenylhydantoin (Epanutin oder Dilantin) und können zu toxischen Blutspiegeln führen.

8. Andererseits können einige Pharmaka ihren eigenen Metabolismus und den anderer durch einen Vorgang fördern, der als Enzyminduktion bekannt ist. Zu nennen sind: Phenobarbital, Glutethimid (Doriden) und Meprobamat (Miltaun) – sie alle können den Metabolismus von Diphenylhydantoin beschleunigen und dadurch zur Senkung des Blutspiegels dieses Mittels führen.

9. Ein Medikament kann den Körper überempfindlich machen gegenüber sonst harmlosen endogenen Substanzen. So wird ein potentiell lebensgefährdender Blutdruckanstieg oder eine Subarachnoidalblutung hervorgerufen durch mit der Nahrung aufgenommenes Tyramin bei Patienten, die unter Behandlung mit MAO-Hemmern stehen. Dies ist wohl allgemein bekannt.

10. Durch bestimmte Medikamente kann ein latenter Enzymdefekt demaskiert werden. Das zeigt sich z. B. bei der Herbeiführung von Anfällen akuter Prophyrie durch eine Anzahl von Medikamenten, die in Kap. 16 aufgeführt sind (Tabelle 16.1., S. 216).

Es ist klar, daß bei allen diesen komplexen Möglichkeiten toxische Wirkungen bei der gleichzeitigen Anwendung an sich unschädlicher und nicht miteinander verwandter Medikamente eine Kombinationstherapie sorgfältige Überlegung und Aufmerksamkeit erfordert. Wie später herausgestellt werden wird, liegt eine der Gefahren der in kombinierter Form in Kapseln angewendeter Medikamente darin, daß eine der in der Kombination enthaltenen Agenzien dem Verbraucher nicht bekannt ist, und das könnte gerade der Bestandteil sein, der eine Wechselwirkung hervorruft. Selbst die „trägen" (inerten) Bestandteile der Kapsel können eine unbekannte Bedeutung haben. 1968 ersetzten die Hersteller von Epanutin (Dilantin U.S.P.) in Australien das Kalziumsulfat in den Kapseln durch Lactose. Dies führte zu einer Epidemie von Epanutintoxizitätswirkungen. Experimentelle Ergebnisse ließen vermuten, daß Kalziumlactat in irgendeiner Weise die Drogenaktivität verminderte und daß seine Entfernung aus den Kapseln die toxischen Blutspiegelerhöhungen bewirkte!

Antikonvulsive Therapie

Alle Antikonvulsiva haben in toxischen Dosen krampferzeugende Eigenschaften. Barbiturate neigen dazu, Krämpfe zu provozieren, wenn ihr Blutspiegel absinkt. Bekommt ein kürzlich in ein Krankenhaus aufgenommener Patient erstmals einen Anfall, so sollte man die Möglichkeit ins Auge fassen, daß eine Gewöhnung an Barbiturate, an Meprobamat oder Alkohol zugrundeliegt und daß der Krampfanfall die Folge des Entzugs eines dieser Agenzien ist. Andererseits kann der Anfall darauf beruhen, daß der Patient zum ersten Mal ein Barbiturat als Schlafmittel bekommen hat oder es ihm zum ersten Mal als Zusatzmittel zur Anästhesie verabreicht worden ist. Dies kommt so häufig vor, daß eine intravenöse Gabe eines kurzwirkenden Barbiturats zur bevorzugten Methode geworden ist, um Krampfaktivität bei der EEG-Untersuchung zu provozieren.

Man hat antikonvulsive Mittel hergestellt, die gegen drei verschiedene Epilepsietypen wirksam sind: Grand mal, Temporallappen- oder psychomotorische Epilepsie und Petit-mal-Epilepsie. Obwohl die Medikamente sich in ihrer Wirkung überschneiden, ist es nicht richtig anzunehmen, daß jedes ohne weiteres bei jeder Epilepsieform schadensfrei angewendet werden kann. Es ist nicht genügend bekannt, daß Diphenylhydantoin (sehr wertvoll bei Grand mal) Petit-mal-Anfälle erheblich verschlimmern kann und daß alle Anti-Petit-mal-Medikamente Grand-mal-Krampfanfälle provozieren können. Verallgemeinernd läßt sich sagen, daß Diphenylhydantoin (Epanutin oder Dilantin U.S.P.) das Mittel der Wahl bei Grand mal ist (obgleich es einige Berichte über Patienten gibt, bei denen sich Grand-mal-Episoden bei Behandlung mit diesem Mittel verschlimmert haben). Primidon (Mylepsin, Mysolin) scheint eine gewisse Wirkungsspezifität bei Schläfenlappenepilepsie zu haben, wirkt auch gut bei Grand mal und hat nicht die dem Diphenylhydantoin eigene Tendenz, bei Petit mal anfallsprovokativ zu wirken. Ethosuximid (Petnidan, Pyknolepsinum, Suxinutin, Zarontin) ist das bevorzugte Mittel bei Petit mal. Setzt man Ethosuximid bei einem Kind mit Petit mal an, so kann es vorkommen, daß eine erstmalige Attacke von Grand mal provoziert wird. Zusätzliche Diphenylhydantoingaben können dann eine verhängnisvolle Überdosierung beider Mittel in Gang setzen und zum völligen therapeutischen Kontrollverlust führen. Die besten Mittel zur Verhütung oder Beherrschung von Begleitanfällen von Grand mal bei Kindern mit Petit mal sind wohl Phenobarbital (Luminal, Luminaletten) oder Primidon.

Diphenylhydantoin (Zentropil, Epanutin)

Die Nebenwirkungen dieses Mittels sind voraussehbar und gewöhnlich dosisabhängig. In dichter Folge und in enger Beziehung zur Höhe des Blutspiegels treten die folgenden Störungen auf: Schwindelgefühl, Nystagmus, Ataxie, Schläfrigkeit und Diplopie. Ungewöhnlich hohe Blutspiegel können die Folge beabsichtigter Überdosierung sein, können metabolische Ursachen haben oder auf zusätzlicher Einwirkung anderer Medikamente beruhen. Cumarin-Antikoagulanzien, PAS, INH, Sulphaphenazol (Orisulf), Phenylbutazon (Butazolidin) und Sultiam (Ospolot) können sämtlich den Diphenylhydantoinblutspiegel erhöhen. Sultiam ist ein Antikonvulsivum; schwere zerebellare Schädigungen sind beobachtet worden bei Fällen, in denen es zu einer Diphenylhydantoinblutspiegelerhöhung kam, als man dieses Mittel zusätzlich in ein antiepileptisches Therapieregime einführte. Bei Kindern können unter Diphenylhydantointherapie starke Zahnfleischhypertrophie, Haarausfall und akneiformer Hautausschlag auftreten; in den letzten Jahren wurde auch Osteomalazie festgestellt. Hinsichtlich der Rolle herabgesetzter Folsäurespiegel bei unter Phenylhydantoinbehandlung stehenden Patienten sind die Ansichten noch geteilt. In einigen Fällen wurde eine erhebliche megaloblastische Anämie beobachtet. Andere seltene aber ernste Nebenwirkungen, die fälschlich für progrediente neurologische Krankheiten gehalten werden können, sind: transitorische internukleäre Ophthalmoplegie und – selten – Kleinhirnstörungen.

Trotz dieser alamierenden Liste von Nebenwirkungen – es ließen sich noch viele andere aufzählen – bleibt Diphenylhydantoin das zuverlässigste uns zur Verfügung stehende Antikonvulsivum. Sein Wert in der Schmerzbehandlung wurde in vorhergehenden Kapiteln besprochen. Es ist von Nutzen bei spinothalamischen Schmerzzuständen und bei Trigeminusneuralgie.

Primidon (Mysolin, Mylepsin, Liskantin)

Die Nebenwirkungen dieses Mittels sind nicht voraussagbar. Manche Patienten können es überhaupt nicht vertragen. Als Testdosis empfiehlt der Autor 65 mg (1/4 der 250-mg-Tablette), einzunehmen um 18 Uhr. Macht diese Dosis den Patienten schwer „betrunken“, so ist es höchst unwahrscheinlich, daß er das Medikament vertragen kann. Bei einigen Patienten kann es sich dabei um eine echte Überempfindlichkeit handeln. Andere wiederum vertragen bis zu 2 g tgl. mit nur minimalen unliebsamen Reaktionen. Bei akuter Überdosierung kommen zerebellare Ataxie und Nystagmus vor, doch ist eine bleibende Kleinhirnschädigung *nicht* beobachtet worden.

Dieses Medikament eignet sich am besten zur Behandlung der Temporallappenepilepsie; in vielen Fällen ist es bei dieser Epilepsieart das einzige wirksame Mittel.

Aufgrund ihrer fast identischen chemischen Struktur ist von einer gleichzeitigen Verabreichung dieses Medikaments und Phenobarbital abzuraten; bei einzelnen Patienten scheint sich die Kombination aber nützlich auszuwirken, so daß man in besonderen schwierigen Situationen trotz der theoretischen Bedenken den kombinierten Einsatz beider Mittel nicht ganz ablehnen kann. Auch die Kombination mit Diphenylhydantoin ist nützlich, besonders bei Patienten mit fokaler Epilepsie, bei denen eine kleine Dosis auffallende Besserung des epileptischen Zustands herbeiführen kann. Eine einschlägige Verordnung wäre: Diphenylhydantoin 100 mg 3mal tgl. und Primidon 125 mg 3mal tgl. Wird nur Primidon gegeben, ist im allgemeinen eine Dosis von 3mal tgl. 125–250 mg erforderlich.

Phenobarbital (Luminal, Luminaletten)

Phenobarbital ist kein starkes Antikonvulsivum und führt zu Schläfrigkeit. Traditionsgemäß wird es zwar in Kombination mit Diphenylhydantoin angewendet, doch ist diese Verordnung keineswegs obligatorisch; der Autor zieht es vor, bei der Einleitung einer antikonvulsiven Therapie Diphenylhydantoin allein zu verwenden. Es gibt allerdings eine besonders nützliche Darreichungsart des Phenobarbitals, und zwar in 64 oder 100 mg enthaltenden sog. Spansulen (Depotform mit Langzeit- bzw. Spätwirkung). Die Mehrzahl epileptischer Anfälle ereignen sich zwischen 6 und 9 Uhr morgens, beim oder kurz vor dem Aufwachen. Nun stehen die meisten Patienten aber unter einer Tagesmedikation und nehmen die letzte Dosis ihrer Mittel um 6 Uhr abends ein. So ist dann die besonders anfallgefährdete Zeit des Tages, der frühe Morgen, durch die Medikation nur unzureichend erfaßt. Wenn selbst eine so spät wie möglich erfolgende Einnahme der Medikamente vor dem abendlichen Schlafengehen die Attacken nicht verhindern kann, so kann Phenobarbital in Form einer Spansule die Lage erfreulich verbessern. Erhält der Patient eine in dieser Weise auf ihn „zugeschnittene" Medikation, so kann man in manchen Fällen die Tagesdosis verringern.

Obwohl es genügend experimentell begründete Hinweise dafür gibt, daß sich bei einem unter Diphenylhydantoin oder Mylepsin stabilisierten Patienten die Blutspiegelwerte im Laufe des Tages nicht ändern, so wird in der klinischen Praxis *doch* die Verlaufskontrolle *verbessert* durch Änderung des Verteilungsmusters der Medikation, z. B. durch Verlegung der abendlichen Gabe von Diphenylhydantoin von 18 auf 20 Uhr. Als typisches und wirkungsvolles Regime der Arzneitherapie für einen Patienten mit Anfällen in der Aufwachphase zwischen 5 und 9 Uhr sei vorgeschlagen: 100 mg Diphenylhydantoin um 8 Uhr und um 22 Uhr. Verfährt man so, benötigt man nur selten eine zusätzliche Tagesdosis.

Sultiam (Ospolot)

Dies ist ein zweitrangiges Medikament, auf das man bei therapieresistenter Epilepsie zurückgreifen kann, ein Arzneimittel, das bei Kombinationsbehandlung mit Diphenylhydantoin besondere Fragen aufwirft. Es blockiert die am Abbau von Diphenylhydantoin beteiligten Leberenzyme und kann plötzliche Serumspiegelsteigerungen des Diphenylhydantoins um 100 bis 150% mit schwerer, das Kleinhirn schädigender toxischer Wirkung hervorrufen.

Das Mittel wurde besonders für die Behandlung von Temporallappenepilepsie empfohlen, aber viele Patienten klagen bei dieser Behandlung über ein unbestimmtes Unwohlsein, fühlen sich „seltsam" oder „distanziert" und setzen oft eigenmächtig wegen dieser Nebenwirkungen das Mittel ab. Selbst wenn der Patient keine Mißgefühle verspürt, so sollte der Arzt das Ospolot doch absetzen, wenn die Angehörigen über eine von ihnen beobachtete Persönlichkeitsveränderung des Patienten beunruhigt sind. Oft erklärt der Patient dann, daß er sich seelisch nun wieder ganz anders fühle. Beim Absetzen des Sultiams sollte die Dosis über einen Zeitraum von 2 Wochen langsam reduziert werden; Sultiam ist dasjenige antikonvulsive Medikament, dessen abrupter Entzug am ehesten einen Status epilepticus provoziert.

Ethosuximid (Zarontin, Petnidan, Pyknolepsinum, Suxinutin)

Dies ist das bei Petit mal empfohlene Mittel. Es ist viel weniger toxisch als seine Vorgänger (Tridon und Paradion), allerdings sind einzelne bei seiner Anwendung beobachtete Erkrankungen an aplastischer Anämie beobachtet und publiziert worden. Wichtig ist, sich daran zu erinnern, daß es Grand mal provozieren kann. Es sollte nicht auf der Devise „Wollen mal sehen, ob's hilft" bei Grand-mal-Fällen verordnet werden. Ferner hat man sich im Laufe der Zeit – mit zunehmendem Alter des Patienten – immer wieder zu überlegen und zu prüfen, ob die weitere Anwendung dieses Mittels unbedingt notwendig ist. Petit mal dauert gewöhnlich nicht länger als bis zum 18. oder 19. Lebensjahr. Der Autor hat mehrere Patienten gesehen, die in den frühen 20er Jahren ihres Lebens immer noch unnötigerweise Zarontin einnahmen, obwohl ihre Anfälle dadurch nur ungenügend beherrscht waren. Nach Absetzen des Mittels traten keine großen Anfälle mehr auf – ohne Rezidive des Petit mal.

Carbamazepin (Tegretal)

Dieses Medikament wird gewöhnlich zur Behandlung der Trigeminusneuralgie verwendet, wurde aber ursprünglich synthetisiert als Antikonvulsivum und ist gelegentlich von Wert bei Temporallappenepilepsie. Das Mittel ruft akute reversible zerebellare Dysfunktion hervor, auch sind Fälle von aplastischer Anämie publiziert worden, für die es verantwortlich zu machen war.

Mesuximid (Celontin, Petinutin)

Dies ist ein Succimid, das für die Verwendung bei Petit mal synthetisiert wurde. Zum Rückgang seines Gebrauchs hat die erhebliche Effektivität von Ethosuximid bei diesem Typ der Epilepsie geführt, doch ist seine Wirkung nach der Erfahrung des Autors außerordentlich gut bei durch myoklonische Krämpfe komplizierten Anfällen.

Für einige Patienten ist das Hauptproblem bei ihren epileptischen Episoden, daß plötzlich heftige Muskelzuckungen auftreten, die sie zu Boden werfen können, ohne daß ein Bewußtseinsverlust auftritt. Bei anderen Patienten mit Grand-mal-Epilepsie, deren Anfälle zur Frühstückszeit auftreten, können diese myoklonischen Zuckungen sehr störend sein; das Frühstücksgeschirr kann dabei zerschlagen werden. Eine Einzeldosis von 300 mg Mesuximid beim Schlafengehen bewirkt Verschwinden dieser Morgenattacken und ist nach Ansicht des Autors die hier zu empfehlende Therapie. Überdosierung verursacht reversible internukleäre Ophthalmoplegie, zerebellare Ataxie und Benommenheit.

Das sind nur wenige der uns zur Beherrschung von Epilepsien zur Verfügung stehenden Medikamente. Einige erst kürzlich eingeführte Mittel, die sich noch in Erprobung befinden, können vielleicht noch einen wichtigen Platz in der Epilepsietherapie gewinnen. Die hier besprochenen Mittel sind die, welche der Autor verwendet bzw. solche, die für die Behandlung besondere Schwierigkeiten aufwerfen. Es ist besser, gut vertraut mit dem Gebrauch und den Nebenwirkungen einiger nicht so effektiver, aber erprobter Mittel zu sein, als ständig das neueste Medikament aufzugreifen in der nur oft vergeblichen Hoffnung, daß es wirkungsvoller als die bisherigen Mittel sein könne.

Wann immer ein Patient mit Epilepsie außer Kontrolle gerät, sollten die folgenden Möglichkeiten sorgfältig bedacht werden:

1. Hat der Kranke wirklich eine Epilepsie? Auf den ersten Blick mag dies eine seltsame Frage sein, aber im allgemeinen *haben* antikonvulsive Mittel doch einen – wenn auch nicht immer ganz ausreichenden – günstigen Einfluß auf die Anfälle. Ein gänzliches Therapieversagen bei Anwendung von Antikonvulsiva sollte daher alsbald zur Überprüfung der Diagnose auffordern.

2. Täuscht der Patient willentlich zur Erregung von Aufmerksamkeit Anfälle vor? Auch dies ist ein überraschend häufiges diagnostisches Problem. Entdeckt ein Epileptiker oder eine Epileptikerin, daß unliebsamen Konfrontationen durch einen Anfall ein Ende gesetzt wird, dann ist die Versuchung zur Täuschung groß; und selbst der erfahrenste Beobachter kann Schwierigkeiten haben, genuine von nicht-organischen Anfällen in solchen Situationen zu unterscheiden.

3. Sind die verwendeten Medikamente dem Typ der Epilepsie angepaßt? Liegt die Möglichkeit vor, daß die Antikonvulsiva die Attacken im Sinne einer Triggerwirkung auslösen? Hat der Patient irgendwelche anderen Mittel bekommen, die einen solchen Triggereffekt haben könnten, z. B. Phenothiazinpräparate, Barbiturate mit Kurzzeitwirkung? Oder ist der Patient ein Alkoholiker?

Status epilepticus

Als Status epilepticus bezeichnet man das Aufeinanderfolgen von epileptischen Anfällen, ohne daß der Patient zwischen den Attacken das Bewußtsein wiedergewinnt. Die Hauptgefahr für den Kranken ist dabei die Inhalation von Erbrochenem oder von Sekreten, ferner wiederholte zerebrale Anoxie und Erschöpfung. Die Behandlung sollte, um Anoxie zu verhüten, zunächst auf die Freihaltung der Atemwege gerichtet sein, ferner sollte die Verhütung traumatischer Gefahren der Anfälle, z. B. Wirbelfrakturen, angestrebt werden. Die anzuratende medikamentöse Therapie ist Diazepam 10 mg i. v., so oft wie nötig wiederholt. Man sollte jedoch bei dieser Medikation das Risiko des Auftretens von Atmungsverminderung, besonders bei Kindern, bedenken. Als zweites Mittel kommt Paraldehyd, 5–10 cm^3, tief i. m. injiziert, in Betracht. Kurzzeitig wirksame Barbiturate sollten nicht eingesetzt werden. Sie können zwar einen unmittelbar wohltuenden Effekt haben, doch besteht bei ihrer Anwendung das Risiko, daß weitere Anfälle provoziert werden, wenn der Blutspiegel dieser Mittel wenige Stunden später rasch absinkt.

Obgleich es wichtig ist, die Anfälle so rasch wie möglich unter Kontrolle zu bringen, ist es ebenso wichtig, die Situation nicht dadurch zu verschlechtern, daß man zu viele Mittel gleichzeitig einsetzt. Die Mehrzahl der Patienten spricht auf Diazepam an, und dieses Medikament sollte gleichsam als Stützpfeiler der Therapie angesehen werden. In angepaßter Dosierung sollte die normale Medikation des Patienten mittels nasogastraler oder parenteraler Verabreichung (wenn ein geeignetes Präparat verfügbar ist) wieder aufgenommen werden, sobald die pathologische Episode erkennbar unter Kontrolle ist.

Die medikamentöse Behandlung des Parkinsonismus

Auf dem Gebiet der medikamentösen Behandlung des Parkinsonismus ist in der neueren Zeit einer der bedeutendsten therapeutischen Fortschritte erzielt worden.

Bis 1968 waren die einzigen verfügbaren Medikamente anticholinergisch wirksame, auf der Grundlage von Atropinabkömmlingen entwickelte Präparate. Diese Mittel wirkten etwas auf den Tremor, hatten aber wenig Einfluß auf die anderen behindernden Symptome, die Rigidität und die Bradykinesie, auch war die Dosierung oft – besonders bei älteren Kranken – beschränkt infolge des Risikos, daß Glaukom, Harnretention und schwere Verwirrtheitszustände mit lebhaften optischen Halluzinationen auftraten. Diesen Mitteln kommt heute noch eine geringe Rolle in der Parkinsonismustherapie zu, besonders bei Patienten mit schwerem Tremor, der in manchen Fällen nicht auf eine Therapie mit L-Dopa anspricht.

Zur Zeit der Entdeckung der L-Dopa-Therapie ergab sich aus einer Zufallsbeobachtung in den USA, daß Amantadinhydrochlorid, eine antiviral wirksame Verbindung, günstig auf den Pakinsonismus einwirkte. Obgleich nur im Schatten der L-Dopa-Erfolge stehend, ist doch Amantadin auch heute noch ein bei manchen Patienten brauchbares Medikament. Man gibt es in einer Dosierung von 2mal tgl. 100 mg. Höhere Dosen können epileptische Anfälle auslösen, das Mittel ist daher bei Epileptikern kontraindiziert. Sein Hauptvorzug liegt in dem fast sofortigen Eintritt der Wirkung. Wird innerhalb von 48 h die Symptomatik nicht günstig beeinflußt, so kann man annehmen, daß der Patient auf das Mittel nicht anspricht. Nachteilig ist, daß der günstige Effekt in vielen Fällen innerhalb von 3–6 Behandlungsmonaten nachläßt. Außerdem teilt das Medikament mit allen wirksamen Anti-Parkinson-Mitteln die Eigenschaft, daß es Verwirrtheitszustände und optische Halluzinationen auslösen kann.

Schon in den ersten Jahren nach der Einführung von L-Dopa (1968) erschienen Berichte über sehr zahlreiche Nebenwirkungen. Diese waren nur im Hinblick auf die bei der Mehrzahl der Fälle sehr eindrucksvolle Besserung der Symptomatik akzeptabel.

Zu diesen Nebenwirkungen gehören unwillkürliche Bewegungen choreiformen Typs bei etwa 50% der Patienten bei Gaben von 3 g oder mehr tgl. Nach eigenen Erfahrungen des Autors ist diese Störung vermeidbar, wenn die Dosis unter der Grenze von 2,5 g tgl. gehalten werden kann. Des weiteren liegen Berichte über Dyskinesien verschiedener Art, z. B. Akathisie, Ballismus, myoklonische und faziale Bewegungsstorungen vor. Noch haufigere behindernde Nebenwirkungen sind Nausea und Erbrechen, besonders nach der Morgendosis, Hypotonie, Obstipation und kardiale Palpitationen. Diese Störungen beruhen primär auf peripheren Wirkungen des L-Dopa. Man suchte nach Wegen zur Ausschaltung dieser Effekte. Die Einführung von Dopa-decarboxylase blockierenden Agenzien ermöglichte weit niedrigere Dosierung des L-Dopa, und damit konnten die peripheren Nebenwirkungen verringert und ein rascheres Ansprechen auf die Therapie erreicht werden. Bei alleinigen L-Dopa-Gaben konnte es bis zu 3 Monaten dauern, bis eine Besserung der Symptomatik feststellbar wurde. Bei Anwendung der neueren kombinierten Mittel ist meist innerhalb der ersten 2 Wochen eine Besserung – mit nur geringfügigen Nebenwirkungen – erkennbar. Somit stellt diese Kombinationsbehandlung einen wesentlichen therapeutischen Fortschritt dar *.

Allerdings können die zentralen Nebenwirkungen der L-Dopa-Therapie – Bewegungsstörungen, Verwirrtheit, Halluzinationen, paranoide Vorstellungen, Depression, Schläfrigkeit – auch bei diesen Kombinationspräparaten vorkommen. Bei der erheblich verstärkten Wirkung der Dopa-decarboxylase-Hemmer enthaltenden Präparate ist das Risiko solcher Nebeneffekte nicht geringer, ja wohl noch größer geworden; große Vorsicht ist geboten, besonders bei Beginn der Therapie und bei Steigerung der Dosen.

Schwierig kann die Behandlung psychotischer Begleitreaktionen sein; zahlreiche Phenothiazine können bei Parkinsonismus ungünstige Wirkungen zeigen. Thioridazin (Melleril) scheint in solchen Situationen am brauchbarsten zu sein und das geringste Risiko der Auslösung von Nebeneffekten mit sich zu bringen.

Die Depression wird am besten mit Tofranil behandelt. Amino-Oxydase-Inhibitoren (MAO-Hemmer) sind bei L-Dopa-Therapie absolut kontraindiziert. *Nicht* verwenden sollte man Kapseln, die ein Antidepressivum, kombiniert mit einem Tranquilizer, enthalten, da der letztere Bestandteil des Präparats offensichtlich den Parkinsonismus verschlimmert. Schwere Depression ist eine häufige Komplikation des Parkinsonismus. Bei vielen Patienten bessert sie sich unter L-Dopa, bei einzelnen Kranken – und darin liegt ein recht ernst zu nehmendes therapeutisches Problem – verschlimmert sie sich bei der L-Dopa-Therapie.

Antidepressiva

Die antidepressive Therapie hat einen hohen Stellenwert in der neurologischen Praxis. Wir begegnen einer großen Zahl von Patienten, deren neurologische Symptomatik von Depression unterlagert oder durch sie verursacht ist, und viele Patienten mit unheilbaren neurologischen Krankheiten werden depressiv. Unter den Behandlungsmitteln sind zwei Gruppen zu unterscheiden, die schwach wirksamen, etwas atropinähnlich wirkenden, mit den Phenothiazinen nah verwandten Verbindungen (Imipramin und die Triptylingruppe), und die Mono-amino-Oxydase-Inhibitoren (MAO-Hemmer).

Imipramin (Tofranil) und Amitriptylin (Saroten)

Trotz naher Verwandtschaft ihrer Strukturen unterscheiden sich diese Mittel sowohl in der therapeutischen Wirkung wie in den Nebenwirkungen. Eine ihnen gemeinsame ungewöhnliche Eigenschaft ist die, daß sie beide eine periphere Neuropathie verursachen können. Es gibt keine anderen Antidepressiva oder nah verwandte Phenothiazine, bei denen dieser Nebeneffekt beobachtet worden ist. Die atropinähnliche Wirkung führt zu voraussagbaren Symptomen: Mundtrockenheit, Verschwommenheit des Sehens, Tachykardie, Blutdrucksenkung beim Stehen und Harnretention. Ein Glaukom kann bei akuter und chronischer Zufuhr dieser Mittel auftreten. Bei Imipramintherapie wurde ein parkinsonartiges Syndrom beobachtet, doch ist das Mittel vor der Einführung von L-Dopa häufig bei depressiven Parkinson-Patienten verwendet worden, da seine anticholinergischen Wirkungen sowohl bei dem parkinsonistischen wie bei dem depressiven Anteil des Krankheitsbildes von Nutzen waren. Bei Überdosierung dieser Mittel kommt es zu Hypertonie, Unruhe, Konvulsionen, Hyperpyrexie und gefährlichen Herzrhythmusstörungen. Dieses Bild kann leicht bei Patienten provoziert werden, denen, während sie unter Imipramin- und Amitriptylintherapie stehen, MAO-Inhibitoren verabreicht werden. Triptyline neigen dazu, die Barbituratwirkung zu potenzieren und können epileptische Anfälle provozieren. Sie dürfen daher bei depressiven Epileptikern nur mit größter Vorsicht eingesetzt werden.

Mono-amino-Oxydase-Inhibitoren (MAO-Hemmer)

Zu diesen Mitteln gehören Isocarboxazid (Marplan), Iproniazid (Marsalid), Phenelzine (Nardil), Nialamid (Niamid) und Tranylcypromin (Parnate). [Letzteres liegt auch – in den Parstelinkapseln – in kombinierter Form mit Trifluoperazin (Stalazin) vor.] Die Nebenwirkungen dieser Mittel schränken ihre Anwendung in erheblichem Maße ein. Es finden sich toxische Leber- und Knochenmarkschäden und auf dem Gebiet neurologischer Symptomatik Kopfschmerzen, Verwirrtheitszustände, Halluzinationen und epileptische Anfälle. MAO-Hemmer dürfen niemals gemeinsam mit Imipramin, Triptylinen, Barbituraten, sympathikomimetischen Aminen und anti-

---

* In der Bundesrepublik Deutschland werden neuerdings gern die beiden Präparate Madopar und Nacom verwendet. Neuroleptika wirken als Antagonisten von Madopar. Nacom darf mit höchstens 8 Tbl. tgl. dosiert werden. (Anm. d. Übers.)

hypertensiven Mitteln angewendet werden. Ganz allgemein muß überhaupt davor gewarnt werden, bei einem unter MAO-Hemmern stehenden Patienten irgendein anderes Medikament zu verwenden. Mehrere Fälle drogeninduzierter Sehstörungen aufgrund retrobulbärer Neuritis sind beschrieben worden. Eine der schlimmsten Nebenwirkungen ist eine Subarachnoidalblutung, verursacht durch akute Hypertonie bei einem Patienten, der, während er unter MAO-Hemmern steht, Käse oder ein anderes Nahrungsmittel mit hohem Tyramingehalt zu sich nimmt. Nach den Erfahrungen des Autors scheint in dieser Hinsicht das Tranylcypromin besonders gefährlich zu sein.

Lithiumcarbonat

Dieses Mittel wird zur Behandlung von Patienten mit manisch-depressiven Psychosen eingesetzt, Die Nebenwirkungen erstrecken sich von feinem Tremor bis zu schweren extrapyramidalen Bewegungsstörungen einschließlich Parkinsonismus. Der Blutspiegel sollte regelmäßig kontrolliert werden und darf 1,5 mval/l nicht überschreiten.

Tranquilizer

Hier unterscheidet man drei Hauptgruppen: die Reserpinderivate, die Minor-Tranquilizer (Non-Phenothiazine) und die Major-(Phenothiazin-)Tranquilizer.

Reserpinderivate

Diese Agenzien werden bei psychiatrischen Krankheiten und in der Hochdruckbehandlung verwendet. Kein anderes Mittel verursacht Parkinsonismus in so geringen Dosen wie Reserpin. Außerdem kann es schon bei kleinen Dosen, wie sie in der Hypertoniebehandlung gebräuchlich sind, schwere depressive Reaktionen auslösen.

Minor-Tranquilizer

Die meist verwendeten Mittel dieser Gruppe sind: Chlordiazepoxid (Librium) und Diazepam (Valium). Anscheinend kann man beide ohne Bedenken in Kombination mit anderen Medikamenten anwenden. Es sind zwar nach Absetzen von Librium als Entzugserscheinung Krämpfe beobachtet worden, doch kam das nur nach sehr hoher Dosierung vor. Valium ist beim Status epilepticus das Mittel der Wahl. In der Langzeittherapie scheint es auf andere Antikonvulsiva potenzierend zu wirken. Bei paraplegischen Patienten ist es antispastisch wirksam. Der einzige Faktor, der die Anwendung beider Mittel einschränkt, ist die durch sie erzeugte starke Sedierung.

Major-Tranquilizer

Es handelt sich hierbei um phenothiazinhaltige Mittel, die – unähnlich den soeben besprochenen Medikamenten – für ein ziemlich großes Spektrum schwerer neurologischer Nebenwirkungen verantwortlich sind. Wir unterscheiden zwischen zwei Hauptgruppen von Phenothiazinen mit verschiedenen toxischen Wirkungen. Die dimethylamino-substituierten Verbindungen sind Chlorpromazin (Megaphen) und Promazin (Protactyl), zu den propylpiperazin-substituierten zählen: Perphenazin (Decentan), Trifluoperazin (Stelazin, Jatroneural), Thioridazin (Melleril), Fluphenazin (Lyogen), Percyzin (Neulactil), Chlorprothixene (Taractan) und Thiopropazat (Dartalan).

All diese Mittel können Parkinson-Syndrome hervorrufen. Am ungünstigsten ist in dieser Hinsicht Chlorpromazin in prolongierter hoher Dosierung. Die Phenothiazine mit Piperazinseitenketten neigen mehr dazu, akute dyskinetische oder dystonische Syndrome hervorzurufen, die bei empfänglichen Patienten schon nach einer Einzeldosis auftreten können. Erfahrungen des Autors lassen vermuten, daß Perphenazin diesbezüglich der Hauptsünder ist. An akuten dyskinetischen Reaktionen sind zu beobachten: Torticollis, Retrocollis, Zungenprotrusion, Grimassieren, nicht unterdrückbare Kaubewegungen und okulogyre Krisen. Derartige Reaktionen werden leicht als Hysterie fehldiagnostiziert oder für die Symptomatik eines Tetanus oder für Krämpfe aus anderen Ursachen gehalten. Paradoxerweise ist Chlorpromazin, in einer Dosis von 25 mg i. m., ein höchst wirksames Antidot gegen eine solche Reaktion und bewirkt innerhalb weniger Minuten das Verschwinden der Erscheinungen.

Alle Phenothiazine können epileptoide Krämpfe hervorrufen; daher sollte ihre Anwendung bei Epileptikern nur nach sehr sorgfältiger Überlegung in Betracht gezogen werden. Manchmal kommt es nach einer einzigen Injektion von Chlorpromazin, in der

Absicht gegeben, Erbrechen zu beseitigen, zu Krämpfen. Setzt man die Behandlung ab, so bessert sich der drogeninduzierte Parkinsonismus oder er verschwindet ganz. Die störenden Gesichtsdyskinesien (nicht die akuten, oben beschriebenen Reaktionen), die nach prolongierter Verabreichung dieser Mittel auftreten, sind oft irreversibel. Manchmal treten sie überhaupt erst nach Absetzen des Mittels auf. Es gibt kein zuverlässig wirksames Medikament zur Behandlung dieser mißlichen Nebeneffekte. Haloperidol kann anfangs helfen, später kann es dann aber seinerseits zu Parkinsonismus führen.

Man kennt noch viele andere Komplikationen bei Phenothiazinbehandlungen, wir wollen uns aber auf diese kurzen Angaben über die speziellen neurologischen Probleme auf diesem Gebiet beschränken.

Sedativa

Zu den meistgebrauchten Sedativa gehören Barbiturate, Meprobamat (Equantil, Miltaun), Glutethimid (Doriden), Dichlorophenazon (Welldorm) und Nitrazepam (Mogadan). Die ersten drei Medikamente können zu Schwierigkeiten Anlaß geben. Viele Leute geraten in eine Gewöhnung, eine Abhängigkeit, hinein. In Großbritannien finden sich besonders viele Barbituratabhängige, in den USA besonders zahlreiche Meprobamatabhängige. Wir haben bereits das Risiko des Auftretens von Anfällen bei plötzlichem Entzug solcher Drogen erwähnt. Stets sollte die Möglichkeit bedacht werden, daß Kinder Zugang zu solchen Medikamenten gehabt haben könnten.

Fallbericht

Ein 13jähriger amerikanischer Junge kam mehrmals aus der Schule schläfrig und ataktisch nach Hause. Vor der Einweisung in die Klinik wurde er gründlich wegen Verdachts auf Kleinhirntumor untersucht. Sorgfältige Prüfung der Vorgeschichte führte zu der Entdeckung, daß die krankhaften Erscheinungen nur gegen Abend auftraten und daß der Junge dabei dann stark erweiterte Pupillen hatte. Bei intensiver Befragung gestand er, daß er in der Schule ein aus Barbituraten und Amphetamin bestehendes Kombinationsmedikament einzunehmen pflegte.

Selbst bei älteren Personen sollten episodische oder sogar progrediente Verwirrtheitszustände immer auch an eine Drogenintoxikation denken lassen. Bromide stehen in gesetzlich geschützten Arzneimitteln immer noch zur Verfügung und sind auch ein wichtiger Bestandteil mehrerer alter „Tonika" oder Hustenmedizinen. Alljährlich werden einige Fälle von Bromidvergiftungsdemenz entdeckt, aber nur dann, wenn dem entsprechenden Verdacht hartnäkkig nachgegangen wird. Gluthetimidüberdosierung führt zu Pupillenerweiterung und verstärkter Lebhaftigkeit der Reflexe. Bei Barbituratüberdosierung kommt es zu Ataxie, Nystagmus und Reflexabschwächung, doch sind die Pupillenreaktionen dabei stets normal.

Die Behandlung der Migräne

Einige Aspekte der Migränebehandlung wurden bereits – unter Berücksichtigung verschiedener Arten von Kopfschmerzen – besprochen. Aus rein pharmakologischer Sicht sind die folgenden Medikamentennebenwirkungen wichtig.

Clonidinhydrochlorid (Dixarit) ist in einer Dosierung von 0,025–0,05 mg gelegentlich prophylaktisch von Wert. Die einzige Nebenwirkung von Bedeutung ist bei einigen Patienten eine depressive Reaktion. Das Kombinationspräparat Bellergal enthält in 1 Dragee 0,3 mg Ergotamintartrat, ein Barbiturat und Belladonna-Alkaloide. Es ist auch als Prophylaktikum von Wert, ist aber durch Nebenwirkungen belastet, die von allen drei Komponenten ausgehen können. Die Ergotamin-Tagesdosis beträgt nur 0,9 mg, doch kann bei älteren Patienten unter dieser Dosierung (3 Tbl. Bellergal tgl.) Ergotismus auftreten mit peripheren Parästhesien, Taubheitsgefühl und manchmal pektanginösen Beschwerden. Die Belladonna-Alkaloide verursachen durch ihren mydriatischen Effekt verschwommenes Sehen, Mundtrockenheit und gelegentlich Harnretention. Der sedative Effekt ist im allgemeinen gering. Eine gewisse Anzahl von Patienten erkrankt an einem Barbituratausschlag.

Methysergid-maleat in einer Dosierung von 1–3 mg tgl. ist das wirksamste Migräneprophylaktikum, aber auch das gefährlichste. Es kann akuten Schwindelzustand, Nausea, Erbrechen und Ataxie hervorrufen. Wird das Mittel in hoher Dosierung prolongiert verabreicht, so kann eine reversible retroperitoneale oder mediastinale Fibrose entstehen. Bei perkren Patienten stellen sich bei längerem Gebrauch des Mittels gelegentlich pektanginöse Anfälle und Herzinfarkt ein.

Ein akuter Migräneanfall wird gewöhnlich mit Ergotamin in irgendeiner Form behandelt. Besondere therapeutische Probleme entstehen durch die manchmal überfallartig einsetzende, grausame Heftigkeit des Anfalls in Form starker Kopfschmerzen, Nausea und manchmal Erbrechen.

Durch verschiedene Verabreichungsarten bzw. verschiedene Präparate des Ergotamins hat man versucht, eine möglichst rasche Wirkung zu erzielen. Vom theoretischen Aspekt aus haben Tabletten, die gekaut und im Munde absorbiert werden, große Vorteile, doch Ergotamin hat einen so widerlichen Geschmack, daß ein von genuiner Migräne Betroffener Ergotamin in dieser Verabreichungsform nur selten ertragen kann. Sprayinhalation ist gefährlich, da es dabei leicht zu Überdosierung kommen kann. Präparate, die 2 mg Ergotamin enthalten, scheinen das Erbrechen zu verschlimmern. Ergotaminzäpfchentherapie kann im akuten Anfall versucht werden, ist jedoch selten erfolgreich. Für die Nacht ist die Behandlung mit einem Suppositorium gelegentlich hilfreich zur Verhinderung von Anfällen des Clustertyps. Eigene Erfahrungen haben dem Autor gezeigt, daß, wenn 1 oder 2 Standardtabletten mit 1 mg Ergotamin nicht zur Besserung führen, eine höhere Dosierung *nicht* erfolgreich ist; sehr hohe Dosen, d. h. bis zu 6 mg, beim Anfall gegeben, können Ergotismus verursachen und *provozieren* oft weitere Kopfschmerzen. Bei manchen Patienten bessern sich die Kopfschmerzen, wenn die ergotaminhaltigen Präparate weggelassen werden. Hat sich der Kopfschmerz erst festgesetzt, so kann durch eine Gabe von 50 mg Promethazin (Phenergan, Atosil) eine Verminderung des Erbrechens erzielt werden; der Patient kann dann auch einschlafen, worauf die Attacke gewöhnlich endet. Narkotisch wirkende Mittel beseitigen den Kopfschmerz nicht. Sie provozieren oft Erbrechen, und das Gewöhnungsrisiko ist groß.

Die Behandlung der Myasthenia gravis

Die Vorstellung, es sei nicht schwierig, eine Myasthenie zu diagnostizieren und zu behandeln, ist weit verbreitet. Nur wenige haben eine klare Vorstellung von der ominösen Bedeutung des Wortes „gravis", mit dem diese quälende und potentiell tödliche Krankheit bezeichnet wird. Die der Behandlung dieses Leidens eigenen Risiken beruhen großenteils darauf, daß man dem Patienten ebenso leicht durch Übermedikation wie durch zu geringe Medikation Schaden zufügen kann, und daß die bei Übermedikation entstehende „cholinergische Krise" von diesen Gefahren die bei weitem schlimmere ist.

Der Krankheit liegt eine Störung der neuromuskulären Transmission zugrunde, die gewöhnlich die extraokulären und bulbären Muskeln betrifft. Die meisten anderen Muskeln sind *normal*, und daraus ergibt sich die Gefahr, daß bei der Behandlung der gelähmten Muskeln Überdosierungsschäden an den normalen Muskeln eintreten. In einer bedrohlichen Situation muß die Medikamentendosierung so eingestellt werden, daß die gefährlichsten Lähmungen (meist die Lähmung der Schluck- und Atemmuskulatur) überwunden werden. Die meisten schlimmen Überdosierungsfolgen beruhen auf Versuchen, den Kranken ganz und gar symptomfrei zu machen.

Die Standardmedikamente blockieren die Cholinesterase, so daß die Nebenwirkungen des Pharmakons in parasympathischer Überaktivität bestehen. Diese Nebeneffekte sind: Hypersalivation und vermehrte Bronchialsekretion, verstärktes Schwitzen, Pupillokonstriktion und gesteigerte Darmmotilität mit krampfartigen Leibschmerzen. Diese Nebenwirkungen lassen sich mit Atropin teilweise blockieren. Macht man davon Gebrauch, läuft man Gefahr, nun noch eher in eine Überdosierung der Cholinesteraseblocker zu geraten. Der Überdosierungsschaden wirkt sich an der neuromuskulären Übergangsstelle aus. Vollständige Inhibition der Cholinesterase führt zur Anhäufung von Acetylcholin an der Endplatte; dadurch kommt es zu depolarisierender oder „cholinergischer Blockade".

Weiterer Einsatz anticholinesterasehaltiger oder cholinergischer Medikamente, z. B. Tensilon, kann die Lage nur noch verschlimmern: die Lähmungen verstärken sich, Lähmungen treten oft auch an bisher noch nicht affizierten Muskeln ein. In dieser Lage sind die erforderlichen Behandlungsmaßnahmen: Freihaltung der Atemwege, wenn nötig assistierte Atmung, und vollständiges Absetzen anticholinergischer Medikamente.

Die Prüfung, ob der Patient auf Edrophonium (Tensilon) wieder anspricht, ist die beste Methode, die Lage zu klären. Der entsprechende Test ist nicht ungefährlich und kann, wenn cholinergische Blockade bei dem Kranken vorliegt, rasch eine akute Lähmung herbeiführen bzw. verstärken; er darf nur bei Verfügbarkeit aller zu einer Reanimation notwendigen Mittel durchgeführt werden. 10 mg werden aufgezogen. 2 mg werden intravenös injiziert, nachdem man sich einen für die Prüfung geeigneten Muskel ausgesucht hat, z. B. ein herabhängendes Augenlid oder die Muskeln, die zum lauten Zählen notwendig sind. Wird der Patient nicht ohnmächtig oder bekommt er nicht einen Flush, so injiziert man langsam – innerhalb von etwa 2–3 min – den Rest der Dosis. Nach diesem Zeitraum müßte der Effekt sich zeigen und kann dann gelegentlich mehrere Minuten anhalten.

Die Standardmittel, oral gegeben, sind Neostigmin (Prostigmin), Pyridostigmin (Mestinon) und Ambenonium (Mytelase). Bei schwierigen Patienten bevorzugt der Autor Prostigmin. Sein Vorzug ist, daß die Wirkung in 15–30 min eintritt und sich – bei allmählicher Abschwächung – über 4 h erstreckt. Das bedeutet, daß die Dosen passend zu den Mahlzeiten gut eingeteilt werden können, ohne ein Risiko kumulativer Überdosierung. Obgleich Pyridostigmin eine gute Hintergrundaktivität bietet, zieht sich der Zeitpunkt seines vollen Wirkungseintritts länger hinaus (4–6 h), und die Wirkungsdauer variiert so erheblich, daß ein gewisses Risiko kumulativer Überdosierung besteht. Alle drei genannten Standardmedikamente sind auch in Ampullenform verfügbar.

Die Behandlung der Myasthenia gravis erfordert gute Ausbildung und erhebliche Erfahrung, und man muß dabei die Sicherheit haben, daß für akute Notfälle Reanimationsmöglichkeiten verfügbar sind. Die therapeutische Rolle der Thymektomie bei diesen Patienten zu besprechen, würde den Rahmen dieses Abschnitts überschreiten.

Antibiotische Therapie

In Anbetracht der ziemlich stark differierenden Nebeneffekte werden wir jede Gruppe von Mitteln getrennt besprechen. Von vornherein sei betont, daß sich viele der Schwierigkeiten bei der Behandlung mit diesen Mitteln nur dann ergeben, wenn sie ohne Rücksicht auf das Vorliegen einer unzureichenden renalen Ausscheidung der betreffenden Substanz unternommen wird.

Nitrofurantoin (Furadantin)

Der Verdacht, daß dieses Mittel eine der häufigsten Ursachen arzneimittelinduzierter peripherer Neuropathien sei, ist zwar weit verbreitet, doch sind sichere Aussagen über die ursächliche Rolle von Furadantin bei Neuropathien schwer zu gewinnen, weil es meistens bei Patienten angewendet wird, die einen chronischen Leberschaden haben oder wegen einer Urämie zur Entwicklung einer Neuropathie neigen.

Penicilline

Der ernsteste Zwischenfall bei einer Penicillinbehandlung ist eine akute anaphylaktische Reaktion. Seit vielen Jahren weiß man, daß Penicillin bei intrathekaler und intraventrikulärer Verabreichung Anfälle verursachen kann. Erst seit relativ kurzer Zeit hat sich die Erkenntnis verbreitet, daß hochdosiertes Penicillin bei älteren Patienten mit Niereninsuffizienz Verwirrtheitszustände, Koma, myoklonische Zuckungen und schließlich generalisierte Krämpfe mit Todesfolge verursachen kann. Ein identisches Syndrom ist bei Behandlung mit Cephaloridin bekannt geworden.

Streptomycin, Gentamycin, Kanamycin, Colomycin und Polymyxin B

Den meisten Störungen bei der Behandlung mit diesen Mitteln liegt eine Beeinträchtigung der Nierenfunktion zugrunde. Streptomycin und Gentamycin verursachen schwere vestibuläre Schädigungen, haben aber nur geringe schädigende Wirkung auf das Hörvermögen. Das Risiko vergrößert sich bei älteren Patienten. Streptomycin kann auch eine retrobulbäre Neuritis hervorrufen. Neomycin und Kanamycin verursachen erhebliche Schwerhörigkeit, die im Falle von Kanamycin sich auch nach Absetzen des Mittels weiter verschlimmern kann.

Alle genannten Medikamente werden intramuskulär injiziert. Viele Patienten klagen über etwa 15–30 min nach der Injektion auftretendes Kribbeln im perioralen Bereich und in den Gliedern. Das kann den Verdacht auf eine beginnende Neuropathie erwecken, doch ist eine echte Neuropathie nie nachgewiesen worden. Colomycin kann zu einem im Anschluß an die Injektion entstehenden akuten transitorischen an Myasthenia gravis erinnernden Syndrom führen. Bei Behandlung mit allen in diesem Abschnitt genannten Antibiotika können die Symptome einer neuromuskulären Blockade auftreten, was ernste Komplikationen nach sich ziehen kann.

Fallbericht

Eine 56jährige Frau wurde nach einem Eingriff wegen Darmperforation apnoisch und bekam dann einen epileptischen Anfall. Assistierte Beatmung war notwendig. Wegen Verdachts auf einen „Insult" wurde neurologisch-fachärztlicher Rat eingeholt. Nun ergab die Vorgeschichte, daß während des chirurgischen Eingriffs Neomycin in die Peritonealhöhle instilliert worden war. Hierdurch war eine neuromuskuläre Blockade entstanden, die eine Zwerchfellähmung verursacht hatte. Wenige Tage darauf hat sich die Patientin wieder völlig erholt.

All diese Antibiotika können aus offenen Wunden und aus Körperhöhlen absorbiert werden, und es sollte jedesmal die Dosis der instillierten Mittel genau registriert werden, insbesondere bei Patienten, bei denen eine Niereninsuffizienz vorliegt.

Tuberkulostatika

Vom neurologischen Standpunkt aus gesehen, gehen vom INH die meisten Gefahren aus. Das Mittel führt zu einer Störung des Pyridoxinmetabolismus, daher kann den Nebenwirkungen durch Pyridoxingaben entgegengewirkt werden. Die Hauptsymptome der Störung sind: Verwirrtheitszustände mit epileptischen Anfällen, periphere Neuropathie, retrobulbäre Neuritis. Vor kurzem wurden Hinweise dafür bekanntgegeben, daß bei unter INH-Behandlung stehenden Patienten Gedächtnisstörungen auftreten können, jedoch sind Ausmaß und Bedeutung dieser Symptomatik noch nicht völlig klar.

Cycloserin verursacht Verwirrtheitszustände und Krampfanfälle. Das Risiko einer Nebenwirkung dieser Art ist so groß, daß man dieses Mittel bei Patienten, in deren Vorgeschichte epileptische Vorkommnisse feststellbar sind, nicht anwenden darf.

Viomycin führt zu vestibulärer Schädigung und Hörverlust. Ethambutol verursacht Verschwommenheit des Sehens, insbesondere Sehverlust oder -störung der Farbe Grün.

Medikamente, die bei Gelenkerkrankungen (Arthritis) benutzt werden

Steroide

Steroidlangzeitbehandlung der rheumatoiden Arthritis kann zu verschiedenen Komplikationen führen, die von neurologischem Interesse sind. Es kommen toxische Verwirrtheitszustände vor, und zwar gewöhnlich nach längerer Verabreichung höherer Dosen. Bei plötzlichem Entzug der Steroide kann es, besonders bei Kindern, zu intrakranieller Drucksteigerung kommen.

Eine Myopathie vom Gliedgürteltyp kommt besonders als Komplikation der Langzeitbehandlung mit fluoridierten Steroiden wie z. B. Triamcinolon vor. Bei einem Kinde wurde eine lokalisierte Myopathie beobachtet, die unterhalb eines Hautbezirkes lag, auf den eine fluoridierte Steroide enthaltene Creme aufgetragen worden war. Durch die Haut werden beachtliche Steroidmengen aufgenommen, die gelegentlich wohl auch zu Beeinträchtigungen der Hypophysen-Nebennieren-Achse führen können. Demineralisierung der Wirbel kann zu Wirbelzusammenbruch mit Paraplegie oder Kompression der Cauda equina führen. Ist der Zahn des Epistropheus affiziert, so kann er abbrechen. Die Folge ist eine axiale Gleitdislokation des Atlas mit der Gefahr einer höchst bedrohlichen Kompression der obersten Wirbelsäulen- und Rückenmarkabschnitte.

Indometacin

Dieses Mittel verursacht oft schwere Kopfschmerzen. In einigen Beobachtungsreihen hatten 30% der Patienten dieses Symptom. Auch der Autor hat mehrere Fälle therapieresistenter Kopfschmerzen beobachtet, die bei Behandlung mit diesem Mittel aufgetreten waren. Diese Nebenwirkung scheinen nur wenige Ärzte zu kennen.

Chloroquin

Außer den Nebenwirkungen dieses Medikaments an der Retina und der Linse mit dem Symptom ernster Sehstörungen kommt viel seltener eine proximale Myopathie bei Chloroquinbehandlung vor. Der Autor sah einen Patienten, bei dem eine durch diese Komplikation verursachte Aspirationspneumonie tödlich endete. Die Myopathie ist schwer, sie kann auch die bulbären Muskeln befallen. Nach Absetzen des Mittels kann es mehrere Monate dauern, bis die Myopathie abgeklungen ist.

Penicillamin

Kürzlich mitgeteilte Nebenwirkungen dieses Mittels sind eine Polymyositis oder eine Myasthenia gravis (s. Kap. 17). Bei Patienten mit chronischer rheumatoider Arthritis kommen sehr viele beunruhigende, durch die Krankheit selbst verursachte Symptome vor. Es ist wichtig, daß Ärzte, die unter diesen Medikamenten stehende Patienten zu betreuen haben, die beschriebenen Nebenwirkungen der Mittel kennen und beachten, damit nicht neu auftauchende Symptome wieder als eine neue Manifestation der Grundkrankheit abgetan werden.

Einige weitere verschiedenartige Arzneimittelnebenwirkungen

Diuretika

Jedes zu Kaliumverlust führende Diuretikum kann eine generalisierte Muskelschwäche verursachen. Es kann bei einem Patienten mit periodischer hypokaliämischer Lähmung einen schweren Anfall hervorrufen. Bei der hyperkaliämischen Variante paroxysmaler Lähmung kann die Verwendung eines Diuretikums sich günstig auswirken. Etacrynsäure (Hydromedin) und Frusemid (Lasix) können zu einer Gehörbeeinträchtigung führen, es sollte daher bei Langzeittherapie mit einem dieser beiden Mittel auf die Möglichkeit einer Gehörschädigung geachtet werden.

Carbonoxolon (Biogastron)

Zur Therapie des Ulcus pepticum verwendete Liquiritiaextrakt enthaltende Mittel können zu schwerem Kaliummangel führen. Auch bei Carbenoxolonbehandlung sind mehrere Fälle akuter generalisierter Lähmung beobachtet worden. Das klinische Bild ist sehr ernst und erinnert an das Guillain-Barré-Syndrom. Es kommt vor, daß künstliche Beatmung bzw. assistierte Atmung eingesetzt werden muß.

Vincristin

Dieses in der Behandlung von Lymphomen und Leukosen verwendete Mittel verursacht bei etwa 50% der Patienten schwere motorische und sensorische Neuropathien.

Die kontrazeptive Pille (Antibabypille)

1. Kopfschmerzen (meist migränoiden Charakters)

Kopfweh und schwere Depressionen können durch die kontrazeptive Pille verursacht werden. Nach Ansicht des Autors werden diese Symptome durch einen Wechsel des Präparats nicht beeinflußt. Wenn die Patientin von den Symptomen wirklich befreit werden will, so ist es am besten, die Pille überhaupt wegzulassen.

2. Zerebrale Gefäßstörungen

Es ist jetzt allgemein bekannt, daß die Pille Ursache zerebraler Gefäßstörungen und zerebraler Infarkte sein kann. Lediglich über die Größe des Risikos hat man sich noch nicht geeinigt.

3. Retrobulbäre Neuritis

Diese Krankheit ist eine derjenigen Nebenwirkungen der Pille, über die als erste berichtet worden ist.

4. Choreiforme Syndrome

Es wurde festgestellt, daß die Pille ein klinisches Bild provozieren kann, das identisch ist mit der Sydenham-Chorea. Bei zwei Patientinnen, die der Autor gesehen hat, hörten die abnormen Bewegungen nach Absetzen der Pille auf.

Schlußbemerkung

Eine große Zahl neurologischer Komplikationen bei Arzneimittelbehandlung sind beschrieben worden. Die speziellen Probleme und Fragen, die bei einer Therapie neurologischer Leiden mit mehreren Medikamenten zu bedenken sind, wurden besonders beleuchtet. In der heutigen Zeit ist ein wesentlicher Punkt einer jeden klinischen Anamneseerhebung, alle Medikamente, die der Patient im Laufe der letzten 12 Monate eingenommen hat, zu ermitteln und zu registrieren.

Kapitel 25

Neurologische Untersuchungen

Neurologische Untersuchungen sind potentiell gefährlich. Man darf sich zu einer vollständigen neurologischen Untersuchung nur auf sicherer klinisch-diagnostischer Grundlage und nach umfassender Abschätzung der Risiken entschließen.

In Kap. 8 und 9 sind einige Anwendungsmöglichkeiten verschiedener Untersuchungsverfahren aufgezeigt worden. Leider wird mit einigen einfachen, harmlosen Tests ein gewisser Mißbrauch getrieben, weil sie ungefährlich sind. Es kann sehr schwierig sein, bei einem Schwerkranken ein sofortiges EEG oder einen Scan zu bekommen, weil gerade eine Warteschlange von Patienten ansteht, bei denen diese Tests als Ausschlußuntersuchungen routinemäßig angesetzt sind, und zwar Patienten mit „Kopfschmerzen" oder „Ohnmachten". In beiden Fällen sollte aber die Hauptuntersuchung die eingehende Anamneseerhebung sein; würde diese Regel beherzigt, so benötigen nur sehr wenige Patienten dieser Art weitere Untersuchungen.

Mit der Ausnahme einiger weniger Neurotiker sind die meisten Patienten nur an einer vernünftigen Erklärung ihrer Symptome, an symptomatischer Behandlung oder ermutigendem Zuspruch interessiert. Nur sehr wenige Patienten fordern oder begrüßen ausgedehnte Untersuchungen zum Beweis, daß nichts Ernstes vorliegt. Überdiagnostik zeugt von unzureichender klinischer Erfahrung; sie ist *kein* Kennzeichen besonderer diagnostischer Fertigkeit.

In der Neurologie ist das Risiko, daß einem Patienten ernster Schaden zugefügt wird, besonders groß. Die Gesamtabsicht dieses Buches ist der Versuch, dem neurologischen Anfänger das notwendige klinische Rüstzeug an die Hand zu geben, mit Hilfe dessen er in einer vernünftigen Weise an die neurologische Diagnostik und Spezialuntersuchung herantreten kann.

Der am ehesten anwendbare und vielleicht einzige spezielle diagnostische Eingriff, welcher von den meisten Ärzten ausgeführt werden kann, ist die Lumbalpunktion. Es soll daher ein erheblicher Teil dieses Kapitels der Besprechung dieser am häufigsten dem Mißbrauch ausgesetzten Untersuchung gewidmet werden.

Lumbalpunktion (LP)

Nur wenige Lumbalpunktionen nebst Liquoruntersuchung werden in neurologischen Abteilungen für sich allein vorgenommen; sie sind häufig Teil einer Myelographie oder Luftenzephalographie. Trotz wiederholter Mahnungen von seiten der Neurologen und Neurochirurgen betrachten Ärzte an nicht neurologisch ausgestatteten Krankenhäusern nach wie vor die LP als eine mögliche Alternative zu genaueren diagnostischen Prozeduren, z. B. der Angiographie. Unter solchen Voraussetzungen kann der Eingriff höchst riskant sein. Es kann geschehen, daß ein Patient, nachdem die LP nicht weitergeholfen hat, dann von einer zu Hilfe gebetenen neurologischen Abteilung in bereits moribundem Zustand aufgenommen werden und nunmehr statt mit diagnostischen mit lebensrettenden Maßnahmen versorgt werden muß.

Es kam einmal in einer Klinik vor, daß ein Bett von der neurologischen Abteilung „ausgeliehen" wurde, als die betreffende Abteilung gerade „Aufnahmetag" hatte. Ohne Wissen der Neurologen wurde eine LP an einem Teenager durchgeführt, weil die Patientin eine kurze Vorgeschichte von Kopfschmerz, Erbrechen und Ataxie hatte. Es wurde nicht nur der Druck im verwendeten Manometer registriert, sondern sogar noch ein zweites Manometer auf das erste montiert, um einen Druckanstieg beim Queckenstedt-Versuch zu prüfen. Zum Glück überlebte dieses Mädchen, das einen Kleinhirntumor hatte, diese potentiell tödliche Untersuchung. Abgesehen von der Druckerhöhung war der Liquor völlig normal, so daß aus der Untersuchung gar keine nützlichen Informationen gewonnen werden konnten.

Offenbar war der Grund für das Wagnis einer LP, daß „keine Stauungspapille vorhanden war". Das ist eine immer wiederkehrende Fehlanschauung. Manchmal diskutieren eine ganze Reihe von Ärzten über die Frage, ob bei einem Patienten eine Stauungspapille besteht oder nicht und bitten schließlich einen Neurologen um ein endgültiges Urteil. Der

Autor würde eine Stellungnahme in solchem Falle ablehnen. Ergibt sich aus der Vorgeschichte ein Hinweis auf die Möglichkeit eines intrakraniellen Druckanstiegs, so ist es *nicht* von Belang, ob eine Stauungspapille nachzuweisen ist oder nicht – eine LP darf in solchen Fällen nicht vorgenommen werden. Wahrscheinlich ist die Gefahr der Einklemmung von Kleinhirnteilen im Foramen magnum größer in einer sehr akuten Situation, in der die Zeit zur Ausbildung einer Stauungspapille zu kurz war, als bei einer langsam ansteigenden und längere Zeit bestehenden Druckerhöhung, die schon kompensatorische Hirnmassenverschiebungen mit dem Ergebnis eines gewissen Gleichgewichts zur Folge hatte.

Es mag etwas seltsam erscheinen, daß eine solche Einleitung einer Beschreibung der Lumbalpunktion vorausgeschickt wird, die dazu dienen soll, die Durchführung dieses diagnostischen Eingriffs leichter zu gestalten, doch wäre es unverzeihlich, diese Vorbehalte und Warnungen in den Gesamtbericht nicht aufzunehmen; ich mache den Vorschlag, daß immer wenn eine LP erwogen wird, folgende Fragen gestellt werden sollten:

1. Warum will ich das tun? – Etwa nur deshalb, weil mir kein anderer Test zur Verfügung steht?
2. Welche positive Information wird diese Untersuchung mir verschaffen können? Sich lediglich überzeugen wollen, ob ein normaler Befund vorliegt, ist eine zweifelhafte Indikation.
3. Ist die Situation für eine LP potentiell gefährlich? Finden sich in der Vorgeschichte irgendwelche Hinweise auf erhöhten intrakraniellen Druck?

Einige werden fragen: Warum nicht eine „vorsichtige" LP vornehmen? Diese Frage würde bedeuten, daß Lumbalpunktionen in der Regel eine *unvorsichtige* Maßnahme darstellen. Den Erfahrungsberichten der Patienten nach zu urteilen, ist das möglicherweise sogar zutreffend. Wie oft hört man einen Patienten bei der stationären Aufnahme sagen: „Aber versprechen Sie mir, keine LP bei mir zu machen!" Die allgemeine Abwehrhaltung hat ihre Grundlage in den tatsächlichen Erfahrungen mancher Patienten. Die Antwort auf die Frage nach einer „vorsichtigen, sorgfältigen" LP ist, daß es so etwas gar nicht gibt. Entweder erreicht die Kanüle den subarachnoidalen Raum oder nicht. Ist erst einmal eine Öffnung da, so wird, wenn die Kanüle herausgezogen ist, weitere Flüssigkeit heraussickern. Und wenngleich eine feinkalibrige Kanüle die Gefahr des Vordringens von Hirnsubstanz in das Foramen magnum vermindert, so bleibt dieses Risiko doch bestehen.

Indikationen für die Untersuchung des Liquors

1. Erkrankung der peripheren Nerven. Verdacht auf Guillain-Barré-Syndrom (akute infektiöse Polyneuritis bzw. Polyradikuloneuritis);
diabetische Polyneuropathie, besonders die proximale, die Beine betreffende Variante;
Verdacht auf hypertrophische Polyneuropathie (Déjerine-Sottas-Krankheit).

Zusammenfassend gesagt ist die LP eine nützliche Untersuchung bei allen Fällen peripherer Neuropathie.

2. Verdacht auf Infektion des Zentralnervensystems.
Verdacht auf Meningitis – viral oder bakteriell;
Verdacht auf Pilzmeningitis;
neurale Beteiligung bei Syphilis.

3. Verdacht auf intrakranielle Blutung. Verdacht auf subarachnoidale Hämorrhagie. (Man erinnere sich daran, daß ein intrazerebrales Blutgerinnsel eine raumverdrängende Läsion sein kann. Bei Vorhandensein fokaler Zeichen ist es dann angebracht, neurologischen Rat einzuholen, bevor man zu einer LP schreitet. Eine etwa einstündige Verzögerung zum Zweck der Diagnosebestätigung dürfte die Prognose nicht beeinträchtigen.)

4. Verdacht auf multiple Sklerose. Bei manchen Patienten findet sich ein erhöhter Eiweißgehalt des Liquors, eine positive Pandy-Reaktion, eine paretische Lange-Kurve (Goldsolreaktion) und eine Gammaglobulinvermehrung. Bei mindestens 50% der Fälle ist der Liquor normal. Durch diesen Befund kann die Krankheit also nicht ausgeschlossen werden.

Kontraindikationen der Lumbalpunktion

1. Lokale Sepsis. Schwere pustulöse Akne des Rükkens oder infizierte Dekubitalstellen am Rücken sind für die LP ein großer Risikofaktor. Der Eingriff kann bei solchen Fällen eine iatrogene Sepsis auslösen.

2. Bewußtlosigkeit. Mehr als 60% bewußtloser Patienten haben *keine* neurologische Krankheit, so daß der Liquor normal sein wird. Die übrigen 40%, die keine neurologischen Problemfälle darstellen, sind vermutlich aufgrund einer intrakraniellen Katastrophe bewußtlos; wenn das der Fall ist, besteht ein beträchtliches Risiko, daß sich die Situation durch eine LP noch verschlimmert. Wenn nicht Verdachtszeichen für einen Infektionsprozeß vorliegen, sollte vor einer LP die neurologische Beratung abgewartet werden.

3. Kopfschmerzen. Bei Kopfschmerz ist eine LP wohl die gefährlichste Art der Ursachenforschung, wenn nicht ein infektiöser Prozeß oder eine Subarachnoidalblutung (mit damit verbundenen Zeichen meningealer Reizung) vorliegen.

4. Verdacht auf intrakranielle Drucksteigerung. Alle Patienten mit Kopfschmerzen, die definitive Zeichen einer intrazerebralen Hemisphärenläsion oder eines Herdes in der hinteren Schädelgrube aufweisen, sollten nicht einer LP unterzogen werden.

5. Verdacht auf Rückenmarkkompression. Wird in dieser Situation eine LP durchgeführt, so kann die plötzliche Änderung der Liquordynamik, besonders beim Queckenstedt-Versuch, zu plötzlicher Verschlechterung des Zustands führen. Außerdem ist die Gewinnung eines Myelogramms innerhalb einer Woche nach der LP hierbei sehr schwierig, da das Kontrastmedium unter diesen Umständen leicht in den subduralen Raum hineingelangt. Dabei kann außer der akuten Verschlechterung des Zustands diese LP die Folge haben, daß die notwendige Gewinnung eines Myelogramms nicht mehr möglich ist. Um mit dieser Situation fertig zu werden, ist die Hinzuziehung eines Neurochirurgen geboten, mit dem gegebenenfalls eine Myelographie geplant werden kann.

6. Nackenstarre. Als letztes muß etwas über Nackensteifigkeit gesagt werden. Sie wird meist als ein Hauptfingerzeig dafür angesehen, daß der Patient eine Subarachnoidalblutung oder eine meningeale Infektion hat. Es muß jedoch auch herausgestellt werden, daß eine Nackenstarre das physische Zeichen für den Eintritt bzw. Durchbruch der Kleinhirntonsillen durch das Foramen magnum ist. Im allgemeinen wird der klinische Krankheitsverlauf bei einem Kranken mit Infektionen oder Blutung ziemlich akut sein. Wenn aber ein Patient nach einigen Krankheitswochen benommen wird und dabei eine Nackenstarre bekommt, so tut man doch gut daran, an die Möglichkeit des Kleinhirnprolapses in das Foramen magnum zu denken und vor Durchführung einer LP schleunigst neurologischen Rat einzuholen.

Die Technik der Lumbalpunktion

Welche Vorbehalte und Kontraindikationen zur Durchführung einer LP es auch geben mag, so muß man doch sagen: Ist einmal der Entschluß zu diesem Eingriff gefaßt, sollte man ihn ordentlich und vorschriftsmäßig ausführen. Viele Patienten sind untersucht worden wegen iatrogener „Subarachnoidalblutung"; wenn durch eine traumatische LP Blut in den Liquor hineingeraten ist, läßt sich daran allerdings nichts mehr ändern. Nach einer LP sind die Störungen und entsprechenden Beschwerden (z. B. Rücken- und Kopfschmerzen) bei verspannten Individuen stärker; diese Patienten sehen ihre schlimmsten Befürchtungen natürlich bestätigt, wenn sie eine wirklich schlecht ausgeführte LP über sich ergehen lassen mußten. Das heißt nicht, daß solche Symptome niemals bei einer perfekt durchgeführten LP vorkommen. Das Problem ist nur, daß viele Ärzte die Approbation zur Ausübung ihres Berufs erhalten, ohne daß sie diese Untersuchung jemals unter Anleitung und Aufsicht haben durchführen können, und daß solchermaßen „qualifizierte" Ärzte dann zum Nachteil ihrer Patienten sich selbst beibringen, wie man eine LP ausführt.

Lagerung des Patienten. Die einzige und wichtigste Voraussetzung für eine leichte, atraumatische Punktion ist die Lagerung des Patienten. Dennoch wird oft gerade die unerfahrenste Schwesternschülerin damit betraut, den Patienten auf die Seite zu lagern, während sich der Arzt die Hände wäscht. Sind Sie Rechtshänder, so veranlassen Sie immer eine linksseitige Lagerung des Patienten (s. Abb. 25.2., 25.3.), selbst wenn zu diesem Zweck das Bett von der Wand abgerückt werden muß.

1. Der Patient muß dicht an die Bettkante gelegt werden; das gibt eine feste Unterlage und der Rükken wird geradegehalten.

2. Legen Sie zwischen die Beine ein oder zwei Kissen, dadurch wird das obere Bein gestützt und ein Abrollen des Patienten nach vorn wird verhindert. Durch die Kissen kann auch der obere Arm gestützt werden, so daß auch die Schulter nicht nach vorn abrollen kann.

3. Kräftige Vorwärtsbiegung des Halses ist nicht notwendig, auch darf die Schwester den Patienten nicht mit strammem Griff an den Rand des Erstikkens bringen, indem sie ihn in volle Beugestellung bringen will; befindet sich der Patient in einer bequemen Lage, so ist er eher zur Kooperation ermutigt.

Beachten Sie auf Abb. 25.1. die inkorrekte, nach vorn gerollte Haltung des Patienten („Rokeby-Ve-

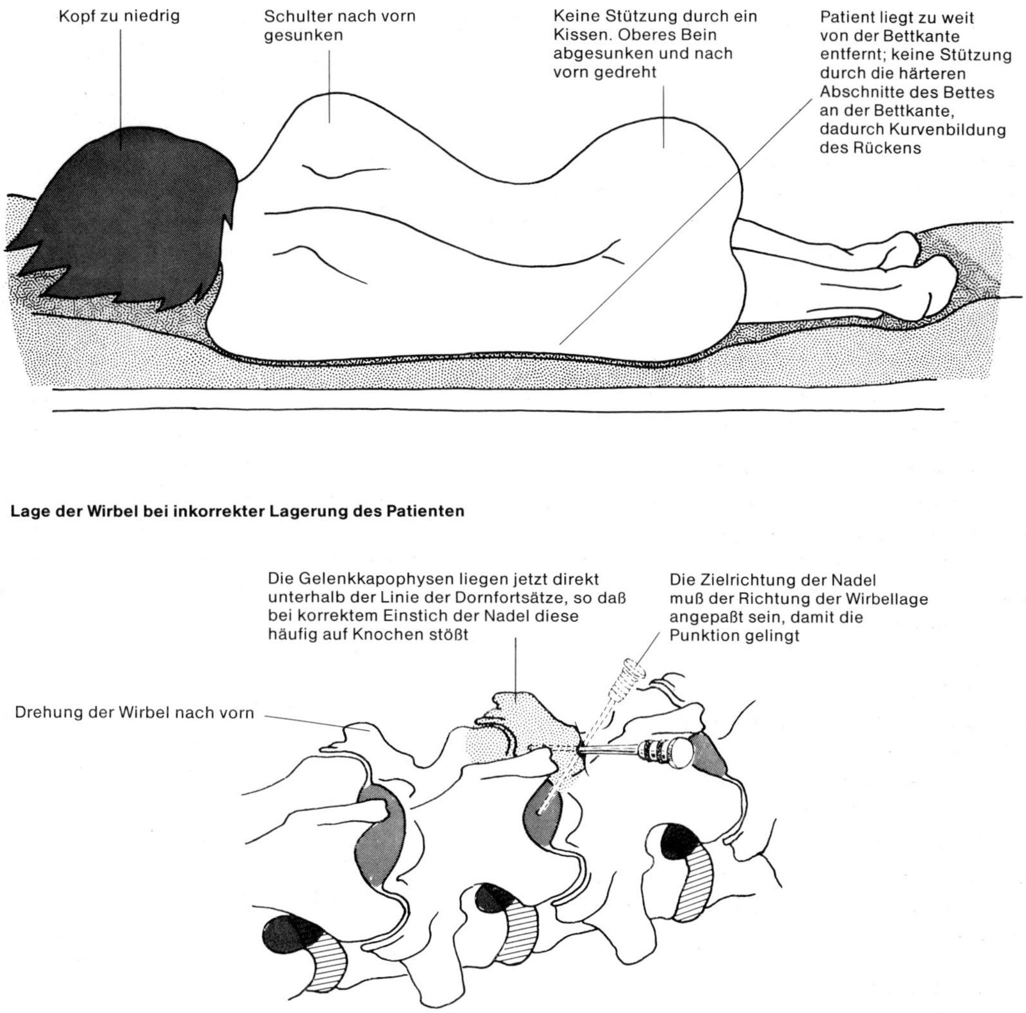

Abb. 25.1. Unkorrekte („Rokeby-Venus") Lage

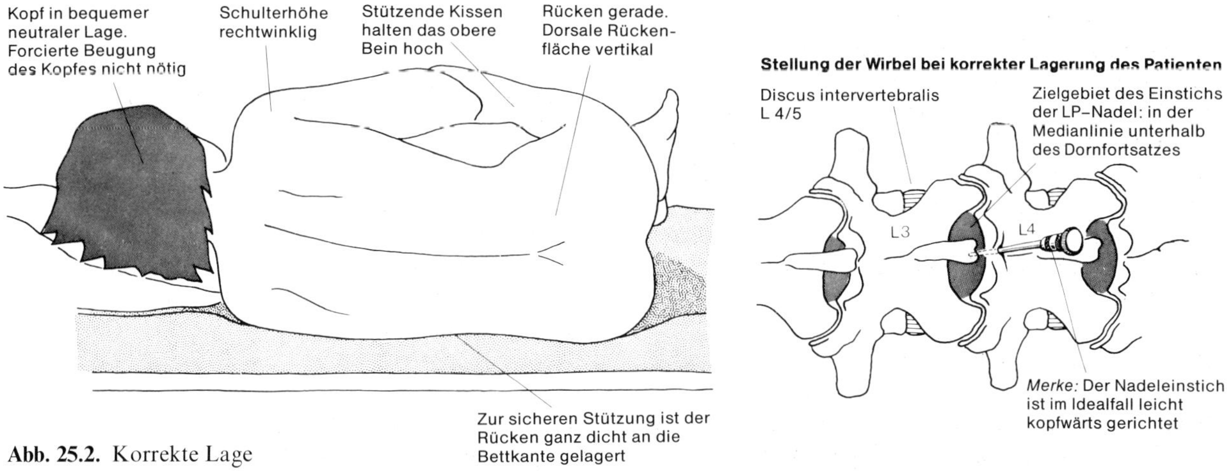

Abb. 25.2. Korrekte Lage

nus"-Stellung)* und achten Sie darauf, wie sich diese falsche Lagerung auf das für die Punktion anvisierte Areal zwischen den Laminae der zwei Wirbel auswirkt; vergleichen Sie damit die korrekte, in Abb. 25.2. und 25.3. gezeigte Lagerung des Patienten! Mehrmals sollte man sich von der Vertikallagerung des Rückens überzeugen, denn davon hängt es ab, ob das Zielgebiet direkt zwischen den vorderen oberen Spinae iliacae zu liegen kommt.

Steriles Vorgehen. Meningitis als Folge einer LP ist eine außerordentliche Seltenheit. Dem Autor selbst ist aus den Krankenhäusern, mit denen er zu tun hatte, nur ein einziger derartiger Fall in den letzten 15 Jahren zu Kenntnis gekommen. Trotzdem muß auf steriles Vorgehen geachtet werden. Der Autor zieht es vor, selbst keine Gummihandschuhe zu tragen, da das Gefühl durch sie beeinträchtigt wird. Hierin liegt sicher keine Gefahrenquelle, vorausgesetzt, daß die Hände sorgfältig gewaschen wurden und daß der Schaft der Punktionskanüle während des Eingriffs nicht mit den Fingern berührt wird.

Ausrüstung. Die Ausrüstung ist in jedem Krankenhaus so unterschiedlich, daß kein spezifischer Rat gegeben werden kann. Jedoch ist es in jedem Falle äußerst wichtig, sich zu vergewissern, daß sämtliche Nadeln, Kanülen, Mandrins, Absperrhähne und Manometer zueinander passen. Manchmal muß man einige Packungen „ausschlachten", um den geeigneten Satz Handwerkszeug zusammenzubringen, aber die Mühe lohnt sich. Man überzeuge sich davon, daß das Mandrinende auf gleicher Ebene mit dem Kanülenende abschneidet (s. Abb. 25.4.); ist das nicht so, wird aus der LP-Nadel eine traumatische Waffe! Prüfen Sie nach, ob der Mandrin in der Kanüle auch gut gleitet, daß der Absperrhahn sich frei drehen läßt, und prüfen Sie den Richtungsfluß bei den verschiedenen Drehungspositionen des Absperrhahns. Schließlich vergewissern Sie sich, daß das Manometer nicht in der Verpackung zerbrochen ist. Erst wenn Sie Sicherheit darüber haben, daß die Ausrüstung in Ordnung ist und von daher keine Hindernisse vorhanden oder zu erwarten sind, kann die Punktion beginnen.

1. Wählen Sie eine scharfe Nadel von mittlerem Kaliber (Kanülenkaliber sind: 18, 19, 20 und 21 – je höher die Zahl, desto kleiner das Lumen und die Länge). Für den allgemeinen Gebrauch eignet sich am besten Nr. 19, für klein gewachsene Personen und Kinder über 2 Jahre Nr. 21.

2. Wählen Sie den Zwischenraum zwischen den Dornfortsätzen von L 3 und L 4. Dieser liegt unmittelbar unterhalb der Linie, die die Spinae superiores anteriores des Os ileum miteinander verbindet. Markieren Sie die Position der Spinae im Hinblick auf eventuelle spätere Maßnahmen bzw. Kontrollen mit einem Kugelschreiber.

3. Reinigen Sie das Areal, in dem punktiert werden soll, mit dem zur Verfügung stehenden Reinigungsmittel, abschließend mit Alkohol. Dann präparieren Sie die Haut auf einer Fläche von etwa 15 cm

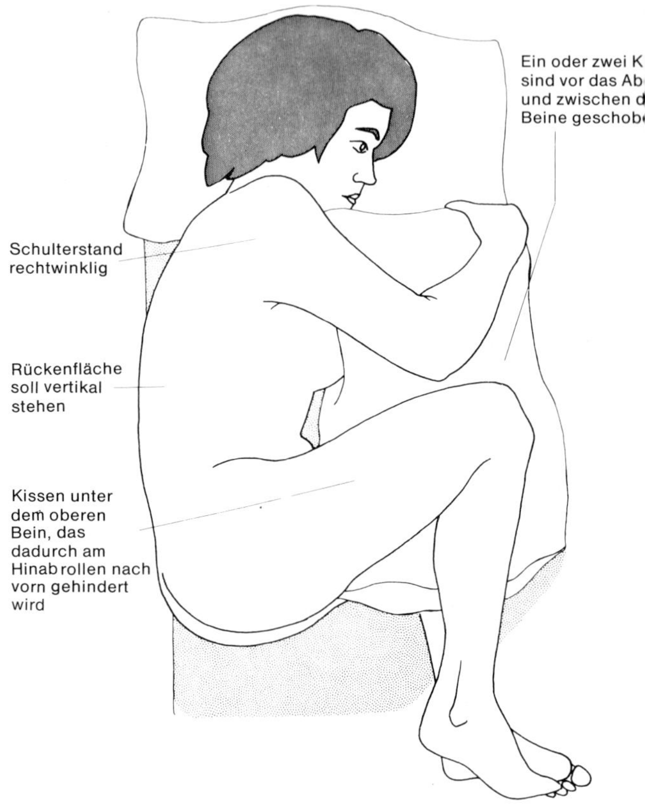

Abb. 25.3. Korrekte Lage, von oben gesehen

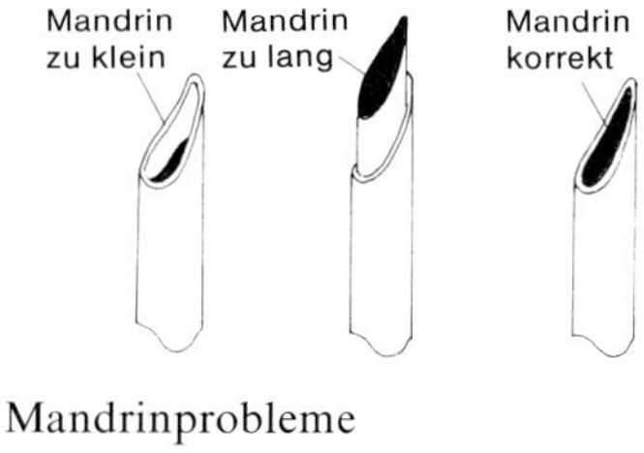

Abb. 25.4. Einige häufige Mandrinprobleme

* Die „Rokeby-Venus" ist eine von Velasquez gemalte Venus. Das Bild („Die Toilette der Venus"; Londoner Nationalgalerie) ist nach seinem Herkunftsort (Rokeby in Yorkshire) benannt. (Anm. d. Übers.)

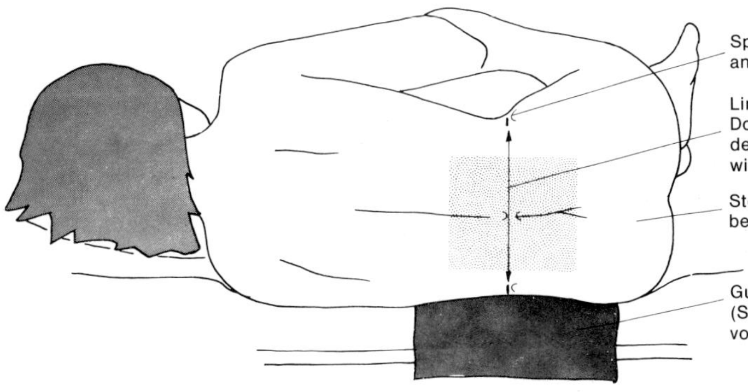

Abb. 25.5. Vorbereitung zur Lumbalpunktion

Durchmesser (Punktionsstelle in der Mitte) mit Mercurochrom oder Jod (Abb. 25.5.).

4. Legen Sie 3 Tücher an, wie in Abb. 25.6. gezeigt. Das obere Tuch sollte nicht bis zur Nadel herunterhängen, aber es ist sehr gut brauchbar, um den Patienten an dieser Stelle zu bewegen und die Position der Spinae iliacae nachzukontrollieren, wenn die Markierungen nicht mehr deutlich sind. Der Autor zieht es vor, kein gefenstertes Tuch zu benutzen, das manchmal zur Verfügung gestellt wird. Ein solches Tuch macht es schwerer zu erkennen, wo man sich befindet, es läßt sich schwer in der Ausgangslage festhalten und fällt leicht auf die Nadel herab.

5. Während des Trocknens der Hautanstriche, werden 1–2 cm^3 einer 2%igen Lignocainlösung in eine kleine Spritze aufgezogen. Es ist nicht erforderlich, die Punktionsstelle mit 5–10 cm^3 dieser Lösung zu infiltieren, wie das mancherorts geschieht. Oft genug kommt es nämlich dabei zu einer Blutung, die so erheblich sein kann, daß sie die für den LP-Nadeleinstich vorgesehene Stelle in einen blutigen Brei verwandelt, der das richtige Gefühl für den Eingriff verlorengehen läßt. Man sage dem Patienten, daß der Stich der Lokalbetäubungsspritze höchstens 10 s zu merken sein wird. Dann setze man eine etwa 1 cm große Hautquaddel (Abb. 25.7.) und injiziere noch einmal 0,5 ml der Lösung unmittelbar unter die Haut; etwas einmassieren mit dem Finger. Ist die Haut nicht so straff gehalten wie in der Abb. angezeigt, werden Sie finden, daß das Areal, das sie anästhesiert haben, etwa 2,5 cm von der Mittellinie entfernt ist.

6. Prüfen Sie, daß die Nadel zur Hautanästhesie kleinkalibrig ist und daß sich die Lage des Patienten nicht verändert hat. Lassen Sie den Patienten wissen, daß er ein drückendes Gefühl am Rücken verspüren wird. Sagen Sie ihm auch, er möge Ihnen gleich mitteilen, wenn er einen scharfen Schmerz verspüren sollte. Während Sie die Haut so halten wie in Abb. 25.7. gezeigt, dringen Sie mit der Nadel in die Haut ein. Das geht manchmal schwer, doch stoßen Sie nicht zu heftig vor, sonst dringt die Nadel zu tief ein. Sind Sie erst einmal durch die Haut hindurchgekommen, so prüfen Sie noch einmal die korrekte Position ihrer Punktionsnadel und durchdringen erst dann das feste supraspinöse Ligament (Abb. 25.8.). Wenn das geschehen ist, halten Sie inne, lassen die Nadel los und vergewissern sich, daß sie rechtwink-

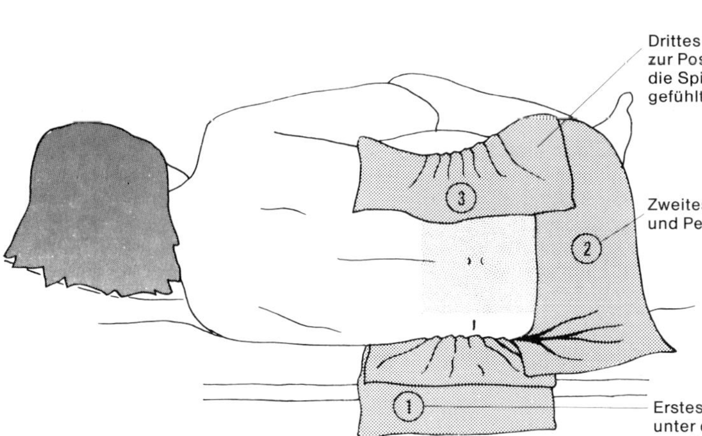

Abb. 25.6. Anordnung der Tücher

lig zum Rücken steht. Eine korrekte Einstichlinie durch das Ligament ist von vitaler Bedeutung. Sollte die Nadel außer Richtung geraten, setzen Sie noch einmal neu an.

7. Liegt die Nadel richtig, drücken Sie sie vorsichtig weiter hinein, ein wenig kopfwärts gerichtet. Im allgemeinen läßt sich das Ligamentum interspinale ganz leicht und ohne große Anstrengung durchstechen.

8. Wenn die Einstichlinie richtig ist, so wird man in etwa 3–5 cm Tiefe einen leichten Widerstand fühlen. Prüfen Sie nochmals die Nadellinie, und wenn deren Lage korrekt ist, stechen Sie die Nadel mit einem kleinen, festen Ruck etwas tiefer hinein, jedoch nicht mehr als 3–4 mm, so wird das Ligamentum flavum mit einem leichten Ruck durchstoßen. Da derselbe Druck oft auch zum Durchstich durch die Dura ausgereicht hat, schieben Sie die Nadel nicht weiter voran, ohne den Mandrin aus ihr herauszuziehen. Kommt nach dem Herausziehen desselben keine Flüssigkeit nach, so lohnt es sich auf jeden Fall, die Nadel ein wenig zu drehen, da eine Nervenwurzel ihrem Ende vorgelagert sein kann. Tropft auch dann keine Flüssigkeit heraus, so setzen Sie den Mandrin wieder ein (*niemals* darf die Nadel ohne den in richtiger Lage in sie eingesetzten Mandrin tiefer eingestochen werden), schieben die Nadel wieder um 3–4 mm vor, und wiederholen Sie die Prozedur. Gehen Sie in dieser Weise so lange vor, bis Flüssigkeit heraustropft oder eine feste Resistenz vorliegt oder der Patient über Schmerzen klagt, die bis in eines der Beine hinabziehen.

9. Wenn Sie auf festen Widerstand stoßen, so forcieren Sie *nicht* das weitere Vordringen der Nadel, sie könnte nämlich an den gegenüberliegenden Discus intervertebralis geraten, und dieser kann durch Einstich verletzt werden. Wenn eine Nervenwurzel getroffen wurde, stellen Sie fest, welches Bein affiziert war. Wenn der Schmerz in das rechte Bein zog, ziehen Sie die Nadel bis fast zur Haut heraus und schieben Sie sie wieder ein, aber in einem leichten Winkel zur linken Seite, um nun hoffentlich näher zur Mittellinie zu gelangen als vorher. Es reicht nicht aus, bei diesem Manöver die Nadel nur etwa 1,5 cm zurückzuziehen, denn dann wird die Nadel bei erneutem Vorschieben wieder genau in dieselbe Linie geraten und dieselbe Wurzel wieder treffen!

10. Machen Sie nicht mehr als drei Versuche in einem Zwischenwirbelraum und fürchten Sie sich nicht davor, einen älteren erfahreneren Kollegen zu rufen, damit er die Punktion in einem anderen Zwischenwirbelraum wiederhole. Gewöhnlich wird dann L 2–3 ausgesucht. Auch nach mehr als 100 erfolgreichen Lumbalpunktionen kann man einen Fehlversuch haben, und es wird niemand dankbar dafür sein, daß erst 3 Zwischenrippenräume ausprobiert werden, bevor Sie um Rat bitten. Denken Sie auch daran, daß ein blutiger Lumbalstich oft mehr Probleme aufwirft als er löst. Man versuche niemals, oberhalb von L 2–3 einzustechen, denn dort könnte das Rückenmark verletzt werden.

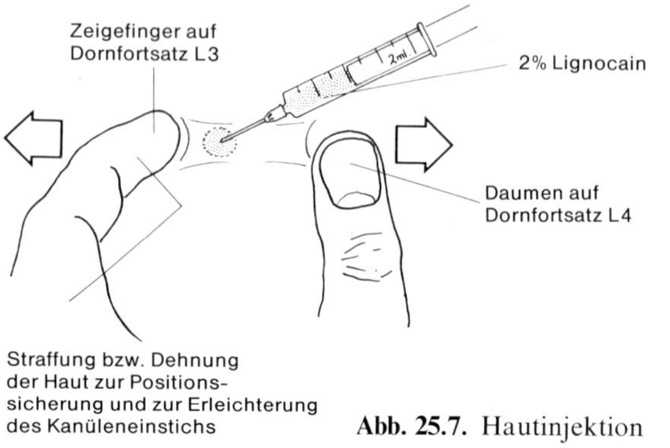

Abb. 25.7. Hautinjektion

11. Sind Sie mit der Nadel in den Subarachnoidalraum vorgedrungen, so reinstallieren Sie den Mandrin, sobald Flüssigkeit erscheint. Aus der Art des Ausströmens der Flüssigkeit können Sie *nicht* den Druck abschätzen, sondern der Druck sollte – als erster Teil des Tests – mit einem Manometer gemessen werden. Steigt der Druck sehr hoch an (d. h. über 250 mm H_2O), geraten Sie nicht in Panik und ziehen die Nadel heraus und verschütten die Flüssigkeit. Sammeln Sie die Flüssigkeit aus dem Manometer, nehmen Sie aber nicht mehr Flüssigkeit ab. (Bei 300 mm H_2O enthält das Manometer 7–8 ml Flüssigkeit, und diese Menge reicht für alle Tests aus; wenn man schon das Risiko eingegangen ist, diese Flüssigkeit zu gewinnen, so wäre es unvernünftig, das Material zu verschwenden). Ist der Druck nor-

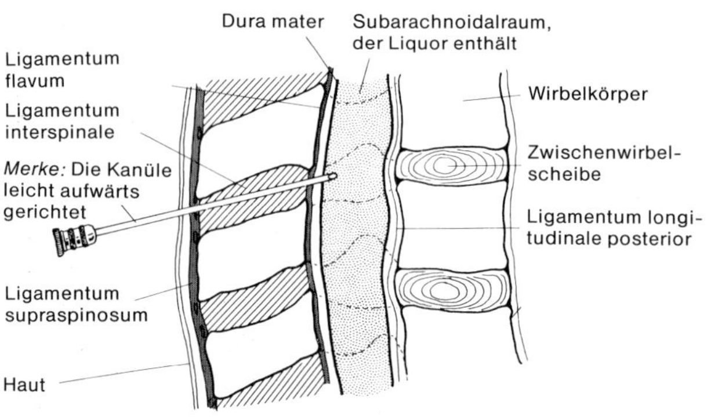

Abb. 25.8. Korrekte Kanülenlage

mal – wie er sein sollte, wenn der Fall richtig ausgewertet wurde –, so verwenden Sie den Manometerinhalt und zusätzlich zwei weitere Materialproben, jede zu 5 ml (etwa 1,5 cm in den Standardröhrchen, die im allgemeinen zur Verfügung gestellt werden); schließlich sollte noch eine 2-cm^3-Probe in einer Fluoridflasche zur Glukosebestimmung entnommen werden.

12. Entfernen Sie die Nadel mit einem sanften Zug – es bedarf keines großartigen Schwunges – und drücken Sie sofort nach dem Herausziehen derselben einen Daumen auf die Austrittsstelle. Das Loch in der Dura müßte verschlossen werden, aber das ist nicht möglich! Über die Stichstelle legen Sie einen sterilen Gazetupfer mit Nobecutanspray oder Pflaster darüber.

Nach der Punktion legen die Krankenschwestern den Patienten üblicherweise für 24 h fest ins Bett, wobei all die kleinen damit verbundenen Mißhelligkeiten unvermeidbar sind. Die ersten 4 h sollte der Patient ziemlich flach liegen (ein Kissen unter dem Kopf). Dann kann er aber aufstehen. Bekommt er Kopfschmerzen, so wird es nicht schwierig sein, ihn zu nochmaliger Bettruhe zu bewegen, aber relativ wenige Patienten bekommen Kopfschmerzen, wenn sie sie nicht schon während der 4 h Ruhelage bekommen haben. Manchmal stellt sich Kopfschmerz erst nach 12 oder gar 24 h ein, und dann kann es Tage dauern, bis er verschwindet.

Niemals darf man eine Spritze benutzen, um Liquor während einer LP abzusaugen. Der Grund für einen niedrigen Liquordruck kann sehr ernst sein, z. B. Kleinhirntonsilleneinklemmung oder spinaler Block, und in solchen Fällen kann aktive Aspiration ein Desaster zur Folge haben. Auf einer geringeren Gefahrenebene kann das Nadelende durch eine vorgelagerte Wurzel blockiert sein. Dann kann, wenn die Wurzel „aspiriert“ wird, ein schwerer Schaden entstehen, etwa eine langdauernde Ischias. Kommt nach Drehungen der Nadel kein guter Flüssigkeitsausfluß zustande, ist eine erneute Punktion in einem anderen Zwischenwirbelraum vorzunehmen.

Zuletzt versichern Sie sich, ob die Fläschchen sämtlich mit Etikett versehen sind (1, 2 und 3, korrekt in der Reihenfolge der Füllung), besonders dann, wenn die Flüssigkeit blutig war, damit die roten Zellen in den verschiedenen Proben des Materials gezählt werden können. Dies ist nicht narrensicher. Selbst bei einem einwandfreien Einstich kann beim Stoß durch die Dura zufällig eine größere Vene getroffen werden, und so kann es zu kontinuierlichem Blutausfluß kommen; eine Subarachnoidalblutung kann vorgetäuscht werden, die ja dann eigentlich auch tatsächlich vorliegt. Ein Schlüssel zur Klärung der Situation ist dann die Tatsache, daß das Blut in dem Liquor eine Tendenz zum Strudeln, zur Wirbelbildung hat, während es aus der Kanüle herausfließt, wohingegen bei wirklicher SaB das Blut ganz gleichmäßig beigemischt ist. Außerdem zeigt Xanthochromie der überstehenden Flüssigkeit nach sofortiger Zentrifugierung des Punktates, daß das Blut bereits vor der LP im Liquorraum mit dem Liquor vermischt war.

Was tun, wenn der Druck abnorm hoch ist?

Ein Druck von mehr als 200 mm H_2O ist technisch abnorm. Bei einem sehr verspannten Patienten, besonders wenn die Punktion schwierig geworden ist, kann der Druck leicht diese Grenze überschreiten. Lassen Sie den Patienten einige Minuten entspannen, und prüfen Sie dann nochmals den Druck. Ist der Patient außerordentlich dick und wurde er sehr stark flektiert gehalten, so kann der intrakranielle Druck durch erhöhten Venendruck im Kopf gesteigert sein. Bringen Sie den Patienten sanft in eine mehr gestreckte Lage und lassen Sie ihn einige Minuten lang ziemlich tief atmen, bevor Sie den Druck erneut kontrollieren.

Ist der Druck aber gleichbleibend hoch (besonders wenn er höher als 300 mm H_2O fixiert bleibt), so heben Sie die im Manometer befindliche Liquorprobe auf und ziehen die Nadel heraus. Dann untersuchen Sie sofort die Pupillen und achten Sie sowohl auf deren Größe als auch auf eventuellen Seitenunterschied. Stellen Sie die Pulsfrequenz und den Blutdruck fest und tragen Sie alle Befunde auf einen Vordruck für Beobachtungen an Kopfverletzungen ein.

Stellen Sie das Fußende des Bettes hoch und bringen Sie den Patienten in Bauchlage, ohne Kopfkissen, Gesicht nach unten. Ist eine neurologische Abteilung in der Nähe, melden Sie den Fall sofort. Wenn ein Neurochirurg nicht unmittelbar zur Verfügung steht, so mischen Sie eine Flasche „Urevert“ oder verwenden Sie eine Flasche mit 10%iger Mannitollösung (Mannit-Lösung 10% salvia). Das sollte dann als intravenöse Infusion innerhalb von 20 min gegeben werden für den Fall, daß die Pupillen unregelmäßig werden, die Bewußtseinlage sich verschlechtert, der Puls sich verlangsamt oder der Blutdruck ansteigt. Es sollte ohne Verzug eine Überführung in eine neurochirurgische Abteilung veranlaßt werden. Oft sind keine spezifischen Maßnahmen erforderlich, aber man sollte die möglicherweise tödliche Gefahr in einer solchen Situation nie unterschätzen.

Es gibt keinen Hinweis dafür, daß Versuche, die entnommene Liquormenge durch physiologische Kochsalzlösung zu ersetzen, von Wert sind. Wenn man den Druck wieder erhöht, so kann das zu vermehrtem Flüssigkeits- bzw. Liquorausfluß führen, und durch die unvermeidbaren Bewegungen der Kanüle beim Aufsetzen der Spritze kann die Dura etwas aufgerissen und damit das Liquorleck vergrößert werden.

Was tun, wenn der Druck abnorm niedrig ist?

Im allgemeinen vergegenwärtigt man sich nicht, wie gefährlich für den Patienten auch ein abnorm erniedrigter Druck sein kann. Ein Druck von weniger als 80 mm H_2O kann als abnorm niedrig angesehen werden. Wie bereits bemerkt wurde, darf niemals Liquor mit einer Spritze aspiriert werden. Daran ist auch und besonders zu denken in Situationen, bei denen der Druck unterhalb der Normalwerte liegt. Als die LP noch die einzige zur Verfügung stehende neurologische Untersuchungsmethode war, kam als eine der wohlbekannten Ursachen erniedrigten Liquordruckes bei einem Patienten mit zerebralen Störungen ein subdurales Hämatom in Betracht. Heute würde niemand mehr eine LP zur Diagnose eines subduralen Hämatoms empfehlen. Ist das Ausfließen des Liquors in den Spinalkanal beeinträchtigt, weil die Kleinhirntonsillen das Foramen magnum verstopft haben, kann der Druck nicht in den spinalen Liquorkanal weitergeleitet werden. Auch an einer Punktionsstelle, die unterhalb einer kompletten Blockadestelle im Rückenmarkkanal liegt, kann der Liquordruck erniedrigt sein, auch kann in einem solchen Falle die Liquorgewinnung noch dadurch erschwert sein, daß dieser „Sperrliquor" infolge des erhöhten Eiweißgehalts möglicherweise sehr viskös ist (Nonne-Froin-Syndrom). Versuche, die Flüssigkeit zu aspirieren, können irreversible Rückenmarkschädigungen zur Folge haben.

Fallbericht

Ein junger Mann wurde aufgenommen mit der Anamnese: Seit mehreren Tagen Kopfschmerzen, Benommenheit, Gangunsicherheit, Nackensteifigkeit und leichte Temperatursteigerung. Untersuchung des Liquors ergab: Druck 85 mm H_2O, 35 Lymphozyten. Es wurde keine sichere Diagnose gestellt, es wurden aber auch nicht die möglichen gefährlichen Implikationen des auffallend niedrigen Liquordruckes beachtet. Der Patient wurde 2 h später tot in seinem Bett gefunden. Er hatte einen Kleinhirnabszeß mit Kleinhirntonsilleneinklemmung in das Foramen magnum.

Dieses Beispiel deutet auch auf eine andere Gefahr hin, nämlich die, daß bei Nackensteifigkeit aufgrund einer Kleinhirntonsilleneinklemmung die Fehldiagnose Meningitis gestellt wird. Das Vorgehen bei dem Befund zu niedrigen Liquordruckes ist dasselbe wie das bereits oben geschilderte bei zu hohem Druck.

Es sind zwar Einzelheiten der technischen Durchführung der LP dargelegt worden, doch wurde die Wichtigkeit sehr sorgfältiger Indikationsstellung für diesen Test stark betont und auf seine potentielle Gefährlichkeit hingewiesen. Weil sich auch manchmal bei in bester Absicht und nach sorgfältige Planung vorgenommener LP eine starke Drucksteigerung oder ein auffallend niedriger Druck des Liquors herausstellen kann, wurden auch Hinweise darauf gegeben, wie man sich bei diesen Komplikationen zu verhalten hat.

Einige Leser werden sich darüber wundern, daß der Queckenstedt-Versuch nicht besprochen worden ist. Er ist ein altehrwürdiger Teil des LP-Rituals ohne spezielle oder verläßliche Signifikanz. Bei Vorliegen einer Hirnläsion kann dieser Versuch sogar tödlich sein. Bei Rückenmarkkompression kann dabei die Kompression verstärkt und ein Querschnittssyndrom ausgelöst werden. Bei Verdacht auf Rükkenmarkkompression sollte ein Myelogramm und nicht eine bloße LP vorgenommen werden. Ein kurzer Hustenstoß des Patienten wird während der Druckmessung eine kurze Drucksteigerung um 10 mm und anschließenden Wiederabfall ergeben, und mehr ist nicht nötig. Im ersten Teil dieser Besprechung (Abschn. 5; Kontraindikationen) wurde bereits auf die Gedankenlosigkeit des ritualmäßig vorgenommenen Queckenstedt-Versuchs und ihre eventuell schlimmen Folgen hingewiesen.

Elektroenzephalographie (EEG)

Das EEG hat die Vorzüge, unschädlich, billig und leicht wiederholbar zu sein. Leider sind EEG-Befunde relativ unspezifisch; ihr Wert ist abhängig von der Anamnese und den Befunden bei der körperlichen Untersuchung des Patienten. Daher muß der ein EEG anordnende Arzt eine klare Vorstellung davon haben, welche Informationen er von dieser Untersuchung erwartet. Das EEG kann sowohl falsch negative als auch falsch positive Ergebnisse haben, und nur wer dem Rechnung trägt, kann schwere Irrtümer vermeiden.

Technik

Der Patient sitzt auf einem bequemen Stuhl in einem ruhigen Raum. An seiner Kopfschwarte werden an international vereinbarten Stellen Elektroden angelegt.

Nur bei störungsfreier Ableitung und einwandfreien elektrischen Kontakten können Artefakte in den Aufzeichnungen vermieden werden. Um ein Informationsgitternetz zu gewinnen, werden die Ableitungen mit einem multikanaligen Gerät in anterioposterioren und transversalen Ableitungspositionen durchgeführt. So können abnorme Befunde auch in mehreren Ebenen erfaßt werden.

Zunächst wird ein Ruhe-EEG am stillsitzenden Patienten vorgenommen, der dann auf Anordnung die Augen öffnet und schließt. Dabei wird der Alphagrundrythmus erfaßt, der normalerweise bei Augenöffnung „blockiert" wird, d. h. er wird abgeschwächt oder verschwindet. Das Ruhe-EEG kann normal sein.

Sodann beginnt die erste Provokationsprozedur. Der Patient wird aufgefordert 3 min lang zu hyperventilieren. Im Normalfall entsteht dadurch eine Verlangsamung der Rhythmen und Vergrößerung der Wellenamplituden. Das führt zu einer Akzentuierung von Anomalien und ruft bei Epileptikern öfter epileptische Entladungen hervor.

Schließlich wird eine Flickerlichtquelle vor den Patienten gebracht und die Flickerfrequenz variiert. Bei vielen normalen Menschen zeigen sich dann phasische Potentiale über dem okzipitalen Pol in derselben Frequenz wie die der Lichtquelle. Bei photosensitiver Epilepsie können epileptische Entladungen und evtl. ein epileptischer Anfall entstehen.

Ist der klinische Verdacht auf Epilepsie oder auf eine intrazerebrale Läsion bzw. einen Herd groß und das Routine-EEG normal, so können weitere Provokationsmaßnahmen angewendet werden, unter Verwendung besonderer Elektroden sowie besonderer Anlagestellen. Die innere und untere Oberfläche des Temporallappens ist für normale Elektroden nicht zugänglich. Eine Pharynxelektrode oder eine mit spezieller Drahtleitung unter die Schädelbasis gebrachte Elektrode (sphenoidale Elektrode genannt) wird zur Ableitung besonderer Anomalien in dieser Region benutzt.

Diese spezielle Ableitungstechnik kann noch kombiniert werden mit Ableitung während des Schlafs oder nachdem der Patient durch ein kurz wirkendes, intravenös verabreichtes Barbiturat für eine gewisse Zeit in Schlaf versetzt worden ist. Solche Ableitungen erhöhen die Chance der Entdekkung von Anomalien, insbesondere in den Temporallappen, beträchtlich.

Interpretation

Eine eingehende Besprechung abnormer EEG-Befunde würde mehrere Kapitel beanspruchen; hier ist nur eine kurze Erwähnung der signifikantesten Kurvenbefunde möglich.

α-Rhythmus: Der Alpharhythmus besteht aus einer zyklischen Aktivität von maximal 8–12 Hz in den posterioren Ableitungen und ist am besten sichtbar bei geschlossenen Augen. Über der dominanten Hemisphäre ist die μV-Zahl der Ausschläge etwas niedriger. Einseitiges Fehlen des α-Rhythmus weist auf eine Läsion in der zugehörigen Hemisphäre hin.

β-Rhythmus: Der Betarhythmus besteht aus einer schnellen Aktivität von 20–22 Hz, gewöhnlich in den frontalen Ableitungen. Sie verstärkt sich bei ängstlichen Patienten und nimmt erheblich zu unter der Wirkung aller sedativen Medikamente und Tranquilizer. Asymmetrie der β-Aktivität kann auch auf eine zugrundeliegende Läsion auf der Seite der geringen Aktivität hinweisen.

θ-Rhythmus: Die Thetawellen kommen mit 4–7 Hz vor und verursachen am ehesten diagnostische Konfusion. In der Kindheit normalerweise vorhanden, verringern sie sich und verschwinden bei der weiteren Reifung in der Adoleszenz. Oft erscheinen sie dann wieder bei sehr verstärkter Atmung; eine symmetrische „Zunahme der θ-Aktivität" in den temporalen Ableitungen hat oft eine dubiöse Signifikanz. Wie bei anderen Rhythmen ist ausgeprägte Asymmetrie signifikant und läßt eine Läsion im Temporallappen auf der Seite der θ-Aktivität vermuten.

δ-Rhythmus: Deltawellen sind am signifikantesten. Ihr Auftreten im EEG ist als ernste Anomalie anzusehen. Es handelt sich um langsame Wellen von sehr niedriger bis extrem hoher μV-Zahl bei einer Schwingungsfrequenz von 1–3 Hz. Bei Kindern sieht man δ-Aktivität oft in den Ruheableitungen, sehr verstärkt in den Ableitungen bei übermäßig starkem Atmen. Bei Kindern ist hierin nichts Pathologisches zu sehen, doch sind diese Befunde bei Erwachsenen sehr abnorm. Eine δ-Wellenanomalie ist so gut wie immer ein Indiz für eine ernste Läsion im unter der Ableitungsstelle liegenden Hirnbezirk.

Klinische Verwertung

Der Stellenwert des EEG unter den Untersuchungen bei Bewußtlosigkeitsanfällen wurde in Kap. 22 besprochen. Betont werden muß die Wichtigkeit der klinischen Auswertung bei der Beurteilung solcher Anfälle. Aus dem EEG kann man nicht herauslesen, ob ein Patient Epileptiker ist oder nicht; ist die Diagnose „Synkopaler Anfall" gestellt, so ist ein EEG unnötig. Umgekehrt: Hat ein Patient einen eindeutigen epileptischen Anfall, so kann ein normales EEG die Diagnose nicht umstoßen. Überinterpretation geringfügiger Anomalien kann einen Patienten, der einen Bewußtlosigkeitsanfall gehabt hat, zu jahrelangen unnötigen Einschränkungen und jahrelanger Einnahme von Antikonvulsiva verdammen. Schlimmer noch: Ein epileptischer Patient kann unbehandelt bleiben und erhält die Erlaubnis, seine normalen Aktivitäten beizubehalten, weil sein EEG normal war. Bei verschiedenen Typen von Epilepsie hat das EEG auch einen unterschiedlichen potentiellen Wert. Während es bei Petit mal immer abnorme Befunde liefert, ist es bei Grand-mal-Epilepsie bei 40% der Patienten normal, und diese Häufigkeitsrate „falsch negativer" Befunde kann noch höher sein bei Patienten mit Nachtepilepsie und akinetischem Grand mal. In Fällen, bei denen dem akinetischen Grand mal oder dem gewöhnlichen Grand mal myoklonische Zuckungen vorausgehen, kann sich ein charakteristisches Kurvenbild, das „Poly-spike- und Wellen-Muster", finden. Nur von beschränktem Wert ist das EEG in der nachfolgenden Kontrolle epileptischer Patienten, es sei denn, daß eine zugrundeliegende Läsion, ein Herd, in dem betreffenden Falle vermutet wird. Bei epileptischen Kindern kann mit zunehmender Reifung das EEG trotz weiterhin vorkommenden Anfällen normal werden. Auf der anderen Seite kann ein grob abnormes EEG persistieren bei Patienten, die jahrelang anfallsfrei geblieben sind.

Bei Verdacht auf intrakranielle Läsion ergeben sich für die Untersuchung verschiedene Probleme. Manifeste extrazerebrale Läsionen können im EEG ohne abnormen Befund sein, während kleine intrazerebrale Tumoren Jahre vor der sicheren Feststellung feine EEG-Anomalien hervorrufen können. Bei Vorhandensein augenfälliger klinischer Zeichen und Befunde erbringt das EEG meist nur eine Bestätigung und weitere Sicherstellung des Sitzes der Läsion, kann aber keineswegs schlüssige Aussagen über die Art der Läsion liefern; es kann z. B. nicht einen kürzlich aufgetretenen CVI von einem Tumor unterscheiden. Bei der Untersuchung von Kopfschmerzfällen treten Schwierigkeiten auf angesichts des weiten Spektrums von Anomalien, die mit Migräne in Zusammenhang gebracht worden sind, bei nicht migräneverdächtigen Personen indes auch Verdacht auf ein Neoplasma wecken könnten.

Nachdem wir betont haben, wie begrenzt die Aussagekraft des EEGs in der diagnostischen Neurologie ist, sollten wir fairerweise am Schluß noch einmal sagen, daß es als ein Screeningverfahren in der Diagnostik auch großen Wert hat. Sehr gut brauchbar ist es bei der Untersuchung von Patienten mit atypischen psychiatrischen Störungen und bei Demenz, und zwar auch dann, wenn keine physischen pathologischen Zeichen am Patienten feststellbar sind.

Andere EEG-ähnliche Verfahren

Man hat inzwischen viele andere Untersuchungsverfahren mit Elektrodenanlegung an der Kopfoberfläche entwickelt. Somatosensorisch hervorgerufene Potentiale haben bisher zwar nur Ergebnisse von begrenztem klinischen Wert erbracht, aber stetig verbesserte Ableitungstechniken werden möglicherweise deren Nutzeffekt in der Zukunft vergrößern.

Eine dieser Techniken ist schon jetzt zu einer wertvollen Ergänzung gediehen. Es handelt sich um die Messung der visuell evozierten Potentiale (VEP), mit deren Hilfe die Funktion des N. opticus geprüft werden kann. Der Patient sitzt vor einem Bildschirm. Die Elektroden sind an den Okzipitalpolen angebracht. Ein fortwährend flickerndes Schachbrettmuster wird auf den Schirm projiziert, während das Auge des Patienten eine zentrale Lichtquelle fixiert. Durch zahlreiche elektronisch gesteuerte Veränderungen des projizierten Musters wird über entsprechende Mittelwerte ein besonderes biphasisches Potential zur Darstellung gebracht. Die Latenz der Reaktion wird – für jeden Apparat standardisiert – errechnet.

Eine prolongierte Latenz läßt auf eine Optikusläsion am geprüften Auge schließen. Der Test hat besonderen Wert bei Verdacht auf multiple Sklerose; bei von ihr betroffenen Patienten können trotz klinisch normaler Augen prolongierte Latenzen entdeckt werden.

Radio-Isotopen-Scanning

Radio-Isotopen-Scanning beruht auf der Aufnahme von Radio-Isotopen in stark vaskularisierten Tumoren, Abszessen oder ödematösen zerebralen Infarkten. Ursprünglich wurden Isotope von Quecksilber und Arsen verwendet, doch waren bei diesen nachteilig die langen Halbwertszeiten und starke Anreicherung in den Nieren. Zur Zeit benutzt man radioaktives Technetium. Aufgrund der raschen Aufnahme und der kurzen Halbwertszeit dieses Isotops gestaltet sich das Scanning mit ihm zügig und risikoärmer.

Das Isotop wird intravenös injiziert. Das Scanning des gesamten Kopfes wird in 4 Positionen durchgeführt; p. a., a. p., von rechts und von links. Möglich sind Wiedergabe auf Röntgenfilmen, in Gestalt von Farbdrucken oder als Fernsehbild.

Einschränkungen des Verfahrens:

1. Da das Isotop in den venösen Sinus und den Muskeln des Kopfes und Gesichts wiederholt zirkuliert, erscheinen diese auf dem Scanbild als Verdichtungsareale. Dadurch bleiben nur relativ kleine Bezirke übrig, in denen man eine verdichtungsfreie abnorme Aufnahme des Isotops eruieren kann.

2. Die Auflösung ist bei dieser Aufnahmetechnik so gering, daß Läsionen mit weniger als 2 cm Durchmesser kaum noch ausgemacht werden können.

3. Eine kleine Läsion in der hinteren Schädelgrube, die in unmittelbarer Nachbarschaft normaler Aufnahmeareale liegt, kann leicht übersehen werden. Ein Isotop-Scan ist zum Ausschluß einer Fossa-posterior-Läsion ungeeignet.

4. In langsam wachsenden, in gefäßlosen (avaskulären) und in nicht ödematösen Massen kommt es nicht zur Anreicherung des Isotops.

Diese Nachteile machen verständlich, daß in den klinisch schwierigsten Situationen in einem ziemlich hohen Prozentsatz falsch negative Scans möglich sind. Durch asymmetrische Aufnahme des Isotops in normalen Geweben können falsch positive Scans zustande kommen. Das geschieht häufig bei Kopfverletzungen oder bei Patienten mit noch nicht lange zurückliegender Kraniotomie. In diesen Situationen ist die Aussagekraft von Scans beschränkt bzw. ein Scan nicht angebracht.

Diagnostisch ist das Scanning am ehesten eine Hilfe bei Patienten mit Verdacht auf intrakranielle Metastasen, Hirnabszesse oder arteriovenöse Fehlbildungen.

Das Isotopenscanning kann nicht als zuverlässige Ausschlußuntersuchung gelten, weitere Untersuchungen sind auch im Falle eines negativen Scanningergebnisses notwendig. Sofern ein Computertomogramm noch nicht verfügbar ist, wird das bisher gebräuchliche Isotopen-Scanning trotz seiner begrenzten Aussagefähigkeit noch eine viel benutzte diagnostische Prozedur bleiben.

Zerebrale Arteriographie

Angiographie kann entweder mittels direkter Punktion der Arteria carotis am Hals oder der Vertebralarterien oder über den Aortenbogen vorgenommen werden. Katheterisierung vom Aortenbogen aus ist das normale Verfahren zur Darstellung der Zirkulationsverhältnisse in den Vertebralarterien, während selektive Punktion der Arteria carotis interna zur angiographischen Hirnuntersuchung verwendet wird. Die Anwendung der Arteriographie bei der Untersuchung zerebraler Gefäßkrankheiten ist in Kap. 9 besprochen.

Selbst dort, wo ein Computertomogramm verfügbar ist, kommt der einfachen Angiographie in der Untersuchung zerebraler Läsionen nach wie vor ein wichtiger Platz zu.

Technik. Unter Allgemeinnarkose wird in das benötigte Gefäß eine Kanüle oder ein Katheter eingebracht. Das Kontrastmittel wird als einmalige Gabe mit der Hand eingespritzt, sodann läuft eine Serie von Filmaufnahmen ab.

Der erste Film zeigt den arteriellen Gefäßbaum, auch sollte die liegende Kanüle darauf zu sehen sein, damit subintimale Kontrastmitteleinlagerungen ausgeschlossen werden können, die bei weiterer Kontrastmittelinjektion zum Verschluß des Gefäßlumens führen können. Der zweite Film zeigt die Kapillarphase – das Hirnparenchym ist durch ein feines Gefäßnetzwerk dargestellt. Der Endfilm zeigt die venöse Phase – Eintritt des Kontrastmittels in die großen Venen. Die zeitliche Anordnung der Aufnahmen hängt davon ab, ob Plattenwechsel per Hand vorgenommen wird oder ob ein automatischer Plattenwechsler verfügbar ist. Routinemäßig werden a. p.-Serien und laterale Serien aufgenommen. Schrägaufnahmen werden bei Verdacht auf Hirnarterienaneurysmen oder ein subdurales Hämatom gemacht.

Anschließend an diese Prozedur wird auf die Einstichstelle der Kanüle 5 min lang Fingerdruck ausgeübt; im Falle der Entwicklung eines Hämatoms wird der Hals mehrere Stunden lang beobachtet.

Zerebrale Läsionen können sich in folgender Weise zu erkennen geben:

1. Direkt oder von einer entfernteren Stelle her einwirkend kann ein Tumor bekannte Gefäße aus ihrer Normallage verdrängen. Aus der Art der Verlagerung lassen sich Schlüsse ziehen auf den Sitz und den Umfang des Herdes und der benachbarten Hirnschwellung.

2. Die Blutzirkulation in dem Tumor kann pathologisch sein; es kann sich ein überreichliches arte-

rielles und kapilläres Netzwerk finden, für das der Ausdruck „Tumor blush“* geprägt wurde, ein Erscheinungsbild, das recht charakteristisch ist für Meningeome. Maligne Meningeome können abnorme Gefäßneubildungen sinusoiden Typs mit arteriovenösen Shunts enthalten. In solchen Fällen stellen sich die abnormen Gefäße dar, oder es zeigt sich bereits in der arteriellen Phase frühzeitige Füllung der Venen; beide Befunde deuten auf das Vorliegen eines malignen Glioms hin.

3. Avaskuläre oder ödematöse Läsionen können sich als leere, kontrastmittelfreie Areale in der arteriellen und der kapillären Phase deutlich machen. Allerdings ist die Parietalregion schon normalerweise relativ avaskulär, und der beste Hinweis auf einen Tumor in diesem Gebiet ist eine Zentralvenenverlagerung auf den Bildern der letzten Phase.

In derselben Weise lassen sich auch in der hinteren Schädelgrube liegende Tumoren erfassen und wichtige Informationen gewinnen – insbesondere für den Chirurgen – über die Blutversorgung des Tumors und des benachbarten Hirnstammes.

Die Indikationen zur Karotisangiographie seien wie folgt zusammengefaßt:

1. Verdacht auf arterielle Gefäßerkrankung im Karotidengebiet (s. Kap. 9);
2. Verdacht auf arterielles Aneurysma oder arteriovenöse Fehlbildung;
3. Verdacht auf zerebrales Neoplasma.

Bei all diesen Situationen kann es anschließend an die Untersuchung zu einer Verschlechterung des Krankheitszustands kommen; es sollte, wenn die Angiographie einen Herdbefund ergeben hat, im Notfalle sofortige neurochirurgische Intervention erwogen bzw. ermöglicht werden.

Pneumenzephalographie

Bei dieser Untersuchung wird zunächst am sitzenden Patienten eine LP vorgenommen. Der Patient ist im allgemeinen betäubt, und sein Kopf ist in einer Haltevorrichtung fixiert. Man hat besondere Kippstühle entworfen, doch sind diese für eine erfolgreiche Untersuchung nicht absolut notwendig. Nach Entnahme einer Liquorprobe werden mit einer Spritze 10 bis 15 ml Luft eingeführt. Sodann werden in Seitenrichtung Röntgenaufnahmen der hinteren Schädelgrube und des Foramen magnum gemacht. Die Filme zeigen die Lage der Kleinhirntonsillen (woraus man einen Hinweis auf die Sicherheit des weiteren Vorgehens gewinnen kann), den 4. Ventrikel und die Aquädukte. Hierauf wird eine weitere Luftmenge eingebracht, meist etwa 50–60 cm^3, und durch Kippen des Kopfes kann das gesamte Ventrikelsystem, ferner die Oberflächenarchitektur der Hemisphären und die basalen Zisternen zur Darstellung gebracht werden. Die Untersuchung erfordert reichlich Zeit, kann sich bis auf 1 1/2 h hinziehen und zählt somit keinesfalls zu den beiläufigen, zwanglosen Untersuchungsprozeduren. Sollten sich auf der ersten Röntgenaufnahme Hinweise auf einen Prolaps der Kleinhirntonsillen in das Foramen magnum ergeben haben, muß die Untersuchung umgehend abgebrochen und neurochirurgischer Rat eingeholt werden.

Hauptvorteile einer Pneumenzephalographie:

1. Es können nicht nur raumverdrängende Prozesse, sondern auch eine Atrophie der Hirnhemisphären oder des Kleinhirns dargestellt werden.
2. Größe und Gestalt des Hirnstammes sind zu erkennen; es ist die beste Methode zur Auffindung eines Hirnstammglioms.
3. Läsionen in der präpontinen Zisterne und im Kleinhirnbrückenwinkel werden gut kenntlich gemacht.
4. Läsionen in der Region des Chiasma opticum, besonders extrasellär sich ausbreitende Hypophysentumoren, sind gut darstellbar.

Kontraindiziert ist die Pneumenzephalographie bei sehr starkem Verdacht auf einen zerebralen Hemisphärentumor, bei einem Verdacht auf Kleinhirntumor oder bei intrakranieller Drucksteigerung, und zwar auch dann, wenn klinisch eine benigne intrakranielle Drucksteigerung angenommen wird. Das Risiko einer lebensgefährlichen Einklemmung ist zu groß, als daß man unter diesen Umständen eine Pneumenzephalographie wagen könnte.

Die Hauptindikationen für diese Untersuchung sind: Demenz (wenn ein Tumor bereits ausgeschlossen worden ist), Verdacht auf degenerativen Kleinhirnprozeß, auf Gliom des Hirnstammes und supraselläres Neoplasma (vorausgesetzt, der intrakranielle Druck ist nicht erhöht).

Richtet sich die Untersuchung auf einen sich suprasellär ausbreitenden Hypophysentumor, so ist es zur Vermeidung eines Schocks – der durch plötzlich eintretende Hypophysen-Nebennieren-Insuffizienz ausgelöst werden könnte – notwendig, bevor der Patient betäubt wird, 200 mg Hydrocortison intravenös zu injizieren.

*Engl. blush = Erröten. (Anm. d. Übers.)

Ein spezieller Vorteil des Tests ist die Möglichkeit der Beurteilung der Liquorflußdynamik. Vor 15 Jahren wurde ein Syndrom entdeckt und ursprünglich als „hypotensiver Hydrozephalus" bezeichnet, das jetzt „normotensiver Hydrozephalus" genannt wird. Bei diesem Zustand zeigt das Enzephalogramm deutliche Ballonierung des 3. Ventrikels und der Seitenventrikel, ohne daß Luft über die Hirnoberfläche gebracht werden kann.

Herstellung eines Shunts zur Reduzierung des intraventrikulären Drucks kann in dieser Situation zu einer erstaunlichen Wiederherstellung der Hirnfunktionen führen.

Bei Verdacht auf dieses Syndrom kann sich ein weiterer Test als nützlich erweisen, und zwar der Rhisa-Scan (Rhisa = *r*adioaktives *h*umanes *j*odiertes *S*erum*a*lbumin). Diese Substanz wird intrathekal injiziert und anschließend ein in Intervallen über die folgenden 24 h verteiltes Hirnscanning vorgenommen. Bei „normotensivem Hydrozephalus" sammelt sich das Isotop im Ventrikelsystem an und bleibt dort liegen. Bei einem normalen Patienten fließt das Isotop über die Hirnoberfläche weiter und wird dort in die venöse Zirkulation reabsorbiert. Es handelt sich hierbei um eine experimentelle Prozedur.

Im Anschluß an eine Pneumenzephalographie haben die Patienten ausnahmslos schwere Kopfschmerzen, auch kann hohes Fieber eintreten. Eine Kontrolluntersuchung des Liquors in diesem Stadium ergibt meist: Eiweißvermehrung und leukozytäre Pleozytose – wahrscheinlich als Reaktion auf die eingeführte Luft. Innerhalb von 48 h verschwinden diese Symptome unter Anwendung einfacher Analgetika.

Myelographie

Hierbei wird ein Kontrastmittel in den Liquorraum eingeführt zur Darstellung des Rückenmarks, des Subarachnoidalraums und in einigen Fällen des Foramen magnum, der basalen Zisternen und der Kleinhirnbrückenwinkel.

Derzeit sind die folgenden drei Haupttechniken gebräuchlich, die bei verschiedenen klinischen Situationen angewendet werden:

Myodilmyelographie (Natriumjophendilat in Öl). Dieses Kontrastmedium ist schwerer als Liquor; durch bestimmte Manöver läßt es sich so verteilen, daß eine Kontrastdarstellung des Subarachnoidalraumes gelingt. Auf diese Weise können lumbale Bandscheibenprolapse, kompressive Rückenmarkprozesse und Läsionen des Zervikalkanals zur Darstellung gebracht werden. Nachteilig ist die geringe Kontrastmittelmenge (gewöhnlich werden 6–9 cm^3 verwendet); bei der dabei erzielten geringen Kontrastschattendichte ist es schwierig, das Rückenmark zu erkennen. Erschwert ist auch die Untersuchung der anterioren Abschnitte des Thorakalmarks, da das Kontrastmedium rasch über die normale Krümmung der thorakalen Wirbelsäule abfließt. Trotzdem bleibt in den meisten Untersuchungszentren die Myodilmyelographie die bevorzugte Untersuchungsmethode bei Läsionen im Spinalkanal.

Myelographie mit wasserlöslichem Kontrastmittel (Dimer X). Dieses Kontrastmedium mischt sich gut mit dem Liquor und ist gut brauchbar zur Darstellung von Bandscheibenläsionen im lumbosakralen Bereich. Die Absorption des Mittels geht rasch vor sich. Leider hat es eine erhebliche Reizwirkung; es darf nicht bis zum Rückenmark hinaufgeführt werden, da sonst schwere Spasmen auftreten würden. Dieser Nachteil beschränkt den Anwendungsbereich des Mittels in der Neurologie erheblich.

Luft- und Gasmyelographie. Hierbei handelt es sich um die beste Methode zur Darstellung des Rückenmarks selbst, doch ist diese Untersuchungsmethode für den Patienten höchst unangenehm. Es werden annähernd 100 cm^3 Liquor entnommen und durch Luft oder CO_2 ersetzt. Das Rückenmark ist dann von Luft umhüllt. Um seine Darstellung noch deutlicher zu machen, ist eine Tomographie notwendig. Die Folgen dieser Untersuchung sind dieselben wie bei der Pneumenzephalographie: quälende Kopfschmerzen und Fieber.

Hauptindikationen sind: Darstellung intramedullarer Tumoren, Rückenmarkatrophie und Hydromyelie – bei der sich eine liquorhaltige sackartige Erweiterung des Zentralkanals im Halsmark findet; dieser Liquorsack entleert sich bei Kopftieflage des Patienten, wie bei der Myodilmyelographie. Bei der Luftmyelographie zeichnet sich das Halsmark bei aufrechter Stellung des Patienten ab; die Schwellung des Markes ist dabei gut erkennbar.

Axiale Computertomographie (CT)

Hierbei handelt es sich um eine computerisierte densimetrische Untersuchungstechnik, die sich als ein hervorragender Fortschritt in der Untersuchung intrakranieller Krankheitsprozesse erwiesen hat (s. auch S. 101).

Tabelle 25.1. Die Verwendung besonderer Tests bei neurologischen Störungen. (Es wird vorausgesetzt, daß Routineröntgenaufnahmen des verdächtigen Areals vorliegen, die Thoraxröntgenaufnahme nichts Abnormes ergeben hat und daß die erforderlichen hämatologischen und biochemischen Untersuchungen durchgeführt worden sind.)

Test	Hauptanwendungsbereich
Elektrophysiologische Tests	
Elektromyographie	Unterscheidung zwischen Muskel- und Nervenkrankheiten
Elektroneurographie (Nervenleitungsmessung)	Periphere Neuropathie und Nervenläsionen
Visuell evozierte Potentiale (VEP-Test)	Läsionen des N. opticus
Audiometrie	Cochleare Läsionen und Läsionen des Hörnerves
Elektronystagmographie	Läsionen des N. vestibularis und des Hirnstamms
Elektroenzephalographie (EEG)	Epilepsieverdacht Verdacht auf intrakraniellen Herd Routinedurchsicht bei psychiatrischen Erkrankungen
Echoenzephalographie	Seitenverlagerungen der Mittellinienstrukturen
Angiographie	
Karotisangiographie	Verdacht auf raumverdrängenden zerebralen Prozeß Arteriovenöse Fehlbildungen Aneurysmen
Vertebralisangiographie	Verdacht auf Tumor oder arteriovenöse Fehlbildungen in der hinteren Schädelgrube
Orbitale Venographie	Verdacht auf intraorbitalen raumverdrängenden Prozeß
Fluorescinangiographie	Verdacht auf Papillenödem
Andere Kontrastmitteluntersuchungen	
Luftenzephalographie	Verdacht auf Hirnatrophie Normotensiver Hydrozephalus Suprasellärer Tumor
Myodilventrikulographie	Intraventrikuläre Neoplasmen, Pinealome und Aquäduktstenose
Myodilenzephalographie	Zur Darstellung der basalen Zisternen und der Kleinhirnbrückenwinkel
Myodilmyelographie	Verdacht auf Bandscheibenläsionen Rückenmarkkompression und Rückenmarktumoren
Myelographie mit wasserlöslichem Kontrastmedium	Lumbale Bandscheibenläsionen
Gasmyelographie	Rückenmarkatrophie Hydromyelie Tumor im Rückenmarkinneren
Radioisotopenscan	Verdacht auf vaskuläre Läsionen, ödematöse Tumoren und Hirnmetastasen
EMI-Scanning (axiale Computertomographie)	Verdacht auf jede Art intrakranieller oder intraorbitaler Läsion

Tabelle 25.2. Verwendung spezieller Tests bei besonderen klinischen Gegebenheiten

Klinische Fragen	Brauchbarster Test
Visuelle Fragen (abhängig von der Art des Gesichtsfeldausfalls)	Sorgfältige Gesichtsfeldbestimmung Röntgenuntersuchung der optischen Foramina und der Sella turcica Visuell evozierte Potentiale (VEP-Test)
Verdacht auf Papillenödem	Fluorescinangiographie
Diplopie wenn variabel:	Tensilontest Thyreoideafunktionstests
wenn auf Augenmuskellähmung beruhend	WaR und Blutzucker Karotisangiographie
Kleinhirnbrückenwinkelläsion	Audiometrie Elektronystagmographie Myodilenzephalographie
Verdacht auf zerebrale Läsion	EEG Gamma-Scan Ultraschall (Sonographie) EMI-Scan Karotisangiogramm der entsprechenden Seite
Verdacht auf Kleinhirnläsion	Gamma-Scan, EMI-Scan Ventrikulographie Myodilventrikulogramm
Zerebrale Gefäßkrankheit	Tiefes Karotisangiogramm Aortenbogenangiogramm
Verdacht auf Hirnstammtumor	Luftenzephalographie Otoneurologische Untersuchungen Vertebralisangiogramm
Verdacht auf Rückenmarktumor	Myodilmyelogramm, Luftmyelogramm
Krankheit peripherer Nerven	Elektromyographie Untersuchung der Nervenleitungsgeschwindigkeit (NLG) Serumphosphokreatininkinase
Muskelkrankheiten	Stoffwechseluntersuchungen Elektromyographie Muskelbiopsie Tensilontest
Verdacht auf radikuläre Syndrome	Myodilmyelographie
Verdacht auf Epilepsie	EEG (und weitere Untersuchung fokaler Anomalien)
Verdacht auf Meningitis Verdacht auf Subarachnoidalblutung	Lumbalpunktion Liquormikroskopie und -kultur

Der einzige Nachteil ist die sehr große Kostspieligkeit der apparativen Ausrüstung und des Computers, mit dem die Ergebnisse berechnet werden. Wegen dieser hohen Kosten werden wohl noch für viele Jahre die bisher besprochenen Untersuchungsverfahren in Gebrauch bleiben, obwohl in vielen Fällen durch das CT bei geringem Risiko für den Patienten bessere und umfassende Informationen für die Diagnose gewonnen werden könnten.

Bei früher gebräuchlichen Apparaturen mußte zur Verringerung der Schädel-Luft-Dichtigkeitsschwelle der Kopf des Patienten in einen wassergefüllten Gummibeutel gelagert werden. Dadurch wurde bis zu einem gewissen Grade die Reichweite des Scans nach unten verringert, auch war nur ein Scanning in Horizontalschichten möglich. Bei dem derzeit aktuellen Ganzkörper-Scanner wird kein Gummibeutel mehr benötigt, das Scanning im Orbitalbereich und in der hinteren Schädelgrube ist verbessert, und Schichtungen können in allen Richtungen vorgenommen werden.

Um den Kopf des in einer Richtung gelagerten Patienten rotiert der Röntgenapparat. Zwei Röntgenstrahlenquellen und zwei Detektoren erlauben gleichzeitiges Scanning zweier benachbarter Schichten, und in 3 Umschwüngen werden 6 Schichten von entweder 8 oder 13 mm Dicke vollständig aufgenommen.

Der Apparat schwingt in Abschnitten von jeweils 1° über 180°. In jedem Punkt wird ein voller Durchgang des Röntgenstrahls aufgenommen, bevor der Apparat sich in die nächste Position bewegt. Das Scanning dauert nur wenige Minuten, doch braucht der Computer dann 20 min zur Durchführung der erforderlichen Berechnungen, deren Ergebnisse auf Polaroidfilm ausgedruckt werden.

Es werden sehr feine Dichtigkeitsunterschiede erkannt, die sich an Knochen, Liquor, normalem Hirngewebe, Ödem und Blut zeigen, so daß eine klare Unterscheidung getroffen werden kann zwischen Ödem, Blutung, Tumor und Infarkt. Ein einzelnes CT kann mehr Informationen über einen intrazerebralen Herd liefern als alle anderen Untersuchungsverfahren zusammengenommen.

Es ist wahrscheinlich, daß die Angiographie in Zukunft weiter verwendet werden wird zur Erkundung der vaskulären Anatomie von Tumoren und des Zustands der Hirngefäße, doch wird die Pneumenzephalographie wohl nur noch selten zur Anwendung kommen, wenn CTs erst überall zur Verfügung stehen.

Abschließend läßt sich sagen, daß die neurologische Untersuchung durch die Computertomographie in umwälzender Weise verbessert worden ist, daß es aber selbst bei universeller Verfügbarkeit der Apparatur aus Kostengründen und aufgrund zeitlicher Schwierigkeiten unumgänglich bleiben wird, daß Patienten zunächst sorgfältig mit anderen Techniken durchuntersucht werden, bevor die Notwendigkeit einer Scanuntersuchung als wirklich berechtigt und notwendig angesehen wird. So werden die sorgfältige klinische Durchuntersuchung und die Auswertung klinischer Befunde, wie sie in diesem Buche dargelegt sind, und der angemessene Einsatz von Hilfsuntersuchungen spezieller Art auch in der Zukunft – soweit sie voraussehbar ist – weiterhin notwendig sein.

Kapitel 26

Neurologische Komplikationen bei Allgemeinkrankheiten und bei der Gravidität

Durchweg wurde in diesem Buch die Wichtigkeit der Erkennung allgemeiner Krankheiten betont, die sich unter dem Bilde einer neurologischen Krankheit präsentieren können.

Der neurologischen Abteilung eines Allgemeinkrankenhauses kommt eine wichtige Rolle in der Betreuung von Patienten zu, bei denen während einer bereits diagnostizierten Allgemeinkrankheit neurologische Störungen auftreten.

Ein Neurologe muß auf dem Gebiet allgemeinmedizinischer und chirurgischer Krankheiten gut bewandert sein und gute Kenntnisse darüber haben, welche neurologischen Komplikationen bei diesen Krankheiten vorkommen können.

Viele dieser Störungen sind bereits an anderen Stellen erwähnt worden, doch dürfte es von Nutzen sein, daß einige von ihnen mit ihrer Problematik nun in diesem letzten Kapitel zusammengestellt und gesondert besprochen werden.

Der Stoff wird in 7 Hauptabschnitten abgehandelt:

1. Schwangerschaft und Partus.
2. Diabetes mellitus und Zuckerstoffwechsel.
3. Kollagenosen und Gefäßkrankheiten.
4. Krankheiten der inneren Sekretion und des Stoffwechsels, einschließlich Alkoholismus.
5. Kardiovaskuläre Erkrankungen.
6. Neoplasien.
7. Infektionskrankheiten.

1. Neurologische Komplikationen in der Gravidität, bei der Geburt und im Puerperium

Eklampsie

Dies ist die ernsteste Schwangerschaftskomplikation. Es handelt sich bei dieser Gestose um eine völlig außer Kontrolle geratene Hypertonie mit ihren Folgen. Die beste Prophylaxe besteht darin, daß man präeklamptische Zustände erkennt und in den Griff bekommt. Zeichen einer Präeklampsie sind: rasche Gewichtszunahme, Proteinurie und Ansteigen der Blutdruckwerte. Besonders oft kommt Eklampsie vor bei Erstschwangerschaften, bei Hydramnion sowie bei Patientinnen, die bereits einen Diabetes mellitus oder eine Nierenkrankheit haben. Prämonitorische Zeichen einer Eklampsie sind: plötzlicher, unbeeinflußbarer Blutdruckanstieg, Brustschmerzen, Verwirrtheitszustand, Benommenheit und fokale oder generalisierte Krämpfe. Durch Hirnödem und multiple petechiale Hirnblutungen verursachte Bewußtlosigkeit kann im Anschluß an die Krämpfe bestehen bleiben. Die Sterblichkeitsrate in diesem Stadium beläuft sich auf 10%.

Bei den meisten Patientinnen setzt die Eklampsie unmittelbar vor Beginn der Geburtsvorgänge ein. Nach Entleerung des Uterus verringert sich die Gefahr rasch. Bei einigen Frauen beginnt die Eklampsie einige Tage *nach* der Geburt; daher müssen Patientinnen, die vorher präeklamptische Symptome aufgewiesen hatten, nach dem Partus fortlaufend beobachtet werden.

Bei Krampfanfällen sind intravenöse Valium- und Barbituratgaben die geeignetste Therapie; bei komatösen Patientinnen sollte versucht werden, das Hirnödem durch intravenöse Verabreichung von Dexamethason oder Mannitlösung zu verringern.

Fallbericht

Eine 21jährige Erstgebärende mit Zwillingsschwangerschaft wurde bei Beginn des Geburtsvorgangs eklamptisch. Es traten drei große Krampfanfälle auf. Durch sofortige Kaiserschnittentbindung konnte der Hochdruck unter Kontrolle gebracht werden, aber 48 h später war die Patientin noch immer bewußtlos. Im EEG fand sich symmetrische Deltaaktivität mit hoher μV-Zahl, obgleich die physische Reaktion auf tiefen Schmerzreiz im Sinne des Vorliegens einer rechtsseitigen Hemiparese gedeutet werden konnte. Therapeutisch wurde intravenös Dexamethason gegeben. 72 h nach der Entbindung erwachte die Patientin aus der Bewußtlosigkeit. Bei der Entlassung aus der Klinik waren keine Folgeerscheinungen mehr festzustellen.

Zerebrovaskuläre Komplikationen

Auch weniger spezifische Formen zerebrovaskulärer krankhafter Störungen als die Eklampsie können bei

Graviden auftreten. So kann es während der Schwangerschaft infolge von Blutdruckveränderungen oder Änderungen der Kreislaufdynamik zur Ruptur zerebraler Aneurysmen und Angiome kommen.

Gehirnvenenthrombose ist eine besondere Komplikation der Gravidität. Am ehesten kommt sie bei Patientinnen mit Sichelzellanämie (Drepanozytose) vor. Gewöhnlich tritt die Thrombose in den letzten 2–3 Wochen vor dem Partus ein. Das klinische Bild hängt von der Lokalisation und dem Ausmaß der Thrombose ab. Thrombosen an der Hirnrinde können zu fokalen Ausfällen, etwa zu einer schlaffen Monoplegie, führen. Bei Thrombosen in den sagittalen oder lateralen venösen Sinus treten Benommenheit, Koma und Papillenödem auf; schließlich kann der Tod eintreten. Selbst nach leichteren Krankheitsverläufen bleiben erhebliche Defekte zurück, auch kommt es in späteren Jahren nicht selten zu einer Epilepsie.

Embolisch bedingte zerebrovaskuläre Insulte können während der Wehen auftreten, wenn Luft oder Amnionsflüssigkeit durch die Preßvorgänge in uterine Venen gelangt. Eher aber entstehen auf diese Weise Lungenembolien. Auf welchen Wegen so verursachte Emboli in die zerebrale Zirkulation gelangen, ist noch nicht befriedigend geklärt worden.

Zerebrale und spinale Tumoren

Gewisse Hirntumoren neigen dazu, sich während der Gravidität zu vergrößern, wahrscheinlich infolge verstärkter Vaskularisation oder im Zusammenhang mit hormonalen Umstellungen. Betroffen sind gewöhnlich vaskularisierte Geschwülste, z. B. Meningeome oder auch Tumoren der Hypophyse, deren Vergrößerung in der Schwangerschaft ein bekanntes physiologisches Phänomen ist.

Fallbericht

Eine 26jährige Primipara bekam im ersten Graviditätstrimenon eine Anzahl fokaler Krampfanfälle des rechten Arms. Bei gründlicher Untersuchung nach Abschluß der Geburt wurde ein großes linksseitiges parasagittales Meningeom festgestellt.

Fallbericht

Eine 30jährige Frau, die während zweier früherer Graviditäten leichte Paraparesen bekommen hatte und bei der damals die Vermutungsdiagnose „multiple Sklerose" gestellt worden war, erlitt bei der dritten Gravidität eine schwerere Paraparese mit postpartaler Verschlimmerung. Genauere Durchuntersuchung ergab das Vorliegen eines ausgedehnten mediodorsalen Lipoms.

Fallbericht

Eine 36 Jahre alte Frau erlitt während einer Gravidität eine partielle Okulomotoriusparese rechts. Nach der Entbindung stellte sich die Laktation nicht ein, auch trat die Menstruation nicht wieder auf. Als sich zwei Jahre darauf Sehschwäche bemerkbar machte, wurde neurologischer Rat eingeholt. Es fand sich außer einer Lähmung des III. Hirnnervs: bitemporale Hemianopsie und Optikusatrophie. Weitergehende Untersuchung ergab, daß ein großes zystisches Adenom der Hypophyse vorlag.

Epilepsie

Eine bereits bestehende Epilepsie verschlimmert sich während einer Schwangerschaft nicht in erheblichem Maße, es können jedoch bei einzelnen Patientinnen leichte Verstärkungen der Anfälle in den späteren Graviditätsstadien vorkommen. Die ersten auf die Geburt folgenden Tage sind die für epileptische Attacken risikoreichste Periode. In dieser Zeit können Patientinnen, die seit Monaten oder Jahren anfallsfrei waren, zum ersten Mal wieder epileptische Anfälle bekommen. Es ist daher sehr wichtig, eine antiepileptische Therapie im Zeitraum der Geburt und im Anschluß an die Entbindung fortzuführen. Neuerdings ist es zu Erörterungen über Berichte gekommen, nach denen bei Kindern von Müttern, die während der Gravidität Diphenylhydantoin eingenommen hatten, öfter kleinere kongenitale Anomalien festgestellt worden sind. Die meisten Neurologen messen diesem Risiko jedoch keine Bedeutung bei – verglichen mit dem Risiko für die Mutter *und* den Fetus, das eine während einer Schwangerschaft *nicht* behandelte Epilepsie darstellt.

Multiple Sklerose

Da bei Frauen das Alter, in dem multiple Sklerose (MS) auftreten kann, mit den Jahren der Gebärfähigkeit zusammenfällt, ist mit der Assoziation einer MS und einer Gravidität durchaus zu rechnen. Im allgemeinen ist dieses Vorkommnis zwar relativ selten, doch kommt es im Puerperium öfter zu Schüben einer MS. Es gibt wohl kaum einen Neurologen, der sich nicht an eine Patientin erinnern könnte, bei der sich eine MS im Anschluß an eine Gravidität dramatisch verschlimmerte. Es gibt sogar einzelne Patientinnen, die lediglich während einer Schwangerschaft MS-Schübe erleiden. Die Beratung solcher Patientinnen ist sehr schwierig; gegenüber dem Kinderwunsch ist hier das Risiko abzuwägen, daß eine fortschreitende MS die Mutter außerstand setzen könnte, die junge Familie zu versorgen.

Myasthenia gravis

Oft sind auch die von Myasthenia gravis Befallenen junge Frauen. Während einer Gravidität bessert sich das Leiden häufig, um dann innerhalb von 3 Wochen nach der Entbindung zu rezidivieren. Das Kind kommt mit einem transitorischen myasthenischen Zustand zur Welt oder kann eine cholinergische Blockade aufweisen. In beiden Fällen ist die Beherrschung der Situation keineswegs einfach. Der myasthenische Zustand des Kindes bildet sich gewöhnlich in einer Woche zurück.

Chorea gravidarum

Mit dem Seltenerwerden der Fälle von rheumatischem Fieber ist die Chorea gravidarum zu einem ungewöhnlichen Vorkommnis geworden, zumal es sich bei ihr meist um eine Rekrudeszenz einer Sydenham-Chorea handelt, die die Patientin vor der Schwangerschaft durchgemacht hat. Nach der – allerdings beschränkten – Erfahrung des Autors spricht eine Chorea gravidarum leidlich gut auf eine Behandlung mit Diazepam an.

Periphere Nervenläsionen

Karpaltunnelsyndrom und Kompression lumbaler Wurzeln gehören zu den häufigsten neurologischen Schwangerschaftskomplikationen. Zwei andere, ebenfalls auf Periphernervenschädigung beruhende Komplikationen kommen seltener vor: die Meralgia paraesthetica, verursacht durch Zerrung des N. cutaneus femoris lateralis des Oberschenkels, und die Schädigung des N. obturatorius bei geburtshelferischen Eingriffen. Hierüber wurde im einzelnen in Kap. 19 berichtet.

2. Neurologische Komplikationen bei Diabetes mellitus bzw. Glukosestoffwechselstörungen

Es gibt eine große Zahl neurologischer Komplikationen bei Diabetes mellitus. Meist beruhen sie auf diabetogenen Gefäßschäden, insbesondere denen der kleinen Arteriolen.

Periphere Nervenläsionen

Eine diabetische periphere Neuropathie tritt häufiger bei Patienten mit spät einsetzendem Diabetes mellitus als bei juvenilen Diabetikern auf. Es ist ungewiß, ob diese Form symmetrischer Schädigung auf Gefäßerkrankung beruht.

Die sehr häufige Mononeuritis mulitplex entsteht zweifellos durch Druckschädigung eines Nervs, der infolge von Mikrozirkulationsstörungen besonders vulnerabel geworden ist. Hierher gehören auch Infarzierungen des N. femoralis oder der oberen lumbalen Nervenwurzeln; diese Zustände sind unter der Bezeichnung „diabetische Amyotrophie" bekannt.

Anzeichen diffuser Dysfunktion des autonomen Nervensystems ließen sich bei etwa 90% der Diabetiker feststellen, signifikante klinische Symptome kommen aber erfreulicherweise nur bei relativ wenigen Patienten vor. Vorwiegend handelt es sich dabei um Potenzstörungen und lagebedingte Blutdruckschwankungen. In diesem Zusammenhang werden öfter auch nächtliche Diarrhöen angeführt, indessen bestehen erhebliche Zweifel an der Stichhaltigkeit dieser Beobachtungen und an der Annahme, daß es sich um diabetogene Schäden handele.

Eine relativ häufige Komplikation sind isolierte Lähmungen extraokulärer Nerven, die, wie sich zeigen ließ, auf Infarzierungen der Nerven beruhen. Ein einschlägiges Beispiel bringt der folgende Fall:

Fallbericht

Ein 50 Jahre alter Mexikanoamerikaner bekam eine sehr schmerzhafte Lähmung des III. Hirnnervs. Man dachte ätiologisch an Diabetes mellitus, der bei ihm bekannt war, doch wurde das Vertrauen in diese Diagnose dadurch etwas gemindert, daß eine Woche später eine gleichseitige Lähmung des IV. Hirnnervs hinzutrat. Immerhin: einige Tage darauf wurden auch die *linksseitigen* Hirnnerven III und IV in das Geschehen einbezogen, und nun schien die Diagnose sicherer. Sie bestätigte sich durch die im Laufe der folgenden Wochen eintretende vollständige Rückbildung sämtlicher Nervenlähmungen.

Sehstörungen sind ein häufiges Vorkommnis bei Diabetikern, und nach wie vor ist der Diabetes mellitus eine der Hauptursachen von Erblindung. Die Ursachen sind gewöhnlich arterielle oder venöse Gefäßerkrankungen oder Katarakt. Neuritis des N. opticus kommt selten vor.

Zerebrale und spinale vaskuläre Krankheitsprozesses

Diabetiker werden ziemlich häufig, jedenfalls weit häufiger als die allgemeine Bevölkerung, von den verschiedensten zerebrovaskulären Krankheitsprozessen betroffen.

Der Diabetiker ist auch anfällig für gewisse krankhafte Störungen bzw. Veränderungen an denjenigen kleinen Gefäßen, die die innere Kapsel, die Basalganglien und das Rückenmark versorgen.

Zu den dabei auftretenden Syndromen und Krankheitsvorkommnissen gehören: die Bulbärparalyse (Kap. 9), das arteriosklerotische Rigiditätssyndrom (Kap. 12) und die Thrombose der Arteria spinalis anterior (Kap. 14).

Metabolische Syndrome

Diabetisches ketotisches Koma. Das Coma diabeticum gehört zum Fachgebiet der inneren Medizin. Der vorliegende Abschnitt soll lediglich Hinweise für die Erkennung dieses Zustands liefern. Auch in neurologischen Arbeitseinheiten muß stets die Aufmerksamkeit gegenüber Patienten mit diabetischem Koma wachgehalten werden; gelegentlich wird die Diagnose erst dann gestellt, wenn sich bei der Liquoruntersuchung eine starke Glukosevermehrung findet!

Meist setzt das Koma subakut ein, gewöhnlich im Zusammenhang mit einer interkurrenten Erkrankung, etwa einem Harninfekt oder einer Pneumonie, die oft schon Tage vor Beginn des Komas vorhanden sind. Wesentlich ist eine sorgfältige Erhebung der Vorgeschichte hinsichtlich der Art des Komabeginns. Aber selbst bei guter Kenntnis der Anamnese kann die Diagnose äußerst schwierig sein. Ein gutes Beispiel dafür ist der folgende Fall:

Fallbericht

Ein 30 Jahre alter, seit vielen Jahren zuckerkranker Mann erschien gesundheitlich normal, als seine Frau ihn an einem Freitag abend verließ, um ihre Mutter zu besuchen. Bei ihrer Heimkehr am folgenden Sonntag nachmittag fand sie ihren Mann im Koma vor. Bei der Ankunft im Krankenhaus war er blaß, schwitzte, hatte eine Blutdruckerniedrigung und war komatös. Da das klinische Bild an Hypoglykämie denken ließ, wurde unmittelbar nach der Blutentnahme zwecks Untersuchung auf Zucker und Elektrolyte intravenös Glukose verabreicht. Kurz nach der Klinikaufnahme setzten fokale Krämpfe ein. Der Patient hatte Fieber, jedoch keine Nackensteifigkeit. Bei der Aufnahme belief sich der Blutzuckerwert auf 1200 mg%. Innerhalb von 20 min nach der Einlieferung in die Klinik trat der Tod ein. Bei der Autopsie fand sich eine Miliartuberkulose mit Meningitis tuberculosa. Dieses infektiöse Geschehen war offenbar der Trigger für die Entwicklung des diabetischen Komas gewesen.

Hyperglykämie, hyperosmolares nicht-ketotisches Koma

Dieser erst in neuerer Zeit erkannte Zustand ist von um so größerer neurologischer Bedeutung, als die klinischen Zeichen ein weites Spektrum neurologischer Phänomene umfassen. Es kommen vor: fokale oder generalisierte epileptische Anfälle, vorübergehende oder progrediente schlaganfallähnliche Bilder, Verläufe, die an einen Tumor denken lassen, oder auch nur ein Koma. Die dominierenden Stoffwechselstörungen sind: starke Hyperglykämie, Hypernatriämie und erhebliche Vermehrung der Serumosmolarität. Das Hauptkennzeichen eines diabetischen Komas, eine Ketose, findet sich nicht; tatsächlich handelt es sich bei der Störung auch nicht um eine Komplikation eines aperten oder subklinischen Diabetes mellitus. Es ist noch nicht sicher geklärt, wodurch der Zustand primär verursacht ist. Gewöhnlich läßt sich am Patienten nach der Wiederherstellung kein Zeichen eines Diabetes feststellen. Der klinische Hauptschlüssel zur Diagnose ist das Vorliegen einer erheblichen Dehydratation bei einem Kranken, der sich erst seit wenigen Stunden krank gefühlt hat.

Fallbericht

Eine 68jährige Krankenhausoberin im Ruhestand wurde in komatösem Zustand in die Klinik eingewiesen. Sie hatte normale Pupillenreaktionen, einen Babinski-Reflex beiderseits und war stark exsikkiert. In den vorhergehenden Stunden desselben Tages hatte sie sich vollkommen wohl gefühlt. Verwandten war lediglich aufgefallen, daß sie sehr durstig zu sein schien; sie hatte erhebliche Mengen Coca Cola getrunken. Es entwickelten sich dann Verwaschenheit der Sprache, Aphasie und leichte Hemiparese rechts; auf der Fahrt zur Klinik wurde sie komatös. Um die Dinge noch komplizierter zu machen, bestand Vorhofflimmern (dies schon seit einigen Monaten). Ein Diabetes mellitus war bei einer gründlichen allgemeinen Untersuchung vor wenigen Monaten ausgeschlossen worden. Ihr Zustand verschlechterte sich nach der Einlieferung. Beide Pupillen erweiterten sich und wurden lichtstarr. Zu dieser Zeit fand sich ein Serumglukosespiegel von 860 mg% und ein Serumnatrium von 158 mval/l. Eine Ketose bestand nicht. Die Patientin erhielt im Laufe der Nacht mittels intravenöser Tropfinfusion 1,7 l einer hypotonischen Kochsalzlösung und 5%ige Dextrose. Am folgenden Tag hellte sich das Bewußtsein wieder auf. Die initiale klinische Diagnose war:

Hirnembolie mit konsekutivem Hirnödem. Der Hauptschlüssel zur Diagnose war die hochgradige Dehydratation bei der Aufnahme.

Hypoglykämische Zustände

Hypoglykämie hat zahlreiche wichtige neurologische Auswirkungen:

1. Sie kann Verhaltensstörungen oder psychotisches Verhalten hervorrufen.
2. Sie kann zum Auftreten fokaler neurologischer Zeichen führen, die das Bild eines CVI vortäuschen können.
3. Sie kann fokale oder generalisierte Krampfanfälle bewirken, die in ein Koma übergehen können.
4. Unerkannt kann sie im Laufe der Zeit fortschreitende neurologische Krankheitserscheinungen hervorrufen.

Das hypoglykämische Koma wird häufig besprochen, doch wird den durch Hypoglykämie bewirkten wichtigen klinischen Abweichungen von der Norm unterhalb der Schwelle zum Koma nur selten die Aufmerksamkeit gewidmet, die sie verdienen.

1. Die im hypoglykämischen Präkoma entstehenden Verhaltensänderungen steigern sich oft zu aggressivem oder antisozialem Verhalten. Bei insulinpflichtigen Diabetikern ist das gewöhnlich durch Diätfehler bedingt. Patienten, bei denen Tumoren mit autonomer Insulininkretion vorliegen, bekommen oft in der Nacht, wenn die Nahrungszufuhr längere Zeit unterbrochen ist, krankhafte Störungen.

2. Bei Patienten mit verschlechterter Hirndurchblutung kann Hypoglykämie fokale Zeichen, etwa transitorische Hemiparese, Aphasie oder Apraxie, bewirken. Im Tierexperiment konnte gezeigt werden, daß sich nach Unterbindung einer Karotis in dem mangelhaft durchbluteten Gebiet fokale Zeichen entwickeln, wenn das Tier gleichzeitig im hypoglykämischen Zustand gehalten wird.

3. Bei manchen Patienten treten fokale oder generalisierte Krämpfe auf. Bei jedem Kind, das einen Krampfanfall hat, sollte unverzüglich eine Hypoglykämie ausgeschlossen werden. Nicht immer normalisiert sich nach Wiederherstellung einen normalen Blutzuckerspiegels die Bewußtseinslage so rasch wie man es vielleicht erwartet; nicht selten vergehen 12–14 h bis zur völligen Wiederherstellung.

4. Infolge wiederholter hypoglykämischer Episoden kann es zu irreversiblen Schäden in den Basalganglien, im Kleinhirn, in der Großhirnrinde und im Hippokampus kommen.

An bleibenden Schäden seien genannt: progressive Demenz, Spastizität mit Dysarthrie, extrapyramidale Syndrome und Ataxie. Bei Patienten mit chronischer Hypoglykämie ist ein Syndrom beschrieben worden, das der Motoneuronerkrankung ähnelt; allerdings scheint das ein ausnehmend seltenes Vorkommnis zu sein.

3. Neurologische Komplikationen kollagenovaskulärer Erkrankungen

Kollagenovaskuläre Leiden umfassen eine Reihe verschiedenartiger Störungen, deren gemeinsame pathologische Grundlagen entzündliche Veränderungen im Bindegewebe und besonders im Bindegewebe der Blutgefäße sind. Die Ätiologie dieser Störungen ist unbekannt. Gewisse Verdachtsmomente sprechen für Gewebsimmunitätsveränderungen, doch fehlen für diese Vermutungen Beweise. Verbindungen oder symptomatologische Überschneidungen sind häufig. Mit zunehmender Entwicklung sich weit ausbreitender Arteriitis verstärken sich die Störungen, auch die neurologischen Symptome nehmen entsprechend dem Ausmaß und der Schwere der Vaskulitis zu.

Lupus erythematodes generalisatus

Diese Krankheit befällt gewöhnlich weibliche Personen (85% der Fälle). Neurologen sollten besonders im Auge behalten, daß manche dieser Fälle eine Folge von medikamentöser Behandlung neurologischer Krankheiten sind: Zustand nach Hydralazintherapie akuter hypertensiver zerebraler Gefäßstörungen, nach Procainamidzufuhr (zur Muskelrelaxation), nach Behandlung mit Trimethadion und Diphenylhydantoin (Antikonvulsiva). Histopathologisch findet sich fibrinoide Degeneration der Wände kleiner Arterien und Arteriolen. Die nicht-neurologische Symptomatik betrifft die Beteiligung der Gelenke, der Haut, des Herzens und der Nieren am Krankheitsprozeß.

Komplikationen des Krankheitsverlaufs durch fokale oder generalisierte Krampfanfälle oder akute psychotische Episoden werden bei bis zu 30% der Fälle beobachtet. Abnorme EEG-Befunde finden sich bei 50% der Lupus-erythematodes-generalisatus-Fälle. Verantwortlich für diese zerebralen Manifestationen des Leidens sind mikrovaskuläre Läsionen, die den Patienten auch für zerebrale Zwischenfälle prädisponieren, ferner für Lähmungen extraokulärer Nerven, periphere Neuropathie, Mononeuritis multiplex, Polymyositis und Guillain-Barré-Syndrom. Vaskuläre Läsionen der Retina können Sehstörungen verursachen sowie Befunde hervorrufen, die einem Papillenödem ähneln.

Rheumatoide Arthritis

Bei dieser Krankheit betrifft die Bindegewebsschädigung vornehmlich das periartikuläre Gewebe, doch liegen bei der Mehrzahl der Fälle Hinweise auf eine allgemeine Ausbreitung der Läsionen vor. Als häufigste neurologische Komplikationen sind zu nennen: das Karpaltunnelsyndrom, dem Veränderungen in der Umgebung des Handgelenks zugrunde liegen, und Folgen einer Druckschädigung des N. ulnaris, die durch den Gebrauch von Ellbogenkrükken oder infolge langer Bettlägerigkeit mit konsekutiver Körpergewichtsbelastung des Ellbogens zustande kommen kann.

In besonders schweren Fällen können sich diffuse periphere Neuropathie oder Mononeuritis multiplex einstellen. Man hat die Neuropathie auf Steroidbehandlung zurückführen wollen, doch ist es wohl eher wahrscheinlich, daß die Schwere des Grundleidens, die zur Corticoidtherapie Anlaß gab, die eigentliche Ursache der Neuropathie ist.

Nach der Einführung von Penicillamin in die Behandlung der Krankheit ergaben sich neue Probleme; es erschienen Fallberichte über das Auftreten von Myasthenie und wohl auch Polymyositis unter der Penicillaminbehandlung und die nach Absetzen des Mittels eingetretene Besserung dieser Komplikation.

Bei Fällen mit langem Verlauf kann sich eine erhebliche Atrophie der Muskulatur entwickeln. In vielen Fällen handelt es sich wohl um Inaktivitätsatrophie, doch ließen sich pathologisch-anatomisch auch bei 5% der Fälle im Muskel entzündliche Veränderungen nachweisen.

Die schwerste neurologische Komplikation ist der Abriß oder eine Osteolyse des Zahns des Epistropheus. Das kann bei einem Niesen oder bei einem Sturz geschehen, es kann sich aber überraschend auch auf einer Röntgenaufnahme bei Patienten herausstellen, die über Halsschmerzen klagen. Bei einem Teil der Fälle entsteht durch die Läsion des Dens epistrophei eine schwere progrediente Tetraparese, die zum Tode führen kann.

Polyarteriitis nodosa

Dies ist die Kollagenovaskulose bzw. Vaskulitis mit der höchsten Letalitätsquote. Sie befällt – im Unterschied zum Lupus erythematodes generalisatus und der rheumatoiden Arthritis – besonders häufig männliche Individuen (80% der Fälle). Die Altersverteilung ist bei beiden Geschlechtern etwa die gleiche. Am häufigsten wird die Gruppe der 20–40 jährigen von der Krankheit befallen. Eine sehr ähnliche Störung wurde als Reaktion auf Sulfonamide, Penicillin und Diphenylhydantoin beschrieben.

Die hauptsächlichen pathologisch-anatomischen Befunde sind: Panarteriitis mit Zerstörung sämtlicher Schichten der Arterienwand, lokale Thrombosen und gelegentlich Gefäßrupturen und Mikrohämorrhagien.

Die gewöhnlichen neurologischen Manifestationen beruhen auf Infarzierungen von Periphernerven und Nervenwurzeln. Die Krankheit gehört zu den häufigsten Ursachen der Mononeuritis multiplex; ebenso oft kommen aber auch polyradikuläre Infarkte vor, die den Bereich C 5–C 7 und L 2–L 4 betreffen. Haben sich bei den Patienten erst einmal solche Komplikationen eingestellt, so ist das Risiko weiterer kompressionsbedingter Lähmungen beträchtlich.

Hirnnervenlähmungen und zerebrovaskuläre Insulte kommen vor, sind aber ungewöhnlich.

Der letale Charakter der Krankheit gründet sich auf das Krankheitsgeschehen an den Nierenarteriolen, das oft zu unkontrollierbarer Hypertension führt. Einige Patienten bekommen eine Polymyositis; die zur Beherrschung der Grunderkrankung angewendeten hochdosierten Steroidgaben lassen eine Myopathie entstehen, die die diagnostischen Probleme noch zusätzlich kompliziert.

Fallbericht

Ein 48jähriger technischer Zeichner der Luftfahrtindustrie, der mehrere Jahre an ungeklärtem Asthma gelitten hatte, verlor innerhalb weniger Wochen zusehends an Körpergewicht und fühlte sich sehr krank. Nach einigen Tagen entwickelten sich ulnare und mediane Nervenlähmungen. Die Blutsenkungsgeschwindigkeit und die Eosinophilenzahl im Blut waren erhöht. Unter Steroidbehandlung verschwanden diese abnormen Laboratoriumsbefunde, auch besserte sich die Nervenstörung etwas. Wenige Wochen darauf konnte er aber wegen starker Parese der beiden Hüftbeugemuskeln und des Quadrizeps nicht mehr gehen. Elektromyographische Befunde bestätigten die Annahme einer akuten entzündlichen Myopathie. Die Steroiddosis wurde erhöht, worauf sich die Muskelkraft rasch besserte.

Eine ungewöhnliche Variante dieses Leidens, die bei jungen Patienten vorkommt, ist das „Cogan-Syndrom“. Hierbei besteht die Symptomkonstellation aus interstitieller Keratitis, bilateralen Vestibularisstörungen und Taubheit.

Fallbericht

Eine 26jährige Hausfrau bekam rechtsseitige Kopfschmerzen, fühlte sich zunehmend kränklich und nahm an Gewicht ab. Der Kopfschmerz war mit Schwindel verbunden. Die Symptome gingen teilweise zurück, kehrten dann aber auf der linken Seite wieder. Klinische Befunde und otoneurologische Untersuchungen ließen an einen linksseitigen Kleinhirnbrückenwinkelherd denken, und das Gesamtbild legte die Annahme von Metastasen eines Malignoms nahe. Während der neurochirurgischen Untersuchungen trat eine bilaterale Keratitis auf, die Blutsenkung beschleunigte sich auf 140 mm, und es entwickelte sich eine Eosinophilie von 40%. Eine Therapie mit hochdosierten Steroiden führte zu prompter Remission der Symptome; es blieb aber eine partielle Taubheit zurück.

Die Prüfung der BSR (Blutsenkungsreaktion) wird vielfach als ein altmodischer und unzuverlässiger Test angesehen; für den Neurologen bleibt sie jedoch eine wichtige Untersuchungsmethode, die zudem vor anderen Tests den Vorteil rascher Durchführbarkeit hat. Die Senkungsgeschwindigkeit ist bei den vaskulären Kollagenosen fast ausnahmslos erheblich erhöht.

Polymyositis

Diese akute entzündliche Erkrankung der Muskeln kann als Komplikation aller bisher erörterten kollagenovaskulären Krankheit auftreten, wird aber auch als primäres Leiden beobachtet. Manchmal wird sie durch Fernwirkung von einem Malignom aus verursacht. Genaueres hierüber findet sich in Kap. 17.

Sklerodermie

Diese Krankheit ist charakterisiert durch Verhärtung und Verdichtung kollagener Hautbestandteile mit Auftreten der für das Leiden typischen Hautveränderungen und ähnlicher Verhärtungsvorgänge in der Wand des Magen-Darm-Kanals, die zu Malabsorption führen können. Das Leiden kommt auch in Verbindung mit Lupus erythematodes generalisatus und Dermatomyositis vor.

Die klinischen Bilder schließen auch mit ein: das Raynaud-Phänomen und (selten) Muskelschwäche und Nervenschädigungen in der verhärteten Haut. Steroidtherapie ist hier erfolglos.

Sjögren-Syndrom

Man zählt das Sjögren-Syndrom heute zu den kollagenovaskulären Krankheiten. Haupterscheinungen sind eine trockene Keratokonjunktivitis, Xerostomie (trockener Mund) und eine Arthritis, ähnlich der rheumatoiden Arthritis. Seit einigen Jahren ist bekannt, daß sich zum Sjögren-Syndrom auch eine progrediente Myopathie vom proximalen Typ gesellen kann, die aufgrund pathologischer und elektromyographischer Befunde als ein entzündliches Geschehen angesehen werden muß, jedoch auf Steroidbehandlung nur selten anspricht.

Polymyalgia rheumatica

Dieses Leiden ist ebenfalls in Kap. 17 besprochen worden. Es betrifft ältere Menschen und ist charakterisiert durch schwere Muskelschmerzen in den Gliedern und in der Gürtelregion, meist verbunden mit allgemeinem Krankheitsgefühl und einer erheblichen Blutsenkungsbeschleunigung. Im späteren Verlauf bekommen solche Patienten manchmal eine Arteriitis temporalis. Die Reaktion auf Steroidbehandlung ist auffallend günstig und diagnostisch kennzeichnend.

Thrombotische thrombozytopenische Purpura

Es handelt sich dabei um eine sehr seltene und im allgemeinen letztlich letal verlaufende Krankheit mit den dominierenden Symptomen: akute hämolytische Anämie und Thrombozytopenie. Der meist plötzliche Beginn ist gekennzeichnet durch Leibschmerzen, Fieber Erbrechen, Kopfschmerzen und Gelbsucht. Rasch treten als Komplikationen Verwirrtheit, Delirium und Koma hinzu; es kommt zu Krampfanfällen, Halbseitenlähmung und eigentlich allen möglichen sonstigen akuten zerebrovaskulären Krankheitsprozessen.

Die im Vordergrund stehenden pathologischen Läsionen gründen sich auf schwere Arteriolenwandveränderungen mit Thrombosen und multiplen petechialen Blutungen im gesamten Hirnbereich, besonders aber in der Hirnrinde.

Sehr selten zieht sich die Erkrankung chronisch-rezidivierend über mehrere Jahre hin. In fast allen Fällen nimmt sie ein tödliches Ende. In einzelnen Fällen wirkt sich Steroidbehandlung günstig aus.

Da die vaskulären Kollagenosen oft unter dem Bilde einer akuten neurologischen Erkrankung auftreten, trägt der Neurologe eine beträchtliche Verantwortung für die Erkennung dieser Krankheiten.

4. Neurologische Komplikationen endokriner und metabolischer Krankheiten

Zwar hängen auf diesem nosologischen Gebiet einige spezifische Komplikationen mit Hormonspiegelveränderungen per se zusammen, doch liegen den neurologischen Störungen bei endokrinen Krankheiten praktisch in vielen Fällen Alterationen des Elektrolytstoffwechsels zugrunde. Die einschlägigen Probleme sind im einzelnen in den Kapiteln über die Krankheiten der Muskeln und der peripheren Nerven erörtert. Der vorliegende Abschnitt bringt nur eine ganz knappe Darstellung dieser Erkrankungen sowie Hinweise auf die Kapitel, in denen sie detailliert besprochen werden.

1. Thyreotoxikose

Beim thyreotoxischen Exophthalmus mit Ophthalmoplegie (Kap. 5) beruht der Exophthalmus wahrscheinlich auf übermäßiger TSH-Produktion. Die Diplopie ist nicht allein durch die Augapfelverlagerung bedingt; es ließen sich durch feingewebliche Untersuchungen entzündliche Veränderungen in den affizierten extraokulären Muskeln nachweisen.

Ähnliche Verhältnisse liegen bei der thyreotoxischen Myopathie vor (Kap. 17). Bei dieser Komplikation geht die Muskelschwäche gewöhnlich überraschend schnell zurück, wenn ein euthyreotischer Zustand wieder hergestellt ist. Bei einigen Patienten (besonders Japanern) mit periodischer Lähmung und bei 10% der Patienten mit Myasthenia gravis findet sich eine Hyperthyreose.

Akute thyreotoxische Krisen mit Fieber, Delirium, epileptischen Anfällen und Koma sieht man heutzutage, da sich übermäßige periphere Wirkungen thyreoider Hormone mit verschiedenen Mitteln rasch abfangen lassen, nur selten.

Zusätzlich zu dem typischen feinen Handtremor sind als (selten vorkommende) Komplikation akut einsetzende choreiforme Bewegungen zu erwähnen, die hormonalen Einflüssen auf die Basalganglien zugeschrieben werden (Kap. 12).

Bei älteren Menschen findet sich eine sog. „maskierte Thyreotoxikose", bei der die klassischen Zeichen der Krankheit leicht übersehen werden können. Diese Patienten leiden ziemlich häufig an thyreotoxischer Myopathie. Eine zweite wichtige Krankengruppe sind Patienten mit Hirnembolie aufgrund von Herzvorhofflimmern, das durch die Hyperthyreose bedingt ist.

2. Myxödem

Eine häufige Komplikation beim Myxödem ist das Karpaltunnelsyndrom (Kap. 18). Bei Kretinismus und beim Erwachsenenmyxödem ist ein häufiger Befund Muskelschwäche vom proximalen Typ (Kap. 17). Myxödematöses Irresein – von dem reichlich viel Aufhebens gemacht wird – ist eine sehr seltene Komplikation; vorherrschend in der Myxödemsymptomatik sind mentale und physische Trägheit (Inertia). Als sehr seltene Komplikation ist schließlich eine Kleinhirndegeneration zu erwähnen (Kap. 12).

3. Hyperparathyreoidismus

Die Komplikationen beim Hyperparathyreoidismus stehen in direkter kausaler Beziehung zur Erhöhung des Serumkalziumspiegels. Es kommt zu verschieden stark ausgeprägter Schwäche proximaler Muskeln (Kap. 17) und/oder beträchtlichen, manchmal an psychotische Bilder grenzenden Wesensveränderungen (Kap. 10).

4. Hypoparathyreoidismus

Hierbei werden die Komplikationen durch Hypokalzämie hervorgerufen; der Entstehungsmechanismus ist allerdings in manchen Fällen nicht geklärt. Bei Kindern kann die Hypokalzämie zu Konvulsionen und zu einem Papillenödem führen, so daß bei Außerachtlassung dieser Möglichkeit die Untersuchungen in rein neurologische Bahnen gelenkt werden. Bei manchen Patienten entstehen extrapyramidal vorwiegend choreatische Bewegungsstörungen; bei diesen Fällen finden sich Kalziumablagerungen in den basalen Ganglien. Tetanie kann schon durch geringe Hyperventilation ausgelöst werden oder kann spontan auftreten. Ein weiteres Symptom ist Schwäche proximaler Muskeln (Kap. 17). Erhebliche Persönlichkeitsveränderungen kommen vor, jedoch viel seltener als bei der Hyperkalzämie. Im Erwachsenenalter entwickeln sich bei nicht rechtzeitig erkannter chronischer Hypokalzämie häufig ein Star.

5. Cushing-Syndrom

In den aktiven Stadien dieses Leidens können durch hohe Blutspiegel endogener Steroide psychische Alterationen verursacht werden, die sich bis zu einer „Steroidpsychose" steigern können. Aus demselben Grunde entwickelt sich eine proximale „Steroidmyopathie", die bei Patienten mit voll ausgeprägtem Syndrom – in Kombination mit typischer Fettanhäufung auf dem Rücken – zu Ausbildung des sog. „Büffelhöckers" oder Stiernackens beiträgt.

Bei denjenigen Patienten, bei denen die Krankheit auf einem hormonell aktiven Hypophysentumor beruht, können bitemporale Gesichtsfeldausfälle (Kap. 3) oder Lähmungen extraokulärer Nerven (Kap. 5) auftreten.

6. Addison-Krankheit

Hier stehen unter den Symptomen Lethargie, Teilnahmslosigkeit und physische Schwäche im Vordergrund. Es findet sich eine mäßige proximale Myopathie mit verstärkter Ermüdbarkeit der Muskeln. Bei Anstrengung treten leicht Muskelkrämpfe auf. Mit der Hypotonie in Zusammenhang stehende Synkopen können der Anlaß für die Überweisung an einen Neurologen sein.

7. Akromegalie

In den Frühstadien dieser Krankheit findet sich, während sich das Gesicht auffällig verändert und die Größe der Hände und Füße zunimmt, eine erhebliche Steigerung der Muskelkraft. Später, wenn die Hypophyse durch das wachsende eosinophile Adenom ersetzt ist, kommt es bei der Entwicklung eines Panhypopituitarismus zu Kraftlosigkeit. Durch den Druck des Tumors auf das Chiasma opticum entsteht eine bitemporale Hemianopsie.

Im Zusammenhang mit dem übermäßigen Wachstum der Hände bildet sich ein Karpaltunnelsyndrom aus. Auch über Einklemmung des N. peronaeus ist berichtet worden.

Bei etwa 20% der Akromegaliefälle entwickelt sich ein Diabetes mellitus mit all seinen neurologischen Folgeerscheinungen.

8. Hypopituitarismus

Die Kennzeichen dieser Erkrankung, einschließlich der durch Hypophysentumoren hervorgerufenen visuellen Veränderungen, sind in Kap. 3 beschrieben worden. Die mit dem Tumor selbst in Zusammenhang stehenden Krankheitszeichen können kombiniert sein mit Merkmalen sowohl eines Myxödems wie der Addison-Krankheit.

9. Unzureichende Ausscheidung des antidiuretischen Hormons (Adiuretin)

Hyponatriämie kann viele Ursachen haben, aber für den Neurologen ist eine Ursache von besonderem Interesse: die unzureichende Absonderung des antidiuretischen Hormons. Das Attribut „unzureichend" wurde hier verwendet, weil normalerweise beim Absinken des Serumnatriumspiegels und der Osmolalität – infolge nachlassender ADH-Ausscheidung – ein hypotoner Harn ausgeschieden wird. Sobald wieder ADH sezerniert wird, bildet sich hyperosmolarer Harn, und die renale Natriumausscheidung geht kontinuierlich vor sich, wodurch sich die Situation weiter kompliziert. Dies ist eine sehr simple und unvollständige Erklärung einer höchst verwickelten Stoffwechselsituation.

Die neurologische Bedeutung des Zustands erhellt aus der Tatsache, daß sich bei dem ganz ausgebildeten Syndrom Zeichen und Symptome finden, die den Verdacht auf eine intrakranielle Erkrankung hervorrufen, und daß das Syndrom eben auch von einer intrakraniellen Erkrankung verursacht werden kann.

Die neurologischen Manifestationen entstehen durch Wasserintoxikation. Im typischen Falle treten auf: Verwirrtheitszustand, Nausea und Erbrechen. Später kann der Patient komatös werden und epileptische Anfälle bekommen. Die Symptomatologie kann von einem Tag auf den anderen stark fluktuieren.

Den meisten Fällen liegt ein Kleinzellkarzinom der Lunge zugrunde, und bei vielen scheidet der Tumor selbst ADH aus. Die Unterscheidung des klinischen Bildes von dem bei multiplen intrazerebralen Metastasen ist schwierig.

Weitere Beispiele für diesen Zustand bieten Meningitiden, subarachnoidale Blutungen, Hirntumoren und Kopfverletzungsfolgen. Auch Myxödem und akute Porphyrie gehören zu den möglichen Diagnosen. Es kann vorkommen, daß fälschlicherweise die zerebralen Symptome eher auf eine der erwähnten Krankheiten bezogen werden als auf die potentiell lebensgefährdende Störung des Salzstoffwechsels.

Die Wichtigkeit der Routineuntersuchung der Elektrolytwerte bei komatösen oder krampfenden Patienten kann nicht genug betont werden.

Fallbericht

Ein 18jähriger Student wurde nach einem Motorradunfall ins Krankenhaus eingeliefert. Bei der Ankunft war er bei Bewußtsein, jedoch merklich verwirrt. Er behauptete, er sei betrunken und es sei 10 Uhr abends. Er war aber ganz nüchtern, und die Uhrzeit war 4 Uhr nachmittags. Aus beiden Ohren rann Blut, die Schädelröntgenaufnahmen ließen aber keine Fraktur erkennen. In den folgenden 36 h stellten sich keine Anzeichen einer Besserung ein, im Gegenteil: der Verwirrtheitszustand verstärkte sich. Der Serumnatriumspiegel sank auf 119 mval/l. Der Patient schied einen konzentrierten Harn aus (spezifisches Gewicht 1030). Im EEG fand sich eine beunruhigende Kurvenveränderung in Form langsamer Wellen über der linken Frontalregion, die an eine Contre-coup-Verletzung des linken Frontallappens denken ließ. Die Flüssigkeitszufuhr wurde unverzüglich eingeschränkt. Die Osmolalitätsuntersuchungen ergaben eine niedrige Serumosmolalität von 252 mosm/l und eine Urinosmolalität von 723 mosm/l. Innerhalb von 24 h hellte sich nun das Bewußtsein auf; das EEG wurde normal. Das bemerkenswert rasche Einsetzen von Verwirrtheit bei diesem Patienten läßt vermuten, daß er eine Hirnkontusionsverletzung mit Hirnödem hatte, wobei es zu einer ADH-Verminderung mit Wasserintoxikation kam.

10. Alkoholismus

Die neurologischen Komplikationen des Alkoholismus werden deshalb an dieser Stelle besprochen, weil ihnen eher Auswirkungen von Stoffwechselalterationen als direkte toxische Effekte des Alkohols zugrunde liegen. In Großbritannien nehmen Alkoholismusprobleme in der neurologischen Praxis leider zu, halten sich aber noch – verglichen mit ihrer sehr großen Ausbreitung in den USA – in Grenzen.

In direktem Zusammenhang mit einer Störung des Niazinstoffwechsels steht die häufigste neurologische Komplikation, die (in Kap. 16 beschriebene) alkoholische Neuropathie. Bei ihr kommen auch akute kompressionsbedingte Lähmungen vor, und zwar bei Patienten, die im Zustand der Trunkenheit auf den vulnerablen Nerven liegen; betroffen sind meist die Nervi radiales und peronaei.

Auch über akute und chronische, auf Alkoholeinwirkung beruhende Muskelschädigungen ist berichtet worden. Die Symptome der akuten Form ähneln den Auswirkungen plötzlicher starker Anstrengungen auf untrainierte Muskeln: die Muskeln schmerzen und sind empfindlich bei Bewegung. Diesen Beschwerden geht meist eine Periode erheblichen Alkoholgenusses voraus. Bei der chronischen Form findet sich eine mäßig ausgeprägte generalisierte Myopathie.

Eine Kleinhirndegeneration kommt in einer reversiblen und in einer chronisch irreversiblen Form mit ausgedehnter Degeneration des Kleinhirnvorderlappens vor (Kap. 12). Die akut einsetzende Polioencephalitis haemorrhagica superior (Wernicke-Krankheit) ist stets verbunden mit einer Schädigung des Komplexes Hippocampus – Corpora mamillaria; darauf beruht der als Korsakoff-Psychose bekannte akute Gedächtnisausfall. Die Hirnstammschädigungsmerkmale sind in Kap. 11 beschrieben worden. Unverzügliche Therapie mit sehr großen Dosen von Vitamin B_1 kann die potentiell tödliche Hirnstammschädigung aufhalten, doch ist mit einer Wiederherstellung normaler Gedächtnisfunktionen kaum zu rechnen; meist bleibt ein Defekt zurück.

Eine sehr ungewöhnliche und fast spezifische Komplikation des Alkoholabusus ist die akute Gehörshalluzinose. Bei diesem Zustand gehen rein auditorische Halluzinationen – oft musikalischen Charakters – mit paranoiden Ideen einher.

Die akute auditorische Halluzinose und das Delirium tremens sind Alkoholentzugssyndrome. Beide Zustände finden sich oft beim Alkoholiker nach Aufnahme in eine Klinik, sofern nicht Alkohol zu ihm ins Krankenhaus hineingeschmuggelt wird, so daß der Patient weiter unter Einfluß des Giftes steht! Oft beginnt das Delirium tremens mit einer Serie epileptischer Anfälle, auf die ein Zustand schwerer Verwirrtheit und Erregtheit mit rührseliger, aufdringlicher Aktivität folgt. Der Patient hat lebhafte visuelle Halluzinationen. Die Behandlung besteht aus kräftiger Sedierung mit Chlordiazepoxid (Librium, Helogaphen) oder Chlormethiazol (Distraneurin), ferner Vitaminzufuhr. Bei der Mehrzahl der Patienten klingt der Prozeß nach einigen Tagen ab, jedoch kann auch der Tod eintreten.

Jeder Patient, der nach Einlieferung in eine Klinik einen Anfall bekommt, sollte den Verdacht auf Alkohol- oder Drogensucht erwecken.

5. Neurologische Komplikationen bei Herzkranken

Die häufigste Herzkrankheit ist der Myokardinfarkt. Da er nur eine Manifestation diffuser Gefäßerkrankung ist, überrascht es kaum, daß etwa 40% der Patienten, die einen CVI durchmachen, in der Folgezeit an einem Myokardinfarkt sterben.

Beim akuten Herzinfarkt bestehen in der Schockphase Gefahren durch verminderte Hirndurchblutung, später, bei Besserung der Kreislaufverhältnisse, ergibt sich dann das Risiko zerebraler Embolisation, wenn wandständige Thromben im Herzen sich lösen.

In manchen Beobachtungsserien von Hirnemboliefällen hat sich feststellen lassen, daß bis zu 30% der zerebralen Emboli vom Herzen ausgegangen waren. Versuche, diese Komplikationen mittels antikoagulatorischer Therapie zu verhüten, können zum Tode führende Subarachnoidalblutungen zur Folge haben. Zum Glück spielt die Behandlung mit Gerinnungshemmern in der Therapie des Herzinfarkts keine vorherrschende Rolle mehr.

Viele Gefahren bringen kongenitale Herzkrankheiten mit sich. Die Aortenisthmusstenose ist bei einem großen Teil der Fälle mit zerebralen Aneurysmen verbunden, sehr wahrscheinlich infolge der bei diesem kongenitalen Fehler bestehenden Blutdruckerhöhung. Das Risiko einer SaB ist bei diesen Fällen groß, und wenn eine solche Blutung bei Kindern unter 15 Jahren auftritt, sollte stets an die Möglichkeit gedacht werden, daß eine Aortenisthmusstenose vorliegt.

Zyanotische kongenitale Herzkrankheiten können neurologische Komplikationen verursachen, die auf chronischer zerebraler Anoxie oder auf Polyzythämie beruhen, ferner kann, wenn dem Blut nicht die normale intrapulmonale Filtration zukommt, die Gefahr eines Hirnabszesses entstehen. Sowohl kongenitale wie erworbene Aorten- und Mitralklappenvitia prädisponieren für subakute bakterielle Endokarditis. Auf deren Boden wiederum entstehen zerebrale Embolien, Hirnabszesse oder mykotische Aneurysmen.

Die operative Therapie von Klappenfehlern bringt, obgleich infolge der Fortentwicklung der Techniken sehr viel sicherer geworden, nach wie vor das Risiko mit sich, daß während der Eingriffe oder postoperativ Blutgerinnsel- oder Luftembolien auftreten, die sehr folgenschwer sein können; es kann z. B. kortikale Blindheit oder Hemiplegie entstehen. Einfache synkopale Attacken sollten stets Anlaß zu sorgfältiger Herzauskultation sein, um aortale oder mitrale Klappenfehler nicht zu übersehen; nach atrialen Septumdefekten und Pulmonalklappenvitia sollte bei Patienten gesucht werden, die bei Anstrengungen Synkopen bekommen. Das Stethoskop ist ein wichtiger Teil der diagnostischen Ausrüstung des Neurologen.

6. Neurologische Komplikationen neoplastischer Krankheiten

Die Neurologie maligner Erkrankungen ist ein Kapitel für sich; im Rahmen des hier verfügbaren Raums ist es nur möglich, einige allgemeine Hinweise zu geben.

Es gibt zwar viele und höchst interessante, aber auch z. T. sehr seltene und fernliegende Komplikationen maligner Erkrankungen, doch ist als allgemein anzutreffende Tatsache hervorzuheben, daß bei Malignompatienten eine neurologische Komplikation ihres Leidens meist nicht primären, sondern metastatischen Ursprungs ist.

Diese Fernkomplikationen sind an anderen Stellen erwähnt worden. Zu ihnen zählen: periphere Neuropathie (Kap. 16), Polymyositis (Kap. 17), Lambert-Eaton-Syndrom (Kap. 17), limbische Enzephalitis (Kap. 10), Kleinhirndegeneration (Kap. 12) und unzureichende ADH-Sekretion (Kap. 26). Zusammenhänge, die man zwischen Motoneuronkrankheit und viszeralen neoplastischen Prozessen vermutet hat, haben sich nicht konkretisieren lassen.

Überraschenderweise – wenn man an ihre Neigung zur Chronizität des Verlaufs und zur Generalisation denkt – verursachen maligne Lymphome nur wenige Komplikationen außer denen, die auf direkter Ausbreitung der pathologischen Zellwucherungen auf Teile des Nervensystems beruhen. Hauptprobleme bilden hier: Rückenmarkkompression bei Hodgkin-Krankheit und meningeale Zellinfiltrationen bei Leukosen. Gelegentlich begegnet man mykotischer Meningitis bei Cryptococcus-(Torulopsis-)neoformans-Infestation. Zur Demonstration der Pilze ist ein mit chinesischer schwarzer Tusche gefärbtes Liquorpräparat geeignet. Eine der seltenen Komplikationen von besonderem Interesse ist die progrediente multifokale Leukoenzephalopathie. Für deren Entstehung scheint mit großer Wahrscheinlichkeit eine Infektion des ZNS mit einem opportunistischen Virus verantwortlich zu sein, und zwar bei Patienten mit chronischen Krankheiten, insbesondere solchen, die zu Veränderungen der Immunmechanismen führen. Der Prozeß bewirkt eine rapide fortschreitende Erkrankung, bei der Hirnstamm- und Kleinhirnzeichen, Verwirrtheitszustand und Benommenheit auftreten. Dieser Krankheit sind bisher alle von ihr betroffenen Patienten erlegen, meist innerhalb weniger Monate.

Man sollte sich auch daran erinnern, daß eine Veränderung des Immunstatus zur Entwicklung eines Zoster prädisponieren kann und daß ein Zoster als Komplikation bei malignen Lymphomen, lymphatischen Leukämien und besonders bei Erkrankungen an bösartigen Tumoren des Intestinaltraktes auftreten kann.

Zu den Problemen, die sich bei Metastasierungen ergeben (Herkunft und Lokalisation der im ZNS vorkommenden Metastasen sind in Kap. 8 und 15 beschrieben), treten die Probleme der neurologischen Nebenwirkungen von Behandlungen mit zytotoxischen Medikamenten (Kap. 24) sowie die Strahlenschäden (Kap. 14 und 18).

Vorsichtshalber sei betont, daß aus der Tatsache, daß ein Patient früher ein Neoplasma gehabt hat, nicht einfach der Schluß gezogen werden darf, daß irgendeine *neue* Störung eine von diesem Malignom herrührende Komplikation sei. Unvoreingenommene Prüfung aller sonstigen in Betracht kommenden Möglichkeiten tut not – so lange, bis die Diagnose wirklich außer Zweifel steht.

Fallbericht

Eine 42jährige Frau bekam 4 Jahre nach einer Mastektomie wegen Mammakarzinoms einen Diabetes insipidus und einen bitemporalen Gesichtsfelddefekt. Eine Metastase erschien sicher. Mehrere Monate wurde erfolglos mit Steroiden und anderen Hormonpräparaten behandelt. Bei weiteren genaueren Untersuchungen und Explorationen stellte sich ein zystisches Kraniopharyngeom heraus, das erfolgreich operativ beseitigt werden konnte.

7. Infektionskrankheiten und Nervensystem

Im allgemeinen ist eine Infektion des Nervensystems eine Komplikation einer von außerhalb des Nervensystems angreifenden Infektion. So kann z. B. die Meningokokkenmeningitis als eine Komplikation der Meningokokkenseptikämie betrachtet werden; die tuberkulöse Meningitis rührt her von einer anderswo sitzenden, aufbrechenden tuberkulösen Läsion oder ist Teil einer Miliartuberkulose; Listerien- sowie Kryptokokkenmeningitis sind opportunistische Infektionen des ZNS auf der Grundlage einer stark schwächenden, zehrenden Krankheit oder einer Schwächung der Immunkräfte.

Die Meningen und Subarachnoidalräume können durch Viren, Bakterien, Spirochäten und Pilze infiziert werden. Die Häufigkeit dieser verschiedenen Infektionen variiert sehr stark, je nach geographischer Region; virale und bakterielle Infektionen zeigen manchmal auch jahreszeitliche Häufigkeitsschwankungen.

Ein klassischer Fall von Meningitis ist kaum zu verkennen, aber wie bei so vielen Krankheiten gibt es auch hier zahlreiche nur angedeutete Erscheinungsbilder, so daß es zu einer höchst gefährlichen Verzögerung der Diagnosestellung kommen kann. Auch gibt es einige oft vorkommende Krankheiten, die das Bild einer Meningitis so stark vortäuschen, daß man eine LP für erforderlich hält. Hierzu können gehören: alle möglichen febrilen Erkrankungen im Kindesalter, akute Influenza, eine schwere Migräneattacke oder eine SaB. Zu alledem gibt es noch die sehr gefährliche Situation, daß eine Nackensteifigkeit bei einem benommenen Patienten auf der Einklemmung von Kleinhirnteilen im Foramen magnum (engl. „coning") beruht. Bei solchen Patienten kann eine LP zur Todesursache werden (Kap. 25).

Erschwert sein kann die Diagnose bei Kleinkindern und Patienten im Senium. Chronische Verlaufsformen der Meningitis können in jeder Altersgruppe „tumorverdächtige" klinische Bilder aufweisen.

Ein Kleinkind kann ungewöhnlich still werden oder nur gelegentlich kurz aufschreien. Nackensteifigkeit kann schwer zu erfassen sein; man kann ein ruhiges, teilnahmsloses, sich mühsam bewegendes, fieberndes Kind vor sich sehen. Nicht selten ist ein epileptischer Anfall ein Frühzeichen einer Meningitis und kann einen Schlüssel zur Diagnose liefern.

Bei Patienten im Senium gehören zu den die Diagnose erschwerenden Befunden: fieberloser Verlauf und neurologische Symptome wie Verwirrtheit, Delirium oder auf Hirnvenenthrombosen beruhende fokale Zeichen, die einen CVI vortäuschen können.

In jedem Alter können herdförmige Hirnentzündungen, venöse Sinusthrombosen, Hirnarterienverschluß, Blockade der Liquorzirkulation oder Hirnnervenlähmungen *fokale* Zeichen hervorrufen. Treten diese Komplikationen erst später im Verlauf der Krankheit auf, so können sie eine diagnostische Neuorientierung und eine speziell auf sie ausgerichtete Umstellung der Therapie erforderlich machen. Viele dieser Komplikationen ereignen sich bei inkorrekt oder inadäquat behandelten Meningitiden.

Das klassische Bild

Das Erscheinungsbild der akuten Meningits setzt sich zusammen aus dem fieberhaften Beginn, beträchtlichen Kopfschmerzen, Lichtscheu und Entwicklung von Nackensteifigkeit und Rückenschmerzen. Es besteht eine deutliche Ähnlichkeit mit den Grippeprodromen. Bleibt die Erkrankung unerkannt und ohne Behandlung, können sich Benommenheit, Erbrechen und sogar Koma einstellen. Verschiedene Arten von Meningitiden befallen verschiedene Altersgruppen und weisen bis zu einem gewissen Grade spezifische Merkmale auf, die von diagnostischem Wert sein können.

Meningokokkenmeningitis

Neisseria meningitidis (bzw. intracellularis) ist bisher der bei bakteriellen Meningitiden häufigste Erreger. Die Infektionshäufigkeit, die auch im Zusammenhang mit zu dichten Menschenansammlungen steht, zeigt jahreszeitliche Verschiedenheiten; am größten ist sie in den Monaten Januar bis Juni. Die Krankheit beginnt stets mit einer Meningokokkenseptikämie, und das kann oft das Hauptproblem bei der Beurteilung und Behandlung dieser Krankheit und die Ursache des tödlichen Ausgangs sein. Es gibt Fälle, bei denen eine chronische Meningokokkenseptikämie ohne Meningitis verläuft. Im allgemeinen befällt die Krankheit die Gruppe der unter 12jährigen. Als akute fieberhafte Pharyngitis beginnend, kann sie sich rasch verschlimmern, wobei eine Aussaat von Petechien und in einigen Fällen ein blühendes purpurfarbenes Exanthem erscheinen kann. Bei diesen Fällen kann es zu ausgedehnten intravaskulären Gerinnungsvorgängen mit Auftreten von Schock und Kreislaufkollaps kommen. Dieses Bild wird als Waterhouse-Friderichsen-Syndrom bezeichnet. Heparinbehandlung soll sich günstig auswirken. Die früher – mit nur geringem Erfolg – verwendete Kortikosteroidtherapie wurde damit begründet, daß sich bei Autopsien hämorrhagische Nekrosen der Nebennieren gefunden hatten. Der Beginn der meningitischen Komponente des Krankheitsbildes ist meist einigermaßen klassisch und oft verbunden mit einer perioralen Eruption von Herpes-simplex-Bläschen. Bei manchen Patienten kommen metastatische Augen-, Gelenk- oder Knocheninfektionen vor und komplizieren den Verlauf. Komplikationen neurologischer Art lassen sich nur bei relativ wenigen korrekt diagnostizierten und behandelten Fällen von Meningokokkenmeningitis feststellen.

Das Behandlungsmittel der Wahl ist das Penicillin, wenngleich noch heute sulfonamidempfindliche Keime für die Mehrzahl der Meningokokkenmeningitisfälle in Großbritannien verantwortlich sind. Die Dosierungen sind: 24–30 Mega I. E./24 h bei Erwachsenen und 1 Mega I. E./kg KG/24 h bei Kindern. Das Penicillin wird mittels intravenöser Infusion verabreicht.

Haemophilus-influenzae-Meningitis

Hämophilusmeningitis kommt fast ausschließlich bei Kindern unter 5 Jahren vor. Sie neigt zu benignen Verläufen; die Zeichen der Meningitis können minimal sein. Manche der betroffenen Kinder sind nur schläfrig und fiebrig.

Eine besondere Komplikation der Haemophilus-influenzae-Meningitis ist eine subdurale Ansammlung von Eiter. Hierdurch kommt es zu Rückfällen der Krankheit und/oder der späten Entwicklung fokaler neurologischer Zeichen. Nach eigenen Erfahrungen des Autors sind solche Verläufe oft eine Folge inadäquater Behandlung mit Ampicillin.

Chloramphenicol ist bisher das Mittel der Wahl. In einer Dosierung von 75 mg/kg KG/24 h wird es 10 Tage lang gegeben. Wird Ampicillin verwendet, so sind sehr hohe Dosen erforderlich: 400 mg/kg KG/24 h sind intravenös zu infundieren.

Pneumokokkenmeningitis

Dies ist eine verhältnismäßig seltene Erkrankung. Sie kann vorkommen bei Verletzungen der Dura oder durch Infektionen bei einer Schädelfraktur, bei Mittelohrerkrankungen oder Nasennebenhöhleninfektionen. Bei Patienten mit einer Pneumokokkenpneumonie kann der Erreger auf dem Blutwege zum Gehirn gelangen. Potentiell ist die Pneumokokkenmeningitis die lebensgefährlichste Form meningealer Infektion, was paradox erscheint, da der Erreger ungemein penicillinempfindlich ist. Besondere Gefahren sind die rasche Entwicklung eines eitrigen Exsudates an der Hirnbasis, Hirnvenenthrombose und Hirnödem. Die Beherrschung bzw. Ausräumung der Infektionsherde kann schwierig sein, und es können z. B. bei Patienten mit infizierten Schädelfrakturen häufige Rückfälle der Meningitis vorkommen.

Die Krankheit wird mit Penicillin behandelt. Die Dosierung ist: 24–30 Mega I. E./24 h bei Erwachsenen und 1 Mega I. E./kg KG/24 h bei Kindern. Bei penicillinallergischen Patienten wird zur Behandlung Chloramphenicol in einer Dosis von 100 mg/kg KG/24 h empfohlen.

Andere Erreger

Auch durch verschiedene andere grampositive oder -negative Keime kann eine Meningitis verursacht werden. Es war daher üblich geworden, ein therapeutisches Tripelregime bei denjenigen Patienten anzuwenden, bei denen sich kein eindeutiger Hinweis auf einen spezifischen Erreger fand und die Gramfärbung am Liquor zu keinem sicheren Ergebnis führte. In einem Zeitraum, da die sichere Identifizierung eines bestimmten Erregers noch ausstand, wurden zusätzlich zum Penicillin Chloramphenicol und Sulfadiazin eingesetzt. In jüngster Zeit ging man von diesem traditionellen Regime zur kombinierten Anwendung von Kanamycin, Gentamycin und Penicillin über; vielfach wird Ampicillin als Breitspektrumantibiotikum bevorzugt. Nach Ansicht des Autors ist aber das alte Regime auch heute noch durchaus empfehlenswert.

Vor allem ist für die Meningitisbehandlung wichtig, daß – wenn die Diagnose erst einmal gesichert ist – das *passende* Antibiotikum in *ausreichender* Dosis gegeben wird. Viele therapeutische Mißerfolge rühren daher, daß im fälschlichen Glauben, die Meningitis sei durch einen seltenen oder antibiotikaresistenten Keim verursacht, spezielle Antibiotika wie Cloxacillin oder Cephalosporin in unzureichender Dosierung eingesetzt werden. Intrathekale Antibiotikatherapie hat des öfteren verheerende Folgen gehabt!

Meningitis tuberculosa

Die tuberkulöse Meningitis ist eine der ernstesten Komplikationen der Tuberkulose. Sie entsteht durch hämatogene Streuung des Erregers.

Sie kann Menschen jeden Lebensalters befallen, tritt aber am häufigsten bei Kindern im Alter von 2–5 Jahren auf. Ihr Beginn kann sich durch Teilnahmslosigkeit, Lethargie, Appetitmangel und Gewichtsabnahme ankündigen. Ganz plötzlich kann die meningitische Phase einsetzen, in der es zu akuten Lähmungen extraokulärer Nerven, Erbrechen, Kopfschmerzen, epileptischen Anfällen und schließlich zum Koma kommt.

Diese Symptome können auch bei Erwachsenen vorkommen, doch beginnt bei ihnen die Krankheit oft schleichend, und in der Symptomatik dominieren manchmal Alterationen des Intellekts und der Persönlichkeit. Bei jedem in unklarer Weise kränkelnden Patienten, der über Kopfschmerzen klagt und Wesensveränderungen aufweist, sollte man auch an die Möglichkeit einer tuberkulösen Meningitis denken.

Diagnostisch wegweisend können die Liquorbefunde sein. Gewöhnlich findet sich eine mäßige Pleozytose (50–300 Zellen, vorwiegend Lymphozyten), bei leichter Eiweißvermehrung und normalem oder erniedrigtem Glukosespiegel. Freilich können Liquorbefunde dieser Art auch bei einigen anderen Krankheiten vorkommen, die weiter unten besprochen werden sollen; doch gilt für die Praxis die Regel: Schon beim bloßen Verdacht auf Tuberkulose beginne man mit antituberkulöser Therapie, wenn eine andere Diagnose nicht gesichert werden kann. Währenddessen ist das Ergebnis der Liquorkultur auf Tuberkelbakterien abzuwarten.

Es werden Streptomycin, PAS und Isoniazid in standardisierten Dosen gegeben. Der Einsatz von Kortikosteroiden wurde für schwere Fälle empfohlen, doch sind die Ansichten auf diesem Gebiet noch sehr kontrovers.

Benigne aseptische Meningitis (Virusmeningitis)

Hauptursachen dieser Erkrankungen sind die Enteroviren und das Mumpsvirus.

Gewöhnlich beginnt die Krankheit mit grippeartigen Prodromen, mit Fieber, Muskelschmerzen und Kopfschmerz. Die meningitische Phase kündigt sich mit Nackensteifigkeit an. Der Patient hat allgemeines Kränklichkeitsgefühl und Lichtscheu, macht aber gewöhnlich nicht den Eindruck eines Schwerkranken.

Im Liquor finden sich meist zwischen 30 und 300 Zellen, fast ausschließlich Lymphozyten. Nur in den ersten 24 h der Krankheit können bis zu 10% der Zellen polymorphkernige Granulozyten sein. Im übrigen ist nichts Krankhaftes am Liquor festzustellen. Findet sich eine Proteinvermehrung oder eine Zukkerverminderung im Liquor, so ist die Diagnose zu bezweifeln.

Eine spezifische Therapie ist unnötig. Im allgemeinen klingt die Krankheit in 7–10 Tagen ab. Bei diesen Meningitiden sind – mit Ausnahme der lymphozytären Choriomeningitis – Rückfälle selten, doch können leichte Kopfschmerzen einige Wochen lang bestehen bleiben. Die lymphozytäre Choriomeningitis kommt selten vor. Bei ihr handelt es sich um eine durch Mäuse übertragene Viruserkrankung. Kennzeichnend ist eine lymphozytäre Pleozytose von bis zu 5000 Lymphozyten im Liquor und ein protrahierter Krankheitsverlauf.

Jeder Patient mit „steriler" Meningitis ist besonders sorgfältig zu beobachten, vor allem wenn er vor der Aufnahme ins Krankenhaus antibiotisch behandelt worden ist.

Finden sich im Liquor Granulozyten, eine deutliche Eiweißvermehrung und ein erniedrigter Zukkerspiegel, so müssen verschiedene andere Diagnosen in Betracht gezogen werden: anbehandelte bzw. unzureichend behandelte bakterielle Meningitis, Meningitis tuberculosa, Hirnabszeß, Hirntumor, CVI oder maligne Zellinfiltration in den Meningen. An fungöse Meningitis, ein in Großbritannien sehr seltenes Vorkommnis, sollte bei Patienten mit malignen Lymphomen gedacht werden.

Stets ist eine Liquorkultur auf Tuberkelbakterien und ungewöhnliche Mikroorganismen, wie z. B. Listerien, anzulegen; auch sollte der Liquor auf Malignomzellen untersucht werden. Zur Darstellung des Pilzes Cryptococcus (Torulopsis) neoformans eignet sich das Tuscheverfahren (nach Burri).

Sorgfältige Weiterbeobachtung des Patienten ist geboten, auch sollte vor der Entlassung aus dem Krankenhaus eine Kontrolluntersuchung des Liquors stattfinden. Bei Patienten mit typischer aseptischer Meningitis ist die Nachkontrolle des Liquors unnötig, empfehlenswert ist jedoch die Einsendung von Rekonvaleszentenserum zu dem Versuch, das verursachende Virus zu identifizieren.

Sachverzeichnis

Der Index ist unter dem Gesichtspunkt zusammengestellt, daß im Text Hauptgebiete in einem Abschnitt oder einem Kapitel abgehandelt werden. Verschiedene Aspekte des gleichen Themas sind – wenn nötig – ausführlich an verschiedenen Stellen abgehandelt und mit Querverweisen versehen.

Um Querverweise im Sachverzeichnis zu vermeiden, sind die wichtigsten Seitenzahlen zu jedem Thema bei allen infrage kommenden Stichwörtern angegeben.

Eine komplette Liste der im Text beschriebenen neurologischen Syndrome sind unter dem Stichwort „Syndrome" zu finden.

Computertomographie intrakranieller Tumoren aus klinischer Sicht

Herausgeber: W. Kazner, S. Wende, T. Grumme, W. Lanksch, O. Stochdorph

Bearbeitet von zahlreichen Fachwissenschaftlern.

1981. Etwa 690 Abbildungen. Etwa 575 Seiten.
Gebunden DM 448,–; approx. US $264.40
ISBN 3-540-10540-9

Inhaltsübersicht: Einleitung.– Klassifikation der Hirngeschwülste.– Computertomographische Untersuchungstechnik.– Computertomographie der Hirngeschwülste.– Computertomographie bei Prozessen im Bereich der Schädelbasis und der Schädelkalotte.– Computertomographie bei nicht tumor-bedingten raumfordernden intrakraniellen Prozessen.– Computertomographie bei Orbita-Prozessen.– Auswirkungen der Computertomographie auf den Untersuchungsablauf bei neurologisch-neurochirurgischen Erkrankungen.– Literaturverzeichnis.– Sachverzeichnis.

Dieses Lehrbuch mit Atlas bietet die erste vollständige systematische Darstellung der Diagnose und Differentialdiagnose der Hirngeschwülste einschließlich der Schädelbasis- und Orbitaprozesse im Computertomogramm unter Berücksichtigung klinischer Aspekte.
Das Werk entstand in Zusammenarbeit von drei maßgeblichen an der Einführung der Computertomographie beteiligten deutschen Universitätskliniken; es beruht auf Erfahrungen mit der Computertomographie bei mehr als 5000 Patienten mit verifizierten intrakraniellen raumfordernden Prozessen und Orbita-Erkrankungen.
In dem sehr umfangreichen Abbildungsteil werden nicht nur die häufigen Geschwulstarten anhand typischer Computertomogramme besprochen, sondern auch die seltenen Tumoren und die atypischen Lokalisationen demonstriert.
In einem Teil der Fälle ergänzen Röntgennativ-Aufnahmen, charakteristische Angiogramme und Makro-Hirnschnitte die computertomographischen Bilder.
Das Schwergewicht liegt dann auf der Klinik der Hirntumorerkrankungen und Erörterung neuropathologischer Gesichtspunkte. Sämtliche Tumorgruppen werden in Anlehnung an die neue WHO-Klassifikation einzeln dargestellt.
In der sehr ausführlichen Differentialdiagnose werden sämtliche nicht tumorbedingten raumfordernden intrakraniellen Prozesse eingehend behandelt.

Springer-Verlag
Berlin Heidelberg New York

1764/4/1